中医经典
痹病钩玄

主编 卞华

主审 范永升 唐祖宣

全国百佳图书出版单位

中国中医药出版社

·北京·

图书在版编目（CIP）数据

中医经典痹病钩玄 / 卞华主编 . -- 北京：中国中

医药出版社，2025.5

ISBN 978 - 7 - 5132 - 8851 - 4

Ⅰ . R255.6

中国国家版本馆 CIP 数据核字第 202483UJ04 号

中国中医药出版社出版

北京经济技术开发区科创十三街 31 号院二区 8 号楼

邮政编码　100176

传真　010-64405721

河北品睿印刷有限公司印刷

各地新华书店经销

开本 889×1194　1/16　印张 35.5　字数 1022 千字

2025 年 5 月第 1 版　2025 年 5 月第 1 次印刷

书号　ISBN 978 - 7 - 5132 - 8851 - 4

定价　298.00 元

网址　www.cptcm.com

服 务 热 线　010-64405510

购 书 热 线　010-89535836

维 权 打 假　010-64405753

微信服务号　zgzyycbs

微商城网址　https://kdt.im/LIdUGr

官 方 微 博　http://e.weibo.com/cptcm

天猫旗舰店网址　https://zgzyycbs.tmall.com

如有印装质量问题请与本社出版部联系（010-64405510）

编写说明

中医经典著作通常包含《黄帝内经》《神农本草经》《伤寒论》《金匮要略》等，是中医理论与临床的基石，对古代乃至现代的中医理论和临床都有重要的指导作用。古代医家十分重视对经典著作的研究及应用，包括对经典原文进行阐释，或在继承经典原旨的基础上对经典理论予以阐发并创新。痹病是临床常见病，中医经典及后世医家对经典的研究、阐发文献中有关痹病的论述十分丰富。本书基于痹病经典原文及后世医家的相关论述对经典要旨钩要探微，并在此基础上阐释，旨在对中医痹病教学、科研及临床应用经典有所帮助，并将为丰富完善中医痹病基础理论及指导临床实践发挥重要作用。

本书分总论和各论两部分。总论部分包括痹病的渊源及含义，以及痹病的病因病机、诊法与辨证、治则治法、预防调护、预后等相关基础知识的经典原文及钩玄提要。各论共收载痹病相关病证 23 种，每种病证包括概述、正文和附录，以及参考文献等内容。其中概述简要介绍病证的概念、临床特点等。正文的【经典原文】中引载《黄帝内经》《神农本草经》《伤寒论》《金匮要略》等经典中痹病的原文，同一经典内容的排序为病名、病因病机、症状与诊断、治法方药、转归预后。【钩玄提要】部分，基于经典原文内容，结合后世医家对经典原文的注释，按病证病名、病因病机、症状与诊断、治法方药、转归预后等内容进行分类探析，某一项无相关文献者可缺项。【传承发展】部分，针对后世医家在传承经典基础上对相关病名、病因病机、症状与诊断、治法方药、转归预后等方面的完善和创新，进行分析论述，某一项无相关文献者可缺项。【应用示例】部分，列举后世医家的典型医案（一般为 3～9 例），依据病机分类排列。附录的文献辑录部分对【钩玄提要】【传承发展】两部分涉及的相关文献的原文，据其在文中出现的先后顺序列载。常用方药载录文中所涉及的方剂，内容与原文献记载保持一致。各章后设本章学术精要总结本章主要内容，并简要介绍各类痹病的因机证治。参考文献将文中引用的文献列出。正文及附录中引用原文最末上标的数字，[ ]内的数字代表参考文献的序号，[ ]外的数字代表所引原文在文献中的页码。

本书并非经典文献的罗列，也非后世医家临床经验的总结，而是在查阅 1949 年以前 504 种书籍的基础上，通过对痹病相关病证的经典原文与后世医家注释发挥的 213 种相关文献进行系统收集、分析，阐发经典要旨，并在此基础上阐释理论及实践的创新。本书的特点可归纳为以下三点：

1. 系统性 本书每一部分均对中医经典《黄帝内经》《神农本草经》《伤寒论》《金匮要略》等相关原文，以及后世医家对经典原文的阐释、发挥和临床诊治经验，进行了系统的收集、整理、分析，按病名、病因病机、症状与诊断、治法方药、转归预后等顺序载述，力求在文献和内容上体现本书的系统性。

2.客观性　【钩玄提要】【传承发展】为本书核心内容，其论述完全基于经典原文及后世的相关文献，并附有文献辑录。文献辑录系本书核心内容所涉及的相关文献的原文，是对核心内容的文献支撑，在论述中适时地引用原文作为论据，保证了内容的客观性。

3.实用性　【钩玄提要】部分基于经典原文及后世医家的注释对经典要旨进行了阐释；【传承发展】部分在经典传承的基础上，重在理论及实践的创新；【应用示例】部分为后世医家诊治痹病相关病证的典型医案，对临床诊治痹病具有指导或借鉴意义。此外尚列出文中所涉及的所有方剂，体现了本书的实用性。

本书的编写分工如下：第一章痹病的渊源及含义由卞华编写；第二章痹病的病因病机、第三章痹病的诊法与辨证、第四章痹病的治则治法、第五章痹病的预防调护、第六章痹病的预后、第七章行痹、第八章痛痹由侯紫君编写；第九章着痹、第十章热痹、第十一章燥痹、第十二章皮痹、第十三章肌痹、第十四章脉痹、第十五章筋痹由陈丽平编写；第十六章骨痹、第十七章心痹、第十八章肝痹、第十九章脾痹、第二十章肺痹由杨淑慧编写；第二十一章肾痹、第二十二章历节由肖啸编写；第二十三章血痹、第二十四章狐惑、第二十五章颈痹由袁晨编写；第二十六章肩痹、第二十七章腰痹、第二十八章膝痹由刘彦丽编写；第二十九章足痹由张慧珍、李雪瑞编写。本章学术精要部分由罗珊珊协助整理。

本书可供从事中医学、中西医结合领域痹病医疗、教学和科研的工作者使用，还可作为高年级本科生和研究生学习的重要参考书。

在本书的编写过程中，我们参阅了大量文献，对于有关文献的作者及其出版单位表示深深的谢意。

《中医经典痹病钩玄》的文献内容涉及广泛而久远，由于我们水平有限，不足之处在所难免，敬请广大读者多提宝贵意见，以便再版时进一步修订提高。

南阳理工学院张仲景国医国药学院

河南省张仲景方药与免疫调节重点实验室

中原科技创新领军人才项目办公室

卞　华

2025 年 3 月于南阳

目 录

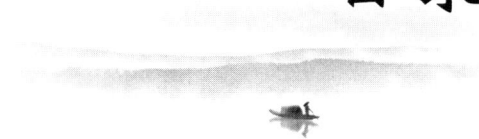

总 论

第一章　痹病的渊源及含义

痹病是指以肌肉、筋骨、关节酸痛、麻木、重着、灼热，或关节肿大、僵直、畸形为主要表现的疾病的统称。

痹病为现代中医临床常见病证之一，是由于人体营卫气血失调，感受风寒湿热之邪，合而为病；或日久正虚，内生痰浊、瘀血、毒热，正邪相搏，使经络、肌肤、血脉、筋骨，甚至脏腑气血痹阻，失于濡养，而出现的以肢体、关节、肌肉出现疼痛、肿胀、酸楚、麻木、重着、僵硬、变形及活动受限等症状为特征，重者可累及脏腑的一类病变的总称。其以皮肉脉筋骨，甚或脏腑的经络气血不通、不荣为主要病机。临床上有慢性、渐进性、反复发作性等特点。

【经典原文】

《素问·痹论》　黄帝问曰：痹之安生？岐伯对曰：风寒湿三气杂至，合而为痹也。其风气胜者为行痹，寒气胜者为痛痹，湿气胜者为着痹也[1]164。

《灵枢·贼风》　此皆尝有所伤于湿气，藏于血脉之中……腠理闭而不通，其开而遇风寒，则血气凝结，与故邪相袭，则为寒痹[2]101。

《素问·四时刺逆从论》　厥阴有余病阴痹，不足病生热痹[1]240。

《灵枢·刺节真邪》　搏于皮肤之间，其气外发，腠理开，毫毛摇，气往来行，则为痒。留而不去，则痹。卫气不行，则为不仁[2]131。

《灵枢·本脏》　肺大则多饮，善病胸痹喉痹逆气[2]86。

《灵枢·官针》　病痹气暴发者，取以圆利针。病痹气痛而不去者，取以毫针[2]21。

《素问·逆调论》　人身非衣寒也，中非有寒气也，寒从中生者何？岐伯曰：是人多痹气也。阳气少，阴气多，故身寒如从水中出[1]134-135。

《素问·痿论》　有渐于湿，以水为事，若有所留，居处相湿，肌肉濡渍，痹而不仁，发为肉痿[1]169。

《素问·诊要经终论》　冬刺夏分，病不愈，气上发为诸痹[1]64。

《素问·痹论》　淫气喘息，痹聚在肺；淫气忧思，痹聚在心；淫气遗溺，痹聚在肾；淫气乏竭，痹聚在肝；淫气肌绝，痹聚在脾。诸痹不已，亦益内也。其风气胜者，其人易已也[1]165-166。

《灵枢·寿夭刚柔》　病在阳者命曰风，病在阴者命曰痹，阴阳俱病命曰风痹[2]18-19。

《素问·宣明五气论》　五邪所乱：邪入于阳则狂，邪入于阴则痹[1]104。

《灵枢·官针》　七曰毛刺；毛刺者，刺浮痹皮肤也[2]21。

《灵枢·九针论》　八者风也，风者人之股肱八节也，八正之虚风，八风伤人，内舍于骨解腰脊节腠理之间，为深痹也[2]138。

《素问·痹论》　帝曰：其有五者何也？岐伯曰：以冬遇此者为骨痹，以春遇此者为筋痹，以夏遇此者为脉痹，以至阴遇此者为肌痹，以秋遇此者为皮痹。帝曰：内舍五脏六腑，何气使然？岐伯曰：五脏皆有合，病久而不去者，内舍于其合也。故骨痹不已，复感于邪，内舍于肾。筋痹不已，复感于邪，内舍于肝。脉痹不已，复感于邪，内舍于心。肌痹不已，复感于邪，内舍于脾。皮痹不已，复感于邪，内舍于肺。所谓痹者，各以其时重感于风寒湿之气也……肠痹者，数饮而出不得，中气喘争，时发飧泄。胞痹者，少腹膀胱按之内痛，若沃以汤，涩于小便，上为清涕[1]164-165。

《灵枢·周痹》 黄帝问于岐伯曰：周痹之在身也，上下移徙随脉，其上下左右相应，间不容空，愿闻此痛，在血脉之中邪？将在分肉之间乎？何以致是？其痛之移也，间不及下针，其慉痛之时，不及定治，而痛已止矣。何道使然？愿闻其故？岐伯答曰：此众痹也，非周痹也。黄帝曰：愿闻众痹。岐伯对曰：此各在其处，更发更止，更居更起，以右应左，以左应右，非能周也。更发更休也。黄帝曰：善[2]62。

《灵枢·周痹》 帝曰：善。愿闻周痹何如？岐伯对曰：周痹者，在于血脉之中，随脉以上，随脉以下，不能左右，各当其所……黄帝曰：善。此痛安生？何因而有名？岐伯对曰：风寒湿气，客于外分肉之间，迫切而为沫，沫得寒则聚，聚则排分肉而分裂也，分裂则痛，痛则神归之，神归之则热，热则痛解，痛解则厥，厥则他痹发，发则如是。帝曰：善。余已得其意矣。此内不在脏，而外未发于皮，独居分肉之间，真气不能周，故名曰周痹[2]63。

《灵枢·经筋》 足少阳之筋……其病小指次指支转筋，引膝外转筋，膝不可屈伸，腘筋急，前引髀，后引尻……名曰孟春痹也。足太阳之筋……其病小指支，跟肿痛，腘挛，脊反折，项筋急，肩不举，腋支，缺盆中纽痛，不可左右摇……名曰仲春痹也。足阳明之筋……其病足中指支，胫转筋，脚跳坚，伏兔转筋，髀前肿，㿉疝，腹筋急，引缺盆及颊，卒口僻……名曰季春痹也[2]42-43。

《灵枢·经筋》 手阳明之筋……其病当所过者支痛及转筋，肩不举颈，不可左右视。名曰孟夏痹也。手太阳之筋……其病小指支，肘内锐骨后廉痛，循臂阴入腋下，腋下痛，腋后廉痛，绕肩胛引颈而痛……名曰仲夏痹也。手少阳之筋……其病当所过者即支转筋，舌卷……名曰季夏痹也[2]44-45。

《灵枢·经筋》 足太阴之筋……其病足大指支，内踝痛，转筋痛，膝内辅骨痛，阴股引髀而痛，阴器纽痛，下引脐两胁痛，引膺中脊内痛。治在燔针劫刺，以知为数，以痛为输，命曰孟秋痹也。足少阴之筋……其病足下转筋，及所过而结者皆痛及转筋。病在此者主痫瘈及痉，在外者不能俯，在内者不能仰。故阳病者腰反折不能俯，阴病者不能仰。治在燔针劫刺，以知为数，以痛为输，在内者熨引饮药。此筋折纽，纽发数甚者，死不治，名曰仲秋痹也……足厥阴之筋……其病转筋者，治在燔针劫刺，以知为数，以痛为输，名曰季秋痹也[2]43-44。

《灵枢·经筋》 手心主之筋……其病当所过者支转筋，前及胸痛息贲……名曰孟冬痹也……手太阴之筋……其病当所过者支转筋痛，甚成息贲，胁急吐血……名曰仲冬痹也……手少阴之筋……其病当所过者支转筋，筋痛……名曰季冬痹也[2]45。

《灵枢·九针论》 虚邪客于经络而为暴痹者也[2]138。

《灵枢·九针十二原》 长针者，锋利身薄，可以取远痹[2]2。

《灵枢·官针》 旁针刺者，直刺旁刺各一，以治留痹久居者也[2]22。

《灵枢·寿夭刚柔》 黄帝曰：刺之奈何？伯高答曰：病九日者，三刺而已。病一月者，十刺而已。多少远近，以此衰之。久痹不去身者，视其血络，尽出其血[2]19。

《灵枢·官针》 病在经络痼痹者，取以锋针[2]21。

《伤寒论·辨太阳病脉证并治》 伤寒八九日，风湿相搏，身体疼烦，不能自转侧，不呕，不渴，脉浮虚而涩者，桂枝附子汤主之。大便硬（一云脐下心下硬），小便自利者，去桂加白术汤主之[3]74。

《伤寒论·辨太阳病脉证并治》 风湿相搏，骨节疼烦，掣痛不得屈伸，近之则痛剧，汗出短气，小便不利，恶风不欲去衣，或身微肿者，甘草附子汤主之[3]75。

《金匮要略·中风历节病脉证并治》 夫风之为病，当半身不遂，或但臂不遂者，此为痹。脉微而数，中风使然[4]26。

《金匮要略·痉湿暍病脉证治》 太阳病，关节疼痛而烦，脉沉而细者，此名湿痹[4]11。

《金匮要略·痉湿暍病脉证治》 病者一身尽疼，发热，日晡所剧者，名风湿[4]12。

《金匮要略·中风历节病脉证并治》 寸口脉沉而弱，沉即主骨，弱即主筋，沉即为肾，弱即为肝。汗出入水中，如水伤心，历节黄汗出，故曰历节。趺阳脉浮而滑，滑则谷气实，浮则汗自出。少阴脉浮而弱，弱则血不足，浮则为风，风血相搏，即疼痛如掣。盛人脉涩小，短气，自汗出，历节痛，不可屈伸，此皆饮酒汗出当风所致。诸肢节疼痛，身体魁羸，脚肿如脱，头眩短气，温温欲吐，桂枝芍药知母汤主之……病历节不可屈伸，疼痛，乌头汤主之[4]28-29。

《金匮要略·五脏风寒积聚病脉证并治》 肾着之病，其人身体重，腰中冷，如坐水中，形如水状，反不渴，小便自利，饮食如故，病属下焦，身劳汗出，衣（一作表）里冷湿，久久得之，腰以下冷痛，腹重如带五千钱，甘姜苓术汤主之[4]64。

《金匮要略·百合狐惑阴阳毒病脉证治》 狐惑之为病，状如伤寒，默默欲眠，目不得闭，卧起不安，蚀于喉为惑，蚀于阴为狐，不欲饮食，恶闻食臭，其面目乍赤、乍黑、乍白[4]20。

《金匮要略·血痹虚劳病脉证并治》 问曰：血痹之病从何得之？师曰：夫尊荣人骨弱肌肤盛，重因疲劳汗出，卧不时动摇，加被微风，遂得之。但以脉自微涩在寸口，关上小紧，宜针引阳气，令脉和紧去则愈。血痹阴阳俱微，寸口关上微，尺中小紧，外证身体不仁，如风痹状，黄芪桂枝五物汤主之[4]33。

《神农本草经·卷二》 干地黄，味甘寒，主折跌绝筋伤中，逐血痹，填骨髓，长肌肉，作汤除寒热积聚，除痹，生者尤良[5]29。

《神农本草经·卷二》 薏苡仁，味甘微寒，主筋急拘挛，不可屈伸，风湿痹[5]31。

《神农本草经·卷二》 细辛，味辛温，主咳逆头痛脑动，百节拘挛，风湿痹痛死肌[5]32。

《神农本草经·卷三》 薇衔，味苦平，主风湿痹，历节痛[5]62。

《神农本草经·卷四》 乌头，味辛温，主中风恶风，洗洗汗出，除寒湿痹[5]80。

《神农本草经·卷四》 蔓椒，味苦温，主风寒湿痹历节疼，除四肢厥气，膝痛[5]94。

【钩玄提要】

痹病为现代中医临床常见病证之一，是由于人体营卫气血失调，感受风寒湿热之邪，合而为病；或日久正虚，内生痰浊、瘀血、毒热，正邪相搏，使经络、肌肤、血脉、筋骨，甚至脏腑气血痹阻，失于濡养，而出现的以肢体、关节、肌肉出现疼痛、肿胀、酸楚、麻木、重着、僵硬、变形及活动受限等症状为特征，重者可累及脏腑的一类病变的总称。其以皮肉脉筋骨，甚或脏腑的经络气血不通、不荣为主要病机。临床上有慢性、渐进性、反复发作性等特点。

痹为中医病证术语，其称述可上溯至秦汉时期，东汉班固《汉书·艺文志·方技略》载《五脏六腑痹十二病方》三十卷，说明我国在东汉时期即有"痹病专著"流传于世。惜此书现已亡佚，无法探究《五脏六腑痹十二病方》内容。秦汉时期，与"痹"有关的记载有"痹""畀""蹩"，其中"痹""蹩"为"痹"的异体字，"畀"与"痹"为同音通假。在1973年长沙马王堆三号墓出土的目前最早的医书部分《足臂十一脉灸经》中，关于足厥阴脉、足太阳脉、足少阳脉三者经脉病候中均提到"痹"，如"疾痹""足小指痹""踝痹"[6]5, 7等。相关症状有项痛、背痛、腰痛、尻痛、节尽痛等，都为下侧肢体某部位的痹阻不通的疾病。张家山汉简《脉书》校释："少阳之脉，其所产病……节尽痛，髀外廉痛，鱼骨痛，膝外廉痛，晨寒，足中指踝痹，为十二病[7]45-46。"《说文解字·疒部》："痹，湿病也。从疒，畀声。"老官山医简343简："凡痹者，其为痛也[8]195。"由此看来，痹是与湿邪相关的疾病，以疼痛为主要临床表现。

《史记·扁鹊仓公列传》中的痹含义有二：一指耳朵闭塞，眼睛昏花。如："扁鹊名闻天下……过洛阳，闻周人爱老人，即为耳目痹医[9]599。"二指肾痹。例如："君有病，往四五日，君腰胁痛不可俯仰，又不得小溲。不亟治，病即入濡肾。及其未舍五脏，急治之。病方今客肾濡，此所谓'肾痹'也[9]604。"说明"痹"字作为医学用词已广泛流行。《黄帝内经》（以下简称《内经》）中多处出现论"痹"之章节或字句，广义之痹泛指病邪闭阻，气机不畅，血行不利，或脏气不宣所发生的各种病证，如食痹、喉痹、胸痹、五体痹、五脏痹等；狭义之痹指风、寒、湿邪三气杂至所致关节、肢体、肌肉的肿胀、酸楚、疼痛、麻木、重着，甚至变形、僵直，以及活动受限等临床表现为特征，重者可累及脏腑的一类疾病的总称。

《内经》中的"痹"其含义比较广泛，既可以表示病名、症状，也可以表示病因、病机、病位等。

指病名：如行痹、痛痹、着痹、寒痹、热痹等。《素问·痹论》曰："黄帝问曰：痹之安生？岐伯对曰：风寒湿三气杂至，合而为痹也。其风气胜者为行痹，寒气胜者为痛痹，湿气胜者为着痹也[1]164。"《黄帝内经太素》言："风寒湿等，各为其病。若三气杂至，合而为一，病称为痹。若三合一多，即别受痹名。故三中风多，名为行痹，谓其痹病转移不住，故曰行痹。三中寒多，阴盛为痛，故曰痛痹。三中湿气多，住而不移转，故曰着痹[10]966-967。"《素问·四时刺逆从论》曰："厥阴有余病阴痹，不足病生热痹[1]240。"《黄帝内经素问集注》言："厥阴者，阴之极也，阴极而阳生，得中现少阳之火化，故有寒有热也[11]238。"

指症状：指肢体麻木不仁或疼痛的症状，如《灵枢·刺节真邪》曰："搏于皮肤之间……留而不去，则痹。卫气不行，则为不仁[2]131。"亦指闭塞、窒闷、胀满的感觉，如《灵枢·本脏》曰："肺大则多饮，善病胸痹喉痹逆气[2]86。"胸痹和喉痹，即指胸中、喉中窒塞不通的感觉。

指病因：指引发痹病的风寒湿邪气，如《灵枢·官针》曰："病痹气暴发者，取以圆利针。病痹气痛而不去者，取以毫针[2]21。"《素问·逆调论》曰："人身非衣寒也，中非有寒气也，寒从中生者何？岐伯曰：是人多痹气也[1]134-135。"痹气即指风寒湿邪气。

指病机：指经络阻塞、气血不通的病机，如《素问·痿论》："有渐于湿，以水为事，若有所留，居处相湿，肌肉濡渍，痹而不仁，发为肉痿[1]169。"指因湿易阻滞气机，经络痹阻，气血不畅，则肌肉失养而表现为不仁。如《素问·诊要经终论》曰："冬刺夏分，病不愈，气上发为诸痹[1]64。"《黄帝内经素问集注》注曰："冬主闭藏，夏令浮长，气应藏而使之外泄，故发为诸痹。痹者，闭也，气留闭于外而为痛也[11]65。"《素问·痹论》中提及痹聚在肺、在心、在肾、在肝、在脾，痹聚即闭阻不通，当邪气侵袭各脏腑时，会引起各脏腑的气机闭塞不通，继而各脏腑会出现相应的症状，如肺气不畅，则会有喘息迫促的表现[1]165-166。

指病位：如《灵枢·寿夭刚柔》曰："病在阳者命曰风，病在阴者命曰痹，阴阳俱病，命曰风痹[2]18-19。"《素问·宣明五气论》曰："邪入于阴则痹[1]104。"病位表浅为"浮痹"[1]21，病位较深称"深痹"[1]138。

《内经》专设"痹论""周痹"专篇，对"痹"的论述比较全面，病名多达数十种，存在着不同的分类方法。

按照病因分类：根据邪气的偏胜分为行痹、痛痹、着痹、热痹。风气胜者为行痹，寒气胜者为痛痹，湿气胜者为着痹，厥阴不足病生热痹。

按照部位分类：根据发病季节、留着部位的不同而分为"五体痹"（皮、肉、筋、骨、脉）和久病不愈，正虚邪恋或反复感受外邪，内舍于脏的"五脏痹"，邪传肠腑的"肠痹"，邪传膀胱的"胞痹"[1] 164-165。

按照临床表现分类：根据临床表现分为"周痹"和"众痹"。风寒湿气，内不在脏，外未发于皮，独客于分肉之间，随血脉上下游走，不能左右，各当其所为"周痹"[2] 63；上下移徙随脉，其上下左右相应，反复发作为"众痹"[2] 62。

按照发病季节及十二经筋部位分类：一年分为春夏秋冬四季，每一季的三个月按照孟、仲、季的顺序命名，六淫之邪随四时阴阳气血变化侵袭人体，根据发病季节和十二经筋病变部位不同，分为发于春季的孟春痹、仲春痹、季春痹[2] 42-43，发于夏季的孟夏痹、仲夏痹、季夏痹[2] 44-45，发于秋季的孟秋痹、仲秋痹、季秋痹[2] 43-44，发于冬季的孟冬痹、仲冬痹、季冬痹[2] 45。这是对经筋痹的最早论述。

按部位深浅分类：把流于皮肤部位表浅的称为"浮痹"[2] 21；把内舍于骨骱腰脊节腠理之间病位较深的命名为"深痹"[2] 138。

按病程长短分类：突然发病者为"暴痹"[2] 138；日久不愈的称为"远痹"[2] 2；把邪气久留不散，病程较长者的痹证命名为"留痹"[2] 22 "久痹"[2] 19 "痼痹"[2] 21。

《伤寒论》中没有明确的病名，但有多处与痹病有关的"风湿相搏，身体疼烦""骨节烦痛，掣痛，不得屈伸"等症状描述，认为乃风湿相搏，流于经络而致。如《伤寒论·辨太阳病脉证并治》曰："伤寒八九日，风湿相搏，身体疼烦，不能自转侧……风湿相搏，骨节疼烦，掣痛，不得屈伸，近之则痛剧[3] 74-75。"

张仲景指出但臂不遂为痹，与中风之半身不遂有别，乃感受风邪所致。如《金匮要略·中风历节病脉证并治》曰："夫风之为病，当半身不遂，或但臂不遂者，此为痹。脉微而数，中风使然[4] 26。"《金匮要略心典》注曰："风彻于上下，故半身不遂，痹闭于一处，故但臂不遂，以此见风重而痹轻，风动而痹着也[12] 113。"

《金匮要略》没有沿用《内经》"痹"的名称，而是列"湿痹""风湿""历节病""肾着""狐惑""血痹"等病名。"湿痹""风湿"伤于汗出当风或久伤取冷，风湿相搏，阻于经络而见肢体关节疼痛。如《金匮要略·痉湿暍病脉证治》曰："太阳病，关节疼痛而烦，脉沉而细者，此名湿痹……病者一身尽疼，发热，日晡所剧者，名风湿。此病伤于汗出当风，或久伤取冷所致也[4] 11-12。""肾着""历节病"以病因结合症状来描述。详述了"历节病"是因饮酒当风，或汗出入水，致使风寒湿等外邪入侵，遍历关节，与血气相搏，而发历节，出现肢节疼痛如掣，不可屈伸[4] 28-29；"肾着"表现为身体重，腰以下冷痛，如坐水中[4] 64。《金匮要略心典》言："肾受冷湿，着而不去，则为肾着。身重，腰中冷，如坐水中，腰下冷痛，腹重如带五千钱，皆冷湿着肾，而阳气不化之征也[12] 133。"《高注金匮要略》曰："盖肾为水脏，其气多寒，常与寒湿之外邪相召，故入则直着于肾者，从其类也[13] 168。""狐惑"是因湿热毒邪内蕴，循经上攻下注或闭阻经络，日久脏腑亏虚，引起以口、咽、眼、外阴溃烂等为主要表现的特殊痹病。如《金匮要略·百合狐惑阴阳毒病脉证治》曰："狐惑之为病，状如伤寒，默默欲眠，目不得闭，卧起不安。蚀于喉为惑，蚀于阴为狐[4] 20。"认为"血痹"的发生与正气虚弱有关，乃气血虚弱，汗出伤风所致，表现为身体不仁，如风痹状[4] 33。

《神农本草经》里有"痹""风湿痹""寒湿痹""风寒湿痹"等病名，亦有与痹病有关的症状描述，如历节痛、百节拘挛、筋急拘挛、膝痛等。如干地黄逐血痹，除痹，生者尤良[5]29；薏苡子治筋急拘挛，不可屈伸，风湿痹[5]31；细辛治百节拘挛，风湿痹痛[5]32；薇衔主风湿痹，历节痛[5]62；乌头除寒湿痹[5]80；蔓椒治风寒湿痹历节疼，除四肢厥气，膝痛[5]94。

【传承发展】

华佗首次提出"气痹"之名。言痹者，闭也。在《中藏经》中设有"论痹"专篇，认为痹乃五脏六腑感受风寒暑湿之邪气，闭而不通所致。如风痹、寒痹、湿痹、热痹、气痹；筋痹、肉痹、血痹、脉痹、气痹五痹；根据邪入五脏之不同，又有筋痹、骨痹、血痹、肉痹、气痹[14]45-46。指出"气痹"其症为痛、为麻，邪气还可留于胸腹、腰脚、贯于舌、遗于肠，分别出现不能食、不能行、不能言、不能溺等症，如《中藏经》曰："气痹者……留于上，则胸腹痹而不能食，注于下则肿，脚重而不能行，攻于左，则左不遂，冲于右，则右不仁，贯于舌则不能言，遗于肠中则不能溺，壅而不散则痛，流而不聚则麻[14]46-47。"对于"血痹"的论述则与《金匮要略》有所不同，其曰："血痹者，饮酒过多，怀热太盛。或寒折于经络，或湿犯于荣卫，因而血抟，遂成其咎[14]47。"认为"血痹"是由于寒热湿邪犯于荣卫，折于经络表现为肢体活动不便的病证。另外，也使用了"历节"的名称，并论述了历节的病因，如《中藏经》曰："历节疼痛者，因醉犯房而得之[14]20。"

晋代陶弘景《名医别录》中出现了"痛风"之名，但痛风只是作为症状而非病名。如《名医别录》载："独活味甘，微温，无毒。主治诸贼风，百节痛风无久新者[15]38。"

隋代巢元方将各种不同的痹病归属于"风诸病"，所著《诸病源候论》论及关于痹病的病名有"风痹""风湿痹""血痹""历节风"等。首创"风湿腰痛"和"注病"之名，并最早对"鹤膝风"的症状进行描述。专设"风痹手足不随候"[16]41"湿痹注候"[16]170"风湿痹候"[16]42等，认为痹证的发生是风寒湿三气杂至，合而成痹。风气胜者为"风痹"，湿气胜者为"湿痹"，风湿气多而寒气少者为"风湿痹"。《诸病源候论》将《金匮要略》中的"历节"首称"历节风"，为后世所宗，对历节风的论述也颇为精当，强调气血虚为发病之本，饮酒腠理开，汗出当风为致病之因，表现为痛不可忍，屈伸不得。其曰："历节风之状，短气，自汗出，历节疼痛不可忍，屈伸不得是也。由饮酒腠理开，汗出当风所致也。亦有血气虚，受风邪而得之者[16]45。"巢元方首次提出"注病""风湿腰痛"病名。《诸病源候论》谓："注者住也，言其病连滞停住，死又注易旁人也[16]169。"凡病情久延，反复发作的，均可称为"注病"。与痹病有关的注病主要有"走注""风注"和"湿痹注"。把体虚受风邪，邪气客于荣卫，随气行游，皮肤游易往来，痛无常处的称为"风注"[16]168；体虚受邪，邪气随血而行，或淫突皮肤，去来击痛，游走无有常所的称为"走注"[16]169；把湿邪伤人所致的四肢或缓或急，骨节疼痛。邪气往来，连注不差，休作无度的为"湿痹注"[16]170。认为"风湿腰痛"由劳伤肾气，经络既虚，或因卧湿当风，而风湿乘虚搏于肾经，与血气相击所致[16]65。对"鹤膝风"的症状进行描述，其曰："小儿禀生血气不足，即肌肉不充，肢体柴瘦，骨节皆露，如鹤之脚节也[16]303。"本书始列"产后中风"[16]275"产后腰痛"[16]274，认为产则伤动血气，劳损肾气，如起早劳动，风冷邪气乘虚侵入，客于皮肤经络，损伤脏腑会出现疼痹不仁、筋脉挛急、腰痛等症状。巢元方沿用了"血痹""狐蜮"等病名。论述"血痹"遵《金匮要略》之意，认为"血痹"由体虚，邪入阴经，而表现为形体如被微风所吹。如曰："血痹者，由体虚，邪入于阴经故也，血为阴，邪入于血而痹，故为血痹也。其状，形体如被微风所吹，此由忧乐之人，骨弱肌肤盛，因疲劳汗出，卧不时动摇，肤腠开，为风邪所侵也[16]43。"认为"狐蜮"是湿毒之气所为。如曰："夫狐蜮二病者，是喉、阴之为病也……虫食于喉咽为蜮，食于阴者为狐……此皆由湿毒气所为也[16]85。”还把伤筋骨候[16]56、筋挛候[16]56、体痛候[16]58、膝冷候[16]61、髀枢痛候[16]62等肌肉筋骨病变归于卷三的虚劳病，认为肝主筋而藏血，肾主骨而生髓。虚劳损血耗髓，故伤筋骨也。劳伤气血，肝肾亏虚，外感风寒湿邪，与正气相搏而出现筋挛、膝冷、身体痛、髀枢痛、手足烦痛等与“痹证”相关的症状。巢氏还提出了“偏风”“顽痹”“痿痹”等名称，为后世所用。论及偏风表现为或不知痛痒，或缓纵，或痹痛[16]41。指出夫病之生，多从风起，初入皮肤，继而潜于四肢、经脉，或深入脏腑，久而不治，令人顽痹[16]51。“痿痹”表现为筋骨痿枯，身体疼痛[16]56。

唐代孙思邈基本上继承了《内经》对痹证病名的论述，并遵巢氏之说，将“痹”和“历节”纳入“风”病门论述。沿用“行痹”“痛痹”“着痹”“周痹”“偏痹”“五脏痹”“五体痹”等名称，亦有使用“风痹”“湿痹”“历节风”“狐惑”等名称。《备急千金要方》曰：“风痹、湿痹、周痹、筋痹、脉痹、肌痹、皮痹、骨痹、胞痹，各有证候。形如风状，得脉别也，脉微涩，其证身体不仁[17]182。”又曰：“其风最多者为行痹，表现为不仁肿，走无常处；其寒多者为痛痹；其湿多者为着痹；冷汗濡，但随血脉上下，不能左右去者，则为周痹也；痹在肌中，更发更止，左以应左，右以应右者，为偏痹[17]184-185。”《备急千金要方》沿用了“历节风”之名，不仅提出了关于历节病成因的“风毒说”，还明确论及此病晚期邪气深入骨髓、骨节变形的特征[17]196。又指出：“狐蜮之病，其气如伤寒，默默然欲眠，目不得闭，起卧不安。其毒在喉咽为蜮病，在阴肛为狐病[17]234。”《千金翼方》详述了心痹、脾痹、肝痹、痿痹、胃痹、湿痹、骨痹、肾痹的临床表现[18]247。

王焘首次提出“白虎病”之名，因其疼痛彻髓，状如虎啮，故名。《外台秘要》曰：“《近效》论白虎病者，大都是风寒暑湿之毒，因虚所致，将摄失理，受此风邪，经脉结滞，血气不行，蓄于骨节之间，或在四肢，肉色不变，其疾昼静而夜发，发即彻髓酸疼，乍歇，其病如虎之啮，故名曰白虎之病也[19]273。”

宋金元时期，沿用“痹”“历节”“历节风”“血痹”“狐蜮”“顽痹”等病名，把“白虎病”称为“白虎风”，并提出了“痹证”“痹病”之名。

王怀隐沿用《内经》“痹”之名，如《太平圣惠方》曰：“夫痹者，为风寒湿三气，共合而成痹也。其状肌肉顽厚，或则疼痛[20]535。”《圣济总录》专设“诸痹门”，把一些重要的痹病从虚劳中分出。沿用“五体痹”“五脏痹”“历节风”“狐蜮”“血痹”“热痹”之名。把“白虎病”称为“白虎风”，述“白虎风”症状为痛在四肢、骨节，发则痛彻骨髓，如虎啮之状，肉色不变，昼静而夜发[21]312；“历节风”由真邪相搏，诸筋无以滋养，所历之节，悉皆疼痛[21]299。认为“狐蜮”皆虫证也，虫食其喉为蜮，使人生嗄，虫食其下部为狐，使人咽干[21]625。把“血痹”称为“风血痹”，描述了“风血痹”的症状有形体肌肤如被微风所吹，身体不仁肉冷，四肢拘挛等，治疗可用芍药汤方、茵芋酒方[21]489-491。认为腑脏壅热，复遇风寒湿三气至，客搏经络，留而不行，阳遭其阴，故痹熻然而热闷也为热痹[21]509。把寒气多者，谓之“冷痹”“风冷痹”，表现为脚膝酸疼，行履艰难，四肢麻，身体俱痛，甚则一身不随[21]500。另外，还论述有产后腰痛之痹证，认为产后肾气不足，或恶露未尽，遇风寒客搏，气脉凝滞，留注于腰故腰痛[21]2658。书中载有“鹤膝风”病名，但未有详细描述，曰：“治脚膝风，俗名鹤膝风。干蝎丸方[21]272。”

北宋窦材首次提出“痹病”一词，如《扁鹊心书》曰：“风寒湿气合而为痹，走注疼痛，或臂腰足膝拘挛，两肘牵急，乃寒邪凑于分肉之间也，方书谓之白虎历节风……痹者，气血凝闭而不行，留滞于五脏之外，合而为病[22]59。”宋代陈师文在《太平惠民和剂局方》中沿用“顽痹”之名，指出麝香天麻丸可治风痹手足不随，肌肉顽痹，遍身疼痛，转侧不得屈伸[23]3。首提“痢风”之名，把患痢后脚痛痪弱，不能步履称为“痢风”。述“鹤膝风”之状为两膝肿大疼痛，髀胫枯腊，但存皮骨，拘挛蜷卧，不能屈伸。均可以用大防风汤以活血脉，壮筋骨[23]42-43。

陈无择《三因极一病证方论》沿用了"行痹""痛痹""着痹""历节"等名称，言风湿寒三气杂至，合而为痹。虽曰合痹，其用自殊[24]45。认为历节是由风寒湿三气相搏而成，表现为其痛如掣，不可屈伸[24]46。杨士瀛专设方论，使用了"痹病"之名，并提出了"痹证""痹疾"之名。如《仁斋直指方论》曰："凡痹疾，病目有五种，筋痹、脉痹、骨痹、皮痹、肌痹是也。多由体虚之人，腠理空疏，为风寒湿三气所侵，不能随时祛散，流注经络，久而为痹病者也[25]150。"

宋代始把白虎和历节合在一起，称"白虎历节"。许叔微在《普济本事方》中述白虎历节，疼痛游走无定，状如虫啮，昼静夜剧，可用麝香丸治疗[26]41。严用和在《严氏济生方》中述"白虎历节"是由风寒湿三气所致，以肢体关节疼痛、屈伸不利为主症。其夜间病情加重，疼痛如虎咬[27]13。杨士瀛沿用"历节风""白虎历节"之名，如《仁斋直指方论》曰："历节风之状，短气自汗，头眩欲吐，手指挛曲，身体尪羸，其肿如脱，渐至摧落，其痛如掣，不能屈伸……遍身走痒，彻骨疼痛，昼静夜剧，发如虫啮者，谓之白虎历节[25]143-144。"

宋代许叔微把《内经》之"痹"称为"脚气"，表现为腰脚走注疼痛。如《普济本事方》曰："薏苡仁丸治腰脚走注疼痛，此是脚气……今人谓之脚气者，黄帝所谓缓风湿痹也[26]72。"

宋代陈自明、严用和等把产后出现的遍身疼痛、腰背强硬、不能转侧称为"产后遍身疼痛"，如《妇人大全良方》云："论曰：产后遍身疼痛者何？答曰：产后百节开张，血脉流散，遇气弱则经络、分肉之间血多流滞；累日不散，则骨节不利，筋脉急引。故腰背不能转侧，手足不能动摇，身热头痛也[28]538。"《严氏济生方》曰："产后遍身疼痛者……因产走动血气，升降失其常度，留滞关节，筋脉引急，是以遍身疼痛，甚则腰背强硬[27]205。"

金元时期，朱丹溪首创"痛风"之名，对后世医家影响极大。其在《格致余论》《丹溪心法》等书中均有"痛风"专论。认为"痛风"即白虎历节风证，有痰、风热、风湿、血虚，热血得寒，不得运行，表现为四肢百节走痛。如《格致余论》曰："彼痛风也者，大率因血受热，已自沸腾，其后或涉冷水，或立湿地，或扇取凉，或卧当风，寒凉外抟，热血得寒，汗浊凝涩，所以作痛。夜则痛甚，行于阴也[29]12。"《丹溪心法》曰："四肢百节走痛是也，他方谓之白虎历节风证。大率有痰、风热、风湿、血虚[30]170。"张子和《儒门事亲》一书对隋唐以来风痿痹厥脚气均混入风门中提出批评，并明确了四末之疾风、痹、痿、厥的区别，指出动而或劲者为风，必风热相兼；不仁或痛者为痹，必风湿寒相合；弱而不用者为痿，必火乘金；逆而寒热者为厥，或寒或热[31]21。

明清时期，多沿用《内经》之名，但鉴于前贤所论，诸家说法不一，医家主张统一"痹""历节病""白虎病""痛风"等病名，认为痹、痛风、白虎历节实为同病异名，并提出了"痹证""痹症"之名。

明代王肯堂《证治准绳》对于一病多名进行了详细的论述，其云："行痹者，行而不定也，称为走注疼痛及历节之类是也；痛痹者，疼痛苦楚，世称为痛风及白虎、飞尸之类是也；着痹者，着而不移，世称为麻木不仁之类是也[32]145-146。"

明代虞抟、清代沈金鳌等医家认为"痛风""白虎历节风"即《内经》之"痛痹"。如《医学正传》云："夫古之所谓痛痹者，即今之痛风也。诸方书又谓之白虎历节风，以其走痛于四肢骨节，如虎咬之状，而以其名名之耳[33]212。"《杂病源流犀烛》论述了风胜为"行痹"，游行上下，随其虚处，风邪与正气相搏，聚于关节，筋弛脉缓，痛无定处，古名"走注"，今名"流火"，俗有"鬼箭风"之说。寒胜为"痛痹"，四肢挛痛，关节浮肿，痛有定处，是名痛风，又名白虎历节风。白虎历节风，痛痹之一症也，以其痛循历遍身百节，故曰历节；以其痛甚如虎咬，故曰白虎历节[34]237-238。

张景岳认为"风痹"即"痛风",而"历节风"属"行痹",如《景岳全书》曰:"风痹一证,即今人所谓痛风也。盖痹者,闭也。以血气为邪所闭,不得通行而病也……历节风痛,以其痛无定所,即行痹之属也[35]1010-1011。"并提出了"痹证"之名,如《景岳全书》云:"痹证之风胜者,治当从散,宜败毒散、乌药顺气散之类主之[35]1011。"李中梓认为筋痹即风痹也,游行不定,上下左右,随其虚邪,与血气相搏,聚于关节,或赤或肿,筋脉弛纵,古称走注,今名流火;脉痹即热痹;肌痹即着痹、湿痹;骨痹即寒痹、痛痹[36]266。"痹症"由明代医家徐彦纯提出,如《玉机微义》云:"痹,感风寒湿之气则阴受之,为病多重痛沉重,患者易得难去[37]316。"

清代医家明确指出"痹"是以疼痛为主要临床表现,并把所有肢体疼痛总名曰痹证。如《医学心悟》曰:"痹者,痛也[38]166。"《医林改错》曰:"凡肩痛、臂痛、腰痛、腿痛,或周身痛,总名曰痹证[39]57。"吴谦在《医宗金鉴》中指出近世痛风、流火、历节风皆属行痹之俗名[40]475。张璐在《张氏医通》中明确指出"痛风""痹""历节""白虎历节"实为一病,曰:"痛风一证,《灵枢》谓之贼风,《素问》谓之痹,《金匮》名曰历节,后世更名白虎历节。多由风寒湿气乘虚袭于经络,气血凝滞所致[41]186。"

《症因脉治》论述痹即经络不通,麻痹不仁,可表现为疼痛、重着、偏废等,并把"痹证"分为外感痹证(风痹、寒痹、湿痹、热痹)和内伤痹证(肺痹、心痹、肝痹、脾痹、肾痹、胞痹、肠痹)[42]401-415。

清代随着温病学派的兴起,对热痹的探讨更加深入。而暑热致病成为重要学说,吴鞠通在《温病条辨》中提出了"暑湿痹"的新名称[43]66。

对于有肢体变形、关节肿大疼痛、僵化、筋缩肉卷、不能屈伸、骨质受损的痹病,古代医家尚缺乏系统的论述和统一的名称,并以诸多病名称之,如"骨痹""肾痹""历节""顽痹""鹤膝风""骨槌风"等。对此,近代风湿病专家焦树德在1981年武汉召开的中华全国中医学会内科学会成立暨首届学术交流会上提出"尪痹"一词,此后,"尪痹"作为独立的病名在许多中医论文和书籍中被引用并加以论述。在其论文《尪痹刍议》中借用"尪"字的偏曲之意,指足跛不能行,胫曲不能伸,骨质受损,身体羸弱的废疾。由胫曲引申到手、足、腕等小关节的弯曲、变形,把日久不愈,发生关节肿大、僵直、畸形、骨质改变、筋缩肉卷、屈伸不利,以及骨质受损的痹病,统称为"尪痹"[44]8。

现代名老中医路志正教授根据多年的经验,在《路志正医林集腋》燥病应重视燥痰毒瘀篇,重视燥邪致病[45]151-152,并提出"燥痹"之病名。自此,从病因学角度已经有了风痹、寒痹、湿痹、热痹、燥痹五种。该书详述了燥病的病因病机、临床表现及治疗[45]154-155,指出"燥痹"乃阴血亏虚、阴枯液涸所致,表现为肢体关节隐隐作痛,不红不肿,屈伸不利,口舌干燥,肌肤干燥,烦渴欲饮。路氏还提出了"产后痹"一名,指妇女在产后百日内,调护不慎而出现以肢体关节、肌肉疼痛、麻木、酸沉、怕凉、怕风为主要表现的痹病。薛立功、张海荣发展了经筋理论,提出了"经筋痹痛"病名,经筋是十二筋脉在肢体外周的连属部分,分属于十二经脉总称十二经筋痹[46]5。

综上所述,"痹"原作"畀""痺""踬",其中,"痹"字最早出现于《内经》,其含义比较丰富,既指病名、症状,又指病因、病机、病位。《内经》设有"痹论""周痹"专篇论述痹证,其含义有广义、狭义之别。广义之痹泛指机体为病邪闭阻,而致气血运行不利,或脏气不宣所发生的各种病证,如五体痹、五脏痹、胸痹、喉痹、食痹、水瘕痹、血痹、孟春痹等。狭义之痹即指"痹证""痹病",是因风寒湿等邪杂合,侵袭人体,闭阻气血所发生的肢体关节肌肉疼痛、重着、麻木、肿胀、屈伸不利,甚则关节变形,或累及脏腑的一类病证,如行痹、痛痹、着痹、五体痹、五脏痹、孟春痹等。《素问·痹论》明确指出,痹是风寒湿邪侵袭所致的一类疾病。此为"痹证""痹病"的病名渊源。

两汉时期，除上述病名外，又有"气痹""肉痹""湿痹""风湿""历节病""肾着"等与痹证相关的名称。

晋隋唐时期，系统总结了前人对痹证的认识，并有所发挥，出现了"白虎风""历节风""风湿痹""白虎历节""走注""白虎病"等病名。宋金元时期，朱丹溪弃"痹证""历节病""白虎病"之名，创立"痛风"一名，曰："四肢关节走痛是也，他方谓之白虎历节风证[30]170。"

明清时期，多沿用《内经》之名，但鉴于前贤所论，诸家说法不一，认为痹证、痛风、白虎历节实为同病异名。主张统一"痹证""历节病""白虎病""痛风"等病名。认为"痛风""白虎历节风"即"痛痹"；"风痹"即"痛风"；"走注""历节风"属"行痹"。王清任进一步明确了凡肢体疼痛总名曰痹证。这使"痹"作为病名有了进一步的发展。

中医著作中痹病、痹证、痹症等名称的出现："痹病"一词首见于北宋窦材《扁鹊心书》，"痹证"一词载于明代《景岳全书》，"痹症"一词见于明代徐彦纯《玉机微义》，清代林珮琴《类证治裁》曰："诸痹，风寒湿三气杂合，而犯其经络之阴也……或肌肉麻顽，或肢节挛急……或偏身走注疼痛[47]269。"近代多以"痹证"命名，以区别症状之"症"与证候之"证"的不同，如《中医内科学》《痹证论》《痹证通论》《痹证治验》等书中均称"痹证"。

近年来，中医界再度强调"辨病与辨证"相结合，中医病名诊断自古有之。因此，对中医病名的研究和疾病诊断标准化的研究日益深入，并取得了很大成绩，促进了中医学术的发展。根据本病的证因脉治特点，一些专家建议把"痹证"改称为"痹病"，并且在全国第3次痹证学术研讨会上被确定下来。

近代风湿病专家焦树德提出"尪痹"的概念；路志正提出了"燥痹"这一病名，同时还提出了"产后痹"一名；张海荣提出了"经筋痹"病名，从而使痹病的命名逐渐完善。

鉴于"痹病"名称繁多，而且存在一病多名和一名多义等情况，《中国痹病大全》就记录此类有关病名400余种，目前对"痹病"进行了分类，比较有代表性的有按病因、部位、证候、特征等命名分类方法。按病因分为风痹、寒痹、湿痹、燥痹、热痹五淫痹，按部位分为皮痹、肉痹、筋痹、骨痹、脉痹五体痹，肺痹、肝痹、心痹、脾痹、肾痹五脏痹，按经络循行分为十二经筋痹，按肢体部位分为颈痹、肩痹、膝痹、腰痹、足痹等肢体痹，按特征分为历节、鹤膝风、狐蚤、产后痹、血痹等特殊痹病。

附录：文献辑录

《足臂十一脉灸经》 足厥阴脉：循大指间，以上出胻内廉，上八寸，交太阴脉，循股内，上入脞间。其病：病脞瘦，多溺，嗜饮，足跗肿疾，畀（痹）。诸病此物者，皆灸厥阴脉[6]5。

《足臂十一脉灸经》 钜阳脉：系于踵外踝娄中，出膝中，上穿臀，出厌中，夹脊，出于项，上头角，下颜，夹齃，系目内廉。是动则病：冲头，目似脱，项似伐，胸痛，腰似折，脾不可以运，膝如结，腨如裂，此为踵蹶，是钜阳脉主治。其所产病：头痛，耳聋，项痛，耳强，疟，背痛，腰痛，尻痛，痔，膝痛，腨痛，足小指痹，为十二病[6]7。

《足臂十一脉灸经》 少阳脉：系于外踝之前廉，上出鱼股之外，出胁上，出耳前。是动则病：心与胁痛，不可以反侧，甚则无膏，足外反，此为阳厥，是少阳脉主治。其所产病：口痛，颈痛，头颈痛，胁痛，疟，汗出，节尽痛，髀外廉痛，鱼股痛，膝外廉痛，振寒，足中指踝痹，为十二病[6]7。

《脉书》 少阳之脉，其所产病……节尽痛，脾外廉痛，鱼骨痛，膝外廉痛，晨寒，足中指踝痹，为十二病[7]45-46。

《揭秘敝昔遗书与漆人：老官山汉墓医学文物文献初识》 凡痹者，其为痛也[8]195。

《史记·扁鹊仓公列传》 扁鹊名闻天下，过邯郸，闻贵妇人，即为带下医；过洛阳，闻周人爱老人，即为耳目痹医[9]599。

《史记·扁鹊仓公列传》 君有病，往四五日，君腰胁痛不可俯仰，又不得小溲。不亟治，病即入濡肾。及其未舍五脏，急治之。病方今客肾濡，此所谓"肾痹"也[9]604。

《黄帝内经太素》 风寒湿等，各为其病；若三气杂至，合而为一，病称为痹[10]966。

《黄帝内经太素》 若三合一多，即别受痹名。故三中风多，名为行痹，谓其痹病转移不住，故曰行痹。三中寒多，阴盛为痛，故曰痛痹。三中湿气多，住而不移转，故曰著痹。著，住也。此三种病，三气共成，异于他病，有寒有热，有痛不痛，皆名为痹也[10]967。

《黄帝内经素问集注》 厥阴者，阴之极也，阴极而阳生，得中现少阳之火化，故有寒有热也[11]238。

《黄帝内经素问集注》 冬主闭藏，夏令浮长，气应藏而使之外泄，故发为诸痹。痹者，闭也，气留闭于外而为痛也[11]65。

《金匮要略心典》 风彻于上下，故半身不遂，痹闭于一处，故但臂不遂，以此见风重而痹轻，风动而痹着也[12]113。

《金匮要略心典》 肾受冷湿，着而不去，则为肾着。身重，腰中冷，如坐水中，腰下冷痛，腹重如带五千钱，皆冷湿着肾，而阳气不化之征也[12]133。

《高注金匮要略》 肾着者，寒湿之邪，着于肾而不去之义。盖肾为水脏，其气多寒，常与寒湿之外邪相召，故入则直着于肾者，从其类也[13]168。

《中藏经》 痹者，风寒暑湿之气中于脏腑之为也。入腑则病浅易治，入脏则病深难治。面有风痹、有寒痹、有湿痹、有热痹、有气痹，而又有筋、骨、血、肉、气之五痹也。大凡风寒暑湿之邪入于心则名血痹，入于脾则名肉痹，入于肝则名筋痹，入于肺则名气痹，入于肾则名骨痹。感病则一，其治乃异。痹者，闭也。五脏六腑感于邪气，乱于真气，闭而不仁，故曰闭也[14]45-46。

《中藏经》 气痹者，愁忧思喜怒过多，则气结于上，久而不消，则伤肺，伤气则生气渐衰，则邪气愈胜，留于上，则胸腹痹而不能食；注于下则肿，脚重而不能行；攻于左，则左不遂；冲于右，则右不仁；贯于舌，则不能言；遗于肠，则不能溺；壅而不散则痛；流而不聚则麻[14]46-47。

《中藏经》 血痹者，饮酒过多，怀热太盛。或寒折于经络，或湿犯于荣卫，因而血抟，遂成其咎[14]47。

《中藏经》 历节疼痛者，因醉犯房而得之[14]20。

《名医别录》 独活味甘，微温，无毒。主治诸贼风，百节痛风无久新者[15]38。

《诸病源候论》 风寒湿三气合而为痹。风多者为风痹[16]41。

《诸病源候论》 凡有人风寒湿三气合至，而为痹也。湿痹者，是湿气多也，名为湿痹。湿痹之状，四肢或缓或急，骨节疼痛。邪气往来，连注不瘥，休作无度，故为湿痹注[16]170。

《诸病源候论》 风湿痹病之状，或皮肤顽厚，或肌肉酸痛。风寒湿三气杂至，合而成痹。其风湿气多而寒气少者，为风湿痹也。由血气虚则受风湿，而成此病，久不瘥，入于经络，搏于阳经，亦变令身体手足不随[16]42。

《诸病源候论》 历节风之状，短气，自汗出，历节疼痛不可忍，屈伸不得是也。由饮酒腠理开，汗出当风所致也。亦有血气虚，受风邪而得之者。风历关节，与血气相搏交攻，故疼痛，血气虚，则汗也。风冷搏于筋，则不可屈伸，为历节风也[16]45。

《诸病源候论》 注者住也，言其病连滞停住，死又注易旁人也。人体虚，受邪气，邪气随血而行，或淫突皮肤，去来击痛，游走无有常所，故名曰走注[16]169。

《诸病源候论》 注之言住也，言其连滞停住也。风注之状，皮肤游易往来，痛无常处是也。由体虚受风邪，邪气客于荣卫，随气行游，故谓风注。其汤熨针石，别有正方，补养宣导，今附于后[16]168。

《诸病源候论》 劳伤肾气，经络既虚，或因卧湿当风，而风湿乘虚搏于肾经，与血气相击而腰痛，故云风湿腰痛[16]65。

《诸病源候论》 小儿禀生血气不足，即肌肉不充，肢体柴瘦，骨节皆露，如鹤之脚节也[16]303。

《诸病源候论》 产则伤动血气，劳损腑脏，其后未平复，起早劳动，气虚而风邪乘虚伤之，致发病者，故曰中风。若风邪冷气初客皮肤经络，疼痹不仁，若乏少气；其人筋脉夹寒，则挛急喝僻；夹湿则强，脉缓弱；若入伤诸脏腑，恍惚惊悸。随其所伤腑脏经络，而为诸疾[16]275。

《诸病源候论》 肾主腰脚，而妇人以肾系胞。产则劳伤，肾气损动，胞络虚；未平复，面风冷客之，冷气乘腰者，则令腰痛也。若寒冷邪气连滞腰脊，则痛久不已。后有娠，喜堕胎。所以然者，胞系肾，肾主腰脊也[16]274。

《诸病源候论》 血痹者，由体虚，邪入于阴经故也，血为阴，邪入于血而痹，故为血痹也。其状，形体如被微风所吹，此由忧乐之人，骨弱肌肤盛，因疲劳汗出，卧不时动摇，肤腠开，为风邪所侵也。诊其脉自微涩，在寸口而关上小紧，血痹也。宜可针引阳气，令脉和紧去则愈[16]43。

《诸病源候论》 夫狐蜜二病者，是喉、阴之为病也。初得状如伤寒，或因伤寒而变成斯病，其状，默默欲眠，目瞑不得眠，卧起不安。虫食于喉咽为蜜，食于阴者为狐，恶饮食，不欲闻食臭，其人面目翕赤翕黑翕白，食于上部其声嗄，食于下部其咽干，此皆由湿毒气所为也[16]85。

《诸病源候论》 肝主筋而藏血，肾主骨而生髓。虚劳损血耗髓，故伤筋骨也[16]56。

《诸病源候论》 肝藏血而候筋。虚劳损血，不能荣养于筋，致使筋气极虚；又为寒邪所侵，故筋挛也[16]56。

《诸病源候论》 劳伤之人，阴阳俱虚，经络脉涩，血气不利。若遇风邪与正气相搏，逢寒则身体痛，值热则皮肤痒[16]58。

《诸病源候论》 肾弱髓虚，为风冷所搏故也。肾居下焦，主腰脚，其气荣润骨髓。今肾虚受风寒，故令膝冷也。久不已，则脚酸痛屈弱[16]61。

《诸病源候论》 劳伤血气，肤腠虚疏，而受风冷故也。肾主腰脚，肾虚弱则为风邪所乘，风冷客于髀枢之间，故痛也[16]62。

《诸病源候论》 偏风者，风邪偏客于身一边也。人体有偏虚者，风邪乘虚而伤之，故为偏风也。其状，或不知痛痒，或缓纵，或痹痛是也[16]41。

《诸病源候论》 夫病之生，多从风起，当时微发，不将为害。初入皮肤里，不能自觉。或流通四肢，潜于经脉，或在五脏，乍寒乍热，纵横脾肾，蔽诸毛腠理，壅塞难通，因兹气血精髓乖离，久而不治，令人顽痹[16]51。

《诸病源候论》 夫风寒湿三气合为痹。病在于阴，其人苦筋骨痿枯，身体疼痛，此为痿痹之病，皆愁思所致，忧虑所为[16]56。

《备急千金要方》 风痹、湿痹、周痹、筋痹、脉痹、肌痹、皮痹、骨痹、胞痹，各有证候。形如风状，得脉别也，脉微涩，其证身体不仁[17]182。

《备急千金要方》 诸痹由风、寒、湿三气并客于分肉之间，迫切而为沫，得寒则聚，聚则排分肉，肉裂则痛，痛则神归之，神归之则热，热则痛解，痛解则厥，厥则他痹发，发则如是，此内不在脏而外未发于皮肤，居分肉之间，真气不能周，故为痹也。其风最多者，不仁则肿，走无常处；其寒多者为痛痹；其湿多者为着痹；冷汗濡，但随血脉上下，不能左右去者，则为周痹也；痹在肌中，更发更止，左以应左，右以应右者，为偏痹也[17]184-185。

《备急千金要方》 论曰，夫历节风着人，久不治者，令人骨节蹉跌，变成癫病，不可不知，古今以来，无问贵贱，往往苦之，此是风之毒害者也[17]196。

《备急千金要方》 论曰，狐蜮之病，其气如伤寒，默默然欲眠，目不得闭，起卧不安。其毒在喉咽为蜮病，在阴肛为狐病[17]234。

《千金翼方》 又八风十二痹散，主风痹呕逆，不能饮食者，心痹也；咳满腹痛，气逆，唾涕白者，脾痹也；津液唾血腥臭者，肝痹也；阴痿下湿者，痿痹也；腹中雷鸣，食不消，食即气满，小便数起，胃痹也；两膝寒，不能行者，湿痹也；手不能举，肿痛而逆，骨痹也；烦满短气，涕唾青黑，肾痹出[18]247。

《外台秘要》《近效》论白虎病者，大都是风寒暑湿之毒，因虚所致，将摄失理，受此风邪，经脉结滞，血气不行，蓄于骨节之间，或在四肢，肉色不变。其疾昼静而夜发，发即彻髓酸疼，乍歇。其病如虎之啮，故名曰白虎之病也[19]273。

《太平圣惠方》 夫痹者，为风寒湿三气，共合而成痹也。其状肌肉顽厚，或则疼痛[20]535。

《圣济总录》 论曰，白虎风之状，或在骨节，或在四肢，其肉色不变，昼静而夜发，发则痛彻骨髓，或妄言妄有所见者是也。盖由风寒暑湿之毒，乘虚而感，播在经脉，留于血气，搐聚不散，遇阳气虚弱，阴气隆盛，则痛如虎啮，故以虎名焉[21]312。

《圣济总录》 论曰，历节风者，由血气衰弱，为风寒所侵，血气凝涩，不得流通关节，诸筋无以滋养，真邪相搏，所历之节，悉皆疼痛，故谓历节风也。痛甚则使人短气汗出，肢节不可屈伸[21]299。

《圣济总录》 论曰，狐蜮之病，或初得状似伤寒，或因伤寒而变，皆虫证也，虫食其喉为蜮，使人生嗄，虫食其下部为狐，使人咽干，其候皆默默欲眠，不得卧，起居不安，恶饮食，面目乍白乍黑是也，此由伤寒病腹内热，饮食少，肠胃空虚，而虫为之不安，故随所食上下部，而病名狐蜮也[21]625。

《圣济总录》 论曰，血痹之状，形体肌肤，如被微风所吹者是也。盖血为阴，邪入于血而痹，故谓之血痹。宜先针引阳气，后以药治之……治风血痹，身体不仁肉冷，芍药汤方……治风血痹，肌体手足痿弱，四肢拘挛，茵芋酒方[21]489-491。

《圣济总录》 论曰，《内经》云：其热者，阳气多，阴气少，阳遭阴，故为痹热。盖腑脏壅热，复遇风寒湿三气至，客搏经络，留而不行，阳遭其阴，故痹熻然而热闷也[20]509。

《圣济总录》 论曰，痹虽异状，然皆本于三气。寒气多者，谓之冷痹。其证令人脚膝酸疼，行履艰难，四肢麻，身体俱痛，甚则有一身不随者[21]500。

《圣济总录》 论曰，产后肾气不足，或恶露所出未尽，遇风寒客搏，皆令气脉凝滞，留注于腰，邪正相击，故令腰痛[21]2658。

《圣济总录》 治脚膝风，俗名鹤膝风。干蝎丸方[21]272。

《扁鹊心书》 风寒湿三气合而为痹，走注疼痛，或臂腰足膝拘挛，两肘牵急，乃寒邪凑于分肉之间也，方书谓之白虎历节风。治法于痛处灸五十壮，自愈，汤药不效，惟此法最速。若轻者不必灸，用草乌末二两，白面二钱，醋调熬成稀糊，摊白布上，乘热贴患处，一宿而愈（痹者，气血凝闭而不行，留滞于五脏之外，合而为病，又邪入于阴则为痹，故凡治痹，非温不可，方书皆作实治，然属虚者亦颇不少）[22]59。

《太平惠民和剂局方》 麝香天麻丸治风痹手足不随，或少力颤掉，血脉凝涩，肌肉顽痹，遍身疼痛，转侧不得屈伸[23]3。

《太平惠民和剂局方》 大防风汤祛风顺气，活血脉，壮筋骨，除寒湿，逐冷气。又治患痢后脚痛痪弱，不能行履，名曰“痢风”；或两膝肿大痛，髀胫枯腊，但存皮骨，拘挛蜷卧，不能屈伸，名曰“鹤膝风”，服之气血流畅，肌肉渐生，自然行履如故[23]42-43。

《三因极一病证方论》 夫风湿寒三气杂至，合而为痹。虽曰合痹，其用自殊。风胜则为行痹，寒胜则为痛痹，湿胜则为着痹[24] 45。

《三因极一病证方论》 夫历节，疼痛不可屈伸，身体尪羸，其肿如脱，其痛如掣，流注骨节，短气自汗，头眩，温温欲吐者，皆以风湿寒相搏而成[24] 46。

《仁斋直指方论》 凡痹疾，病目有五种，筋痹、脉痹、骨痹、皮痹、肌痹是也。多由体虚之人，腠理空疏，为风寒湿三气所侵，不能随时祛散，流注经络，久而为痹病者也。风多则引注，寒多掣痛，湿多则重着，治之当辨其所感风寒湿三气注于何部分，其表里须从偏胜者主之药饵，如有此证，治之宜早为贵乎[25] 150。

《普济本事方》 麝香丸治白虎历节，诸风疼痛，游走无定，状如虫啮，昼静夜剧，及一切手足不测疼痛[26] 41。

《严氏济生方》 夫白虎历节病者，世有体虚之人，将理失宜，受风寒湿毒之气，使筋脉凝滞，血气不流，蕴于骨节之间，或在四肢，肉色不变。其病昼静夜剧，其痛彻骨如虎之啮，名曰白虎之病也。痛如掣者，为寒多；肿满如脱者，为湿多；汗出者，为风多[27] 13。

《仁斋直指方论》 历节风之状，短气自汗，头眩欲吐，手指挛曲，身体尪羸，其肿如脱，渐至摧落，其痛如掣，不能屈伸。盖由饮酒当风，汗出入水，或体虚肤空，掩护不谨，以致风寒湿之邪，遍历关节，与血气搏而有斯疾也。其痛如掣者为寒多；其肿如脱者为湿多；肢节间黄汗出者为风多。遍身走痒，彻骨疼痛，昼静夜剧，发如虫啮者，谓之白虎历节[25] 143-144。

《普济本事方》 薏苡仁丸治腰脚走注疼痛，此是脚气……今人谓之脚气者，黄帝所谓缓风湿痹也。《千金》云：顽弱名缓风，疼痛为湿痹。大抵此疾不可以三五服便效，须久服得力[26] 72。

《妇人大全良方》 论曰，产后遍身疼痛者何？答曰：产后百节开张，血脉流散，遇气弱则经络、分肉之间血多流滞；累日不散，则骨节不利，筋脉急引。故腰背不能转侧，手足不能动摇，身热头痛也[28] 538。

《严氏济生方》 产后遍身疼痛者何？答曰：因产走动血气，升降失其常度，留滞关节，筋脉引急，是以遍身疼痛，甚则腰背强硬不能俯仰，手足拘挛，不能伸屈，或身热头痛[27] 205。

《格致余论》 彼痛风者，大率因血受热已自沸腾，其后或涉冷水，或立湿地，或扇取凉，或卧当风，寒凉外抟，热血得寒，汗浊凝涩，所以作痛，夜则痛甚，行于阴也[29] 12。

《丹溪心法》 四肢百节走痛是也，他方谓之白虎历节风证。大率有痰、风热、风湿、血虚[30] 170。

《儒门事亲》 夫风痹痿厥四证本自不同，而近世不能辨，一概作风冷治之。下虚补之，此所以旷日弥年而不愈者也。夫四末之疾，动而或劲者为风，不仁或痛者为痹，弱而不用者为痿，逆而寒热者为厥，此其状未尝同也。故其本源又复大异。风者必风热相兼；痹者必风湿寒相合；痿者必火乘金；厥者或寒或热，皆从下起[31] 21。

《证治准绳》 行痹者，行而不定也，称为走注疼痛及历节之类是也；痛痹者，疼痛苦楚，世称为痛风及白虎、飞尸之类是也；着痹者，着而不移，世称为麻木不仁之类是也。痹者闭也，五脏六腑正气为邪气所闭，则痹而不仁[32] 145-146。

《医学正传》 夫古之所谓痛痹者，即今之痛风也。诸方书又谓之白虎历节风，以其走痛于四肢骨节，如虎咬之状，而以其名名之耳[33] 212。

《杂病源流犀烛》 风胜为行痹，游行上下，随其虚处，风邪与正气相搏，聚于关节，筋弛脉缓，痛无定处，古名走注，今名流火，俗有鬼箭风之说……寒胜为痛痹，四肢挛痛，关节浮肿，痛有定处，是名痛风，又名白虎历节风……白虎历节风，痛痹之一症也。以其痛循历遍身百节，故曰历节；以其痛甚如虎咬，故曰白虎历节[34]237-238。

《景岳全书》 风痹一证，即今人所谓痛风也。盖痹者，闭也。以血气为邪所闭，不得通行而病也[35]1010。

《景岳全书》 历节风痛，以其痛无定所，即行痹之属也[35]1011。

《景岳全书》 痹证之风胜者，治当从散，宜败毒散、乌药顺气散之类主之[35]1011。

《医宗必读》 筋痹，即风痹也，游行不定，上下左右，随其虚邪，与血气相搏，聚于关节，或赤或肿，筋脉弛纵，古称走注，今名流火……脉痹，即热痹也……肌痹即着痹、湿痹也……骨痹即寒痹、痛痹也[36]266。

《玉机微义》 痹感风寒湿之气则阴受之，为病多重痛沉重，患者易得难去[37]316。

《医学心悟》 痹者，痛也[38]166。

《医林改错》 凡肩痛、臂痛、腰痛、腿痛，或周身痛，总名曰痹证[39]57。

《医宗金鉴》 近世曰痛风，曰流火，曰历节风，皆行痹之俗名也[40]475。

《张氏医通》 痛风一证，《灵枢》谓之贼风，《素问》谓之痹，《金匮》名曰历节，后世更名白虎历节。多由风寒湿气乘虚袭于经络，气血凝滞所致[41]186。

《症因脉治》 秦子曰：痹者闭也。经络闭塞，麻痹不仁，或攻注作疼，或凝结关节，或重着难移，手足偏废，故名曰痹。今列外感四条，内伤八条[42]401。

《症因脉治》 [风痹之症] 走注疼痛，上下左右行而不定，故名行痹，此风邪为痹之症也[42]401。

《症因脉治》 [寒痹之症] 疼痛苦楚，手足拘紧，得热稍减，得寒愈甚，名曰痛痹[42]403。

《症因脉治》 [湿痹之症] 或一处麻痹不仁，或四肢手足不举，或半身不能转侧，或湿变为热，热变为燥，收引拘挛作痛，蜷缩难伸，名曰着痹[42]404。

《症因脉治》 [热痹之症] 肌肉热极，唇口干燥，筋骨痛不可按，体上如鼠走状[42]406。

《症因脉治》 [肺痹之症] 即皮痹也。烦满喘呕，逆气上冲，右胁刺痛，牵引缺盆，右臂不举，痛引腋下[42]407。

《症因脉治》 [心痹之症] 即脉痹也。脉闭不通，心下鼓暴，嗌干善噫，厥气上则恐，心下痛，夜卧不安[42]409。

《症因脉治》 [肝痹之症] 即筋痹也。夜卧则惊，多饮数小便，腹大如怀物，左胁凝结作痛[42]410。

《症因脉治》 [肾痹之症] 即骨痹也。善胀，腰痛，遗精，小便时时变色，足挛不能伸，骨痿不能起[42]411。

《症因脉治》 [脾痹之症] 即肌痹也。四肢怠惰，中州痞塞，隐隐而痛，大便时泻，面黄足肿，不能饮食，肌肉痹而不仁[42]413。

《症因脉治》 [肠痹之症] 数饮而小便不出，气窒小腹，中气喘争，时发飧泄[42]414。

《症因脉治》 [胞痹之症] 即膀胱痹也。小腹胀闭，按之内痛，若沃以汤，清涕上出，小便下涩，膀胱胀急[42]415。

《温病条辨》 暑湿痹者，加减木防己汤主之[43]66。

《尪痹刍议》 "尪"字与"尩""尫"通用。字意是指足跛不能行，胫曲不能伸，身体羸弱的废疾而言……我们通过学习前人各种论述与经验，结合近代文献，把痹证中已发生了关节肿大、僵直、畸形、骨质改变、筋缩肉卷、肢体不能屈伸等症状，统称为"尪痹[44]8"。

《路志正医林集腋·下卷》 燥病应重视燥痰毒瘀。在病因上，过去一般强调风、寒、湿、热四邪为多，而对燥邪、气血津液不足、风寒湿之毒、痰阻、瘀血致痹等因素，强调得不够，而在临床，由于气血不足，津枯液涸，不能濡润筋脉，或久病入络，瘀血阻痹，或痰瘀互结，湿热充斥者，并不少见[45]151-152。

《路志正医林集腋·下卷》 关于燥痹证治，《素问·阴阳应象大论》曰："燥胜则干。"燥痹的主要病机是阴血亏虚，津枯液涸。其临床表现：肢体关节隐隐作痛，不红不肿，伸屈不利，口舌干燥，肌肤干涩，燥渴欲饮。成因有三：①气运太过，燥气横逆，如《素问·六元正纪大论》曰："天气急，地气明，阳专其令，炎暑大行，物燥以坚，淳风乃治，风燥横运，流于气交，多阳少阴。"感而受之，燥痹乃成。②寒湿痹过用大热辛燥之品，耗伤津液，使筋脉失濡。正如《温病条辨·燥气论》所说："经谓粗工治病，湿证未已，燥证复起，盖谓此也。"③素体肝肾亏虚，阴津不足，筋脉、关节失于濡养，"不荣而痛"也。总之，燥痹以阴血亏虚、津枯液涸、筋脉关节失濡为主要病机，治疗当以滋阴润燥为急，即使存在兼夹之邪，也应在滋阴润燥的基础上佐以祛邪，不可喧宾夺主。正如《六因条辨》所说："燥邪一解，湿开热透，经络畅通，痹痛乃除也[45]154-155。"

《经筋理论与临床疼痛诊疗学》 虽然中医学界研讨经筋理论十分不足，但是，经筋疾病却普遍存在。中医骨伤科学、中医筋伤学和针灸学中的颈、肩、腰、腿、膝、踝、肘、腕等部位的"痹"痛，十有七八都是经筋疾病。因此，今天提出对经筋理论进行整理、研究是完全必要的……经筋痹痛是多发疾病、常见病。经筋痹痛有它特殊的发病机制和发生、发展、传变规律。尽管古今临床专家们没有用"经筋痹证"来命名，但从本质上分析，其研究和处理的正是经筋疾病。纵观历代针灸、骨伤、筋伤等医案，再用经筋理论和观点去分析，就不难看出历代临床专家在攻克"经筋疾病"方面已做过大量工作。我们的任务在于从经筋理论的高度进一步发掘、整理、提高、发扬[46]5。

《类证治裁》 诸痹，风寒湿三气杂合，而犯其经络之阴也……或肌肉麻顽，或肢节挛急……或偏身走注疼痛[47]269。

本章学术精要

1. 痹病的定义与核心内涵

（1）痹病的基本概念 痹病是以肌肉、筋骨、关节的疼痛、麻木、重着、肿胀、僵硬或畸形为主要临床表现的疾病总称。其核心病机在于人体营卫气血失调，风寒湿热外邪侵袭，或久病内生痰浊、瘀血、毒热，导致经络、筋骨、脏腑气血痹阻，失于濡养。该病具有慢性、渐进性、反复发作的特点，严重者可累及脏腑功能。

（2）痹病的核心病机 痹病的形成与正气不足密切相关，外邪（风寒湿热）乘虚而入，与内生病理产物（痰浊、瘀血）互结，导致气血运行受阻。病位可涉及皮、肉、筋、脉、骨及五脏六腑，以"不通则痛""不荣则痛"为基本病理表现。

2. 痹病的分类与历史演变

（1）古代分类体系的奠基 ①病因分类：以《内经》为基础，将痹病分为行痹（风邪为主）、痛痹（寒邪为主）、着痹（湿邪为主）及热痹（厥阴不足或邪郁化热）。②病位分类：包括五体痹（皮、肉、筋、骨、脉）和五脏痹（心、肝、脾、肺、肾），强调病邪由表及里的传变规律。③临床表现分类：如周痹（沿血脉游走）、众痹（局部反复发作）等，体现对症状动态变化的观察。

（2）历代医家的拓展与创新 ①汉晋时期：华佗提出"气痹"，强调情志内伤致病；张仲景在《金匮要略》中细化"历节病""肾着"等特殊类型，突出病因与症状结合的病名特点。②隋唐至宋元：巢元方首次描述"鹤膝风"的关节变形特征，并创立"注病"概念以概括迁延难愈的痹病；朱丹溪以

"痛风"统称关节剧痛病证,注重痰瘀致病理论。③明清时期:医家主张统一病名,明确"痹证""痛风""白虎历节"实为同病异名,王清任提出"痹证"作为肢体疼痛的总称,强化了辨证论治的体系。

3.痹病理论的关键发展与现代贡献

(1)特殊痹病的命名与界定 ①尪痹:焦树德于20世纪80年代提出,专指关节变形、骨质破坏的晚期痹病,强调"尪"字蕴含的肢体废用与羸弱特征,完善了痹病分期理论。②燥痹:路志正结合温病学说,提出因阴血亏虚、津枯液涸所致的痹病类型,补充了传统风寒湿致痹的局限性,丰富了病因学内容。③产后痹:针对妇女产后气血亏虚、外邪侵袭的特点,确立独立病名,体现病因与体质结合的诊疗思路。

(2)经筋理论与临床实践 薛立功等结合《灵枢·经筋》理论,系统提出"经筋痹痛"概念,将十二经筋循行部位的疼痛、拘挛等症状纳入痹病范畴,为针灸、推拿治疗提供理论依据。

(3)病名规范化进程 近代通过辨病与辨证结合的研究,将传统"痹证"更名为"痹病",并在全国学术会议中确立,推动中医病名标准化。同时,《中国痹病大全》梳理400余种相关病名,形成按病因、部位、证候、特征的多维分类体系,如五淫痹、五体痹、肢体痹等,为临床诊疗提供清晰框架。

4.痹病理论的学术价值与临床意义 痹病理论历经千年发展,从《内经》的病因病机奠基,到历代医家对分类、症状、治疗的细化,最终形成涵盖外感、内伤、虚实、急慢性的完整体系。现代研究在继承的基础上,结合病理特点提出新病名(如尪痹、燥痹),并注重疾病分期与个体化治疗,显著提升了类风湿关节炎、强直性脊柱炎等现代难治性疾病的疗效。这一理论体系不仅体现了中医整体观与动态观,也为中西医结合诊疗提供了重要桥梁。

参考文献

[1]未著撰人.黄帝内经素问[M].北京:人民卫生出版社,2012.

[2]未著撰人.灵枢经[M].北京:人民卫生出版社,2012.

[3](汉)张仲景.伤寒论[M].北京:学苑出版社,2007.

[4](汉)张仲景.金匮要略[M].北京:学苑出版社,2007.

[5](清)顾观光重编.神农本草经[M].北京:人民卫生出版社,1956.

[6]石学敏.中国针灸大成(经典卷)·足臂十一脉灸经[M].长沙:湖南科学技术出版社,2020.

[7]高大伦.张家山汉简《脉书》校释[M].成都:成都出版社,1992.

[8]梁繁荣,王毅.揭秘散昔遗书与漆人:老官山汉墓医学文物文献初识[M].成都:四川科学技术出版社,2016.

[9](汉)司马迁.史记[M].武汉:崇文书局,2009.

[10](唐)杨上善著;李克光,郑孝昌主编.黄帝内经太素校注(上册)[M].北京:人民卫生出版社,2003.

[11]郑林.张志聪医学全书·黄帝内经素问集注[M].北京:中国中医药出版社,1999.

[12]孙中堂.尤在泾医学全书·金匮要略心典[M].北京:中国中医药出版社,1999.

[13](汉)张仲景著;(清)高学山注.高注金匮要略[M].北京:中医古籍出版社,2013.

[14](汉)华佗.中藏经[M].北京:学苑出版社,2007.

[15](梁)陶弘景.名医别录[M].北京:人民卫生出版社,1988.

[16](隋)巢元方著;高文柱,沈澍农校注.中医必读百部名著·诸病源候论[M].北京:华夏出版社,2008.

［17］（唐）孙思邈著；李景荣，苏礼，任娟莉，等校释. 备急千金要方校释［M］. 北京：人民卫生出版社，1998.

［18］（唐）孙思邈著；李景荣，苏礼，任娟莉，等校释. 千金翼方校释［M］. 北京：人民卫生出版社，1998.

［19］（唐）王焘著；高文柱，孙中堂，黄龙祥，等校注. 中医必读百部名著·外台秘要方［M］. 北京：华夏出版社，2009.

［20］（宋）王怀隐，郑彦，陈昭遇，等. 太平圣惠方［M］. 北京：人民卫生出版社，1958.

［21］（宋）赵佶. 圣济总录（上册）［M］. 北京：人民卫生出版社，1982.

［22］（宋）窦材. 扁鹊心书［M］. 北京：中医古籍出版社，1992.

［23］（宋）太平惠民和剂局. 太平惠民和剂局方［M］. 北京：人民卫生出版社，1985.

［24］（宋）陈无择. 三因极一病证方论［M］. 北京：中国中医药出版社，2007.

［25］（宋）杨士瀛. 仁斋直指方论［M］. 福州：福建科学技术出版社，1989.

［26］（宋）许叔微. 普济本事方［M］. 北京：中国中医药出版社，2007.

［27］（宋）严用和. 重辑严氏济生方［M］. 北京：中国中医药出版社，2015.

［28］（宋）陈自明. 妇人大全良方［M］. 北京：人民卫生出版社，1992.

［29］田思胜，高巧林，刘建青. 朱丹溪医学全书·格致余论［M］. 北京：中国中医药出版社，2006.

［30］田思胜，高巧林，刘建青. 朱丹溪医学全书·丹溪心法［M］. 北京：中国中医药出版社，2006.

［31］李俊德，高文柱. 中医必读百部名著（临床通用卷）·儒门事亲［M］. 北京：华夏出版社，2007.

［32］陆拯. 王肯堂医学全书·证治准绳［M］. 北京：中国中医药出版社，1999.

［33］（明）虞抟. 医学正传［M］. 北京：人民卫生出版社，1965.

［34］田思胜. 沈金鳌医学全书·杂病源流犀烛［M］. 北京：中国中医药出版社，1999.

［35］李志庸. 张景岳医学全书·景岳全书［M］. 北京：中国中医药出版社，1999.

［36］包来发. 李中梓医学全书·医宗必读［M］. 北京：中国中医药出版社，1999.

［37］（明）徐彦纯. 玉机微义［M］. 北京：中国医药科技出版社，2011.

［38］（清）程国彭. 医学心悟［M］. 北京：人民卫生出版社，2006.

［39］（清）王清任. 医林改错［M］. 北京：人民卫生出版社，1991.

［40］（清）吴谦. 御纂医宗金鉴（武英殿版排印本）［M］. 北京：人民卫生出版社，1963.

［41］张民庆，王兴华，刘华东. 张璐医学全书·张氏医通［M］. 北京：中国中医药出版社，1999.

［42］（明）秦景明. 症因脉治［M］. 上海：第二军医大学出版社，2008.

［43］李刘坤. 吴鞠通医学全书·温病条辨［M］. 北京：中国中医药出版社，1999.

［44］焦树德，商宪敏，施鸿林，等. 尪痹刍议［J］. 湖北中医杂志，1982，8（4）：8-12.

［45］路志正. 路志正医林集腋［M］. 北京：人民卫生出版社，1990.

［46］薛立功，张海荣. 经筋理论与临床疼痛诊疗学［M］. 北京：中国中医药出版社，2002.

［47］（清）林佩琴. 类证治裁［M］. 北京：人民卫生出版社，1988.

第二章　痹病的病因病机

【经典原文】

《素问·痹论》　痹之安生？风寒湿三气杂至，合而为痹也，其风气盛者为行痹，寒气盛者为痛痹，湿气胜者为着痹……所谓痹者，各以其时重感于风寒湿之气[1]164。

《素问·五脏生成》　卧出而风吹之，血凝于肤者为痹，凝于脉者为泣，凝于足者为厥[1]50。

《素问·五脏生成》　黑脉之至也，上坚而大，有积气在小腹与阴，名曰肾痹，得之沐浴清水而卧[1]50。

《灵枢·阴阳二十五人》　感于寒湿则善痹，骨痛爪枯也[2]110。

《素问·长刺节论》　病在肌肤，肌肤尽痛，名曰肌痹，伤于寒湿……病在骨，骨重不可举，骨髓酸痛，寒气至，名曰骨痹[1]110。

《伤寒论·辨太阳病脉证并治》　寸口脉浮而紧，浮则为风，紧则为寒，风则伤卫，寒则伤荣，荣卫俱病，骨节烦疼，当发其汗也[3]3。

《伤寒论·辨太阳病脉证并治》　风湿相搏，骨节疼烦，掣痛不得屈伸，汗出，短气，小便不利，恶风，或身微肿者，甘草附子汤主之[3]63。

《金匮要略·中风历节病脉证并治》　夫风之为病，当半身不遂，或但臂不遂者，此为痹。脉微而数，中风使然[4]26。

《金匮要略·痉湿暍病脉证治》　病者一身尽疼，发热，日晡所剧者，名风湿。此病伤于汗出当风，或久伤取冷所致也。可与麻黄杏仁薏苡甘草汤[4]12。

《素问·异法方宜论》　南方者，天地所长养，阳之所盛处也，其地下，水土弱，雾露之所聚也，其民嗜酸而食胕。故其民皆致理而赤色，其病挛痹，其治宜微针[1]56。

《素问·金匮真言论》　秋善病风疟，冬善病痹厥[1]16。

《素问·痹论》　帝曰：其有五者何也？岐伯曰：以冬遇此者为骨痹，以春遇此者为筋痹，以夏遇此者为脉痹，以至阴遇此者为肌痹，以秋遇此者为皮痹[1]164。

《素问·痹论》　饮食自倍，肠胃乃伤……此亦其食饮居处，为其病本也。六腑亦各有俞，风寒湿气中其俞，而食饮应之，循俞而入，各舍其腑也[1]165-166。

《金匮要略·中风历节病脉证并治》　盛人脉涩小，短气，自汗出，历节痛，不可屈伸，此皆饮酒汗出当风所致……味酸则伤筋，筋伤则缓，名曰泄。咸则伤骨，骨伤则痿，名曰枯。枯泄相搏，名曰断泄。荣气不通，卫不独行，荣卫慎微，三焦无所御，四属断绝，身体羸瘦，独足肿大，黄汗出，胫冷。假令发热，便为历节也[4]29-30。

《灵枢·贼风》　卒然喜怒不节，饮食不适，寒温不时，腠理闭而不通。其开而遇风寒，则血气凝结，与故邪相袭，则为寒痹[2]101。

《素问·五脏生成》 赤脉之至也，喘而坚，诊曰有积气在中，时害于食，名曰心痹，得之外疾，思虑而心虚，故邪从之[1] 51-52。

《素问·痹论》 帝曰：荣卫之气亦令人痹乎？岐伯曰：荣者，水谷之精气也，和调于五脏，洒陈于六腑，乃能入于脉也，故循脉上下，贯五脏，络六腑也。卫者，水谷之悍气也，其气慓疾滑利，不能入于脉也，故循皮肤之中，分肉之间，熏于肓膜，散于胸腹，逆其气则病，从其气则愈，不与风寒湿气合，故不为痹[1] 166-167。

《素问·逆调论》 荣气虚则不仁，卫气虚则不用，荣卫俱虚，则不仁且不用[1] 135。

《金匮要略·血痹虚劳病脉证并治》 血痹阴阳俱微，寸口关上微，尺中小紧，外证身体不仁，如风痹状，黄芪桂枝五物汤主之[4] 33。

《伤寒论·平脉法》 寸口脉微而涩，微者卫气不行，涩者荣气不逮，荣卫不能相将，三焦无所仰，身体痹不仁，荣气不足，则烦疼，口难言[3] 12。

《金匮要略·水气病脉证并治》 营卫俱劳，阳气不通即身冷，阴气不通即骨疼；阳前通则恶寒，阴前通则痹不仁[4] 86。

《灵枢·五变》 肉不坚，腠理疏，则善病风。黄帝曰：何以候肉之不坚也？少俞答曰：䐃肉不坚而无分理，理者粗理，粗理而皮不致者，腠理疏[2] 84。

《灵枢·五变》 黄帝曰：何以候人之善病痹者？少俞答曰：粗理而肉不坚者，善病痹[2] 84。

《灵枢·阴阳二十五人》 足少阳之上，气血盛则通髯美长；血多气少则通髯美短；血少气多则少髯；血气皆少则无须，感于寒湿则善痹，骨痛爪枯也[2] 110。

《素问·宣名五气》 五劳所伤：久视伤血，久卧伤气，久坐伤肉，久立伤骨，久行伤筋[1] 105。

《金匮要略·五脏风寒积聚病脉证并治》 肾着之病，其人身体重，腰中冷，如坐水中，形如水状，反不渴，小便自利，饮食如故，病属下焦，身劳汗出，衣（一作表）里冷湿，久久得之，腰以下冷痛，腹重如带五千钱，甘姜苓术汤主之[4] 64。

《金匮要略·血痹虚劳脉证并治》 问曰：血痹病从何得之？师曰：夫尊荣人骨弱肌肤盛，重因疲劳汗出，卧不时动摇，加被微风，遂得之[4] 33。

《素问·刺法论》 黄帝曰：余闻五疫之至，皆相染易，无问大小，病状相似，不施救疗，如何可得不相移易者？岐伯曰：不相染者，正气存内，邪不可干，避其毒气，天牝从来，复得其往，气出于脑，即不邪干[1] 391。

《素问·评热病论》 邪之所凑，其气必虚[1] 134。

《灵枢·百病始生》 风雨寒热，不得虚邪，不能独伤人。卒然逢疾风暴雨而不病者，盖无虚故邪不能独伤人，此必因虚邪之风，与其身形，两虚相得，乃客其形，两实相逢，众人肉坚[2] 114。

《金匮要略·中风历节病脉证并治》 寸口脉沉而弱，沉即主骨，弱即主筋，沉即为肾，弱即为肝。汗出入水中，如水伤心，历节黄汗出，故曰历节。趺阳脉浮而滑，滑则谷气实，浮则汗自出。少阴脉浮而弱，弱则血不足，浮则为风，风血相搏，即疼痛如掣[4] 28-29。

《素问·痹论》 帝曰：内舍五脏六腑，何气使然？岐伯曰：五脏皆有合，病久而不去者，内舍于其合也。故骨痹不已，复感于邪，内舍于肾。筋痹不已，复感于邪，内舍于肝。脉痹不已，复感于邪，内舍于心。肌痹不已，复感于邪，内舍于脾。皮痹不已，复感于邪，内舍于肺[1] 164。

《素问·痹论》 心痹者，脉不通，烦则心下鼓，暴上气而喘[1] 165。

【钩玄提要】

1. 起居失常，外邪入侵，经脉痹阻 《左传》云"风淫末疾"，即受风而易患四肢疾病。早在《内经》中就提出了痹证的发生与感受风寒湿邪有关，并且根据感受风寒湿邪的偏胜分为行痹、痛痹和着痹。指出痹证的发生与起居不慎有关。如《素问·痹论》曰："痹之安生？风寒湿三气杂至，合而为痹也，其风气盛者为行痹，寒气盛者为痛痹，湿气胜者为着痹……所谓痹者，各以其时重感于风寒湿之气[1]164。"《素问·五脏生成》曰："卧出而风吹之，血凝于肤者为痹[1]50。"《素问·五脏生成》曰："黑脉之至也，上坚而大，有积气在小腹与阴，名曰肾痹，得之沐浴清水而卧[1]52。"《黄帝内经素问集注》注释为："卧则卫归于阴，出则血行于外，加被风吹，则血凝于皮肤而为痹矣[5]49。"《灵枢·阴阳二十五人》曰："感于寒湿则善痹，骨痛爪枯也[2]110。"《素问·长刺节论》曰："病在肌肤，肌肤尽痛，名曰肌痹，伤于寒湿……病在骨，骨重不可举，骨髓酸痛，寒气至，名曰骨痹[1]19。"揭示了痹的病因是起居失常，卧出而风吹之，沐浴清水而卧等感受风寒湿邪，病机是外邪侵袭，凝于肌肤、经脉、骨节，发生痹阻、瘀滞不通而为痹。

汉代张仲景论及"风湿""湿痹""历节病"等发病与风、寒、湿之邪有关，指出"汗出当风""久伤取冷""风湿相搏""中风"等发病原因，认为风则伤卫，寒则伤荣，荣卫俱病则骨节烦疼。尤其强调风、湿之邪在痹证病因学中的重要性。如《伤寒论·辨太阳病脉证并治》曰："寸口脉浮而紧，浮则为风，紧则为寒，风则伤卫，寒则伤荣，荣卫俱病，骨节烦疼[3]3。"《伤寒论·辨太阳病脉证并治》："风湿相搏，骨节疼烦，掣痛不得屈伸[3]63。"所谓"风湿相搏"，实为风寒湿三邪相合，阻滞经络而致身体、骨节疼烦。《金匮要略·中风历节病脉证并治》曰："夫风之为病，当半身不遂，或但臂不遂者，此为痹。脉微而数，中风使然[4]26。"又曰："盛人脉涩小，短气，自汗出，历节疼，不可屈伸，此皆饮酒汗出当风所致[4]29。"称"历节病"的发病原因为"饮酒汗出当风"所致。《金匮要略·痉湿暍病脉证治》曰："病者一身尽疼，发热，日晡所剧者，名风湿。此病伤于汗出当风，或久伤取冷所致也[4]12。"风寒湿邪流注关节，郁阻阳气，气血不能外达荣筋骨，故关节疼痛而烦。

环境对人体发病有一定的影响，地域不同，气候特征不同，故致病因素和易感疾病亦有不同。《内经》也认为痹证的发生有一定的地域性和季节性，如《素问·异法方宜论》曰："南方者，天地所长养，阳之所盛处也，其地下，水土弱，雾露之所聚也，其民嗜酸而食胕。故其民皆致理而赤色，其病挛痹，其治宜微针[1]56。"南方湿盛之地，易患痹病。《素问·金匮真言论》曰："秋善病风疟，冬善病痹厥[1]16。"《素问·痹论》曰："帝曰：其有五者何也？岐伯曰：以冬遇此者为骨痹，以春遇此者为筋痹，以夏遇此者为脉痹，以至阴遇此者为肌痹，以秋遇此者为皮痹[1]164。"

2. 饮食所伤，内损脏腑 饮食失节、起居失常，易致外邪侵袭，发为痹病。《素问·痹论》曰："饮食自倍，肠胃乃伤……此亦其食饮居处，为其病本也。六腑亦各有俞，风寒湿气中其俞，而食饮应之，循俞而入，各舍其腑也[1]165-166。"六腑在背部各有俞穴，风寒湿气外中其俞，而饮食所伤在内应之，病邪寻俞穴入里，各舍其本腑，而成六腑痹。张仲景指出历节的发生与饮酒过度、饮食偏嗜有关，饮酒汗出当风会出现历节痛；味酸则伤筋，咸则伤骨，肝肾亏虚，营虚不濡，卫虚不煦，皮、肉、脂、髓失去充养，而成独两足肿大全身消瘦的历节病。如《金匮要略·中风历节病脉证并治》曰："历节痛，不可屈伸，此皆饮酒汗出当风所致……荣气不通，卫不独行，荣卫慎微，三焦无所御，四属断绝，身体羸瘦，独足肿大，黄汗出，胫冷。假令发热，便为历节也[4]29-30。"

3. 情志失调 精神情志异常，脏腑之气逆乱，功能失常，外邪乘虚侵袭，发为痹病。如《灵枢·贼风》曰："卒然喜怒不节，饮食不适，寒温不时，腠理闭而不通。其开而遇风寒，则血气凝结，与故邪相袭，则为寒痹[2]101。"《素问·五脏生成》曰："名曰心痹，得之外疾，思虑而心虚，故邪从之[1]51-52。"《黄帝内经太素》释曰："忧思，心所为。忧思过者，则心伤邪客，故痹聚也[6]98。"

4.营卫不和　营卫不和是痹病发生的重要内因之一。《素问·痹论》指出营卫之气的逆调与否和痹证的发生有着密切的关系[1]166-167，荣者，能入于脉也，故循脉上下，贯五脏，络六腑也。卫者，不能入于脉也，故循皮肤之中，分肉之间，熏于肓膜，散于胸腹，营卫运行正常，无外邪侵扰可不致痹，反之营卫逆乱，营阴不能正常地入于脉内，和调于五脏，洒陈于六腑，卫气失于营气的濡养，卫气不足，则致营卫不和，腠理疏松，肌表不固，卫气则失其正常的卫外防御功能，如有风寒湿邪气侵袭就可内外因相合而为痹。《素问·逆调论》：曰："荣气虚则不仁，卫气虚则不用，荣卫俱虚，则不仁且不用[1]135。"

张仲景认为"骨节烦痛""血痹""身体痹不仁""历节"等均与营卫俱虚或荣卫不通有关。《伤寒论·辨脉法》曰："寸口脉浮而紧，浮则为风，紧则为寒，风则伤卫，寒则伤荣，荣卫俱病，骨节烦疼，当发其汗也[3]3。"《金匮要略·血痹虚劳病脉证并治》："血痹阴阳俱微，寸口关上微，尺中小紧，外证身体不仁，如风痹状[4]33。"《伤寒论·平脉法》："寸口脉微而涩，微者卫气不行，涩者荣气不逮，荣卫不能相将，三焦无所仰，身体痹不仁[3]12。"《金匮要略·中风历节病脉证并治》曰："荣气不通，卫不独行，荣卫俱微，三焦无所御，四属断绝，身体羸瘦，独足肿大，黄汗出，胫冷，假令发热，便为历节也[4]29-30。"《金匮要略·水气病脉证并治》指出："阳气不通即身冷，阴气不通即骨疼，阳前通则恶寒，阴前通则痹不仁[4]86。"

5.正气亏虚

（1）先天禀赋不足，体质虚弱　先天禀赋不足，肾精亏虚，筋骨关节失养，是痹证发病不可忽视的因素。《内经》中就指出粗理而肉不坚者、血气皆少者，感于寒湿则善痹。如《灵枢·五变》曰："肉不坚，腠理疏，则善病风……何以候人之善病痹者？少俞答曰：粗理而肉不坚者，善病痹[2]84。"《灵枢·阴阳二十五人》曰："血气皆少则无须，感于寒湿则善痹，骨痛爪枯也[2]110。"

（2）劳倦过度　劳倦过度，耗伤正气，机体防御功能低下，外邪乘虚入侵，闭阻经络，发为痹证。《素问·宣明五气论》曰："久视伤血，久卧伤气，久坐伤肉，久行伤筋，久立伤骨[1]105。"已经认识到过劳会对人体造成损伤。张仲景认为"肾着""血痹"均与身劳汗出有关，如《金匮要略·五脏风寒积聚病脉证并治》曰："肾着之病，其人身体重，腰中冷，如坐水中……病属下焦，身劳汗出，衣里湿冷，久久得之。"《金匮要略·血痹虚劳脉证并治》曰："夫尊荣人骨弱肌肤盛，重因疲劳汗出，卧不时动摇，加被微风，遂得之[4]64。"

（3）正气虚弱　正气不足是疾病发生的先决条件。《素问·刺法》云："正气存内，邪不可干[1]391。"《素问·评热病论》曰："邪之所凑，其气必虚[1]134。"《灵枢·百病始生》曰："风雨寒热，不得虚，邪不能独伤人，卒然逢疾风暴雨而不病者，盖无虚，故邪不能独伤人，此必因虚邪之风，与其身形，两虚相得，乃客其形，两实相逢，众人肉坚[2]114。"《金匮要略·中风历节病脉证并治》曰："寸口脉沉而弱，沉即主骨，弱即主筋，沉即为肾，弱即为肝。汗出入水中，如水伤心。历节黄汗出，故曰历节……少阴脉浮而弱，弱则血不足，浮则为风，风血相搏，即疼痛如掣[4]28-29。"说明肝肾亏虚、血虚易致风寒湿邪侵袭机体，经络痹阻而为痹。

【传承发展】

1. 起居失常，外邪入侵，经脉痹阻　华佗在《内经》风寒湿的基础上，首次将暑邪作为痹证的致病病因，闭阻不通是其主要病机。如《中藏经》曰："痹者，风寒暑湿之气中于人脏腑之为也……痹者，闭也。五脏六腑感于邪气，乱于真气，闭而不仁，故曰闭也[7]45-46。"

隋代巢元方《诸病源候论》指出风寒湿三气合而为痹，其三气时来，亦有偏多偏少，风多者为风痹[8]41；风湿之气偏多者为风湿痹[8]41；湿气多名为湿痹[8]170。唐代孙思邈《备急千金要方》遵《内经》认为痹证的病因病机乃风寒湿三气，并客于分肉之间，得寒则聚，不通则痛[9]184-185。王焘《外台秘要》在"痹证""历节病"之外另立"白虎病"，认为其发病原因为风寒湿之毒，阻于经脉，血气不行，蓄于骨节、四肢而致疼痛昼静而夜发，发即彻髓酸疼，痛如虎之噬[10]273。

宋金元时期，多遵《内经》之意，进一步揭示了痹证的病因病机，并认为感受风寒，可以郁久化热而为"热痹"，强调了湿热为致痹之源，风寒为兼，三气合而为痹。宋代《圣济总录》揭示了痹证的原因及行痹、寒痹、风湿痹、着痹的病机变化，认为乃风寒湿三气，杂合而为痹。浅则客于肌肤，深则留于骨髓[11]473。风为阳气，善行数变，故风气胜则为行痹[11]485；痹之有痛，以寒气入经而稽迟，泣而不行也；痛本于寒气偏胜，阳气少阴气多[11]481；着痹由地之湿气害人皮肉筋脉，盖湿土也，土性缓，营卫之气，与湿俱留，所以湿胜则着而不移也[11]482；白虎风盖由风寒暑湿之毒，乘虚而感，播在经脉，留于血气，蓄聚不散，遇阳气虚弱，阴气隆盛，则痛如虎啮，故以虎名焉[11]312。宋代窦材在《扁鹊心书》中认为痹病因寒邪凑于分肉之间，气血凝闭而不行，留滞于五脏之外，合而为病，邪入于阴而为痹[12]59。宋代严用和认为痹证以中湿后夹风寒二气所致，如《严氏济生方》曰："《活人书》：风雨袭虚，山泽蒸气，令人中湿，湿流关节，身体烦痛，其脉沉缓为中湿。大抵中湿变证万端，夹风者，为烦热，为流走，为拘急；兼寒者，为痛为浮肿；与风寒二气合则为痹，皆由中湿而后夹以异气而然也[13]12。"金代张子和认为痹从外入，与触冒风雨，寝处津湿有关，发病与阴雨季节有关。如《儒门事亲》曰："夫痹之为状，麻木不仁，以风湿寒三气合而成之……此疾之作，多在四时阴雨之时，及三月九月，太阳寒水用事之月，故草枯水寒为甚。或濒水之地，劳力之人，辛苦失度，触冒风雨，寝处津湿，痹从外入[14]22。"元代朱丹溪提出痛风乃内有热邪，外受风寒湿邪相互搏结凝涩而致。如《格致余论》曰："彼痛风也者，大率因血受热，已自沸腾，其后或涉冷水，或立湿地，或扇取凉，或卧当风，寒凉外搏，热血得寒，汗浊凝涩，所以作痛。夜则痛甚，行于阴也[15]12。"金代刘完素亦认识到外感风寒湿邪是致痹之因，如《黄帝素问宣明论方》曰："风寒湿三气合而为痹，风气胜者行痹，上下左右无留，随所至作……湿气胜者为着痹，湿地水气甚，重着而不去……寒气胜则为痛痹[16]20-21。"

明清时期，大多医家沿用《内经》理论，认为病因有风、有寒、有湿，明确了痹证是由于外邪侵袭，闭阻阳气，气血不行而致。明代张景岳强调了外邪致病，风为阳邪，善行数变，故其为痹，则走注历节，无有定所，为行痹；寒为阴邪，血气受寒则凝而留聚，聚则为痛，为痛痹；湿为阴邪，血气受湿则濡滞，濡滞则肢体沉重而疼痛顽木，留着不移，为着痹。指出即便是五脏六腑之痹，必重感于邪而内连脏气，合而为痹，详述了痹的病机为寒凝、湿滞，经络壅闭[17]1010-1011。其在《类经》中指出："风寒湿三气杂至，合而为痹也。痹者，闭也……故风寒湿三气杂至，则壅闭经络，血气不行而病为痹，即痛风不仁之属[18]313。"明代秦景明在《症因脉治》中揭示了湿痹的原因为身居卑湿，湿气袭人，或冲风冒雨，湿留肌肉，内传经脉，或雨湿之年，起居不慎[19]404；痹证的病机为经络闭塞[19]401。明代龚廷贤详述了白虎历节风的病因病机，如在《万病回春》中曰："白虎历节风，都是血气、风湿、痰火，皆令作痛，或劳力，寒水相搏；或酒色醉卧，当风取凉；或卧卑湿之地；或雨、汗湿衣蒸体而成[20]371。"

清代喻昌认为痹症非不有风，风入于阴分，与寒湿互结，扰乱血脉，阳不通于阴而致痹[21]245。"鹤膝风"亦归属于痹证，为风寒湿痹于膝所致[21]245。清代陈念祖《时方妙用》强调了寒湿的重要性，痹不外寒与湿，而寒与湿亦必假风以为之帅。盖以风为阳邪，寒与湿为阴邪，阴主闭，闭则郁滞而为痛，是痹不外寒与湿，而寒与湿亦必假风以为之帅，寒曰风寒，湿曰风湿[22]897。清代沈金鳌述白虎历节皆因饮酒当风，或汗出入水，或坐卧湿地，或行立寒冰，或体虚肤空，掩护不谨，风寒湿入于经络，与血气相搏，遍历关节所致。其在《杂病源流犀烛》中曰："白虎历节风……其原皆由风寒湿入于经络，致气血凝滞，津液稽留，久而怫郁、坚牢，荣卫之气阻碍难行，正邪交战，故作痛不止也。而所以致三气作患之故，则或饮酒当风，或汗出入水，或坐卧湿地，或行立寒冰，或体虚肤空，掩护不谨，而此三气，乃与血气相搏，遍历关节，遂成此症[23]238。"

这一时期，还进一步发展了"热痹"理论，认为痹证的发生与热邪有关，或感火、热、暑之邪，或风寒湿邪郁久化热，如明代王肯堂《证治准绳》明确了痛痹即痛风，有风、有湿、有火[24]147。明代李梴在《医学入门》中曰："热痹，或湿生热，或风寒郁热[25]678。"清代林佩琴在《类证治裁》中曰："风寒湿合而成痹，蕴邪化热，蒸于经络，四肢痹痛，筋骨不舒，盖邪中于经为痹，中于络为痿[26]275。"又曰："痛风，痛痹之一症也，其痛有常处……初因寒湿风郁痹阴分，久则化热攻痛，至夜更剧[26]280-281。"温病学派兴起之后，暑热之邪在痹证发病过程中的作用显得更加突出。如清代叶天士在《临证指南医案》中曰："从来痹症，每以风寒湿三气杂感主治。召恙之不同，由乎暑熇外加之湿热，水谷内蕴之湿热。外来之邪，着于经络，内受之邪，着于腑络[27]222。"清代吴鞠通《温病条辨》认为湿痹是因为湿聚热蒸，蕴于经络，痹之因于寒者固多，痹之兼乎热者，亦复不少[28]65。清代尤怡详述了行痹、痛痹、着痹、热痹的病因病机，如在《金匮翼》中云：行痹者，风气胜也；痛痹者，寒气偏胜，阳气少，阴气多也；着痹者，湿气性也；热痹者，闭热于内也，腑脏经络，先有蓄热，而复遇风寒湿气客之，热为寒郁，气不得通，久之寒亦化热[29]282-285。"

2. 饮食所伤，内损脏腑　汉代华佗在《中藏经》提出饮食不节、饮酒过度是肉痹、血痹的主要原因，其曰："肉痹者，饮食不节，膏粱肥美之所为也。脾者，肉之本，气以食则肉不荣，肌肤不泽则纹理疏，风寒暑湿之邪易为入，故久不治，则为肉痹也[7]47-48。"又曰："血痹者，饮酒过多，怀热太盛。或寒折于经络，或湿犯于营卫，因而血搏，遂成其咎。故使人血不能荣于外，气不能养于内，内外已失，渐渐消削[7]47。"表明饮酒过度、过食肥甘，损伤脾胃，气血津液运化失常，化为痰浊，阻滞经络而致痹。张仲景指出历节的发生与饮酒过度、饮食偏嗜有关，饮酒汗出当风会出现历节痛；味酸则伤筋，咸则伤骨，肝肾亏虚，营虚不濡，卫虚不煦，皮、肉、脂、髓失去充养，而成独两足肿大全身消瘦的历节病。如《金匮要略·中风历节病脉证并治》云："历节痛，不可屈伸，此皆饮酒汗出当风所致……味酸则伤筋，筋伤则缓，名曰泄。咸则伤骨，骨伤则痿，名曰枯[4]29-30。"

3. 情志失调　汉代华佗指出"气痹""筋痹"均与情志失调有关，其在《中藏经》中云："气痹者，愁忧思喜怒过多，则气结于上，久而不消则伤肺，伤气则生气渐衰，则邪气愈胜[7]46。"又曰："筋痹者，由怒叫无时，行步奔急，淫邪伤肝，肝失其气，因而寒热所客，久而不去，流入筋会，则使人筋急而不能舒缓也，故名曰筋痹[7]48。"隋代巢元方认为"痿痹""心痹"均与情绪有关，其在《诸病源候论》云："夫风寒湿三气合为痹。病在于阴，其人苦筋骨痿枯，身体疼痛，此为痿痹之病，皆愁思所致，忧虑所为[8]56。"又曰："思虑烦多则损心，心虚故邪乘之。邪积而不去，则时害饮食，心里愊愊如满，蕴蕴而痛，是谓之心痹[8]198。"清代医家明确指出不只三气入舍而为痹，七情过用亦能伤脏气而为痹。如《内经博议》曰："凡七情过用，则亦能伤脏气而为痹，不必三气入舍于其合也[30]133。"《杂病源流犀烛》曰：

"不特三气入舍于其合而后成痹，以七情过用亦能伤脏气而为病[23]235。"总之，忿怒伤肝，过喜伤心，忧思伤脾，悲哀伤肺，恐惧伤肾，情志失调可导致脏腑气机失调，风寒湿邪乘虚而入。

4. 营卫不和 正气不足，营卫不和，不能抵御外邪是痹证发病的重要原因之一。宋代《圣济总录》曰："气为卫，血为营。气卫血营，通贯一身，周而复会，如环无端。岂郁闭而不流哉！夫惟动静居处，失其常，邪气乘间，曾不知觉。此风寒湿三气，所以杂至合而为痹。浅则客于肌肤，深则留于骨髓[11]473。"认为气为卫，血为营，气卫血营，通贯一身，周而复会，如环无端，如起居失常，则风寒湿三气杂至而致痹，浅则客于肌肤，深则留于骨髓。清代林佩琴明确指出诸痹营卫先虚，腠理不密，外邪侵袭，气血凝涩，久而成痹。其在《类证治裁》云："诸痹……良由营卫先虚，腠理不密，风寒湿乘虚内袭，正气为邪气所阻，不能宣行，因而留滞，气血凝涩，久而成痹[26]269。"

5. 正气亏虚

（1）先天禀赋不足，体质虚弱 清代喻昌指出鹤膝风的发生与先天禀赋不足，肾气衰薄有关[21]245。清代吴澄亦指出肝肾不足可导致腰膝疼痛，其在《不居集》中曰："虚劳之人，精不化气，气不化精，先天之真元不足则周身之道路不通，阻碍气血不能营养经络而为痛也。是故水不养木而胁痛，精血衰少而腰痛，真阴竭绝而骨痛，机关不利而颈痛，骨髓空虚而脊背痛，三阴亏损而腿膝痛，此皆非外邪有余，实由肝肾不足所致也[31]609-610。"

（2）劳倦过度 历代医家均论及劳伤、劳倦之人阴阳气血虚弱，腠理疏泄，风邪易侵而生众痹。如《诸病源候论》曰："劳伤之人，阴阳俱虚，经络脉涩，血气不利。若遇风邪与正气相搏，逢寒则身体痛，值热则皮肤痒[8]58。"又曰："肝主筋而藏血，肾主骨而生髓。虚劳损血耗髓，故伤筋骨也[8]56。"七情过用使亦伤脏器而为痹。《内经博议》云："凡七情过用，则亦能伤脏气而为痹，不必三气入舍于其合也。所以然者，阴气静则神藏，躁则消亡……忧思过用，则痹聚在心[30]133-134。"《临证指南医案》指出："风湿肿痹，举世皆以客邪宜散，愈治愈剧，不明先因劳倦内伤也。盖邪之所凑，其气必虚[27]220。"嗜欲不节，房劳过度，损伤肾气，筋骨失荣也可致痹。华佗指出"骨痹"乃嗜欲不节伤肾所致，如《中藏经》曰："骨痹者，乃嗜欲不节，伤于肾也……下流腰膝则为不遂；旁攻四肢则为不仁[7]49。"明代沈之问认为"历节风"由妄性肆欲所致，其在《解围元薮》中论历节风曰："此症于腰膝、腿肘、肩膊之间，麻冷酸淅，渐觉走痒，抽掣疼痛……皆由妄性肆欲，保养失节，感冒所致。六淫荡败，血枯气衰之故[32]29。"

（3）正气虚弱 隋代巢元方指出人腠理虚，感受风湿之气，搏于血气，真邪相击，客在肌肤而为痹。论及"风痹"[8]42"风湿痹"[8]42"血痹"[8]43"历节风"[8]45的发生皆由体虚感受外邪，搏于血气，血气不行所致。其在《诸病源候论》中曰："人腠理虚，则由风湿气伤之，搏于血气，血气不行，则不宣，真邪相击，在于肌肉之间，故其肌肤尽痛。然诸阳之经，宣行阳气，通于身体，风湿之气，客在肌肤，初始为痹[8]41。"唐代孙思邈认为腰背痛由肾气虚弱，卧冷湿地所致，创独活寄生汤治疗。其在《备急千金要方》中云："独活寄生汤：夫腰背痛者，皆由肾气虚弱，卧冷湿地当风所得也……[9]198"

宋金元时期，论及"白虎风""腰脚冷痹""历节风""痛风"均由血气虚弱，腠理空疏，风寒湿邪乘虚入侵，留滞经络而致。如《太平圣惠方》曰："夫白虎风病者，是风寒暑湿之毒，因虚所起，将摄失理，受此风邪，经脉结滞，血气不行，蓄于骨节之间，或在四肢，肉色不变。其疾昼静而夜发，即骨髓酸疼，其痛如虎之啮，故名曰白虎风病也[33]613。"又曰："夫腰脚冷痹者，由风寒湿三毒之气共伤于人，合而成痹也。此皆肾弱髓虚，为风冷所搏故。肾居下焦而主腰脚，其气荣润骨髓。今肾虚受于风寒，湿气留滞于经络，故令腰脚冷痹疼痛也[33]1337。"《圣济总录》曰："历节风者，由血气衰弱……诸筋无以滋养，真邪相搏，所历之节，悉皆疼痛，故谓历节风也[11]299。"《严氏济生方》曰："风寒湿三气杂至，合而为痹。皆因体虚，腠理空疏，受风寒湿气而成痹也[13]118。"元代朱丹溪指出痛风有痰、风热、风湿、血虚，《丹溪心法》指出："四肢百节走痛是也，他方谓之白虎历节风证。大率有痰、风热、风湿、血虚[34]170。""如瘦人肢节痛，是血虚，宜四物加防风、羌活[34]171。"

明清时期，诸多医家认为"痹""痛风""历节风"的发生，皆由肝肾亏虚，气血虚弱，感受外邪与血搏结而成。如明代龚信在《古今医鉴》曰："夫痹者，手足痛而不仁。盖由元精内虚，而为风寒湿三气所袭，不能随时祛散，流注经络，入而为痹[35]1300。"龚廷贤指出"痛风"由肝肾亏虚，血气虚弱，经络枯涩，风寒湿邪外侵所致。如在《寿世保元》曰："夫痛风者，皆因气体虚弱，调理失宜，受风寒暑湿之毒……[36]646。""腰背手足肢节疼痛，乃血虚气弱，经络枯涩，寒滞而然也……此症乃筋与骨症，患者乃外淫侵入日久，及年近衰者，不善养而得，盖筋属肝血，骨属肾水，内损所致耳[36]646-647。"张景岳指出历节风痛本于气血本虚，其在《景岳全书》曰："历节风痛，是气血本虚；或因饮酒腠理开，汗出当风所致；或因劳倦调护不谨，以致三气之邪遍历关节，与气血相搏，而疼痛非常[17]1011。"明代李梴、清代傅青主明确指出外邪非正气虚不入，如《医学入门》曰："痹属风寒湿三气侵入而成，然外邪非气血虚则不入[25]678。"《傅青主男科》曰："此症虽因风寒湿而来，亦因元气之虚，邪始得乘虚而入[37]64。"

对于顽重之痹证鹤膝风，清代程国彭认为阴亏外邪入侵，内外合邪致痹。其在《医学心悟》曰："复有患痹日久，腿足枯细，膝头肿大，名曰鹤膝风。此三阴本亏，寒邪袭于经络，遂成斯症[38]167。"清代尤怡认为臂痹由血弱而中风所致。其在《金匮翼》曰："臂痹者，臂痛连及筋骨，上支肩胛，举动难支，由血弱而风中之—[29]284。"清代叶天士指出痹即闭而不通，因气血亏损，腠理疏松，正气为邪所阻。其在《临证指南医案》曰："其实痹者，闭而不通之谓也，正气为邪所阻，脏腑经络不能畅达，皆由气血亏损，腠理疏豁，风寒湿三气得以乘虚外袭，留滞于内，致湿痰浊血流注凝涩而得之[27]224。"近代张锡纯认为痹证的病因病机与内伤虚损有关，言元气素盛之人，得此病者极少。其在《医学衷中参西录》曰："从来治腿疼臂疼者，多责之风寒湿痹，或血瘀、气滞、痰涎凝滞。不知人身之气化壮旺流行，而周身痹者、瘀者、滞者，不治自愈，即偶有不愈，治之亦易为功也。历久调治不愈者，补其元气以流通之，数载沉疴，亦可随手奏效也[39]240。"

6. 痰浊瘀血阻滞 痰浊、瘀血都是机体在致病因素作用下所产生的病理产物，可阻滞气血运行，使筋脉肌肉失于濡养，机体防御外邪能力减弱，更易致外邪侵袭，致使痰瘀外邪相互夹杂为患。痰浊瘀血可作用于痹证发病的各个阶段，也是痹证发病的重要因素。华佗指出"肉痹"与饮食不节，过食膏粱肥美，化生痰浊有关，其在《中藏经》曰："肉痹者，饮食不节，膏粱肥美之所为也[7]47。"宋代严用和、许叔微指出痹与痰浊有关，如《严氏济生方》曰："外有支饮亦令人痹，当随症施治[13]118。"《普济本事方》曰："此病多胸膈生痰，久则赤肿，附着肢节，久而不退，遂成厉风[40]42。"元代朱丹溪首次提出痰为"痛风"的致病因素，并指出恶血入络亦是痛风的原因。其在《丹溪心法》曰："四肢百节走痛是也，他方谓之白虎历节风证。大率有痰、风热、风湿、血虚[34]170。""如肥人肢节痛，多是风湿与痰饮流注经络而痛，宜南星、半夏[34]171。"《格致余论》载："又邻鲍六，年二十余，因患血痢，用涩药取效，后患痛风，叫号撼邻。予视之曰：此恶血入经络证。血受湿热，久必凝浊，所下未尽，留滞隧道，所以作痛。经久不治，恐成偏枯[15]12。"明代龚廷贤认为痛风乃瘀血湿痰蓄于肢节所致，其在《寿世保元》曰："瘀血湿痰，蓄于肢节之间筋骨之会，空窍之所而作痛也，肢节沉重者，是湿痰，晚间病重者，是瘀血也[36]647。"明代戴思恭指出痰饮流入四肢，会出现肩背疼痛，其在《秘传证治要诀及类方》曰："痰饮流入四肢，令人肩背酸痛，两手软痹[41]83-84。"明代王肯堂指出"痛痹"的原因有湿、有痰、有瘀血，其在《证治准绳》曰："留着之邪与流行荣卫真气相击搏，则作痛痹……有风、有湿、有痰、有火、有血虚、有瘀血[24]147。"明代孙文胤论述妇人产后患股痛，乃恶血流于经络，治当以活血之剂为君，佐以行气之药。其在《丹台玉案》曰："若妇人产后或患股痛，乃恶血流于经络也，要当以热药为向导，而以活血之剂君之，以行气之药佐之则愈[42]224。"清代喻嘉言尤其重视痰在致病中的重要作用，内湿素盛之体，每易感受外邪，形成内外合邪而致痹。其在《医门法律》曰："风寒湿三痹之邪，每借人胸中之痰为相援，故治痹方中，多兼用治痰之药[21]259。"清代沈金鳌言气血不行，瘀久而为痹，其在《杂病源流犀烛》曰："痹者，闭也，三气杂至，壅闭经络，气血不行不能随时祛散，故久而为痹[23]235。"清代董西园更明确指出痹非三气，患在痰瘀[43]101。清代王清任首创"痹证有瘀说"，其在《医林改错》曰："凡肩痛、臂痛、腰疼、腿疼，或周身疼痛，总名曰痹症……总逐风寒，祛湿热，已凝之血，更不能活[44]57。"清代林珮琴论述痹病日久不愈必有湿痰败血瘀滞经络，其在《类证治裁》曰："族妇右臂痛手不能举，此为肢痹，用舒筋汤……久而不痊，必有湿痰败血瘀滞经络[26]275-276。"清代李用粹《证治汇补》曰："湿热痰火，郁气死血，留经络四肢，悉能为麻为痹[45]200。"

综上所述，《内经》奠定了痹证的基本病理基础，即风寒湿三气杂合而至。此后历代医家又补充了暑、热、痰、瘀等病理因素，痹证的基本病机主要为风、寒、湿、暑、热外邪侵袭肢节、肌肉、经脉痹阻，气血运行失畅，"不通则痛"，发为痹证。外邪侵袭机体，常因禀赋素质不同，寒热病机转化各异。如素体阳气偏盛，内有蓄热者，外邪易从阳化热或邪郁化热，发为风湿热痹；阳气虚弱，内有寒邪者，外邪每从阴化寒，发为风寒湿痹。

痹证的病理性质，初起以邪实为主，久则虚实夹杂。病理因素以风、寒、湿、热、痰、瘀为主，风邪偏胜者为行痹，寒邪偏胜者为痛痹，湿邪偏胜者为着痹，热邪偏胜者为热痹，因于风寒湿者，易伤阳气，寒湿痹阻关节，或因正虚而反复感邪，引起气血耗伤；因于风湿热者，热从火化，伤阴耗液，终致肝肾亏虚。又因于病邪久留，气血运行不畅，血滞而为瘀，津停而为痰，形成痰瘀互阻。如《临证指南医案》曰："经以风寒湿三气合而为痹，然经年累月，外邪留着，气血皆伤，其化为败瘀凝痰，混处经络，盖有诸矣[27]222。"

病位初在肌表经络，久则深入筋骨，病及五脏。病初因邪痹肌表、经络之间，多为五体痹，以肢体关节、肌肉疼痛、肿胀、酸楚、重着为主要表现；久则病邪深入筋骨，以关节疼痛、麻木僵直、骨节变形、活动障碍为主症。或病邪由表入里，经病及脏，肝肾损伤，病情顽固难愈，或发为五脏痹。

痹证迁延日久，常有三类病机演变：一是瘀血、痰浊痹阻经络，深入骨骼，可见皮肤瘀斑、关节周围结节，关节肿大、僵硬、变形、屈伸不利；二是病久耗伤阴阳气血津液，可致气血亏虚，肝肾不足；三是病邪由经络而内舍脏腑，出现脏腑痹，皮、肉、筋、骨、脉痹不愈，复感外邪会导致肺、脾、肝、肾、心痹[1]164，尤以心痹较为常见。如《素问·痹论》云："心痹者，脉不通，烦则心下鼓，暴上气而喘[1]165。"

附录：文献辑录

《黄帝内经素问集注》 卧则卫归于阴，出则血行于外，加被风吹，则血凝于皮肤而为痹矣[5]49。

《黄帝内经太素》 忧思，心所为。忧思过者，则心伤邪客，故痹聚也[6]98。

《中藏经》 痹者，风寒暑湿之气中于人脏腑之为也……痹者，闭也。五脏六腑感于邪气，乱于真气，闭而不仁，故曰闭也[7]45-46。

《诸病源候论》 风寒湿三气合而为痹。风多者为风痹[8]41。

《诸病源候论》 风寒湿三气杂至，合而为痹……其风湿之气偏多者，名风湿痹也[8]41。

《诸病源候论》 凡有人风寒湿三气合至，而为痹也。湿痹者，是湿气多也，名为湿痹[8]170。

《备急千金要方》 诸痹由风、寒、湿三气并客于分肉之间，迫切而为沫，得寒则聚，聚则排分肉，肉裂则痛，痛则神归之，神归之则热，热则痛解，痛解则厥，厥则他痹发，发则如是，此内不在脏而外未发于皮肤，居分肉之间，真气不能周，故为痹也。其风最多者，不仁则肿，为行痹，走无常处；其寒多者为痛痹；其湿多者则为着痹；冷汗濡，但随血脉上下，不能左右去者，则为周痹也；痹在肌中，更发更止，左以应左，右以应右者，为偏痹也[9]184-185。

《外台秘要》《近效》论白虎病者，大都是风寒暑湿之毒，因虚所致，将摄失理，受此风邪，经脉结滞血气不行，蓄于骨节之间，或在四肢，肉色不变，其疾昼静而夜发，发即彻髓酸疼，乍歇，其病如虎之啮，故名曰白虎之病也[10]273。

《圣济总录》 论曰：饮天和，食地德，皆阴阳也。然阳为气，阴为血；气为卫，血为营。气卫血营，通贯一身，周而复会，如环无端。岂郁闭而不流哉！夫惟动静居处，失其常，邪气乘间，曾不知觉。此风寒湿三气，所以杂至合而为痹。浅则客于肌肤，深则留于骨髓[11]473。

《圣济总录》 论曰：内经谓风寒湿三气杂至，合而为痹，其风气胜者为行痹，夫气之在人，本自流通，所以痹者，风寒湿三气合而为病也。然三气之中，各有阴阳，风为阳气，善行数变，故风气胜则为行痹[11]485。

《圣济总录》 论曰：内经谓寒气胜者为痛痹。夫宜通，而塞则为痛。痹之有痛，以寒气入经而稽迟，泣而不行也。痛本于寒气偏胜，寒气偏胜则阳气少阴气多，与病相益[11]481。

《圣济总录》 论曰：内经谓湿气胜者为着痹。地之湿气感则害人皮肉筋脉。盖湿土也，土性缓，营卫之与湿俱留并，以湿胜则着而不移也[11]482。

《圣济总录》 论曰：白虎风之状，或在骨节，或在四肢，其肉色不变，昼静而夜发，发则痛彻骨髓，或妄言妄有所见者是也。盖由风寒暑湿之毒，乘虚而感，播在经脉，留于血气，蓄聚不散，遇阳气虚弱，阴气隆盛，则痛如虎啮，故以虎名焉[11]312。

《扁鹊心书》 风寒湿气合而为痹，走注疼痛，或臂腰足膝拘挛，两肘牵急，乃寒邪凑于分肉之间也，方书谓之白虎历节风。治法于痛处灸五十壮，自愈，汤药不效，惟此法最速。若轻者不必灸，用草乌末二两、白面二钱，醋调熬成稀糊，摊白布上，乘热贴患处，一宿而愈（痹者，气血凝闭而不行，留滞于五脏之外，合而为病。又邪入于阴则为痹，故凡治痹，非温不可，方书皆作实治，然属虚者亦颇不少。)[12]59。

《严氏济生方》《活人书》云：风雨袭虚，山泽蒸气，令人中湿，湿流关节，身体烦痛，其脉沉缓为中湿。大抵中湿变证万端，夹风者，为烦热，为流走，为拘急；兼寒者，为痛为浮肿；与风寒二气合则为痹，皆由中湿而后夹以异气而然也[13]12。

《儒门事亲》 夫痹之为状，麻木不仁，以风湿寒三气合而成之……此疾之作，多在四时阴雨之时，及三月九月，太阳寒水用事之月，故草枯水寒为甚，或濒水之地，劳力之人，辛苦失度，触冒风雨，寝处津湿，痹从外入[14]22。

《格致余论》 彼痛风也者，大率因血受热，已自沸腾，其后或涉冷水，或立湿地，或扇取凉，或卧当风，寒凉外搏，热血得寒，汗浊凝涩，所以作痛。夜则痛甚，行于阴也[15]12。

《黄帝素问宣明论方》 风寒湿三气合而为痹，风气胜者行痹，上下左右无留，随所至作，防风汤主之，治行痹，行走无定[16]20。

《黄帝素问宣明论方》 寒胜者为痛痹，大宜宣通，阴寒为痛，宜通气温经而愈。加减茯苓汤治痛痹，四肢疼痛，拘倦浮肿[16]20。

《黄帝素问宣明论方》 湿气胜者为着痹，湿地水气甚，重着而不去，多汗而濡者，茯苓川芎汤主之，治着痹留注不去，四肢麻，拘挛浮肿[16]21。

《景岳全书》 风痹一证，即今人所谓痛风也。盖痹者，闭也。以血气为邪所闭，不得通行而病也。如《痹论》曰：风气胜者为行痹。盖风者善行数变，故其为痹，则走注历节，无有定所，是为行痹，此阳邪也。曰：寒气胜者为痛痹。以血气受寒则凝而留聚，聚则为痛，是痛痹，此阴邪也。曰：湿气胜者为着痹。以血气受湿则濡滞，濡滞则肢体沉重而疼痛顽木，留着不移，是为着痹，亦阴邪也。凡此三者，即痹之大则也。此外如五脏六腑之痹，则虽以饮食居处皆能致之，然必重感于邪而内连脏气，则合而为痹矣[17]1010-1011。

《类经》 风寒湿三气杂至，合而为痹也。痹者，闭也。观阴阳别论曰：一阴一阳结，谓之喉痹。至真要大论曰：食痹而吐。是皆闭塞之义可知也。故风寒湿三气杂至，则壅闭经络，血气不行而病为痹，即痛风不仁之属。痹音秘[18]313。

《症因脉治》 湿痹之因，或身居卑湿，湿气袭人，或冲风冒雨，湿留肌肉，内传经脉，或雨湿之年，起居不慎，而湿痹之症作矣[19]404。

《症因脉治》 秦子曰：痹者，闭也，经络闭塞，麻痹不仁，或攻注作疼，或凝结关节，或重着难移，手足偏废，故名曰痹[19]401。

《万病回春》 痛风者，遍身骨节走注疼痛也。白虎历节风，都是血气、风湿、痰火，皆令作痛，或劳力、寒水相搏；或酒色醉卧，当风取凉；或卧卑湿之地；或雨、汗湿衣蒸体而成[20]371。

《医门法律》 凡治痹症，不明其理，以风门诸通套药施之者，医之罪也。痹症非不有风，然风入在阴分，与寒湿互结，扰乱其血脉，致身中之阳，不通于阴，故致痹也[21]245。

《医门法律》 鹤膝风者，即风寒湿之痹于膝者也。如膝骨日大，上下肌肉日枯细者，且未可治其膝，先养血气，俾肌肉渐荣，后治其膝可也[21]245。

《时方妙用》 痹者，闭也，风寒湿杂至，合而为痹，与痛风相似，但风则阳受之，痹则阴受之，虽《素问·痹论》有"风气胜者为行痹，寒气胜者为痛痹，湿气胜者为着痹"之分，而深究其源，自当以寒与湿为主，盖以风为阳邪，寒与湿为阴邪，阴主闭，闭则郁滞而为痛，是痹不外寒与湿，而寒与湿亦必假风以为之帅，寒曰风寒，湿曰风湿，此三气杂合之说也[22]897。

《杂病源流犀烛》 白虎历节风：痛痹之一症也。以其痛循历遍身百节，故曰历节。以其痛甚如虎咬，故曰白虎历节。其原皆由风寒湿入于经络，致气血凝滞，津液稽留，久而怫郁、坚牢，荣卫之气阻碍难行，正邪交战，故作痛不止也。而所以致三气作患之故，则或饮酒当风，或汗出入水，或坐卧湿地，或行立寒冰，或体虚肤空，掩护不谨，而此三气，乃与血气相搏，遍历关节，遂成此症[23]238。

《证治准绳》 痛痹，即痛风，留着之邪与流行荣卫真气相击搏，则作痛痹……有风、有湿、有痰、有火、有血虚、有瘀血[24]147。

《医学入门》 热痹，或湿生热，或风寒郁热[25]678。

《类证治裁》 痹脉案：风寒湿合而成痹，蕴邪化热，蒸于经络，四肢痹痛，筋骨不舒，盖邪中于经为痹，中于络为痿[26]275。

《类证治裁》 痛风，痛痹之一症也，其痛有常处……初因寒湿风郁痹阴分，久则化热攻痛，至夜更剧[26]280-281。

《临证指南医案》 从来痹症，每以风寒湿三气杂感主治。召恙之不同，由乎暑熇外加之湿热，水谷内蕴之湿热。外来之邪，着于经络，内受之邪，着于腑络[27]222。

《温病条辨》 经谓：风寒湿三者合而为痹。《金匮》谓：经热则痹。盖《金匮》诚补《内经》之不足。痹之因于寒者固多，痹之兼乎热者，亦复不少[28]65。

《金匮翼》 行痹者，风气胜也。风之气善行而数变，故其症上下左右，无所留止，随其所至，血气不通而为痹也[29]282。

《金匮翼》 痛痹者，寒气偏胜，阳气少，阴气多也。夫宜通而塞，则为痛。痹之有痛，以寒气入经而稽迟，泣而不行也[29]283。

《金匮翼》 着痹者，湿气胜也。夫湿，土气也，土性重缓，营卫之气与湿俱留，则着而不移[29]283。

《金匮翼》 热痹者，闭热于内也。有云：其热者，阳气多，阴气少，病气胜，阳遭阴，故为痹热，所谓阳遭阴者，腑脏经络，先有蓄热，而复遇风寒湿气客之，热为寒郁，气不得通，久之寒亦化热[29]284-285。

《中藏经》 肉痹者，饮食不节，膏粱肥美之所为也。脾者，肉之本，气以食则肉不荣，肌肤不泽则纹理疏，风寒暑湿之邪易为入，故久不治，则为肉痹也[7]47-48。

《中藏经》 血痹者，饮酒过多，怀热太盛。或寒折于经络，或湿犯于营卫，因而血搏，遂成其咎。故使人血不能荣于外，气不能养于内，内外已失，渐渐消削。左先枯，则右不能举；右先枯，则左不能伸；上先枯，则上不能制下；下先枯，则下不能克上；中先枯，则不能通疏。百证千状，皆失血也。其脉，左手寸口脉结而不能流利，或如断绝者是也[7]47。

《中藏经》 气痹者，愁忧思喜怒过多，则气结于上，久而不消，则伤肺，伤气则生气渐衰，则邪气愈胜[7]46。

《中藏经》 筋痹者，由怒叫无时，行步奔急，淫邪伤肝，肝失其气，因而寒热所客，久而不去，流入筋会，则使人筋急而不能舒缓也，故名曰筋痹[7]48。

《诸病源候论》 夫风寒湿三气合为痹。病在于阴，其人苦筋骨痿枯，身体疼痛，此为痿痹之病，皆愁思所致，忧虑所为[8]56。

《诸病源候论》 思虑烦多则损心，心虚故邪乘之。邪积而不去，则时害饮食，心里愊愊如满，蕴蕴而痛，是谓之心痹[8]198。

《内经博议》 凡七情过用，则亦能伤脏气而为痹，不必三气入舍于其合也。所以然者，阴气静则神藏，躁则消亡[30]133。

《杂病源流犀烛》 经又曰，淫气喘息痹聚肺，淫气忧思痹聚心，淫气溺涩痹聚肾，淫气乏竭痹聚肝，淫气饥饱痹聚脾，则不特三气入舍于其合而后成痹，即七情过用亦能伤脏气而为病[23]235。

《类证治裁》 诸痹，风寒湿三气杂合，而犯其经络之阴也。风多则引注，寒多则掣痛，湿多则重着，良由营卫先虚，腠理不密，风寒湿乘虚内袭，正气为邪气所阻，不能宣行，因而留滞，气血凝涩，久而成痹。或肌肉麻顽，或肢节挛急，或半体偏枯，或偏身走注疼痛，其不痛者，病久入深也。故在骨则重而不举，在血则凝而不流，在筋则屈而不伸，在肉则麻木不仁，在皮则皲揭不荣，皆痹而不痛。盖痹者，闭而不通，邪在阴分也。故经以病在阳为风，在阴为痹，阴阳俱病为风痹[26]269。

《医门法律》 古方治小儿鹤膝风，用六味地黄丸，加鹿茸牛膝共八味，不治其风，其意最善。盖小儿非必为风寒湿所痹，多因先天所禀，肾气衰薄，阴寒凝聚于腰膝而不解，从外可知其内也[21]245。

《不居集》 虚劳之人，精不化气，气不化精，先天之真元不足，则周身之道路不通，阻碍气血，不能营养经络而为痛也。是故水不养木而胁痛，精血衰少而腰痛，真阴竭绝而骨痛，机关不利而颈痛，骨髓空虚而脊背痛，三阴亏损而腿膝痛，此皆非外邪有余，实由肝肾不足所致也[31]609-610。

《诸病源候论》 劳伤之人，阴阳俱虚，经络脉涩，血气不利。若遇风邪与正气相搏，逢寒则身体痛，值热则皮肤痒[8]58。

《诸病源候论》 肝主筋而藏血，肾主骨而生髓。虚劳损血耗髓，故伤筋骨也[8]56。

《内经博议》　凡七情过用，则亦能伤脏气而为痹，不必三气入舍于其合也。所以然者，阴气静则神藏，躁则消亡……忧思过用，则痹聚在心[30]133-134。

《临证指南医案》　风湿肿痹，举世皆以客邪宜散，愈治愈剧，不明先因劳倦内伤也。盖邪之所凑，其气必虚[27]220。

《中藏经》　骨痹者，乃嗜欲不节，伤于肾也。肾气内消，则不能关禁；不能关禁，则中上俱乱；中上乱，则三焦之气痞而不通；三焦痞，则饮食不糟粕；饮食不糟粕，则精气日衰；精气日衰，则邪气妄入；邪气妄入，则上冲心舌。上冲心舌，则为不语；中犯脾胃，则为不充；下流腰膝，则为不遂；旁攻四肢，则为不仁[7]49。

《解围元薮》　此症于腰膝、腿肘、肩膊之间，麻冷酸渐，渐觉走疰，抽掣疼痛，肢节肿大、挛瘫，举足不能，甚则手指、足趾节节酸痛，俗名鬼箭风。祷祀求神，养成大病。皆由妄性肆欲，保养失节，感冒所致。六淫荡败，血枯气衰之故[32]29。

《诸病源候论》　痹者，风寒湿三气杂至，合而成痹。其状肌肉顽厚，或疼痛。由人体虚，腠理开，故受风邪也。病在阳曰风，在阴曰痹；阴阳俱病，曰风痹[8]42。

《诸病源候论》　风湿痹病之状，或皮肤顽厚，或肌肉酸痛。风寒湿三气杂至，合而成痹。其风湿气多而寒气少者，为风湿痹也。由血气虚则受风湿，而成此病，久不瘥，入于经络，搏于阳经，亦变令身体手足不随[8]42。

《诸病源候论》　血痹者，由体虚，邪入于阴经故也，血为阴，邪入于血而痹，故为血痹也[8]43。

《诸病源候论》　历节风之状，短气，自汗出，历节疼痛不可忍，屈伸不得是也。由饮酒腠理开，汗出当风所致也。亦有血气虚，受风邪而得之者。风历关节与血气相搏交攻，故疼痛，血气虚则汗也，风冷搏于筋，则不可屈伸，为历节风也[8]45。

《诸病源候论》　风寒湿三气合而为痹，其三气时来，亦有偏多偏少，而风湿之气偏多者，名风湿痹也。人腠理虚者，则由风湿气伤之，搏于血气，血气不行，则不宣，真邪相击，在于肌肉之间，故其肌肤尽痛。然诸阳之经，宣行阳气，通于身体，风湿之气，客在肌肤，初始为痹。若伤诸阳之经，阳气行则迟缓，而机关弛纵，筋脉不收摄，故风湿痹而复身体手足不随也[8]41。

《备急千金要方》　独活寄生汤：夫腰背痛者，皆由肾气虚弱，卧冷湿地当风所得也，不时速治，喜流入脚膝，为偏枯冷痹，缓弱疼重，或腰痛挛脚重痹[9]198。

《太平圣惠方》　夫白虎风病者，是风寒暑湿之毒，因虚所起，将摄失理，受此风邪，经脉结滞，血气不行，蓄于骨节之间，或在四肢，肉色不变。其疾昼静而夜发，即骨髓酸疼，其痛如虎之啮，故名曰白虎风病也[33]613。

《太平圣惠方》　夫腰脚冷痹者，由风寒湿三毒之气共伤于人，合而成痹也。此皆肾弱髓虚，为风冷所搏故。肾居下焦而主腰脚，其气荣润骨髓。今肾虚受于风寒，湿气留滞于经络，故令腰脚冷痹疼痛也[33]1337。

《圣济总录》　论曰：历节风者，由血气衰弱，为风寒所侵，血气凝涩，不得流通关节，诸筋无以滋养，真邪相搏，所历之节，悉皆疼痛，故谓历节风也。痛甚则使人短气汗出，肢节不可屈伸[11]299。

《严氏济生方》　风、寒、湿三气杂至，合而为痹。皆因体虚腠理空疏，受风寒湿气而成痹也。痹之为病，寒多则痛，风多则行，湿多则着。在骨则重而不举，在脉则血凝而不流，在筋则屈而不伸，在肉则不仁，在皮则寒。逢寒急，逢热则纵，此皆随所受邪气而生证也。大率痹病，总而言之，凡有五种，筋痹、脉痹、皮痹、骨痹、肌痹是也[13]118。

《丹溪心法》　四肢百节走痛是也，他方谓之白虎历节风证。大率有痰、风热、风湿、血虚[34]170。

《丹溪心法》 如肢节痛，须用羌活，祛风湿亦宜用之。如肥人肢节痛，多是风湿与痰饮流注经络而痛，宜南星、半夏；如瘦人肢节痛，是血虚，宜四物加防风、羌活[34]171。

《古今医鉴》 夫痹者，手足痛而不仁也。盖由元精内虚，而为风寒湿三气所袭，不能随时祛散，流注经络，入而为痹[35]1300。

《寿世保元》 夫痛风者，皆因气体虚弱，调理失宜，受风寒暑湿之毒，而四肢之内，肉色不变，其病昼静夜剧。其痛如割者，为寒多[36]646。

《寿世保元》 腰背手足肢节疼痛，乃血虚气弱，经络枯涩，寒滞而然也……此症乃筋与骨症，患者乃外淫侵入日久，及年近衰者，不善养而得，盖筋属肝血，骨属肾水，内损所致耳[36]646-647。

《景岳全书》 历节风痛，是气血本虚；或因饮酒腠理开，汗出当风所致；或因劳倦调护不谨，以致三气之邪遍历关节，与气血相搏，而疼痛非常，或如虎之咬，故又有白虎历节之名[17]1011。

《医学入门》 痹属风寒湿三气侵入而成，然外邪非气血虚则不入[25]678。

《傅青主男科》 此症虽因风寒湿而来，亦因元气之虚，邪治得乘虚而入，倘攻邪而不补正，则难愈矣，今于补正之中，佐以去风寒湿之品，而疽如失矣，方用白术五钱，人参三钱，茯苓一两，柴胡、附子、半夏各一钱、陈皮五分[37]64。

《医学心悟》 复有患痹日久，腿足枯细，膝头肿大，名曰鹤膝风。此三阴本亏，寒邪袭于经络，遂成斯症。宜服虎骨胶丸，外贴普救万全膏，则渐次可愈。失此不治，则成痼疾，而为废人矣[38]167。

《金匮翼》 臂痹者，臂痛连及筋骨，上支肩胛，举动难支，由血弱而风中之—[29]284。

《临证指南医案》 其实痹者，闭而不通之谓也，正气为邪所阻，脏腑经络不能畅达，皆由气血亏损，腠理疏豁，风寒湿三气得以乘虚外袭，留滞于内以致湿痰、浊血流注凝涩而得之[27]224。

《医学衷中参西录》 从来治腿疼臂疼者，多责之风寒湿痹，或血瘀、气滞、痰涎凝滞。不知人身之气化壮旺流行，而周身痹者、瘀者、滞者，不治自愈，即偶有不愈，治之亦易为功也。历久调治不愈者，补其元气以流通之，数载沉疴，亦可随手奏效也[39]240。

《严氏济生方》 外有支饮亦令人痹，当随症施治[13]118。

《普济本事方》 治风热成历节，攻手指，作赤肿麻木，甚则攻肩背两膝……此病多胸膈生痰，久则赤肿，附着肢节，久而不退，遂成厉风[40]42。

《格致余论》 又邻鲍六，年二十余，因患血痢，用涩药取效，后患痛风，叫号撼邻。予视之曰：此恶血入经络证。血受湿热，久必凝浊，所下未尽，留滞隧道，所以作痛。经久不治，恐成偏枯[15]12。

《寿世保元》 瘀血湿痰，蓄于肢节之间，筋骨之会，空窍之所，而作痛也，肢节沉重者，是湿痰，晚间病重者，是瘀血也[36]647。

《秘传证治要诀及类方》 痰饮流入四肢，令人肩背酸痛，两手软痹，医误以为风，则非其治，宜导痰汤加木香、姜黄各半钱[41]83-84。

《丹台玉案》 若妇人产后或患股痛，乃恶血流于经络也，要当以热药为向导，而以活血之剂君之，以行气之药佐之则愈。若误以为湿，而投燥剂，则不惟股中之血易干，而一身之血亦病矣；若误以为寒而投热药，则血得热而行，犹为庶几。然大热之剂，亦未可轻用，慎之！慎之[42]224！

《医门法律》 风寒湿三痹之邪，每借人胸中之痰为相援，故治痹方中，多兼用治痰之药[21]259。

《杂病源流犀烛》 痹者，闭也，三气杂至，壅闭经络，血气不行不能随时祛散，故久而为痹[23]235。

《医级》 痹非三气，患在痰瘀[43]101。

《医林改错》 凡肩痛、臂痛、腰痛、腿痛，或周身疼痛，总名曰痹证。明知受风寒，用湿热药不愈；明知有湿热，用利湿降火药无功；久而肌肉消瘦，议论阴亏，遂用滋阴药又不效，至此便云病在皮脉，易于为功，病在筋骨，实难见效。因不思风寒湿热入皮肤何处作痛，入于气管，痛必流走；入于血管，痛不移处。如论虚弱是因病而致虚，非因虚而致病，总滋阴，外受之邪归于何处？总逐风寒祛湿热，已凝之血，更不能活。如水遇风寒，凝结成冰，冰成风寒已散。明此义，治疗症何难[44]57。

《类证治裁》 痹脉案：族妇右臂痛手不能举，此为肢痹，用舒筋汤……久而不痊，必有湿痰败血瘀滞经络，加桂心、胆星、川乌、地龙、红花、桃仁以搜逐之[26]275-276。

《证治汇补》 湿热痰火，郁气死血，留经络四肢，悉能为麻为痹[45]200。

《临证指南医案》 经以风寒湿三气合而为痹，然经年累月，外邪留着，气血皆伤，其化为败瘀凝痰，混处经络，盖有诸矣[27]222。

本章学术精要

1. 痹病的病因病机

（1）外邪侵袭，经脉痹阻 ①风寒湿邪杂合致病。风寒湿三气杂至是痹病核心病因，风邪善行致"行痹"，寒邪凝滞致"痛痹"，湿邪重着致"着痹"，三者兼夹为病，阻滞气血运行。②外邪入侵途径。起居失当（如卧出受风、汗出当风、久居湿地）或环境因素（南方雾露、冬季寒冷）致邪乘虚而入，客于肌肤、经络、骨节，引发肌痹、骨痹等。③外邪传变规律。外邪先犯五体（皮、肉、筋、骨、脉），久则内传五脏，形成心痹、肾痹等脏腑痹，尤以心痹常见，表现为血脉不通、气逆喘息。

（2）内伤致病因素 ①饮食失节。过食肥甘伤脾胃，痰湿内生；饮酒过度致湿热蕴结；偏嗜酸咸损伤肝肾，营卫失调，筋骨失养，发为历节、血痹。②情志失调。忧思伤脾、忿怒伤肝、恐惧伤肾，导致气机逆乱，脏腑虚弱，外邪易袭。如"气痹"因情志过极致气结，"心痹"因思虑过度耗伤心气。③劳倦内伤。久视、久立、久行等过劳耗伤气血，或房劳伤肾，髓枯骨弱，致腰膝冷痛、肢体痿废，如"肾着"因身劳汗出、寒湿内侵。

（3）正气亏虚为发病基础 ①营卫失调。营气虚弱则肌肤不仁，卫气不足则肢体不用，营卫俱虚则肢体麻木无力，易感外邪。如血痹因"尊荣人骨弱肌肤盛"，营卫失和，加被微风而发。②体质禀赋。腠理疏松、肌肉不坚者易感外邪；血气衰弱者（如足少阳血气皆少）易患骨痛爪枯之痹；肝肾亏虚者（脉沉弱）易成历节。③正气存内。强调"邪之所凑，其气必虚"，正虚是外邪侵袭的前提，如淋雨、涉水后不病者因正气充足，体现"两虚相得"发病观。

2. 病机演变与病理产物

（1）痰浊瘀血阻滞 ①痰湿致痹。饮食不节生痰，流注关节致肿痛；湿热酿痰，阻滞经络，如朱丹溪言痛风因"热血得寒，汗浊凝涩"。②瘀血致痹。外邪客络或内伤致血凝泣，如恶血留滞隧道引发剧痛；痹久入络，瘀血与痰湿互结，致关节畸形（鹤膝风）、活动受限。

（2）寒热转化 ①寒化机制。素体阳虚或寒湿偏盛，邪从阴化寒，症见冷痛、重着，如骨痹因冬感寒邪，寒气至则骨髓酸痛。②热化机制。阳盛之体或邪郁化热，症见红肿热痛，如热痹因脏腑蓄热，复感外邪，热闭经络；风湿热搏结致历节黄汗。

（3）虚实夹杂 ①初期以实为主。风寒湿热外邪壅滞，气血闭阻，痛势急迫。②久病虚实并见。正虚（气血亏虚、肝肾不足）与邪实（痰瘀胶结）共存，如尪痹见关节变形、身体羸瘦；燥痹因阴血亏虚兼脉络瘀滞。

3. 历代理论发展

（1）汉唐时期奠基 ①《内经》确立风寒湿致病理论，分五体痹、五脏痹，提出营卫不和、饮食居处为内因。②张仲景补充"历节病""血痹"等证，强调饮酒汗出当风、劳倦致虚的病因，创甘草附子汤、黄芪桂枝五物汤等治法。③巢元方阐发"注病"概念，描述关节变形（鹤膝风），指出正虚邪恋证的慢性病理。

（2）宋元明清创新 ①痰瘀理论。朱丹溪提出痛风因痰瘀阻滞，创活血化痰法；王清任强调"痹证有瘀"，用身痛逐瘀汤治久痹。②热痹论治。刘完素、吴鞠通明确湿热致痹，叶天士分"经络湿热"与"脏腑湿热"，丰富清热祛湿治法。③体质辨证。《明医指掌》论"肥人多是湿痰……瘦人多是血虚与热"；张景岳强调元气虚则邪入深，完善补虚祛邪思路。

（3）现代理论突破 ①病名规范化。确立"痹病"总称，细分五淫痹、五体痹等，纳入尪痹、燥痹等新病种，对应类风湿关节炎、干燥综合征等现代疾病。②病理层次论。提出"经筋痹痛"概念，结合针灸治疗；焦树德"尪痹"理论突出肾虚寒凝病机，指导顽痹治疗。③分期论治。急性期以祛邪为主，缓解期调补肝肾、化痰祛瘀，晚期注重改善畸形与脏腑功能。

4.临床指导价值

（1）辨证要点 ①辨邪气偏盛。行痹痛无定处，痛痹冷痛明显，着痹重着麻木，热痹红肿灼热。②辨病理产物。痰盛则关节肿胀，瘀重则刺痛夜甚，痰瘀互结则关节畸形。③辨虚实主次。新病多实，久病多虚；实者关节胀痛拒按，虚者隐痛喜揉。

（2）治疗原则 ①急则治标。风寒湿痹温散通络，风湿热痹清热利湿，痰瘀痹阻化痰逐瘀。②缓则治本。补气血、养肝肾、健脾胃，如独活寄生汤补虚祛风，右归丸温肾壮骨。③截断传变。防止五体痹内传脏腑，如心痹早用通脉养心，肾痹注重温阳利水。

痹病病因病机理论以"正气虚损，外邪侵袭"为核心，涵盖外感六淫、内伤七情、痰瘀互结等多因素，病机呈现由表入里、寒热转化、虚实夹杂的动态过程。历代医家不断补充痰瘀致痹、湿热致痹等理论，现代结合疾病特征提出新病名与分期论治策略，显著提升临床疗效，彰显中医整体观与辨证论治的优势。

参考文献

［1］未著撰人. 黄帝内经素问［M］. 北京：人民卫生出版社，2012.

［2］未著撰人. 灵枢经［M］. 北京：人民卫生出版社，2012.

［3］（汉）张仲景. 伤寒论［M］. 北京：学苑出版社，2007.

［4］（汉）张仲景. 金匮要略［M］. 北京：学苑出版社，2007.

［5］郑林. 张志聪医学全书·黄帝内经素问集注［M］. 北京：中国中医药出版社，1999.

［6］（唐）杨上善著；李克光，郑孝昌主编. 黄帝内经太素校注（上册）［M］. 北京：人民卫生出版社，2003.

［7］（汉）华佗. 中藏经［M］. 北京：学苑出版社，2007.

［8］（隋）巢元方著；高文柱，沈澍农校注. 中医必读百部名著·诸病源候论［M］. 北京：华夏出版社，2008.

［9］（唐）孙思邈著；李景荣，苏礼，任娟莉，等校释. 备急千金要方校释［M］. 北京：人民卫生出版社，1998.

［10］（唐）王焘著；高文柱，孙中堂，黄龙祥，等校注. 中医必读百部名著·外台秘要方［M］. 北京：华夏出版社，2009.

［11］（宋）赵佶. 圣济总录（上册）［M］. 北京：人民卫生出版社，1982.

［12］（宋）窦材. 扁鹊心书［M］. 北京：中医古籍出版社，1992.

［13］（宋）严用和. 重辑严氏济生方［M］. 北京：中国中医药出版社，2015.

［14］李俊德，高文柱. 中医必读百部名著（临床通用卷）·儒门事亲［M］. 北京：华夏出版社，2007.

［15］田思胜，高巧林，刘建青. 朱丹溪医学全书·格致余论［M］. 北京：中国中医药出版社，2006.

［16］（金）刘元素. 黄帝素问宣明论方［M］. 北京：中国中医药出版社，2007.

［17］李志庸. 张景岳医学全书·景岳全书［M］. 北京：中国中医药出版社，1999.

［18］李志庸. 张景岳医学全书·类经［M］. 北京：中国中医药出版社，1999.

［19］（明）秦景明. 症因脉治［M］. 上海：第二军医大学出版社，2008.

［20］李世华，王育学. 龚廷贤医学全书·万病回春［M］. 北京：中国中医药出版社，1999.

［21］张熠. 喻嘉言医学全书·医门法律［M］. 北京：中国中医药出版社，1999.

［22］林慧光. 陈修园医学全书·时方妙用［M］. 北京：中国中医药出版社，1999.

［23］田思胜. 沈金鳌医学全书·杂病源流犀烛［M］. 北京：中国中医药出版社，1999.

［24］陆拯. 王肯堂医学全书·证治准绳［M］. 北京：中国中医药出版社，1999.

［25］（明）李梴. 医学入门［M］. 上海：上海科学技术文献出版社，1997.

［26］（清）林佩琴. 类证治裁［M］. 北京：人民卫生出版社，1988.

［27］黄英志. 叶天士医学全书·临证指南医案［M］. 北京：中国中医药出版社，1999.

［28］李刘坤. 吴鞠通医学全书·温病条辨［M］. 北京：中国中医药出版社，1999.

［29］孙中堂. 尤在泾医学全书·金匮翼［M］. 北京：中国中医药出版社，1999.

［30］（清）罗美. 内经博议［M］. 北京：中国中医药出版社，2015.

［31］（清）吴澄. 不居集［M］. 北京：人民卫生出版社，1998.

［32］（元）沈之问. 解围元薮［M］. 上海：上海科学技术出版社，1959.

［33］（宋）王怀隐，郑彦，陈昭遇，等. 太平圣惠方［M］. 北京：人民卫生出版社，1958.

［34］田思胜，高巧林，刘建青. 朱丹溪医学全书·丹溪心法［M］. 北京：中国中医药出版社，2006.

［35］李世华，王育学. 龚廷贤医学全书·古今医鉴［M］. 北京：中国中医药出版社，1999.

［36］李世华，王育学. 龚廷贤医学全书·寿世保元［M］. 北京：中国中医药出版社，1999.

［37］（清）傅山. 傅青主男科［M］. 福州：福建科学技术出版社，1984.

［38］（清）程国彭. 医学心悟［M］. 北京：人民卫生出版社，2006.

［39］张锡纯. 医学衷中参西录［M］. 石家庄：河北人民出版社，1974.

［40］（宋）许叔微. 普济本事方［M］. 北京：中国中医药出版社，2007.

［41］（明）戴原礼. 秘传证治要诀及类方［M］. 北京：中国中医药出版社，1998.

［42］（明）孙文胤. 丹台玉案［M］. 北京：中国中医药出版社，2016.

［43］（清）董西园. 医级［M］. 北京：中国中医药出版社，2015.

［44］（清）王清任. 医林改错［M］. 北京：人民卫生出版社，1991.

［45］（清）李用粹. 证治汇补［M］. 上海：上海科学技术出版社，1958.

第三章　痹病的诊法与辨证

【经典原文】

《素问·五脏生成》　五色微诊，可以目察。能合脉色，可以万全。赤脉之至也，喘而坚，诊曰：有积气在中，时害于食，名曰心痹，得之外疾，思虑而心虚，故邪从之。白脉之至也，喘而浮，上虚下实，惊，有积气在胸中，喘而虚，名曰肺痹，寒热，得之醉而使内也。青脉之至也，长而左右弹，有积气在心下，支胠，名曰肝痹，得之寒湿，与疝同法，腰痛足清头痛。黄脉之至也，大而虚，有积气在腹中，有厥气，名曰厥疝，女子同法，得之疾使四肢汗出当风。黑脉之至也，上坚而大，有积气在小腹与阴，名曰肾痹，得之沐浴清水而卧[1]51-52。

《素问·皮部论》　欲知皮部以经脉为纪者，诸经皆然。阳明之阳，名曰害蜚，上下同法，视其部中有浮络者，皆阳明之络也，其色多青则痛，多黑则痹[1]197。

《灵枢·五色》　五色各见其部，察其浮沉，以知浅深，察其泽夭，以观成败，察其散抟，以知远近，视色上下，以知病处[2]92。

《灵枢·五色》　雷公曰：小子闻风者，百病之始也，厥逆者，寒湿之起也，别之奈何？黄帝曰：常候阙中，薄泽为风，冲浊为痹，在地为厥，此其常也，各以其色言其病[2]92。

《灵枢·经脉》　凡诊络脉，脉色青则寒且痛，赤则有热。胃中寒，手鱼之络多青矣；胃中有热，鱼际络赤；其暴黑者，留久痹也[2]36。

《灵枢·论疾诊尺》　诊血脉者，多赤多热，多青多痛，多黑为久痹，多赤、多青、多黑皆见者，寒热身痛[2]127。

《素问·三部九候论》　帝曰：以候奈何？岐伯曰：必先度其形之肥瘦，以调其气之虚实，实则泻之，虚则补之。必先去其血脉而后调之，无问其病，以平为期[1]90。

《素问·经脉别论》　诊病之道，观人勇怯、骨肉、皮肤，能知其情，以为诊法也[1]94。

《灵枢·五变》　何以候人之善病痹者？少俞答曰：粗理而肉不坚者，善病痹。黄帝曰：痹之高下有处乎？少俞答曰：欲知其高下者，各视其部[2]84。

《素问·玉机真脏论》　是故风者百病之长也，今风寒客于人，使人毫毛毕直，皮肤闭而为热，当是之时，可汗而发也；或痹不仁肿痛，当是之时，可汤熨或火灸刺而去之[1]84。

《金匮要略·中风历节病脉证并治》　诸肢节疼痛，身体魁羸，脚肿如脱，头眩短气，温温欲吐，桂枝芍药知母汤主之[3]29。

《素问·痹论》　肾痹者，善胀，尻以代踵，脊以代头[1]165。

《素问·痹论》　帝曰：善。痹或痛，或不痛，或不仁，或寒，或热，或燥，或湿，其故何也？岐伯曰：痛者寒气多也，有寒故痛也[1]167。

《素问·长刺节论》　病在肌肤，肌肤尽痛，名曰肌痹，伤于寒湿[1]196。

《灵枢·寒热病》 骨痹，举节不用而痛，汗注烦心，取三阴（一本作三阳）之经，补之[2]54。

《灵枢·周痹》 黄帝问于岐伯曰：周痹之在身也，上下移徙随脉，其上下左右相应，间不容空，愿闻此痛，在血脉之中耶？将在分肉之间乎？何以致是？其痛之移也，间不及下针，其慉痛之时，不及定治，而痛已止矣，何道使然？愿闻其故。岐伯答曰：此众痹也，非周痹也。黄帝曰：愿闻众痹。岐伯对曰：此各在其处，更发更止，更居更起，以右应左，以左应右，非能周也，更发更休也。黄帝曰：善。刺之奈何？岐伯对曰：刺此者，痛虽已止，必刺其处，勿令复起。帝曰：善。愿闻周痹何如？岐伯对曰：周痹者，在于血脉之中，随脉以上，随脉以下，不能左右，各当其所。黄帝曰：刺之奈何？岐伯对曰：痛从上下者，先刺其下以过（一作遏下同）之，后刺其上以脱之；痛从下上者，先刺其上以过之，后刺其下以脱之[2]62。

《伤寒论·辨太阳病脉证并治》 伤寒八九日，风湿相搏，身疼烦，不能转侧，不呕，不渴，脉浮虚而涩者，桂枝附子汤主之。大便硬（一云脐下心下硬），小便自利者，去桂加白术汤主之[4]74。

《伤寒论·辨太阳病脉证并治》 风湿相搏，骨节疼烦，掣痛，不得屈伸，汗出，短气，小便不利，恶风，不欲去衣，或身微肿者，甘草附子汤主之[4]75。

《伤寒论·辨少阴病脉证并治》 少阴病，身体痛，手足寒，骨节痛，脉沉者，附子汤主之[4]97。

《金匮要略·痉湿暍病脉证治》 太阳病，关节疼痛而烦，脉沉而细者，此名湿痹[3]11。

《金匮要略·痉湿暍病脉证治》 病者一身尽痛，发热，日晡所剧者，名风湿[3]12。

《金匮要略·中风历节病脉证并治》 盛人脉涩小，短气，自汗出，历节疼，不可屈伸，此皆饮酒汗出当风所致。诸肢节疼痛，身体魁羸，脚肿如脱，头眩短气，温温欲吐，桂枝芍药知母汤主之[3]29。

《金匮要略·中风历节病脉证并治》 病历节不可屈伸，疼痛，乌头汤主之[3]30。

《金匮要略·五脏风寒积聚病脉证并治》 肾着之病，其人身体重，腰中冷，如坐水中，形如水状，反不渴，小便自利，饮食如故，病属下焦，身劳汗出，衣（一作表）里冷湿，久久得之，腰以下冷痛，腹重如带五千钱，甘姜苓术汤主之[3]64。

《素问·四时刺逆从论》 太阳有余病骨痹，身重[1]240。

《素问·长刺节论》 病在骨，骨重不可举，骨髓酸痛，寒气至，名曰骨痹[1]196。

《素问·痹论》 帝曰：善。痹或痛，或不仁，或寒，或热，或燥，或湿，其故何也？岐伯曰：痛者寒气多也，有寒故痛也。其不痛不仁者，病久入深，荣卫之行涩，经络时疏，故不通，皮肤不营，故为不仁……帝曰：夫痹之为病，不痛何也？岐伯曰：痹在于骨则重，在于脉则血凝而不流，在于筋则屈不伸，在于肉则不仁，在于皮则寒。故具此五者，则不痛也。凡痹之类，逢寒则虫，逢热则纵。帝曰：善[1]167。

《灵枢·寿夭刚柔》 寒痹为之病也，留而不去，时痛而皮不仁[2]20。

《灵枢·刺节真邪》 虚邪之中人也，洒淅动形，起毫毛而发腠理。其入深，内搏于骨，则为骨痹。搏于筋，则为筋挛。搏于脉中，则为血闭不通，则为痈。搏于肉，与卫气相搏，阳胜者则为热，阴胜者则为寒，寒则真气去，去则虚，虚则寒。搏于皮肤之间，其气外发，腠理开，毫毛摇，气往来行，则为痒。留而不去，则痹。卫气不行，则为不仁[2]131。

《伤寒论·平脉法》 寸口脉微而涩，微者卫气不行，涩者荣气不逮，荣卫不能相将，三焦无所仰，身体痹不仁[4]12。

《金匮要略·中风历节病脉证并治》 邪在于络，肌肤不仁；邪在于经，即重不胜；邪入于腑，即不识人；邪入于脏，舌即难言，口吐涎[3]26。

《金匮要略·血痹虚劳病脉证并治》 血痹阴阳俱微，寸口关上微，尺中小紧，外证身体不仁，如风痹状，黄芪桂枝五物汤主之[3]33。

《素问·脉要精微论》 帝曰：诸痛肿筋挛骨痛，此皆安生？岐伯曰：此寒气之肿，八风之变也[1]72。

《素问·长刺节论》 病在筋，筋挛节痛，不可以行，名曰筋痹[1]195。

《素问·气穴论》 积寒留舍，荣卫不居，卷肉缩筋，肋肘不得伸，内为骨痹，外为不仁，命曰不足，大寒留于溪谷也[1]205。

《灵枢·论疾诊尺》 尺肤滑而泽脂者，风也。尺肤涩者，风痹也[2]126。

《素问·平人气象论》 尺热曰病温，尺不热脉滑曰病风，脉涩曰痹[1]75。

《灵枢·阴阳二十五人》 按其寸口人迎，以调阴阳，切循其经络之凝涩，结而不通者，此于身皆为痛痹，甚则不行，故凝涩[2]111。

《灵枢·禁服》 人迎大一倍于寸口，病在足少阳，一倍而躁，在手少阳。人迎二倍，病在足太阳，二倍而躁，病在手太阳。人迎三倍，病在足阳明，三倍而躁，病在手阳明。盛则为热，虚则为寒，紧则为痛痹，代则乍甚乍间。盛则泻之，虚则补之，紧痛则取之分肉，代则取血络且饮药，陷下则灸之，不盛不虚，以经取之，名曰经刺。人迎四倍者，且大且数，名曰溢阳，溢阳为外格，死不治。必审按其本末，察其寒热，以验其脏腑之病。寸口大于人迎一倍，病在足厥阴，一倍而躁，在手心主。寸口二倍，病在足少阴，二倍而躁，在手少阴。寸口三倍，病在足太阴，三倍而躁，在手太阴。盛则胀满、寒中、食不化，虚则热中、出糜、少气，溺色变，紧则痛痹，代则乍痛乍止[2]90。

《素问·脉要精微论》 按之至骨，脉气少者，腰脊痛而身有痹也[1]74。

《素问·平人气象论》 脉滑曰风。脉涩曰痹[1]77。

《灵枢·邪客》 黄帝曰：持针纵舍奈何？岐伯曰：必先明知十二经脉之本末，皮肤之寒热，脉之盛衰滑涩。其脉滑而盛者，病日进；虚而细者，久以持；大以涩者，为痛痹；阴阳如一，病难治[2]121。

《素问·脉要精微论》 胃脉搏坚而长，其色赤，当病折髀，其软而散者，当病食痹[1]71。

《灵枢·邪气脏腑病形》 心脉急甚者为瘛疭……微大为心痹引背，善泪出[2]12。

《灵枢·邪气脏腑病形》 肺脉急甚为癫疾……微大为肺痹引胸背[2]12。

《灵枢·邪气脏腑病形》 肝脉急甚者为恶言……微大为肝痹阴缩，咳引小腹[2]12-13。

《伤寒论·辨脉法》 寸口脉浮而紧，浮则为风，紧则为寒，风则伤卫，寒则伤荣，荣卫俱病，骨节烦疼，当发其汗也[4]3。

《素问·至真要大论》 太阴司天，湿淫所胜，则沉阴且布，雨变枯槁，附肿骨痛阴痹，阴病者按之不得，腰脊头项痛，时眩，大便难，阴气不用，饥不欲食，咳唾则有血，心如悬，病本于肾。太溪绝，死不治[1]346。

《素问·痹论》 岐伯对曰：风寒湿三气杂至，合而为痹也。其风气胜者为行痹，寒气胜者为痛痹，湿气胜者为着痹也[1]164。

《素问·痹论》 其寒者，阳气少，阴气多，与病相益，故寒也。其热者，阳气多，阴气少，病气胜阳遭阴，故为痹热。其多汗而濡者，此其逢湿甚也，阳气少，阴气盛，两气相感，故汗出而濡也[1]167。

《金匮要略·脏腑经络先后病脉证》 千般疢难，不越三条：一者，经络受邪，入脏腑，为内所因也；二者，四肢九窍，血脉相传，壅塞不通，为外皮肤所中也；三者，房室、金刃、虫兽所伤[3]2。

《金匮要略·痉湿暍病脉证治》 湿家，身烦疼，可与麻黄加术汤，发其汗为宜，慎不可以火攻之[3]12。

《金匮要略·痓湿暍病脉证治》 病者一身尽疼，发热，日晡所剧者，此名风湿。此病伤于汗出当风，或久伤取冷所致也，可与麻黄杏仁薏苡甘草汤[3]12。

《金匮要略·痓湿暍病脉证治》 太阳病，关节疼痛而烦，脉沉而细者，此名湿痹。湿痹之候，其人小便不利，大便反快，但当利其小便[3]11。

《金匮要略·脏腑经络先后病脉证》 经曰：虚虚实实，补不足，损有余，是其义也[3]1。

《金匮要略·痓湿暍病脉证治》 伤寒八九日，风湿相搏，身体疼烦，不能自转侧，不呕不渴，脉浮虚而涩者，桂枝附子汤主之[3]13。

《金匮要略·痓湿暍病脉证治》 风湿相搏，骨节疼烦，掣痛不得伸屈，近之则痛剧，汗出短气，小便不利，恶风不欲去衣，或身微肿者，甘草附子汤主之[3]14-15。

《金匮要略·中风历节病脉证并治》 诸肢节疼痛，身体魁羸，脚肿如脱，头眩短气，温温欲吐，桂枝芍药知母汤主之[3]29。

《金匮要略·血痹虚劳脉证并治》 血痹，阴阳俱微，寸口关上微，尺中小紧，外证身体不仁，如风痹状，黄芪桂枝五物汤主之[3]33。

《素问·举痛论》 寒气客于五脏，厥逆上泄，阴气竭，阳气未入，故卒然痛死不知人，气复反则生矣[1]150-151。

《灵枢·五癃津液别》 阴阳不和，则使液溢而下流于阴，髓液皆减而下，下过度则虚，虚故腰背痛而胫酸[2]73。

《灵枢·阴阳二十五人》 血气皆少，则喜转筋踵下痛[2]110。

【钩玄提要】

1. 诊法
（1）望诊
1）望面色　面部色泽也可以反映内在的疾病。《内经》指出观察面色结合脉象可以诊断五脏痹，如心痹、肺痹、肝痹、肾痹面色分别显现为赤色、白色、青色、黑色，《素问·五脏生成》曰："五色微诊，可以目察。能合脉色，可以万全。赤脉之至也……名曰心痹；白脉之至也……名曰肺痹；青脉之至也……名曰肝痹；黑脉之至也……名曰肾痹[1]51-52。"观察五色的浮沉、清浊、微甚、泽夭、散抟、上下的变化，可测知病变的浅深轻重，如《灵枢·五色》曰："五色各见其部，察其浮沉，以知浅深，察其泽夭，以观成败，察其散抟，以知远近，视色上下，以知病处[2]92。"《内经》记载观察两眉之间色泽的变化鉴别风、痹、厥，其中色泽深沉晦暗的为痹，如《灵枢·五色》曰："常候阙中，薄泽为风，冲浊为痹，在地为厥，此其常也，各以其色言其病[2]92。"薄泽指色浮浅而光泽，冲浊即色深沉而浑浊。《类经》曰："风病在阳，皮毛受之，故色薄而泽。痹病在阴，肉骨受之，故色冲而浊。冲，深也[5]118。"

2）望络脉、望肌肤　所谓络脉，即望而可见的浅表血络，络脉内通脏腑，外联肌表，脏腑经络气血的变化影响络中气血，其色随四时及邪气的性质而变，故观察络脉色泽变化有助于疾病的诊断。色青为痛，色赤为热，色黑为邪留日久的痹病。如《灵枢·经脉》曰："凡诊络脉……其暴黑者，留久痹也[2]36。"《素问·皮部论》曰："视其部中有浮络者，皆阳明之络也，其色多青则痛，多黑则痹[1]197。"《灵枢·论疾诊尺》曰："诊血脉者，多赤多热，多青多痛，多黑为久痹[2]127。"《灵枢·五变》曰："粗理而肉不坚者，善病痹[2]84。"指出皮肤纹理粗疏，而肌肉又不坚实之人易患痹病。

3）望形体动态

①望形体。是指观察患者形体的强弱胖瘦、体质形态和异常表现等来诊察病情的方法。《内经》早就有望形诊病的记载，如《素问·三部九候论》曰："必先度其形之肥瘦，以调其气之虚实[1]90。"《素问·经脉别论》曰："诊病之道，观人勇怯、骨肉、皮肤，能知其情，以为诊法也[1]94。"审察形体有助于痹证的诊断，如《灵枢·五变》曰："何以候人之善病痹者？少俞答曰：粗理而肉不坚者，善病痹。黄帝曰：痹之高下有处乎？少俞答曰：欲知其高下者，各视其部[2]84。"

②望肢体关节。关节肿胀是痹病的常见症状。《素问·玉机真脏论》曰："或痹不仁肿痛[1]84。"张仲景描述"历节病"表现为"独足肿大""脚肿如脱"，如《金匮要略·中风历节病脉证并治》曰："诸肢节疼痛，身体魁羸，脚肿如脱……身体羸瘦，独足肿大，黄汗出，胫冷。假令发热，便为历节也[3]29。"

望姿态亦是诊断痹病的常用方法，可通过观察患者的动静姿态、体位变化和异常动作以诊察病情。痹证日久会出现关节僵硬变形，筋脉拘紧而出现形态异常，如《素问·痹论》曰："肾痹者，善胀，尻以代踵，脊以代头[1]165。"高士宗《黄帝内经素问直解》注释认为："尻，尾骨也，尾骨下蹲，以代踵，足骨痿也；脊骨高耸以代头，天柱倾也[6]289。"

（2）问诊 痹病由于其感邪性质、病变部位、正气强弱等不同，临床表现也不尽相同，但均以疼痛、重着、麻木、肿胀、屈伸不利等为主要表现。

1）疼痛 马王堆三号墓出土的目前最早的医书部分《足臂十一脉灸经》中有"疾痹""足小指痹""足中指踝痹"的记载，均为下侧肢体某部位的痹阻不通表现为疼痛的疾病[7]5、7。《内经》述痹证疼痛缘于寒气多，肌肤伤于寒湿疼痛称"肌痹"，而"骨痹"表现为痛而不用，如《素问·痹论》曰："帝曰：善。痹或痛，或不仁，或寒，或热，或燥，或湿，其故何也？岐伯曰：痛者寒气多也，有寒故痛也[1]167。"《素问·长刺节论》曰："病在肌肤，肌肤尽痛，名曰肌痹，伤于寒湿[1]196。"《灵枢·寒热病》曰："骨痹，举节不用而痛[2]54。"《灵枢·周痹》曰："上下移徙随脉，其上下左右相应，间不容空……其痛之移也，间不及下针，其痛之时，不及定治，而痛已止矣……愿闻众痹。岐伯对曰：此各在其处，更发更止，更居更起，以右应左，以左应右，非能周也，更发更休也……愿闻周痹何如？岐伯对曰：周痹者，在于血脉之中，随脉以上，随脉以下，不能左右，各当其所[2]62。"指出"众痹"的疼痛可表现为游走性，时发时止，而"周痹"表现为或随脉以上，或随脉以下，痛有定所。

《伤寒论》有多处与痹证有关的"身体疼烦""骨节疼烦""掣痛不得屈伸""骨节痛"等症状描述。如《伤寒论·辨太阳病脉证并治》曰："伤寒八九日，风湿相搏，身体疼烦，不能自转侧[4]74。"又曰："风湿相搏，骨节疼烦，掣痛不得屈伸，近之则痛剧[4]75。"《伤寒论·辨少阴病脉证并治》曰："少阴病，身体痛，手足寒，骨节痛，脉沉者，附子汤主之[4]97。"《金匮要略》中与痹证相关的病名有"湿痹""风湿""历节病""肾着"等，"湿痹"可表现为关节疼痛而烦[3]11；"风湿"表现为一身尽痛，发热，日晡所剧[3]12；"历节病"表现为诸肢节疼痛，不可屈伸[3]29-30；"肾着"表现为腰以下冷痛[3]64。

2）重着 重着是指患者自觉肢体沉重、酸楚不适，其举动艰难、活动不便，若负着重物，是痹病临床常见症状。其病因主要在于肾虚及湿胜。湿有外湿、内湿之分。外湿由涉水淋雨，或感受雾露之气，居处潮湿，湿侵肌肤而得；内湿由脾运失常，津液失布，留滞局部而得。湿为阴邪，其性重浊黏腻，痹阻肢体经络，则肢体"重着"，常伴有头重如裹、发热恶寒、身痛等表症或有纳呆、倦怠乏力等脾虚证。肾主藏精、生髓，骨赖髓养。肾精亏虚，骨失髓养，支撑无力，而患者自觉肢体沉重。常以腰膝重困为主，并伴见头晕、耳鸣、腰膝酸软无力等。

《内经》述"骨痹"的症状为骨髓酸痛、身重，如《素问·痹论》曰："痹在于骨则重[1]167。"《素问·四时刺逆从论》曰："太阳有余病骨痹，身重[1]240。"《素问·长刺节论》曰："病在骨，骨重不可举，骨髓酸痛，寒气至，名曰骨痹[1]196。"张仲景指出"肾着"的表现为身体重，如《金匮要略·五脏风寒积聚病脉证并治》曰："肾着之病，其人身体重，腰中冷，如坐水中[3] 64。"

3）麻木　麻木是患者肌肤感觉异常或知觉障碍的一种症状。麻是感觉异常，即非痒非痛，肌肉之内如千万小虫乱行，或遍身淫淫如虫行有声之状，按之不止，搔之愈甚，有如麻之状；木是肌肤感觉若失，木不痒不痛，自己肌肉如人肌肉，按之不知，掐之不绝，有如木之厚。麻木多因气血亏虚，经脉肌肉失养；或风寒湿邪客于肌表、经络，风伤人之气血，湿性黏滞缠绵，寒凝阳气，气血受阻，经脉肌肉失荣；或痰瘀阻滞，留于经隧、关节、肌肉，阻滞气血而致。

《内经》论及痹病的症状除疼痛之外，还有"不仁"，即麻木不仁，乃荣卫之行涩，卫气不行，皮肤不营所致。如《素问·痹论》曰："帝曰：善。痹或痛，或不仁……其不痛不仁者，病久入深，荣卫之行涩，经络时疏，故不通，皮肤不营，故为不仁[1] 167。"《黄帝内经素问集注》注曰："不仁，不知痛痒也[8] 171。"《素问·玉机真脏论》曰："或痹不仁肿病，当是之时，可汤熨及火灸刺而去之[1] 84。"《灵枢·寿夭刚柔》曰："风寒客于肠胃之中，寒痹为之病也，留而不去，时痛而皮不仁[2] 20。"《灵枢·刺节真邪》曰："虚邪之中人也……留而不去，则痹。卫气不行，则为不仁[2] 131。"

《伤寒论》中有"四肢不仁""身体痹不仁""肌肤不仁""身体不仁"等症状描述，如《伤寒论·平脉法》曰："荣卫不能相将，三焦无所仰，身体痹不仁[4] 12。"《金匮要略·中风历节病脉证并治》曰："邪在于络，肌肤不仁[3] 26。"《金匮要略·血痹虚劳脉证并治》曰："血痹，阴阳俱微，或寸口关上微，尺中小紧，外证身体不仁，如风痹状，黄芪桂枝五物汤主之[3] 33。"

4）屈伸不利　屈伸不利是指肢体屈伸不灵活，活动功能受限而言，最常见于筋痹。《内经》中有"筋挛""卷肉缩筋"等描述。如《素问·脉要精微论》曰："帝曰：诸痛肿筋挛骨痛，此皆安生？岐伯曰：此寒气之肿，八风之变也[1] 72。"《素问·长刺节论》曰："病在筋，筋挛节痛，不可以行，名曰筋痹[1] 195。"《素问·气穴论》曰："积寒留舍，荣卫不居，卷肉缩筋，肋肘不得伸，内为骨痹，外为不仁[1] 205。"张仲景、巢元方等论述了历节病的症状为不可屈伸，疼痛，如《金匮要略·中风历节病脉证并治》曰："病历节不可屈伸，疼痛，乌头汤主之[3] 30。"

（3）切诊

1）尺肤诊　两手肘关节（尺泽穴）下至寸口处的皮肤，称为"尺肤"。论疾诊尺，从外测内，判定病形，是《内经》诊断疾病的又一特点。诊尺肤主要是通过切尺部皮肤的寒温润枯，松弛或紧张，尺部的粗大或松软，来诊察体内的病理变化。《灵枢·论疾诊尺》云："尺肤滑而泽脂者，风也。尺肤涩者，风痹也[1] 126。"指出尺之肌肤滑润如膏脂的是风病，而尺之肌肤涩滞不滑的为血少营虚的风痹病。《内经》中诊断痹证按尺肤常与脉象相参，如《素问·平人气象论》曰："尺热曰病温，尺不热脉滑曰病风，脉涩曰痹[1] 75。"

2）脉诊　脉诊是辨证论治不可少的客观依据，脉象可以反映邪正的盛衰，所以通过脉象的变化可以诊断疾病、判断预后。《内经》强调了脉诊的重要性，如《素问·五脏生成》曰："五色微诊，可以目察。能合脉色，可以万全[1] 51。"

人迎寸口脉诊：《灵枢·阴阳二十五人》云："按其寸口人迎，以调阴阳，切循其经络之凝涩结而不通者，此于身皆为痛痹[2] 111。"指出切诊其人迎、寸口脉，审察阴阳盛衰变化，在循按经络所行之处，如有气血闭阻不通的结聚现象，大多会出现痛痹之病。若人迎、寸口脉紧者属寒，出现痛痹。《灵枢·禁服》云："人迎三倍，病在足阳明，三倍而躁，病在手阳明……紧则为痛痹……紧痛则取之分肉[2] 90。""寸口三倍，病在足太阴，三倍而躁，在手太阴……紧则为痛痹"[2] 90。"指出人迎脉大于寸口脉三倍或寸口脉大于人迎三倍，加以躁急或紧的脉象均可见于寒痹。

寸口脉诊：《内经》对于痹病脉诊的论述颇多，诊脉若重按至骨，而脉气少的，是生阳之气不足，可出现腰脊疼痛及身体痹病；脉象涩，是为痹病；紧为痛痹。如《素问·脉要精微论》曰："按之至骨，脉气少者，腰脊痛而身有痹也[1]74。"《素问·平人气象论》："脉涩曰痹[1]77。"《黄帝内经素问集注》曰："痹者，闭也。邪积而不行，故脉涩也[8]75-76。"又曰："风寒湿邪，皆能为痹，或在于皮肉筋骨之间，或内舍于五脏六腑，故痹病于外内之间者，其脉皆主涩也[8]78。"《灵枢·邪客》曰："大以涩者，为痛痹[2]121。"《灵枢·禁服》曰："盛则为热，虚则为寒，紧则为痛痹[2]90。"《素问·五脏生成》指出脉诊与望诊互参以诊断痹病。外现赤色，脉来急疾而坚实，邪气积聚于中脘，名曰心痹；外现白色，脉来急疾而浮，病邪积聚于胸中，名曰肺痹；青色外现，脉来长而左右搏击手指，病邪积聚于心下，名曰肝痹；外现黑色，上坚而大，有积气在小腹与阴，名曰肾痹[1]51-52。《素问·脉要精微论》云："胃脉……其软而散者，当病食痹[1]71。"指出胃气不足，脉软而散，是病食痹的脉象。《灵枢·邪气脏腑病形》云："心脉……微大为心痹[2]12。""肺脉……微大为肺痹[2]12。""肝脉……微大为肝痹[2]12-13。"指出心、肺、肝脉微大者均是痹病的脉象。《伤寒论》也论述了寸口脉紧则为寒，会出现骨节烦痛。如《伤寒论·辨脉法》曰："寸口脉浮而紧，浮则为风，紧则为寒，风则伤卫，寒则伤荣，荣卫俱病，骨节烦疼[4]3。"

太溪脉诊：《素问·至真要大论》云："阴痹……病本于肾，太溪绝，死不治[1]346。"指出若阴痹太溪脉绝者，乃肾之真气已脱，多属不治的死证。

2. 辨证

（1）辨病邪偏盛 最早将痹证按病邪的属性偏盛进行辨证分型的当属《内经》。《素问·痹论》云："其风气胜者为行痹，寒气胜者为痛痹，湿气胜者为着痹也[1]164。""其热者，阳气多，阴气少，病气胜，阳遭阴，故为痹热[1]167。"

（2）辨病位 根据邪聚部位不同，《内经》将痹证分为五体痹和脏腑痹。《金匮要略·脏腑经络先后病脉证》曰："千般疢难，不越三条：一者，经络受邪，入脏腑，为内所因也；二者，四肢九窍，血脉相传，壅塞不通，为外皮肤所中也；三者，房室、金刃、虫兽所伤[3]2。"由此可见，仲景将邪入脏腑归为内，客于肌表为外，示人辨证时，须首先辨明病邪是在表或是在里，在脏或在腑，入经或入络。采用因势利导的方法，风湿在表用微汗法，如麻黄加术汤证[3]12；在上用宣肺法，如麻黄杏仁薏苡甘草汤证[3]12；偏于中下用通利法[3]11。辨明病位，对于治疗具有重要的指导意义。

（3）辨虚实 虚实是辨别正气强弱和邪气盛衰的纲目，是临证在决定治疗时用攻或用补的依据，对指导临床治疗具有重要意义。从病程上看，一般上新病，多属实证，久病多属虚证，或虚实夹杂证。在《金匮要略》的首篇即云：勿令"虚虚实实"，应"补不足，损有余[3]1"。示人临证辨别虚实的重要性。风湿在表，有表实之麻黄加术汤证[3]12、表阳虚之桂枝附子汤证[3]13和表里阳虚之甘草附子汤证[3]14-15。风湿历节之桂枝芍药知母汤证[3]29为风湿日久，正气亏虚，渐次化热伤阴，为虚实错杂证候。黄芪桂枝五物汤[3]33用于虚多邪少之血痹。从患者的体质上来看，肥胖患者多气虚、多痰湿；瘦人则多阴虚、血虚；形体壮实者多为新感，病多属实；患者面色苍白、神疲乏力、形寒肢冷者，多为阳虚；面色潮红、烦躁不宁、五心烦热者，多为阴虚不能制阳。如局部关节红肿热痛多为实证；关节肿胀、变形多为痰凝瘀阻，可为实证或虚实夹杂证。

（4）辨疼痛 《内经》述阴气竭、髓液少、血气皆少，筋脉、腰背失于濡养均会出现疼痛。如《素问·举痛论》曰："阴气竭，阳气未入，故卒然痛死不知人，气复反则生矣[1]150-151。"《灵枢·五癃津液别》曰："髓液皆减而下，下过度则虚，虚故腰背痛而胫酸[2]73。"《灵枢·阴阳二十五人》曰："血气皆少，则喜转筋踵下痛[2]110。"

【传承发展】

1. 诊法 历代医家对"痹病"的临床表现做了详尽的描述。汉代华佗论"气痹"邪注于下表现为腰脚重而不能行，痹证可表现为不仁。如《中藏经》曰："气痹者，愁忧思喜怒过多，则气结于上，久而不消，则伤肺，肺伤则生气渐衰，则邪气愈胜，留于上，则胸腹痹而不能食；注于下则肿，脚重而不能行[9]46。"《中藏经》："痹者，闭也。五脏六腑感于邪气，乱于真气，闭而不仁，故曰痹病[9]46。"

隋唐时期，巢元方在《诸病源候论》中设"风痹""历节风""风注"候，描述其症状"风痹"为肌肤尽痛，曰："风痹之状，肌肤尽痛[10]41。""历节风"表现为疼痛不可忍，屈伸不利，曰："历节风之状，短气，自汗出，历节疼痛不可忍，屈伸不得是也[10]45。""风注"表现为痛无常处，曰："注之言住也，言其连滞停住也。风注之状，皮肤游易往来，痛无常处是也[10]168。"称"肌痹"在肉，表现为不仁，曰："长夏遇痹者为肌痹，在肉则不仁[10]42。""皮痹"表现为皮肤无所知，曰："秋遇痹者为皮痹，则皮肤无所知[10]42-43。"描述了风不仁的症状为搔之皮肤如隔衣，曰："风不仁者，由荣气虚，卫气实，风寒入于肌肉，使血气行不宣流。其状，搔之皮肤如隔衣是也[10]42。"描述了"筋痹"表现为筋屈、筋挛、肩背拘急，是因风邪伤于筋，肝统主诸筋，王在春，其经络虚，遇风邪则伤于筋，使四肢拘挛不得屈伸[10]40。王焘《外台秘要》形容"白虎病"之疼痛发即彻髓，如虎啮之状[11]273。孙思邈对痹病的观察较细，在《备急千金要方》中对其症状描述十分形象化，如"身体不仁"[12]182"骨节蹉跌""身体四肢节解如堕脱""四肢疼痛，如槌锻""体痛欲折，肉如锥刀所刺"等[12]196。

宋金元时期，诸家论及痹证的临床症状有疼痛、重着、不仁等，对疼痛的描述较为详尽。《圣济总录》把寒气多者，谓之冷痹，表现为脚膝酸疼，身体俱痛，步履艰难，其曰："寒气多者，谓之冷痹。其证令人脚膝酸疼，行履艰难，四肢麻，身体俱痛，甚则有一身不随者[13]500。"称"血痹"为"风血痹"，描述其症状为身体不仁肉冷[13]489。朱丹溪在《丹溪心法》中认为"痛风"即白虎历节风证，表现为四肢百节走痛[14]170。张子和在《儒门事亲》描述不仁或痛者为痹[15]21。

明清时期，诸家进一步指出风寒湿痹的症状特点及区别，并对形如鹤膝之"鹤膝风"的表现进行了详细的描述。明代王肯堂在《证治准绳》中指出："着痹者，着而不移，世称为麻木不仁之类是也。痹者闭也，五脏六腑正气为邪气所闭，则痹而不仁[16]145-146。"张景岳称走注历节无有定所为行痹；血气受寒则凝，聚则为痛是为痛痹；肢体沉重而疼痛为着痹。如《景岳全书》曰："湿气胜者为着痹。以血气受湿则濡滞，濡滞则肢体沉重而疼痛顽木，留着不移，是为着痹[17]1010。""痹证之湿胜者，其体必重[17]1011。"清代程国彭亦明确了痹的症状为疼痛，并详述了"行痹""痛痹"的疼痛特点，如《医学心悟》曰："痹者，痛也。风寒湿三气杂至，合而为痹也。其风气胜者为行痹，游走不定也。寒气胜者为痛痹，筋骨挛痛也。湿气胜者为着痹，浮肿重坠也[18]166-167。"《症因脉治》谓风痹之症表现为走注疼痛，上下左右，行而不定[19]401；寒痹之症疼痛苦楚，手足拘紧，得热稍减，得寒愈甚[19]403。《症因脉治》指出湿痹之症，或一处麻痹不仁，或四肢手足不举[19]404。明代李梴指出了"麻"和"木"的症状鉴别，如《医学入门》曰："盖麻犹之痹也，虽不知痛痒，尚觉气微流行……木则非惟不知痛痒，气亦不觉流动也[20]679。"清代张璐指出"着痹"的症状表现为肢体重着不移，疼痛麻木[21]180，并详述了麻和木的症状表现及病机变化，如《张氏医通》曰："营卫滞而不行则麻木，如坐久倚着，压住一处，麻不能举，理可见矣。麻则属痰、属虚，木则全属湿痰死血，一块不知痛痒，若木然是也[21]186。"沈金鳌在《杂病源流犀烛》中阐述了"骨痹"久则肢体关节变形，足挛而不能伸，故以尻代踵，身偻而不能直，故脊代头[22]235。明代王肯堂论述"鹤膝风"的症状为大小腿瘦，膝肿大疼痛，如《证治准绳》曰："鹤膝风，又名鼓槌风，两大小腿瘦如芦柴……行履不得[16]1278。"徐春甫在《古今医统大全》中曰："肘膝肿痛，臂胻细小，名曰鹤膝风。以其象鹤膝之形而名之也。或止有两膝肿大，皮肤拘挛，不能屈伸，腿胻枯细，俗谓之鼓槌风，要皆不过风寒湿之流注而为病也[23]598。"程国彭《医学心悟》曰："复有患痹日久，腿足枯细，膝头肿大，名曰鹤膝风。此三阴本亏，寒邪袭于经络，遂成斯症[18]167。"

2. 辨证 近现代医家根据患者疼痛特点、全身兼症及舌脉表现，辨痹病有实证、虚证和虚实夹杂证，分为以下常见的证候类型。

（1）**风寒痹阻证** 肢体关节冷痛，游走不定，遇寒痛剧，得热痛减，局部皮色不红，触之不热，关节屈伸不利，恶风畏寒，舌质淡红，舌苔薄白，脉浮或弦紧或弦缓。

（2）**风湿痹阻证** 肢体关节肌肉疼痛、重着，痛处游走不定，或有肿胀，发热或头痛或汗出，肌肤麻木不仁，身微肿，或小便不利，舌质淡红，舌苔薄白或薄腻，脉浮缓或濡缓。

（3）**寒湿痹阻证** 肢体关节冷痛、重着，痛有定处，屈伸不利，昼轻夜重，得热则减，遇寒则增，或痛处肿胀，常于天寒雨湿季节发作，舌质胖淡，舌苔白腻，脉弦紧、弦缓或沉紧。

（4）**湿热痹阻证** 关节或肌肉局部红肿、疼痛、重着，接触之有灼热感，口渴不欲饮，烦闷不安，溲黄，或发热，舌质红，舌苔黄腻，脉濡数或滑数。

（5）**瘀血痹阻证** 肌肉、关节刺痛，痛处固定不移，痛处拒按，局部肿胀，或有硬结，或面部暗黑，肌肤甲错或干燥无光泽，口干不欲饮，舌质暗紫或有瘀斑，脉细涩或沉涩。

（6）**痰瘀痹阻证** 肢体肌肉关节刺痛、固定不移，关节变形，屈伸不利，或僵硬，肌肤局部紫暗、肿胀，按之稍硬，面色暗黑，眼睑浮肿，或胸闷痰多，舌质紫暗或瘀斑，舌苔白腻，脉象弦涩。

（7）**热毒痹阻证** 关节疼痛剧烈，灼热红肿，痛不可触，触之发热，得冷则舒，关节屈伸不利，或肌肤出现紫红色斑疹及皮下结节，高热烦渴，心悸，面赤咽痛，溲赤便秘，甚者神昏谵语，舌质红或红绛，舌苔黄，脉滑数或弦数。

（8）**瘀热痹阻证** 关节肿热疼痛，多呈刺痛，痛有定处，肌肤暗红色斑疹，手足瘀点累累，二手白紫相间，二腿网状青斑，口糜口疮，低热或自觉烘热，小便短赤，舌质红，舌苔薄白，或边有瘀斑，脉细弦或涩数。

（9）**气血两虚证** 关节肌肉酸痛无力，活动后加剧，肢体麻木，或肌肉萎缩，或关节变形，少气乏力，心悸，舌质淡，舌苔薄白，脉细弱。

（10）**气阴两虚证** 关节肌肉酸楚疼痛，局部肿胀、僵硬、变形，甚则筋肉挛缩，不能屈伸，皮肤不仁或呈板样无泽，皮肤结节或瘀斑，形体瘦弱，神疲倦怠，心悸气短乏力，易汗出，口干不欲饮，舌胖质红或有裂纹，舌苔少或无苔，脉象沉细无力或脉细数无力。

（11）**阴虚内热证** 关节烦痛，昼轻夜重或活动后加重，肌肉酸楚，局部红肿，变形，甚则屈伸不利，筋肉挛缩；触之微热而痛，形体消瘦，长期低热盗汗，五心烦热，咽痛口干喜冷饮，头晕耳鸣，目干涩，虚烦不寐，大便干结，舌质红绛或红，舌体瘦小有裂纹，舌苔少或薄黄，脉细数。

（12）**气虚血瘀证** 肌肉关节刺痛，痛处固定不移，拒按，或局部有硬结、瘀斑，或关节肿大变形，肌肤麻木，肌肤枯燥无泽，肌萎着骨，口干不欲饮，面色黧黑，气短乏力，头晕汗出，舌质暗淡有瘀斑或有瘀点，脉象沉涩或沉细无力。

（13）**肝肾阳虚证** 关节筋骨冷痛、肿胀，昼轻夜重，屈伸不利，腰膝酸软，足跟疼痛，下肢无力，畏寒喜暖，手足不温或面色㿠白，自汗，口淡不渴，头发早白或脱落，齿松早脱，或面浮肢肿，或女子月经量少后衍，舌质淡或胖嫩，舌苔白滑，脉沉弦无力。

（14）**肝肾阴虚证** 关节烦疼或骨蒸潮热，筋脉拘急，腰膝酸软，夜重日轻，头晕目眩，形体消瘦，咽干耳鸣，失眠盗汗，关节屈伸不利，关节变形，精神不振，男子遗精，女子月经量少等。舌质红，舌苔少或无，脉细数或弦细数。

（15）**寒热错杂证** 关节红肿热痛，但却逢寒痛甚，且触之不热；或关节作痛，自觉局部怕冷，但触之发热；关节疼痛，自觉局部发热，又感微恶风寒；皮肤结节红斑，关节强直、变形，局部喜热。其舌质淡红，舌苔黄白，或黄白相兼。

（16）**营卫不和证** 症见关节作痛，肌肤麻木不仁，同时伴有汗出，畏风恶寒，或兼有头痛项强、发热咳嗽等症，舌质淡，苔薄白，脉浮缓，或滑数。

附录：文献辑录

《类经》 风病在阳，皮毛受之，故色薄而泽。痹病在阴，肉骨受之，故色冲而浊。冲，深也[5]118。

《黄帝内经素问直解》 尻，尾骨也，尾骨下蹲，以代踵，足骨痿也；脊骨高耸以代头，天柱倾也[6]289。

《足臂十一脉灸经》 足厥阴脉：循大指间，以上出胻内廉，上八寸，交太阴脉，循股内，上入胜间。其病：病胻瘦，多溺，嗜饮，足跗肿，疾痹。诸病此物者，皆灸厥阴脉[7]5。

《足臂十一脉灸经》 钜阳脉：系于踵外踝娄中，出郄中，上穿臀，出厌中，夹脊，出于项，上头角，下颜，夹鼽，系目内廉。是动则病冲头，目似脱，项似伐，胸痛，腰似折，脾不可以运，郄如结，腨如裂，此为踵蹶，是钜阳脉主治。其所产病：头痛，耳聋，项痛，耳强，疟，背痛，腰痛，尻痛，痔，郄痛，腨痛，足小指痹，为十二病[7]7。

《足臂十一脉灸经》 少阳脉：系于外踝之前廉，上出鱼股之外，出胁上，出耳前。是动则病：心与胁痛，不可以反侧，甚则无膏，足外反，此为阳厥，是少阳脉主治。其所产病：口痛，颈痛，头颈痛，胁痛，疟，汗出，节尽痛，髀外廉痛，鱼股痛，膝外廉痛，振寒，足中指踝痹，为十二病[7]7。

《黄帝内经素问集注》 不仁，不知痛痒也[8]171。

《黄帝内经素问集注》 痹者，闭也。邪积而不行，故脉涩也[8]75-76。

《黄帝内经素问集注》 痹闭也，风寒湿邪，皆能为痹，或在于皮肉筋骨之间，或内舍于五脏六腑，故痹病于外内之间者，其脉皆主涩也[8]78。

《中藏经》 气痹者，愁忧思喜怒过多，则气结于上，久而不消，则伤肺，肺伤则生气渐衰，则邪气愈胜，留于上，则胸腹痹而不能食；注于下则肿，脚重而不能行[9]46。

《中藏经》 痹者，闭也。五脏六腑感于邪气，乱于真气，闭而不仁，故曰痹病[9]46。

《诸病源候论》 风寒湿三气合而为痹。风多者为风痹，风痹之状，肌肤尽痛[10]41。

《诸病源候论》 历节风之状，短气，自汗出，历节疼痛不可忍，屈伸不得是也[10]45。

《诸病源候论》 注之言住也，言其连滞停住也。风注之状，皮肤游易往来，痛无常处是也[10]168。

《诸病源候论》 长夏遇痹者为肌痹，在肉则不仁[10]42。

《诸病源候论》 秋遇痹者为皮痹，则皮肤无所知[10]42-43。

《诸病源候论》 风不仁者，由荣气虚，卫气实，风寒入于肌肉，使血气行不宣流。其状，搔之皮肤如隔衣是也[10]42。

《诸病源候论》 此由体虚腠理开，风邪在于筋故也。春遇痹，为筋痹，则筋屈；邪客关机，则使筋挛，邪客于足太阳之络，令人肩背拘急也。足厥阴肝经也，肝统主诸筋，王在春。其经络虚，遇风邪则伤于筋，使四肢拘挛不得屈伸[10]40。

《外台秘要》《近效》论白虎病者，大都是风寒暑湿之毒，因虚所致，将摄失理，受此风邪，经脉结滞，血气不行，蓄于骨节之间，或在四肢，肉色不变，其疾昼静而夜发，发即彻髓酸疼，乍歇，其病如虎之啮，故名曰白虎之病也[11] 273。

《备急千金要方》 风痹、湿痹、周痹、筋痹、脉痹、肌痹、皮痹、骨痹、胞痹，各有证候。形如风状，得脉别也，脉微涩，其证身体不仁[12] 182。

《备急千金要方》 论曰，夫历节风着人，久不治者，令人骨节蹉跌……防风汤治身体四肢节解如堕脱肿，按之皮陷，头眩短气，温温闷乱欲吐者方……防己汤治风历节，四肢疼痛，如槌锻不可忍……治湿风体痛欲折，肉如锥刀所刺方[12] 196。

《圣济总录》 论曰，痹虽异状，然皆本于三气。寒气多者，谓之冷痹。其证令人脚膝酸疼，行履艰难，四肢麻，身体俱痛，甚则有一身不随者[13] 500。

《圣济总录》 治风血痹，身体不仁肉冷，芍药汤方[13] 489。

《丹溪心法》 四肢百节走痛是也，他方谓之白虎历节风证。大率有痰、风热、风湿、血虚[14] 170。

《儒门事亲》 夫四末之疾，动而或劲为风，不仁或痛者为痹，弱而不用者为痿，逆而寒热者为厥，此其状未尝同也[15] 21。

《证治准绳》 湿气胜者为着痹。着痹者，着而不移，世称为麻木不仁之类是也。痹者闭也，五脏六腑正气为邪气所闭，则痹而不仁[16] 145-146。

《景岳全书》 如《痹论》曰：风气胜者为行痹。盖风者善行数变，故其为痹，则走注历节，无有定所，是为行痹，此阳邪也。曰：寒气胜者为痛痹。以血气受寒则凝而留聚，聚则为痛，是为痛痹，此阴邪也。曰：湿气胜者为着痹。以血气受湿则濡滞，濡滞则肢体沉重而疼痛顽木，留着不移，是为着痹，此阴邪也[17] 1010。

《景岳全书》 痹证之湿胜者，其体必重[17] 1011。

《医学心悟》 痹者，痛也。风寒湿三气杂至，合而为痹也。其风气胜者为行痹，游走不定也。寒气胜者为痛痹，筋骨挛痛也。湿气胜者为着痹，浮肿重坠也[18] 166-167。

《症因脉治》［风痹之症］走注疼痛，上下左右，行而不定，故名行痹，此风邪为痹之症也[19] 401。

《症因脉治》［寒痹之症］疼痛苦楚，手足拘紧，得热稍减，得寒愈甚，名曰痛痹。此寒邪成痹之症也[19] 403。

《症因脉治》［湿痹之症］或一处麻痹不仁，或四肢手足不举，或半身不能转侧[19] 404。

《医学入门》 盖麻犹痹也，虽不知痛痒，尚觉气微流行，在手多兼风湿，在足多兼寒湿。木则非惟不知痛痒，气亦不觉流行。常木为嵌血碍气，间木为湿痰，总皆经络凝滞，血脉不贯，谓之不仁[20] 679。

《张氏医通》 着痹者，肢体重着不移，疼痛麻木是也[21] 180。

《张氏医通》 营卫滞而不行则麻木，如坐久倚着，压住一处，麻不能举，理可见矣。麻则属痰、属虚，木则全属湿痰死血，一块不知痛痒，若木然是也[21] 186。

《杂病源流犀烛》 骨痹久，复感三气内舍于肾，则善胀，尻以代踵，脊以代头。盖胃气下行，而肾为胃关，肾既痹，则肾气不行，是阳明逆也，故善胀。肾为作强之官，痹则足挛而不能伸，故尻代踵，身偻而不能直，故脊代头也[22] 235。

《证治准绳》 鹤膝风，又名鼓槌风，两大小腿瘦如芦柴……行履不得[16] 1278。

《古今医统大全》 肘膝肿痛，臂胻细小，名曰鹤膝风。以其象鹤膝之形而名之也。或止有两膝肿大，皮肤拘挛，不能屈伸，腿胻枯细，俗谓之鼓槌风，要皆不过风寒湿之流注而为病也[23] 598。

《医学心悟》 复有患痹日久，腿足枯细，膝头肿大，名曰鹤膝风。此三阴本亏，寒邪袭于经络，遂成斯症[18]167。

本章学术精要

1. 痹病的诊法

（1）**望诊** ①望面色。面色变化反映五脏痹病。赤色为心痹，白色为肺痹，青色为肝痹，黑色为肾痹。五色浮沉、泽夭可判断病位深浅及预后。②望络脉与肌肤。络脉色青主寒痛，赤主热，黑为久痹；皮肤纹理粗疏、肌肉不坚者易患痹病。③望形体动态。关节肿胀、畸形（如"尻以代踵，脊以代头"）、肢体僵硬或屈伸不利为痹病特征，如历节病可见"脚肿如脱""独足肿大"。

（2）**问诊** ①疼痛特点。寒邪致痛剧，遇热减轻；湿邪致重着；游走性疼痛属风邪；固定刺痛为瘀血。②重着与麻木。湿邪或肾虚致肢体沉重；气血不荣或痰瘀阻滞致肌肤麻木（"不仁"）。③屈伸不利。筋脉拘挛、关节变形（如"筋挛节痛""卷肉缩筋"）提示筋痹或骨痹。

（3）**切诊** ①尺肤诊。尺肤涩滞为风痹，滑润为风病；结合脉象（尺不热脉涩）可辨痹病。②脉诊。脉涩主痹，紧为痛痹，虚细为久痹；人迎寸口脉紧提示寒痹；按脉至骨气少者多伴身痹。

2. 痹病的辨证

（1）**辨病邪偏盛** ①风邪胜：疼痛游走不定（行痹）。②寒邪胜：冷痛剧烈，遇寒加重（痛痹）。③湿邪胜：重着麻木，肿胀（着痹）。④热邪胜：红肿热痛，或寒热错杂（热痹）。

（2）**辨病位深浅** ①五体痹：皮痹（麻木）、肌痹（酸痛）、筋痹（拘挛）、脉痹（血滞）、骨痹（重痛）。②脏腑痹：心痹（胸痛）、肺痹（咳喘）、肝痹（胁痛）、肾痹（腰脊痛）、脾痹（腹胀）。

（3）**辨虚实** ①实证：新病，痛剧拒按，脉实（浮紧、滑数）。②虚证：久病，隐痛喜按，脉虚（细弱、沉迟）。③虚实夹杂：痰瘀互结（关节变形）、气血两虚（麻木乏力）。

（4）**辨疼痛性质** ①寒痛：冷痛，得温缓。②瘀痛：刺痛，夜间加重。③虚痛：隐痛，劳则加剧。④热痛：灼痛，拒按。

3. 痹病辨证的临床意义
通过四诊合参，明确邪正盛衰、病位深浅及证候特点，指导治疗。如风痹以祛风通络为主，寒痹需温散，湿痹重利湿，热痹兼清解；久病虚痹宜补益气血肝肾，痰瘀痹阻当化痰逐瘀。辨证结合微观病理（如关节变形、实验室指标），可提升类风湿关节炎、骨关节炎等现代疾病的诊疗精准度。

参考文献

[1] 未著撰人. 黄帝内经素问 [M]. 北京：人民卫生出版社，2012.

[2] 未著撰人. 灵枢经 [M]. 北京：人民卫生出版社，2012.

[3] （汉）张仲景. 金匮要略 [M]. 北京：学苑出版社，2007.

[4] （汉）张仲景. 伤寒论 [M]. 北京：学苑出版社，2007.

[5] 李志庸. 张景岳医学全书·类经 [M]. 北京：中国中医药出版社，1999.

[6] （清）高士宗. 黄帝内经素问直解 [M]. 北京：学苑出版社，2001.

[7] 石学敏. 中国针灸大成（经典卷）·足臂十一脉灸经 [M]. 长沙：湖南科学技术出版社，2020.

[8] 郑林. 张志聪医学全书·黄帝内经素问集注 [M]. 北京：中国中医药出版社，1999.

［9］（汉）华佗. 中藏经［M］. 北京：学苑出版社，2007.

［10］（隋）巢元方著；高文柱，沈澍农校注. 中医必读百部名著·诸病源候论［M］. 北京：华夏出版社，2008.

［11］（唐）王焘著；高文柱，孙中堂，黄龙祥，等校注. 中医必读百部名著·外台秘要方［M］. 北京：华夏出版社，2009.

［12］（唐）孙思邈著；李景荣，苏礼，任娟莉，等校释. 备急千金要方校释［M］. 北京：人民卫生出版社，1998.

［13］（宋）赵佶. 圣济总录（上册）［M］. 北京：人民卫生出版社，1982.

［14］田思胜，高巧林，刘建青. 朱丹溪医学全书·丹溪心法［M］. 北京：中国中医药出版社，2006.

［15］李俊德，高文柱. 中医必读百部名著（临床通用卷）·儒门事亲［M］. 北京：华夏出版社，2007.

［16］陆拯. 王肯堂医学全书·证治准绳［M］. 北京：中国中医药出版社，1999.

［17］李志庸. 张景岳医学全书·景岳全书［M］. 北京：中国中医药出版社，1999.

［18］（清）程国彭. 医学心悟［M］. 北京：人民卫生出版社，2006.

［19］（明）秦景明. 症因脉治［M］. 上海：第二军医大学出版社，2008.

［20］（明）李梴. 医学入门［M］. 上海：上海科学技术文献出版社，1997.

［21］张民庆，王兴华，刘华东. 张璐医学全书·张氏医通［M］. 北京：中国中医药出版社，1999.

［22］田思胜. 沈金鳌医学全书·杂病源流犀烛［M］. 北京：中国中医药出版社，1999.

［23］（明）徐春甫编集；崔仲平，王耀廷主校. 古今医统大全［M］. 北京：人民卫生出版社，1991.

第四章　痹病的治则治法

【经典原文】

《素问·四气调神大论》　是故圣人不治已病治未病，不治已乱治未乱，此之谓也。夫病已成而后药之，乱已成而后治之，譬犹渴而穿井，斗而铸锥，不亦晚乎[1]9-10？

《灵枢·逆顺》　黄帝曰：候其可刺奈何？伯高曰：上工，刺其未生者也。其次，刺其未盛者也。其次，刺其已衰者也。下工，刺其方袭者也，与其形之盛者也，与其病之与脉相逆者也。故曰：方其盛也，勿敢毁伤，刺其已衰，势必大昌。故曰：上工治未病，不治已病。此之谓也[2]98。

《素问·移精变气论》　中古之治病，至而治之，汤液十日，以去八风五痹之病，十日不已，治以草苏草荄之枝，本末为助，标本已得，邪气乃服。暮世之治病也则不然，治不本四时，不知日月，不审逆从，病形已成，乃欲微针治其外，汤液治其内，粗工凶凶，以为可攻，故病未已，新病复起[1]58。

《素问·阴阳应象大论》　黄帝曰：阴阳者，天地之道也，万物之纲纪，变化之父母，生杀之本始，神明之府也，治病必求于本[1]21。

《素问·至真要大论》　寒者热之，热者寒之，微者逆之，甚者从之，坚者削之，客者除之，劳者温之，结者散之，留者攻之，燥者濡之，急者缓之，散者收之，损者温之，逸者行之，惊者平之，上之下之，摩之浴之，薄之劫之，开之发之，适事为故。帝曰：何谓逆从？岐伯曰：逆者正治，从者反治，从少从多，观其事也。帝曰：反治何谓？岐伯曰：热因寒用，寒因热用，塞因塞用，通因通用，必伏其所主，而先其所因，其始则同，其终则异，可使破积，可使溃坚，可使气和，可使必已[1]364-365。

《素问·异法方宜论》　黄帝问曰：医之治病也，一病而治各不同，皆愈何也？岐伯对曰：地势使然也……南方者，天地所长养，阳之所盛处也，其地下，水土弱，雾露之所聚也，其民嗜酸而食胕。故其民皆致理而赤色，其病挛痹，其治宜微针。故九针者，亦从南方来[1]55-56。

《素问·六元正纪大论》　用寒远寒，用凉远凉，用温远温，用热远热[1]312。

《灵枢·寿夭刚柔》　刺寒痹内热奈何……刺布衣者，以火焠之，刺大人者，以药熨之[2]20。

《素问·异法方异论》　圣人杂合以治，各得其所宜，故治所以异而病皆愈者，得病之情，知治之大体也[1]56。

《素问·玉机真脏论》　或痹不仁肿痛，当是之时，可汤熨及火灸刺而去之[1]84。

《灵枢·官能》　针之不为，灸之所宜[2]125。

《灵枢·九针十二原》　毫针者，尖如蚊虻喙，静以徐往，微以久留之而养，以取痛痹[2]2。

《灵枢·九针论》　八者风也，风者人之股肱八节也，八正之虚风，八风伤人，内舍于骨解腰脊节腠理之间，为深痹也。故为之治针，必长其身，锋其末，可以取深邪远痹[2]138。

《灵枢·官针》　病在分肉间，取以员针于病所。病在经络痼痹者，取以锋针……病痹气痛而不去者，取以毫针……病在五脏固居者，取以锋针，泻于井荥分输，取以四时[2]21。

《素问·痹论》　帝曰：以针治之奈何？岐伯曰：五脏有俞，六腑有合，循脉之分，各有所发，各随其过，则病瘳也[1]166。

《灵枢·五邪》　邪在肾，则病骨痛阴痹。阴痹者，按之而不得，腹胀腰痛，大便难，肩背颈项痛，时眩。取之涌泉、昆仑，视有血者，尽取之[2]53。

《灵枢·寒热病》　骨痹，举节不用而痛，汗注烦心。取三阴之经，补之[2]54。

《灵枢·周痹》　帝曰：善。愿闻周痹何如？岐伯对曰：周痹者，在于血脉之中，随脉以上，随脉以下，不能左右，各当其所。黄帝曰：刺之奈何？岐伯对曰：痛从上下者，先刺其下以过之，后刺其上以脱之；痛从下上者，先刺其上以过之，后刺其下以脱之[2]63。

《素问·长刺节论》　病在筋，筋挛节痛，不可以行，名曰筋痹，刺筋上为故，刺分肉间，不可中骨也，病起筋炅病已止。病在肌肤，肌肤尽痛，名曰肌痹，伤于寒湿，刺大分小分，多发针而深之，以热为故，无伤筋骨，伤筋骨，痛发若变，诸分尽热病已止。病在骨，骨重不可举，骨髓酸痛，寒气至，名曰骨痹，深者刺无伤脉肉为故，其道大分小分，骨热病已止[1]195-196。

《素问·缪刺论》　凡痹往来，行无常处者，在分肉间痛而刺之[1]236。

《灵枢·官针》　五曰输刺；输刺者，直入直出，深内之至骨，以取骨痹，此肾之应也[2]22。

《灵枢·官针》　七曰毛刺；毛刺者，刺浮痹皮肤也[2]21。

《灵枢·官针》　三曰恢刺；恢刺者，直刺旁之，举之前后，恢筋急，以治筋痹也[2]21。

《灵枢·官针》　四曰齐刺；齐刺者，直入一，旁入二，以治寒气小深者。或曰三刺；三刺者，治痹气小深者也[2]21。

《灵枢·官针》　八曰短刺；短刺者，刺骨痹，稍摇而深之，致针骨所，以上下摩骨也[2]21-22。

《灵枢·官针》　十一曰旁针刺；旁针刺者，直刺旁刺各一，以治留痹久居者也[2]22。

《灵枢·官针》　三曰关刺；关刺者，直刺左右，尽筋上，以取筋痹，慎无出血，此肝之应也，或曰渊刺，一曰岂刺[2]22。

《灵枢·官针》　四曰合谷刺；合谷刺者，左右鸡足，针于分肉之间，以取肌痹[2]22。

《灵枢·官针》　焠刺者，刺燔针则取痹也[2]21。

《灵枢·经筋》　手少阴之筋……其病当所过者，支转筋，筋痛。治在燔针劫刺，以知为数，以痛为输[2]45。

《灵枢·四时气》　着痹不去，久寒不已，卒取其三里骨为干。肠中不便，取三里，盛泻之，虚补之[2]52。

《灵枢·寒热病》　骨痹，举节不用而痛，汗注烦心。取三阴之经，补之[2]54。

《灵枢·官针》　病在脉，气少当补之者，取以锡针于井荥分输[2]21。

《灵枢·寒热病》　厥痹者，厥气上及腹。取阴阳之络，视主病也，泻阳补阴经也[2]54。

《金匮要略·脏腑经络先后病脉证》　若人能养慎，不令邪风干忤经络；适中经络，未流传脏腑，即医治之。四肢才觉重滞，即导引、吐纳、针灸、膏摩，勿令九窍闭塞[3]2。

《金匮要略·血痹虚劳病脉证并治》　问曰：血痹病从何得之？师曰：夫尊荣人骨弱肌肤盛，重因疲劳汗出，卧不时动摇，加被微风，遂得之。但以脉自微涩在寸口，关上小紧，宜针引阳气，令脉和紧去则愈[3]33。

《金匮要略·痉湿暍病脉证治》　风湿相搏，一身尽疼痛，法当汗出而解，值天阴雨不止，医云此可发汗，汗之病不愈者，何也？盖发其汗，汗大出者，但风气去，湿气在，是故不愈也。若治风湿者，发其汗，但微微似欲出汗者，风湿俱去也……湿家身烦疼，可与麻黄加术汤发其汗为宜，慎不可以火攻之[3]11-12。

《金匮要略·痉湿暍病脉证治》 湿痹之候，小便不利，大便反快，但当利其小便[3]11。

《金匮要略·痉湿暍病脉证治》 风湿，脉浮、身重，汗出恶风者，防己黄芪汤主之[3]13。

《金匮要略·痉湿暍病脉证治》 伤寒八九日，风湿相搏，身体疼烦，不能自转侧，不呕不渴，脉浮虚而涩者，桂枝附子汤主之[3]13。

《金匮要略·痉湿暍病脉证治》 风湿相搏，骨节疼烦，掣痛不得伸屈，近之则痛剧，汗出短气，小便不利，恶风不欲去衣，或身微肿者，甘草附子汤主之[3]14-15。

《金匮要略·血痹虚劳病脉证并治》 血痹阴阳俱微，寸口关上微，尺中小紧，外证身体不仁，如风痹状，黄芪桂枝五物汤主之[3]33。

《金匮要略·中风历节病脉证并治》 诸肢节疼痛，身体魁羸，脚肿如脱，头眩短气，温温欲吐，桂枝芍药知母汤主之[3]29。

《金匮要略·中风历节病脉证并治》 病历节不可屈伸，疼痛，乌头汤主之[3]30。

《金匮要略·五脏风寒积聚病脉证并治》 肾着之病，其人身体重，腰中冷，如坐水中，形如水状，反不渴，小便自利，饮食如故，病属下焦，身劳汗出，衣（一作表）里冷湿，久久得之，腰以下冷痛，腹重如带五千钱，甘姜苓术汤主之[3]64。

《灵枢·寿天刚柔》 黄帝曰：刺寒痹内热奈何？伯高答曰：刺布衣者，以火焠之。刺大人者，以药熨之。黄帝曰：药熨奈何？伯高答曰：用醇酒二十升，蜀椒一升，干姜一斤，桂心一斤，凡四种，皆㕮咀，渍酒中。用棉絮一斤，细白布四丈，并内酒中。置酒马矢煴中，盖封涂，勿使泄。五日五夜，出布棉絮，曝干之，干复渍，以尽其汁。每渍必晬其日，乃出干。干，并用滓与棉絮，复布为复巾，长六七尺，为六十巾。则用之生桑炭炙巾，以熨寒痹所刺之处，令热入至于病所；寒复炙巾以熨之，三十遍而止。汗出以巾拭身，亦三十遍而止[2]20。

《素问·阴阳应象大论》 其有邪者，渍形以为汗；其在皮者，汗而发之[1]32。

《金匮要略·中风历节病脉证并治》 矾石汤：治脚气冲心。矾石二两。右一味，以浆水一斗五升，煎三五沸，浸脚，良[3]30。

【钩玄提要】

1. 总体治疗原则

（1）治未病 痹病有病势缠绵、易深入脏腑、易致残等特点，所以治未病意义重大。早在《内经》中就体现了治未病的思想，如《素问·四气调神大论》曰："是故圣人不治已病治未病，不治已乱治未乱，此之谓也。夫病已成而后药之，乱已成而后治之，譬犹渴而穿井，斗而铸锥，不亦晚乎[1]9-10？"《灵枢·逆顺》曰："上工，刺其未生者也。其次，刺其未盛者也。其次，刺其已衰者也。下工，刺其方袭者也，与其形之盛者也，与其病之与脉相逆者也。故曰：方其盛也，勿敢毁伤，刺其已衰，势必大昌。故曰：上工治未病，不治已病。此之谓也[2]98。"早治防变即对已病者及早治疗，防止疾病进一步加重。《素问·移精变气论》指出了痹证应当早期治疗的思想，如曰："中古之治病，至而治之，汤液十日，以去八风五痹之病，十日不已，治以草苏草荄之枝，本末为助，标本已得，邪气乃服。暮世之治病也则不然，治不本四时，不知日月，不审逆从，病形已成，乃欲微针治其外，汤液治其内，粗工凶凶，以为可攻，故病未已，新病复起[1]58。"对于痹病的治疗，要做到未病先防、既病防深、慢病防残、瘥后防复。

（2）**扶正祛邪** 正虚邪侵是痹病的基本病机变化，扶正祛邪是治疗痹病的基本原则，正如清代董西园《医级》曰："盖邪之感人，非虚不痹，但令气血充盛流行，则痹必自解，所以古方皆以扶正祛邪立法[4]101。"对于邪气偏盛，正气相对不虚的患者以祛邪为主；对于病久正虚明显的患者以扶正为主；对于虚实夹杂证，则根据邪正消长情况，分清主次，采取攻补兼施法。

（3）**标本论治** 《素问·阴阳应象大论》曰："治病必求于本[1]21。"治病求本就是指首先要了解导致疾病的根本所在而求之。病之本能除，标也就随之而解。急则治标，缓则治本。正如张景岳《景岳全书》云："凡治病之道，以确知为寒，则竟散其寒，确知为热，则竟清其热，一拔其本，诸证尽除矣[5]889。"清代李用粹《证治汇补》曰："治当辨其所感，注于何邪，分其表里，须从偏胜者为主，风宜疏散，寒宜温经，湿宜清燥，审虚实标本治之[6]199。"

（4）**正治反治** 《素问·至真要大论》提出了"逆者正治，从者反治"的治疗法则。正治即逆其证候性质而治的一种法则，也称逆治。具体临床应用有"寒者热之""热者清之""实者泻之""虚者补之""留者去之"等[1]346。痹病的正治法，是通过分析痹病的证候表现，辨明痹病本质的虚实寒热，用药物的补泻温清之性，调整痹病的阴阳虚实之偏，达到补偏救弊、阴阳调和的目的。如寒痹用散寒温通之法，热痹用清热之法，湿痹用祛湿之法，痰瘀用化痰祛瘀之法。气血不足或肝肾亏虚痹者，用益气养血、滋补肝肾之法等。反治是指顺从疾病的假象而治的一种法则，又称从治。具体临床应用有"寒因寒用""热因热用""通因通用""塞因塞用"等。如热痹，内热郁闭过甚，阳气不得外达，而出现恶寒战栗、四肢逆冷的寒象，治以寒凉之药清热解毒；阴寒内盛、阳气衰弱的痹病，临床会出现内真寒外假热的现象，治以温热之药温阳散寒。总之，临床要知常达变，灵活运用。

（5）**三因制宜**

1）因地制宜 地理环境对人的生理功能、生活习惯和疾病的发生都有影响，治疗也应各随其所宜。同一痹病，南方、北方治法各异。如《素问·异法方宜论》曰："黄帝问曰：医之治病也，一病而治各不同，皆愈何也？岐伯对曰：地势使然也……南方者……其病挛痹，其治宜微针。故九针者，亦从南方[1]55-56。"详述了南方地域的气候特点，以及人们的生活习惯、体质发病特点与治法所宜等。《素问·六元正纪大论》曰："用寒远寒，用凉远凉，用温远温，用热远热[1]312。"此就地域而言，温热地带慎用温热药，寒凉地带慎用寒凉药。

2）因人制宜 即根据患者的年龄、性别、体质、胖瘦、生活习惯等不同特点而制定治疗原则。《灵枢·寿夭刚柔》曰："刺寒痹内热奈何……刺布衣者，以火焠之刺，大人者，以药熨之[2]20。"说明针对不同体质的患者，采取不同的治疗方法。"布衣者"，皮厚肉坚，身体强健，耐受力强，"以火焠之"，急祛其邪；"大人者"，身体脆弱，不耐火针，应"以药熨之"，以缓取之，免伤正气。

3）因时制宜 四时气候不同，对痹病的发病有一定的影响。春天当令阳气升发，机体腠理疏松，宜辛温发散；夏季气候炎热，宜清热化湿；秋季多燥，治以柔润；冬季气候寒冷，宜大辛大温。

（6）**辨证论治** 《素问·痹论》指出："五脏有俞，六腑有合，循脉之分，各有所发，各随其过则病瘳也[1]166。"根据痹发部位属脏属腑，病在何经，取相应脏腑经脉的"俞穴""合穴"，以及根据五体痹的发病部位循经取穴治疗。张仲景更是开辟了辨证论治的先河，临证时对于病同证不同的采用同病异治，对于不同痹病中出现相同证候的采用异病同治。

（7）**杂合以治** 杂合以治也称综合治疗。痹病是一种范围较广、致病因素多样、病变部位深浅不一、病理属性复杂的病证，单一疗法很难取得满意效果，所以要采取多种疗法杂合以治。早在《内经》中就提出了杂合以治，并有针刺和药熨联合的治疗方法。《素问·异法方异论》曰："圣人杂合以治，各得其所宜，故治所以异而病皆愈者，得病之情，知治之大体也[1]56。"《灵枢·寿夭刚柔》曰："以熨寒痹所刺之处[2]20。"唐代孙思邈提出了历节病的治疗可以使用内服汤药、外用松节酒、结合局部痛处灸法的综合疗法。《备急千金要方》载："论曰，夫历节风着人，久不治者，令人骨节蹉跌，变成癫病，不可不知，古今以来，无问贵贱，往往苦之，此是风之毒害者也。治之虽有汤药，而并不及松膏松节酒。若旅家贫不可急办者，宜服诸汤，犹胜不疗，但于痛处灸三七壮，佳[7]196。"《脉经》曰："寸口脉缓，皮肤不仁，风寒在肌肉，宜服防风汤，以药熨之，摩以风膏，灸诸治风穴[8]51。"提出了内服药、外用药、膏摩、针灸结合治疗痹病的原则。

杂合以治的方法很多，除内治方法外，还有如针灸、拔罐、推拿、膏摩、贴敷、外搽、热敷、熏洗、牵引、运动、心理、食疗、中药离子导入等，对提高临床疗效起着重要作用。临证时应根据病情及虚、邪、瘀的不同内容和程度，采用标本证结合、动静结合、内外结合、整体与局部结合、医疗与自疗结合、治现病与治未病结合等方法，为每位患者制定一套个体化的综合治疗方案。

2. 具体治疗方法 治法是针对某一具体病证所采用的具体治疗方法，是治则的具体化。因此，任何具体的治疗方法总是从属于一定的治疗原则。因风、寒、湿、热之邪是引起本病的外在因素，所以散寒、祛风、除湿、清热等是痹病常用的祛邪之法。由于正气虚弱是引起本病的内在因素，因此，和营卫、健脾胃、养气血、补肝肾等是本病的常用扶正之法。总之，由于邪气有偏盛，部位有深浅，体质有强弱，阴阳有盛衰，以及病邪侵入人体后其从化各异，故临床表现有不同情况，形成多种证候，临床上就需抓主症，用多种治法分别治之。现将常用治法分述于下：

（1）针灸治疗

1）《内经》 《内经》主要记载了痹病的针刺和艾灸疗法，如《素问·玉机真脏论》曰："或痹不仁肿痛，当是之时，可汤熨及火灸而去之。"《灵枢·官能》曰："针之不为，灸之所宜[2]125。"并详细论述了针具选择、针刺部位、取穴原则、针刺手法、补泻方法等诸多内容，初步形成了痹病针灸疗法的基本框架。

①针具选择。《内经》根据痹病病位的深浅、病程的长短及种类不同，分别选择不同的针具。如痛痹选毫针，《灵枢·九针十二原》曰："毫针者，尖如蚊虻喙，静以徐往，微以久留之而养，以取痛痹[2]2。"远痹、深痹选长针，《灵枢·九针论》曰："八风伤人，内舍于骨解腰脊节腠理之间，为深痹也，故为之治针，必长其身，锋其末，可以取深邪远痹[2]138。"痹病急性发作或邪在分肉之间取圆利针；病痹气痛而不去者，取以毫针；病在经络和五脏，固留不去的痹病取锋针[2]21。

②取穴原则及常用穴位。根据痹病所在部位，取相应脏腑的腧穴或合穴进行治疗，如《素问·痹论》曰："帝曰：以针治之奈何？岐伯曰：五脏有俞，六腑有合，循脉之分，各有所发，各随其过，则病瘳也[1]166。"阴痹可针刺涌泉和昆仑穴，如《灵枢·五邪》曰："邪在肾，则病骨痛阴痹。阴痹者，按之而不得，腹胀腰痛，大便难，肩背颈项痛，时眩。取之涌泉、昆仑，视有血者，尽取之[2]53。"骨痹取三阴经的穴位，用补法，如《灵枢·寒热病》曰："骨痹，举节不用而痛，汗注烦心。取三阴之经，补之[2]54。"周痹的治疗选取周身上下穴位，如《灵枢·周痹》曰："痛从上下者，先刺其下以过之，后刺其上以脱之，痛从下上者，先刺其上以过之，后刺其下以脱之[2]63。"

③针刺深度。《素问·长刺节论》详述了肌痹、筋痹、骨痹的针刺深度。病位表浅的肌痹针刺肌肤，以局部产生热感为度，不要伤及筋骨；病在筋脉的筋痹或走窜疼痛的痹病，应针刺在分肉之间，不能刺伤骨；骨痹及深远痹的治疗可以深刺至骨，以不伤血脉肌肉为度[1]195-196。《素问·缪刺论》述行痹宜在分肉间痛而刺之[2]236。《灵枢·官针》亦指出取骨痹宜深刺至骨[2]22。

④针刺方法。《内经》详述了各种针刺方法。毛刺法，即针刺浅表皮肤，可以治疗浅表的痹病。《灵枢·官针》曰："毛刺者，刺浮痹皮肤也[2]21。"恢刺法，即直刺筋脉旁边，提插捻转，可治筋痹。《灵

枢·官针》曰："三曰恢刺，恢刺者，直刺旁之，举之前后，恢筋急，以治筋痹也[2]21。"齐刺法，又称三刺法，即在患处正中直刺一针，左右两旁再各刺一针，治疗寒邪轻而深的痹病。《灵枢·官针》曰："齐刺者，直入一，旁入二，以治寒气小深者。或曰三刺，三刺者，治痹气小深者也[2]21。"短刺法，即渐渐刺入的一种针法，方法是慢慢进针，同时稍稍摇动针体，使针渐渐深入骨部，然后再上下提插摩擦骨部，多用于治疗骨痹。《灵枢·官针》曰："短刺者，刺骨痹，稍摇而深之，致针骨所，以上下摩骨也[2]21-22。"旁针刺法，即在病点直刺一针，旁边也刺一针，多用于治疗经久不愈的痹病。《灵枢·官针》曰："旁针刺者，直刺旁刺各一，以治留痹久居者也[2]22。"关刺法，又称渊刺或岂刺，即直刺四肢关节的附近，但应注意刺时不能出血，这是相应于肝脏的刺法，一般用于治疗筋痹。《灵枢·官针》曰："三曰关刺，关刺者，直刺左右，尽筋上，以取筋痹，慎无出血，此肝之应也，或曰渊刺，一曰岂刺[2]22。"合谷刺，即将针深刺到分肉之间，左右各斜刺一针，一般用于治疗肌痹，这是相应于脾脏的刺法。《灵枢·官针》曰："合谷刺，合谷刺者，左右鸡足，针于分肉之间，以取肌痹[2]22。"输刺法，即直接进针又直接出针，深刺至骨以治疗骨痹，这是相应于肾脏的刺法。《灵枢·官针》曰："输刺，输刺者，直入直出，深内之至骨，以取骨痹；此肾之应也[2]22。"焠刺法，即火针疗法，一般用于寒痹的治疗。《灵枢·官针》曰："焠刺者，刺燔针则取痹也[2]21。"《灵枢·寿夭刚柔》曰："黄帝曰：刺寒痹内热奈何？伯高答曰：刺布衣者，以火焠之。刺大人者，以药熨之[2]20。"提示可焠刺阿是穴、足三里。焠刺阿是穴用于治疗十二经脉之筋所过之处因寒而致筋急疼痛等痹病，采用火针速刺急出的方法。如《灵枢·经筋》曰："手少阴之筋……治在燔针劫刺，以知为数，以痛为输[2]45。"焠刺足三里用于治疗经久不愈，寒湿久留的痹病。如《灵枢·四时气》曰："着痹不去，久寒不已，卒取其三里，骨为干。肠中不便，取三里，盛泻之，虚补之[2]52。"

⑤针刺补泻。泻法，多用于治疗病在五脏而固留不去，可用锋针，在井荥输等穴用泻法刺治，并根据四时与腧穴的关系进行选穴。如《灵枢·官针》曰："病在五脏固居者，取以锋针，泻于井荥分输，取以四时[2]21。"补法，多用于治疗骨痹及病在经脉且气少的痹病。如《灵枢·寒热病》曰："骨痹，举节不用而痛，汗注烦心。取三阴之经，补之[2]54。"《灵枢·官针》曰："病在脉，气少当补之者，取以针于井荥分输[2]21。"补泻并用，多用于治疗厥痹，可取阴经或阳经的络穴，但必须查明主病所在，在阳经用泻法，在阴经用补法。如《灵枢·寒热病》曰："厥痹者，厥气上及腹。取阴阳之络，视主病也，泻阳补阴经也[2]54。"

2)《金匮要略》 张仲景亦提到了痹病的针灸治疗，如《金匮要略·脏腑经络先后病脉证》曰："若人能养慎，不令邪风干忤经络；适中经络，未流传脏腑，即医治之。四肢才觉重滞，即导引、吐纳、针灸、膏摩，勿令九窍闭塞[3]2。"对于血痹的治疗提出宜用针刺治疗，以导引阳气，令气行则血行。如《金匮要略·血痹虚劳病脉证并治》曰："问曰：血痹病从何得之？师曰：夫尊荣人骨弱肌肤盛，重困疲劳汗出，卧不时动摇，加被微风，遂得之。但以脉自微涩，在寸口，关上小紧，宜针引阳气，令脉和紧去则愈[3]33。"

（2）药物治疗

1）内治法 《素问·移精变气论》曰："中古之治病，至而治之，汤液十日，以去八风五痹之病。十日不已，治以草苏草荄之枝。本末为助，标本已得，邪气乃服[1]58。"提出了治疗痹病的中药汤剂内服法。张仲景在《内经》的基础上有较大的发挥，详细论述了痹病的治疗，既有具体治法，又有具体方药。如微汗除湿、利尿渗湿、温阳祛湿、益气养血、祛风寒湿、温阳散寒、健脾除湿等。

①微汗除湿。本法用于风湿在表。对于汗法，提出必"微微似欲汗出"，则营卫通畅，风湿之邪尽去，不可大汗，大汗则风邪虽除而湿邪仍留滞不去，不仅不能愈病，还可能耗伤卫阳。如《金匮

要略·痉湿暍病脉证治》曰："风湿相搏，一身尽疼痛，法当汗出而解，值天阴雨不止，医云此可发汗，汗之病不愈者，何也？盖发其汗，汗大出者，但风气去，湿气在，是故不愈也。若治风湿者发其汗，但微微似欲出汗者，风湿俱去也……湿家身烦疼，可与麻黄加术汤，发其汗为宜，慎不可以火攻之[3]11-12。"

②利尿渗湿。本法用于湿痹日久不愈，湿邪入里，伤及脾胃阳气，而生内湿。病位在下在里者，可用利尿法使湿从小便而去。如《金匮要略·痉湿暍病脉证治》曰："湿痹之候，小便不利，大便反快，但当利其小便[3]11。"小便得利，则里湿去，阳气通，则湿痹除。治疗痹证日久、正虚风湿痹证，临床既有"脉浮身重，汗出恶风"，又有身痛、身肿，伴小便短少，可用防己黄芪汤调和营卫，祛湿利水。如《金匮要略·痉湿暍病脉证治》曰："风湿脉浮，身重，汗出恶风者，防己黄芪汤主之[3]13。"

③温阳祛湿。风湿在表兼卫表阳虚，可用桂枝附子汤温经助阳，散寒祛风化湿。如《金匮要略·痉湿暍病脉证治》曰："伤寒八九日，风湿相搏，身体疼烦，不能自转侧，不呕不渴，脉浮虚而涩者，桂枝附子汤主之[3]13。"风湿兼表里阳气俱虚者，可用甘草附子汤温经助阳，祛风除湿散寒。如《金匮要略·痉湿暍病脉证治》曰："风湿相搏，骨节疼烦，掣痛不得伸屈，近之则痛剧，汗出短气，小便不利，恶风不欲去衣，或身微肿者，甘草附子汤主之[3]14-15。"

④益气养血。对于气血不足，感受风邪，血行阻滞引起，以肢体麻木不仁为主症的"血痹"，可用黄芪桂枝五物汤益气和营，温阳行痹。如《金匮要略·血痹虚劳病脉证并治》曰："血痹，阴阳俱微，寸口关上微，尺中小紧，外证身体不仁，如风痹状，黄芪桂枝五物汤主之[3]33。"

⑤祛风寒湿。把历节病分为风湿历节和寒湿历节。其中风湿历节由感受风湿之邪引起，日久化热伤阴而成，除原文所述症状外，应还有发热。治法为祛风除湿，温经散寒，兼滋阴清热，可用桂枝芍药知母汤。如《金匮要略·中风历节病脉证并治》曰："诸肢节疼痛，身体魁羸，脚肿如脱，头眩短气，温温欲吐，桂枝芍药知母汤主之[3]29。"

⑥温阳散寒。寒湿历节由感受寒湿之邪痹阻关节而成，故治以温经散寒，除湿止痛，方用乌头汤。如《金匮要略·中风历节病脉证并治》曰："病历节不可屈伸，疼痛，乌头汤主之[3]30。"

⑦健脾除湿。对于寒湿痹着于腰部所致的"肾着"，治以温中散寒，健脾除湿，方用甘草干姜茯苓白术汤。如《金匮要略·五脏风寒积聚病脉证并治》曰："肾着之病，其人身体重，腰中冷，如坐水中，形如水状，反不渴，小便自利，饮食如故，病属下焦，身劳汗出，衣（一作表）里冷湿，久久得之，腰以下冷痛，腹重如带五千钱，甘姜苓术汤主之[3]64。"

2）外治法

①热熨疗法。热熨疗法是用中草药或其他传热的物体，加热后用布包好，放在人体的某些部位上（如皮肤、腧穴、病变部位等），做来回往返或旋转的移动，使药力直接到达病所而发挥作用的一种方法。主要有散寒止痛、活血化瘀、舒筋活络等功效，适用于风寒湿痹。《内经》就记载了采用醇酒、蜀椒、干姜、桂心等辛温之品热熨局部治疗寒痹。如《灵枢·寿夭刚柔》曰："刺大人者，以药熨之……用醇酒二十升，蜀椒一升，干姜一斤，桂心一斤……用棉絮一斤，细白布四丈，并内酒中。置酒马矢中……以熨寒痹所刺之处，令热入至于病所，寒复炙巾以熨之，三十遍而止[2]20。"临床一般选用气味芳香走窜之品，研成粉末后，加酒或醋于锅内炒热，装入布袋在患处趁热熨治。除中药热熨外，还有取用砂石、铁砂、砖瓦、坎离砂、姜、葱、粗盐、谷糠、蒜、萝卜等或药物加砂石加热后进行热熨的方法。

②中药熏蒸。又称中药熏洗疗法、中药蒸汽疗法、汽浴疗法等，是依据中医辨证论治的原则，选配一定的中药组成熏蒸方剂，进行熏蒸、淋洗的治疗方法。借助药力和热力通过皮肤、黏膜而作用于

肌体，使腠理疏通，气血流畅而达到预防治疗疾病的目的。如《素问·阴阳应象大论》曰："其有邪者，渍形以为汗；其在皮者，汗而发之[1]32。"张仲景用矾石汤浸脚治疗脚气冲心，如《金匮要略·中风历节病脉证并治》曰："矾石汤治脚气冲心。矾石二两。右一味，以浆水一斗五升，煎三五沸，浸脚良[3]30。"

【传承发展】

1. 针灸治疗　《难经》进一步完善了《内经》的理论体系，论述了五输穴和八会穴对痹病的治疗。同时发展了针刺手法和补泻方法的运用理论，充实了《内经》关于痹病的论述和治疗。五脏六腑十二经脉的井荥输经合穴各有所主治的病证，各经的输穴是治疗相应痹病的要穴。如《难经》指出："井主心下满，荥主身热，输主体重节痛，经主喘咳寒热，合主逆气而泄。刺五脏六腑井荥输经合所主病也[9]171。"痹病多病在筋脉骨节，筋会阳陵泉、髓会绝骨、血会膈俞、骨会大杼成为治疗痹病的要穴。如《难经》曰："腑会太仓，脏会季胁，筋会阳陵泉，髓会绝骨，血会膈俞，骨会大杼，脉会太渊，气会三焦外一筋直两乳内也[9]114。"《难经》又提出针刺深浅宜合四时，春夏两季，自然界的阳气向上，人体的阳气也趋向于肌肤表层，因此，应当采取浅刺的方法；秋冬两季，自然界的阳气向下，人体的阳气也趋向于筋骨深层，因此，应当采取深刺的方法。其曰："春夏者，阳气在上，人气亦在上，故当浅取之；秋冬者，阳气在下，人气亦在下，故当深取之[9]176。"针刺补泻当分清营卫，针刺属阳的卫分（浅层）时，要沿皮横刺，以免损伤深层的阴气，其曰："针阳者，卧针而刺之"[9]179。针刺属于阴的营分（深层）时，要先用左手按压穴位，使浅层的阳气散开后，方可刺入，以免损伤浅表的阳气，其曰："刺阴者，先以左手摄按所针荥输之处，气散乃内针[9]179。"

魏晋南北朝时期，《脉经》《针灸甲乙经》《肘后备急方》等发展了针灸理论。《脉经》记录了四时五脏针灸疗法，明确论述了在不同季节治疗脏腑病证的取穴、刺法，并增加了灸疗的内容，并且论述了治疗相应内脏引起特定痹病的针灸疗法，标本同治。同时，详述了肝病引起的手足拘急，脾病引起的体重节痛，肾病引起的腰痛的四时针法及灸法。其曰："肝病，其色青，手足拘急……春当刺大敦，夏刺行间，冬刺曲泉，皆补之；季夏刺太冲，秋刺中郄，皆泻之。又当灸期门百壮，背第九椎五十壮[8]175。"又曰："脾病……体重节痛……春当刺隐白，冬刺阴陵泉，皆泻之；夏刺大都，季夏刺公孙，秋刺商丘，皆补之。又当灸章门五十壮，背第十一椎百壮[8]194。"又曰："肾病……腰痛……春当刺涌泉，秋刺伏留，冬刺阴谷，皆补之；夏刺然谷，季夏刺太溪，皆泻之。又当灸京门五十壮，背第十四椎百壮[8]211。"《脉经》还论述了邪在五脏引起不同部位疼痛的取穴原则及具体刺法，如曰："心病者，胸内痛，胁支满，两胁下痛，膺背肩胛间痛，两臂内痛。虚则胸腹大，胁下与腰背相引而痛。取其经，手少阴、太阳、舌下血者。其变病，刺郄中血者[8]184。"又曰："肺病者，必喘咳……背痛，汗出，尻、阴、股、膝挛，髀、腨、胻、足皆痛……取其经手太阴，足太阳之外、厥阴内、少阴血者。邪在肺，则皮肤痛，发寒热，上气，气喘，汗出，咳动肩背。取之膺中外俞，背第三椎之旁，以手痛按之，快然，乃刺之；取之缺盆中以越之[8]203-204。"又曰："邪在肾，则骨痛，阴痹。阴痹者，按之而不得，腹胀，腰痛，大便难，肩背、颈项强痛，时眩。取之涌泉、昆仑，视有血者尽取之[8]211。"

皇甫谧将痹病的针灸治疗系统化、条理化，指出骨痹和厥痹的取穴原则。骨痹举节不用而痛者，取三阴之经补之；厥痹者取阴阳之络，视主病者，泻阳补阴经也。《针灸甲乙经》曰："骨痹举节不用而痛，汗注烦心，取三阴之经补之。厥痹者，厥气上及腹，取阴阳之络，视主病者，泻阳补阴经也[10]248。"并罗列了治疗不同部位痹证的具体取穴，既有近端取穴，如下肢痹痛取腰俞、商丘、膝关、巨虚、下廉、条口、梁丘、髀关、阳关、阳陵泉、中渎、环跳、至阴、解溪等,又有远端取穴,如风府可以治疗足不仁[10] 248, 249。

晋代葛洪记载了治疗腰背痹痛灸疗方,《肘后备急方》载:"葛氏治卒腰痛诸方,不得俯仰方:正立倚小竹,度其人足下至脐,断竹,及以度后当脊中,灸竹上头处,随年壮。毕,藏竹勿令人得矣[11] 93。"

隋唐时期,论及针石、灸法等治疗痹病,并列举了各种痹病的针灸治疗方法。《诸病源候论》提及以针石等法治疗痹病,其曰:"风寒湿三气合而为痹。风多者为风痹。风痹之状,肌肤尽痛。诸阳之经,尽起于手足,而循行于身体。风寒之客肌肤,初始为痹,后伤阳经,随其虚处而停滞,与血气相搏,血气行则迟缓,使机关弛纵,故风痹而复手足不随也。其汤熨针石,别有正方。补养宣导,今附于后[12] 41。"

孙思邈列举了各种痹病的针灸治疗方法,涵盖取穴、刺灸法等内容。关于痹病的针灸治疗,系统论述了上肢、肩背、腰脊、下肢等不同部位的痹病取穴方法。对于上肢的肩背、颈项疼痛,多取天井、曲池、养老、天柱、支沟、关冲、天宗、肩外俞、后溪、腕骨、天髎、缺盆、神道、大杼、天突、水道、巨骨、膈俞、京门、尺泽等[7] 657-658。亦有远端取穴,如取涌泉治疗肩背颈项痛。对于下肢的腰、脊、股、臀、尻疼痛,多取神道、谷中、腰俞、长强、大杼、膈关、水分、脾俞、小肠俞、膀胱俞、志室、京门、中膂俞、白环俞、胞肓、承筋、三里、阴市、申脉、涌泉、太冲等[7] 658。湿痹取曲池、列缺、风市、阳关、悬钟、丰隆、阳陵泉等,皆用泻法[7] 662。并记载了灸法治疗"历节风",如《备急千金要方》曰:"论曰,夫历节风着人,久不治者……宜服诸汤,犹胜不治,但于痛处灸三七壮,佳[7] 196。"

王焘指出灸风、灸寒湿的不同方法。灸风者,宜从少以至多,风性浮轻则易散,故从少而至多也。灸寒者,宜从多以至少也,灸寒湿者,宜从多以至少也。寒性沉重则难消,故从多而至少也[13] 786。

宋金元时期,提出了针灸配合药物的治疗方法。《三因极一病证方论》曰:"夫风湿寒三气杂至,合而为痹……治之,随其腧俞,以施针灸之法,仍服逐风湿寒发散等药,则病自愈[14] 45。"《圣济总录》详述了痹病的针灸治疗。骨痹举节不用而痛,取三阴之经补之;风痹者,取阳之络,泻阳补阴;商丘治疗骨痹烦满;阳关治疗胫痹不仁;阳陵泉治疗髀痹引膝股外廉痛;环跳治疗髀筋瘛,胫痛不可屈伸。其曰:"骨痹举节不用而痛,汗注烦心,取三阴之经补之。风痹者,厥气上攻腹,取阳之络,视主病者,泻阳补阴经也。痹,会阴及太渊、消泺、照海主之。骨痹烦满,商丘主之……肤痛痿痹,外丘主之。膝外廉痛,不可屈伸,胫痹不仁,阳关主之。髀痹引膝股外廉痛,不仁筋急,阳陵泉主之。寒气在分肉间痛,上下痹不仁,中渎主之。腰胁相引痛急,髀筋瘛,胫痛不可屈伸,痹不仁,环跳主之。风痹从足小趾起,脉痹上下,带胸胁痛无常处,至阴主之[15] 3194-3195。"

2. 药物治疗

(1) 内治法 晋代葛洪记载了治疗关节烦痛的中药治疗。《肘后备急方》载:"若关节疼痛,蒲黄八两,附子一两(炮)。合末之,服一钱匕,日三,稍增至方寸匕。若骨节疼烦,不得屈伸,近之则痛,短气自汗出,或欲肿者,附子二两,桂四两,术三两,甘草二两,水六升,煮取三升,分三服,汗出愈也[11] 52。"

隋唐时期,《备急千金要方》记载了治痹的方药及方法,如汤、散、酒剂等。其中所载治疗痹证日久,气血不足,肝肾亏虚的独活寄生汤,以祛风散寒除湿为主,同时兼用补益气血、滋养肝肾之品,仍是沿用至今的治痹名方,在临床上颇有价值。其云:"独活寄生汤,夫腰背痛者,皆由肾气虚弱,卧冷湿地当风所得也,不时速治,喜流入脚膝,为偏枯冷痹,缓解重,或腰痛挛脚重痹,宜急服此方[7] 198。"治疗顽痹,四肢不仁用麻黄汤,其曰:"麻黄汤治恶风毒瓦斯,脚弱无力,顽痹,四肢不仁[7] 169。"首次提出清热解毒的治疗原则,用犀角汤治热毒流入四肢,历节肿痛,其曰:"犀角汤治热毒流入四肢、历节肿痛方[7]196。"并指出治疗痹病当先用汤剂，次用散剂，再用丸剂，其曰："张仲景曰：欲疗诸病，当先以汤荡涤五脏六腑，开通诸脉……若四肢病久，风冷发动，次当用散。散能逐邪，风气湿痹……次当用丸，丸药者，能逐风冷[7]6。"创立了治疗风湿痹的大八风散，其曰："大八风散：治诸缓风湿痹脚弱方。巴戟肉、黄桂心、细辛、天雄、萆薢、肉苁蓉……上三十二味，治下筛，酒服半寸匕，日三[7]174。"对于酒剂，孙思邈认为酒味甘辛大热，有行药势、杀百毒邪气之功，有治疗"风虚气满，脚痛痹挛，弱不能行"的石斛酒[7]176；治疗"风湿痹不仁，脚弱不能行方"的侧子酒[7]178；治疗"骨髓疼痛，风经五脏方"的虎骨酒等[7]178。

宋代痹病的治疗方法和用药方面有了很大的进展，如《圣济总录》收载140多个治痹的方药，详述痛痹、着痹、行痹、热痹及五脏痹、五体痹的治疗原则及具体方药。指出寒邪甚者为痛痹，治宜通引营卫，温润经络，血气得温则宣流，自无壅瘀也，拟方有茯苓汤方、天雄丸方、去毒丸方、茵芋浸酒等[15]481,482；湿气胜者为着痹，治宜除寒湿，通行经络则瘥，拟方有石斛散方、侧子汤方、附子丸方、天雄浸酒方、白花蛇丸方、茯苓汤方、干蝎散方、侧子浸酒方等[15]482,483,484；风气胜者为行痹，治法虽通行血气，宜多以治风之剂，方有防风汤方、萆薢丸方、山茱萸丸方、干地黄丸方、附子酒方等[15]485,486。还有治疗热痹的石南散方、升麻汤方、防风丸方、生地黄汤方等[15]509,510。同时设有骨痹专篇，认为骨痹的病因当责之肾虚，故设补骨髓，治寒湿之肉苁蓉丸方，治肾虚骨痹之石斛丸方、补肾熟干地黄丸方，治肾脏中风寒湿成骨痹之附子独活汤方，治肾脏气虚骨痹缓弱之鹿茸天麻丸方，治肾脏久虚之肾沥汤方等[15]494,495,496。《普济本事方》用麝香丸治疗白虎历节，诸风疼痛，趁痛丸治疗走注历节。其曰："麝香丸治白虎历节，诸风疼痛，游走无定，状如虫啮，昼静夜剧，及一切手足疼痛[16]41。"又曰："趁痛丸治走注历节，诸风软痛，卒中倒地，跌仆伤损[16]43。"《太平惠民和剂局方》用五痹汤治疗风寒湿邪，客留肌体所致的麻痹不仁，其曰："五痹汤治风寒湿邪，客留肌体，手足缓弱，麻痹不仁；或气血失顺，痹滞不仁[17]37。"本书收载了由乌梢蛇、全蝎、地龙等虫蛇类药物组成的治痹方剂，如大醒风汤（全蝎）治疗历节痛风，筋脉挛急[17]36-37，活络丹（地龙）治疗一切痛风走注，浑身疼痛[17]38-39，灵宝丹（乌梢蛇）治疗痛连骨髓，或痹袭皮肤，瘙痒如虫行，顽痹如铁石[17]2。《严氏济生方》指出治湿之法，不可大发汗，慎不可以火攻之，唯当利其小便[18]12。收载了蠲痹汤、黄芪酒、防风汤、茯苓汤四首治痹方剂，蠲痹汤治疗身体烦痛，项背拘急，或痛或重，举动艰难，及手足冷痹，腰腿沉重，筋脉无力，一直被后人所沿用，被认为是通用的基本方。黄芪酒治风湿痹，身体顽麻，皮肤燥痒，筋脉挛急；防风汤治血痹，皮肤不仁；茯苓汤治支饮，手足麻痹[18]118-119。《三因极一病证方论》中载有附子汤、黄芪五物汤、黄芪酒等治痹方。附子汤治风湿寒痹，骨节疼痛，皮肤不仁，肌肉重着，四肢缓纵；黄芪五物汤治尊荣人骨弱肌重，因疲劳汗出，卧不时动摇，加以微风，遂作血痹，脉当阴阳俱微，尺中少紧，身体如风痹状；黄芪酒治风湿寒痹，举体肿满，疼痹不仁[14]45-46。治风历节，四肢疼痛，如槌锻不可忍，不可屈伸的方药有芍药知母汤、乌头汤和附子八物汤、独活寄生汤[14]47,48。用控涎丹治疗支饮作痹[14]256-257。

金元时期，出现了金元四大家学术争鸣的局面，痹证的治疗方面同样也有了进一步的发展。刘完素《黄帝素问宣明论方》以"六气皆从火化"和"五志过极皆为热病"立论。对痹证的治疗，多主张据证治痹，寒热温凉攻补，各选其宜，而不是片面地、机械地运用寒凉药物。根据《内经》风寒湿三气偏盛学说分别拟定方剂，行痹用防风汤[19]20，痛痹用加减茯苓汤[19]20-21，着痹用茯苓川芎汤[19]21。并载大豆蘖散治疗周痹[19]21，升麻汤治疗热痹[19]22。张子和《儒门事亲》认为痹病以湿热为源，风寒为兼，三气合而为痹，治疗强调辨证论治，痹病本不死，医生误治会导致死亡。张子和认为痰饮为痹病的基本病理因素之一，对于胸膈间有寒痰的痹病，主张必先涌去其寒痰，然后诸方皆效，反对不问经络，不分脏腑，不辨表里，便作寒湿脚气，乌之附之，乳之没之[20]22。应根据邪滞部位，分别采用汗、吐、下三法治疗。风寒邪气，搏结于经络皮肤肌腠之间者，以汗法治之；风寒、宿食停滞于胸膈上部，以吐法治之；寒湿痼冷，热邪侵犯下焦者，以下法治之。吐法、下法主治均为里有实邪，复感风寒湿邪，进而发为痹病者，治疗上当先祛其里实，而后再发散表邪。张子和治疗痹病的四个主要步骤：吐、泄、发汗、行经和血。《儒门事亲》指出："夫大人小儿，风、寒、湿三气，合而为痹。及手足麻木不仁者，可用郁金散吐之。吐讫，以导水丸、通经散泄之。泄讫，以辛温之剂，发散汗出，则可服当归、芍药、乳、没行经和血等药[20]66-67。"为后世以攻逐邪气法治疗痹病提供了临证参考。李东垣提出"内伤学说"，认为"内伤脾胃，百病由生"。其中对痹的论述尤其强调脾胃虚弱，脾胃为气血生化之源，脾胃一虚则阳气不能上行充实皮毛，滋养筋骨，则风寒湿邪乘虚而入，经气郁而不行，不通则痛。治疗痹病多从风、湿论治，且治疗上认为"风药能胜湿"，故常用羌活、独活、蔓荆子、升麻、柴胡等升阳风燥药以辛香开泄，而风药又能除湿，湿除则经气流通，其病可疗。《脾胃论》曰："补中益气汤……如风湿相搏，一身尽痛，加羌活、防风、藁本根……所以然者，为风药已能胜湿[21]32-33。"创立了通气防风汤[21]20、羌活胜湿汤[21]20-21等治痹名方。用安胃汤建中以疗风痿痹证，如《脾胃论》曰："安胃汤，治因饮食汗出，日久心中虚，风虚邪令人半身不遂，见偏风痿痹之证，当先除其汗，悍之气，按而收之[21]74。"在论述脚气时，提出了饮食不节，脾胃虚弱，湿热内生所酿成的痹痛，以当归拈痛汤治疗，如《医学发明活法机要》曰："当归拈痛汤，治湿热为病，肢体烦疼，肩背沉重，胸膈不利，及遍身疼痛，下痓于足胫，肿痛不可忍[22]35。"朱丹溪《丹溪心法》另立"痛风"之名，分为风热、风湿、血虚、有痰四种类型，详述了辨证用药[23]170。因于风者，小续命汤；因于湿者，苍术、白术之类，佐以竹沥；因于痰者，二陈汤加酒炒黄芩、羌活、苍术；因于血虚者，用芎、归之类，佐以红花、桃仁[23]170。筋骨疼痛，因湿热者用二妙散；因于热者，痛处赤肿灼热用败毒散；瘀血，宜桃仁、红花、当归、川芎及大黄微利之；气虚兼有痰饮流注，宜参、术、星、半。对于不同病位，分别加以引经药。在上者，加羌活、威灵仙、桂枝；在下者，加牛膝、防己、木通、黄柏。治痛风走注用四妙散；治疗白虎历节风用加减地仙丹、青龙丸、乳香丸等[23]170-171。朱丹溪常以痰浊瘀血论痹，治法上提倡以辛热之剂，流散寒湿，开发腠理。这一学说对后世除痰化浊之法及活血法治疗痹证产生了深远影响。

明清时期，对痹证的治疗有了更进一步的发展。张景岳《景岳全书》在痹病治疗原则方面提出了峻补真阴、阴邪侮阳、湿热伤阴、血虚血燥等，病情较为复杂的痹病以相兼治法治之[5]1011。风胜散之，宜败毒散、乌药顺气散之类；寒胜温之，宜五积散或小续命汤、甘草附子汤之类；湿胜者宜温经、补脾、行气、利水除湿，用羌活胜湿汤、五积散、真武汤、《三因》附子汤、调气平胃散、五苓散、二陈汤、六君子汤等。湿热宜二妙散及加味二妙丸、当归拈痛汤之类[5]1011。对于历节风的治疗，提出有火者宜从清凉，有寒者宜从温热。若筋脉拘滞，伸缩不利者，此血虚血燥证也，非养血养气不可[5]1011-1012。李梴《医学入门》明确了风、寒、湿、热痹的具体治疗。风多用乌药顺气散、三痹汤、越婢汤；寒多用五积散加天麻、附子，或蠲痹汤；湿多用川芎茯苓汤、当归拈痛汤、防己黄芪汤、羌活胜湿汤、续断丸；冷痹用三痹汤合三五七散，或舒经汤、附子理中汤；热痹，或湿生热，或风寒郁热，用宣明升麻汤[24]678,1011。李中梓《医宗必读》在治疗痹病时除采用常规的祛风、散寒、除湿法外，指出治外者散邪为急，治脏者养正为先。对行痹、痛痹、着痹的治疗，提出行痹参以补血，以利血行；痛痹参以补火，以释其凝寒；着痹参以补脾补气，以胜湿的治疗方法[25]266。明确提出"治风先治血，血行风自灭"的痹病治疗原则，对后世从血论治风痹产生了深远影响。

清代喻嘉言认为痹则阴先受之，风入在阴分，与寒湿互结，扰乱其血脉，致身中之阳，不通于阴，故致痹也，治疗主张以通阳为主，如麻黄、白芷之类，忌用苦寒，用之则阳愈不通，其痹转入诸腑，而成死症者多矣[26]245。《医门法律》载"痹病诸方"21首，重视从病因、病位论治，并详述了风寒湿热痹、五体痹、五脏痹的治疗[26]245。如三痹汤通治血气凝滞，手足拘挛，风、寒、湿三痹。再有如风淫末疾，用乌头粥；湿流关节，用薏苡汤；热痹者，用升麻汤；冷痹者，用巴戟天汤等[26]258, 260。按痹之部位辨证用药，如痹在上，用桂枝五物汤；痹在臂，用十味锉散；痹在身半以下，用通痹散；痹在筋，用羚羊角散；痹在皮，用羌活汤[26]258, 260。喻氏重视从痰饮论痹，认为风寒湿三痹之邪，每借人胸中之痰为相援，故治痹方中，多兼用治痰之药，对于痰浊四注的痹在遍身，走痛无定者，用控涎丹豁痰除痹[26]258-259。除了气血的通畅，对于久痹之人，喻氏也重视气血的充盈与正气的强弱。如治疗风寒湿邪痹于膝的"鹤膝风"，强调先养血气，俾肌肉渐荣，后治其膝[26]245。认为小儿鹤膝风非必为风寒湿所痹，多因先天所禀，肾气衰薄，治疗用六味地黄丸加鹿茸、牛膝补肝肾，强筋骨以治其本[26]245。陈士铎《辨证录》对于风寒湿邪犯三焦所致痹证用理本汤，全方扶肺、肾、脾胃之气，而轻于祛风寒湿者，正所以理其本也，治肾，肾气旺而下焦之气始通；更宜治肺，肺气肃而上焦之气始降；尤宜治脾胃，脾胃健而中焦之气始化。理肺、肾、脾胃之气，而益之散邪之药，则三焦得令，而风寒湿不难去也[27]732。认为风寒湿邪乃乘气血之虚而入，治疗主张补正而助以祛邪，扶正尤重补气，用补正逐邪汤，白术、薏苡仁、人参、茯苓皆健脾补气之药，气旺自能生血，专补其气，而祛风祛湿祛寒之更捷也。虽曰风寒湿合而成痹，其内最多者湿也。湿在经络、肠胃之间，最难分化，逐其湿而风寒正不必治而自散，所以只佐桂枝数分而已足也。用参、术、薏、苓以健土而利湿。认为风寒湿之邪，每藉痰为奥援，故治痹者必治痰，加白芥子化痰，痰消而风寒湿无可藏之薮[27]732-733。对"脚膝疼痛，行步艰难，自按其皮肉直凉至骨"的冷痹，陈士铎认为是寒甚侵入骨髓所致，治法当以至阳之热散至阴之寒，但强调药势不可过烈，以免寒邪未祛，而阴液先干，自拟真火汤治疗，方中以巴戟天为君药，而不用肉桂、当归，又辅以石斛等养阴柔筋[27]733-734。叶天士提出治疗热痹宜急清阳明，《临证指南医案》曰："由乎暑燔外加之湿热，水谷内蕴之湿热。外来之邪，着于经络，内受之邪，着于腑络。故辛解汗出，热痛不减，余以急清阳明而致小愈[28]222。"叶氏指出治疗痹病忌单纯祛邪，应以益气药配合风药治之。气壮方可托邪外出。《临证指南医案》曰："风湿肿痹，举世皆以客邪宜散，愈治愈剧，不明先因劳倦内伤。盖邪之所凑，其气必虚。参、术益气，佐以风药，气壮托出其邪，痛斯止矣[28]220。"并提出"久病入络"的观点，《临证指南医案》曰："久痛必入络，气血不行，发黄，非疸也。旋覆花、新绛、青葱、炒桃仁、当归尾[28]253。"又曰："络虚则痛，有年色脉衰夺，原非香蔻劫散可效。医不明治络之法，则愈治愈穷矣。炒桃仁、青葱管、桂枝、生鹿角、归尾。此旋覆花汤之变制也，去覆花之咸降，加鹿角之上升，方中唯有葱管通下，余俱辛散横行，则络中无处不到矣[28]253。"提倡以虫类药搜剔久痹顽痹。《临证指南医案》曰："风湿客邪，留于经络，上下四肢流走而痛。邪行触犯，不拘一处，古称周痹。且数十年之久，岂区区汤散可效？凡新邪宜急散，宿邪宜缓攻。蜣螂虫、全蝎、地龙、穿山甲、蜂房、川乌、麝香、乳香。上药制末，以无灰酒煮黑大豆汁泛丸[28]218。"注重通阳法，提出"通阳不在温，而在利小便[29]342"。王清任《医林改错》在前人以风寒湿热论痹的基础上，提出瘀血致痹说，认为瘀血内结，阻滞气机，最终可因实致虚，成为虚实夹杂之痹病。提出治疗方面当求其本，先行治疗瘀血而后祛除风寒湿热，用身痛逐瘀汤[30]57。对于顽重之痹证鹤膝风，程钟龄详述了行痹、痛痹、着痹的治疗原则，认为可以通用蠲痹汤治疗，对于鹤膝风，认为是三阴本亏，寒邪袭于经络，宜服虎骨胶丸。如《医学心悟》曰："复有患痹日久，腿足枯细，膝头大，名曰鹤膝风。此三阴本亏，寒邪袭于经络，遂成斯症，宜服虎骨胶丸，外贴普救万全膏，则渐次可愈。失此不治，则成痼疾，而为废人矣[31]167。"张三锡详述了痛风的治疗，肥人肢节痛多有痰饮流注，经络宜南星、半夏；瘦人肢节痛，是血虚，宜四物加防风、羌活；瘀血，宜桃仁、红花、当归、川芎，及大黄微利之；气虚兼有痰饮流注，宜参、术、星、半[32]176。

陈修园《时方妙用》指出《金匮要略》治血痹的黄芪桂枝五物汤为痹证属虚者之总方，并提出五积散治疗痹证之实者[33] 897。罗国纲《罗氏会约医镜》详述了行痹、痛痹、着痹的治疗原则，行痹治宜补血以散风，佐以祛寒利湿；痛痹宜补火散寒，佐以疏风燥湿之品；着痹宜补脾以燥湿，佐以祛风解寒之品[34] 321。记载了治疗痹病的常用方剂，如五积散治一切痹证初起；小续命汤通治八风五痹，瘫厥疼痛；养血祛风汤治风邪外中，历节肿痛；益火散寒汤治寒邪外中，身体切痛；补土燥湿汤治湿邪外中，身痛沉重；加味二妙散治湿热痹病，骨节疼痛，如火之燎；大防风汤治足三阴亏损，风寒湿乘虚侵入，发为痹证[34] 322, 323, 324。

纵观历代医家对痹病的治疗，常用的内治法总结如下：

1）散风宣痹法　用疏散风邪的方药，治疗由于风邪外袭，邪留肌表、经络所致的行痹，代表方剂有防风汤、蠲痹汤等。常用药物如羌活、防风、独活、荆芥等。

2）散寒通痹法　用辛温散寒的方药，治疗由于寒邪外袭或素体阳虚，寒邪乘虚深入所致的痛痹。代表方剂有乌头汤、麻黄附子细辛汤、桂枝附子汤等。常用药物如乌头、附子、桂枝、细辛等。

3）除湿蠲痹法　用具有祛湿作用的方药，治疗湿邪为主所致的着痹。代表方剂有薏苡仁汤、麻黄杏仁薏苡甘草汤等。常用药物如薏苡仁、防己、苍术、威灵仙、萆薢、蚕沙、木瓜等。

4）清热通痹法　用具有清热燥湿、清热利湿、清热凉血等作用的药物，治疗以热邪为主所致的热痹。当其他病证邪郁化热时也可配合使用。代表方剂有白虎加桂枝汤、二妙散、三妙丸等。常用药物如生石膏、知母、黄柏、薏苡仁、防己、忍冬藤、生地黄、赤芍、牡丹皮等。

5）散寒祛风法　用具有疏散风邪与温经散寒作用的方药，治疗由于风寒之邪侵袭经络关节所致的风寒痹阻证。代表方剂有五积散、小活络丹等。常用药物如羌活、防风、独活、桂枝等。

6）祛风除湿法　用具有疏散风邪和化湿作用的药物，治疗风湿之邪阻滞引起的风湿痹阻证。代表方剂有蠲痹汤、七圣散、通气伤风散等。常用药物如羌活、防风、独活、秦艽、海风藤等。

7）散寒祛湿法　用具有散寒除湿、发汗解表作用的药物，治疗寒湿之邪阻滞引起的寒湿痹阻证。代表方剂有麻黄加术汤、乌头汤等。常用药物如麻黄、桂枝、白术、茯苓、乌头、独活、秦艽等。

8）祛湿清热法　用具有祛湿清热作用的方药，治疗湿热之邪流注关节经络，阻滞气血，病势缠绵的湿热痹阻证。代表方剂有宣痹汤、加味二妙散。常用药物如防己、晚蚕沙、秦艽、萆薢等。

9）清热解毒泻火法　用具有清热解毒作用的方药，治疗热毒化火深入筋骨所致的热毒痹阻证。代表方剂有清热解毒丸、白虎汤等。常用药物如羚羊角、水牛角、生石膏、金银花、黄芩、黄柏、栀子、龙胆草、苦参、蒲公英、白花蛇舌草、生地黄等。

10）祛风散寒除湿法　用具有祛风、散寒、利湿作用的方药，治疗因风寒湿邪侵袭留滞关节组织经络而引起的风寒湿痹阻证。代表方剂有五痹汤、蠲痹汤。常用药物如羌活、防风、独活、桂枝、威灵仙、泽泻、茯苓等。

11）凉血散风法　用具有凉血与散风的方药相配合，治疗邪热入营血所致的环形红斑的方法。代表方剂有银翘散去荆芥、豆豉、加生地黄、牡丹皮、大青叶、玄参方。常用药物如生地黄、牡丹皮、大青叶、玄参、紫草等。

12）养血祛风法　用具有凉血与散风作用的方药相配合，治疗血虚受风所致的肌肤、手足麻木、肢体拘急、恶风等。代表方剂有大秦艽汤等。常用药物如秦艽、当归、熟地黄、川芎、鸡血藤、威灵仙、防风等。

13）寒温并用法　用寒温方药，治疗风寒湿邪虽已化热但尚未祛除的寒热错杂证。代表方剂有桂枝芍药知母汤等。常用药物如桂枝、白芍、知母、麻黄、附子、防风、白术等。

14）活血祛瘀法　用具有活血祛瘀作用的方药来行血、散瘀、通络、消肿、定痛，以治疗风湿病兼有血瘀的一种方法。代表方剂有身痛逐瘀汤、活络效灵丹、桃红四物汤等。常用药物如桃仁、红花、乳香、没药、香附、地龙、当归、赤芍、五灵脂等。

15）通经活络法　用具有通经活络作用的方药作为除针对病因辨证论治外的一种治疗方法，不论哪种痹病均应辅以本法。代表方剂有舒筋活络丸、活络效灵丹、大活络丸等。常用药物如豨莶草、络石藤、海风藤、忍冬藤、青风藤、鸡血藤、桑枝、海桐皮、伸筋草、千年健、透骨草、寻骨风、松节、木瓜、穿山龙等。另外，根据不同部位可选用引经药。上肢用羌活、川芎、桂枝、桑枝、片姜黄；下肢用牛膝、木瓜、防己、独活、萆薢；颈项用葛根、蔓荆子；腰脊用桑寄生、川续断、杜仲、狗脊；全身用防风、威灵仙、鸡血藤、天麻、忍冬藤等。

16）行气活血法　用具有疏通气机、促进血行、消除瘀滞作用的方药治疗各种气滞血瘀证。代表方剂有七厘散、血府逐瘀汤等。常用药物如醋香附、枳壳、红花、郁金、桃仁、延胡索、青木香等。

17）祛湿化痰法　用具有祛湿化痰与通络作用的药物相配合，治疗病程日久，脏腑功能失调，脾胃运化失司，湿聚而为痰，留着关节，痹阻经络而成的痰浊痹阻证的一种治法。代表方剂有导痰汤、小活络丹等。常用药物如制南星、半夏、茯苓、白芥子、陈皮、僵蚕、苍术、天竺黄、丝瓜络、五加皮、川芎、地龙等。

18）化痰散结法　用具有化痰或消痰作用的方药，治疗因痰湿流注经络、关节、四肢，而出现结节、囊肿及瘰块的方法。代表方剂有二陈汤、导痰汤等。常用药物如半夏、茯苓、白芥子、陈皮、僵蚕、浙贝母、白附子、生牡蛎、皂角刺等。

19）化痰祛瘀法　用具有化痰祛瘀、搜风通络作用的方药，治疗痹病慢性活动期，或中晚期。代表方剂有桃红饮加味。常用药物如白芥子、制南星、当归、桃仁、红花、僵蚕、地龙等。

20）软坚散结法　用具有行气、散结、软坚、活血等作用的方药，治疗痰瘀互结，筋膜粘连，关节僵硬，屈伸不利，或皮下瘀血，郁积成块、硬结不散的方法。代表方剂有小金丹、大黄蟅虫丸等。常用药物如大黄、土鳖虫、乳香、没药、牡蛎、僵蚕、血竭、浙贝母等。

21）化痰通络法　用具有燥湿化痰通络的方药，治疗痹病日久不愈，痰浊凝结阻滞经络关节者。代表方剂有温胆汤、导痰汤等。常用药物如白芥子、胆南星、半夏、僵蚕、茯苓、陈皮、地龙、枳实等。

22）温阳化痰法　用具有温阳补气、化痰通络作用的方药，治疗阳虚痰浊痹阻证。代表方剂有阳和汤。常用药物如熟地黄、鹿角胶、炮姜、肉桂、麻黄、白芥子等。

23）淡渗利湿法　因湿邪黏滞重着，易夹他邪为患，因而用淡渗利湿法与其他方法配伍，治疗痹病肢体关节肿胀、疼痛、屈伸不利、重着者。代表方剂有茵陈五苓散等。常用药物如茵陈、茯苓、泽泻、猪苓等。

24）行气止痛法　用具有理气作用的方药，治疗痹病兼有气滞引起疼痛的一种方法。代表方剂有柴胡疏肝散等。常用药物如柴胡、香附、延胡索、青皮、郁金、川芎等。

25）养血和血法　用具有养血和血作用的方药，治疗痹病兼血虚之证的方法。代表方剂有当归补血汤等。常用药物如当归、鸡血藤、何首乌、白芍、生地黄、熟地黄、川芎等。

26）缓急止痛法　"通则不痛""痛则不通"。凡痹病痛势较剧者，常采用急则治标的方法，先止痛而后辨证。代表方剂有芍药甘草汤、十香止痛丸等。常用药物如马钱子、地龙、细辛、延胡索、白芍、全蝎、蜈蚣、乌梢蛇、白花蛇舌草、香附、川芎、冰片等。

27）补益脾胃法　用具有补益脾胃作用的方药，治疗痹病中见有脾胃虚弱、中气不足的证候。着痹患者也常配合此法以治其本。代表方剂如六君子汤、养胃汤等。常用药物如党参、黄芪、白术、黄精、玉竹、扁豆、山药、麦冬、石斛等。

28）益气养血法　用具有益气养血作用的方药，治疗痹病日久，正虚邪恋，气血两虚证。代表方剂有黄芪桂枝五物汤、十全大补汤、八珍汤等。常用药物如党参、黄芪、当归、白芍、熟地黄、鸡血藤、龙眼肉、枸杞子、大枣等。

29）益气养阴法　用具有益气养阴作用的方药，治疗痹病日久耗损气阴所致的气阴两虚证。代表方剂有生脉散、玉液汤等。常用药物如人参、黄芪、麦冬、五味子、知母、黄精等。

30）补气活血法　用具有补气和活血化瘀作用的方药，治疗因正气亏虚、脉络瘀阻、筋脉肌肉失养所致的气虚血瘀证。代表方剂有补阳还五汤加减。常用药物如黄芪、当归、赤芍、川芎、地龙、桃仁、红花等。

31）滋阴清热法　用具有滋阴清热作用的方药，治疗痹病日久阴虚，肝肾不足，阴虚内热，或长期过用温燥药物，使病体伤阴化燥，而出现阴虚内热证。代表方剂有鳖甲散加减。常用药物如秦艽、鳖甲、地骨皮、当归、知母、石斛、桑寄生等。

32）滋补肝肾法　用具有滋肾阴、养肝阴、养肝血作用的方药，治疗痹病日久阴虚，肝肾不足，或长期过用温燥，损伤肝肾之阴，使筋骨失于濡养的肝肾阴虚证候。代表方剂有六味地黄丸加味。常用药物如熟地黄、牡丹皮、当归、白芍、山茱萸、桑寄生、枸杞子、杜仲、怀牛膝等。

33）补肾温阳法　用具有补肾温阳、强壮筋骨作用的方药，治疗痹病属肾阳虚证，起到益肾壮督蠲痹的作用，也适用于久病不愈"骨变筋缩"的顽疾。代表方剂有金匮肾气丸、右归丸、尪痹冲剂、益肾蠲痹丸等。常用药物如地黄、补骨脂、骨碎补、淫羊藿、狗脊、续断、桑寄生、肉苁蓉等。

34）益气固表法　用具有补气固表作用的方药，治疗表虚自汗的方法。这种类型的病证均具有不同程度的恶寒怕冷或自汗恶风，并每因天气变化而加剧的特点。代表方剂有玉屏风散。常用药物如生黄芪、防风、白术、茯苓、人参、西洋参等。

35）温阳益气法　用具有温经散寒与益气助阳作用的方药，治疗痹病病程日久，阳气不足，表卫不固，经络失于温煦，易于感受外邪的阳虚证。代表方剂有真武汤。常用药物如附子、桂枝、干姜、党参、黄芪、防风等。

36）疏肝活络法　用具有疏肝理气与通络作用的方药，治疗肝失疏泄，初病在络，久病延及脏腑的病证。代表方剂有加味逍遥散、肝着汤。常用药物如当归、白芍、鸡血藤、郁金、香附、青皮、陈皮、旋覆花等。

37）搜风剔络法　用虫蚁搜剔之品，治疗痹病日久，病邪壅滞经络、关节，气血为邪气阻滞，痰瘀交阻，凝塞不通所致的病证。常用药物如全蝎、蜈蚣、地龙、土鳖虫、露蜂房、僵蚕、蛴螬、乌梢蛇、白花蛇舌草等。

（2）外治法　晋唐时期，中药熏蒸已成为治疗急性疼痛的常用方法。葛洪在《肘后备急方》中记载了用艾叶治疗痹痛的熏渍疗法和用白矾治疗脚气冲心的熏洗疗法。其曰："若身中有掣痛不仁，不随处者。取干艾叶一纠许，丸之，纳瓦甑下，塞余孔，唯留一目。以痛处着甑目下，烧艾以熏之，一时间愈矣。又方，取朽木削之，以水煮令浓，热灼灼尔。以渍痛处，效[11] 51。"孙思邈《备急千金要方》治疗痹证常运用膏药外摩于患处，如太一神膏治疗头项强痛，腰脊两脚疼，风痹湿肿难屈伸，不能行步[7] 179-180；曲鱼膏治风湿疼痹，四肢弹弱，偏跛不仁[7] 180；苍梧道士陈元膏主一切风湿，骨肉疼痹[7] 180。《外台秘要》也广泛收录了诸如醋拌菊花、芫花、羊踯躅，以及炒热大豆"隔衣熨之"的风湿腰痛熨法[13] 343；取酽醋煮葱白热熨治疗白虎病等[13] 274。可见，这一时期痹病方药外治法已逐渐趋于成熟，在方药配伍上有药味较多的复方出现，方药用法也包含了膏摩法、热熨法等。

宋金元时期，进一步完善了中药熏蒸在痹证中的应用。宋代王怀隐记载用安息香熏蒸治疗历节风痛，《太平圣惠方》云："治白虎风。疼痛彻骨不可忍，宜用熏药方。精猪肉、安息香。右将肉裹香，即用一瓶子内着灰火，火上着一铜片子隔之，即安香于上烧之，以瓶子口就痛处熏之，以衣遮盖，勿令透气，三两上差[35]615。"元代危亦林《世医得效方》记载熏洗治疗脚气病，其曰："凡脚气初作，两足伸屈之间，或拘牵，或酸疼，或有赤肿。用香苏散、香薷散，加苍术、木瓜、大蓼、橘叶、川椒、葱白煎水，倾在盆用，衣被覆足，熏一时取汗，再淋洗，不可频用[36]322。"

明清时期，《本草纲目》记载草乌头、川乌头烧熏痛处治疗骨节疼痛[37]538，樟木屑熏洗可以治疗风湿痛[37]858。清代邹存淦记载了中药熏蒸治疗手足腰肢疼痛，如《外治寿世方》曰："熏药法治左瘫右痪，半身不遂，手足腰肢疼痛，并酒风脚痛等症[38]16。"清代中药熏蒸疗法趋于成熟，注重深入探讨理论。清代鲍相璈记载治疗脚气肿痛的熏洗疗法，《验方新编》载："脚气肿痛外治法：白矾二两，地浆水十八碗，新杉木三四片，煎六七滚，用杉木桶盛一半浸脚，留一半徐徐添入，上用衣被围身，使略有微汗。洗完，随饮薄粥。如一次未愈，再洗二次，照前方加硫黄三钱，无不愈矣[39]168。"《理瀹骈文》载："熏药法治风气痛，用川乌、草乌、千年健、降香、闹杨花、钻地风、陈艾、麝，卷纸筒糊紧，乌金纸包，燃熏病处，痛则病出[40]70。"明代张景岳《景岳全书》指出凡诸痹作痛者，俱宜用火龙膏贴之[5]1012。对于"鹤膝风"的治疗，清代程国彭《医学心悟》提出可以外贴普救万全膏[31]167。

综上，《内经》奠定了痹病的基本病理因素，即"风寒湿三气杂至"。此后历代医家，又补充了"热、痰、瘀"等病理因素，同时认识到了内伤虚损（阴阳气血不足，肝肾脾之亏虚）在疾病形成过程中的作用。在治疗方面，从单纯的祛风散寒除湿，到后来的根据痹证表现在不同部位的治疗；从单纯的外治法，到内外合治法的应用，历代医家的认识也是在不断深化。在临床实践过程中，编者特别推崇清代程钟龄的说法："治行痹者，散风为主，而以除寒祛湿佐之，大抵参以补血之剂，所谓治风先治血，血行风自灭也。治痛痹者，散寒为主，而以疏风燥湿佐之，大抵参以补火之剂，所谓热则流通，寒则凝塞，通则不痛，痛则不通也。治着痹者，燥湿为主，而以祛风散寒佐之，大抵参以补脾之剂，盖土旺则能胜湿，而气足自无顽麻也[31]167。"实为中肯之见。另外，痹病迁延不愈，日以病进，以至骨痿筋缩，肢节痿废。因此，在疾病缓解期，补益肝肾以养筋骨，防止废用；在疾病发作期，以通痹止痛为先，缓病家之所苦，根据寒热之不同，选以乌头或石膏为主药，以速胜之。再者，应特别重视外治疗法之挖掘，如导引、按摩等，尤其导引可以活动筋骨、流通气血，符合西医学"功能锻炼"之理念。因此，对于痹病的治疗，应建立内治与外治相统一的综合治疗体系，以提高疗效。

附录：文献辑录

《医级》 盖邪之感人，非虚不痹，但令气血充盛流行，则痹必自解，所以古方皆以扶正祛邪立法[4]101。

《景岳全书》 故凡治病之道，必确知为寒，则竟散其寒；确知为热，则竟清其热，一拔其本，证尽除矣[5]889。

《证治汇补》 治当辨其所感，注于何部，分其表里，须从偏胜者为主，风宜疏散，寒宜温经，湿宜清燥，审虚实标本治之[6]199。

《备急千金要方》 论曰，夫历节风着人，久不治者，令人骨节蹉跌，变成癫病，不可不知，古今以来，无问贵贱，往往苦之，此是风之毒害者也。治之虽有汤药，而并不及松膏松节酒。若羁旅家贫不可急办者，宜服诸汤，犹胜不治，但于痛处灸三七壮，佳[7]196。

《脉经》 寸口脉缓，皮肤不仁，风寒在肌肉，宜服防风汤，以药薄熨之，摩以风膏，灸诸治风穴[8]51。

《难经》 六十八难曰：五脏六腑皆有井荥输经合，皆何所主？然：经言所出为井，所流为荥，所注为输，所行为经，所入为合，井主心下满，荥主身热，输主体重节痛，经主喘咳寒热，合主逆气而泄。刺五脏六腑井荥输经合所主病也[9]171。

《难经》 四十五难曰：经言八会者，何也？然：腑会太仓，脏会季胁，筋会阳陵泉，髓会绝骨，血会膈俞，骨会大杼，脉会太渊，气会三焦外一筋直两乳内也，热病在内者，取其会之气穴也[9]114。

《难经》 七十难曰：春夏刺浅，秋冬刺深者，何谓也？然：春夏者，阳气在上，人气亦在上，故当浅取之；秋冬者，阳气在下，人气亦在下，故当深取之[9]176。

《难经》 七十一难曰：经言刺荥勿伤卫，刺卫勿伤荥，何谓也？然：针阳者，卧针而刺之，刺阴者，先以左手摄按所针荥俞之处，气散乃内针，是谓刺荥勿伤卫，刺卫勿伤荥也[9]179。

《脉经》 肝病，其色青，手足拘急，胁下苦满，或时眩冒，其脉弦长，此为可治。宜服防风竹沥汤、秦艽散。春当刺大敦，夏刺行间，冬刺曲泉，皆补之；季夏刺太冲，秋刺中郄，皆泻之。又当灸期门百壮，背第九椎五十壮[8]175。

《脉经》 脾病，其色黄，饮食不消，腹苦胀满，体重节痛，大便不利，其脉微缓而长，此为可治。宜服平胃圆、泻脾圆、茱萸圆、附子汤。春当刺隐白，冬刺阴陵泉，皆泻之；夏刺大都，季夏刺公孙，秋刺商丘，皆补之。又当灸章门五十壮，背第十一椎百壮[8]194。

《脉经》 肾病，其色黑，其气虚弱，吸吸少气，两耳苦聋，腰痛，时时失精，饮食减少，膝以下清，其脉沉滑而迟，此为可治。宜服内补散、建中汤、肾气丸、地黄煎。春当刺涌泉，秋刺伏留，冬刺阴谷，皆补之；夏刺然谷，季夏刺太溪，皆泻之。又当灸京门五十壮，背第十四椎百壮[8]211。

《脉经》 心病者，胸内痛，胁支满，两胁下痛，膺背肩胛间痛，两臂内痛。虚则胸腹大，胁下与腰背相引而痛。取其经，手少阴、太阳、舌下血者。其变病，刺郄中血者[8]184。

《脉经》 肺病者，必喘咳，逆气，肩息，背痛，汗出，尻、阴、股、膝挛，髀、腨、胻、足皆痛。虚则少气，不能报息，耳聋，嗌干。取其经手太阴，足太阳之外、厥阴内、少阴血者。邪在肺，则皮肤痛，发寒热，上气，气喘，汗出，咳动肩背。取之膺中外俞，背第三椎之旁，以手痛按之，快然，乃刺之；取之缺盆中以越之[8]203-204。

《脉经》 邪在肾，则骨痛，阴痹。阴痹者，按之而不得，腹胀，腰痛，大便难，肩背、颈项强痛，时眩。取之涌泉、昆仑，视有血者尽取之[8]211。

《针灸甲乙经》 骨痹举节不用而痛，汗注烦心，取三阴之经补之。厥痹者，厥气上及腹，取阴阳之络，视主病者，泻阳补阴经也[10]248。

《针灸甲乙经》 足不仁，刺风府。腰以下至足清不仁，不可以坐起，尻不举，腰俞主之。痹，会阴及太渊、消泺、照海主之[10]248。

《针灸甲乙经》 痹，胫重，足跗不收，跟痛，巨虚下廉主之。胫痛，足缓失履，湿痹，足下热不能久立，条口主之。胫苦苦（一本作苦）痹，膝不能屈伸，不可以行，梁丘主之。膝寒痹不仁，不可屈伸，髀关主之[10]249。

《针灸甲乙经》 肤痛，痿痹，外丘主之。膝外廉痛，不可屈伸，胫痹不仁，阳关主之。髀痹引膝股外廉痛，不仁，筋急，阳陵泉主之。寒气在分肉间，痛上下，痹不仁，中渎主之。髀枢中痛不可举，以毫针寒留之，以月生死为痏数，立已，长针亦可。腰胁相引急痛，髀筋瘛，胫痛不可屈伸，痹不仁，环跳主之。风寒从足小指起，脉痹上下带胸胁，痛无常处，至阴主之。足大指搏伤，下车踬地，通背指端，伤为筋痹，解溪主之[10]249。

《肘后备急方》 葛氏治卒腰痛诸方，不得俯仰方：正立倚小竹，度其人足下至脐，断竹，及以度后当脊中，灸竹上头处，随年壮。毕，藏竹勿令人得矣[11]93。

《诸病源候论》 风寒湿三气合而为痹。风多者为风痹。风痹之状，肌肤尽痛。诸阳之经，尽起于手足，而循行于身体。风寒之客肌肤，初始为痹，后伤阳经，随其虚处而停滞，与血气相搏，血气行则迟缓，使机关弛纵，故风痹而复手足不随也。其汤熨针石，别有正方。补养宣导，今附于后[12]41。

《备急千金要方》 气舍主肩肿不得顾。涌泉主肩背颈项痛。曲池、天髎主肩重痛不举。腕骨主肩臂疼。天井主肩痛痿痹不仁，不可屈伸，肩肉麻木。肩贞、关冲、肩髃主肩中热，头不可以顾。巨骨主肩中痛，不能动摇。后溪主肩痛。支沟关冲主肩臂酸重。天宗主肩重臂痛。阳谷清冷渊主肩不举，不能带衣。肩外俞主肩胛痛而寒至肘。曲垣主肩胛周痹。养老、天柱主肩痛欲折，天牖、缺盆、神道、大杼、天突、水道、巨骨主肩背痛。前腋主肩腋前痛与胸相引。膈俞、京门、尺泽主肩背寒痉，肩胛内廉痛。列缺主肩背寒栗……凡实则肩背热，背汗出，四肢暴肿。虚则肩背寒栗，气不足以息[7]657-658。

《备急千金要方》 神道、谷中、腰俞、长强、大杼、膈关、水分、脾俞、小肠俞、膀胱俞主腰脊急强。腰俞、膀胱俞、长强、气冲、上髎、下髎、居髎主腰痛。志室、京门主腰痛脊急。小肠俞、中膂俞、白环俞主腰脊疝痛。次髎、胞肓、承筋主腰脊痛，恶寒（又云：次髎主腰下至足不仁）。三里、阴市、阳辅、蠡沟主腰痛不可以顾（又云：阳辅主腰痛如锤，居中肿痛不可咳，咳则筋缩急，诸节痛上下无常，寒热）。束骨、飞扬、承筋主腰痛如折。申脉、太冲、阳跷主腰痛不能举。昆仑主脊强，背尻骨重。阳谷主脊内廉痛。委中主腰痛夹脊至头几几然。凡腰脚重痛，于此刺出血。久痼宿疹皆立已。大钟主腰脊痛。附分主背痛引头。合阳主腰脊痛引腹。委阳、殷门主腰痛得俯不得仰。太白、行间、阴陵泉主腰痛不可俯仰。扶承主腰、脊、股、臀、尻、阴寒痛。涌泉主腰脊相引如解[7]658。

《备急千金要方》 曲池、列缺主身浸淫时时寒。风市主缓纵痿痹，肠疼冷不仁。中渎主寒气在分肉间，痛苦痹不仁。阳关主膝外廉痛，不可屈伸，胫痹不仁。悬钟主湿痹流肿，髀筋急瘛，胫痛。曲泉主卒痹病引膑下节。丰隆主身湿。阳陵泉主髀痹引膝股外廉痛不仁，筋急。绝骨主髀枢痛，膝胫骨摇，酸痹不仁，筋缩诸节酸折。漏谷主久湿痹不能行。商丘主骨痹烦满。临泣主身痹，洗淅振寒。中封主瘾厥，身体不仁，少气，身湿重。凡身体不仁，先取京骨，后取中封、绝骨，皆泻之[7]662。

《外台秘要》 欲灸风者，宜从少以至多也。灸寒者，宜从多以至少也。至多者，从三壮五壮七壮，又从三十五十七十壮，名曰从少至多也。灸寒湿者，宜从多以至少也。从七十五十三十，又从七百五百三百，名曰从多以至少也。灸风者，不得一顿满一百，若不灸者，亦可以蒸药熨之。灸寒湿者，不得一顿满千。若不灸，亦可蒸药熏之。风性浮轻则易散，故从少而至多也。寒性沉重则难消，故从多而至少也[13]786。

《三因极一病证方论》 夫风湿寒三气杂至，合而为痹。虽曰合痹，其用自殊。风胜则为行痹，寒胜则为痛痹，湿胜则为着痹。三气袭入经络，入于筋脉、皮肉、肌肤，久而不已，则入五脏……又六腑各有俞，风寒湿中其俞，而食饮应之，故循俞而入，各舍其腑。治之，随其腑俞，以施针灸之法，仍服逐风湿寒发散等药，则病自愈[14]45。

《圣济总录》 骨痹举节不用而痛，汗注烦心，取三阴之经补之。风痹者，厥气上攻腹，取阳之络，视主病者，泻阳补阴经也。痹，会阴及太渊、消泺、照海主。骨痹烦满，商丘主之……肤痛痿痹，外丘主之。寒气在分肉间痛，上下痹不仁，中渎主之……风痹从足小趾起，脉痹上下，带胸胁痛无常处，至阴主之[15]3194-3195。

《肘后备急方》 若关节疼痛，蒲黄八两，附子一两（炮）。合末之，服一钱匕，日三，稍增至方寸匕。若骨节疼烦，不得屈伸，近之则痛，短气自汗出，或欲肿者，附子二两，桂四两，术三两，甘草二两，水六升，煮取三升，分三服，汗出愈也[11]52。

《备急千金要方》 独活寄生汤：夫腰背痛者，皆由肾气虚弱，卧冷湿地当风所得也，不时速治，喜流入脚膝，为偏枯冷痹，缓弱疼重，或腰痛挛脚重痹，宜急服此[7]198。

《备急千金要方》 治恶风毒气，脚弱无力，顽痹，四肢不仁，失音不能言，毒气冲心，有人病者，但一病相当即服，第一服此麻黄汤……第二服独活汤方[7]169。

《备急千金要方》 犀角汤：治热毒流入四肢、历节肿痛方。犀角二两，羚羊角一两，前胡、黄芩、栀子仁、射干各三两，大黄、升麻各四两，豉一升。上九味，㕮咀，以水九升，煮取三升，去滓，分三服[7]196。

《备急千金要方》 张仲景曰：欲疗诸病，当先以汤荡涤五脏六腑，开通诸脉，治道阴阳，破散邪气，润泽枯朽，悦人皮肤，益人气血。水能净万物，故用汤也。若四肢病久，风冷发动，次当用散。散能逐邪，风气湿痹，表里移走，居无常处者，散当平之。次当用丸，丸药者，能逐风冷，破积聚，消诸坚癖，进饮食，调和荣卫，能参合而行之者，可谓上工，故曰医者意也[7]6。

《备急千金要方》 大八风散：治诸缓风湿痹脚弱方。巴戟肉、黄芪、桂心、细辛、天雄、萆薢、肉苁蓉、牡荆子、山药、菊花、葳蕤、山茱萸、秦艽、黄芩、石斛、白术、矾石、厚朴、龙胆、人参、蜀椒各半两，附子、五味子各十八铢，菖蒲、茯苓、牛膝（《千金翼》作干姜）、乌喙、远志各一两，桔梗三十铢，川芎、白蔹、芍药各六铢。上三十二味，治下筛，酒服半寸匕，日三[7]174。

《备急千金要方》 石斛酒：治风虚气满，脚疼痹挛，弱不能行方。石斛、丹参、五加皮各五两，侧子、秦艽、杜仲、山茱萸、牛膝各四两，桂心、干姜、羌活、川椒、橘皮、黄白前、川芎、茵芋、当归各三两，薏苡仁一升，防风二两，钟乳八两（捣碎别绢袋盛，系大药袋内）。上二十一味，㕮咀，以清酒四斗渍三日，初服三合，日再，稍稍加，以知为度[7]176。

《备急千金要方》 侧子酒：治风湿痹不仁，脚弱不能行方。侧子、牛膝、丹参、山茱萸、蒴藋根、杜仲、石斛各四两，防风、干姜、川椒、细辛、独活、秦艽、桂心、川芎、当归、白术、茵芋各三两，五加皮五两，薏苡仁一升。上二十味，㕮咀，绢袋盛，清酒四斗渍六宿，初服三合，稍加，以知为度，患目昏头眩者弥精[7]178。

《备急千金要方》 虎骨酒：治骨髓疼痛，风经五脏方。虎骨一具炭火炙令黄色，槌刮取净，捣碎得数升，清酒六升渍五宿，随性多少稍饮之[7]176。

《圣济总录》 论曰，内经谓寒气胜者为痛痹，夫宜通而塞则为痛。痹之有痛，以寒气入经而稽迟，泣而不行也。痛本于寒气偏胜，寒气偏胜，则阳气少阴气多，与病相益。治宜通引荣卫，温润经络。血气得温则宣流，自无壅闭也[15]481。

《圣济总录》 治风湿痹，四肢疼痹，拘挛浮肿。茯苓汤方[15]481。

《圣济总录》 治风湿痹，皮肉不仁，骨髓疼痛，不可忍者。天雄丸方[15]481。

《圣济总录》 治风湿痹，腰脚疼痛不可忍，久不瘥者。去毒丸方[15]482。

《圣济总录》 治风寒湿痹，皮肉不仁，骨髓疼痛不可忍。宜服茵芋浸酒方[15]482。

《圣济总录》 论曰，内经谓湿气胜者为着痹，地之湿气盛则害人皮肉筋脉。盖湿土也，土性缓，荣卫之气，与湿俱留，所以湿胜则着而不移也。其证多汗而濡者，以阴气盛也。治宜除寒湿，通行经络则差[15]482。

《圣济总录》 治寒湿痹，着而不散，四肢不仁，脚弱拘挛，或疼痛不能行，跌肿上膝，少腹坚不欲食。石斛散方[15]482。

《圣济总录》 治寒湿痹留着不去，皮肤不仁，手足无力。侧子汤方[15]483。

《圣济总录》 治寒湿痹留着不去，四肢缓弱，皮肤不仁，精神昏塞。附子丸方[15]483。

《圣济总录》 治寒湿着痹，皮肉不仁，甚至骨髓疼痛者。天雄浸酒方[15]483。

《圣济总录》 治寒湿着痹，皮肤不仁，或肢节疼痛。白花蛇丸方[15]483。

《圣济总录》 治风湿痹，留着不去，四肢痛麻，拘挛浮肿。茯苓汤方[15]484。

《圣济总录》 治寒湿痹，留着不去，四肢不仁。干蝎散方[15]484。

《圣济总录》 治寒湿着痹，四肢皮肤不仁，以至脚弱不能行。侧子浸酒方[15]484。

《圣济总录》 论曰，内经谓风寒湿三气杂至，合而为痹，其风气胜者为行痹。夫气之在人，本自流通，所以痹者，风寒湿三气合而为病也。然三气之中，各有阴阳。风为阳气，善行数变，故风气胜则为行痹。其证上下左右，无所留止，随其所至，气血不通是也。治法虽通行血气，宜多以治风之剂[15]485。

《圣济总录》 治行痹行走无定。防风汤方[15]485。

《圣济总录》 治风痹行走无定处。亦治血痹。萆薢丸方[15]485。

《圣济总录》 治风痹游走无常处。亦治血痹。山茱萸丸方[15]485。

《圣济总录》 治诸风痹，走移无定。干地黄丸方[15]486。

《圣济总录》 治诸风痹。附子酒方[15]486。

《圣济总录》 论曰，内经云其热者，阳气多，阴气少，阳遭阴，故为痹热。盖腑藏壅热，复遇风寒湿三气至，客搏经络，留而不行，阳遭其阴，故痛痹熻然而热闷也[15]509。

《圣济总录》 治热痹，肌肉热极，体上如鼠走，唇口反坏，皮肤色变。兼治诸风。石南散方[15]509。

《圣济总录》 治热痹。升麻汤方[15]509。

《圣济总录》 治热痹。防风丸方[15]509。

《圣济总录》 治热痹。宜服生地黄汤方[15]510。

《圣济总录》 肾者水也，而生于骨，肾不荣，则髓不能满，故寒甚至骨也。所以不能冻栗者，肝一阳也，心二阳也，肾孤藏也，一水不能胜二火，故不能冻栗。病名曰骨痹，是人当挛节也。夫骨者肾之余，髓者，精之所充也。肾水流行，则髓满而骨强。迨夫天癸亏而凝涩，则肾脂不长。肾脂不长，则髓涸而气不行，骨乃痹而其证内寒也。虽寒不为冻栗，则以肝心二气为阳火，一水不能胜之，特为骨寒而已。外证当挛节，则以髓少而筋燥，故挛缩而急也[15]494。

《圣济总录》 补骨髓，治寒湿，肉苁蓉丸方[15]494。

《圣济总录》 治肾虚骨痹，肌体羸瘦，腰脚酸痛，饮食无味，小便滑数。石斛丸方[15]495。

《圣济总录》 治肾虚骨痹，面色萎黑，足冷耳鸣，四肢羸瘦，脚膝缓弱，小便滑数。补肾熟干地黄丸方[15]495。

《圣济总录》 治肾藏中风寒湿成骨痹，腰脊疼痛，不得俯仰，两脚冷，缓弱不遂，头昏耳聋，语音浑浊，四肢沉重。附子独活汤方[15]495。

《圣济总录》 治肾藏气虚，骨痹缓弱，腰脊酸痛，脐腹虚冷，颜色不泽，志意昏愦。鹿茸天麻丸方[15]496。

《圣济总录》 治肾脏久虚，骨疼腰痛足冷，少食无力。肾沥汤方[15]496。

《普济本事方》 麝香圆治白虎历节，诸风疼痛，游走无定，状如虫啮，昼静夜剧，及一切手足疼痛。川乌大八角者三个（生），全蝎二十一个（生），黑豆二十一粒（生），地龙半两（生）。上为细末，入麝香半字，同研匀，糯米糊为圆，如绿豆大。每服七圆，甚者十圆，夜卧令膈空，温酒下，微出冷汗一身，便差。予得此方，凡是历节及不测疼痛，一二服便瘥[16]41。

《普济本事方》 趁痛圆治走注历节，诸风软痛，卒中倒地，跌仆伤损。草乌头三两（不去皮尖）、熟地黄（酒洒，九蒸九曝，焙干）、南星（炮）、半夏曲、白僵蚕（去丝、嘴）、乌药各半两（并日干）。上为细末，酒糊丸如梧子大，日干。每服五七粒，空心夜卧温酒下[16]43。

《太平惠民和剂局方》 五痹汤治风寒湿邪，客留肌体，手足缓弱，麻痹不仁；或气血失顺，痹滞不仁，并皆片子姜黄（洗去灰土）、羌活、白术、防己各一两，甘草半两（微炙）。上药㕮咀，每服四钱重，水一盏半，生姜十片，煎至八分，去滓。病在上，食后服；病在下，食前服[17]37。

《太平惠民和剂局方》 大醒风汤治中风痰厥，涎潮昏晕，手足搐搦，半身不遂，及历节痛风，筋脉挛急，并南星八两（生），防风四两（生），独活（生）、附子（生，去皮、脐）、全蝎（微炒）、甘草（生），各一两，右㕮咀，每服四钱重，水二大盏，生姜二十片，煎至八分，去滓，温服，不拘时候，日进二服[17]36-37。

《太平惠民和剂局方》 活络丹，治丈夫元脏气虚，妇人脾血久冷，诸般风邪湿毒之气，留滞经络，流注脚手，或发赤肿，行步艰辛，腰腿沉重，脚心吊痛，及上冲腹胁膨胀，胸膈痞闷，不思饮食，冲心闷乱，及一切痛风走注，浑身疼痛。川乌（炮，去皮、脐）、草乌（炮，去皮、脐）、地龙（去土）、天南星（炮）各六两，乳香（研），没药（研，各二两二钱）。上为细末，入研药和匀，酒面糊为丸，如梧桐子大。每服二十丸，空心、日午、冷酒下，荆芥茶下亦得[17]38-39。

《太平惠民和剂局方》 灵宝丹（有三名：一名归命丹，又名返魂丹，入芒硝者名破棺丹）治中风手足不仁，言涩。或痛连骨髓，或痹袭皮肤，瘙痒如虫行，顽痹如铁石；或多痰好睡；或健忘多嗔，不行，肉色干瘦；或久在床枕，起便须人，语涩面浮，惟觉不健；或偶萦疾苦，猝暴而终，并皆治之[17]2。

《严氏济生方》《活人书》云：风雨袭虚，山泽蒸气，令人中湿，湿流关节，身体烦痛，其脉沉缓为中湿。大抵中湿变证万端，夹风者，为烦热，为流走，为拘急；兼寒者，为痛为浮肿；与风寒二气合则为痹，皆由中湿而后夹以异气而然也。治湿之法，不可大发汗，慎不可以火攻之，唯当利其小便。医经所谓"治湿不利小便，非其治也"[18]12。

《严氏济生方》 蠲痹汤：治身体烦疼，项背拘急，或痛或重，举动艰难，及手足冷痹，腰腿沉重，筋脉无力。当归（去芦，酒浸）、赤茯苓、黄芪（去芦）、片子姜黄、羌活各一两半，甘草半两（炙）。上药㕮咀，每服四钱，水一盏半，生姜五片，枣子一枚，煎至八分，去滓，温服，不拘时候[18]118。

《严氏济生方》 黄芪酒：治风湿痹，身体顽麻，皮肤燥痒，筋脉挛急，言语謇涩，手足不随，时觉不仁。黄芪（去芦）、防风（去芦）、官桂（不见火）、天麻、萆薢、石斛（去根）、虎骨（酥炙）、白芍药、云母粉、白术、当归（去芦）、茵芋叶、木香（不见火）、淫羊藿、甘草、川续断各一两。上锉如麻豆大，以生绢袋盛，以好酒一斗浸之，春五日，夏三日，秋七日，冬十日。每服一盏，温服之，不拘时候，常令酒气相续为佳[18]118-119。

《严氏济生方》 防风汤：治血痹，皮肤不仁。防风二两（去芦），川独活（去芦，洗）、川当归（去芦，洗）、赤茯苓（去皮）、秦艽（去芦，洗）、赤芍药、黄芩各一两，桂心（不见火）、杏仁（去皮尖）、甘草（炙）各半两。上药㕮咀，每服四钱，水一钱半，姜五片，煎至七分，去滓，温服，不拘时候[18]119。

《严氏济生方》 茯苓汤：治支饮，手足麻痹，多睡眩冒。半夏（汤泡七次）、赤茯苓（去皮）、橘红各一两，枳实（去瓤，麸炒）、桔梗（去芦）、甘草（炙）各半两。上药㕮咀，每服四钱，水一盏半，姜七片，煎至七分，去滓，温服，不拘时候[18]119。

《三因极一病证方论》 附子汤：治风湿寒痹，骨节疼痛，皮肤不仁，肌肉重着，四肢缓纵。附子

（生，去皮脐）、白芍药、桂心、甘草、白茯苓、人参各三分，白术一两。上为锉散。每服四钱，水三盏，煎七分，去滓，食前服[14]45-46。

《三因极一病证方论》　黄芪五物汤：治尊荣人骨弱肌重，因疲劳汗出，卧不时动摇，加以微风，遂作血痹，脉当阴阳俱微，尺中少紧，身体如风痹状。黄芪、芍药、桂心各等分。上为锉散。每服四大钱，水二盏，姜五片，枣三枚，煎七分，去滓，食前服[14]46。

《三因极一病证方论》　黄芪酒：治风湿寒痹，举体肿满，疼痹不仁，饮食恶冷，啬啬恶寒，胸中痰满，心下塞[14]46。

《三因极一病证方论》　芍药知母汤：治诸肢节疼痛，身体魁羸，脚肿如脱，头眩短气，温温欲吐。桂心、知母、防风各四两，芍药、甘草（炙）、麻黄（去节）、附子（炮去皮脐）各三两。上为锉散。每服四钱，水一盏半，姜五片，煎七分，去滓，空腹服。一法，有白术、川芎、杏仁、半夏[14]47。

《三因极一病证方论》　乌头汤：治病历节，痛不可屈伸。乌头五枚（锉，以蜜二升煎取一升，去乌头），甘草（炙）、麻黄（去节）、芍药、黄芪各三两。上为锉散。每服四钱，水二盏，煎至七分，去滓，投前蜜煎一合，空腹温服。《千金》有老姜、桂心、大枣，无黄芪、麻黄，治寒疝，腹中绞痛，贼风入腹攻五脏，拘急不得转侧，叫呼发作有时，使人手足厥冷[14]47。

《三因极一病证方论》　附子八物汤：治风历节，四肢疼痛，如槌锻不可忍。附子（炮，去皮脐）、干姜（炮）、芍药、茯苓、甘草（炙）、桂心各三两，白术四两，人参三两。上为锉散。每服四大钱，水二盏，煎七分，去滓，食前。一方，去桂心，用干地黄二两[14]47。

《三因极一病证方论》　独活寄生汤：最治历节风。近人用之甚效。亦治腰背痛，及脚气流注[14]48。

《三因极一病证方论》　控涎丹：凡人忽患胸背、手脚、颈项、腰胯隐痛不可忍，连筋骨牵引钓痛，坐卧不宁，时时走易不定。俗医不晓，谓之走注，便用风药及针灸，皆无益；又疑是风毒结聚，欲为痈疽，乱以药贴，亦非也。此乃是痰涎伏在心膈上下，变为此疾，或令人头痛不可举，或神意昏倦多睡，或饮食无味，痰唾稠黏，夜间喉中如锯声，多流唾涎，手脚重，腿冷痹，气脉不通，误认为瘫痪，亦非也。凡有此疾，但以是药，不过数服，其疾如失。甘遂（去心）、紫大戟（去皮）、白芥子（真者）各等分。上为末，煮糊丸，如梧子大，晒干。食后临卧淡姜汤或熟水下，五七丸至十丸；如疾猛气实，加丸数不妨，其效如神[14]256-257。

《黄帝素问宣明论方》　风寒湿三气合而为痹，风气胜者行痹，上下左右无留，随所至作，防风汤主之，治行痹，行走无定。防风、甘草、当归、赤茯苓去皮、杏仁（去皮，炒熟）、桂各一两，黄芩、秦艽、葛根各三钱，麻黄半两（去节）。上为末，每服五钱，酒、水合二盏，枣三枚，姜五片，煎至一盏，去滓，温服[19]20。

《黄帝素问宣明论方》　寒胜者为痛痹，大宜宣通，阴寒为痛，宜通气温经而愈。加减茯苓汤治痛痹，四肢疼痛，拘倦浮肿。赤茯苓（去皮）、桑白皮各二两，防风、官桂、川芎、芍药、麻黄（去节）各一两半。上为末，每服五钱，水一盏，枣一枚，煎至八分，去滓，温服，以姜粥投之，汗泄为度，效矣[19]20-21。

《黄帝素问宣明论方》　湿气胜者为着痹，湿地水气甚，重着而不去，多汗而濡者，茯苓川芎汤主之，治着痹留注不去，四肢麻，拘挛浮肿。赤茯苓、桑白皮、防风、官桂、川芎、麻黄、芍药、当归、甘草（炙）各等分。上为末，每服二钱，水二盏，枣三枚，同煎至一盏，去滓，空心，温服。如欲出汗，以粥投之[19]21。

《黄帝素问宣明论方》《黄帝针经》云：在血脉之中随上下，木痹不痛。今能上下周身，故以名之，大豆蘖散主之，治周痹注，五脏留滞胃中结聚，益气出毒，润皮毛，补肾气。大豆蘖一斤（炒香熟）。上为末，每服半钱，温酒调下，空心，加至一钱，日三服[19]21。

《黄帝素问宣明论方》 阳气多阴气少，阳热遭其阴寒故痹。脏腑热，燔然而闷也，升麻汤主之，治热痹，肌肉热极，体上如鼠走，唇口反纵，皮色变，兼诸风皆治。升麻三两，茯神（去皮）、人参、防风、犀角（镑）、羚羊角（镑）、羌活各一两，官桂半两。上为末，每服四钱，水二盏、生姜二块（碎）、竹沥少许，同煎至一盏，温服，不计时候[19]22。

《儒门事亲》 痹病以湿热为源，风寒为兼，三气合而为痹。奈何治此者不问经络，不分脏腑，不辨表里，便作寒湿脚气，乌之附之，乳之没之，种种燥热攻之，中脘灸之，脐下烧之，三里火之，蒸之熨之，汤之炕之，以致便溺涩滞，前后俱闭，虚燥转甚，肌肤日削，食饮不入，邪气外侵，虽遇扁、华，亦难措手。若此者何哉？胸膈间有寒痰之故也。痹病本不死，死者医之误也。虽亦用蒸之法，必先涌去其寒痰，然后诸法皆效[20]22。

《儒门事亲》 夫大人小儿，风、寒、湿三气，合而为痹。及手足麻木不仁者，可用郁金散吐之。吐讫，以导水丸、通经散泄之。泄讫，以辛温之剂，发散汗出，则可服当归、芍药、乳、没行经和血等药[20]66-67。

《脾胃论》 补中益气汤……如风湿相搏，一身尽痛，加羌活、防风、藁本根各五分，升麻、苍术各一钱，勿用五苓，所以然者，为风药已能胜湿，故别作一服与之。如病去勿再服，以诸风之药，损人元气而益其病故也[21]32-33。

《脾胃论》 通气防风汤：柴胡、升麻、黄芪各一钱，羌活、防风、橘皮、人参、甘草各五分，藁本三分，青皮、白豆蔻仁、黄柏各二分。上咬咀，都作一服，水二大盏，煎至一盏，去渣，温服，食后。气盛者宜服；面白脱色，气短者勿服……如肩背痛不可回顾，此手太阳气郁而不行，以风药散之。如脊痛项强，腰似折，项似拔，上冲头痛者，乃足太阳经之不行也，以羌活胜湿汤主之。羌活胜湿汤：羌活、独活各一钱，甘草（炙）、藁本、防风各五分，蔓荆子三分，川芎二分。上件咬咀，都作一服，水二盏，煎至一盏，去渣，温服，食后。如身重，腰沉沉然，乃经中有湿热也，更加黄柏一钱，附子半钱，苍术二钱[21]20-21。

《脾胃论》 安胃汤：治因饮食汗出，日久心中虚，风虚邪，令人半身不遂，见偏风痿痹之证，当先除其汗，慓悍之气按而收之。黄连（拣净，去须）、五味子（去子）、乌梅（去核）、生甘草各五分，熟甘草三分，升麻梢二分。上咬咀，分作二服，每服水二盏，煎至一盏，去渣，温服，食远，忌湿面、酒、五辛、大料物之类[21]74。

《医学发明活法机要》 夫脚气之疾，实水湿之所为也。盖湿之害人皮肉筋脉而属于下，然亦有二焉。一则自外而感；一则自内而致。其治法自应不同，南方之疾，北方之疾，自内而致者也。南方地下水寒，其清湿之气中于人，必自足始。北方之人，常食潼乳，又饮之无节。且潼乳之为物，其形质则水也，酒醴亦然。人之水谷入胃，胃气蒸腾，其气与味宣之于经络，化之为气血。苟元气不充，胃气本弱，饮食自倍，脾胃乃伤，其气与味不得宣畅，旁通水湿之性，润下而致之也。当归拈痛汤，治湿热为病，肢节烦疼，肩背沉重，胸膈不利，及遍身疼痛，下痒于足胫，肿痛不可忍[22]35。

《丹溪心法》 四肢百节走痛是也，他方谓之白虎历节风证。大率有痰、风热、风湿、血虚。因于风者，小续命汤；因于湿者，苍术、白术之类，佐以竹沥；因于痰者，二陈汤加酒炒黄芩、羌活、苍术；因于血虚者，用芎、归之类，佐以红花、桃仁。大法之方，苍术、川芎、白芷、南星、当归、酒黄芩。在上者，加羌活、威灵仙、桂枝；在下者，加牛膝、防己、木通、黄柏[23]170。

《丹溪心法》 二妙散：治筋骨疼痛因湿热者。有气加气药，血虚者加补药，痛甚者加生姜汁，热辣服之。黄柏（炒）、苍术（米泔浸，炒）。上二味为末，沸汤，入姜汁调服。二物皆有雄壮之气，表实气实者，加酒少许佐之。若痰带热者，先以舟车丸，或导水丸、神芎丸下伐，后以趁痛散服之[23] 170。

《丹溪心法》 趁痛散：乳香、没药、桃仁、红花、当归、地龙（酒炒）、牛膝（酒浸）、羌活、甘草、五灵脂（酒淘）、香附（童便浸），或加酒芩、炒酒柏。上为末，酒调二钱服[23] 170-171。

《丹溪心法》 四妙散：痛风走注。威灵仙五钱（酒浸），羊角灰三钱，白芥子一钱，苍耳一钱半（一云苍术）。上为末，每服一钱，生姜一大片，擂汁，入汤调服。又二妙散同调服[23] 171。

《丹溪心法》 遍身骨节疼痛，昼静夜剧，如虎啮之状，名曰白虎历节风，并宜加减地仙丹，或青龙丸、乳香丸等服之[23] 171。

《丹溪心法》 又有痛风而痛有常处，其痛处赤肿灼热，或浑身壮热，此欲成风毒，宜败毒散[23] 171。

《丹溪心法》 如肢节痛，须用羌活，祛风湿亦宜用之。如肥人肢节痛，多是风湿与痰饮，流注经络而宜南星、半夏；如瘦人肢节痛，是血虚，宜四物加防风、羌活；如瘦人性急燥而肢节痛发，是血热，宜四物汤加黄芩、酒炒黄柏；如肢节肿痛脉滑者，当用燥湿，宜苍术、南星，行气药木香、枳壳、槟榔，在下者加汉防己；若肢节肿痛脉涩数者，此是瘀血，宜桃仁、红花、当归、川芎及大黄微利之；如倦怠无力而肢节痛，此是气虚，兼有痰饮流注，宜参、术、星、半[23] 171。

《景岳全书》 然则诸痹者，皆在阴分，亦总由真阴衰弱，精血亏损，故三气得以乘之而为此诸证。经曰：邪入于阴则痹。正谓此也。是以治痹之法，最宜峻补真阴，使血气流行，则寒邪随去。若过用风湿痰滞等药而再伤阴气，必反增其病矣[5] 1011。

《景岳全书》 痹证之风胜者，治当从散，宜败毒散、乌药顺气散之类主之。若以风胜而兼微火者，宜大秦艽汤或九味羌活汤之类主之[5] 1011。

《景岳全书》 痹证之寒胜者，但察其表里俱无热证，即当从温治之，宜五积散或小续命汤、甘草附子汤之类主之。若寒甚气虚者，宜《三因》附子汤之类主之[5] 1011。

《景岳全书》 痹证之湿胜者，其体必重，或多寒，或多痰，或多汗，皆脾弱阴寒证也。若羌活胜湿汤，乃兼风散湿之剂也；五积散，乃温经散湿之剂也；真武汤，乃温中除湿之剂也；《三因》附子汤，乃补脾燥湿之剂也；调气平胃散，乃行气行湿之剂也；五苓散，乃利水导湿之剂也；二陈汤、六君子汤，乃化痰祛湿之剂也。大抵治湿者欲其燥，欲燥者宜从暖。盖脾土喜燥而恶湿，喜暖而恶寒，故温脾即所以治湿也。然又有湿热之为病者，必见内热之证、滑数之脉，方可治以清凉，宜二妙散及加味二妙丸、当归拈痛汤之类主之。其有热甚者，如抽薪饮之类亦可暂用，先清其火而后调其气血[5] 1011。

《景岳全书》 历节风痛，以其痛无定所，即行痹之属也。《病源》云：历节风痛是气血本虚，或因饮酒腠理开，汗出当风所致，或因劳倦调护不谨，以致三气之邪遍历关节，与气血相搏，而疼痛非常，或如虎之咬，故又有白虎历节之名。《中藏经》曰：历节疼痛者，因醉犯房而得之，此其概也。大都痛痹之证，多有昼轻而夜重者，正阴邪之在阴分也。其有遇风雨阴晦而甚者，此正阴邪侮阳之证也。或得暖遇热而甚者，此湿热伤阴之火证也。有火者宜从清凉，有寒者宜从温热。若筋脉拘滞，伸缩不利者，此血虚血燥证也，非养血养气不可[5] 1011-1012。

《医学入门》 风多，乌药顺气散、三痹汤、越婢汤、单丸。寒多，五积散，加天麻、附子，或蠲痹汤。寒湿，五积交加散。湿多，川芎茯苓汤、当归拈痛汤、防己黄芪汤、羌活胜湿汤、续断丸。又冷痹，身寒不热，腰脚沉冷，即寒痹之甚者，三痹汤合三五七散，或舒经汤、附子理中汤。又热痹，或湿生热，或风寒郁热，身上发鼠走，唇口反纵，肌肉色变，宜用升麻汤。风寒湿热痹，二炒苍柏散等分，加虎胫骨、防风减半，水煎服[24] 678。

《医学入门》 五痹汤中羌白术，姜黄防己二钱足，甘草一钱姜同煎，筋缓皮顽堪再续。羌活、白术、姜黄、防己各二钱，甘草一钱（一方有柴胡），姜煎热服。治风寒湿气客留肌体，手足缓弱，顽麻不仁。三痹汤即寄生汤，黄芪续断凑成方，一切风痹拘挛疾，煎服为丸任意尝。杜仲、牛膝、细辛、人参、茯苓、桂心、白芍、甘草、防风、当归、川芎、黄芪、续断各一钱，独活、秦艽、生地各五分，姜枣煎热服。治血气涩滞，手足拘挛，风痹等疾[24]1011。

《医宗必读》 治行痹者散风为主，御寒利湿，仍不可废，大抵参以补血之剂，盖治风先治血，血行风自灭也。治痛痹者，散寒为主，疏风燥湿，仍不可缺，大抵参以补火之剂，非大辛大温，不能释其凝寒之害也。治着痹者，利湿为主，祛风解寒，亦不可缺，大抵参以补脾补气之剂，盖土强可以胜湿，而气足自无顽麻也[25]266。

《医门法律》 凡治痹症，不明其理，以风门诸通套药施之者，医之罪也。痹症非不有风，然风入在阴分，与寒湿互结，扰乱其血脉，致身中之阳，不通于阴，故致痹也。古方多有用麻黄、白芷者，以麻黄能通阳气，白芷能行荣卫，然已入在四物、四君等药之内，非专发表明矣。至于攻里之法，则从无有用之者。以攻里之药，皆属苦寒，用之则阳愈不通，其痹转入诸腑，而成死症者多矣[26]245。

《医门法律》 三痹汤：治血气凝滞，手足拘挛，风、寒、湿三痹[26]258。

《医门法律》 痹在手足，风淫末疾，则用乌头粥。原治风寒湿，麻木不仁[26]258。

《医门法律》 痹在手足，湿流关节，则用薏苡汤。原治手足流注，疼痛麻木不仁，难以屈伸[26]258。

《医门法律》 热痹，用升麻汤。原治热痹，肌肉极热，体上如鼠走，唇口反缩，皮毛变红黑[26]260。

《医门法律》 冷痹，用巴戟天汤。原治冷痹，脚膝疼痛，行步艰难[26]260。

《医门法律》 痹在上，用桂枝五物汤[26]258。

《医门法律》 痹在臂，用十味锉散。原治中风血弱臂痛，连及筋骨，举动难支[26]258。

《医门法律》 痹在身半以下，用通痹散。原治腰以下至足，风寒湿三气，合而成痹，两足至脐冷如水，不能自举，或因酒热立冷水中，久成此疾[26]258。

《医门法律》 痹在筋，用羚羊角散。原治筋痹，肢节束痛[26]260。

《医门法律》 痹在皮，用羌活汤。原治皮痹，皮中状如虫走，腹胁胀满，大肠不利，语不出声[26]260。

《医门法律》 痹在遍身，走痛无定，用控涎丹。原治人忽患胸背手脚腰胯痛不可忍，牵连筋骨，坐卧不宁，走移无定。乃痰涎伏在胸膈上下，变为此疾[26]258-259。

《医门法律》 鹤膝风者，即风寒湿之痹于膝者也。如膝骨日大，上下肌肉日枯细者，且未可治其膝，先养血气，俾肌肉渐荣，后治其膝可也[26]245。

《医门法律》 古方治小儿鹤膝风，用六味地黄丸，加鹿茸牛膝共八味，不治其风，其意最善。盖小儿非必为风、寒、湿所痹，多因先天所禀，肾气衰薄，随寒凝聚于腰膝而不解，从外可知其内也。故以六味丸补肾中之水，以鹿茸补肾中之火，以牛膝引至骨节，而壮其里撷之筋，此治本不治标之良法也，举此为例而推之[26]245。

《辨证录》 治法不急祛风寒湿三者之邪，则三焦何以流通哉。然三焦不可径治也，治三焦必宜治肾，肾气旺而下焦之气始通；更宜治肺，肺气肃而上焦之气始降；尤宜治脾胃，脾胃健而中焦之气始化。理肺、肾、脾胃之气，而益之散邪之药，则三焦得令，而风寒湿不难去也。方用理本汤：人参一钱，白术五钱，麦冬三钱，山药五钱，芡实五钱，巴戟天三钱，肉桂一钱，桔梗五分，贝母五分，白芥子二钱，防己三分，茯苓三钱，豨莶草一钱。水煎服。四剂而上中下之气乃通，一身之病尽解，再用四剂，诸症痊愈。此方全去扶肺、肾、脾胃之气，而轻于祛风寒湿者，正所以理其本也，而攻标在其内矣。况原未尝无荡邪之药乎，故能建功若是之神也[27]732。

《辨证录》 夫痹虽合风寒湿三气之邪以成，然而人之气血不虚，则风寒湿何从而入？风寒湿之入，乃乘气血之虚而侵之也。乌可徒治其邪而不补其正乎。控涎丹用甘遂、大戟以祛邪，而无补气补血之药，往往用之以治痹而不能收功，反致败绩者坐此弊也。法宜补正而助以祛邪，则百战而百胜矣。方名补正逐邪汤：白术五钱，薏仁五钱，人参一钱，桂枝三分，茯苓一两，白芥子三钱。水煎服。二剂轻，十剂愈。白术、薏仁、人参、茯苓皆健脾补气之药，又利水祛湿之剂也。虽曰风寒湿合而成痹，其内最多者湿也。湿在经络、肠胃之间，最难分化，逐其湿而风寒正不必治而自散，所以止佐桂枝数分而已足也。惟是既用参、术、薏、苓以健土而利湿，尚何虑痰哉。然而风寒湿之邪，每藉痰为奥援，故治痹者必治痰。今用白芥子，膜膈之中痰且尽消，其余各处之痰有不尽消者乎？痰消而风寒湿无可藏之数，欲聚而作乱，已不可得，况正气日旺哉。或曰痹成于气血之虚，治法自宜气血双补矣，何以方中只用气分之药以益气，绝不用血分之药以益血也？不知气旺自能生血，且血有形之物，补之艰于速生，且恐因循等待，有碍生气之速，不若专补其气，而去风去湿去寒之更捷也[27]732-733。

《辨证录》 人有脚膝疼痛，行步艰难，自按其皮肉直凉至骨，人以为是冷痹也。夫痹而曰冷，正合风寒湿三者之旨也。此等之病，虽三邪相合，而寒为甚。盖夹北方寒水之势，侵入骨髓，乃至阴之寒，非至阳之热不能胜之也。然而至阳之热，又虑过于炎威，恐至寒之邪未及祛，而至阴之水先已熬干。真水涸而邪水必然泛滥，邪水盛而寒风助之，何以愈痹哉。方用真火汤治之。白术五钱，巴戟天一两，附子一钱，防风一钱，牛膝三钱，石斛三钱，草二钱，茯苓三钱。水煎服。连服四剂而皮肉温矣，又服四剂而骨髓热矣，再服四剂脚膝之痛去，更服四剂而步履无艰难之态矣。方中用巴戟天为君，补火仍是补水之药，而辅佐之味，又彼此得宜，不用肉桂、当归之品温其血分，实有意义。盖补气则生精最速，生精既速，则温髓亦速矣。若一入血分之药，则沾濡迟滞，欲速而不达矣。草薢原忌防风，使之相畏而相使，更复相宜，所以同群而共济也[27]733-734。

《临证指南医案》 从来痹症，每以风寒湿三气杂感主治。召恙之不同，由乎暑熇外加之湿热，水谷内蕴之湿热。外来之邪，着于经络，内受之邪，着于腑络。故辛解汗出，热痛不减，余以急清阳明而致小愈[28]222。

《临证指南医案》 风湿肿痹，举世皆以客邪宜散，愈治愈剧，不明先因劳倦内伤也。盖邪之所凑，其气必虚。参、术益气，佐以风药，气壮托出其邪，痛斯止矣[28]220。

《临证指南医案》 陈：久痛必入络，气血不行，发黄，非疸也。旋覆花、新绛、青葱、炒桃仁、当归尾[28]253。

《临证指南医案》 庞（四八）：络虚则痛，有年色脉衰夺，原非香蔻劫散可效。医不明治络之法，则愈治愈穷矣。炒桃仁、青葱管、桂枝、生鹿角、归尾，此旋覆花汤之变制也，去覆花之咸降，加鹿角之上升，方中唯有葱管通下，余俱辛散横行，则络中无处不到矣[28]253。

《临证指南医案》 鲍（四四）：风湿客邪，留于经络，上下四肢流走而痛。邪行触犯，不拘一处，古称周痹。且数十年之久，岂区区汤散可效？凡新邪宜急散，宿邪宜缓攻。蜣螂虫、全蝎、地龙、穿山甲、蜂房、川乌、麝香、乳香。上药制末，以无灰酒煮黑大豆汁泛丸[28]218。

《温热论》 在阳旺之躯，胃湿恒多，在阴盛之体，脾湿亦不少，然其化热则一。热病救阴则易，通阳最难。救阴不在血，而在津与汗；通阳不在温，而在利小便。然较之杂症，则有不同也[29]342。

《医林改错》 凡肩痛、臂痛、腰疼、腿疼，或周身疼痛，总名曰痹症。明知受风寒，用温热发散药不愈；明知有湿热，用利湿降火药无功；久而肌肉消瘦，议论阴亏，随用滋阴药又不效。至此便云：病在皮脉，易于为功，病在筋骨，实难见效。因不思风寒湿热入皮肤何处作痛，入于气管，痛必流走；入于血管，痛不移处。如论虚弱是因病而致虚，非因虚而致病。总滋阴，外受之邪归于何处？总逐风寒、祛湿热，已凝之血，更不能活。如水遇风寒，凝结成冰，冰成风寒已散。明此义，治痹症何难。古方颇多，如古方治之不效，用身痛逐瘀汤[30]57。

《医学心悟》 治行痹者，散风为主，而以除寒祛湿佐之，大抵参以补血之剂，所谓治风先治血，血行风自灭也。治痛痹者，散寒为主，而以疏风燥湿佐之，大抵参以补火之剂，所谓热则流通，寒则凝塞，通则不痛，痛则不通也。治着痹者，燥湿为主，而以祛风散寒佐之，大抵参以补脾之剂，盖土旺则能胜湿，而气足自无顽麻也。通用蠲痹汤加减主之，痛甚者，佐以松枝酒。复有患痹日久，腿足枯细，膝头肿大，名曰鹤膝风。此三阴本亏，寒邪袭于经络，遂成斯症，宜服虎骨胶丸，外贴普救万全膏，则渐次可愈。失此不治，则成痼疾，而为废人矣[31]167。

《古今名医汇粹》 张三锡曰：痛风即《内经》痛痹。但今人多内伤，气血亏损，湿痰阴火流滞经络，或在四肢，或在腰背，痛不可当，一名白虎历节风是也。大抵湿多则肿，热多则痛，阴虚则脉数而重在夜，气虚则脉大而重在昼。肢节痛须用羌活，祛风湿亦宜用之。如肥人肢节痛，多是风湿，与痰饮流注经络而痛，宜南星、半夏。如瘦人肢节痛，是血虚，宜四物加防风、羌活。如瘦人性急躁、肢节痛、发热，是血热，宜四物加酒炒黄芩、黄柏。如肢节肿痛脉滑者，常用燥湿，宜苍术、南星，兼行气药木香、枳壳、槟榔，在下加汉防己。若肢节肿痛脉涩数者，此是瘀血，宜桃仁、红花、当归、川芎，及大黄微利之。如倦怠无力而肢节痛，此是气虚。兼有痰饮流注，宜参、术、星、半[32]176。

《时方妙用》 痹症之实者，宜五积散。金匮治血痹，脉阴阳俱微，寸口关上微，尺中小紧，外症身体不仁，如风痹状，用黄芪桂枝五物汤。黄芪、芍药、桂枝各二钱，生姜六钱，大枣四枚，水煎服，一日三服，愚谓为痹症属虚者之总方[33]897。

《罗氏会约医镜》 风气胜者为行痹，以风行无定，走注历节为痛，此阳邪也，治宜补血以散风，盖血足而风自灭也。然散风药中，而祛寒利湿之味，仍不可缺。寒气胜者为痛痹，以血气受寒则凝，留聚为痛，此阴邪也，治宜补火以散寒，盖辛温可以散寒也。然散寒药中，而疏风燥湿之品，仍不可缺。湿气胜者为着痹，以血气受湿则滞，而肢体沉重，麻木不仁，或痛在一起，此亦阴邪也，治宜补脾以燥湿，盖土强可以胜湿也。而祛风解寒之味，仍不可缺[34]321。

《罗氏会约医镜》 五积散：治一切痹证初起，凡风寒湿中之，身痛骨节痛等证[34]322。

《罗氏会约医镜》 小续命汤：通治八风五痹，痿厥疼痛等证[34]322。

《罗氏会约医镜》 养血祛风汤：治风邪外中，历节肿痛，脉浮涩者[34]323。

《罗氏会约医镜》 益火散寒汤：治寒邪外中，身体切痛，脉弦紧者[34]323。

《罗氏会约医镜》 补土燥湿汤：治湿邪外中，身痛沉重，脉沉细涩者[34]324。

《罗氏会约医镜》 加味二妙散：治湿热痹病，骨节疼痛，如火之燎，或麻木痿软[34]324。

《罗氏会约医镜》 大防风汤：治足三阴亏损，风寒湿乘虚侵入，发为痹证[34]324。

《肘后备急方》 若身中有掣痛不仁，不随处者。取干艾叶一纠许，丸之，纳瓦甑下，塞余孔，唯留一目。以痛处着甑目下，烧艾以熏之，一时间愈矣。又方，取朽木削之，以水煮令浓，热灼灼尔。以渍痛处，效[11]51。

《备急千金要方》 太敷白膏：治百病。伤寒咽喉不利，头项强痛，腰脊两脚疼，有风痹湿肿难屈伸，不能行步，若风头眩，鼻塞，有附息肉生疮，身体瘾疹风搔，鼠漏瘰疬，诸疽恶疮，马鞍牛领肿疮，及久寒结坚在心，腹痛胸痹，烦满不得眠，饮食咳逆上气，往来寒热，妇人产后余疾，耳目鼻口诸疾悉主之。亦曰太一神膏方。蜀椒一升，附子三两，升麻一升（切），巴豆、川芎各三十铢，杏仁五合，狸骨、细辛各一两半，白芷半两，甘草二两，白术六两（一方用当归三两）。上十二味咬咀，苦酒淹渍一宿，以猪脂四斤微火煎之，先削附子一枚，以绳系着膏中，候色黄膏成，去滓[7]179-180。

《备急千金要方》 曲鱼膏：治风湿疼痹，四肢弹弱，偏跛不仁，并痛肿恶疮方。大黄、黄芩、莽草、巴豆、野葛、牡丹、踯躅、芫花、蜀椒、皂荚、附子、藜芦各一两。上十二味㕮咀，以苦酒渍药一宿以成，煎猪膏三斤微火煎，三沸一下，另纳白芷一片，三上三下，白芷色黄药成，去滓，微火炙手摩病上，日三[7]180。

《备急千金要方》 苍梧道士陈元膏：主一切风湿，骨肉疼痹方。当归、细辛、川芎各一两，桂心五寸，天雄三十枚，生地黄三斤，白芷一两半，川芎一两，丹砂二两，干姜十累，乌头三两，松脂八两，猪肪十斤。上十二味㕮咀，以地黄汁渍药一宿，煎猪肪去滓，纳药煎十五沸，去滓，纳丹砂末，熟搅，用火炙手摩病上，日千遍，瘥[7]180。

《外台秘要》《延年》疗腰痛熨法。菊花二升，芫花二升，羊踯躅二升。上三味，以醋拌令湿润，分为两剂，纳二布囊中蒸之，如炊一斗米许顷，适寒温，隔衣熨之，冷即易，熨痛处定即瘥……又疗腰痛大豆熨法。大豆六升，水拌令湿，炒令热，以布裹，隔重衣熨痛处，令暖气彻，冷即易之[13]343。

《外台秘要》 又疗风毒肿，一切恶肿，白虎病并瘥方。取三年酽醋五升，热煎三、五沸，切葱白三、二升，煮一沸许，即笊篱漉出，布帛热裹，当病上熨之，以瘥为度[13]274。

《太平圣惠方》 治白虎风。疼痛彻骨不可忍，宜用熏药方。精猪肉、安息香。上将肉裹香，即用一瓶子内着灰火，火上着一铜片子隔之，即安香于上烧之，以瓶子口就痛处熏之，以衣遮盖，勿令透气，三两上差[35]615。

《世医得效方》 近效方：凡脚气初作，两足伸屈之间，或拘牵，或酸疼，或有赤肿。用香苏散、香薷散，加苍术、木瓜、大蓼、橘叶、川椒、葱白煎水，倾在盆用，衣被覆足，熏一时取汗，再淋洗，不可频用[36]322。

《本草纲目》 瘫痪顽风：骨节疼痛，下元虚冷，诸风痔漏下血，一切风疮。草乌头、川乌头、两头尖各三钱，硫黄、麝香、丁香各一钱，木鳖子五个，为末，再以熟蕲艾揉软，合在一处，用草纸包裹，烧熏病处[37]538。

《本草纲目》 手足痛风冷痛如虎咬者，用樟木屑一斗，急流水一石，煎极滚泡之，乘热安足于桶上熏之，以草荐围住，勿令汤气入目，勿令伤眼[37]858。

《外治寿世方》 熏药法治左瘫右痪，半身不遂，手足腰肢疼痛，并酒风脚痛等症。真降香、真千年健、生草乌、闹杨花各一钱，生川乌三钱，真麝香三分，陈艾六钱，钻地风五分，百草霜（锅底烟）二钱。共研细末，摊纸上，卷成筒，用面糊紧，外用乌金纸包好扎紧，以火点燃，熏患处。熏时用绵袄隔住，渐熏渐痛，痛则风湿易出，越痛越好，务宜忍住。熏半时后暂歇，用手在患处四围揉捻。如有一处捻之不甚痛者，即于此处再熏，风湿即从此而出，熏完此药一料即愈。愈后戒食鱼腥生冷等物一月。体虚者功稍缓[38]16。

《验方新编》 脚气肿痛外治法：白矾二两，地浆水十大碗，新杉木三四片，煎六七滚，用杉木桶盛一半浸脚，留一半徐徐添入，上用衣被围身，使略有微汗。洗完，随饮薄粥。如一次未愈，再洗二次，照前方加硫黄三钱，无不愈矣[39]858。

《理瀹骈文》 熏药法治风气痛，用川乌、草乌、千年健、降香、闹杨花、钻地风、陈艾、麝，卷纸筒糊紧，乌金纸包，燃熏病处，痛则病出[40]70。

《景岳全书》 凡诸痹作痛者，俱宜用火龙膏贴之[5]1012。

本章学术精要

1. 总体治疗原则

（1）**治未病**　痹病具有病程迁延、易深入脏腑及致残等特点，强调"未病先防、既病防变"。《内经》提出"圣人不治已病治未病"，主张在痹病未形成或初起时及时干预，防止邪气深入。《灵枢·逆顺》指出高明的医者应"刺其未生""刺其未盛"，在疾病萌芽或未盛时施治。既病后需积极治疗，避免病情加重，如《素问·移精变气论》批评"病形已成"才用针药的下工之法。

（2）**扶正祛邪**　以正虚为本、邪侵为标，根据邪正盛衰调整策略：邪盛正不虚者以祛邪为主；正虚明显者以扶正为要；虚实夹杂者攻补兼施。清代董西园强调气血充盛则痹自解，体现扶正的重要性。

（3）**标本论治**　《素问·阴阳应象大论》确立"治病必求于本"原则，急则治标（如剧痛先止痛），缓则治本（如补肝肾治久痹）。张景岳主张针对寒热本质施治，"确知为寒，则竟散其寒"，反对盲目用药。

（4）**正治反治**　正治采用与证候性质相反的治法，如寒痹用温散、热痹用清热；反治顺从假象施治，如真寒假热用温热药。《素问·至真要大论》详述"寒者热之""热因寒用"等法则，强调灵活运用。

（5）**三因制宜**　①因地制宜。南方湿热地域多用微针，北方寒凉地域慎用寒药。②因人制宜。体质强弱决定疗法，如布衣体壮用火针，体虚者用药熨。③因时制宜。四时气候影响治疗，春夏浅刺、秋冬深刺，用药遵循"用寒远寒"原则。

（6）**辨证论治**　《素问·痹论》提出按脏腑经络定位取穴，张仲景开创同病异治（如血痹用黄芪桂枝五物汤）与异病同治（如肾着用甘姜苓术汤）范式，奠定辨证基础。

（7）**杂合以治**　综合运用内服、针灸、外治等多法，《内经》首创针药结合，《金匮要略》提倡导引、吐纳等辅助疗法。唐代孙思邈强调汤剂、酒剂、灸法联合，近代发展为中药离子导入等综合方案。

2. 具体治疗方法

（1）**针灸治疗**　①《内经》理论。针具选择：毫针治痛痹，长针取深邪远痹，锋针用于经络顽痹。取穴原则：脏腑痹取俞穴、合穴，阴痹取涌泉、昆仑，骨痹补三阴经。针刺手法：毛刺治浅表痹，恢刺松解筋急，短刺摩骨治骨痹，焠刺（火针）祛寒痹。补泻原则：厥痹泻阳补阴，五脏痹泻井荥穴，骨痹重补法。②《金匮要略》发展。张仲景主张早期针灸干预，四肢重滞即"针灸、膏摩"，血痹以针引阳气，体现"治未病"思想。

（2）**药物治疗**　①内治法。微汗除湿：风湿在表用麻黄加术汤，强调"微微似汗"以防过汗留湿。利尿渗湿：湿痹小便不利用利水法，防己黄芪汤调和营卫。温阳祛湿：阳虚风湿用桂枝附子汤，阴阳两虚用甘草附子汤。益气养血：血痹以黄芪桂枝五物汤益气和营。祛风寒湿：历节病分风湿（桂枝芍药知母汤）与寒湿（乌头汤）。健脾除湿：肾着病用甘姜苓术汤温中散寒。②外治法。热熨疗法：《灵枢》载醇酒、蜀椒等辛温药熨寒痹，后世扩展至砂石、粗盐等导热材料。熏蒸疗法：矾石汤浸脚治脚气冲心，《素问》提出"渍形以为汗"原理。膏摩疗法：唐代太一神膏外用治关节痛，宋代安息香熏蒸祛风湿。

3. 传承发展

（1）**针灸理论深化**　《难经》完善五腧穴（井荥输经合）与八会穴（如阳陵泉治筋痹）应用，提出四时深浅刺法。《脉经》结合四时五脏针灸，肝病刺大敦、肾病灸京门，体现整体观。

（2）**药物疗法创新**　宋金元时期：严用和创蠲痹汤成为通用方，陈无择附子汤治寒痹，朱丹溪提出痰瘀致痹理论，用二妙散清热利湿。明清时期：张景岳强调温补真阴，王清任创身痛逐瘀汤治血瘀痹，叶天士"久病入络"学说多用水蛭、地龙等虫类药。

（3）**综合治疗体系**　唐代孙思邈将汤剂、酒剂、灸法结合，宋代《圣济总录》收载140余治痹方，清代《医宗金鉴》整合内服外敷、针灸导引，形成多维度治疗方案。

（4）**现代理论拓展**　特殊痹病：焦树德提出"尪痹"治肾壮骨，路志正创"燥痹"养阴润燥。病名规范：1983年确立"痹病"为统一病名，《中国痹病大全》系统分类为五淫痹、五体痹等。经筋理论：薛立功发展经筋痹痛学说，指导针刀松解疗法。

4. 学术价值与临床意义　痹病治则治法历经《内经》奠基、仲景辨证、金元创新、明清整合至现代系统化，形成外祛风寒湿热、内调气血阴阳、兼化痰瘀毒邪的完整体系。针灸注重经络辨证与手法创新，药物强调分期论治（急性祛邪，慢性扶正），外治法丰富局部干预手段。现代结合病理研究（如类风湿关节炎骨质破坏），提出益肾蠲痹法等，显著提升难治性痹病疗效，彰显中医整体观与个体化治疗优势。

参考文献

［1］未著撰人. 黄帝内经素问［M］. 北京：人民卫生出版社，2012.

［2］未著撰人. 黄帝内经灵枢经［M］. 北京：人民卫生出版社，2012.

［3］（汉）张仲景. 金匮要略［M］. 北京：学苑出版社，2007.

［4］（清）董西园. 医级［M］. 北京：中国中医药出版社，2015.

［5］李志庸. 张景岳医学全书·景岳全书［M］. 北京：中国中医药出版社，1999.

［6］（清）李用粹. 证治汇补［M］. 上海：上海科学技术出版社，1958.

［7］（唐）孙思邈著；李景荣，苏礼，任娟莉，等校释. 备急千金要方校释［M］. 北京：人民卫生出版社，1998.

［8］（晋）王叔和著；沈炎南主编. 脉经校注［M］. 北京：人民卫生出版社，1991.

［9］（春秋）秦越人. 难经［M］. 北京：科学技术文献出版社，2010.

［10］（晋）皇甫谧. 针灸甲乙经［M］. 北京：学苑出版社，2007.

［11］（晋）葛洪. 肘后备急方［M］. 北京：中国中医药出版社，2016.

［12］（隋）巢元方著；高文柱，沈澍农校注. 中医必读百部名著·诸病源候论［M］. 北京：华夏出版社，2008.

［13］（唐）王焘著；高文柱，孙中堂，黄龙祥，等校注. 中医必读百部名著·外台秘要方［M］. 北京：华夏出版社，2009.

［14］（宋）陈无择. 三因极一病证方论［M］. 北京：中国中医药出版社，2007.

［15］（宋）赵佶. 圣济总录（上册）［M］. 北京：人民卫生出版社，1982.

［16］（宋）许叔微. 普济本事方［M］. 北京：中国中医药出版社，2007.

［17］（宋）太平惠民和剂局. 太平惠民和剂局方［M］. 北京：人民卫生出版社，1985.

［18］（宋）严用和. 重辑严氏济生方［M］. 北京：中国中医药出版社，2015.

［19］（金）刘元素. 黄帝素问宣明论方［M］. 北京：中国中医药出版社，2007.

［20］李俊德，高文柱. 中医必读百部名著（临床通用卷）·儒门事亲［M］. 北京：华夏出版社，2007.

［21］（金）李杲. 脾胃论［M］. 北京：华夏出版社，2007.

［22］（金）李杲. 医学发明活法机要［M］. 北京：中国古籍出版社，1987.

［23］田思胜，高巧林，刘建青．朱丹溪医学全书·丹溪心法［M］．北京：中国中医药出版社，2006.

［24］（明）李梴．医学入门［M］．上海：上海科学技术出版社，1997.

［25］包来发．李中梓医学全书·医宗必读［M］．北京：中国中医药出版社，1999.

［26］张熠．喻嘉言医学全书·医门法律［M］．北京：中国中医药出版社，1999.

［27］柳长华．陈士铎医学全书·辨证录［M］．北京：中国中医药出版社，1999.

［28］黄志英．叶天士医学全书·临证指南医案［M］．北京：中国中医药出版社，1999.

［29］黄志英．叶天士医学全书·温热论［M］．北京：中国中医药出版社，1999.

［30］（清）王清任．医林改错［M］．北京：人民卫生出版社，1991.

［31］（清）程国彭．医学心悟［M］．北京：人民卫生出版社，2006.

［32］（清）罗美．古今名医汇粹［M］．北京：中医古籍出版社，2018.

［33］林慧光．陈修园医学全书·时方妙用［M］．北京：中国中医药出版社，1999.

［34］（清）罗国纲撰；王树鹏，姜钧文，朱辉，等校注．罗氏会约医镜［M］．北京：中国中医药出版社，2015.

［35］（宋）王怀隐，郑彦，陈昭遇，等．太平圣惠方［M］．北京：人民卫生出版社，1958.

［36］（元）危亦林撰；王育学点校．世医得效方［M］．北京：人民卫生出版社，1990.

［37］（明）李时珍．李时珍医学全书·本草纲目［M］．北京：中国中医药出版社，1996.

［38］（清）邹存淦著；刘小平点校．外治寿世方［M］．北京：中国中医药出版社，1992.

［39］（清）鲍相璈编辑；（清）梅启照增辑；李世华校注．验方新编［M］．北京：中国中医药出版社，1994.

［40］（清）吴师机著．理瀹骈文［M］．北京：人民卫生出版社，1955.

第五章　痹病的预防调护

【经典原文】

《素问·刺热》 肝热病者左颊先赤，心热病者颜先赤，脾热病者鼻先赤，肺热病者右颊先赤，肾热病者颐先赤，病虽未发，见赤色者刺之，名曰治未病[1] 129。

《素问·四气调神大论》 是故圣人不治已病治未病，不治已乱治未乱，此之谓也。夫病已成而后药之，乱已成而后治之，譬犹渴而穿井，斗而铸锥，不亦晚乎[1] 9-10？

《素问·痹论》 黄帝问曰：痹之安生？岐伯对曰：风寒湿三气杂至，合而为痹也。其风气胜者为行痹，寒气胜者为痛痹，湿气胜者为着痹也[1] 164。

《素问·痹论》 帝曰：荣卫之气亦令人痹乎？岐伯曰：荣者，水谷之精气也，和调于五脏，洒陈于六腑，乃能入于脉也，故循脉上下贯五脏，络六腑也。卫者，水谷之悍气也。其气慓疾滑利，不能入于脉也。故循皮肤之中，分肉之间，熏于肓膜，散于胸腹，逆其气则病，从其气则愈，不与风寒湿气合，故不为痹[1] 166-167。

《素问·评热病论》 邪之所凑，其气必虚，阴虚者阳必凑之，故少气时热而汗出也[1] 134。

《灵枢·百病始生》 风雨寒热，不得虚邪，不能独伤人。卒然逢疾风暴雨而不病者，盖无虚故邪不能独伤人，此必因虚邪之风，与其身形，两虚相得，乃客其形，两实相逢，众人肉坚[2] 114。

《素问·四气调神大论》 春三月，此为发陈，天地俱生，万物以荣，夜卧早起，广步于庭，被发缓形，以使志生，生而勿杀，予而勿夺，赏而勿罚，此春气之应，养生之道也。逆之则伤肝，夏为寒变，奉长者少。夏三月，此为蕃秀，天地气交，万物华实，夜卧早起，无厌于日，使志勿怒，使华英成秀，使气得泄，若所爱在外，此夏气之应，养长之道也。逆之则伤心，秋为痎疟，奉收者少，冬至重病。秋三月，此谓容平，天气以急，地气以明，早卧早起，与鸡俱兴，使志安宁，以缓秋刑，收敛神气，使秋气平，无外其志，使肺气清，此秋气之应，养收之道也，逆之则伤肺，冬为飧泄，奉藏者少。冬三月，此为闭藏，水冰地坼，无扰乎阳，早卧晚起，必待日光，使志若伏若匿，若有私意，若已有得，去寒就温，无泄皮肤，使气亟夺，此冬气之应，养藏之道也。逆之则伤肾，春为痿厥，奉生者少[1] 6-8。

《素问·四气调神大论》 夫四时阴阳者，万物之根本也，所以圣人春夏养阳，秋冬养阴，以从其根，故与万物沉浮于生长之门。逆其根，则伐其本，坏其真矣。故阴阳四时者，万物之终始也，生死之本也，逆之则灾害生，从之则苛疾不起，是谓得道。道者，圣人行之，愚者佩之。从阴阳则生，逆之则死，从之则治，逆之则乱。反顺为逆，是谓内格[1] 9。

《素问·上古天真论》 余闻上古之人，春秋皆度百岁，而动作不衰；今时之人，年半百而动作皆衰者，时世异耶？人将失之耶？岐伯对曰：上古之人，其知道者，法于阴阳，和于术数，食饮有节，起居有常，不妄作劳，故能形与神俱，而尽终其天年，度百岁乃去。今时之人不然也，以酒为浆，以妄为常，醉以入房，以欲竭其精，以耗散其真，不知持满，不时御神，务快其心，逆于生乐，起居无节，故半百而衰也。夫上古圣人之教下也，皆谓之虚邪贼风，避之有时，恬惔虚无，真气从之，精神内守，病安从来[1]2-3。

《素问·五脏生成》 卧出而风吹之，血凝于肤者为痹，为凝于脉者为泣，凝于足者为厥，此三者，血行而不得反其空，故为痹厥也[1]50。

《素问·五脏生成》 黑脉之至也，上坚而大，有积气在小腹与阴，名曰肾痹，得之沐浴清水而卧[1]52。

《金匮要略·脏腑经络先后病脉证》 若人能养慎，不令邪风干忤经络，适中经络，未流传脏腑，即医治之，四肢才觉重滞，即导引、吐纳、针灸、膏摩，勿令九窍闭塞；更能无犯王法、禽兽灾伤，房室勿令竭乏，服食节其冷热苦酸辛甘，不遗形体有衰，病则无由入其腠理。腠者，是三焦通会元真之处，为血气所注；理者，是皮肤脏腑之纹理也[3]1。

《素问·痹论》 饮食自倍，肠胃乃伤……此亦其食饮居处，为其病本也。六腑亦各有俞，风寒湿气中其俞，而食饮应之，循俞而入，各舍其腑也[1]165-166。

《金匮要略·中风历节病脉证并治》 味酸则伤筋，筋伤则缓，名曰泄。咸则伤骨，骨伤则痿，名曰枯。枯泄相搏，名曰断泄。荣气不通，卫不独行，荣卫俱微，三焦无所御，四属断绝，身体羸瘦，独足肿大，黄汗出，胫冷。假令发热，便为历节也[3]29-30。

《灵枢·贼风》 卒然喜怒不节，饮食不适，寒温不时，腠理闭而不通。其开而遇风寒，则血气凝结，与故邪相袭，则为寒痹[2]101。

《素问·举痛论》 怒则气上，喜则气缓，悲则气消，恐则气下，寒则气收，炅则气泄，惊则气乱，劳则气耗，思则气结[1]151。

《素问·上古天真论》 恬惔虚无，真气从之，精神内守，病安从来[1]3。

《素问·上古天真论》 夫上古圣人之教下也，皆谓之虚邪贼风，避之有时[1]3。

《素问·阴阳应象大论》 故邪风之至，疾如风雨，故善治者治皮毛，其次治肌肤，其次治筋脉，其次治六腑，其次治五脏。治五脏者，半死半生也[1]31。

《金匮要略·脏腑经络先后病脉证》 问曰：上工治未病，何也？师曰：夫治未病者，见肝之病，知肝传脾，当先实脾，四季脾旺不受邪，即勿补之；中工不晓相传，见肝之病，不解实脾，惟治肝也[3]1。

【钩玄提要】

治未病是中医学重要的防治思想，是采取预防或治疗手段，防止疾病发生、发展的方法。其包含两层意思：一是未病先防，强调摄生，预防疾病的发生；二是既病防变，强调早期诊断和早期治疗，及时控制疾病的发展和传变；痹证的发生与六淫邪气、饮食、情志、居住环境、脏腑功能失调等都有密切关系，如果不及时治疗，会传变入里，甚至出现关节畸形，功能受限，严重影响患者的生活质量，因此，防治疾病的发生和控制传变非常重要。

1. 未病先防 《内经》首次提出"治未病"。《素问·刺热》曰："病虽未发，见赤色者刺之，名曰治未病[1]129。"《素问·四气调神大论》曰："是故圣人不治已病治未病，不治已乱治未乱，此之谓也。夫病已成而后药之，乱已成而后治之，譬犹渴而穿井，斗而铸锥，不亦晚乎[1]9-10？"强调了治未病的重要性。

（1）养生以固护正气

1）顺应自然　人与自然是一个有机的整体，生活起居必须顺应春生、夏长、秋收、冬藏的自然规律，人体的生理活动才能保持正常，而此时风雨寒热侵袭人体时，才能"不得虚，不能独伤人"。《素问·痹论》指出风、寒、湿三气杂至合而为痹，其风气胜者为行痹，寒气胜者为痛痹，湿气胜者为着痹[1]164。营卫调和，不与风寒湿气合则不为痹[1]166-167。痹证的发生固然与风、寒、湿邪密切相关，但如果正气强盛，则可抵御外邪侵袭，正气虚弱则易感外邪，正如《素问·评热病论》谓："邪之所凑，其气必虚[1]3。"《灵枢·百病始生》曰："风雨寒热，不得虚，不能独伤人[2]114。"所以要顺应自然界的变化，春三月，夜卧早起，广步于庭；夏三月，夜卧早起，无厌于日；秋三月，早卧早起，与鸡俱兴；冬三月，早卧晚起，必待日光[1]6-8。春夏养阳，秋冬养阴，固护正气，平衡阴阳。正如《素问·四气调神大论》所言，从阴阳则生，逆之则死；从之则治，逆之则乱[1]9。

2）起居有常　《素问·上古天真论》曰："上古之人，其知道者，法于阴阳，和于术数，食饮有节，起居有常，不妄作劳，故能形与神俱，而尽终其天年，度百岁乃去。今时之人不然也，以酒为浆，以妄为常，醉以入房，以欲竭其精，以耗散其真，不知持满，不时御神，务快其心，逆于生乐……起居无节，故半百而衰也[1]2-3。"作息不规律，恣意妄行，会导致抵抗力下降而发病。痹病的发生与生活起居密切相关，如《素问·五脏生成》云："卧出而风吹之，血凝于肤者为痹……黑脉之至也，上坚而大，有积气在小腹与阴，名曰肾痹，得之沐浴清水而卧[1]50-52。"张仲景述历节痛乃汗出当风所致，指出日常生活不注意防护，如风邪外侵涉水等，均可导致痹病的发生。张仲景告诫我们要养慎，避免外邪侵袭，如《金匮要略·脏腑经络先后病脉证》曰："若人能养慎，不令邪风干忤经络……病则无由入其腠理[3]165-166。"

3）饮食有节　痹病的发生与饮食所伤有关，饮酒过度、过食肥甘、恣食生冷等，损伤脾胃，气血津液运化失常，化为痰浊，阻滞经络关节，外邪更易乘虚而入而致痹。《素问·痹论》曰："饮食自倍，肠胃乃伤……此亦其食饮居处，为其病本也。六腑亦各有俞，风寒湿气中其俞，而食饮应之，循俞而入，各舍其腑也[1]165-166。"《金匮要略·中风历节病脉证并治》指出味酸伤筋，味咸伤骨，饮食的偏嗜，可致肝肾亏虚，导致痹证发生，所以要饮食有节，忌食肥甘厚味，饮食均衡，不可偏嗜[3]29-30。

4）调摄情志　历代医家论述痹病的发生与情志有关。如《灵枢·贼风》曰："卒然喜怒不节，饮食不适，寒温不时，腠理闭而不通。其开而遇风寒，则血气凝结，与故邪相袭，则为寒痹[2]101。"《素问·举痛论》有"怒则气上，喜则气缓，悲则气消……惊则气乱，思则气结"[1]151的记载，表明七情过极致气机失和，郁滞不通，胶着于经络血脉和肌肤筋骨关节而致关节肿大变形屈伸不利。因此，要平和七情，做到心情愉快、乐观豁达，气血自然调和，避免郁滞经络血脉和肌肤筋骨，正如《素问·上古天真论》所言："恬恢虚无，真气从之，精神内守，病安从来[1]3。"

（2）防止病邪入侵　《素问·上古天真论》曰："虚邪贼风，避之有时[1]3。"《素问·痹论》云："风寒湿三气杂至，合而为痹也[1]164。"痹病的发生与风寒暑热之邪密切相关，所以要慎避外邪，平素应注意防风、防寒、防潮，避免居暑湿之地。

2.既病防变

（1）早期诊治　痹病初期，病在肌肤，病位浅，病情轻，正气未衰，病较易治。如失治、误治，可渐至筋骨、脏腑，使病情加重。如《素问·阴阳应象大论》曰："故邪风之至，疾如风雨，故善治者治皮毛，其次治肌肤，其次治筋脉，其次治六腑，其次治五脏。治五脏者，半死半生也[1]31。"因此，疾病一旦发生，应早诊断、早治疗。

（2）防止传变　《金匮要略》提出"见肝之病，知肝传脾，当先实脾"[3]1，体现了既病防变的"治未病"思想。痹病若治疗不及时,日久不愈,经络气血运行不畅,变生瘀血痰浊,痰瘀互结,深入筋骨,停留关节骨骼,导致关节僵硬变形,或内传脏腑受损而致脏腑痹。所以对于久痹者,要加强锻炼,保持患者肢体的功能位,有利于关节功能恢复,预防关节变形。

【传承发展】

历代医家认为,痹证与起居失常、外邪侵袭、饮食不节、情志失调等有关,如《中藏经》曰:"痹者,风寒暑湿之气中于人脏腑之为也[4]46。"又曰:"气痹者,愁忧思喜怒过多则气结于上[4]46。"又曰:"肉痹者,饮食不节,膏粱肥美之所为也[4]48。"《诸病源候论》曰:"夫风寒湿三气合为痹。病在于阴,其人苦筋骨痿枯,身体疼痛,此为痿痹之病,皆愁思所致,忧虑所为[5]56。"《症因脉治》曰:"湿痹之因,或身居卑湿,湿气袭人,或冲风冒雨,湿留肌肉,内传经脉,或雨湿之年,起居不慎,而湿痹之症作矣[6]404。"《杂病源流犀烛》曰:"不特三气入舍于其合而后成痹,以七情过用亦能伤脏气而为病[7]235。"《丹溪心法》曰:"与其救疗于有病之后,不若摄养于无病之先。盖疾成而后药者,徒劳而已。是故已病而不治,所以为医家之法;未病而先治,所以明摄生之理。长如是则思患而预防之者,何患之有哉?此圣人不治已病治未病之意[8]83。"

总之,要加强锻炼,促使血脉流通,气机调畅,从而增强体质,起居有常,慎避外邪,饮食有节,调畅情志,预防疾病的发生。

附录:文献辑录

《中藏经》 痹者,风寒暑湿之气中于人脏腑之为也[4]46。

《中藏经》 气痹者,愁忧思喜怒过多,则气结于上[4]46。

《中藏经》 肉痹者,饮食不节,膏粱肥美之所为也[4]48。

《诸病源候论》 夫风寒湿三气合为痹。病在于阴,其人苦筋骨痿枯,身体疼痛,此为痿痹之病,皆愁思所致,忧虑所为[5]56。

《症因脉治》 湿痹之因,或身居卑湿,湿气袭人,或冲风冒雨,湿留肌肉,内传经脉,或雨湿之年,起居不慎,而湿痹之症作矣[6]404。

《杂病源流犀烛》 经又曰,淫气喘息痹聚肺,淫气忧思痹聚心,淫气溺涩痹聚肾,淫气乏竭痹聚肝,淫气饥饱痹聚脾,则不特三气入舍于其合而后成痹,以七情过用,亦能伤脏气而为病[7]235。

《丹溪心法》 与其救疗于有病之后,不若摄养于无病之先。盖疾成而后药者,徒劳而已。是故已病而不治,所以为医家之法;未病而先治,所以明摄生之理。长如是则思患而预防之者,何患之有哉?此圣人不治已病治未病之意[8]83。

本章学术精要

1. 治未病的概念与核心内涵 治未病是中医学的核心防治思想,强调在疾病未发生或初起时采取干预措施,包含"未病先防"与"既病防变"两个层面。《素问》提出"见赤色者刺之"的早期干预理念,并指出病后治疗如同"渴而穿井",凸显预防的重要性。痹病作为慢性进展性疾病,预防其发生及控制传变对改善预后至关重要。

2. 未病先防的核心策略

（1）**养生以固护正气**　①顺应自然规律。人体需顺应四时阴阳变化，如春季"夜卧早起，广步于庭"，夏季"使气得泄"，秋季"收敛神气"，冬季"去寒就温"。通过调节起居与情志，维持营卫调和，避免风寒湿邪乘虚而入，形成痹病。②规律起居作息。《素问》强调"食饮有节，起居有常"，反对"醉以入房""起居无节"等耗损正气的行为。痹病常因受风、沐浴后着凉等不良习惯诱发，故需避免久居潮湿、汗出当风等外邪侵袭。③饮食节制均衡。过食肥甘、酸咸或暴饮暴食可损伤脾胃，导致痰湿内生，与外邪相合而发痹病。《素问》指出"饮食自倍，肠胃乃伤"，《金匮要略》强调酸咸过度伤筋损骨，主张饮食需"节其冷热苦酸辛甘"，以护养肝肾。④调摄情志状态。七情过激可致气机紊乱，如"怒则气上""思则气结"，引发气血凝滞，与风寒湿邪相合形成寒痹。保持"恬恢虚无，精神内守"的心态，可维持气血通畅，降低发病风险。

（2）**规避外邪侵袭**　风寒湿邪是痹病主要外因，《内经》强调避虚邪贼风，避免久处潮湿、冒雨涉水，或气候骤变时防护不足，以减少外邪直中经络的机会。

3. 既病防变的关键措施

（1）**早期诊断与干预**　痹病初起时病位较浅，如《素问》提出"善治者治皮毛"，应在四肢重滞、九窍未闭时，及早采用导引、针灸等方法疏通气血，防止邪气深入脏腑。

（2）**阻断疾病传变**　根据"见肝之病，知肝传脾"的防变原则，痹病治疗需预判病邪传变趋势。例如，久痹者需预防痰瘀互结导致的关节畸形，通过功能锻炼维持关节活动度；脏腑痹需调理相应脏腑气机，避免病情恶化。

4. 历代医家的传承与发展

（1）**病因拓展**　汉晋医家华佗提出"气痹""肉痹"等概念，补充情志失调、饮食不节的内伤致病机制；《诸病源候论》强调愁思致痹，完善了心理因素在发病中的作用。

（2）**防治细化**　隋唐时期，《金匮要略》倡导"养慎"理念，主张综合运用导引、吐纳等方法增强体质；明清医家如朱丹溪主张"未病先治"，将预防重心前移，与现代健康管理思想高度契合。

（3）**实践创新**　后世结合临床提出避湿防潮、调和营卫等具体调护措施，并发展出药浴、膏摩等外治法，形成内外结合、防治一体的痹病调护体系。

5. 现代临床指导价值　痹病的预防调护理论体系，从固护正气、规避外邪、早期干预、阻断传变四方面构建了完整框架，对类风湿关节炎、骨关节炎等疾病的康复管理具有重要指导意义。通过生活方式调整、情志疏导、环境干预及早期中西医结合治疗，可显著降低痹病发病率、致残率，提升患者生活质量。

参考文献

［1］未著撰人. 黄帝内经素问［M］. 北京：人民卫生出版社，2012.

［2］未著撰人. 灵枢经［M］. 北京：人民卫生出版社，2012.

［3］（汉）张仲景. 金匮要略［M］. 北京：学苑出版社，2007.

［4］（汉）华佗. 中藏经［M］. 北京：学苑出版社，2007.

［5］（隋）巢元方著；高文柱，沈澍农校注. 中医必读百部名著·诸病源候论［M］. 北京：华夏出版社，2008.

［6］（明）秦景明. 症因脉治［M］. 上海：第二军医大学出版社，2008.

［7］田思胜. 沈金鳌医学全书·杂病源流犀烛［M］. 北京：中国中医药出版社，1999.

［8］田思胜，高巧林，刘建青. 朱丹溪医学全书·丹溪心法［M］. 北京：中国中医药出版社，2006.

第六章　痹病的预后

【经典原文】

《素问·痹论》　其风气胜者，其人易已也[1] 166。

《素问·至真要大论》　太阴司天，湿淫所胜，则沉阴且布，雨变枯槁，胕肿骨痛阴痹，阴痹者按之不得，腰脊头项痛，时眩，大便难，阴气不用，饥不欲食，咳唾则有血，心如悬，病本于肾。太溪绝，死不治[1] 346。

《灵枢·五禁》　黄帝曰：何谓五逆？岐伯曰：热病脉静，汗已出，脉盛躁，是一逆也；病泄，脉洪大，是二逆也；着痹不移，腘肉破，身热，脉偏绝，是三逆也；淫而夺形身热，色夭然白，及后下血衃，血衃笃重，是谓四逆也；寒热夺形，脉坚搏，是谓五逆也[2] 105。

《素问·痹论》　帝曰：痹，其时有死者，或疼久者，或易已者，其故何也？岐伯曰：其入脏者死，其留连筋骨间者疼久，其留皮肤间者易已[1] 166。

《素问·痹论》　肾痹者，善胀，尻以代踵，脊以代头[1] 165。

《素问·痹论》　诸痹不已，亦益内也[1] 166。

《素问·痹论》　帝曰：内舍五脏六腑，何气使然？岐伯曰：五脏皆有合，病久而不去者，内舍于其合也。故骨痹不已，复感于邪，内舍于肾。筋痹不已，复感于邪，内舍于肝。脉痹不已，复感于邪，内舍于心。肌痹不已，复感于邪，内舍于脾。皮痹不已，复感于邪，内舍于肺。所谓痹者，各以其时重感于风寒湿之气也[1] 164。

《素问·玉机真脏论》　今风寒客于人，使人毫毛毕直，皮肤闭而为热，当是之时，可汗而发也；或痹不仁肿痛，当是之时，可汤熨及火灸刺而去之。弗治，病入舍于肺，名曰肺痹，发咳上气。弗治，肺即传而行之肝，病名曰肝痹……弗治，肝传之脾，病名曰脾风……弗治，脾传之肾，病名曰疝瘕，少腹冤热而痛……弗治，肾传之心，病筋脉相引而急，病名曰瘛……弗治，满十日，法当死。肾因传之心，心即复反传而行之肺，发寒热，法当三岁死，此病之次也[1] 84-85。

《素问·痹论》　其寒者，阳气少，阴气多，与病相益，故寒也。其热者，阳气多，阴气少，病气胜阳遭阴，故为痹热。其多汗而濡者，此其逢湿甚也，阳气少，阴气盛，两气相感，故汗出而濡也[1] 167。

《金匮要略·中风历节病脉证并治》　味酸则伤筋，筋伤则缓，名曰泄。咸则伤骨，骨伤则痿，名曰枯。枯泄相搏，名曰断泄。荣气不通，卫不独行，荣卫俱微，三焦无所御，四属断绝，身体羸瘦，独足肿大，黄汗出，胫冷。假令发热，便为历节也[3] 29-30。

【钩玄提要】

本病预后与感邪的轻重、患者体质的强弱、治疗是否及时，以及病后颐养等因素密切相关，痹病的预后取决于以下几个方面：感邪性质、病位深浅、病程久暂和疾病传变，以及患者体质。

1. 与感邪性质有关 从病邪性质而论，风为阳邪，其性轻扬，易于驱散，故风邪偏胜痹证，较易痊愈。如为寒、湿阴邪偏胜者，因寒性凝滞，湿性黏腻，难以祛除，故较难痊愈。风邪的风痹、行痹病位浅易于治疗，感于湿邪的阴痹病位较深，病程长，若太溪脉绝者，乃肾之真气已脱，多属不治的死证。如《素问·痹论》曰："风气胜者，其人易已也[1]166。"《黄帝内经素问集注》注曰："风者，天之阳邪，伤入皮肤气分。是以三邪中于脏腑之俞，而风气胜者，其性善行，可从皮肤而散，故其人易已也[4]170。"《素问·至真要大论》云："太阴司天，湿淫所胜，则沉阴且布，雨变枯槁，胕肿骨痛，阴痹。阴痹者，按之不得，腰脊头项痛、时眩、大便难，阴气不用，饥不欲食，咳唾则有血，心如悬。病本于肾，太溪绝，死不治[1]346。"《黄帝内经素问集注》认为此土淫胜水，故病本于肾。太溪肾之动脉，太溪脉不至，则肾气已绝，故死不治[4]324。《灵枢·五禁》曰："着痹不移，䐃肉破，身热，脉偏绝，是三逆也[2]105。"指出感受湿邪的着痹出现皮肉破损、身热且脉微弱者，为五逆之一，病情难治。

2. 与病位深浅有关 从病位深浅而论，邪在皮肤，病位轻浅，正气尚未大虚，邪气易于祛除，故较易治愈。若痹证反复发作，或失治、误治等，往往可使病邪深入，若邪气留滞于筋骨之间，阻塞经络气血运行，病位较深，邪气既不易外出，亦不内入，病邪不易驱散，故病变难以治愈。若邪入五脏，损伤精神气血，病位更为深入，正虚邪盛，病情缠绵难愈，预后较差。如《素问·痹论》曰："帝曰：痹，其时有死者，或疼久者，或易已者，其何故也？岐伯曰：其入脏者死，其留连筋骨间者疼久，其留皮肤间者易已[1]166。"《黄帝内经素问集注》认为留皮肤间者，随气而易散，邪直入于脏，则为不治之死症[4]170。

3. 与病程久暂和疾病传变有关 从病程长短而论，病程短者，邪气轻、病位浅，易于治愈。病程长，邪气深入，发生传变，病情缠绵，较难治愈，预后较差。痹证日久，甚至会导致骨节变形，如《素问·痹论》曰："肾痹者，善胀，尻以代踵，脊以代头[1]165。"

（1）五体向五脏传变 皮、脉、肉、筋、骨等诸痹日久不愈，会传化入里，如《素问·痹论》曰："诸痹不已，亦益内也[1]166。"五脏皆有合，病久而不去者，内舍于其合也。感受风寒湿邪的五体痹日久，会内传五脏为五脏痹，病位较深。《素问·痹论》："五脏皆有合，病久而不去者，内舍于其合也。故骨痹不已，复感于邪，内舍于肾。筋痹不已，复感于邪，内舍于肝。脉痹不已，复感于邪，内舍于心。肌痹不已，复感于邪，内舍于脾。皮痹不已，复感于邪，内舍于肺。所谓痹者，各以其时重感于风寒湿之气也[1]164。"《重广补注黄帝内经素问》注曰："肝合筋，心合脉，脾合肉，肺合皮，肾合骨，久病不去，则入于是[5]347。"

（2）五脏痹之间传变 五脏痹失治、误治，五脏之间也可以传变，《素问·玉机真脏论》："今风寒客于人，使人毫毛毕直，皮肤闭而为热，当是之时，可汗而发也；或痹不仁肿痛，当是之时，可汤熨及火灸刺而去之。弗治，病入舍于肺，名曰肺痹，发咳上气。弗治，肺即传而行之肝，病名曰肝痹……弗治，肝传之脾，病名曰脾风……弗治，脾传之肾，病名曰疝瘕，少腹冤热而痛……弗治，肾传之心，病筋脉相引而急，病名曰瘛……弗治，满十日，法当死。肾因传之心，心即复反传而行之肺，发寒热，法当三岁死，此病之次也[1]84-85。"言痹失治，病入舍于内而为脏腑痹；脏腑之间则按照五行相克的次序传变，肺传之肝，肝传之脾，脾传之肾，肾传之心，心即复反传而行之肺，甚者可导致患者死亡。

4. 与患者体质有关　痹证的转归与患者的体质有关，属阳虚则容易寒化，属阴虚则容易热化。如《素问·痹论》曰："其寒者，阳气少，阴气多，与病相益，故寒也。其热者，阳气多，阴气少，病气胜阳遭阴，故为痹热。其多汗而濡者，此其逢湿甚也，阳气少，阴气盛，两气相感，故汗出而濡也[1]167。"张仲景提出荣卫俱微之人，容易形成形体羸瘦、关节肿大变形之难治之证[3]29-30。

【传承发展】

历代医家对痹病的预后转归进行了阐述，指出预后与病位深浅、病程、传变有关，病久会出现关节变形，甚至死亡。

华佗《中藏经》言："入腑则病浅易治，入脏则病深难治[6]45。"皇甫谧指出病久甚至会导致死亡，如《针灸甲乙经》曰："风痹注病，不可已者，足如履冰，时如入汤中，肢胫淫泺，烦心，头痛，时呕，时闷，眩已汗出，久则目眩，悲以喜怒，短气，不乐，不出三年死[7]248。"

唐代孙思邈述痹病的预后与感邪性质有关，指出风胜者易愈，与病位深浅有关，初入皮毛筋骨不治，病久会深入脏腑，久不治者，会令骨节变形。如《备急千金要方》曰："诸痹风胜者则易愈，在皮间亦易愈，在筋骨则难痊也[8]185。"又曰："以秋遇病为皮痹，皮痹不已，复感于邪，内舍于肺，则寒湿之气客于六腑也[8]372-373。""善治病者，初入皮毛肌肤筋脉则治之，若至六腑五脏半死矣[8]373。"又曰："夫历节风着人，久不治者，令人骨节蹉跌，变成癫病，不可不知[8]196。"

元代朱丹溪言痹久而不去，内舍于五脏，难治。如《脉因证治》曰："久而不去，内舍五脏之合，待舍其合，难治矣[9]471。"张景岳《景岳全书》曰："若欲辨其轻重，则在皮肤者轻，在筋骨者甚，在脏腑者更甚[10]1010-1011。"明代方谷指出病久为顽痹，如《医林绳墨》曰："久风入中，肌肉不仁，所以为顽痹者也[11]103。"李中梓《医宗必读》指出："在外者祛之犹易，入脏者攻之实难[12]268。"吴谦认为痹在皮脉邪浅易治，痹在筋骨病深难已，痹久入脏则死。如《医宗金鉴》曰："痹在筋骨痛难已，留连皮脉易为功，痹久入脏中虚死，脏实不受复还生[13]475。"《杂病源流犀烛》亦曰："诸痹不已，盖入内而伤脏气[14]276。"

综上，痹病之间会发生传变，一是五体痹之间的传变，皮、肌、脉、筋、骨是人体由浅入深的五个不同部位，疾病传变由外入内、由浅入深。二是五体痹内舍于脏而成为五脏痹，一旦深入脏腑，预后不良。如《儒门事亲》曰："皮痹不已而成肉痹，肉痹不已而成脉痹，脉痹不已而成筋痹，筋痹不已而成骨痹，久而不已，内舍其合，若脏腑俱病，虽有智者，不能善图也[15]22。"

痹病的预后和疾病的转归，关系到受邪的轻重，病位的浅深，病邪的性质，体质的强弱和病程长短等多方面因素。总之，邪气轻微，或感风邪，且病位浅，病程短，正气盛者，则痹证轻而易治；感受寒湿之邪，病邪深，病程长，正气衰，则痹证危重而难治。

附录：文献辑录

《黄帝内经素问集注》　风者，天之阳邪，伤入皮肤气分。是以三邪中于脏腑之俞，而风气胜者，其性善行，可从皮肤而散，故其人易已也[4]170。

《黄帝内经素问集注》　此土淫胜水，故病本于肾。太溪肾之动脉，在足内踝外踝骨上，太溪脉不至，则肾气已绝，故死不治[4]324。

《黄帝内经素问集注》　其留皮肤间者，易散，若中其俞，则内通五脏，兼之阴气不藏，则邪直入而为不治之死症矣[4]170。

《重广补注黄帝内经素问》 肝合筋，心合脉，脾合肉，肺合皮，肾合骨，久病不去，则入于是[5]347。

《中藏经》 痹者，风寒暑湿之气，中于脏腑之为也。入腑则病浅易治，入脏则病深难治[6]45。

《针灸甲乙经》 风痹注病（《灵枢》作"淫泺"），不可已者，足如履冰，时如入汤中，肢胫淫泺，烦心，头痛，时呕，时闷，眩已汗出，久则目眩，悲以喜怒，短气，不乐，不出三年死[7]248。

《备急千金要方》 诸痹风胜者则易愈，在皮间亦易愈，在筋骨则难痊也[8]185。

《备急千金要方》 论曰，凡气极者，主肺也。肺应气，气与肺合。又曰：以秋遇病为皮痹，皮痹不已，复感于邪，内舍于肺，则寒湿之气客于六腑也[8]372-373。

《备急千金要方》 善治病者，初入皮毛肌肤筋脉则治之，若至六腑五脏半死矣[8]373。

《备急千金要方》 论曰，夫历节风着人，久不治者，令人骨节蹉跌，变成癫病，不可不知[8]196。

《脉因证治》 其合而为痹也，以冬遇者，骨痹；春遇者，筋痹；夏遇者，脉痹；长夏遇者，肌痹；秋遇者，皮痹。久而不去，内舍五脏之合，待舍其合，难治矣[9]471。

《景岳全书》 风痹一证，即今人所谓痛风也。盖痹者，闭也。以血气为邪所闭，不得通行而病也。如《痹论》曰：风气胜者为行痹。盖风者善行数变，故其为痹，则走注历节，无有定所，是为行痹，此阳邪也。曰：寒气胜者为痛痹。以血气受寒则凝而留聚，聚则为痛，是为痛痹，此阴邪也。曰：湿气胜者为着痹。以血气受湿则濡滞，濡滞则肢体沉重而疼痛顽木，留着不移，是为着痹，亦阴邪也。凡此三者，即痹之大则也。此外如五脏六腑之痹，则虽以饮食居处皆能致之，然必重感于邪而内连脏气，则合而为痹矣。若欲辨其轻重，则在皮肤者轻，在筋骨者甚，在脏腑者更甚[10]1010-1011。

《医林绳墨》 久风入中，肌肉不仁，所以为顽痹者也[11]103。

《医宗必读》 皮、肉、筋、骨、脉，各有五脏之合，初病在外，久而不去，则各因其合而内舍于脏。在外者祛之犹易，入脏者攻之实难[12]268。

《医宗金鉴》 痹在筋骨痛难已，留连皮脉易为功，痹久入脏中虚死，脏实不受复还生[13]475。

《杂病源流犀烛》 诸痹不已，盖入内而伤脏气[14]276。

《儒门事亲》 皮痹不已而成肉痹，肉痹不已而成脉痹，脉痹不已而成筋痹，筋痹不已而成骨痹，久而不已，内舍其合，若脏腑俱病，虽有智者，不能善图也[15]22。

本章学术精要

1. 与感邪性质有关

（1）**风邪致病易愈** 风为阳邪，其性轻扬发散，易从体表而解，故风邪偏胜的行痹预后较好，治疗相对容易。

（2）**寒湿阴邪难治** 寒性凝滞，湿性黏腻，易阻滞气血，故寒湿偏胜的痛痹、着痹病程较长，治疗难度大。若湿邪深伏，出现太溪脉绝（肾气衰竭）则属危候，预后极差。

2. 与病位深浅有关

（1）**病位表浅易治** 邪在皮肤、肌肉等表浅部位，正气未衰，邪气易散，如皮痹、肌痹预后较好。

（2）**病位深重难愈** 邪留筋骨，则疼痛缠绵难愈；若深入脏腑，损伤气血精神，如五脏痹（尤以肾痹为重），则病情危笃，甚至导致死亡。

3. 与病程久暂和疾病传变有关

（1）**五体痹传变入脏** 五体痹（皮、肌、筋、脉、骨）久治不愈，可内传相应五脏，形成五脏痹。

如骨痹传肾、筋痹传肝，病位由表入里，预后转差。

（2）五脏痹相互传变 五脏痹失治可循五行相克规律传变，如肺痹传肝、肝痹传脾等，形成多脏受累，终致"脏气衰竭"而亡。

（3）久病致关节畸形 痹病迁延不愈，气血凝滞，骨节失养，可发展为关节变形（如"尻以代踵、脊以代头"）、肌肉萎缩，甚至残疾。

4. 与患者体质有关

（1）阳虚体质寒化 阳气不足者，阴寒内盛，与痹邪相合，多表现为寒痹，症状加重且难愈。

（2）阴虚体质热化 阴液亏虚者，邪易化热，形成热痹，伴关节红肿热痛，若兼营卫俱虚，则易出现身体羸瘦、关节肿大变形（如历节病），治疗棘手。

（3）特殊体质预后 如产后气血亏虚者感邪，或久病营卫衰微、三焦失司者，常发展为"断泄"（气血枯竭），预后极差。

5. 预后的综合判断 痹病预后受多重因素影响。

（1）邪气性质 风邪易散，寒湿难除，湿盛者多危候。

（2）病位深浅 在表易治，入脏多死。

（3）病程传变 久病传脏、多脏受累者预后不良。

（4）体质强弱 正虚邪盛、阴阳偏衰者病情缠绵。

（5）治疗干预 早期及时祛邪（如汗、灸、刺等）可阻断传变，失治误治则加速恶化。

痹病轻证多在表浅，及时治疗可愈；重证深入筋骨脏腑，或兼体质虚损、邪气胶结者，易致关节畸形、脏腑衰竭，甚至死亡。临床需综合邪正盛衰、病位传变、体质特点，早期干预以改善预后。

参考文献

［1］未著撰人. 黄帝内经素问［M］. 北京：人民卫生出版社，2012.

［2］未著撰人. 灵枢经［M］. 北京：人民卫生出版社，2012.

［3］（汉）张仲景. 金匮要略［M］. 北京：学苑出版社，2007.

［4］郑林. 张志聪医学全书·黄帝内经素问集注［M］. 北京：中国中医药出版社，1999.

［5］（清）薛福辰. 重广补注黄帝内经素问（影宋本）［M］. 北京：学苑出版社，2008.

［6］（汉）华佗. 中藏经［M］. 北京：学苑出版社，2007.

［7］（晋）皇甫谧. 针灸甲乙经［M］. 北京：学苑出版社，2007.

［8］（唐）孙思邈著；李景荣，苏礼，任娟莉，等校释. 备急千金要方校释［M］. 北京：人民卫生出版社，1998.

［9］田思胜，高巧林，刘建青. 朱丹溪医学全书·脉因证治［M］. 北京：中国中医药出版社，2006.

［10］李志庸. 张景岳医学全书·景岳全书［M］. 北京：中国中医药出版社，1999.

［11］（明）方谷. 医林绳墨［M］. 北京：中国中医药出版社，2015.

［12］包来发. 李中梓医学全书·医宗必读［M］. 北京：中国中医药出版社，1999.

［13］（清）吴谦. 御纂医宗金鉴（武英殿版排印本）［M］. 北京：人民卫生出版社，1963.

［14］田思胜. 沈金鳌医学全书·杂病源流犀烛［M］. 北京：中国中医药出版社，1999.

［15］李俊德，高文柱. 中医必读百部名著（临床通用卷）·儒门事亲［M］. 北京：华夏出版社，2007.

各 论

第七章　行痹

"行痹"病名最早见于《内经》，又称为"风痹"，是指卫阳不固，风寒湿三气侵袭人体，以风邪为主，导致经络闭阻不通，气血运行不畅，以肌肉、筋骨、关节游走性酸胀疼痛为主要临床表现的一种病证。本病多发于冬春季，初次发病以青少年居多，迁延日久，可累及心、肾等，严重者可危及生命。西医学中风湿性关节炎、风湿性多肌痛症、过敏性紫癜及类风湿关节炎初期纤维织炎、坐骨神经痛、系统性红斑狼疮、骨关节炎等出现类似行痹的临床表现时，可参照本病辨证论治。

【经典原文】

《素问·痹论》　风寒湿三气杂至，合而为痹也。其风气胜者为行痹[1]164。

《素问·痹论》　其风气胜者，其人易已也[1]166。

《素问·痹论》　帝曰：痹或痛，或不痛，或不仁，或寒，或热，或燥，或湿，其故何也？岐伯曰：痛者，寒气多也，有寒故痛也。其不痛不仁者，病久入深，荣卫之行涩，经络时疏，故不通，皮肤不营，故为不仁。其寒者，阳气少，阴气多，与病相益，故寒也。其热者，阳气多，阴气少，病气胜，阳遭阴，故为痹热。其多汗而濡者，此其逢湿甚也。阳气少，阴气盛，两气相感，故汗出而濡也。帝曰：夫痹之为病，不痛何也？岐伯曰：痹在于骨则重；在于脉则血凝而不流；在于筋则屈不伸；在于肉则不仁；在于皮则寒。故具此五者，则不痛也。凡痹之类，逢寒则虫，逢热则纵[1]167。

《素问·缪刺论》　凡痹往来，行无常处者，在分肉间痛而刺之，以月死生为数，用针者，随气盛衰，以为痏数，针过其日数则脱气，不及日数则气不泻，左刺右，右刺左，病已止，不已，复刺之如法，月生一日一痏，二日二痏，渐多之，十五日十五痏，十六日十四痏，渐少之[1]236。

《素问·风论》　黄帝问曰：风之伤人也，或为寒热，或为热中，或为寒中，或为疠风，或为偏枯，或为风也，其病各异，其名不同。或内至五脏六腑，不知其解，愿闻其说。岐伯对曰：风气藏在皮肤之间，内不得通，外不得泄。风者，善行而数变，腠理开，则洒然寒，闭则热而闷。其寒也，则衰食饮；其热也，则消肌肉。故使人怢栗而不能食，名曰寒热。风气与阳明入胃，循脉而上至目内眦，其人肥，则风气不得外泄，则为热中而目黄；人瘦则外泄而寒，则为寒中而泣出。风气与太阳俱入，行诸脉俞，散于分肉之间，与卫气相干，其道不利。故使肌肉愤䐜而有疡，卫气有所凝而不行，故其肉有不仁也[1]161-162。

《灵枢·寿夭刚柔》　病在阳者命曰风，病在阴者名曰痹，阴阳俱病命曰风痹[2]18-19。

《灵枢·厥病》　风痹淫泺，病不可已者，足如履冰，时如入汤中，股胫淫泺，烦心头痛，时呕时悗，眩已汗出，久则目眩，悲以喜恐，短气不乐，不出三年死也[2]60。

《灵枢·本脏》　寒温和则六腑化谷，风痹不作，经脉通利，肢节得安矣，此人之常平也[2]85。

《金匮要略·痉湿暍病脉证治》　若治风湿者，发其汗，但微微似欲汗出者，风湿俱去也[3]12。

【钩玄提要】

1. 病名　行痹的病名最早见于《素问·痹论》，其曰"风寒湿三气杂至，合而为痹也。其风气胜者为行痹"[1]164，其对于行痹的论述为后世医家所继承。如《黄帝内经太素》曰："若三合一多，即别受痹名。故三中风多，名为行痹，谓其痹病转移不住，故曰行痹[4]967。"又如《备急千金要方》曰："其风最多者，不仁则肿，为行痹，走无常处[5]184。"《圣济总录》曰："风为阳气，善行数变，故风气胜则为行痹[6]485。"《金匮翼》曰："行痹者，风气胜也。风之气善行而数变，故其症上下左右，无所留止，随其所至，血气不通而为痹也[7]282。"指出行痹是根据游走性疼痛的临床表现而命名的。

《灵枢·寿夭刚柔》中有"风痹"的病名，其云："病在阳者命曰风，病在阴者命曰痹，阴阳俱病命曰风痹[2]18-19。"此处风痹以病位言，指"阴阳俱病"。

2. 病因病机　对于行痹的病因病机，《内经》中论述主要有两方面原因，一则为感受外邪，尤以风邪为主；二则为正气卫外不足，致使邪气凝于肌肤，影响气血运行，故而形成皮肤关节的肿胀、疼痛、麻木等。

（1）风邪侵袭　《素问·五脏生成》中提出"卧出而风吹之，血凝于肤者为痹"[1]50，指出痹证是因为感受风邪，风邪凝聚于皮肤，影响了气血的运行，故而形成皮肤关节的肿胀、疼痛、麻木等。结合《素问·痹论》中所云："风寒湿三气杂至，合而为痹也。其风气胜者为行痹[1]164。"因此，行痹的病因为外邪侵袭人体，其中以风邪为主。后世医家从此说，如《三因极一病证方论》曰："夫风湿寒三气杂至，合而为痹。虽曰合痹，其用自殊。风胜则为行痹[8]45。"《医宗必读》曰："风胜为行痹……即其下一胜字，则知但分邪有轻重，未尝非三气杂合为病也[9]266。"表明外邪侵袭是导致痹证的重要因素，行痹则以风邪侵袭作为主要的外在致病因素。

（2）正气亏虚　正气存内邪不可干，邪之所凑其气必虚，《灵枢·本脏》曰："寒温和则六腑化谷，风痹不作[2]85。"《黄帝内经太素》解释曰："寒暑内适六腑，则中和谷化，贼风邪痹无由起也[4]144。"《素问·痹论》提出："卫者水谷之悍气也……逆其气则病，从其气则愈，不与风寒湿气合，故不为痹[1]166-167。"表明行痹的发生还与正气卫外不足、外邪易于侵袭有关。后世医家对此有较多论述，如《证治准绳》言："风痹者，游行上下，随其虚邪与血气相搏，聚于关节，筋脉弛纵而不收[10]146。"《医学入门》曰："痹属风寒湿三气侵入而成，然外邪非气血虚则不入[11]678。"强调了风寒湿三气是痹证的外因，而外邪之所以会侵袭人体，必然有气血不足的正虚之存在。《景岳全书》也提到："风痹之证，大抵因虚者多，因寒者多。惟血气不充，故风寒得以入之[12]1011。"《症因脉治》则对于正气亏虚的原因做了详细论述，其曰："风痹之因，或元气不充，或病后体虚，或饥饿劳役，风邪乘之，则风痹之症作矣[13]401。"表明了正气亏虚产生的原因，可能是体质原因，或者久病之后正气不足，或者长期饥饿导致气血化生乏源，或者劳逸失调等，进而外邪得以乘虚而入，伤人致病。《类证治裁》中引《证治准绳》曰："《准绳》云，凡风痹偏枯，未有不因真气不周而病者[14]275。"

3. 症状与诊断　行痹最主要症状表现为游走不定的肢体关节的疼痛、肿胀或麻木。《素问·风论》中言："风者，善行而数变，腠理开，则洒然寒，闭则热而闷……风气与太阳俱入，行诸脉俞，散于分肉之间，与卫气相干，其道不利。故使肌肉膹膜而有疡，卫气有所凝而不行，故其肉有不仁也[1]161-162。"描述了风邪的特点为"善行而数变"，风邪侵袭人体，与卫气相干，则经络不利，肌肤不仁或疼痛，部位游走不定。《备急千金要方》则曰："其风最多者，不仁则肿，为行痹，走无常处[5]184。"《圣济总录》曰："上下左右，无所留止，随其所至[6]485。"《黄帝素问宣明论方》也言："风寒湿三气，合而为痹。风气胜者行痹，上下左右无留，随所至作，防风汤主之，治行痹，行走无定[15]20。"《证治准绳》对于行痹的描述："两手十指，一指疼了一指疼，痛后又肿，骨头里痛。膝痛，左膝痛了右膝痛，发时多则五日，少则三日，昼轻夜重，痛时觉热，行则痛轻肿却重[10]146。"表明了行痹的游走性特点，以及可能伴随的肿胀、灼热等。

行痹当和血痹进行鉴别。《金匮要略·血痹虚劳病脉证并治》曰："血痹，阴阳俱微，寸口关上微，尺中小紧，外证身体不仁，如风痹状[3]33。"言血痹如风痹状，其后许多医家有类似论述，如《古今医统大全》中指出"血痹者，邪入于阴血之分，其状体常如被风吹，骨弱劳瘦，汗出，卧则不时摇动"[16]577，《医门法律》从仲景论"血痹，阴阳俱微，寸口关上微，尺中小紧，外证身体不仁，如风痹状"[17]244-245，皆指出血痹的表现如风痹，都由风邪所致，有身体麻木不仁等表现，两者关系密切。但血痹以虚证为主，为体虚受风，卫阳不足，血行不畅所致，故脉象上表现为"寸口关上微，尺中小紧"，症状上表现为局部肌肤的麻木不仁，而行痹以实证为多。现代已将行痹和血痹分而论之。

行痹当和众痹进行鉴别。《灵枢·周痹》描述众痹，其曰"其痛之移也，间不及下针，其慉痛之时，不及定治，而痛已止矣"及"各在其处，更发更止，更居更起，以右应左，以左应右"[2]62，二者在症状表现上有一定的相似性，但现在分属于不同的痹证。

行痹当和周痹进行鉴别。《类证治裁》中对于周痹的论述指出："真气不能周于身，浑身痹痛。风寒湿气客于肉分，内不在脏，外未发皮，命曰周痹[14]270。"而行痹表现为"遍身走注不定"。因此，周痹和行痹在症状上有相似性，多部医籍中对二者均有论述，但未明确其区别。但从《医学入门》中对于周痹的论述"周身掣痛麻木者，谓之周痹，乃肝气不行也，宜先汗后补，黄芪汤"[11]679，可推知周痹或可为虚中夹实之证，两者当有区别。

4. 治法方药 《内经》中虽未载具体治疗行痹的方药，但指出可以针灸治疗行痹。《灵枢·官针》指出："报刺者，刺痛无常处也[2]21。"即以报刺可治疗痛无定处。《素问·缪刺论》曰："凡痹往来，行无常处者，在分肉间痛而刺之[1]236。"另外，《内经》中也提出用汗法和汤熨等外治法治疗风邪，如《素问·玉机真脏论》曰："风者百病之长也，今风寒客于人，使人毫毛毕直，皮肤闭而为热，当是之时，可汗而发也；或痹不仁肿痛，当是之时，可汤熨及火灸刺而去之[1]84。"《诸病源候论》中也指出可以用热熨针灸及导引等治疗行痹，其曰："其汤熨针石，别有正方。补养宣导，今附于后。""左右拱两臂，不息九通，治臂足痛，劳倦风痹不随[18]41。"《金匮要略·痉湿暍病脉证治》中虽无行痹、风痹等概念，但论述了太阳风湿的辨证与治疗，并指出汗法治疗风湿的原则："若治风湿者，发其汗，但微微似欲出汗者，风湿俱去也[3]12。"创立相关方药桂枝附子汤、甘草附子汤、防己黄芪汤等。

5. 转归预后 行痹的预后，《素问·痹论》指出："其风气胜者，其人易已也。帝曰：痹，其时有死者，或疼久者，或易已者，其故何也？岐伯曰：其入脏者死，其留连筋骨间者疼久，其留皮肤间者易已[1]166。"《灵素节注类编》宗其说，指出"其风气胜者为行痹，其病易已"[19]278，即行痹病初病位较浅，病情较轻，易于治疗。如病情迁延，失治误治，由皮毛内及脏腑，则预后较差。

【传承发展】

1. 病名 《诸病源候论》中提出"风痹"之名，病因与风多有关，其曰："风寒湿三气合而为痹，风多者为风痹[18]41。"本书中只见"风痹"而未言"行痹"。"风痹"是从病因角度进行命名的。亦有古籍中"风痹"和"行痹"并见，如《万病回春》中有"风痹宜虚濡，忌紧急也"[20]223，以及"风痹者，谓诸痹类风状也"[20]225和"行痹者，走痛不定也"[20]225等论述。

《证治准绳》将"行痹"称为"走注""历节"，其曰："行痹者，行而不定也，称为走注疼痛及历节之类是也[10]145。"《医宗必读》曰："游行不定，上下左右，随其虚邪，与血气相搏，聚于关节，或赤或肿，筋脉弛纵，古称走注，今名流火。行痹者，行而不定也，称为走注疼痛及历节之类是也[9]266。"此种命名亦是根据症状命名的。其他如《杂病源流犀烛》中提出"风胜为行痹……古名走注，今名流火，俗有鬼箭风之说"[21]237，因此，"流火""鬼箭风"等也为行痹的别名。而《成方切用》提出"历节病，即行痹之属也"[22]147，将历节归于行痹的范畴，现行痹和历节已作为两个疾病分而论之。

2. 病因病机　后世医家在《内经》的基础上，对于行痹的病因病机进一步阐述和完善，在外感风、寒、湿等淫邪（风邪为主）和内因正气虚弱，卫外不固，易感邪气等的基础上，提出了脏腑虚损以生内风和痰瘀阻络致病。

（1）内风致病　行痹发病虽以风邪自外侵袭致病为主，也有因内生之风致病者。《证治准绳》曰："行痹……湿伤肾，肾不养肝，肝自生风，遂成风湿，流注四肢筋骨，或入左肩髃，肌肉疼痛，渐入左指中[10]146。"指出行痹是因素体虚弱，肝肾阴精不足，化生内风，流于四肢关节，进而产生游走性疼痛。《绛雪园古方选注》亦曰："痹，湿病也，又言痛也。痹分三气杂至：风胜为行痹，寒胜为痛痹，湿胜为着痹。盖有肝虚生风，肾虚生寒，脾虚生湿，抑或有诸内因而兼外邪为痹，即《经》言：邪之所凑，其气必虚耳[23]112。"指出风寒湿既可外感，也可以自内而生，如肝虚生内风、肾虚生内寒、脾虚生内湿，并可以夹杂外感之风寒湿而共同致病。

（2）痰瘀阻络　风邪侵袭人体后流注于肌肤经络，影响气血运行，气血闭阻为瘀，亦可影响津液运化输布，酿生痰湿，随着病情的发展，形成痰瘀痹阻之证。如《圣济总录》曰："风邪乘虚，与血气偕行，使营卫凝涩，随所注处，悉为疼痛[6]309。"《医学传心录》曰："风、寒、湿气传入肌肤，流注经络，则津液为之不清，或变痰饮，或成瘀血[24]88-89。"《医林改错》提出痹症治疗不效，需要考虑"因不思风寒湿热入皮肤，何处作痛，入于气管，痛必流走；入于血管，痛不移处"[25]57，邪气入于血脉则致瘀血产生，当考虑活血化瘀治疗。因此，行痹病久可生痰湿瘀血，而痰湿、瘀血又可以作为继发性的病理因素，进一步加重病情。

综上，行痹的病因和风邪侵袭、正气不足、内风致病、痰瘀阻滞等有着密切关系，其基本病机为以风为主的风寒湿邪，逢体虚则客居人体，或脏腑不足酿生内风，痹阻经脉，扰乱血气，从而使筋骨关节失养。病理因素以风邪为主，可夹寒、湿、痰、瘀或虚等。

3. 症状与诊断　对于行痹的症状，后世医家在《内经》的基础上进一步丰富，除游走不定的肢体关节的疼痛、红肿、麻木等，还可见浮脉，症状日轻夜重。如《备急千金要方》曰："其风最多者，不仁则肿，为行痹，走无常处[5]184。"《杂病源流犀烛》有"风胜为行痹，游行上下，随其虚处，风邪与正气相搏，聚于关节，筋弛脉缓，痛无定处[21]237"和"大约风胜之脉必浮[21]237"等论述。《顾松园医镜》曰："行痹主方治风气胜者为行痹，不拘肢体，上下左右，骨节走痛。或痛三五日，又移换一处（风性属阳，善行数变），日轻夜重（昼交阳分，卫气行表，故痛缓；夜交阴分，气运营分，营气稽留，卫气归阴，其脉闭塞，故痛重也），或红或肿，按之极热（风化为热），甚而恶寒喜温（温则痹气散而痛缓，寒则痹气凝滞而痛甚，非真内有寒也）[26]209。"《冯氏锦囊秘录》曰："其三气之中，风气胜者为行痹，故走而不留，不拘上下，左右关节之间，流走而痛，或三日五日，又移一处，俗名流火，又名白虎风，言其往来而痛，一如虎咬之状，日轻夜重也[27]269。"

行痹症状还可见局部红肿不显而疼痛异常，如《诸病源候论》曰："四肢痛无常处者，手足支节皆卒然而痛，不在一处。其痛处不肿，色亦不异，但肉里掣痛，如锥刀所刺[18]199。"

4. 治法方药　行痹的病因以外感风邪为主，故其主要治疗原则为祛风通络，但风邪易夹寒、湿、热等邪共同为患，邪痹日久又可夹痰夹瘀，损伤正气。《医宗必读》曰："治行痹者，散风为主，御寒利湿，仍不可废，大抵参以补血之剂，盖治风先治血，血行风自灭也[9]266。"因此，行痹常用的治法有祛风除湿、祛风散寒、祛风清热、调和营卫、益气养血、活血化痰通络等。临证时需要根据具体情况，辨证地选用相应治法。

（1）**祛风散寒除湿**　风邪多不独伤人，常与寒湿等邪相合为病，治当祛风散寒除湿，常用代表方剂如防风汤、薏苡仁散、蠲痹汤、豨莶丸、增味五痹汤、行痹主方等。防风汤在不同古籍中的药物组成不同，《圣济总录》用防风汤"治行痹行走无定"[6]485，《黄帝素问宣明论方》中防风汤药物组成基本同上，亦主"治行痹，行走无定"[15]20。《证治准绳》所载的治疗行痹的方药薏苡仁散等，亦能祛风散寒除湿[10]146。《医学心悟》蠲痹汤"通治风、寒、湿三气，合而成痹"[28]167，亦是治疗行痹常用处方。《成方切用》中豨莶丸可治疗"风痹走痛"，并对该方药的使用禁忌也加以明确描述，其曰："然风药终燥，若风痹由于脾肾两虚，阴血不足，不由风湿而得者，亦忌服之[22]151-152。"《医宗金鉴》将行痹分为虚实辨治，其中痹实行痹，用增味五痹汤，其曰："痹实，谓气血实之人病诸痹也。宜用增味五痹汤，即麻黄、桂枝、红花、白芷、葛根、附子、虎骨、羚羊角、黄芪、甘草、防风、防己、羌活也。行痹以羌活、防风为主[29]475-476。"《顾松园医镜》载行痹主方"治风气胜者为行痹"[26]209。

（2）**祛风清热，通痹止痛**　风热相合为病当祛风清热，通痹止痛，常用方药如丹溪治痹走注疼痛方、四妙散、四物二妙丸等，以及苍术、黄柏之类。如《证治准绳》认为"身体沉重，走注疼痛，湿热相搏，而风热郁不得伸，附着于有形也，宜苍术、黄柏之类"[10]146。《金匮翼》中载："四妙散治行痹，走注疼痛[7]282。"又载丹溪治痹走注疼痛方"治行痹，走注疼痛"[7]282。《症因脉治》载："风痹之治……风热痛者，四物二妙丸[13]401-402。"

（3）**调和营卫，补益气血**　起居失宜，卫阳不固，营卫不和，风邪入侵，气血失和，可致行痹，当调和营卫。或气血亏虚，风邪乘势入侵，成血虚风痹，当补益气血，通络止痛，常用方如三痹汤、加减小续命汤倍防风、蠲痹汤、温经养荣汤等。《妇人大全良方》中载三痹汤"治血气凝滞，手足拘挛、风痹、气痹等疾皆疗"[30]96。《医宗金鉴》将行痹分为虚实辨治，其中痹虚行痹用加减小续命汤倍防风，曰："痹虚，谓气虚之人病诸痹也。宜用加减小续命汤，风胜行痹倍防风[29]475。"《绛雪园古方选注》曰："蠲痹汤为治痹祖方，黄芪实卫，防风祛风，当归和营，羌活散寒，赤芍通脉络之痹，片子姜黄通经隧之痹，甘草和药性，姜、枣和营卫，其义从营虚则不仁、卫虚则不用立法[23]112。"《医醇賸义》中载温经养营汤治疗风痹，曰："风痹者，血不营筋，风入节络，当以养血为第一，通络次之，去风又次之。若不补血，而先事搜风，木愈燥而筋益拘挛，殊非治法。先用大剂补血去风，后即加入参、苓、白术以补气分，营卫平调，方无偏胜之患。温经养营汤主之[31]149。"

（4）**祛风逐痰，通痹止痛**　若素体痰盛或久病生痰，猝感风邪，风痰流走经络肢节，痹阻气血，当祛风逐痰，通痹止痛，常用方药有控涎丹等。如《医门法律》曰："痹在遍身，走痛无定，用控涎丹[17]258-259。"提出了风痹从痰论治。《冯氏锦囊秘录》论治风痰曰："故风胜者，先治其风，痰胜者，先治其痰，风与痰相等，则治风兼治痰[27]270。"

（5）**针灸治疗**　后世医家丰富了行痹针灸治疗的方法和选穴。《针灸资生经》治疗风痹以针刺为主，如曰："天井：治……风痹，臂肘痛，捉物不得。肩贞：治风痹，手臂不举，肩中热痛。尺泽：治风痹肘挛，手臂不举。消泺：治寒热风痹，项痛肩背急。膝关：治风痹，膝内痛引膑，不可屈伸……阳铺、阳关，治风痹不仁。委中，治风痹。少海，疗风痹[32]158。"

5.转归预后　行痹虽"病易已"，但若病情迁延、失治误治，可累及脏腑，病较难治，或进一步发展导致痿证。如《冯氏锦囊秘录》曰："风之伤人也，先从皮毛而入，次传肌肉，次传筋脉，次传骨髓。

故善治者，先治皮毛，次治肌肉……故治皮毛治肌肉不使其深入也[27]270。"

【应用示例】

1. 风湿痹阻 《吴鞠通医案》：吴，十一岁，行痹。生石膏五钱，桂枝三钱，海桐皮一钱五分，杏仁泥三钱，生薏仁三钱，防己二钱，茯苓皮二钱，片姜黄一钱五分，炙甘草一钱，牛膝一钱五分[33]302。

《丁甘仁医案》 陈左，风为阳邪，中人最速，其性善走，窜入经络，故肢节作痛，今见上下左右无定，名曰行痹。全当归二钱，大川芎八分，威灵仙一钱五分，嫩桑枝四钱，大白芍二钱，晚蚕沙三钱（包煎），海风藤三钱，西秦艽二钱，青防风二钱，甘草八分[34]103。

2. 风寒痹阻 《临证指南医案》：吴，寒入阴分，筋骨痛软，此为痹症。遗泄内虚。忌用表散劫真。当归、沙苑、北细辛、桂枝木、生白术、茯苓。又虎骨、当归、北细辛、生白术、茯苓。又行痹入左足。生虎骨、防己、萆薢、薏苡仁、半夏、茯苓[35]218-219。

3. 风湿热痹阻 《临证指南医案》：周，痛势流走而肿，后感外邪。参药不可与也。从行痹治。羌活、木防己、石膏、生甘草、海桐皮、杏仁[35]218。

《孙文垣医案》 夏益吾，肢节肿痛，手足弯痛肿尤甚，不能动止。凡肿处皆红热。先起于左手右足，五日后，又传于左足右手，此行痹症也。且喘咳气涌不能睡。左脉浮数，中按弦，右滑数。乃湿热风痰壅遏经络而然。以茅山苍术、姜黄、薏苡仁、威灵仙、秦艽、知母、桑白皮、黄柏、酒芩、麻黄，水煎服下，而右手肿消痛减。夜服七制化痰丸，而嗽止，乃得睡。再剂，两足弯消其半。左手经渠、列缺穴边肿痛殊甚。用苡仁、苍术、秦艽、甘草、天花粉、五加皮、石斛、前胡、枳壳、威灵仙、当归，旋服旋愈[36]810-811。

4. 行痹虚证 《孙文垣医案》：嘉善之妓李双……患痛风，自二月起至仲冬，诸治不效……六脉大而无力，手足肢节肿痛，两胯亦痛，不能起止，肌肉消其半，日仅进粥二碗，月汛两月一行，甚少。予曰：此行痹也……以人参、白术、薏苡仁各三钱，当归、枸杞、杜仲、龟板、苍耳子各二钱，晚蚕沙、秦艽、防风各一钱，大附子、甘草、桂枝、黄柏各五分，十帖而痛止肿消。改用归芍六君子，加薏苡仁、丹参、红花、石斛、紫荆皮，三十帖而痊愈[36]747。

附录一：文献辑录

《黄帝内经太素》 若三合一多，即别受痹名。故三中风多，名为行痹，谓其痹病转移不住，故曰行痹。三中寒多，阴盛为痛，故曰痛痹。三中湿气多，住而不移转，故曰着痹。着，住也。此三种病，三气共成，异于他病，有寒有热，有痛不痛，皆名为痹也[4]967。

《备急千金要方》 诸痹由风、寒、湿三气并客于分肉之间，迫切而为沫，得寒则聚，聚则排分肉，肉裂则痛，痛则神归之，神归之则热，热则痛解，痛解则厥，厥则他痹发，发则如是。此内不在脏，而外未发于皮肤，居分肉之间，真气不能周，故为痹也。其风最多者，不仁则肿，为行痹，走无常处[5]184。

《圣济总录》 论曰内经谓风寒湿三气杂至，合而为痹，其风气胜者为行痹。夫气之在人，本自流通，所以痹者，风寒湿三气合而为病也。然三气之中，各有阴阳，风为阳气，善行数变，故风气胜则为行痹。其证上下左右，无所留止，随其所至，气血不通是也[6]485。

《金匮翼》 行痹者，风气胜也。风之气善行而数变，故其症上下左右，无所留止，随其所至，血气不通而为痹也。治虽通行血气，宜多以治风之剂。又寿夭刚柔篇云：病在阳者名曰风，病在阴者名曰痹，阴阳俱病，名曰风痹。风痹云者，以阳邪而入于阴之谓也。故虽驱散风邪，又必兼以行血之剂。又有血痹者，以血虚而风中之，亦阳邪入阴所致也。盖即风痹之症，而自风言之，则为风痹；就血言之，则为血痹耳。若其他风病而未入于阴者，则固不得谓之痹症矣[7] 282。

《素问·五脏生成》 卧出而风吹之，血凝于肤者为痹，凝于脉者为泣，凝于足者为厥。此三者，血行而不得反其空，故为痹厥也[1] 50。

《三因极一病证方论》 夫风湿寒三气杂至，合而为痹。虽曰合痹，其用自殊。风胜则为行痹[8] 45。

《医宗必读》《内经》论痹，四时之令，皆能为邪，五脏之气，各能受病，六气之中，风寒湿居其半，即其曰杂至，曰合，则知非偏受一气可以致痹。又曰：风胜为行痹，寒胜为痛痹，湿胜为着痹。即其下一胜字，则知但分邪有轻重，未尝非三气杂合为病也。皮、肉、筋、骨、脉，各有五脏之合，初病在外，久而不去，则各因其合而内舍于脏。在外者祛之犹易，入脏者攻之实难。治外者散邪为亟，治脏者养正为先。治行痹者散风为主，御寒利湿，仍不可废，大抵参以补血之剂，盖治风先治血，血行风自灭也[9] 266。

《黄帝内经太素》 寒温和则六腑化谷，风痹不作，寒暑内适六腑，则中和谷化，贼风邪痹无由起也[4] 144。

《素问·痹论》 帝曰：荣卫之气，亦令人痹乎？岐伯曰：荣者，水谷之精气也，和调于五脏，洒陈于六腑，乃能入于脉也。故循脉上下，贯五脏，络六腑也。卫者，水谷之悍气也。其气慓疾滑利，不能入于脉也。故循皮肤之中，分肉之间，熏于肓膜，散于胸腹，逆其气则病，从其气则愈，不与风寒湿气合，故不为痹[1] 166-167。

《证治准绳·杂病》 风痹者，游行上下，随其虚邪与血气相搏，聚于关节，筋脉弛纵而不收，宜防风汤[10] 146。

《医学入门》 痹者，气闭塞不通流也，或痛痒，或麻痹，或手足缓弱，与痿相类。但痿属内因，血虚火盛，肺焦而成，痹属风寒湿三气侵入而成，然外邪非气血虚则不入，此所以痹久亦能成痿。又，痹为中风之一，但纯乎中风则阳受之，痹兼风寒湿三气，则阴受之，所以为病更重[11] 678。

《景岳全书》 风痹之证，大抵因虚者多，因寒者多。惟血气不充，故风寒得以入之，惟阴邪留滞，故经脉为之不利，此痛痹之大端也[12] 1011。

《症因脉治》 风痹之因，或元气不充，或病后体虚，或饥饿劳役，风邪乘之，则风痹之症作矣[13] 401。

《类证治裁》《准绳》云，凡风痹偏枯，未有不因真气不周而病者[14] 275。

《黄帝素问宣明论方》 风寒湿三气合而为痹，风气胜者行痹，上下左右无留，随所至作。防风汤主之，治行痹，行走无定[15] 20。

《证治准绳·杂病》 行痹，走注无定，防风汤主之。黄柏、苍术各二钱，各用酒炒，煎就，调酒威灵仙末、羚羊角灰，臣苍术，佐芥子，使用姜一片，入药末一钱擂碎，以前药再温服。东垣云：身体沉重，走注疼痛，湿热相搏，而风热郁不得伸，附着于有形也，宜苍术、黄柏之类。湿伤肾，肾不养肝，肝自生风，遂成风湿，流注四肢筋骨，或入左肩髃，肌肉疼痛。渐入左指中，薏苡仁散主之。两手十指，一指疼了一指疼，疼后又肿，骨头里痛。膝痛，左膝痛了右膝痛，发时多则五日，少则三日，昼轻夜重，痛时觉热，行则痛轻肿却重[10] 146。

《金匮要略·血痹虚劳病脉证并治》 血痹阴阳俱微，寸口关上微，尺中小紧，外证身体不仁，如风痹状，黄芪桂枝五物汤主之[3] 33。

《古今医统大全》 血痹者，邪入于阴血之分，其状体常如被风吹，骨弱劳瘦，汗出，卧则不时摇动[16]577。

《医门法律》《金匮》论血痹，谓尊荣人，骨弱肌肤盛，重因疲劳汗出，卧不时动摇，加被微风遂得之。但以脉自微涩，在寸口关上小紧，宜针引阳气，令脉和紧去则愈。血痹阴阳俱微，寸口关上微，尺中小紧，外证身体不仁，如风痹状，黄芪桂枝五物汤主之[17]244-245。

《灵枢·周痹》 黄帝问于岐伯曰：周痹之在身也，上下移徙随脉，其上下左右相应，间不容空，愿闻此痛，在血脉之中邪？将在分肉之间乎？何以致是？其痛之移也，间不及下针，其慉痛之时，不及定治，而痛已止矣。何道使然？愿闻其故。岐伯答曰：此众痹也，非周痹也。黄帝曰：愿闻众痹。岐伯对曰：此各在其处，更发更止，更居更起，以右应左，以左应右，非能周也。更发更休也。黄帝曰：善。刺之奈何？岐伯对曰：刺此者，痛虽已止，必刺其处，勿令复起[2]62。

《类证治裁》 周痹，真气不能周于身，浑身痹痛。风寒湿气客于肉分，内不在脏，外未发皮，命曰周痹。蠲痹汤加桂枝、白术、狗脊、薏米[14]270。

《医学入门》 有因虚而风寒湿三气乘之，麻木并作者。有气血俱虚，但麻而不木者。盖麻犹痹也，虽不知痛痒，尚觉气微流行，在手多兼风湿，在足多兼寒湿。木则非惟不知痛痒，气亦不觉流行，常木为瘀血碍气，间木为湿痰，总皆经络凝滞，血脉不贯，谓之不仁。或兼虚火，则肌肉瞤动，不可误作风治。周身掣痛麻木者，谓之周痹，乃肝气不行也，宜先汗后补，黄芪汤[11]679。

《灵枢·官针》 报刺者，刺痛无常处也。上下行者，直内无拔针，以左手随病所按之，乃出针复刺之也[2]21。

《素问·玉机真脏论》 风者百病之长也，今风寒客于人，使人毫毛毕直，皮肤闭而为热，当是之时，可汗而发也，或痹不仁肿痛，当是之时，可汤熨及火灸刺而去之[1]84。

《诸病源候论》 风寒湿三气合而为痹。风多者为风痹。风痹之状，肌肤尽痛。诸阳之经，尽起于手足，而循行于身体。风寒之客肌肤，初始为痹，后伤阳经，随其虚处而停滞，与血气相搏，血气行则迟缓，使机关弛纵，故风痹而复手足不随也。其汤熨针石，别有正方。补养宣导，今附于后。《养生方·导引法》云：左右拱两臂，不息九通，治臂足痛，劳倦风痹不随[18]41。

《灵素节注类编》 诸痹不已，则内伤本元益甚也。如其风气胜者为行痹，其病易已；若寒湿阴邪，则凝滞难愈也[19]278。

《万病回春》 风痹宜虚濡，忌紧急也[20]223。

《万病回春》 风者，百病之长也。风痱者，谓四肢不收也。偏枯者，谓半身不遂也。风懿者，谓奄忽不知人也。风痹者，谓诸痹类风状也[20]225。

《万病回春》 又有痛痹、着痹、行痹、周痹。痛痹者，筋骨掣痛也；着痹者，着而不行也；行痹者，走痛不定也；周痹者，周身疼痛也[20]225。

《证治准绳·杂病》《内经》谓风寒湿三气杂至，合而为痹。其风胜者为行痹（行痹者，行而不定也，称为走注疼痛及历节之类是也）[10]145。

《医宗必读》 游行不定，上下左右，随其虚邪，与血气相搏，聚于关节，或赤或肿，筋脉弛纵，古称走注，今名流火[9]266。

《杂病源流犀烛》 然而风、寒、湿三气之相胜，其为病亦在可枚举者。风胜为行痹，游行上下，随其虚处，风邪与正气相搏，聚于关节，筋弛脉缓，痛无定处，古名走注，今名流火，俗有鬼箭风之说，亦此类宜防风汤[21]237。

《成方切用》 历节病，即行痹之属也。乃湿从下受，夹风流注，故或足肿而必发热，且更不可屈伸而疼痛[22]147。

《绛雪园古方选注》 痹，湿病也，又言痛也。痹分三气杂至，风胜为行痹，寒胜为痛痹，湿胜为着痹。盖有肝虚生风，肾虚生寒，脾虚生湿，抑或有诸内因而兼外邪为痹，即《经》言：邪之所凑，其气必虚耳。蠲痹汤为治痹祖方，黄芪实卫，防风祛风，当归和营，羌活散寒，赤芍通脉络之痹，片子姜黄通经隧之痹，甘草和药性，姜、枣和营卫，其义从营虚则不仁、卫虚则不用立法，岂非痹属内外因也乎[23]112？

《圣济总录》 论曰风走注疼痛之病，其痛无常处是也。气血流通，筋脉和同，则骨肉滑利，一有不调，风邪乘虚，与血气偕行，使营卫凝涩，随所注处，悉为疼痛，故谓走注痛也[6]309。

《医学传心录》《内经》曰："风、寒、湿三气杂至，合而为痹也。"风多则走注，寒多则掣痛，湿多则重着。痹者，犹闭也。风、寒、湿气侵入肌肤，流注经络，则津液为之不清，或变痰饮，或成瘀血，闭塞隧道，故作痛走注，或麻木不仁。宜用通经止痛汤[24]88-89。

《医林改错》 凡肩痛、臂痛、腰疼、腿疼，或周身疼痛，总名曰痹症。明知受风寒，用温热发散药不愈；明知有湿热，用利湿降火药无功。久而肌肉消瘦，议论阴亏，随用滋阴药又不效。至此便云：病在皮脉，易于为功，病在筋骨，实难见效。因不思风寒湿热入皮肤何处作痛。入于气管，痛必流走；入于血管，痛不移处。如论虚弱，是因病而致虚，非因虚而致病。总滋阴，外受之邪归于何处？总逐风寒，祛湿热，已凝之血，更不能活。如水遇风寒，凝结成冰，冰成风寒已散。明此义，治痹症何难[25]57？

《杂病源流犀烛》 大约风胜之脉必浮，寒胜之脉必涩，湿胜之脉必缓，三痹各有所胜，治药则以胜者为主，然亦不可举一废二，以三气本杂合成病也[21]237。

《顾松园医镜》 行痹主方治风气胜者为行痹，不拘肢体，上下左右，骨节走痛。或痛三五日，又移换一处（风性属阳，善行数变），日轻夜重（昼交阳分，卫气行表，故痛缓；夜交阴分，气运营分，营气稽留，卫气归阴，其脉闭塞，故痛重也），或红或肿，按之极热（风化为热），甚而恶寒喜温（温则痹气散而痛缓，寒则痹气凝滞而痛甚，非真内有寒也）[26]209。

《冯氏锦囊秘录》 痹之为证，有筋挛不伸，肌肉不仁，与风症相似。但风则阳受之，痹则阴受之，故多重着沉痛。其三气之中，风气胜者为行痹，故走而不留，不拘上下，左右关节之间，流走而痛，或三日五日，又移一处，俗名流火，又名白虎风，言其往来而痛，一如虎咬之状，日轻夜重也[27]269。

《诸病源候论》 四肢痛无常处者，手足支节皆卒然而痛，不在一处。其痛处不肿，色亦不异，但肉里掣痛，如锥刀所刺。由体虚受于风邪，风邪随气而行，气虚之时，邪气则胜，与正气交争相击，痛随虚而生，故无常处也[18]199。

《圣济总录》 治行痹行走无定。防风汤方[6]485。

《医学心悟》 蠲痹汤通治风、寒、湿三气，合而成痹[28]167。

《成方切用》 豨莶丸治中风喎僻，语言謇涩（风中于经），肢缓骨痛（风而兼湿），及风痹走痛（湿热流注，世俗所谓流火，即《内经》所谓行痹、痛痹也），或十指麻木（气血不足，或有湿痰死血，在胃中也），肝肾风气，风湿诸疮[22]151-152。

《医宗金鉴》 痹实，谓气血实之人病诸痹也。宜用增味五痹汤，即麻黄、桂枝、红花、白芷、葛根、附子、虎骨、羚羊角、黄芪、甘草、防风、防己、羌活也。行痹以羌活、防风为主，痛痹以麻黄、附子为主，着痹以防己、羌活为主，皮痹以黄芪、桂枝皮为主，脉痹以红花、桂枝为主，肌痹以葛根、白芷为主，筋痹以羚羊角为主，骨痹以虎骨为主，增味于五痹治之可也[29]475-476。

《金匮翼》 四妙散治行痹走注疼痛[7]282。

《金匮翼》 丹溪治痹走注疼痛方[7] 282。

《症因脉治》 风痹之治：风寒攻痛，防风汤。表里有邪者，防风通圣散、和血散痛汤、大秦艽汤。风热痛者，四物二妙丸。风湿之邪，苍防二妙汤[13] 401-402。

《妇人大全良方》 夫妇人风痹者，由风、寒、湿三气合而为痹。风多者为风痹，其状肌肤尽痛。诸阳之经皆起于手足而循行于身体，风寒之气客于肌肤，始为痹。复伤阳经，随其虚处而停滞，与血气相搏，血气行则迟缓，使机关弛纵，故风痹而复手足不随也。三痹汤治血气凝滞，手足拘挛、风痹、气痹等疾皆疗[30] 96。

《医宗金鉴》 痹虚，谓气虚之人病诸痹也。宜用加减小续命汤，风胜行痹倍防风，寒胜痛痹倍附子，湿胜着痹倍防己，皮痹加黄芪或桂枝，皮脉痹加姜黄或加红花，肌痹加葛根或加白芷，筋痹加羚羊角或加续断，骨痹加虎骨或加狗脊。有汗减麻黄，便溏减防己，寒胜减黄芩加干姜，热胜减附子加石膏，加减治之[29] 475。

《医醇賸义》 风痹者，血不营筋，风入节络，当以养血为第一，通络次之，去风又次之。若不补血，而先事搜风，木愈燥而筋益拘挛，殊非治法。先用大剂补血去风，后即加入参、苓、白术以补气分，营卫平调，方无偏胜之患。温经养营汤主之[31] 149。

《医门法律》 痹在遍身，走痛无定，用控涎丹。原治人忽患胸、背、手、脚、腰、胯痛不可忍，牵连筋骨，坐卧不宁，走移无定。乃痰涎伏在胸膈上下，变为此疾。或令人头重不可举；或神意昏倦多睡，或饮食无味，痰唾稠黏，口角流涎，卧则喉中有声，手脚肿痹，气脉不通，疑似瘫痪，但服此药数服，其病如失。甘遂、大戟、白芥子，上等分为末，曲丸桐子大。食后临卧姜汤下，五七丸或十丸，量人服。按：风寒湿三痹之邪，每借人胸中之痰为奥援。故治痹方中，多兼用治痰之药。昌于中风第四十一方，取用《三因》白散子之用半夏，已见大意。但彼治浊气上干，此治浊痰四注，以浊痰不除，则三痹漫无宁宇也。凡遇痰积极盛之症，此方亦不可少，实非谓子和之法，足胜治痹之用也[17] 258-259。

《冯氏锦囊秘录》 风者四时八方之气，从鼻而入，乃天之气也。痰者，五谷百物之味，从口而入，脾胃之湿所结，乃地之气也。故风胜者，先治其风，痰胜者，先治其痰，风与痰相等，则治风兼治痰，此定法也。经云：风之伤人也，先从皮毛而入，次传肌肉，次传筋脉，次传骨髓。故善治者，先治皮毛，次治肌肉，由此观之[27] 270。

《针灸资生经》 天井，治惊悸瘛疭，风痹臂肘痛，捉物不得。肩贞，治风痹手臂不举，肩中热痛。尺泽，治风痹肘挛，手臂不举。消泺，治寒热风痹，项痛肩背急。膝关，治风痹膝内痛引髌，不可屈伸，咽喉痛。跗阳，治痿厥风痹，头重颠痛，髀枢骨腑，瘛疭，风痹不仁，时有寒热，四肢不举。阴辅、阳关，治风痹不仁。委中，治风痹。少海，疗风痹[32] 158。

附录二：常用方药

桂枝附子汤：桂枝四两（去皮），生姜三两（切），附子三枚（炮去皮，破八片），甘草二两（炙），大枣十二枚（擘）。上五味，以水六升，煮取二升，去滓。分温三服。（《金匮要略·痉湿暍病脉证治》）[3] 14

甘草附子汤：甘草二两（炙），白术二两，附子二枚（炮，去皮），桂枝四两（去皮）。上四味，以水六升，煮取三升，去滓。温服一升，日三服，初服得微汗则解。能食，汗出复烦者，服五合。恐一升多者，服六七合为妙。（《金匮要略·痉湿暍病脉证治》）[3] 15

防己黄芪汤：防己一两，甘草半两（炒），白术七钱半，黄芪一两一分（去芦）。上锉麻豆大，每抄五钱匕，生姜四片，大枣一枚，水盏半，煎八分，去滓，温服，良久再服。喘者加麻黄半两，胃中不和者加芍药三分，气上冲者加桂枝三分，下有陈寒者加细辛三分。服后当如虫行皮中，从腰下如冰，后坐被上，又以一被绕腰以下，温令微汗，差。(《金匮要略·痉湿暍病脉证治》)[3]13

防风汤方：治行痹行走无定。防风（去叉）、甘草（炙，锉）各一两，黄芩三分（去黑心），当归（切，焙）、赤茯苓（去黑皮）各一两，秦艽（去苗土）、葛根（锉）各三分，肉桂（去粗皮）、杏仁（汤去皮尖双仁，炒）各一两，麻黄半两（去根节煎，掠去沫，焙）。上一十味，粗捣筛。每服五钱匕，酒一盏，水一盏，枣三枚（劈破），生姜五片，同煎至一盏，去滓温服，日二夜一。(《圣济总录》)[6]485

防风汤：治行痹，行走无定。防风、甘草、当归、赤茯苓（去皮）、杏仁（去皮，炒熟）、桂枝各一两，黄芩、秦艽、葛根各三钱，麻黄半两（去节）。上为末，每服五钱，酒、水合二盏，枣三枚，姜五片，煎至一盏，去滓，温服。(《黄帝素问宣明论方》)[15]20

薏苡仁散（《本事》）：薏苡仁一两，当归、小川芎、干姜、茵芋、甘草、官桂、川乌、防风、人参、羌活、白术、麻黄、独活各半两。为细末，每服二钱，空心临卧酒调下，日三服。(《证治准绳·类方》)[10]521

蠲痹汤：通治风、寒、湿三气，合而成痹。羌活（行上力大）、独活（行下力专）各一钱，桂心五分，秦艽一钱，当归三钱，川芎七分（治风先治血），甘草五分（炙），海风藤二钱，桑枝三钱，乳香（透明者）、木香（止痛须理气）各八分。水煎服。风气胜者，更加秦艽、防风；寒气胜者，加附子；湿气胜者，加防己、萆薢、薏苡仁。痛在上者，去独活，加荆芥；痛在下者，加牛膝；间有湿热者，其人舌干、喜冷、口渴、溺赤、肿处热辣，此寒久变热也，去肉桂，加黄柏三分。(《医学心悟》)[28]167

豨莶丸：治中风喎僻，语言謇涩（风中于经），肢缓骨痛（风而兼湿），及风痹走痛（湿热流注，世俗所谓流火，即《内经》所谓行痹、痛痹也），或十指麻木（气血不足，或有湿痰死血，在胃中也），肝肾风气，风湿诸疮。豨莶草以五月五日、七月七日、九月九日采者佳。不拘多少，拣去粗筋，留枝叶花实，蒸晒九次，蜜丸。(《成方切用》)[22]151-152

增味五痹汤：痹实，谓气血实之人病诸痹也。宜用增味五痹汤，即麻黄、桂枝、红花、白芷、葛根、附子、虎骨、羚羊角、黄芪、甘草、防风、防己、羌活也。行痹以羌活、防风为主，痛痹以麻黄、附子为主，着痹以防己、羌活为主，皮痹以黄芪、桂枝皮为主，脉痹以红花、桂枝为主，肌痹以葛根、白芷为主，筋痹以羚羊角为主，骨痹以虎骨为主，增味于五痹治之可也（《医宗金鉴》)[29]475-476。

行痹主方：治风气胜者为行痹……秦艽祛除风湿，续断通宣血脉，当归活血止痛，没药破血止痛，威灵仙其性好走，亦可横行，痛风上下皆良，各二钱。松节搜骨内之风，祛血中之湿，晚蚕沙性燥能胜湿祛风，虎骨入骨而祛风定痛，各四钱。羌活、防风治周身骨节疼痛，乃治风祛湿之要药，各一钱。桑枝通利关节，三四两。炒，煎汤煎药。头目痛，加甘菊、川芎。肩背痛，加桔梗，倍羌活。手臂痛，加片姜黄。腰膝脚痛，加牛膝、杜仲、川萆薢。筋脉挛急，加羚羊角（锉屑）、羊胫骨（煅末）。红肿疼痛，加生地黄、黄芩（酒炒）。(《顾松园医镜》)[26]209-210

四妙散：治行痹走注疼痛。威灵仙五钱（酒浸，焙干），羖羊角灰三钱，苍耳子一钱半，白芥子一钱（炒）。细末，每服一钱匕，姜汤下。(《金匮翼》)[7]282

丹溪治痹走注疼痛方：苍术、黄柏（各酒炒）各二钱，酒威灵仙、白芥子、羚羊角灰各一钱，生姜一片。水煎服。(《金匮翼》)[7]282

四物二妙丸：主治风热攻走作痛。苍术、黄柏、羌活、白芍药、威灵仙、陈皮。(《症因脉治》)[13]403

三痹汤：治血气凝滞，手足拘挛，风痹、气痹等疾皆疗。川续断、杜仲（去皮切，姜汁炒）、防风、桂心、华阴细辛、人参、白茯苓、当归、白芍药、甘草各一两，秦艽、生地黄、川芎、川独活各半两，黄芪、川牛膝各一两。上药㕮咀为末，每服五钱。水二盏，姜三片，枣一枚，煎至一盏，去滓热服，无时候，但腹稍空服。有人病左臂不随，后已痊平，而手指不便，无力，试诸药不验，服此药才半即安。（《妇人大全良方》）[30] 96

小续命汤：小续命汤虚经络，八风五痹总能全，麻杏桂芍通营卫，参草归芎气血宣，风淫防风湿淫己，黄芩热淫附子寒，春夏石膏知母入，秋冬桂附倍加添。（《医宗金鉴》）[29] 470。

加减小续命汤：痹虚，谓气虚之人病诸痹也。宜用加减小续命汤，风胜行痹倍防风。（《医宗金鉴》）[29] 475

蠲痹汤：为治痹祖方，黄芪实卫，防风祛风，当归和营，羌活散寒，赤芍通脉络之痹，片子姜黄通经隧之痹，甘草和药性，姜、枣和营卫，其义从营虚则不仁、卫虚则不用立法，岂非痹属内外因也乎？（《绛雪园古方选注》）[23] 112

温经养营汤：生地三钱（切片，红花炒），熟地三钱（切片，砂仁炒），白芍一钱五分（酒炒），当归二钱，枸杞三钱，鹿筋五钱（切片），木瓜一钱（酒炒），川断二钱，独活一钱（酒炒），桂枝五分，秦艽一钱，甜瓜子三钱（炒，研），木香五分，红枣十枚，姜三片，桑枝一尺（此方末朱祖怡注有"风气胜者为行痹，去风必先养血。本方以鹿筋、枸杞为主药，以归、芍、二地大养阴血，以桂枝、姜、枣调和营卫，以川断、独活、秦艽、桑枝、木瓜、甜瓜子搜风通络，再加一味木香以调气。立方已极周匝，而先生尚有风去血活之后，减轻风药，再加补气药之叮咛，可见良医之用心无微不至矣"）。（《医醇賸义》）[31] 149

控涎丹：甘遂、大戟、白芥子。上等分为末，曲丸桐子大。食后临卧姜汤下，五七丸或十丸，量人服。（《医门法律》）[17] 258–259

本章学术精要

1. 病名与概述

（1）**病名源流**　行痹首载于《内经》，属五淫痹之一，因风邪致病为主，又称风痹。其命名源于"风性善行数变"的特性，表现为肢体关节游走性疼痛。《黄帝内经太素》等后世医家继承此名，强调其疼痛无定处的特征，并与西医学的类风湿关节炎、风湿性多肌痛等存在临床关联。

（2）**疾病特点**　本病多发于青少年，冬春季高发。典型症状为肌肉、筋骨、关节游走性酸胀疼痛，伴肿胀或麻木。风邪易夹寒、湿、热邪致病，病程缠绵，可累及心、肾等脏器，严重者危及生命。

2. 病因病机

（1）**外邪侵袭**　风邪为主，兼夹寒湿侵袭为主要外因。《内经》强调"风寒湿三气杂至"致痹，风邪善行数变，导致气血闭阻，引发游走性疼痛。

（2）**正气不足**　素体虚弱、病后体虚或劳倦伤正，卫外不固，风邪乘虚而入。《灵枢》指出"寒温和则六腑化谷，风痹不作"，提示正气充盛是防病关键。

（3）**内风致病**　肝肾不足可化生内风，与外来风邪相合，流注关节筋骨。《证治准绳》提出"肝自生风，遂成风湿"的病机观。

（4）**痰瘀阻络**　风邪久留，气血运行受阻，酿生痰浊、瘀血，形成痰瘀互结，加重病情。《医林改错》强调"瘀血碍气"是顽痹难愈之因。

3. 临床表现与鉴别

（1）**核心症状**　肢体关节疼痛游走不定，或红肿灼热，或拘挛麻木，日轻夜重。常伴恶风、汗出，脉浮濡或弦紧。典型表现为"痛无常处"，如《证治准绳》所述"左膝痛了右膝痛，发时多则五日，少则三日"。

（2）辨证要点　需与血痹、众痹、周痹鉴别：血痹以局部麻木为主，脉象微涩；众痹痛处更迭迅速；周痹为全身疼痛伴真气不周；行痹以游走性疼痛为特征。

4. 治法与方药

（1）祛风散寒除湿　风湿袭表用防风汤；寒湿偏盛选薏苡仁散；《医学心悟》蠲痹汤通治三气合痹。

（2）祛风清热通络　风热痹阻用四妙散；湿热流注选丹溪治痹方；《顾松园医镜》行痹主方兼活血通络。

（3）调和营卫益气　气血亏虚者用三痹汤；表虚风湿倍防风，加减小续命汤主之。

（4）化痰活血通痹　痰瘀阻络用控涎丹；久病入络配虫类药如羚羊角、虎骨（现用代用品）。

（5）针灸特色　取天井、肩贞、尺泽等穴祛风通络；报刺法治疗痛无定处；艾灸关元温阳固本。

5. 转归与调护

（1）预后因素　单纯风邪痹阻、病程短者易愈；兼痰瘀内结或累及脏腑者难治。《灵枢》指出"风痹淫泺，病不可已"者预后不良，可见足如履冰、烦心短气等危候。

（2）传变规律　初起在皮肤分肉，久则内传筋骨，甚则"不出三年死"；可转为周痹或痿证。《冯氏锦囊秘录》强调"善治者，先治皮毛"，截断病势防传变。

（3）调护要点　①避风防寒。居处避风寒，汗出慎脱衣。②饮食调养。忌生冷肥甘，宜黑豆、薏苡仁等利湿之品。③运动导引。练习八段锦"两手托天理三焦"式，疏通经络。④情志疏导。保持肝气条达，防止郁结加重气血阻滞。

6. 学术传承

（1）病机拓展　金元医家补充"内风致痹"理论；清代王清任重视"瘀血碍气"，创活血化瘀治法。

（2）诊断细化　《症因脉治》区分风痹脉浮、寒痹脉涩；《医学入门》按部位用药，上肢重用羌活，下肢选牛膝。

7. 临证精要

（1）分期论治　急性期重用祛风药，缓解期加当归、黄芪养血益气；久病入络佐地龙、全蝎搜剔风邪。

（2）配伍要点　治风必调气血，配川芎、白芍活血柔筋；兼湿加防己、萆薢；化热配黄芩、石膏。

（3）特色疗法　中药熏洗缓解关节肿痛；穴位贴敷祛风除湿；刺络放血治局部灼热。

行痹以风邪为主导，正虚邪侵为病机核心。治疗需分清风、寒、湿、热兼夹，注重"治风先治血"原则，早期祛邪通络，后期扶正固本。古籍理论与现代临床结合，为游走性关节痛诊疗提供体系化方案，尤需关注病势传变与综合调护。

参考文献

［1］未著撰人. 黄帝内经素问［M］. 北京：人民卫生出版社，2012.

［2］未著撰人. 灵枢经［M］. 北京：人民卫生出版社，2012.

［3］（汉）张仲景. 金匮要略［M］. 北京：学苑出版社，2007.

［4］李克光，郑孝昌. 黄帝内经太素校注（下册）［M］. 北京：人民卫生出版社，2003.

［5］李景荣，苏礼，任娟莉，等. 备急千金要方校释［M］. 北京：人民卫生出版社，1998.

［6］（宋）赵佶．圣济总录（上册）［M］．北京：人民卫生出版社，1982.

［7］孙中堂．尤在泾医学全书·金匮翼［M］．北京：中国中医药出版社，1999.

［8］（宋）陈无择．三因极一病证方论［M］．北京：中国中医药出版社，2007.

［9］包来发．李中梓医学全书·医宗必读［M］．北京：中国中医药出版社，1999.

［10］陆拯．王肯堂医学全书·证治准绳［M］．北京：中国中医药出版社，1999.

［11］（明）李梴．医学入门［M］．上海：上海科学技术出版社，1997.

［12］李志庸．张景岳医学全书·景岳全书［M］．北京：中国中医药出版社，1999.

［13］（明）秦景明．症因脉治［M］．上海：第二军医大学出版社，2008.

［14］（清）林珮琴．类证治裁［M］．北京：人民卫生出版社，1988.

［15］（金）刘元素．黄帝素问宣明论方［M］．北京：中国中医药出版社，2007.

［16］（明）徐春甫．古今医统大全（上册）［M］．北京：人民卫生出版社，1991.

［17］陈熠．喻嘉言医学全书·医门法律［M］．北京：中国中医药出版社，1999.

［18］高文柱，沈澍农．中医必读百部名著·诸病源候论［M］．北京：华夏出版社，2008.

［19］（清）章楠．医门棒喝三集·灵素节注类编［M］．杭州：浙江科学技术出版社，1986.

［20］李世华，王育学．龚廷贤医学全书·万病回春［M］．北京：中国中医药出版社，1999.

［21］田思胜．沈金鳌医学全书·杂病源流犀烛［M］．北京：中国中医药出版社，1999.

［22］（清）吴仪洛．成方切用［M］．北京：中国医药科技出版社，2019.

［23］（清）王子接．绛雪园古方选注［M］．北京：中国中医药出版社，2007.

［24］（清）钱乐天．医学传心录［M］．石家庄：河北人民出版社，1975.

［25］（清）王清任．医林改错［M］．北京：人民卫生出版社，1991.

［26］（清）顾靖远．顾松园医镜［M］．北京：中国医药科技出版社，2014.

［27］田思胜．冯兆张医学全书·冯氏锦囊秘录［M］．北京：中国中医药出版社，2015.

［28］（清）程国彭．医学心悟［M］．北京：人民卫生出版社，2006.

［29］（清）吴谦．御纂医宗金鉴（武英殿版排印本）［M］．北京：人民卫生出版社，1963.

［30］（宋）陈自明．妇人大全良方［M］．北京：人民卫生出版社，1992.

［31］（清）费伯雄．医醇賸义［M］．北京：中国医药科技出版社，2018.

［32］（宋）王执中．针灸资生经［M］．北京：中国医药科技出版社，2021.

［33］李刘坤．吴鞠通医学全书·吴鞠通医案［M］．北京：中国中医药出版社，1999.

［34］（清）丁甘仁．丁甘仁医案［M］．北京：人民卫生出版社，2007.

［35］黄英志．叶天士医学全书·临证指南医案［M］．北京：中国中医药出版社，1999.

［36］韩学杰，张印生．孙一奎医学全书·孙文垣医案［M］．北京：中国中医药出版社，1999.

第八章　痛痹

痛痹又称寒痹，属于五淫痹之一，是风、寒、湿邪以寒邪为主侵袭人体，而导致的以肢体关节冷痛、疼痛较剧、得热痛减为主要临床特征的风湿病。寒痹是以该病的病因命名，而痛痹则是以症状命名。《内经》中即有"痛痹"和"寒痹"之称，后世又有"冷痹"等称谓。本病多发于冬季，女性多于男性。西医学中的风湿性关节炎、类风湿关节炎、系统性红斑狼疮、坐骨神经痛、颈椎病等在病程中出现痛痹的表现，可参考本节进行治疗。

【经典原文】

《素问·痹论》　风寒湿三气杂至，合而为痹也。其风气胜者为行痹，寒气胜者为痛痹，湿气胜者为着痹也[1]164。

《素问·痹论》　帝曰：痹或痛，或不痛，或不仁，或寒，或热，或燥，或湿，其故何也？岐伯曰：痛者，寒气多也，有寒故痛也……其寒者，阳气少，阴气多，与病相益，故寒也[1]167。

《素问·六元正纪大论》　感于寒，则病人关节禁固，腰脽痛，寒湿推于气交而为疾也[1]318。

《灵枢·禁服》　人迎三倍，病在足阳明，三倍而躁，病在手阳明。盛则为热，虚则为寒，紧则为痛痹，代则乍甚乍间。盛则泻之，虚则补之，紧痛则取之分肉，代则取血络且饮药，陷下则灸之，不盛不虚，以经取之，名曰经刺……寸口三倍，病在足太阴，三倍而躁，在手太阴。盛则胀满，寒中，食不化，虚则热中，出糜，少气，溺色变，紧则痛痹，代则乍痛乍止。盛则泻之，虚则补之，紧则先刺而后灸之，代则取血络而后调之，陷下则徒灸之，陷下者，脉血结于中，中有着血，血寒，故宜灸之，不盛不虚，以经取之[2]90。

《灵枢·邪客》　其脉滑而盛者，病日进；虚而细者，久以持；大以涩者，为痛痹[2]121。

《灵枢·九针十二原》　毫针者，尖如蚊虻喙，静以徐往，微以久留之而养，以取痛痹[2]2。

《灵枢·阴阳二十五人》　按其寸口人迎，以调阴阳，切循其经络之凝涩，结而不通者，此于身皆为痛痹，甚则不行，故凝涩，凝涩者，致气以温之，血和乃止[2]111。

《灵枢·寿夭刚柔》　黄帝曰：营卫寒痹之为病奈何？伯高答曰：营之生病也，寒热少气，血上下行。卫之生病也，气痛时来时去，怫忾贲响，风寒客于肠胃之中。寒痹之为病也，留而不去，时痛而皮不仁。黄帝曰：刺寒痹内热奈何？伯高答曰：刺布衣者，以火焯之；刺大人者，以药熨之。黄帝曰：药熨奈何？伯高答曰：用醇酒二十升，蜀椒一升，干姜一斤，桂心一斤，凡四种，皆㕮咀，渍酒中。用棉絮一斤，细白布四丈，并内酒中，置酒马矢煴中，盖封涂，勿使泄。五日五夜，出布棉絮，曝干之，干复渍，以尽其汁。每渍必晬其日，乃出干。干，并用滓与棉絮，复布为复巾，长六七尺，为六七巾。则用之生桑炭炙巾，以熨寒痹所刺之处，令热入至于病所，寒复炙巾以熨之，三十遍而止。汗出以巾拭身，亦三十遍而止。起步内中，无见风。每刺必熨，如此病已矣[2]20。

《灵枢·刺节真邪》　黄帝曰：余闻刺有五邪，何谓五邪？岐伯曰：病有持痈者，有容大者，有狭小者，有热者，有寒者，是谓五邪。黄帝曰：刺五邪奈何？岐伯曰：凡刺五邪之方，不过五章，痒热消灭，肿聚散亡，寒痹益温，小者益阳，大者必去，请道其方[2]129。

《灵枢·贼风》 黄帝曰：夫子言贼风邪气伤人也，令人病焉，今有其不离屏蔽，不出室穴之中，卒然病者，非不离贼风邪气，其故何也？岐伯曰：此皆尝有所伤于湿气，藏于血脉之中，分肉之间，久留而不去。若有所堕坠，恶血在内而不去，卒然喜怒不节，饮食不适，寒温不时，腠理闭而不通。其开而遇风寒，则血气凝结，与故邪相袭，则为寒痹[2]101。

《伤寒论·辨太阳病脉证并治》 伤寒八九日，风湿相搏，身疼烦，不能转侧，不呕，不渴，脉浮虚而涩者，桂枝附子汤主之[3]63。

《伤寒论·辨太阳病脉证并治》 风湿相搏，骨节疼烦，掣痛不得屈伸，汗出短气，小便不利，恶风，或身微肿者，甘草附子汤主之[3]63。

《伤寒论·辨太阳病脉证并治》 太阳病，头痛发热，身疼，恶风，无汗而喘者，麻黄汤主之[3]34。

《伤寒论·辨少阴病脉证并治》 少阴病，身体痛，手足寒，骨节痛，脉沉者，附子汤主之[3]97。

《金匮要略·脏腑经络先后病脉证》 五邪中人，各有法度，风中于前，寒中于暮，湿伤于下，雾伤于上风令脉浮，寒令脉急，雾伤皮腠，湿流关节，食伤脾胃，极寒伤经，极热伤络[4]6。

【钩玄提要】

1. 病名 "痛痹"病名始见于《素问·痹论》，其曰："风寒湿三气杂至，合而为痹也……寒气胜者为痛痹[1]164。"此后，多数医家均宗《内经》之说。如《备急千金要方》曰："其寒多者为痛痹[5]184。"《圣济总录》曰："论曰内经谓寒气胜者为痛痹。夫宜通而塞则为痛。痹之有痛，以寒气入经而稽迟，泣而不行也。痛本于寒气偏胜，寒气偏胜，则阳气少阴气多，与病相益[6]481。"《证治准绳》曰："留着之邪，与流行荣卫真气相击搏，则作痛痹[7]147。"《杂病源流犀烛》曰："寒胜为痛痹，四肢挛痛，关节浮肿，痛有定处[8]237。"

此外，《内经》中还有"寒痹"之名。如《灵枢·寿夭刚柔》曰："寒痹之为病也，留而不去，时痛而皮不仁[2]20。"《灵枢·贼风》曰："其开而遇风寒，则血气凝结，与故邪相袭，则为寒痹[2]101。"后世医家亦有较多从者，如《证治准绳》曰："寒痹者，四肢挛痛，关节浮肿[7]146。"总的来说，寒痹是从病因而命名的，痛痹是以临床表现而命名的，名异而病同，正如《医衡》所云："如云风痹寒痹湿痹者，指病之因；行痹痛痹着痹者，言病之状[9]43。"

《素问·逆调论》中将因寒邪所致的痹证又称为"痹气"，曰："寒从中生者何……是人多痹气也，阳气少，阴气多，故身寒如从水中出[1]134-135。"其后《圣济总录》对痹气加以详述，曰："夫阳虚生外寒，阴盛生内寒，人身阴阳偏胜，则自生寒热，不必外伤于邪气也。痹气内寒者，以气痹而血不能运，阳虚而阴自胜也。血凝泣而脉不通，故其证身寒如水中出也[6]507。"《黄帝素问宣明论方》则列有"痹气证"作为病名，其曰："痹气证，身非衣寒，中非受寒气，痹者气血不行，如从水中出，不必寒伤而作也[10]8。"因此，可以看出，《内经》所论"痹气"应该是指"阳气少，阴气多"的一种身体素质，易发寒痹。

2. 病因病机 《内经》中关于痹证及痛痹的论述表明，痛痹的病因无外乎外因和内因两方面，其中外因为风寒湿邪气侵袭，尤其是寒邪侵袭，致血气凝结，不通而痛，内因为正气亏虚，或"阴盛生内寒"，致使血脉凝涩，发为痛痹。

（1）寒邪侵袭 风寒湿等邪气侵袭，尤其是寒邪侵袭，收引血脉，致血气凝涩，不通而痛而成痛痹。《素问·举痛论》曰："经脉流行不止，环周不休，寒气入经而稽迟，泣而不行，客于脉外则血少，客于脉中则气不通，故卒然而痛[1]149。"《素问·痹论》又言："痛者，寒气多也，有寒故痛也[1]167。"强调了寒邪收引凝滞致痛的特点。如《医宗必读》曰："寒胜为痛痹……即其下一胜字，则知但分邪有轻重，未尝非三气杂合为病也[11]266。"指出三气杂至而寒气偏胜为痛痹的主要致病因素。《医醇賸义》亦曰："寒为阴中之阴，乘于肌肉筋骨之间，营卫闭塞，筋骨拘挛，不通则痛，故为痛痹[12]147。"由此可见，外邪侵袭，尤其是寒邪入侵，是痛痹发生的主要因素。

（2）**正气不足** 邪之所凑，其气必虚。患者感受风寒湿邪，多存在正气不足的方面，或因素体虚弱，或久病耗损，气血亏虚，正气卫外不固，当遇寒冒雨或露卧当风，易为风寒湿邪气所侵袭，痹阻经络，气血凝滞而致痹。《灵枢·阴阳二十五人》中载曰："血气皆少则无须，感于寒湿则善痹，骨痛爪枯也[2]110。"言人体因各种原因气血衰少，则易于感受寒湿而痹痛。后世医家有类似论述，如《景岳全书》论痹曰："大抵因虚者多，因寒者多。惟血气不充，故风寒得以入之，惟阴邪留滞，故经脉为之不利，此痛痹之大端也[13]1011。"《症因脉治》曰："寒痹之因，营气不足，卫外之阳不固，皮毛空疏，腠理不充，或冲寒冒雨，露卧当风，则寒邪袭之，而寒痹作矣[14]403。"

（3）**内寒致痹** 寒可外感，亦可自内生。如患者素体阳气虚弱，阴寒内生，或因饮食寒凉不加节制，或因感受风寒湿邪，从阴寒化，阴寒内生而致痹。如《素问·逆调论》曰："寒从中生者何……是人多痹气也，阳气少，阴气多，故身寒如从水中出[1]134-135。"《灵枢·刺节真邪》曰："虚邪之中人也，洒淅动形，起毫毛而发腠理……搏于肉，与卫气相搏，阳胜者则为热，阴胜者则为寒，寒则真气去，去则虚，虚则寒……留而不去，则痹[2]131。"《圣济总录》对痹气加以详述，曰："夫阳虚生外寒，阴盛生内寒，人身阴阳偏胜，则自生寒热，不必外伤于邪气也。痹气内寒者，以气痹而血不能运，阳虚而阴自胜。血凝泣而脉不通，故其证身寒如水中出也[6]507。"

（4）**内伤饮食、情志等致气血瘀滞，与外感寒邪相合致病** 《灵枢·贼风》曰："此皆尝有所伤于湿气，藏于血脉之中，分肉之间，久留而不去。若有所堕坠，恶血在内而不去。卒然喜怒不节，饮食不适，寒温不时，腠理闭而不通。其开而遇风寒，则血气凝结，与故邪相袭，则为寒痹[2]101。"《黄帝内经太素》注解曰："人虽不离屏室之中，伤于寒湿，又因坠有恶血，寒湿恶血等邪，藏于血脉中，又因喜怒饮食寒温失理，遂令腠理闭塞，壅而不通。若当腠开，遇于风寒，则血凝结，与先寒湿故邪相因，遂为寒痹[15]943。"因此，痛痹的产生，可先有痰湿、瘀血在内，复感寒邪而成。

3. 症状与诊断 《内经》中关于痛痹的临床表现主要有"疼痛""寒冷""肌肤不仁"，以及脉象描述等。

（1）**疼痛及肢体拘急** 寒邪主收引凝滞，主痛，故寒邪致痹其疼痛较甚。《素问·举痛论》云："寒气入经而稽迟，泣而不行，客于脉外则血少，客于脉中则气不通，故卒然而痛[1]149。"《素问·痹论》曰："有寒故痛也[1]167。"《素问·六元正纪大论》曰："感于寒，则病人关节禁固，腰睢痛，寒湿推于气交而为疾也[1]318。"后世多从之，如《儒门事亲》曰："寒则阴受之，故其痹痛，且静而夜剧[16]22。"《景岳全书》认为："大都痛痹之证，多有昼轻而夜重者，正阴邪之在阴分也。其有遇风雨阴晦而甚者，此正阴邪侮阳之证也[13]1012。"指出了痛痹的特点为痛且夜晚加重。《医学入门》曰："寒多掣痛，周身拘急，手足冷痹[17]678。"指出痛痹因感受寒邪，收引凝滞而见全身拘急冷痛、掣痛。《杂病源流犀烛》中也形容其"四肢挛痛，关节浮肿，痛有定处[8]237"。《张氏医通》中描述其疼痛为"肩髃疼痛，拘急浮肿……身体痛如欲折，肉如锥刺刀割"[18]184。

（2）**寒冷，得寒痛甚，得热则舒** 如《素问·逆调论》曰："寒从中生者何……是人多痹气也，阳气少，阴气多，故身寒如从水中出[1]134-135。"后世医家对于痛痹身寒也有许多描述，如《医学入门》曰：

"冷痹身寒不热，腰脚沉冷，即寒痹之甚者[17]678。"《症因脉治》曰："寒痹之症，疼痛苦楚，手足拘紧，得热稍减，得寒愈甚，名曰痛痹，此寒邪成痹之症也[14]403。"

（3）肌肤不仁　《灵枢·寿夭刚柔》曰："寒痹之为病也，留而不去，时痛而皮不仁[2]20。"《增补内经拾遗方论》承其说，曰："夫痛者，寒气多也，有寒故痛也，寒气留而不去，皮肤不荣，故为不仁[19]128。"

（4）脉象　《灵枢·禁服》曰："紧则为痛痹[2]90。"《灵枢·邪客》则曰："大以涩者，为痛痹[2]121。"《症因脉治》曰："寒痹之脉，脉多浮紧，或见浮弦，或见沉迟。脉若见数，寒郁成热[14]403。"《黄帝内经太素》指出："脉之沉细，按之至骨，少得其气，即知有寒，腰脊为痛，身寒痹也[15]513。"

《伤寒论》虽未直言寒痹或痛痹，但其中论述的伤寒太阳病和少阴病与寒痹有相似之处，如《伤寒论·辨太阳病脉证并治》曰："太阳病，头痛发热，身疼，恶风，无汗而喘者，麻黄汤主之[3]34。"《伤寒论·辨少阴病脉证并治》曰："少阴病，身体痛，手足寒，骨节痛，脉沉[3]97。"《金匮要略·脏腑经络先后病脉证》则强调了寒邪致痹的特点，如"寒中于暮""寒令脉急""极寒伤经"[4]6等。

4. 治法方药　《内经》确立了"寒痹益温"的治疗原则，以祛寒温经通络为其主要治疗原则，对于兼见气滞血瘀者，配合理气活血治疗，如《灵枢经·阴阳二十五人》曰："此于身皆为痛痹，甚则不行，故凝涩，凝涩者，致气以温之，血和乃止[2]111。"确立了寒痹的基本治疗原则。后世《黄帝素问宣明论方》论痛痹治疗曰："大宜宣通，阴寒为痛，宣通气温经而愈[10]20。"《景岳全书》亦曰："痹证之寒胜者，但察其表里俱无热证，即当从温治之[13]1011。"

对于痛痹的具体治疗，《内经》主要以针刺、灸及药熨为主。并指出应根据患者的体质及病邪部位深浅，采用不同的治疗方法，如针对不同的体质选用不同的治疗方法，如《灵枢·寿夭刚柔》载"刺布衣者，以火焠之；刺大人者，以药熨之"，并以"醇酒二十升，蜀椒一升，干姜一斤，桂心一斤"制药熨方，"以熨寒痹所刺之处，令热入至于病所"[2]20，该药熨方是《内经》中极少的外用药熨处方之一，对现在临床治疗寒性痹病仍具有指导意义。针对病邪深浅不同，灵活选用治疗方法，如寒邪较浅可用汗法，较深者则用汤熨针灸，如《素问·玉机真脏论》曰："今风寒客于人，使人毫毛毕直，皮肤闭而为热，当是之时，可汗而发也；或痹不仁肿痛，当是之时，可汤熨及火灸刺而去之[1]84。"此后，《诸病源候论》用导引法治疗寒痹。另外，也倡导以热熨法治疗痛痹，如曰："欲得热物熨痛处，即小宽，时有汗[20]39。"

对于痛痹的针刺治疗，《灵枢·九针十二原》曰："毫针者，尖如蚊虻喙，静以徐往，微以久留之而养，以取痛痹[2]2。"《灵枢·禁服》曰："紧则痛痹……紧则先刺而后灸之[2]90。"《黄帝内经太素》对于《内经》中"寒则留之"的解释："有寒痹等在分肉间者，留针经久，热气当集，此为补也[15]180-181。"《灵枢》中还详细记载了痛痹治疗的齐刺、扬刺、直针刺、焠刺等方法。如《灵枢·官针》云："齐刺者，直入一，旁入二，以治寒气小深者。或曰三刺，三刺者，治寒气小深者也。""扬刺者，正内一，旁内四，而浮之，以治寒气之博大者也。""直针刺者，引皮乃刺之，以治寒气之浅者也[2]21。"寒痹针刺针具可有不同选择，如《灵枢·九针论》曰："七者星也，星者人之七窍，邪之所客于经，而为痛痹，舍于经络者也。故为之治针，令尖如蚊虻喙，静以徐往，微以久留，正气因之，真邪俱往，出针而养者也。""七曰毫针，取法于毫毛，长一寸六分，主寒热痛痹在络者也[2]138。"《灵枢·官针》曰："病痹气痛而不去者，取以毫针[2]21。"

《伤寒论·辨太阳病脉证并治》用麻黄汤治疗太阳伤寒"身疼腰痛，骨节疼痛"[3]34；大青龙汤治疗"伤寒脉浮缓，身不疼，但重"[3]34；《伤寒论·辨太阳病脉证并治》用柴胡桂枝汤治疗"发热微恶寒，支节烦疼"[3]61；甘草附子汤治疗"风湿相搏，骨节疼烦，掣痛不得屈伸，汗出短气，小便不利，恶风，或身微肿者"[3]63。

【传承发展】

1. 病名 除前述"痛痹""寒痹""痹气"等名外，《太平圣惠方》首次论述"腰脚冷痹"，其曰："夫腰脚冷痹者，由风寒湿三毒之气，共伤于人，合而成痹也。此皆肾弱髓虚，为风冷所搏故。肾居下焦，而主腰脚，其气荣润骨髓。今肾虚受于风寒，湿气留滞于经络，故令腰脚冷痹疼痛也[21]1337。"《圣济总录》则首次提出"风冷痹"，其曰："寒气多者，谓之冷痹[6]500。"《医学入门》曰："又，冷痹身寒不热，腰脚沉冷，即寒痹之甚者[17]678。"指出冷痹乃寒痹之甚。

《儒门事亲》中提出"鬼忤"是痛痹的民间误称，曰："《内经》曰……'寒气胜者为痛痹'，寒则阴受之，故其痹痛，且静而夜剧；世俗不知，反呼为鬼忤[16]22。"

亦有将痛痹称"痛风"者，如《医学入门》曰："寒多，掣痛，周身拘急，手足冷痹，与痛风无异[17]678。"对于将痛痹称为"痛风"，《赤水玄珠》中提出了异议，曰："丹溪拟名痛风，编门论治，是从《内经》寒气多者为痛痹论得其一也。其有不痛，及各脏腑俞合等证，世皆不详载者……其如因名迷实之弊，流害已久，名不正，则言不顺，予故不能无容言也[22]280。"其后因痛风与白虎历节风关系密切，痛痹又被称为"白虎历节风"，还有"飞尸"等别称，如《证治准绳》曰："痛痹者，疼痛苦楚，世称为痛风及白虎、飞尸之类是也[7]145。"《医宗必读》《证治汇补》《金匮翼》等也将痛痹称为痛风，《杂病源流犀烛》曰："寒胜为痛痹……是名痛风，又名白虎历节风[8]237。"将痛痹谓之白虎历节风，混淆了五淫痹与特殊痹病的概念和内容，现已分而论之。

此外，在《推求师意》中提出："痛风即《内经》风寒湿三气杂至，合而为痹也。虽言寒为痛痹，然三者皆能作痛，但寒胜者痛甚如掣，湿者痛着如肿，风者其痛行动无常处，悉因凝滞之痹与流行荣卫真气相击搏，则作痛痹，若不干其流行出入之道，则不痛但痿痹耳[23]560。"将痛痹作为广义的概念，意指可致疼痛之痹为痛痹，无痛之痹为痿痹，且此广义的痛痹又可称为痛风。而近现代论及痛痹，皆是指狭义因寒邪而导致的痹证。

2. 病因病机 《内经》对于痛痹的病因病机论述及后世医家在此基础上的传承阐述已较为全面，有寒邪侵袭、正气不足、内生寒邪，以及内生痰瘀继而外感寒邪等，后世医家在此基础上，提出了痛痹久则寒凝痰瘀。

痰瘀痹阻：寒主收引，无论内生之邪还是外感寒邪，收引血脉，血气凝滞，久则成瘀。又寒为阴邪，易伤阳气，不得温煦，津液不化，酿生痰浊。因此，痛痹日久则痰瘀痹阻，滞留局部，气血不通，肌肉筋脉失养。如《推求师意》曰："悉因凝滞之痹与流行荣卫真气相击搏，则作痛痹[23]560。"《景岳全书》曰："以血气受寒则凝而留聚，聚则为痛，是为痛痹[13]1010。"《证治汇补》曰痛痹"因气血亏损，湿痰浊血，流滞经络，注而为病"[24]203。《医学传心录》曰："风寒湿气传入肌肤，流注经络，则津液为之不清，或变痰饮，或成瘀血，闭塞隧道，故作痛走注，或麻木不仁[25]89。"《临证指南医案》曰："其实痹者，闭而不通之谓也……风寒湿三气，得以乘虚外袭，留滞于内，致湿痰浊血，流注凝涩而得之[26]224。"因此，痰瘀可致痛痹，而痛痹又可导致痰瘀的产生。

综上所述，寒痹的病因以寒邪侵袭为主，正气虚弱、内寒致痹也是本病的重要病因，而痛痹随着病情发展可产生痰湿、瘀血等病理因素。此外，内伤痰瘀、复感寒邪亦可导致痛痹，基本病机为寒邪收引凝滞血脉，致气血运行不畅，而发痛痹。本病初期以实证多见，病邪以寒邪为主，亦可见营卫气血不足及阳气亏虚等。寒痹日久，多致肝、脾、肾等脏腑功能失调，见虚证或虚实夹杂。如《张氏医通》言：

"痛痹者，痛有定处，乃湿气伤肾，肾不生肝，肝风夹湿，流走四肢，肩髃疼痛，拘急浮肿[18] 184。"

此外，虽然痛痹以寒邪为主要的病理因素，但是在病情发展过程中，可能出现热证，当加以重视。如《类证治裁》曰："初因寒湿风郁痹阴分，久则化热攻痛，至夜更剧"[27] 280-281。

3. 症状与诊断　痛痹的临床表现在《内经》中已经有较多的论述，主要是肢体关节局部的冷痛，其痛势剧，收引掣痛，皮肤麻木不仁、屈伸不利等，历代医家在此基础上又进行了丰富而形象的描述。如《圣济总录》曰："寒气多谓之冷痹，其证令人脚膝痛，行履艰难，四肢麻顽，身体俱痛，甚则有一身不随者[6] 500。"《太平惠民和剂局方》曰："风与寒湿气伤之，每遇夜间或三四更以来，腰背倦痛，转侧不得，或身体倦痛者，为有寒湿也"[28] 437。《辨证录》曰："人有脚膝疼痛，行步艰难，自按其皮肉直凉至骨，人以为是冷痹也[29] 733。"《证治汇补》曰："伤湿又兼寒，名曰寒湿。因先受湿气，又伤生冷，其症头汗身痛，遍身拘急，不能转侧，近之则痛剧，遍身无汗，小便不利，症与风湿相似，但大便转泄耳[24] 43-44。"

关于寒痹和皮痹的鉴别。《张氏医通》提到："皮痹者，即寒痹也，邪在皮毛，瘾疹风疮，搔之不痛，初起皮中如虫行状[18] 181。"认为皮痹即寒痹，但从其症状描述上并非寒痹的表现，且混淆了五淫痹和五体痹，当予鉴别。

4. 治法方药　在《内经》确立的"寒痹益温"基本治疗原则上，后世医家进一步丰富完善。《医宗必读》对痛痹的治疗进行了概括："治痛痹者散寒为主，疏风燥湿，仍不可缺，大抵参以补火之剂，非大辛大温，不能释其凝寒之害也[11] 266。"另外，调养气血也是治疗寒痹重要的法则。因为气血得温则宣流，痹阻易通。如《圣济总录》指出"治宜通引荣卫，温润经络，血气得温则宣流，自无壅阏也"[6] 481；《金匮翼》认为"治痛痹者，虽宜温散寒邪，尤要宣流壅闭也"[30] 283。《顾松园医镜》亦云："虽云痛无补法，然病久痛伤元气，非补气血不可，参、芪、白术、地黄之属，随宜用之[31] 210。"《医醇賸义》也认为痛痹"宜调养气血，温通经络"[12] 149。具体的治疗方法有以下几个方面。

（1）祛风散寒，温经通痹　风寒相合，痹阻经脉，不通则痛，治以祛风散寒，温经通痹，常用方如五积散、乌头汤、小续命汤、甘草附子汤等。《景岳全书》论治寒痹曰："痹证之寒胜者，但察其表里俱无热证，即当从温治之，宜五积散或小续命汤、甘草附子汤之类主之。若寒甚气虚者，宜《三因》附子汤之类主之[13] 1011。"《张氏医通》治疗痛痹用"《金匮》乌头汤加羌活、官桂，服后啜热粥助其作汗乃解；身体痛如欲折，肉如锥刺刀割，千金附子汤"[18] 184。《类证治裁》曰："治痛痹温寒为主，兼疏风渗湿，参以益火，辛温解凝寒也，加减五积散[27] 270。"

（2）散寒除湿，温经通络　寒湿相合，当散寒除湿，温经通痹，常用方如渗湿汤、麻黄苍术汤、附子汤等。《太平惠民和剂局方》用渗湿汤"治寒湿所伤，身重腰冷，如坐水中……腰下重疼，两脚疼痛，腿膝或肿或不肿，小便利，反不渴，悉，能主之"[28] 75等。《东垣试效方》用麻黄苍术汤"治寒湿所客，身体沉重，腰痛，面色萎黄不泽"[32] 496等。《医宗金鉴》提出痹实痛痹，用增味五痹汤治疗，曰："痹实，谓气血实之人病诸痹也。宜用增味五痹汤，即麻黄、桂枝、红花、白芷、葛根、附子、虎骨、羚羊角、黄芪、甘草、防风、防己、羌活也。行痹以羌活、防风为主，痛痹以麻黄、附子为主[33] 475-476。"

（3）温补肝肾　对于内寒致痹，当温补肝肾，散寒通络止痛。可用方药如独活续断汤、巴戟天丸、温补鹿茸丸等。《外台秘要》用独活续断汤治疗"腰痛，皆由肾气虚弱，卧冷湿地，当风所得，不时瘥，久久流入脚膝，冷痹疼弱重滞，或偏枯"[34] 344等。《圣济总录》载补益巴戟天丸方"治阳衰阴盛痹气，身寒"[6] 508，楮实丸"治风冷痹，下焦虚寒，腰脚不随"[6] 502。

（4）补益肝肾气血　痹久伤阴，肝肾阴虚，或气血不足，当补益肝肾气血，可用增损续断丸、龙火汤、独活寄生汤等。《普济本事方》用增损续断丸"治荣卫涩少，寒湿从之痹滞，关节不利而痛者"[35]39。《圣济总录》中载补益黄芪丸方"治阴盛阳虚痹气，身寒如从水中出"[6]508。《三因极一病证方论》载独活寄生汤治疗肾虚腰痛，曰："夫腰痛，皆由肾气虚弱，卧冷湿地，当风所得，不时速治，喜流入脚膝，为偏枯冷痹，缓弱疼重，或腰痛挛，脚重痹，宜急服此[36]263。"《医宗金鉴》将行痹分为虚实辨治，其中痹虚痛痹用加减小续命汤倍附子，曰："痹虚，谓气虚之人病诸痹也。宜用加减小续命汤……寒胜痛痹倍附子[33]475。"《赤水玄珠》用增减续断丸"治寒湿之气痹滞，关节麻木疼痛"[22]293。《医醇賸义》认为痛痹治疗"宜调养气血，温通经络，龙火汤主之"[12]149。

（5）**活血化痰** 痹证日久，瘀血和痰湿痹着经络、关节、肌肉，肿胀刺痛，故治疗当活血涤痰，可用丹参丸、疏风活血汤及五灵散等。如《备急千金要方》用丹参丸"治腰痛并冷痹"[5]422。《类证治裁》载："历节挛痛，疏风活血汤，痛甚者五灵散[27]271。"

（6）**从六经辨证治疗痛痹** 《症因脉治》曰："寒痹之治，寒伤太阳，在营分无汗，麻黄续命汤；伤卫有汗，桂枝续命汤；寒伤阳明，干葛续命汤。在少阳，柴胡续命汤。今家秘立十味羌活汤通治之[14]404。"

（7）**针灸及外治法** 《针灸甲乙经》中记载髀关等穴治疗寒痹，如"膝寒痹不仁，不可屈伸，髀关主之"[37]249。《顾松园医镜》曰："其痛痹症，若初感寒即痛者，可用桂枝及酒煎熨贴，久则寒化为热，戒用[31]210。"

5. 转归预后 痛痹若用药恰当，治疗及时，则预后较好；如病情迁延、失治误治，可累及脏腑，或进一步发展导致痿证。如《张爱庐临证经验方》中指出："症由风寒湿三气杂受，始于筋络经隧，渐侵骨节，痹症已成，尚恐及痿。《内经》曰：风气胜者为行痹，寒气胜者为痛痹，湿气胜者为着痹。痹久延痿，痿久处痪，日渐日深之病也，岂易骤拔[38]202。"

【应用示例】

1. 寒湿痹阻 《吴鞠通医案》：赵氏，四十七岁，六月二十日，太阳寒痹，脉弦，背心板着而痛。茯苓皮五钱，桂枝五钱，川椒炭三钱，生薏仁五钱，川乌头三钱，白通草一钱。二十五日，服前药已效，而背痛难除，加附子三钱。七月初二日，脉已回阳，痛未止，每日服半帖，六日三帖。加晚蚕沙四钱，木通三钱。初九日，脉仍小，阳未回，背仍痛，再服三帖，分六日[39]303。

2. 风寒湿痹 《古今医案按》：李士材治盐贾叶作舟，遍体疼痛，尻髀皆肿，足膝挛急，曰：此寒伤荣血，筋脉为之引急，内经所谓痛痹也，用乌药顺气散，七剂而减，更加白术、桂枝，一月而愈[40]144。

《凌临灵方》 康左（七月），寒湿下注，足三里筋络肿痛，不能任地。《内经》云：伸而不能屈，病在骨是也，脉弦缓，治宜和营，以逐风湿。照邱方，加熟附片、威灵仙（编者注："邱方"乃《凌临灵方·着痹》中用方，组成如下：米仁、西秦艽、带皮苓、怀牛膝、川草薢、全当归、晚蚕沙、虎胫骨、宣木瓜、粒红花、垂下野桑枝，小活络丹一颗，剖开，用开水化服）[41]36。

3. 风寒瘀痹 《全国名医验案类编》：病者邓少仪妻，年三十六岁，住石马巷街。病名：寒痹。原因：初感寒湿，历治不愈而成痹。证候：肩臂腰腿周身皆重，日重一日，已经两月。诊断：脉左浮紧，右濡滞。浮为风，紧为寒，濡为湿。明明三气合而成痹，何前服三气对症之药皆不效，则仲景下瘀之法可以类推，勋臣痹症有瘀之说，于斯益信。少仪以病久人弱，难堪峻剂为辞，乃为详辨其义。血譬如水也，水经风寒而凝结成冰，此时欲使冰之凝结者复成为水之活泼，治风寒乎？治冰乎？知必治冰而后可。故服表药，似对症而不及病所，徒虚其表，故不应。接服养血滋阴药，固是妇科妙品，而血为阴凝，愈滋愈瘀，故病加重。今以逐瘀为治，即治冰之意。幸勿囿于俗见，以悔将来。疗法：用王氏身痛逐瘀汤，嘱服三剂。次日复诊，昨日之药，已服一剂，反心烦甚。此因血瘀既久，骤用通逐，以药不无攻抉之势故烦。若安然罔觉，是药不中病，接服毋间可也。若疑中病为犯逆，养痈成患，恐难措手于将来也。于是信心不疑，连服三帖，诸症悉退。处方：全当归三钱、细生地三钱、光桃仁四钱、杜红花二钱、生枳壳二钱、赤芍二钱、川柴胡一钱、生甘草一钱、苦桔梗钱半、川芎钱半、怀牛膝三钱（为引）。效果：凡九日，诊三次，略为加减，服药皆应。诸症皆退，行动如常[42]117-118。

4. 痛痹虚证 《诊余举隅录》：戊子冬，吾同里友杨怀水，因母患腿膝痛，不能屈伸，稍动即酸楚难忍。经数医诊治，饮食减而神益疲，邀余往诊。余切其脉。虚数而涩，知是衰年气分不足，偶因劳乏，经络停瘀所致。用补中益气汤、桃红四物汤加减为方。两剂后痛若失，屈伸自如，饮食增，精神亦振。或问其故，余曰：治病之道，譬如行路，由东至西，咫尺间事耳。君子遵道而行，顷刻可到。若令盲者处此，东西迷于所向。虽劳终日，卒不能尽其程。无他，明不明之分也。夫人当半百以后，中气就衰，勉力劳役，停瘀致痛，证虽实而气益虚。彼误为痛风者无论矣，其明知血瘀作痛，恣用破耗之剂，而不见效者，亦治其末，未顾其本。犹之以寇治寇，恶者未能去，善者已罹其殃，究非上策。余用补中益气法，以扶其正气，更佐养血行瘀法，以祛其邪滞。正固而邪自去，邪去而正益理。所谓仁至义尽，王者之师，犹有不获安全者，无是理也[43]23-24。

附录一：文献辑录

《备急千金要方》 诸痹由风、寒、湿三气并客于分肉之间，迫切而为沫。得寒则聚，聚则排分肉，肉裂则痛，痛则神归之，神归之则热，热则痛解，痛解则厥，厥则他痹发，发则如是。此内不在脏，而外未发于皮肤，居分肉之间，真气不能周，故为痹也。其风最多者，不仁则肿，为行痹，走无常处。其寒多者，则为痛痹。其湿多者，则为着痹。冷汗濡，但随血脉上下，不能左右去者，则为周痹也；痹在肌中，更发更止，左以应左，右以应右者，为偏痹也[5]184-185。

《备急千金要方》 治腰痛并冷痹，用丹参丸[5]422。

《圣济总录》 论曰内经谓寒气胜者为痛痹。夫宜通而塞则为痛。痹之有痛，以寒气入经而稽迟，泣而不行也。痛本于寒气偏胜，寒气偏胜，则阳气少阴气多，与病相益。治宜通引荣卫，温润经络，血气得温则宜流，自无壅阏也[6]481。

《圣济总录》 夫阳虚生外寒，阴盛生内寒，人身阴阳偏胜，则自生寒热，不必外伤于邪气也。痹气内寒者，以气痹而血不能运，阳虚而阴自胜也。血凝泣而脉不通，故其证身寒如水中出也[6]507。

《圣济总录》 寒气多者，谓之冷痹。其证令人脚膝酸疼，行履艰难，四肢痛麻，身体俱痛，甚则有一身不随者[6]500。

《圣济总录》 治阳衰阴盛痹气，身寒。补益巴戟天丸方[6]508。

《圣济总录》 治阴盛阳虚痹气，身寒如从水中出。补益黄芪丸方[6]508。

《圣济总录》 治风冷痹，下焦虚寒，腰脚不随，楮实丸方[6]502。

《证治准绳·杂病》 留着之邪，与流行荣卫真气相击搏，则作痛痹。若不干其流行出入之道则不痛，但痿痹耳[7]147。

《证治准绳·杂病》 寒痹者，四肢挛痛，关节浮肿，宜五积散[7]146。

《证治准绳·杂病》 痛痹者，疼痛苦楚，世称为痛风及白虎、飞尸之类是也[7]145。

《杂病源流犀烛》 寒胜为痛痹，四肢挛痛，关节浮肿，痛有定处，是名痛风，又名白虎历节风，宜加减五积散。而其所统之病，有兼风者宜加减乌药顺气散。有兼湿而天阴即发，身体沉重者宜除湿蠲痹汤。在上加桂枝、桔梗、威灵仙，在下加防己、木通、牛膝。有兼痰者宜豁痰汤。有兼火者宜四物汤多加酒柏、竹沥、姜汁。有兼湿热者宜二妙散。有兼血瘀者宜桃红饮子。有昼静夜发痛如虎咬，此正名白虎历节风。大约掣因多寒，肿因多湿，汗因多风，特以其原由症状之繁，另详条款于后[8]237。

《黄帝素问宣明论方》 痹气证（主阳虚阴实，出自《素问·逆调论》）身非衣寒，中非受寒气，痹者气血不行，如从水中出，不必寒伤而作也。附子丸主之，治痹气中寒，阳虚阴盛，一身如从水中出。附子（炮）、川乌头（炮，二味通锉碎，炒黄色入药）、官桂、川椒、菖蒲、甘草（炙）各四两，骨碎补（炒）、天麻、白术各二两。上为末，炼蜜为丸，如桐子大，每服三十丸，温酒下，空心食前，日三服[10]8。

《黄帝素问宣明论方》 痛痹证（主痹，出自《素问·痹论》）。寒胜者为痛痹，大宜宣通，阴寒为痛，宜通气温经而愈。加减茯苓汤主之：治痛痹，四肢疼痛，拘倦浮肿[10]20。

《医宗必读》《内经》论痹，四时之令，皆能为邪，五脏之气，各能受病，六气之中，风寒湿居其半，即其曰杂至，曰合，则知非偏受一气可以致痹。又曰：风胜为行痹，寒胜为痛痹，湿胜为着痹。即其下一胜字，则知但分邪有轻重，未尝非三气杂合为病也。皮、肉、筋、骨、脉，各有五脏之合，初病在外，久而不去，则各因其合而内舍于脏。在外者祛之犹易，入脏者攻之实难。治外者散邪为亟，治脏者养正为先。治行痹者散风为主，御寒利湿，仍不可废。大抵参以补血之剂，盖治风先治血，血行风自灭也。治痛痹者，散寒为主，疏风燥湿，仍不可缺，大抵参以补火之剂，非大辛大温，不能释其凝寒之害也[11]266。

《医醇賸义》 寒气胜者为痛痹。寒为阴中之阴，乘于肌肉筋骨之间，营卫闭塞，筋骨拘挛，不通则痛，故为痛痹[12]147。

《医醇賸义》 痛痹者，营卫受寒，不通而痛，宜调养气血，温通经络，龙火汤主之[12]149。

《景岳全书》 风痹之证，大抵因虚者多，因寒者多。惟血气不充，故风寒得以入之，惟阴邪留滞，故经脉为之不利，此痛痹之大端也[13]1011。

《景岳全书》 大都痛痹之证，多有昼轻而夜重者，正阴邪之在阴分也。其有遇风雨阴晦而甚者，此正阴邪侮阳之证也。或得暖遇热而甚者，此湿热伤阴之火证也。有火者宜从清凉，有寒者宜从温热。若筋脉拘滞，伸缩不利者，此血虚血燥证也，非养血养气不可。凡诸治法，总宜如前[13]1012。

《景岳全书》 痹证之寒胜者，但察其表里俱无热证，即当从温治之，宜五积散，或小续命汤、甘草附子汤之类主之。若寒甚气虚者，宜《三因》附子汤之类主之[13]1011。

《景岳全书》 寒气胜者为痛痹。以血气受寒则凝而留聚，聚则为痛，是为痛痹，此阴邪也[13]1010。

《症因脉治》 [寒痹之因]营气不足，卫外之阳不固，皮毛空疏，腠理不充，或冲寒冒雨，露卧当风，则寒邪袭之，而寒痹作矣[14]403。

《黄帝内经太素》 人虽不离屏室之中，伤于寒湿，又因坠有恶血，寒湿恶血等邪，藏于血脉中，又因喜怒饮食寒温失理，遂令腠理闭塞，壅而不通。若当腠开，遇于风寒，则血凝结，与先寒湿故邪相因，遂为寒痹。虽在屏蔽之中，因热汗出，腠开受风，斯乃屏内之中加此诸病，不因贼风者[15]943。

《黄帝内经太素》 按之至骨，脉气少者，腰脊痛而身寒有痹。脉之沉细，按之至骨，少得其气，即知有寒，腰脊为痛，身寒痹也[15]513。

《黄帝内经太素》 寒则留之：有寒痹等在分肉间者，留针经久，热气当集，此为补也[15]180-181。

《儒门事亲》 寒气胜者为痛痹。寒则阴受之，故其痹痛，且静而夜剧。世俗不知，反呼为鬼忤[16]22。

《医学入门》 大概风湿多侵乎上，肩背麻木，手腕硬痛；寒湿多侵乎下，脚腿木重；若上下俱得，身如板夹，脚如石坠。须分风寒湿多少治之。风多，痛走不定；寒多，掣痛，周身拘急，手足冷痹，与痛风无异；湿多，浮肿，重着一处不移。风多，乌药顺气散、三痹汤、越婢汤、单豨莶丸。寒多，五积散加天麻、附子，或蠲痹汤；寒湿，五积交加散。湿多，川芎茯苓汤、当归拈痛汤、防己黄芪汤、羌活胜湿汤、续断丸。又，冷痹身寒不热，腰脚沉冷，即寒痹之甚者，三痹汤合三五七散，或舒经汤、附子理中汤[17]678。

《张氏医通》 痛痹者，痛有定处，乃湿气伤肾，肾不生肝，肝风夹湿，流走四肢，肩髃疼痛，拘急浮肿，《金匮》乌头汤加羌活、官桂，服后啜稀粥助其作汗乃解；身体痛如欲折，肉如锥刺刀割，千金附子汤[18]184。

《增补内经拾遗方论》《灵枢·寿夭刚柔》曰，寒痹之为病也，留而不去，时痛而皮不仁。夫痛者，寒气多也，有寒故痛也；寒气留而不去，皮肤不荣，故为不仁[19]128。

《诸病源候论》 伤风冷则骨解深痛，按之乃应骨痛也。但觉身内索索冷，欲得热物熨痛处，即小宽，时有汗[20]39。

《太平圣惠方》 夫腰脚冷痹者，由风寒湿三毒之气，共伤于人，合而成痹也。此皆肾弱髓虚，为风冷所搏故。肾居下焦，而主腰脚，其气荣润骨髓。今肾虚受于风寒，湿气留滞于经络，故令腰脚冷痹疼痛也[21]1337。

《赤水玄珠》 丹溪拟名痛风，编门论治，是从《内经》寒气多者为痛痹论得其一也。其有不痛，及各脏腑俞合等证，世皆不详载者……其如因名迷实之弊，流害已久，名不正，则言不顺，予故不能无容言也[22]280。

《赤水玄珠》 增减续断丸：治寒湿之气痹滞，关节麻木疼痛[22]293。

《推求师意》 痛风即《内经》风寒湿三气杂至，合而为痹也。虽言寒为痛痹，然三者皆能作痛，但寒胜者痛甚如掣，湿者痛着如肿，风者其痛行动无常处，悉因凝滞之痹与流行荣卫真气相击搏，则作痛痹，若不干其流行出入之道，则不痛但痿痹耳[23]560！

《医学传心录》 风寒湿气传入肌肤，流注经络，则津液为之不清，或变痰饮，或成瘀血，闭塞隧道，故作痛走注，或麻木不仁[25]89。

《临证指南医案》 其实痹者，闭而不通之谓也……风寒湿三气，得以乘虚外袭，留滞于内，致湿痰浊血，流注凝涩而得之[26]224。

《类证治裁》 痛风，痛痹之一症也，其痛有常处。掣者为寒，肿者为湿，汗者为风，三气入于经络，营卫不行，正邪交战，故痛不止。《灵枢》谓之贼风，《素问》谓之痛痹，《金匮》谓之历节。后世更名白虎历节风，近世俗名箭风。初因寒湿风郁痹阴分，久则化热攻痛，至夜更剧[27]280-281。

《类证治裁》 治痛痹温寒为主，兼疏风渗湿，参以益火，辛温解凝寒也，加减五积散[27]270。

《类证治裁》 历节挛痛，疏风活血汤。痛甚者，五灵散[27]271。

《太平惠民和剂局方》 论诸风骨节疼痛，皆因风气入于筋络及骨节疼痛，或攻注脚手痛，或拘挛伸屈不得者，可与乳香趁痛散、追风应痛丸、活络丹、乳香丸、没药丸、太岳活血丹皆可服。宜先与五香散淋渫，次用活血丹涂之。论风湿证候，皆因腠理虚，风与寒湿气伤之。每遇夜间，或三四更以来，腰背倦痛，转侧不得，或身体倦痛者，为有寒湿也，与小续命汤[28]436-437。

《太平惠民和剂局方》 渗湿汤：治寒湿所伤，身重腰冷，如坐水中，小便或涩或出，大便溏泄。皆因坐卧湿处，或因雨露所袭，或因汗出衣衾冷湿，久久得之。腰下重疼，两脚疼痛，腿膝或肿或不肿，小便利，反不渴，悉能主之[28]75。

《辨证录》 人有脚膝疼痛，行步艰难，自按其皮肉直凉至骨，人以为是冷痹也。夫痹而曰冷，正合风寒湿三者之旨也。此等之病，虽三邪相合，而寒为甚。盖夹北方寒水之势，侵入骨髓，乃至阴之寒，非至阳之热不能胜之也。然而至阳之热，又虑过于暴虐，恐至寒之邪未及祛，而至阴之水先已熬干。真水涸而邪水必然泛滥，邪水盛而寒风助之，何以愈痹哉。方用真火汤治之[29]733。

《金匮翼》 痛痹者，寒气偏胜，阳气少，阴气多也。夫宜通而塞，则为痛。痹之有痛，以寒气入经而稽迟，泣而不行也。治宜通引阳气，温润经络，血气得温而宣流，则无壅闭矣。河间云：痹气身寒，如从水中出者，气血不行，不必寒伤而作，故治痛痹者，虽宜温散寒邪，尤要宣流壅闭也[30]283。

《顾松园医镜》 其痛痹症，若初感寒即痛者，可用桂枝及酒煎熨贴，久则寒化为热，戒用。虽云痛无补法，然病久痛伤元气，非补气血不可，参、芪、白术、地黄之属，随宜用之[31]210。

《东垣试效方》 麻黄苍术汤：治寒湿所客，身体沉重，腰痛，面色萎黄不泽[32]496。

《医宗金鉴》 痹实，谓气血实之人病诸痹也。宜月增味五痹汤，即麻黄、桂枝、红花、白芷、葛根、附子、虎骨、羚羊角、黄芪、甘草、防风、防己、羌活也。行痹以羌活、防风为主，痛痹以麻黄、附子为主，着痹以防己、羌活为主，皮痹以黄芪、桂枝皮为主，脉痹以红花、桂枝为主，肌痹以葛根、白芷为主，筋痹以羚羊角为主，骨痹以虎骨为主，增味于五痹治之可也[33]475-476。

《医宗金鉴》 痹虚，谓气虚之人病诸痹也。宜用加减小续命汤，风胜行痹倍防风，寒胜痛痹倍附子，湿胜着痹倍防己，皮痹加黄芪或桂枝，皮脉痹加姜黄或加红花，肌痹加葛根或加白芷，筋痹加羚羊角或加续断，骨痹加虎骨或加狗脊。有汗减麻黄，便溏减防己，寒胜减黄芩加干姜，热胜减附子加石膏，加减治之[33]475。

《外台秘要》 腰痛，皆由肾气虚弱，卧冷湿地，当风所得，不时瘥，久久流入脚膝，冷痹疼弱重滞，或偏枯，腰脚疼挛，脚重急痛，独活续断汤方[34]344。

《普济本事方》 增损续断丸治荣卫涩少，寒湿从之痹滞，关节不利而痛者[35]39。

《三因极一病证方论》 独活寄生汤：夫腰痛，皆由肾气虚弱，卧冷湿地，当风所得，不时速治，喜流入脚膝，为偏枯冷痹，缓弱疼重，或腰痛挛，脚重痹，宜急服此[36]263。

《针灸甲乙经》 足不仁，刺风府。腰以下至足清不仁，不可以坐起，尻不举，腰俞主之。痹，会阴及太渊、消泺、照海主之。嗜卧，身体不能动摇，大温（一本作湿），三阳络主之。骨痹烦满，商丘主之。足下热痛，不能久坐，湿痹不能行，三阴交主之。膝内廉痛引髌，不可屈伸，连腹引咽喉痛，膝关主之。痹，胫重，足跗不收，跟痛，巨虚下廉主之。胫痛，足缓失履，湿痹，足下热，不能久立，条口主之。胫苕苕（一本作苦），痹，膝不能屈伸，不可以行，梁丘主之。膝寒痹不仁，不可屈伸，髀关主之[37]248-249。

《张爱庐临证经验方》 痹症由风寒湿三气杂受，始于筋络经隧，渐侵骨节，痹症已成，尚恐及痿。《内经》曰：风气胜者为行痹，寒气胜者为痛痹，湿气胜者为着痹。痹久延痿，痿久处痪，日渐日深之病也，岂易骤拔[38]202。

附录二：常用方药

麻黄汤：麻黄三两（去节），桂枝三两（去皮），甘草一两（炙），杏仁七十枚（去皮尖）。上四味，以水九升，先煮麻黄，减二升，去上沫，内诸药，煮取二升半，去滓。温服八合，覆取微似汗，不须啜粥，余如桂枝法将息。（《伤寒论·辨太阳病脉证并治》）[3]40-41

柴胡桂枝汤：桂枝去皮，黄芩一两半，人参一两半，甘草一两（炙），半夏二合半（洗），芍药一两半，大枣六枚（擘），生姜一两半（切），柴胡四两。上九味，以水七升，煮取三升，去滓，温服一升，日三服。本云：人参汤，作如桂枝法，加半夏、柴胡、黄芩，复如柴胡法，今用人参作半剂。（《伤寒论·辨太阳病脉证并治》）[3]68

甘草附子汤：甘草二两（炙），附子二枚（炮，去皮，破），白术二两，桂枝四两（去皮）。上四味，以水六升，煮取三升，去滓。温服一升，日三服。初服得微汗则解。能食，汗出复烦者，将服五合。恐一升多者，宜服六七合为始。（《伤寒论·辨太阳病脉证并治》）[3]75

《局方》五积散：治感冒寒邪，头疼身痛，项背拘急，恶寒呕吐，肚腹疼痛，及寒湿客于经络，腰脚骨髓酸痛，及痘疮寒胜等证。当归、麻黄、苍术、陈皮各一钱，厚朴（制）、干姜（炮）、芍药、枳壳各八分，半夏（炮）、白芷各七分，桔梗、甘草（炙）、茯苓、肉桂、人参各五分，川芎四分。水二盅，姜三片，葱白三茎，煎八分，不拘时服。又歌曰：痢后遍生脚痛风，《局方》五积自能攻。就中或却麻黄去，酒煮多多服见功。（《景岳全书》）[13]1675

《千金》小续命汤：通治八风五痹痿厥等证，又于六经分别随证加减用之。麻黄（去节）、人参（去芦）、黄芩（去腐）、芍药、甘草（炙）、川芎、防己、杏仁（去皮尖，炒）、官桂各一两，防风一两半、附子半两（炮，去皮脐）。上药㕮咀，每服五钱，用水一盅半，加姜五片，枣一枚，煎八分。温服。春夏加石膏、知母、黄芩，秋冬加官桂、附子、芍药。可随证增减诸药用。附云岐子加减法：如精神恍惚，加茯苓、远志；心烦多惊，加犀角。骨节间烦疼有热者，去附子，倍芍药。骨间冷痛，倍用桂枝、附子。燥闷、小便涩，去附子，倍芍药，入竹沥一合煎。脏寒下痢，去防己、黄芩，倍附子，白术一两。热痢，减去附子。脚弱，加牛膝、石斛各一两。身痛，加秦艽一两。腰痛，加桃仁、杜仲各半两。失音，加杏仁一两。自汗者，去麻黄、杏仁，加白术。春加麻黄一两，夏加黄芩七钱，秋加当归四两，冬加附子半两。（《景岳全书》）[13]1676

《三因》附子汤：治风寒湿痹，骨节疼痛，皮肤不仁，肌肉重着，四肢缓纵。附子（生）、白芍药、桂心、甘草、白茯苓、人参、干姜各三两，白术一两。上药㕮咀，每服四钱，水煎服。（《景岳全书》）[13]1701

金匮乌头汤：治病历节痛，不可屈伸，及脚气疼痛。麻黄六钱（去节），黄芪（姜汁和，蜜炙）、芍药（酒炒）各三钱，甘草一钱（炙），川乌头一枚（㕮咀，以蜜一升煎取五合，即出乌头）。上除乌头，㕮咀四味，以水三升，煮取一升，去滓，内蜜煎中更煎之，分二服；不知。尽服之。（《张氏医通》）[18]457

千金附子汤：治湿痹缓风，身体疼痛如欲折，肉如锥刺刀割。附子一枚，芍药、桂心、甘草、茯苓、人参各一两，白术一两二钱。上七味，㕮咀，以水八升，煮取三升，分二服。（《张氏医通》）[18]457

加减五积散：苓、夏、陈、草、麻黄、白芷、川芎、当归、干姜、桔梗、赤芍、苍术、厚朴。（《类证治裁》）[27]47

渗湿汤：苍术、白术、甘草（炙）各一两，茯苓（去皮）、干姜（炮）各二两，橘红、丁香各一分。上㕮咀，每服四钱，水一盏半，枣一枚，姜三片，煎七分，食前温服。（《太平惠民和剂局方》）[28]75

麻黄苍术汤：治寒湿所客，身体沉重，腰痛，面色萎黄不泽。麻黄一钱，桂枝半钱，杏仁十个，草豆蔻半钱，半夏半钱，炒曲一钱，苍术二钱，橘皮一钱，泽泻一钱，白茯苓一钱，猪苓半钱，黄芪三分，炙甘草二分。上药㕮咀，如麻豆大，作一服，水二盏，煎至一盏，去滓，稍热服，食前。（《东垣试效方》）[32]496

增味五痹汤：痹实，谓气血实之人病诸痹也。宜用增味五痹汤，即麻黄、桂枝、红花、白芷、葛根、附子、虎骨、羚羊角、黄芪、甘草、防风、防己、羌活也……痛痹以麻黄、附子为主。（《医宗金鉴》）[33]475-476

独活续断汤方：独活三两，续断二两，杜仲二两，桂心二两，防风二两，川芎三两，牛膝二两，细辛二两，秦艽三两，茯苓二两，人参二两，当归二两，芍药二两（白者），干地黄三两，甘草三两（炙）。上十五味，切，以水一斗，煮取三升。分三服。温将息，勿取冷。宜用蒴藋叶火燎，厚安床上。（《外台秘要》）[34]344

补益巴戟天丸方：巴戟天（去心，酒浸，焙）、肉苁蓉（去皱皮，酒浸，切，焙）、白龙骨、五味子、鹿茸（去毛，酥炙）、白茯苓（去黑皮）、天雄（炮裂，去皮脐）、续断、山芋、白石英各二两，覆盆子、菟丝子（酒浸，别捣）各三两，熟干地黄二两（焙），蛇床子一两（炒，去皮），远志（去心）、干姜（炮裂）各一两半。上一十六味，除菟丝子别捣外，同捣罗为末，入菟丝子拌匀再罗，炼蜜丸如梧桐子大。每服空心温酒下二十丸，加至三十丸。（《圣济总录》）[6]508

楮实丸方：楮实三两（微炒），桂二分（去粗皮），枳壳三分（去瓤，麸炒），牛膝（去苗，酒浸，切，焙）、槟榔（煨，锉）、干姜（炮）各一两半。上六味，捣罗为末，炼蜜丸如梧桐子大。空心晚食前，温酒下三十丸。（《圣济总录》）[6]502

增损续断丸：治荣卫涩少，寒湿从之痹滞，关节不利而痛者（杨吉老方）。川续断（洗，擞去，焙筋，锉）、薏苡仁、牡丹皮、山芋、桂心（不见火）、白茯苓（去皮）、黄芪（蜜炙）、山茱萸（连核）、石斛（去根，净洗，细锉，酒炒）、麦门冬（用水泡去心）各一两，干地黄三两（九蒸九曝，焙干秤），人参（去芦）、防风（去钗股，炙）、白术（炮）、鹿角胶各七钱。上为细末，炼蜜丸如梧子大。每服三四十丸，温酒下，空心食前。（《普济本事方》）[35]39

补益黄芪丸方：黄芪（锉）、鹿茸（去毛，酥炙）、白茯苓（去黑皮）、乌头（炮裂，去皮脐）、干姜（炮裂）各三分，桂（去粗皮）、川芎、当归（切，焙）、熟干地黄（焙）各一两，白术、菟丝子（酒浸一宿，别捣）、五味子、柏子仁、枸杞根皮（锉）各一两半，大枣二十枚（去核，焙）。上一十五味，除菟丝子别捣外，同捣罗，再拌匀，炼蜜丸如梧桐子大。每服空心温酒下十五丸，日三。（《圣济总录》）[6]508

独活寄生汤：独活三两、桑生（《古今录验》用续断，即寄生亦名，非正续断也）、杜仲（制，炒断丝）、细辛（去苗）、牛膝（酒浸）、秦艽（去土）、茯苓、白芍药、桂心（不见火）、川芎、防风（去芦）、甘草（炙）、人参、熟地黄、当归各二两。上为锉散。每服四大钱匕，水二盏，煎七分，去滓，空腹服。气虚下利，除地黄。并治新产腹痛，不得转动，及腰脚挛痛痹弱，不得屈伸。此汤最除风消血。《肘后》有附子一枚，无寄生、人参、甘草、当归，近人将治历节风，并脚气流注，甚效。（《三因极一病证方论》）[36]263

小续命汤：小续命汤虚经络，八风五痹总能全，麻杏桂芍通营卫，参草归芎气血宣，风淫防风湿淫己，黄芩热淫附子寒，春夏石膏知母入，秋冬桂附倍加添。痹虚，谓气虚之人病诸痹也。宜用加减小续命汤，风胜行痹倍防风，寒胜痛痹倍附子。（《医宗金鉴》）[35]475

增减续断丸：治寒湿之气痹滞，关节麻木疼痛。人参、防风、鹿角胶、白术（炒）各七两，黄芪、续断、薏苡仁、山芋、牡丹皮、麦门冬、地黄、桂心、山茱萸、白茯苓、石斛各二两。蜜丸，桐子大。每服六七十丸，空心酒下。（《赤水玄珠》）[22]293

龙火汤：苁蓉三钱，肉桂五分，党参四钱，茯苓二钱，白术一钱，当归二钱（酒炒），白芍一钱（酒炒），木香五分，川断二钱，独活一钱（酒炒），角霜四钱，蚕沙三钱，红枣十枚，姜三片（寒气胜者为痛痹，止痛必先去寒。角霜、苁蓉、肉桂，是本方之主药。参、术、苓以补气，归、芍以养血，川断、独活、蚕沙以去风寒湿，姜、枣、木香调营卫之气。着重在龙火，而寒无立足之地矣。祖怡注）。（《医醇賸义》）[12]149

丹参丸：治腰痛并冷痹，用丹参丸。丹参、杜仲、牛膝、续断各三两，桂心、干姜各二两。上六味，末之，蜜丸如梧子。服二十丸，日再夜一，禁如药法。（《备急千金要方》）[5]422

疏风活血汤：归、芎、威灵仙、白芷、防己、黄柏、南星、苍术、羌活、桂枝各一钱，红花三分，姜五片。（《类证治裁》）[27]274

五灵散：五灵脂二两，川乌两半，没药一两，乳香五钱。（《类证治裁》）[27]274

麻黄续命汤：即本方倍加麻黄（麻黄汤倍加麻黄，编者注）。（《症因脉治》）[14]404

桂枝续命汤：即本方倍加桂枝（桂枝汤倍加桂枝，编者注）。（《症因脉治》）[14]404

干葛续命汤：即本方倍加干葛（葛根汤倍加葛根，编者注）。（《症因脉治》）[14]404

柴胡续命汤：即本方倍加柴胡（小柴胡汤倍加柴胡，编者注）。（《症因脉治》）[14]404

家秘羌活汤：［主治］通治风寒湿三气痛痹。［处方］羌活、防风、秦艽、柴胡、葛根、独活、川芎、苏梗、木通、钩藤。（《症因脉治》）[14]404

本章学术精要

1. 病名与概述

（1）**病名源流**　痛痹首载于《素问·痹论》，又称寒痹，属五淫痹之一。其命名依据症状特点（疼痛剧烈）与病因（寒邪偏胜）。《内经》提及"寒痹""冷痹"等别称，后世医家多沿用"痛痹"。西医学中的风湿性关节炎、类风湿关节炎、系统性红斑狼疮等出现肢体冷痛表现时，可参照本病诊治。

（2）**疾病特点**　本病以肢体关节冷痛、遇寒加重、得热缓解为核心特征，常伴活动受限。好发于冬季，女性多见，病程中易合并气血凝滞与痰湿内生。

2. 病因病机

（1）**外邪侵袭**　风寒湿三气杂至，寒邪为主导致病因素。寒性收引凝滞，阻滞经络气血，致"不通则痛"。《灵枢》强调寒邪与原有湿瘀相合，形成"故邪相袭"的复杂病机。

（2）**正气不足**　阳气虚弱、营卫不固是发病内因。《素问》指出"阳气少，阴气多"者易感寒致痹，久病耗伤气血则加重病情。

（3）**内寒致痹**　素体阳虚或过食寒凉，阴寒内生，气血失于温煦，形成"痹气内寒"的虚寒证候。

（4）**痰瘀互结**　寒凝致血行不畅，湿滞酿痰，痰瘀痹阻络脉是病情迁延的关键。《景岳全书》提出"血气受寒则凝而留聚"是痛痹反复发作的病理基础。

3. 症状与诊断

（1）**核心症状**　肢体关节冷痛剧烈，痛处固定，夜间或阴雨天加重；皮肤麻木不仁，触之僵硬；脉象多见紧、涩、沉、迟。《伤寒论》描述的"骨节疼烦""手足寒"等症是典型表现。

（2）**鉴别要点**　需与行痹（痛无定处）、着痹（重着为主）鉴别。脉痹以血脉瘀阻为主，而痛痹以寒凝疼痛为要。

（3）**分期特征**　急性期以冷痛拘急为主，慢性期伴肌肉萎缩、关节畸形，脏腑受累可见心悸、喘咳等。

4. 治法与方药

（1）**温经散寒**　寒邪偏盛者，主用乌头汤、桂枝附子汤，重用附子、干姜。《金匮要略》甘草附子汤针对寒湿深入筋骨者。

（2）**补益气血**　虚寒证宜黄芪桂枝五物汤、独活寄生汤，配伍当归、川芎养血活血。《医宗必读》

强调"非大辛大温，不能释其凝寒之害也"。

（3）**化痰祛瘀** 久病入络者，选用身痛逐瘀汤合二陈汤，桃仁、红花配白芥子、南星。《症因脉治》主张"紧痛则取之分肉"配合药熨。

（4）**外治特色** 《灵枢》记载药熨法与火针疗法，现代可配合艾灸关元、肾俞等穴。

5. 转归与调护

（1）**预后因素** 早期规范治疗多可缓解，寒邪入脏（如心痹、肾痹）则预后不良。《内经》提出"入脏者死"的警示。系统性硬皮病、类风湿关节炎晚期多属难治。

（2）**传变规律** 痛痹传变有三途：寒郁化热转为热痹；内传心肺致胸痹、喘咳；久病及肾见腰膝冷痛、夜尿频多。《证治准绳》指出"痹久延痿"的致残风险。

（3）**调护要点** ①避寒保暖。冬季佩戴护膝护腰，忌居阴冷潮湿环境，疼痛部位可每日热敷30分钟。②饮食禁忌。禁食生冷瓜果，宜羊肉、生姜等温补之品。痰湿重者需限肥甘厚味。③运动导引。急性期制动休息，缓解期练习八段锦"两手攀足固肾腰"，改善关节活动度。④情志管理。焦虑抑郁可加重疼痛，宜采用音乐疗法、正念训练等方式调节气机。

6. 学术传承

（1）**理论发展** 金元医家补充"痰瘀致痹"学说，清代提出"阳虚络痹"理论，完善了本虚标实的病机认识。另有龙火汤温阳通络，成为经典方剂。

（2）**诊断创新** 《症因脉治》细化脉象鉴别：浮紧为表寒，沉迟属里寒，涩脉提示血瘀。现代结合舌下络脉迂曲度评估病情进展。

7. 临证精要

（1）**分期论治** 急性期重在散寒止痛，慢性期注重温补脾肾。附子用量宜从6g渐增至15g，久煎1小时以上减毒。

（2）**虫类药运用** 寒凝血瘀者加全蝎、蜈蚣搜剔经络，但需配伍黄芪、甘草制其燥性。

（3）**特色疗法** 三伏贴选用白芥子、细辛敷贴大椎、命门穴，冬病夏治预防冬季复发。

（4）**病证结合** 硬皮病合并雷诺现象者，用阳和汤合当归四逆汤改善末梢循环；强直性脊柱炎腰冷痛者，仿《伤寒论》附子汤加狗脊、鹿角胶。

痛痹的治疗需把握"寒""痛""虚"三大要素，以温通为根本大法，兼顾化痰瘀、补气血。临床需重视早期干预，防止脏腑传变，结合生活方式管理提升疗效。

参考文献

［1］未著撰人. 黄帝内经素问［M］. 北京：人民卫生出版社，2012.

［2］未著撰人. 灵枢经［M］. 北京：人民卫生出版社，2012.

［3］（汉）张仲景. 伤寒论［M］. 北京：学苑出版社，2007.

［4］（汉）张仲景. 金匮要略［M］. 北京：学苑出版社，2007.

［5］李景荣，苏礼，任娟莉，等. 备急千金要方校释［M］. 北京：人民卫生出版社，1998.

［6］（宋）赵佶. 圣济总录（上册）［M］. 北京：人民卫生出版社，1982.

［7］陆拯. 王肯堂医学全书·证治准绳［M］. 北京：中国中医药出版社，1999.

［8］田思胜. 沈金鳌医学全书·杂病源流犀烛［M］. 北京：中国中医药出版社，1999.

［9］（清）沈时誉. 医衡［M］. 上海：上海书店出版社，1985.

［10］（金）刘元素. 黄帝素问宣明论方［M］. 北京：中国中医药出版社，2007.

［11］包来发. 李中梓医学全书·医宗必读［M］. 北京：中国中医药出版社，1999.

［12］（清）费伯雄. 医醇滕义［M］. 北京：中国医药科技出版社，2018.

［13］李志庸. 张景岳医学全书·景岳全书［M］. 北京：中国中医药出版社，1999.

［14］（明）秦景明. 症因脉治［M］. 上海：第二军医大学出版社，2008.

［15］李克光，郑孝昌. 黄帝内经太素校注［M］. 北京：人民卫生出版社，2003.

［16］焦振廉. 中医必读百部名著（临床通用卷）·儒门事亲［M］. 北京：华夏出版社，2007.

［17］（明）李梴. 医学入门［M］. 上海：上海科学技术文献出版社，1997.

［18］张民庆，王兴华，刘华东. 张璐医学全书·张氏医通［M］. 北京：中国中医药出版社，1999.

［19］（宋）骆龙吉撰；（明）刘浴德，朱练订补. 增补内经拾遗方论［M］. 上海：上海卫生出版社，1957.

［20］高文柱，沈澍农. 中医必读百部名著·诸病源候论［M］. 北京：华夏出版社，2008.

［21］（宋）王怀隐，郑彦，陈昭遇，等. 太平圣惠方［M］. 北京：人民卫生出版社，1958.

［22］韩学杰，张印生. 孙一奎医学全书·赤水玄珠［M］. 北京：中国中医药出版社，1999.

［23］高尔鑫. 汪石山医学全书·推求师意［M］. 北京：中国中医药出版社，1999.

［24］（清）李用粹. 证治汇补［M］. 上海：上海卫生出版社，1958.

［25］（清）钱乐天. 医学传心录［M］. 石家庄：河北人民出版社，1975.

［26］黄英志. 叶天士医学全书·临证指南医案［M］. 北京：中国中医药出版社，1999.

［27］（清）林佩琴. 类证治裁［M］. 北京：人民卫生出版社，1988.

［28］（宋）太平惠民和剂局. 太平惠民和剂局方［M］. 北京：人民卫生出版社，1985.

［29］柳长华. 陈士铎医学全书·辨证录［M］. 北京：中国中医药出版社，1999.

［30］孙中堂. 尤在泾医学全书·金匮翼［M］. 北京：中国中医药出版社，1999.

［31］（清）顾靖远. 顾松园医镜［M］. 北京：中国医药科技出版社，2014.

［32］（金）李东垣. 东垣医集·东垣试效方［M］. 北京：人民卫生出版社，1993.

［33］（清）吴谦. 御纂医宗金鉴（武英殿版排印本）［M］. 北京：人民卫生出版社，1963.

［34］高文柱，张效霞. 中医必读百部名著·外台秘要方［M］. 北京：华夏出版社，2009.

［35］（宋）许叔微. 普济本事方［M］. 北京：中国中医药出版社，2007.

［36］（宋）陈无择. 三因极一病证方论［M］. 北京：中国中医药出版社，2007.

［37］（晋）皇甫谧. 针灸甲乙经［M］. 北京：学苑出版社，2007.

［38］（清）缪遵义，曹仁伯，张大燨，等. 吴中珍本医籍四种·张爱庐临证经验方［M］. 北京：中国中医药出版社，1994.

［39］李刘坤. 吴鞠通医学全书·吴鞠通医案［M］. 北京：中国中医药出版社，1999.

［40］（清）俞震. 古今医案按［M］. 沈阳：辽宁科学技术出版社，1997.

［41］（清）凌奂. 历代中医珍本集成（十一）·凌临灵方［M］. 上海：上海三联书店，1990.

［42］何廉臣. 全国名医验案类编［M］. 福州：福建科学技术出版社，2003.

［43］（清）陈廷儒. 诊余举隅录［M］. 北京：中国中医药出版社，2015.

第九章　着痹

　　着痹又称着痹、湿痹，是指以感受湿邪为主，或夹风、夹寒、夹热，而导致的以肢体关节肌肉重着、肿胀、酸痛、麻木等为主要表现的一类病证。着痹属于五淫痹之一，其病名最早见于《内经》。着痹的发病年龄以青壮年为多，无明显的性别差异，一年四季均可发病，但以长夏和冬季多见。西医学中的类风湿关节炎、风湿热、风湿性关节炎、多发性肌炎、皮肌炎、系统性红斑狼疮、痛风性关节炎等在病程中可出现类似于着痹的临床表现。

【经典原文】

　　《素问·痹论》　黄帝问曰：痹之安生？岐伯对曰：风寒湿三气杂至，合而为痹也。其风气胜者为行痹，寒气胜者为痛痹，湿气胜者为着痹也[1]164。

　　《素问·痹论》　帝曰：善。痹或痛，或不痛，或不仁，或寒，或热，或燥，或湿，其故何也？岐伯曰：痛者，寒气多也，有寒故痛也。其不痛不仁者，病久入深，荣卫之行涩，经络时疏，故不通，皮肤不营，故为不仁。其寒者，阳气少，阴气多，与病相益，故寒也。其热者，阳气多，阴气少，病气胜，阳遭阴，故为痹热。其多汗而濡者，此其逢湿甚也，阳气少，阴气盛，两气相盛，故汗出而濡也。帝曰：夫痹之为病，不痛何也？岐伯曰：痹在于骨则重；在于脉则血凝而不流；在于筋则屈不伸；在于肉则不仁；在于皮则寒。故具此五者，则不痛也。凡痹之类，逢寒则虫，逢热则纵[1]167。

　　《素问·六元正纪大论》　寒敷于上，雷动于下，寒湿之气，持于气交。民病寒湿，发肌肉萎，足痿不收，濡泄血溢[1]311。

　　《素问·至真要大论》　风淫于内，治以辛凉，佐以苦；以甘缓之，以辛散之；热淫于内，治以咸寒，佐以甘苦，以酸收之，以苦发之；湿淫于内，治以苦热，佐以酸淡，以苦燥之，以淡泄之；火淫于内，治以咸冷，佐以苦辛，以酸收之，以苦发之；燥淫于内，治以苦温，佐以甘辛，以苦下之；寒淫于内，治以甘热，佐以苦辛，以咸泻之，以辛润之，以苦坚之[1]345。

　　《素问·阴阳应象大论》　风胜则动，热胜则肿，燥胜则干，寒胜则浮，湿胜则濡泄[1]23。

　　《素问·生气通天论》　因于湿，首如裹，湿热不攘，大筋软短，小筋弛长。软短为拘，弛长为痿[1]11。

　　《素问·调经论》　帝曰：寒湿之伤人，奈何？岐伯曰：寒湿之中人也，皮肤不收，肌肉坚紧，荣血泣，卫气去，故曰虚。虚者，聂辟气不足，按之则气足以温之，故快然而不痛[1]231。

　　《灵枢·四时气》　着痹不去，久寒不已，卒取其三里骨为干[2]52。

　　《灵枢·五禁》　黄帝曰：何谓五逆？岐伯曰：热病脉静，汗已出，脉盛躁，是一逆也；病泄，脉洪大，是二逆也；着痹不移，䐃肉破，身热，脉偏绝，是三逆也；淫而夺形、身热，色夭然白，及后下血衃，血衃笃重，是谓四逆也；寒热夺形，脉坚搏，是谓五逆也[2]105。

　　《金匮要略·痉湿暍病脉证治》　太阳病，关节疼痛而烦，脉沉而细者，此名湿痹；湿痹之候，小便不利，大便反快，但当利其小便[3]11。

《金匮要略·痉湿暍病脉证治》　湿家之为病，一身尽疼，发热，身色如熏黄也[3] 11。

《金匮要略·痉湿暍病脉证治》　湿家，其人但头汗出，背强，欲得被覆向火，若下之早则哕，胸满，小便不利，舌上如苔者，以丹田有热，胸上有寒，渴欲得饮，而不能饮，则口燥烦也[3] 11。

《金匮要略·痉湿暍病脉证治》　湿家下之，额上汗出，微喘，小便利者死；若下利不止者，亦死[3] 11。

《金匮要略·痉湿暍病脉证治》　风湿相搏，一身尽疼痛，法当汗出而解，值天阴雨不止，医云此可发汗，汗之病不愈者，何也？盖发其汗，汗大出者，但风气去，湿气在，是故不愈也。若治风湿者，发其汗，但微微似欲汗出者，风湿俱去也[3] 11-12。

《金匮要略·痉湿暍病脉证治》　湿家病，身疼发热，面黄而喘，头痛鼻塞而烦，其脉大，自能饮食，腹中和无病，病在头中寒湿，故鼻塞，内药鼻中，则愈[3] 12。

《金匮要略·痉湿暍病脉证治》　白术附子汤方：白术二两，附子一枚（炮），甘草一两（炙），生姜一两半（切），大枣六枚（劈）。上五味，以水三升，煮取一升，去滓，分温三服，一服觉身痹，半日许再服，三服都尽，其人如冒状，勿怪，即术、附并走皮中，逐水气，未得除故耳[3] 14。

《金匮要略·痉湿暍病脉证治》　风湿相搏，骨节疼烦，掣痛不得屈伸，近之则痛剧，汗出短气，小便不利，恶风不欲去衣，或身微肿者，甘草附子汤主之[3] 14-15。

《神农本草经·上品》　车前子，主气癃，止痛，利水道小便，除湿痹，久服轻身耐劳[4] 31。

【钩玄提要】

1.病名　"着痹"又称"着痹"，首见于《内经》"湿气胜者为着痹"，以本病重着、缠绵的临床特征而命名，此后医家多宗《内经》之说而沿用此称。如《备急千金要方》曰："其湿多者则为着痹[5] 184。"《圣济总录》详论着痹曰："《内经》谓湿气胜者为着痹，地之湿气，感则害人皮肉筋脉，盖湿土也，土性缓，营卫之气，与湿俱留，所以湿胜则着而不移也[6] 482。"《黄帝素问宣明论方》提出"着痹证"[7] 21。《景岳全书》曰："以血气受湿则濡滞，濡滞则肢体沉重而疼痛顽木，留着不移，是为着痹[8] 1010。"《证治汇补》曰："湿胜则血濡而不和，故重着不行，为着痹[9] 3-4。"

《神农本草经》中首次提到"湿痹"，在《神农本草经·上经》中载车前子"主气癃，止痛，利水道小便，除湿痹"[4] 31，此外还提出"风湿痹""风寒湿痹"等，但对于湿痹的确切概念未做解释分析。而《金匮要略·痉湿暍病脉证治》则明确提出湿痹概念，曰："太阳病，关节疼痛而烦，脉沉而细者，此名湿痹[3] 11。"但并未指出湿痹和着痹之间的关系。

2.病因病机　《内经》关于着痹病因病机的论述，主要有以下几个方面：

（1）湿邪侵袭　《素问·痹论》曰："风寒湿三气杂至，合而为痹也……湿气胜者为着痹也[1] 167。"指出着痹的病因为风寒湿外袭，尤其是湿邪侵袭。后世医家对于湿邪侵袭进行了详细论述，如居处潮湿、冒雨涉水、汗出湿衣等，或处东南湿气重、雨水多之地等，易感湿邪。如《诸病源候论》曰："若地下湿，复少霜雪，其山水气蒸，兼值暖，腠理人腠理开，便受风湿[10] 42。"《儒门事亲》则曰："此疾之作，多在四时阴雨之时，及三月九月，太阳寒水用事之月，故草枯水寒为甚。或濒水之地，劳力之人，辛苦失度，触冒风雨，寝处津湿，痹从外入[11] 22。"《景岳全书》总结了《内经》关于湿证的论述，并曰："湿之为病，有出于天气者，雨雾之属是也。多伤人脏气。有出于地气者，泥水之属是也。多伤人皮肉筋脉……有由于汗液者，以大汗沾衣，不遑解换之属是也，多伤人肤腠[8] 1268。"

（2）正气不足　正气存内，邪不可干，邪之所凑，其气必虚。各种原因导致气血损伤、营卫失调，则更易于感受湿邪而发为着痹。《灵枢·百病始生》曰："风雨寒热，不得虚，邪不能独伤人[2] 114。"《灵枢·阴阳二十五人》曰："血气皆少则无须，感于寒湿则善痹，骨痛爪枯也[2] 110。"以上论述表明正气不足、血气衰少等是着痹发病的重要因素。《诸病源候论》曰："风寒湿三气杂至，合而成痹。其风湿气多而寒气少者，为风湿痹也。由血气虚，则受风湿，而成此病[10] 42。"又曰："风湿之气偏多者，名风湿痹也。人腠理虚者，则由风湿气伤之，搏于血气，血气不行，则不宣，真邪相击，在于肌肉之间，故其肌肤尽痛。然诸阳之经，宣行阳气，通于身体，风湿之气客在肌肤，初始为痹。若伤诸阳之经，阳气行则迟缓，而机关弛纵，筋脉不收摄，故风湿痹而复身体手足不随也[10] 41。"表明气血亏虚、营卫失和、腠理不固，甚至阳虚等，也是着痹发病的重要因素。《景岳全书》也言："痹证之湿胜者，其体必重，或多寒，或多痰，或多汗，皆脾弱阴寒证也[8] 1011。"《临证指南医案》指出："风湿肿痹，举世皆以客邪宜散，愈治愈剧，不明先因劳倦内伤也，盖邪之所凑，其气必虚[12] 220。"

3. 症状与诊断 《素问·痹论》对着痹症状的描述主要有"其湿气胜者为着痹"，痹"或不仁……或湿"，以及"其多汗而濡者，此其逢湿甚也"[1] 167。即着痹其症状可有重着、麻木不仁及多汗等，主要和湿邪致病的特点有关。后世医家承其说，如《黄帝素问宣明论方》载"重着而不去""留注不去，四肢麻，拘挛浮肿"[7] 21等。

《金匮要略·痉湿暍病脉证治》对湿痹的证候进行了详细描述，曰："太阳病，关节疼痛而烦，脉沉而细者，此名湿痹；湿痹之候，小便不利，大便反快[3] 11。"又曰："风湿相搏，骨节疼烦，掣痛不得屈伸，近之则痛剧，汗出短气，小便不利，恶风不欲去衣，或身微肿者[3] 14-15。"其症状表现包括关节疼痛、屈伸不利，汗出、恶风、身微肿，小便不利、大便反快，脉沉细等，以上症状皆和湿邪的致病特点有关。

4. 治法方药 《内经》中虽未明确着痹的治疗原则，但在《素问·至真要大论》指出"湿淫于内，治以苦热，佐以酸淡，以苦燥之，以淡泄之"[1] 345，指出湿邪的治疗可以苦温或苦寒燥之、淡渗利之等。

后世医家在此基础上对湿证的治疗进行了详细阐释。如《景岳全书》基于对《内经》相关湿证的论述及前人论述的基础上，提出湿证的论治，曰："治湿之法，凡湿从外入者，汗散之。湿在上者，亦宜微汗之。湿在中下二焦，宜疏利二便，或单用淡渗以利小便[8] 1269。""湿热证……治宜清利；如热甚者，宜以清火为主，而佐以分利；热微者，宜以分利为主，而佐以清火"，方药可用四苓散等。"寒湿证……病之微者，宜温、宜利、宜燥……病之甚者，必用温补，俟阳气渐复，则阴邪始退"，方药可用五苓散、平胃散、渗湿汤、理中汤等。而"寒湿之气中于外者，此与内生之湿自有不同，宜温而兼散。如五积散、平胃散、加味五苓散、不换金正气散之类主之"[8] 1268。《证治汇补》基于前人论述，对于湿证的治疗也进行了较为全面的总结，曰："湿症总治，势轻者，宜燥湿；势重者，宜利便。在外宜微汗，在内宜渗泄，所贵乎上下分消其湿。凡风药可以胜湿，泄小便可以引湿，通大便可以逐湿，吐痰涎可以祛湿。湿而有热，苦寒之剂燥之；湿而有寒，辛热之剂除之。湿宜健脾，脾虚多中湿……故治湿不知理脾，非其治也。湿乃津液之属，随气化而出者也，清浊不分，则湿气内聚，故治湿以利小便为上。湿淫所胜，助风以平之，有阳气不升，湿邪内陷者，当用升阳风药，以辅佐之。不可过服淡渗，重竭其气[9] 42-43。"以上对湿证治疗的论述，对于着痹的治疗具有重要的指导意义。

《内经》还记载了针刺足三里治疗着痹的方法，如《灵枢·四时气》指出："着痹不去，久寒不已，卒取其三里骨为干[2] 52。"

《金匮要略·痉湿暍病脉证治》曰："若治风湿者，发其汗，但微微似欲汗出者，风湿俱去也[3] 12。"即通过汗法祛除在表之湿邪。《金匮要略心典》注解云："故欲湿之去者，使阳气内蒸而不骤泄，肌肉关节之间充满流行，而湿邪自无地可容矣[13] 106。"对于风湿表阳虚者，予以桂枝附子汤和白术附子汤治疗。《金匮要略·痉湿暍病脉证治》还提出治疗湿痹"但当利其小便"[3] 11，小便通利后里湿随之而去，阳气得通，则湿痹得除，载风湿表实者用麻杏薏甘汤。寒湿表实者用麻黄加术汤，风湿兼表气虚者用防己黄芪汤等。此外，《伤寒杂病论》还指出在湿痹的治疗过程中需注意慎用大汗、大下、火攻。

《神农本草经》载牛膝"主寒湿痿痹，四肢拘挛，膝痛不可屈伸"[4]31，以及白术、车前子等药也有治疗湿痹的作用。

5. 转归预后 《灵枢·五禁》提出："着痹不移，䐃肉破，身热，脉偏绝，是三逆也[2]105。"即着痹出现皮肉破损、身热且脉微弱者，为逆证，病情难治，后世多承其说。

【传承发展】

1. 病名 《诸病源候论》提出"湿痹"之名与湿气多相关，与《内经》对着痹的论述相似，曰："风寒湿三气合至，而为痹也。湿痹者，是湿气多也，名为湿痹[10]170。"同时，还提出风湿候、风湿痹候等相关证候，但并未明确指出湿痹和着痹的关系。《证治准绳》则首次同时论述湿痹和着痹，其曰："着痹者，着而不移，世称为麻木不仁之类是也[14]145。"又曰："湿痹者，留而不移，汗多，四肢缓弱，皮肤不仁，精神昏塞[14]146。"此后湿痹和着痹两者称呼并行于明清两代。如《医宗必读》指出："肌痹，即着痹、湿痹也[15]266。"明确指出着痹即湿痹，两者其意相同，但该书将"肌痹"作为着痹的别称，而具体症状的描述则是着痹的典型表现。《证治汇补》也称："肌痹，即湿痹着痹也。"此处将肌痹、湿痹、着痹三者并称[9]200，混淆了五淫痹和五体痹的概念，现代着痹和肌痹已作为两种疾病分开论述。《症因脉治》指出："或一处麻痹不仁，或四肢手足不举，或半身不能转侧，或湿变为热，热变为燥，收引拘挛作痛，蜷缩难伸，名曰着痹，此湿痹之症也[16]404。"《医衡》总结曰："如云风痹寒痹湿痹者，指病之因；行痹痛痹着痹者，言病之状[17]43。"说明着痹是从症状上来命名，而湿痹是从病因命名。

此外，在古籍中"偏枯""麻木"也曾为着痹的别称。《儒门事亲》曰："'湿气胜者为着痹'，湿胜则筋脉皮肉受之，故其痹着而不去，肌肉削而着骨，世俗不知，反呼为偏枯[11]22。"提及世俗将"着痹"误称为"偏枯"。《赤水玄珠》中提出"麻木（麻痹）"，认为"脉浮而缓者属湿，为麻痹"[18]290，并列"着痹治剂（麻木同）"，之后明清医家多把着痹称为麻木。而现在麻木只作为着痹的症状之一，不再作为独立疾病。

2. 病因病机 后世医家在《内经》的基础上，对着痹的病因病机进行补充和发挥，具体包括以下几个方面：

（1）内湿致痹 湿可外感，亦可内生，内生湿邪和脾肾亏虚具有一定的关系。《内经》虽未明言着痹的发生和内生湿邪有关，但《素问·至真要大论》曰："诸湿肿满，皆属于脾[1]362。"可见，当中焦脾胃功能受损，运化水液功能失常，酿生湿浊，闭阻气血运行，可进一步发为着痹。《外台秘要》载："枸杞酒，疗五内邪气……内湿风疰[19]340。"首次提出"内湿"一词，但尚未明确内湿的概念，亦未对湿分内外有所阐述。内生之湿，可因先天禀赋不足，或后天饮食饥饱失宜、嗜食肥甘厚味等原因，损伤中焦脾胃功能所致。《三因极一病证方论》曰："夫湿者，在天为雨，在地为土，在人脏为脾；故湿喜归脾，脾虚喜中湿。故曰，湿流关节。中之，多使人䐜胀，四肢关节疼痛而烦[20]42。"《景岳全书》曰："湿之为病……有由于饮食者，酒酪之属是也。多伤人六腑……有湿从内生者，以水不化气，阴不从阳而然也。悉由乎脾肾之亏败[8]1268。"言内湿和脾肾亏败有关。且湿邪可进一步损伤肝肾，如《证治准绳》曰："湿伤肾，肾不养肝，肝自生风，遂成风湿，流注四肢筋骨，或入左肩髃，肌肉疼痛，渐入左指中[14]146。"

（2）痰瘀痹阻 外感湿邪或者内生湿浊，可进一步阻滞气机，气血运行不畅，津液不能正常输布排泄，随着病情的发展，酿生痰浊、瘀血，痰湿瘀互结，痹阻经络而致痹。如《景岳全书》曰："痹证之湿胜者，其体必重，或多寒，或多痰[8]1011。"《证治汇补》曰："湿热痰火，郁气死血，留经络四肢，悉能为麻为痹[9]200。"《张氏医通》曰："湿痹经络，血凝气滞作痛[21]178。"《医学传心录》曰："风寒湿气侵入肌肤，流注经络，则津液为之不清，或变痰饮，或成瘀血，闭塞隧道，故作痛走注，或麻木不仁[22]89。"

综上所述，着痹的病因以外邪侵袭，尤其是湿邪侵袭为主。此外，还有正气不足、内湿致痹等。随着病情的进一步发展，产生痰瘀等病理产物，湿、痰、瘀痹阻经络，发为着痹。本病以实证为主，也有虚证和虚实夹杂之证，病理因素以湿为主，可兼有风、寒、热，后期可兼瘀、痰等。

3.症状与诊断　着痹的症状在《内经》中有一定的论述，如"不仁""多汗而濡"等，其后医家在此基础上对着痹（湿痹）进行了丰富的描述。

首先，着痹有肢体关节局部重着不移、麻木不仁、肿胀等临床特点。《诸病源候论》曰："湿痹之状，四肢或缓或急，骨节疼痛。邪气往来，连注不瘥，休作无度，故为湿痹注[10]170。"《景岳全书》曰："痹证之湿胜者，其体必重，或多寒，或多痰，或多汗，皆脾弱阴寒证也[8]1011。"又曰："以血气受湿则濡滞，濡滞则肢体沉重而疼痛顽木，留着不移，是为着痹，亦阴邪也[8]1010。"《医宗必读》曰："肢体重着不移，或为疼痛，或为不仁，湿从土化，痛多发于肌肉[15]265。"《张氏医通》曰："着痹者，肢体重着不移，疼痛麻木[21]181。"

此外，着痹因湿邪致病，还可见湿邪所致的其他全身症状。如《诸病源候论》曰："湿痹之状，四肢或缓或急，骨节疼痛，邪气来往，连注不瘥，休作无度[10]170。"湿性黏腻，故而病情"连注不瘥，休作无度"。《证治准绳》曰："湿痹者，留而不移，汗多，四肢缓弱，皮肤不仁，精神昏塞[14]146。"表明着痹可伴"精神昏塞"。《冯氏锦囊秘录》对湿痹的全身症状进行了分析，曰："此因雾露所伤，湿气存于腠理，故觉疼痛。因寒极生热则烦，湿气不散则闷，更有大便快而小便闭，舌有白苔，是因湿气下行故泻，阴阳不分故闭，丹田有热，胸中有寒，湿热熏蒸，故有白苔[23]165。"

湿邪可夹杂风、夹寒、夹热，则症状表现上又各异。如《症因脉治》曰："湿痹之症，或一处麻痹不仁，或四肢手足不举，或半身不能转侧，或湿变为热，热变为燥，收引拘挛作痛，蜷缩难伸，名曰着痹，此湿痹之症也[16]404。"同时，指出所夹邪气不同，脉亦有所不同，曰："湿痹之脉：脉见浮濡，乃是风湿；脉见浮紧，乃是寒湿；脉洪而数，湿热之诊[16]405。"《医学入门》曰："大概风湿多侵乎上，肩背麻木，手腕硬痛；寒湿多侵乎下，脚腿木重；若上下俱得，身如板夹，脚如石坠[24]678。"《温病条辨》亦指出："湿聚热蒸，蕴于经络，寒战热炽，骨骱烦疼，舌色灰滞，面目萎黄，病名湿痹[25]65。"《证治汇补》亦对于风湿、寒湿、湿热所致不同症状进行了详尽描述，其曰："风湿，因汗出当风，久坐湿地所致，其症头汗面黄，遍身重着，骨节烦疼发热，至日晡转剧，不呕不渴，恶风不欲近衣，身有微汗，小便不利，大便亦难，脉浮虚而涩[9]43"，寒湿"其症头汗身痛，遍身拘急，不能转侧，近之则痛剧，遍身无汗，小便不利[9]43-44"，湿热"为麻为痹，或痛或痒[9]200"。

着痹的基本证候表现为肢体关节局部重着、麻木不仁、肿胀，但湿邪可夹杂风、寒、热等邪气致病，且影响广泛，因此，历代文献对于着痹（湿痹）临床表现的描述丰富而全面。

着痹与肌痹鉴别。《医宗必读》首次提出："肌痹，即着痹、湿痹也[15]266。"将肌痹作为着痹的别称，但其症状的描述"留而不移，汗多，四肢缓弱，皮肤不仁，精神昏塞"为典型的着痹表现。其后《证治汇补》《张氏医通》《类症治裁》等均随其说，把着痹称为肌痹，但描述的是着痹的症状。虽未言肌痹与着痹的关系，但所述症状为湿痹症状。此混淆了五淫痹与五体痹的概念和内容，近现代以来已分而述之。

着痹（湿痹）与香港脚（脚气）鉴别。《医方考》曰："脚气者，湿热在足，而作气痛也。湿热分争。湿胜则令人憎寒。热胜则令人壮热。此其为症……亦有疼痛不仁者，名曰湿痹[26]131。"本书将脚气之疼痛不仁者，称之为湿痹。从其对香港脚临床表现的描述可以看出，主要因足部湿邪或湿热壅滞所致，和前述着痹（湿痹）的概念有别，当加以鉴别。

4. 治法方药　对于着痹的治疗，后世医家在《内经》关于湿证论治和《伤寒杂病论》对湿痹，以及相关治疗论述的基础上，加以明确和完善。《圣济总录》首次提出治疗着痹的原则"治宜除寒湿，通行经络则瘥"[6]482，即着痹治疗当除寒湿以通经络。《医宗必读》曰："治着痹者，利湿为主，祛风解寒，亦不可缺，大抵参以补脾补气之剂。盖土强可能胜湿，而气足自无顽麻也[15]266。"指出着痹的治疗，以利湿为主，湿往往和风寒等相合伤人，故祛风散寒不可缺，同时，还需兼顾调理脏腑（脾）。《医醇賸义》亦曰："着痹者，病在肌肉，当补土燥湿[27]149。"再结合前文所述历代医家对于湿证治疗的论述，表明着痹的治疗当辨其虚实、病位，以及所兼之邪，治法主要有以下几个方面。

（1）祛风除湿　当风湿邪在表时，应祛风除湿，以微汗为度。常用方除《伤寒杂病论》所载白术附子汤、麻杏薏甘汤等，还有羌活胜湿汤、防己汤、海桐皮汤等。如《圣济总录》载防己汤"治风湿痹，肌肤不仁，体常汗出恶风"，海桐皮汤"治风湿痹不仁，肢体疼痛"[6]502。《景岳全书》论治湿痹曰："若羌活胜湿汤，乃祛风散湿之剂[8]1011。"《证治汇补》提出用羌活胜湿汤治疗风湿，曰："宜微解之，不可大汗，当用羌活胜湿汤[9]43。"

（2）散寒除湿　当寒湿侵袭，痹阻经脉，当散寒除湿，常用方有麻黄苍术汤、五积散、桂枝附子汤、乌头汤等。《张氏医通》载活络丹（《局方》）治"寒湿袭于经络而痛，肢体不能屈伸"[21]456。《圣济总录》载干蝎散"治寒湿痹，留着不去，四肢不仁"[6]484。《东垣试效方》用麻黄苍术汤"治寒湿所客，身体沉重，腰痛，面色萎黄不泽"等[28]496。《景岳全书》论治湿痹曰："五积散乃温经散湿之剂[8]1011。"《张氏医通》曰："寒湿，桂枝附子汤。""寒湿不可屈伸者，乌头汤、活络丹选用，并外用摩风膏[21]184。"

（3）利湿蠲痹　若内湿较重，阻碍膀胱气化，就会出现小便不利，大便反快，宜先行利小便，以通其阳气。常用方有茯苓汤、茯苓川芎汤、五苓散等。如《圣济总录》载茯苓汤"治风湿痹，留着不去，四肢痛麻，拘挛浮肿"[6]484。《黄帝素问宣明论方》载茯苓川芎汤治疗"着痹，留注不去，四肢麻，拘挛浮肿"[7]21。《景岳全书》论治湿痹曰："五苓散乃利水导湿之剂[8]1011。"

（4）燥湿运脾　饮食或情志伤脾，脾失健运，易生内湿，而内湿易招致外湿，如《金匮要略心典》所言："中湿者，亦必先有内湿而后感外湿，故其人平日土德不及而湿动于中，由是气化不速，而湿侵于外，外内合邪，为关节疼烦，为小便不利，大便反快，治之者必先逐内湿，而后可以除外湿[13]106。"治疗当燥湿运脾，常用方有除湿汤等。《奇效良方》载除湿汤治"寒湿所伤，身体重着，腰脚酸痛，大便溏泄，小便赤涩"[29]98。《景岳全书》论治湿痹曰："调气平胃散乃行气行湿之剂[8]1011。"《太平惠民和剂局方》用渗湿汤"治寒湿所伤，身重腰冷，如坐水中……腰下重疼，两脚疼痛，腿膝或肿或不肿，小便利，反不渴，悉能主之"[30]75。

（5）清热利湿　如湿热相合为痹，当清热利湿。常用方有二妙苍柏散、二妙散、加味二妙丸、当归拈痛汤、宣痹汤、加减木防己汤等。《证治准绳》曰："湿热相搏而风热郁不得伸，附着于有形也，宜苍术、黄柏之类[14]146。"《景岳全书》论治湿痹曰："湿热之为病者……可治以清凉，宜二妙散及加味二妙丸、当归拈痛汤之类主之[8]1011。"《温病条辨》载："湿聚热蒸，蕴于经络……病名湿痹，宣痹汤主之。""暑湿痹者，加减木防己汤主之[25]65。"

（6）补脾肾除湿　《景岳全书》曰："痹证之湿胜者……大抵治湿者欲其燥，欲燥者宜从暖，盖脾土喜燥而恶湿，喜暖而恶寒，故温脾即所以治湿也[8]1011。"又曰："有湿从内生者，以水不化气，阴不从阳而然也。悉由乎脾肾之亏败[8]1268。"因此，治疗当温补脾肾，除湿通痹。常用方有远志丸、真武汤、三因附子汤等。《圣济总录》载远志丸"治肾脏虚乏，久感寒湿，因而成痹"[6]479，虽此方载于肾痹治疗中，也可用于肾虚着痹的治疗。《普济本事方》用增损续断丸"治荣卫涩少，寒湿从之痹滞，关节不利而痛"[31]39。《景岳全书》曰："痹证之湿胜者……皆脾弱阴寒证也……真武汤乃温中除湿之剂，《三因》附子汤乃补脾燥湿之剂[8]1011。"《证治汇补》认为风湿治疗"若解表后，自汗多而身仍疼重者，防己黄芪汤"[9]43。《张氏医通》曰："着痹，用除湿蠲痛汤；不应，用补中益气加熟附子、羌活、苍术、黄柏[21]184。"

（7）活血化痰除湿 湿邪阻滞气机，气血运行不畅，津液不能正常输布排泄，随着病情的发展，酿生痰浊、瘀血，治当活血化痰除湿。常用方有二陈汤、麒麟竭散等。如《景岳全书》论治湿痹曰："二陈汤、六君子汤乃化痰祛湿之剂也[8]1011。"《明医指掌》用麒麟竭散治疗"寒湿相搏，血郁经络作痛"[32]165。

另外，在着痹的治疗过程中，需注意慎用大汗、大下、火攻。如《三因极一病证方论》论治湿曰："治之不得猛发汗及灼艾，泄泻惟利小便为佳。故论云，治湿不利小便，非其治也。大汗大下皆死[20]42。"

（8）针灸治疗 《针灸甲乙经》用三阳络、三阴交、条口等穴治疗湿痹，曰："嗜卧，身体不能动摇，大温（一本作'湿'），三阳络主[33]248。""足下热痛，不能久立，湿痹不能行，三阴交主之。""胫痛，足缓失履，湿痹，足下热，不能久立，条口主[33]249。"《针灸资生经》载"委中、下廉，疗风湿痹；环跳，治冷风湿痹"等[34]158。

【应用示例】

1. 湿热痰火痹阻 《孙文垣医案》：参军程方塘翁，年六十四，向以殉胤，服温补下元药太多，冬月下身着单裤，立溪边督工，受寒，致筋骨疼痛，肩井缺盆、脚膝跟踝、手肘掌后及骨节动处，皆红肿而痛，卧床褥三年。吴中溪视为虚而用虎潜丸，吴渤海视为寒而用大附子、肉桂、鹿茸，徐东皋认为湿，周皓认为血虚，张甲认为风，李乙认为历节，百治不瘥。腿间大肉尽消，惟各骨节处肿大而疼。予适在程道吾宅，乃逆予诊之。其脉弦涩有力，知其为湿热痰火，被寒气凝滞固涩经络也。节为药剂不对，故病日加。所取者，目中精神尚在，胃气仍未全损，但小水解下以瓦盆盛之，少顷则澄结为砂，色红而浊。两膝下及脚趾，皆生大疮，疮靥如靴钉状。此皆平昔服温补春方所致。病虽久，年虽高，独为有余之疾，不可因高年疾痼，弃不治也。乃特为先驱逐经络中凝滞，然后健脾消痰。俾新痰不生，气血日长，最后以补剂收功，斯得矣。翁生平好补畏攻，故进门者皆务迎合，予独反之。以新取威灵仙一斤，装新竹筒中，入烧酒二斤，塞筒口，刮去筒外青皮，重汤煮三炷官香为度，取出威灵仙，晒干，为末，用竹沥打糊为丸，梧桐子大，每早晚酒送下一钱，一日服二次。五日后大便泻出稠黏痰积半桶，肿痛消去大半。改以人参、石斛、苍术、黄柏、薏苡仁、苍耳子、牛膝、乌药叶、龟板、红花、犀角屑、木通，煎服二十帖。又用前末药服三日，又下痰积如前之半。仍以前煎药服半月，又将末药服三日，腹中痰渐少，乃为制丸药。以虎骨、晚蚕沙、苍术、黄柏、丹参、杜牛膝茎叶、苡仁、红花、五加皮、苍耳子、龟板，酒打面糊为丸，梧桐子大，每空心白汤送下七八十丸。外以丹溪保和丸食后服。半年痊愈。腿肉复完，步履如故[35]782。

2. 风寒湿痹阻 《儒门事亲》：又，一衲子因阴雨卧湿地，一半手足皆不随，若遇阴雨，其病转加，诸医皆作中风偏枯治之，用当归、芍药、乳香、没药、自然铜之类，久反大便涩，风燥生，经岁不已。戴人以舟车丸下之三十余行，去青黄沫水五升，次以淡剂渗泄之，数日手足皆举。戴人曰：夫风湿寒之气合而成痹，水湿得寒而浮蓄于皮腠之间，久而不去，内舍六腑。曰：用去水之药可也。水湿者，人身中之寒物也，寒去则血行，血行则气和，气和则愈矣[11]93。

《儒门事亲》 又尝治一税官，病风寒湿痹，腰脚沉重，浮肿，夜则痛甚，两足恶寒，经五六月间犹绵胫靴足。腰膝皮肤，少有跣露，则冷风袭之，流入经络，其痛转剧，走注上下，往来无定，其痛极处，便挛急而肿起，肉色不变，腠理间如虫行。每遇风冷，病必转增，饮食转减，肢体瘦乏，须人扶掖，犹能行立。所服者，乌附姜桂，种种燥热，燔针着灸，莫知其数，前后三年，不获一愈。一日，命予脉之，其两手皆沉滑有力。先以导水丸、通经散各一服，是夜泻三十余行，痛减半。逐渐服赤茯苓汤、川芎汤、防风汤。此三方在《宣明论》中治痹方是也，日三服，煎七八钱，浆浆然汗出。余又作玲珑灶法熏蒸，血热病必增剧。诸汗法古方亦多有之，惟以此发汗者世罕知之，故余尝曰：吐法兼汗，良以此夫[11]40。

3. 着痹虚证 《续名医类案》：李士材治陆文学，两足麻木。自服活血之剂不效，改服攻痰之剂又不效。半载后，手亦麻，左胁下有尺许不知痛痒。曰：此经所谓着痹也。六脉大而无力，气血皆损。用神效黄芪汤加茯苓、白术、当归、地黄，十剂后有小效。更用十全大补，五十余剂始安[36]382。

4. 风寒湿入络，宿瘀留恋 《丁甘仁医案》：汪左风寒湿三气杂至，合而为痹，风胜为行痹，寒胜为痛痹，湿胜为着痹。髀骨酸痛，入夜尤甚，亦痹之类。脉象沉细而涩，肝脾肾三阴不足，风寒湿三气入络，与宿瘀留恋，所以酸痛，入夜尤甚也。拟独活寄生汤加味。全当归二钱，西秦艽二钱，厚杜仲三钱，云茯苓三钱，大白芍二钱，青防风一钱，川独活一钱，五加皮三钱，紫丹参二钱，川桂枝四分，桑寄生三钱，嫩桑枝四钱，炙甘草五分，小活络丹一粒（入煎），怀牛膝二钱[37]103。

附录一：文献辑录

《备急千金要方》 诸痹由风寒湿三气并客于分肉之间。迫切而为沫，得寒则聚，聚则排分肉，肉裂则痛，痛则神归之，神归之则热，热则痛解，痛解则厥，厥则他痹发，发则如是，此内不在脏，而外未发于皮肤，居分肉之间，真气不能周，故为痹也。其风最多者，不仁则肿，为行痹，走无常处；其寒多者则为痛痹；其湿多者则为着痹；冷汗濡，但随血脉上下，不能左右去者，则为周痹也。在肌中更发更止，左以应左，右以应右者，为偏痹也[5]184。

《圣济总录》《内经》谓湿气胜者为着痹，地之湿气，感则害人皮肉筋脉，盖湿土也，土性缓，营卫之气，与湿俱留，所以湿胜则着而不移也。治宜除寒湿，通行经络则差[6]482。

《黄帝素问宣明论方》 着痹证主痹。湿气胜者为着痹，湿地水气甚，重着而不去，多汗而濡者，茯苓川芎汤主之，治着痹留注不去，四肢麻，拘挛浮肿。赤茯苓、桑白皮、防风、官桂、川芎、麻黄、芍药、当归、甘草（炙）各等分。上为末，每服二钱，水二盏，枣三枚，同煎至一盏，去滓，空心，温服。如欲出汗，以粥投之[7]21。

《景岳全书》 湿气胜者为着痹。以血气受湿则濡滞，濡滞则肢体沉重而疼痛顽木，留着不移，是为着痹。亦阴邪也[8]1010。

《证治汇补》 湿胜则血濡而不和，故重着不行，为着痹[9]3-4。

《诸病源候论》 若地下湿，复少霜雪，其山水气蒸，兼值暖，腲退人腠理开，便受风湿[10]42。

《儒门事亲》 其云："湿气胜者为着痹。"湿胜则筋脉皮肉受之，故其痹着而不去，肌肉削而着骨，世俗不知，反呼为偏枯。此疾之作，多在四时阴雨之时，及三月九月太阳寒水用事之月，故草枯水寒为甚。或濒水之地，劳力之人，辛苦失度，触冒风雨，寝处津湿，痹从外入。况五方七地，寒暑殊气，刚柔异禀，饮食起居，莫不相戾，故所受之邪各有浅深，或痛或不痛，或仁或不仁，或筋屈而不能伸，或引而不缩，寒则虫行，热则缩缓[11]22。

《景岳全书》 湿之为病，有出于天气者，雨雾之属是也，多伤人脏气；有出于地气者，泥水之属是也，多伤人皮肉筋脉；有由于饮食者，酒酪之属是也，多伤人六腑；有由于汗液者，以大汗沾衣，不遑解换之属是也。多伤人肤腠；有湿从内生者，以水不化气，阴不从阳而然也，悉由乎脾肾之亏败。其为证也，在肌表则为发热，为恶寒，为自汗；在经络则为痹，为重，为筋骨疼痛，为腰痛不能转侧，为四肢痿弱酸痛[8]1268。

《诸病源候论》 风寒湿三气杂至，合而成痹，其风湿气多，而寒气少者，为风湿痹也。由血气虚则受风湿而成此病[10]42。

《诸病源候论》 风湿之气偏多者，名风湿痹也。人腠理虚者，则由风湿气伤之，搏于血气，血气不行，则不宣，真邪相击，在于肌肉之间，故其肌肤尽痛。然诸阳之经，宣行阳气，通于身体，风湿之气客在肌肤，初始为痹，若伤诸阳之经，阳气行则迟缓，而机关弛纵，筋脉不收摄，故风湿痹而复身体手足不随也[10]41。

《景岳全书》 痹证之湿胜者，其体必重，或多寒，或多痰，或多汗，皆脾弱阴寒证也。若羌活胜湿汤，乃兼风散湿之剂也。五积散，乃温经散湿之剂也。真武汤，乃温中除湿之剂也。《三因》附子汤，乃补脾燥湿之剂也。调气平胃散，乃行气行湿之剂也。五苓散，乃利水导湿之剂也。二陈汤、六君子汤，乃化痰祛湿之剂也。大抵治湿者欲其燥，欲燥者宜从暖。盖脾土喜燥而恶湿，喜暖而恶寒，故温脾即所以治湿也。然又有湿热之为病者，必见内热之证、滑数之脉，方可治以清凉，宜二妙散及加味二妙丸、当归拈痛汤之类主之。其有热甚者，如抽薪饮之类亦可暂用，先清其火而后调其气血[8]1011。

《临证指南医案》 风湿肿痹，举世皆以客邪宜散，愈治愈剧，不明先因劳倦内伤也。盖邪之所凑，其气必虚[12]220。

《景岳全书》 治湿之法，凡湿从外入者，汗散之；湿在上者，亦宜微汗之；湿在中下二焦，宜疏利二便，或单用淡渗以利小便。治湿之法，古人云宜理脾、清热、利小便为上，故曰治湿不利小便，非其治也，此固然矣。然湿热之证多宜清利，寒湿之证多不宜利也。何也？盖凡湿而兼寒者，未有不由阳气之虚，而利多伤气，则阳必更虚，能无害乎？但微寒微虚者，即温而利之，自无不可，若大寒大虚者，则必不宜利，此寒湿之证，有所当忌者也。再若湿热之证，亦有忌利者，以湿热伤阴者也。阴气既伤而复利之，则邪湿未清，而精血已耗，如汗多而渴，热燥而烦，小水干赤，中气不足，溲便如膏之类，切勿利之，以致重损津液，害必甚矣。故凡治阳虚者，只宜补阳，阳胜则燥，而阴湿自退；阴虚者，只宜壮水，真水既行，则邪湿自无所容矣。此阴阳二证，俱有不宜利者，不可不察[8]1269。

《证治汇补》 湿症总治，势轻者，宜燥湿；势重者，宜利便。在外宜微汗，在内宜渗泄，所贵乎上下分消其湿。凡风药可以胜湿，泄小便可以引湿，通大便可以逐湿，吐痰涎可以祛湿。湿而有热，苦寒之剂燥之；湿而有寒，辛热之剂除之。湿宜健脾，脾虚多中湿，（陈无择）脾本喜燥恶湿者也，惟脾土衰弱，失健运之堤防，湿气停聚不化，使䐜胀四肢，溃透皮肉，喘满上逆，昏不知人，故治湿不知理脾，非其治也。湿乃津液之属，随气化而出者也，清浊不分，则湿气内聚，故治湿以利小便为上。湿淫所胜，助风以平之，有阳气不升，湿邪内陷者，当用升阳风药，以辅佐之。不可过服淡渗，重竭其气[9]42-43。

《金匮要略心典》 风、湿虽并为六淫之一，然风无形而湿有形，风气迅而湿气滞，值此雨淫湿胜之时，自有风易却而湿难除之势，而又发之速而驱之过，宜其风去而湿不与俱去也，故欲湿之去者，但使阳气内蒸而不骤泄，肌肉关节之间充满流行，而湿邪自无地可容矣。此发其汗，但微微似欲汗出之旨欤[13]106？

《诸病源候论》 凡有人风寒湿三气合至，而为痹也。湿痹者，是湿气多也，名为湿痹[10]170。

《证治准绳·杂病》 着痹者，着而不移，世称为麻木不仁之类是也[14]145。

《证治准绳·杂病》 湿痹者，留而不移，汗多，四肢缓弱，皮肤不仁，精神昏塞[14]146。

《医宗必读》 肌痹，即着痹、湿痹也。留而不移，汗多，四肢缓弱，皮肤不仁，精神昏塞，今名麻木[15]266。

《证治汇补》 肌痹，即湿痹、着痹也，留而不移，汗多，四肢缓弱，皮肤不仁，精神昏塞，俗名麻木[9]200。

《症因脉治》 湿痹之症：或一处麻痹不仁，或四肢手足不举，或半身不能转侧，或湿变为热，热变为燥，收引拘挛作痛，蜷缩难伸，名曰着痹，此湿痹之症也[16]404。

《医衡》 按痹者，闭也。皮肉筋骨为风寒湿气杂感，血脉闭塞而不流通也。三气之中，一气独甚，即能为痹。《内经》痹名甚多，不能细数。如云风痹寒痹湿痹者，指病之因；行痹痛痹着痹者，言病之状；肝心脾肺肾痹者，病之所属；筋脉肉皮骨者，病之所在。故昔人云：风寒湿气所为行痹、痛痹、着痹，又以所遇之时，所客之处，而命其名，非行，痛、着之外，别有筋脉五痹也[17]43。

《赤水玄珠》 经谓：湿气胜者为着痹。河间曰：着者，留着其处而不去，或四肢麻木拘挛也。经又曰：其不痛不仁者，病久入深，营卫之行涩，经络时疏，故不痛。皮肤不荣，故为不仁。夫所谓不仁者，或周身，或四肢，唧唧然麻木不知痛痒，如绳扎缚初解之状，古方名为麻痹者是也。《灵枢》曰：卫气不行则为麻木。丹溪曰：麻是气虚，木是湿痰死血，然则曰麻曰木者，以不仁中分而为二也。虽然亦有气血俱虚，但麻而不木者，亦有虚而感湿，麻木兼作者。又有因虚而感风寒湿三气乘之，故周身掣痛麻木并作者，古方谓之周痹，治法宜先汗而后补也。当以类而推治[18]290。

《外台秘要》 又枸杞酒，疗五内邪气，消渴风湿，下胸胁间气，头痛，坚筋骨，强阴。利大小肠，填骨髓，长肌肉，破除结气，五劳七伤，去胃中宿食，利耳目鼻衄吐血，内湿风疟，补中逐水，破积瘀脓，恶血石淋，长发，伤寒瘴气，烦躁满闷，虚劳喘息，逐热破血，及脚气肿痹方[19]340。

《三因极一病证方论》 中湿者，脉沉而细微缓，以湿溢人肌，肌浮，脉则沉细。夫湿者，在天为雨，在地为土，在人脏为脾，故湿喜归脾，脾虚喜中湿，故曰湿流关节。中之，多使人膜胀，四肢关节疼痛而烦，久则浮肿喘满，昏不知人。夹风，则眩晕呕哕；兼寒，则挛拳掣痛。治之不得猛发汗及灼艾，泄泻惟利小便为佳。故论云：治湿不利小便，非其治也。大汗大下皆死，详论治法，见伤暑门[20]42。

《证治准绳·杂病》 东垣云：身体沉重，走注疼痛，湿热相搏，而风热郁不得伸，附着于有形也。宜苍术、黄柏之类。湿伤肾，肾不养肝，肝自生风，遂成风湿，流注四肢筋骨，或入左肩髃，肌肉疼痛，渐入左指中，薏苡仁散主之[14]146。

《证治汇补》 湿热痰火，郁气死血，留经络四肢，悉能为麻为痹，或痛或痒，轻而新者，可以缓治，久而重者，必加川乌、附子，祛逐痰湿，壮气行经，断不可少，大便阻滞，必用大黄，昧者畏其峻利，多致狐疑，不知邪毒流满经络[9]200。

《张氏医通》 臂痛为风寒湿所搏，或因饮液流入，或因提挈重物，皆致臂痛，有肿者，有不肿者，除饮证外，其余诸痛，并宜五积散、蠲痹汤选用，虚人必加人参以助药力。若坐卧为风湿所搏，或睡后手出被外，为寒所袭而痛者，五积散；审知是湿痹经络，血凝气滞作痛，蠲痹汤[21]178。

《医学传心录》 《内经》曰："风、寒、湿三气杂至，合而为痹也。"风多则走注，寒多则掣痛，湿多则重着。痹者，犹闭也。风寒湿气侵入肌肤，流注经络，则津液为之不清，或变痰饮，或成瘀血，闭塞隧道，故作痛走注，或麻木不仁[22]89。

《诸病源候论》 湿痹之状，四肢或缓或急，骨节疼痛。邪气往来，连注不瘥，休作无度，故为湿痹注[10]170。

《医宗必读》 湿气胜者为着痹。肢体重着不移，或为疼痛，或为不仁。湿从土化，痛多发于肌肉，俗名麻木是也[15]265。

《张氏医通》 着痹者，肢体重着不移，疼痛麻木是也。盖气虚则麻，血虚则木，治当利湿为主，祛风解寒，亦不可缺，更须参以理脾补气之剂，盖土强自能胜湿，而气旺自无顽麻也[21]181。

《冯氏锦囊秘录》 此因雾露所伤，湿气存于腠理，故觉疼痛。因寒极生热则烦，湿气不散则闷，更有大便快而小便闭，舌有白苔，是因湿气下行故泻，阴阳不分故闭，丹田有热，胸中有寒，湿热熏蒸，故有白苔[23]165。

《症因脉治》 湿痹之脉：脉见浮濡，乃是风湿；脉见浮紧，乃是寒湿；脉洪而数，湿热之诊[16]404。

《医学入门》 上多风湿下寒湿。经言春为筋痹，夏为脉痹，仲夏为肌肉痹，秋为皮痹，冬为骨痹。言皮脉肌筋骨各以时而受风寒湿之邪也。大概风湿多侵乎上，肩背麻木，手腕硬痛；寒湿多侵乎下，脚腿木重；若上下俱得，身如板夹，脚如石坠。须分风寒湿多少治之。风多，痛走不定；寒多，掣痛，周身拘急，手足冷痹，与痛风无异；湿多，浮肿，重者一处不移。风多，乌药顺气散、三痹汤、越婢汤、单豨莶丸。寒多，五积散加天麻、附子，或蠲痹汤；寒湿，五积交加散。湿多，川芎茯苓汤、当归拈痛汤、防己黄芪汤、羌活胜湿汤、续断丸。又，冷痹身寒不热，腰脚沉冷，即寒痹之甚者，三痹汤合三五七散，或舒经汤、附子理中汤[24]678。

《温病条辨》 湿聚热蒸，蕴于经络，寒战热炽，骨骱烦痛，舌色灰滞，面目萎黄，病名湿痹。宣痹汤主之。经谓：风寒湿三者合而为痹。《金匮》谓：经热则痹。盖《金匮》诚补《内经》之不足。痹之因于寒者固多，痹之兼乎热者，亦复不少。合参二经原文，细验于临证之时，自有权衡。本论因载湿温而类及热痹，见湿温门中，原有痹证，不及备载痹证之全，学人欲求全豹，当于《内经》《金匮》、喻氏、叶氏以及宋元诸名家合而参之自得。大抵不越寒热两条，虚实异治。寒痹势重而治反易，热痹势缓而治反难，实者单病躯壳易治，虚者兼病脏腑，夹痰饮腹满等证，则难治矣，犹之伤寒两感也。此条以舌灰目黄，知其为湿中生热；寒战热炽，知其在经络；骨骱疼痛，知其为痹证。若泛用治湿之药，而不知循经入络，则罔效矣。故以防己急走经络之湿，杏仁开肺气之先，连翘清气分之湿热，赤豆清血分之湿热，滑石利窍而清热中之湿，山栀肃肺而泻湿中之热，薏苡淡渗而主挛痹，半夏辛平而主寒热，蚕沙化浊道中清气。痛甚加片子姜黄、海桐皮者，所以宣络而止痛也[25]65。

《证治汇补》 伤湿又兼风，名曰风湿，因汗出当风，久坐湿地所致，风湿，其症头汗面黄，遍身重着，骨节烦疼发热，至日晡转剧，不呕不渴，恶风不欲近衣，身有微汗，小便不利，大便亦难，脉浮虚而涩。症与伤寒相似，但脉不同耳，宜微解之，不可大汗，当用羌活胜湿汤，若解表后，自汗多而身仍疼重者，防己黄芪汤（伤寒书）[9]43。

《证治汇补》 伤湿又兼寒，名曰寒湿。因先受湿气，又伤生冷，其症头汗身痛，遍身拘急，不能转侧，近之则痛剧，遍身无汗，小便不利症与风湿相似，但大便转泄耳。宜渗湿汤主之。带表，五积交加散。里寒，附子理中汤。寒多浮肿者，术附汤（伤寒书）[9]43-44。

《证治汇补》 湿热痰火，郁气死血，留经络四肢，悉能为麻为痹，或痛或痒[9]200。

《医宗必读》 治着痹者，利湿为主，祛风解寒，亦不可缺，大抵参以补脾补气之剂。盖土强可以胜湿，而气足自无顽麻也[15]266。

《温病条辨》 暑湿痹者，加减木防己汤主之。此治痹之祖方也。风胜则引，引者（吊痛掣痛之类，或上或下，四肢游走作痛，经谓行痹是也）加桂枝、桑叶。湿胜则肿，肿者（土曰敦阜）加滑石、萆薢、苍术。寒胜则痛，痛者加防己、桂枝、姜黄、海桐皮。面赤，口涎自出者（《灵枢》谓：胃热则廉泉开），重加石膏、知母。绝无汗者，加羌活、苍术，汗多者加黄芪、炙甘草。兼痰饮者，加半夏、厚朴、广皮。因不能备载全文，故以祖方加减如此，聊示门径而已[25]66。

《医方考》 脚气者，湿热在足，而作气痛也。湿热分争，湿胜则令人憎寒，热胜则令人壮热。此其为证。亦有兼头疼者，颇类伤寒，惟其得病之始，本于脚气为异耳。又不可以脚肿为拘，亦有痛而有肿者，名曰干脚气。亦有缓纵不随者，名曰缓风。亦有疼痛不仁者，名曰湿痹[26]131。

《医醇賸义》 着痹者，病在肌肉，当补土燥湿，立极汤主之[27]149。

《圣济总录》 防己汤治风湿痹，肌肤不仁，体常汗出恶风……海桐皮汤方：治风湿痹不仁，肢体疼痛[6]502。

《张氏医通》 活络丹（《局方》）治寒湿袭于经络而痛，肢体不能屈伸[21]456。

《圣济总录》 治寒湿痹，留着不去，四肢不仁，干蝎散方[6]484。

《东垣试效方》 麻黄苍术汤：治寒湿所客，身体沉重，腰痛，面色萎黄不泽[28]496。

《张氏医通》 着痹者，痹着不仁。经曰：营气虚则不仁，卫气虚则不用，营卫俱虚，则不仁且不用。《灵枢》云：卫气不行，则为麻木。东垣治麻痹，必补卫气而行之。浑身麻木不仁，或左或右，半身麻木，或面或头，或手臂或脚腿，麻木不仁，并宜神效黄芪汤。皮肤间麻木，此肺气不行也，本方去蔓荆倍黄芪加防风。如肌肉麻，营气不行也，去蔓荆加桂枝、羌、防。手足麻痹，臂痛不能举、多眠昏冒者，支饮也，气口脉滑，指迷茯苓丸，脉浮者，二陈汤加桂枝、枳、桔。若手麻乃是气虚，十指麻乃是湿痰死血，手指麻木是气不行，有顽痰死血也，导痰汤加乌药、苍术。风吹手足酸疼而肿，是寒湿，桂枝附子汤。因于风者，百节走痛，乌药顺气散加羌活、南星、苍术。因于湿者，天阴即发，身体沉重酸疼，除湿蠲痛汤；在上痛者，加桂枝、桔梗；在下痛者，加防己、木通；多汗，加黄芪、防风；自汗身重，防己黄芪汤。寒湿不可屈伸者，乌头汤、活络丹选用，并外用摩风膏[21]184。

《圣济总录》 茯苓汤治风湿痹留着不去，四肢麻，拘挛浮肿[6]484。

《金匮要略心典》 中湿者，亦必先有内湿而后感外湿，故其人平日土德不及而湿动于中，由是气化不速，而湿侵于外，外内合邪。为关节疼烦，为小便不利，大便反快。治之者必先逐内湿，而后可以除外湿[13]106。

《奇效良方》 除湿汤治寒湿所伤，身体重着，腰脚酸痛，大便溏泄，小便赤涩[29]98。

《太平惠民和剂局方》 渗湿汤：治寒湿所伤，身重腰冷，如坐水中，小便或涩或出，大便溏泄。皆因坐卧湿处，或因雨露所袭，或因汗出衣衾冷湿，久久得之。腰下重疼，两脚疼痛，腿膝或肿或不肿，小便利，反不渴，悉能主之[30]75。

《圣济总录》 远志丸方治肾脏虚乏，久感寒湿，因而成痹[6]479。

《普济本事方》 增损续断丸治荣卫涩少，寒湿从之痹滞，关节不利而痛者[31]39。

《张氏医通》 着痹，用除湿蠲痛汤；不应，用补中益气加熟附子、羌活、苍术、黄柏[21]184。

《明医指掌》 寒湿相搏，血郁经络作痛者，麒麟竭散[32]165。

《针灸甲乙经》 足不仁，刺风府。腰以下至足清不仁，不可以坐起，尻不举，腰俞主之。痹，会阴及太渊、消泺、照海主之。嗜卧，身体不能动摇，大温（一本作湿），三阳络主之。骨痹烦满，商丘主之。足下热痛，不能久坐，湿痹不能行，三阴交主之。膝内廉痛引髌，不可屈伸，连腹引咽喉痛，膝关主之。痹，胫重，足跗不收，跟痛，巨虚下廉主之。胫痛，足缓失履，湿痹，足下热，不能久立，条口主之。胫苕苕（一本作苦）。痹，膝不能屈伸，不可以行，梁丘主之。膝寒痹不仁，不可屈伸，髀关主之[33]248-249。

《针灸资生经》 天井，治惊悸瘈疭，风痹臂肘痛，捉物不得。肩贞，治风痹手臂不举，肩中热痛。尺泽，治风痹肘挛，手臂不举。消泺，治寒热风痹，项痛肩背急。膝关，治风痹膝内痛引髌，不可屈伸，咽喉痛。跗阳，治痿厥风痹，头重颠痛，髀枢骨胻痛，瘈疭，风痹不仁，时有寒热，四肢不举。阴辅、阳关，治风痹不仁。委中，治风痹。少海，疗风痹。委中、下廉，疗风湿痹。环跳，治冷风湿痹，治卒病肉痹不知人[34] 158。

附录二：常用方药

白术附子汤方：白术二两，附子一枚（炮），甘草一两（炙），生姜一两半（切），大枣六枚（劈）。上五味，以水三升，煮取一升，去滓，分温三服，一服觉身痹，半日许再服，三服都尽，其人如冒状，勿怪，即术、附并走皮中，逐水气，未得除故耳。（《金匮要略·痉湿暍病脉证治》）[3] 14

麻黄杏仁薏苡甘草汤方：病者一身尽疼，发热，日晡所剧者，名风湿。此病伤于汗出当风，或久伤取冷所致也。可与麻黄杏仁薏苡甘草汤。麻黄半两（去节，汤泡），甘草一两（炙），薏苡仁半两，杏仁十个（去皮尖，炒）。上锉麻豆大，每服四钱匕，水盏半，煮八分，去滓，温服，有微汗，避风。（《金匮要略·痉湿暍病脉证治》）[3] 12-13

防己汤方：治风湿痹，肌肤不仁，体常汗出恶风。防己二两，白术一两半，桂（去粗皮）、茵芋、丹参、五加皮（锉）各一两，牛膝（酒浸，切，焙）、细辛（去苗叶）、甘草（炙）各半两。右九味，粗捣筛。每服五钱匕，水一盏半，入生姜五片，煎至八分，去滓温服，不拘时候，日二。（《圣济总录》）[6] 502

海桐皮汤方：治风湿痹不仁，肢体疼痛。海桐皮、丹参、桂（去粗皮）、防己各一两，甘草（炙）、麻黄（去根节）、天门冬（去心，焙）各二两。上八味，锉如麻豆。每服四钱匕，水一盏，入生姜五片，煎至七分，去滓温服，不拘时。（《圣济总录》）[6] 502

羌活胜湿汤：治外伤湿气，一身尽痛者。此方通治湿证。羌活、独活各二钱，藁本、防风各钱半，蔓荆子、川芎、炙甘草各五分。水二盅，煎八分。食后温服。如身重腰痛沉沉然，经有寒也，加酒防己五分，附子五分。（《景岳全书》）[8] 1640

活络丹（局方）：治寒湿袭于经络而痛，肢体不能屈伸。川乌头（炮）、地龙（去土，炮，研）、南星（炮）各三两，乳香、没药（酒研飞，澄定，晒干）各一两二钱。上五味为末，酒曲糊丸，如弹子大，干透蜡护，临服剖开，空腹，荆芥汤或陈酒或四物汤化下。痛处色红肿者勿用。（《张氏医通》）[21] 456

干蝎散方：治寒湿痹，留着不去，四肢不仁。干蝎（炒）、侧子（炮裂，去皮脐）、独活（去芦头）、桑螵蛸（炒）各一两，踯躅花（醋拌，炒）、天南星（炮）各半两，萆薢（锉）、天麻、桂（去粗皮）各一两。右九味，捣罗为散。每服一钱匕，温酒调下，不拘时。（《圣济总录》）[6] 484

麻黄苍术汤：治寒湿所客，身体沉重，腰痛，面色萎黄不泽。麻黄一钱，桂枝半钱，杏仁十个，草豆蔻半钱，半夏半钱，炒曲一钱，苍术二钱，橘皮一钱，泽泻一钱，白茯苓一钱，猪苓半钱，黄芪三分，炙甘草二分。上药㕮咀，如麻豆大，作一服，水二盏，煎至一盏，去滓，稍热服，食前。（《东垣试效方》）[28] 496

《局方》五积散：治感冒寒邪，头疼身痛，项背拘急，恶寒呕吐，肚腹疼痛，及寒湿客于经络，腰脚骨髓酸痛，及痘疮寒胜等证。当归、麻黄、苍术、陈皮各一钱，厚朴（制）、干姜（炮）、芍药、枳壳各八分，半夏（炮）、白芷各七分，桔梗、甘草（炙）、茯苓、肉桂、人参各五分，川芎四分。水二盅，姜三片，葱白三茎，煎八分，不拘时服。又歌曰：痢后遍生脚痛风，《局方》五积自能攻。就中或却麻黄去，酒煮多多服见功。(《景岳全书》)[8]1675

桂枝加附子汤（玉函）：治亡阳漏风，肢体屈伸不和。桂枝汤加熟附子一钱。(《张氏医通》)[21]184

金匮乌头汤：治病历节痛，不可屈伸，及脚气疼痛。麻黄六钱（去节），黄芪（姜汁和蜜炙）、芍药（酒炒）各三钱，甘草一钱（炙），川乌头一枚（叹咀，以蜜一升煎取五合，即出乌头）。上除乌头，叹咀四味，以水三升，煮取一升，去滓，内蜜煎中更煎之，分二服；不知，尽服之。(《张氏医通》)[21]457

摩风膏：治风毒攻注，筋骨疼痛。蓖麻子一两（去壳，研），川乌头半两（生，去皮），乳香一钱半（研）。上以猪脂研成膏，烘热涂患处，以手心摩之，觉热如火效。(《张氏医通》)[21]457

茯苓汤方：赤茯苓（去黑皮）、桑根白皮各二两，防己、桂（去粗皮）、川芎各一两半，甘草三两（炙），芍药、当归（切，焙）、麻黄（去根节，先煮，掠去沫，焙干）各一两半。上九味，粗捣筛，每服六钱匕，以水二盏，枣三枚劈破，同煎去滓，取一盏温服，空心临卧时。如欲出自汗，服药了以生姜热粥投之，汗出自慎外风。(《圣济总录》)[6]484

茯苓川芎汤：治着痹留注不去，四肢麻，拘挛浮肿。赤茯苓、桑白皮、防风、官桂、川芎、麻黄、芍药、当归、甘草（炙）各等分。上为末，每服二钱，水二盏，枣三枚，同煎至一盏，去滓，空心，温服。如欲出汗，以粥投之。(《黄帝素问宣明论方》)[7]21

仲景五苓散：治暑热烦躁，霍乱泄泻，小便不利而渴，淋涩作痛，下部湿热。白术、猪苓、茯苓各七钱半，肉桂五钱，泽泻一两二钱半。古法为细末，每服二钱，白汤调下，日三服。今法以水煎服。(《景岳全书》)[8]1640

调气平胃散：治胃气不和，胀满腹痛。厚朴（制）、陈皮、木香、乌药、白豆蔻、砂仁、白檀香各一钱，甘草五分，苍术钱半，藿香一钱二分。水一盅半，生姜三片，煎八分，食远温服。(《景岳全书》)[8]1625

除湿汤：治寒湿所伤，身体重着，腰脚酸疼，大便溏泄，小便赤涩。半夏曲一钱半（炒），厚朴一钱半（姜制），苍术二钱（米泔浸），藿香一钱，陈皮一钱半（去白），白茯苓二钱（去皮），白术二钱，甘草一钱。作一服，水二盅，生姜七片，红枣一枚，煎至一盅，食前服。(《奇效良方》)[29]98

渗湿汤：苍术、白术、甘草（炙）各一两，茯苓（去皮）、干姜（炮）各二两，橘红、丁香各一分。右叹咀，每服四钱，水一盏半，枣一枚，姜三片，煎七分，食前温服。(《太平惠民和剂局方》)[30]75

丹溪二妙散：治湿热在经，筋骨疼痛，如有气加气药，如血虚加补血药，如痛甚加姜汁，热辣服之。黄柏（炒）、苍术（去皮，炒制）各等分。上为末，捣生姜煎沸汤调服。此二物皆有雄壮之气，如气实者，加少酒佐之。此即《集要》二神汤，各三钱半，用水煎，空心服。一方以二妙为君，加甘草、羌活各二钱，陈皮、芍药各一钱，威灵仙五分（酒炒）为末，服之佳。(《景岳全书》)[8]1694

加味二妙丸：治两足湿痹，疼痛如火燎，从两足跗热起，渐至腰胯，或麻痹痿软，皆是湿热为病，此方主之。归尾、川牛膝、川草薢、防己、龟板（酥炙）各一两，苍术四两（米泔浸，炒），黄柏二两（酒浸，晒干）。酒煮面糊为丸，桐子大。每服百丸，空心姜盐汤送下。(《景岳全书》)[8]1694

东垣当归拈痛汤：治湿热为病，肢节烦疼，肩背沉重，胸膈不利，手足遍身流注疼痛，热肿等证。羌活、黄芩、炙甘草、茵陈各五钱，人参、苦参、升麻、干葛、苍术各二钱，防风、归身、白术、知母、猪苓、泽泻各一钱半。上药叹咀，每服一两，水煎空心服，临睡再服。(《景岳全书》)[8]1693

宣痹汤方（苦辛通法）：防己五钱，杏仁五钱，滑石五钱，连翘三钱，山栀三钱，薏苡仁五钱，半夏三钱（醋炒），晚蚕沙三钱，赤小豆皮三钱。赤小豆乃五谷中之赤小豆，味酸肉赤，凉水浸取皮用。非药肆中之赤小豆，药肆中之赤豆乃广中野豆，赤皮蒂黑肉黄，不入药者也。水八杯，煮取三杯，分温

三服。痛甚，加片子姜黄二钱，海桐皮三钱。（《温病条辨》）[25]65

加减木防己汤（辛温辛凉复法）：防己六钱，桂枝三钱，石膏六钱，杏仁四钱，滑石四钱，白通草二钱，薏仁三钱。水八杯，煮取三杯，分温三服。见小效不即退者，加重服，日三夜一。（《温病条辨》）[25]65

远志丸方：治肾脏虚乏，久感寒湿，因而成痹，补损益气。远志（去心）、山芋、肉苁蓉（去皱皮，酒浸，切，焙）、牛膝（去苗，酒浸，切，焙）各一两，石斛（去根）、天雄（炮裂，去皮脐）、巴戟天（去心）、人参、山茱萸、泽泻、菟丝子（酒浸一宿，别捣）、茯神（去木）、覆盆子、续断、生干地黄（焙）、桂（去粗皮）、鹿茸（酒炙，去毛）、甘草（炙，锉）、附子（炮裂，去皮脐）、牡丹皮、白茯苓（去黑皮）、五味子、杜仲（去粗皮，炙，锉）各一分，蛇床子、楮实（微炒）、黄芪各一两。右二十六味，捣罗为末，炼蜜和捣数百下，丸如梧桐子大。每服空心温酒下二十丸，加至三十丸。（《圣济总录》）[6]479

增损续断丸：治荣卫涩少，寒湿从之痹滞，关节不利而痛者。杨吉老方。川续断（洗，推去，焙筋，锉）、薏苡仁、牡丹皮、山芋、桂心（不见火）、白茯苓（去皮）、黄芪（蜜炙）、山茱萸（连核）、石斛（去根，净洗，细锉，酒炒）、麦门冬（用水渫去心）各一两，干地黄三两（九蒸九曝，焙干秤），人参（去芦）、防风（去钗股，炙）、白术（炮）、鹿角胶各七钱。上为细末，炼蜜丸如梧子大。每服三四十丸，温酒下，空心食前。（《普济本事方》）[31]39

《三因》附子汤：治风寒湿痹，骨节疼痛，皮肤不仁，肌肉重着，四肢缓纵。附子（生）、白芍药、桂心、甘草、白茯苓、人参、干姜各三两，白术一两。上药㕮咀，每服四钱，水煎服。（《景岳全书》）[8]1701

仲景真武汤：治少阴伤寒，腹痛，小便不利，四肢沉重疼痛，自下利者，此为有水气，其人或咳，或小便利，或下利，或呕者。茯苓、芍药、生姜各三两，白术二两，附子一枚（炮去皮，切八片）。上五味，以水八升，煮取三升，去滓。温服七合，日三服。若咳者，加五味子半升，细辛、干姜各一两。小便利者，去茯苓；下利者，去芍药，加干姜二两。呕者，去附子，加生姜足前成半斤。（《景岳全书》）[8]1711

防己黄芪汤：防己一两，甘草半两（炒），白术七钱半，黄芪一两一分（去芦）。上锉麻豆大，每抄五钱匕，生姜四片，大枣一枚，水盏半，煎八分，去滓，温服，良久再服。喘者加麻黄半两，胃中不和者加芍药三分，气上冲者加桂枝三分，下有陈寒者加细辛三分。服后当如虫行皮中，从腰下如冰，后坐被上，又以一被绕腰以下，温令微汗，差。（《金匮要略·痉湿暍病脉证治》）[3]13

除湿蠲痛汤：治身体沉重酸疼，天阴即发。苍术（泔浸，去皮，切）、白术（同苍术炒）各二钱，羌活、茯苓、泽泻各半钱，陈皮一钱，甘草五分（炙）。水煎，入姜汁、竹沥各数匕。热服，取微汗效。（《张氏医通》）[21]457

《局方》二陈汤：治痰饮呕恶，风寒咳嗽，或头眩心悸，或中脘不快，或因生冷，或饮酒过多，脾胃不和等证。陈皮、半夏（制）各三钱，茯苓二钱，炙甘草一钱。水二盅，姜三五片，枣一枚，煎八分，食远服。（《景岳全书》）[8]1624

六君子汤：治脾胃虚弱，饮食少思，或久患疟痢，或食饮难化，或呕吐吞酸，或咳嗽喘促。若虚火等证，须加炮姜，其功尤速。即前四君子汤（编者注：人参、白术、茯苓各二钱，炙甘草一钱，加姜、枣，水煎服，或加粳米百粒）。加陈皮、半夏各一钱五分。（《景岳全书》）[8]1608

麒麟竭散：血竭六钱，乳香六钱，没药六钱，白芍药六钱，当归六钱，水蛭二钱（炒焦），麝香二钱，虎胫骨五钱（酥炙）。末之，每服三钱，食前酒调下。（《明医指掌》）[32]165

本章学术精要

1. 病名与概述

（1）**病名源流**　着痹首载于《内经》，属五淫痹之一，以湿邪致病为主，又称湿痹。后世医家如《备急千金要方》《证治汇补》等沿用此名，强调其肢体重着、缠绵难愈的特点。西医学中的类风湿关节炎、痛风性关节炎等疾病在病程中可出现类似症状。需与行痹、痛痹鉴别，虽均为风寒湿三气杂至，但着痹以湿邪偏盛，突出表现为肿胀、麻木。

（2）**疾病特点**　本病好发于青壮年，无明显性别差异，长夏与冬季多见。临床以关节肌肉重着、酸痛、肿胀、麻木为主，病程迁延，易反复发作。湿邪常夹风、寒、热为患，后期可累及脏腑，出现小便不利、大便溏泄等全身症状。

2. 病因病机

（1）**外邪侵袭**　居处潮湿、冒雨涉水等致湿邪外侵，或兼风寒热邪，阻滞经络气血。《内经》明确指出"湿气胜者为着痹"，湿性黏滞，易困脾土，导致气机不畅。

（2）**正气不足**　素体气血亏虚、营卫失调，腠理不固，湿邪乘虚而入。《灵枢》强调血气皆少则善痹，脾虚失运则内湿滋生，与外湿相合为病。

（3）**痰瘀互结**　湿邪久留，阻碍气机，津液凝聚成痰，血行涩滞成瘀，痰瘀痹阻加重病情。《证治汇补》提出"湿热痰火，郁气死血"是麻木不仁的重要病机。

（4）**脏腑失调**　脾虚湿盛为核心，久病及肾，阳气衰微，水湿不化；或湿郁化热，耗伤阴液，形成虚实夹杂之证。

3. 临床表现与鉴别

（1）**核心症状**　肢体关节沉重如裹，局部肿胀，皮肤麻木不仁，活动受限。湿夹寒者痛处固定，遇冷加重；湿夹热者局部红肿灼热；湿兼风者疼痛游走。可伴汗多黏腻、头重如裹、胸闷纳呆等全身症状。

（2）**辨证要点**　需与行痹、痛痹鉴别：行痹以游走性疼痛为主，痛痹以冷痛剧烈为特征。脏腑受累时，需辨明湿困脾胃（腹胀便溏）或湿浊犯肺（咳喘痰多）。

（3）**分期特点**　急性期以关节肿胀、重着为主；慢性期肌肉萎缩、僵硬；重证可出现脏腑功能紊乱，如心痹（心悸）、肾痹（水肿）等。

4. 治法与方药

（1）**祛湿通络**　湿邪偏盛者，治以健脾利湿，方选渗湿汤、五苓散；寒湿者温散并用，用麻黄加术汤、乌头汤；湿热者清热利湿，选加味二妙丸、当归拈痛汤。

（2）**调和营卫**　营卫不和者，桂枝附子汤、防己黄芪汤为主，辅以羌活、防风等祛风药，体现"微微似汗"的治湿原则。

（3）**化痰逐瘀**　痰瘀阻络者，用二陈汤合桃红四物汤，或活络丹；久病入络加虫类药如全蝎、地龙。

（4）**补益脾肾**　脾虚者参苓白术散加减；肾阳虚用真武汤、附子理中汤；肝肾阴虚选虎潜丸。

（5）**针灸特色**　取足三里、阴陵泉等健脾要穴，配合艾灸温阳化湿；局部肿胀采用刺络放血祛除湿浊。

5. 转归与调护

（1）**预后因素**　单纯湿邪在表者预后良好；湿邪入里累及脏腑者难治，如《灵枢》所言"着痹不移，䐃肉破，身热"属逆证。及时利小便、通阳气是关键。

（2）**传变规律**　湿邪上犯可致头重如裹，下注则见下肢浮肿；内传脾胃致腹胀泄泻，入肾则腰冷水肿。病程中需防湿邪化热伤阴或寒化伤阳。

（3）**调护要点**　避居潮湿环境，衣着干燥保暖；饮食忌生冷肥甘，多用薏苡仁、茯苓等健脾利湿之品；适度运动促进气血流通。情志上忌忧思伤脾，保持气机调畅。急性期卧床休息，慢性期加强关节功能锻炼。

6. 学术传承

（1）**病机拓展**　金元医家补充"内湿致痹"理论，重视脾胃运化；清代提出"久痹必瘀"，完善痰瘀致病学说。《临证指南医案》强调劳倦内伤是湿邪深伏的内在基础。

（2）**诊断细化**　补充湿痹特异性体征：舌苔厚腻、脉濡缓；皮肤多汗而黏；关节腔积液。提出"湿痹三辨"：辨表里、寒热、虚实。

7. 临证精要

（1）**分期论治**　急性期重在祛邪，利湿不忘健脾；缓解期攻补兼施，常用黄芪、白术配防己、薏苡仁；慢性期注重温阳化瘀，附子、桂枝与当归、川芎并用。

（2）**特色疗法**　外治采用药浴、膏摩；导引法选用八段锦"调理脾胃须单举"式，加强气机升降。

（3）**难点突破**　顽固性肿胀加用葶苈子、泽泻利水消肿；麻木不仁佐以马钱子粉（炮制后）通络；并发脏腑损害时，中西医结合治疗，如心功能不全联用葶苈大枣泻肺汤与强心剂。

着痹属虚实夹杂之证，湿邪困阻、气血失调、脏腑失和为病机核心。治疗当分阶段施治，初期以化湿通络为主，久病兼顾健脾益肾，配合针灸、药浴等外治法综合干预。古籍辨治理论与现代风湿病学相结合，为类风湿关节炎、痛风等疾病提供诊疗思路，尤重"祛湿务尽"与整体脏腑调理。临床需注重环境防潮、饮食健运、适度导引，形成防治一体体系，阻断湿邪内传脏腑之变。

参考文献

［1］未著撰人. 黄帝内经素问［M］. 北京：人民卫生出版社，2012.

［2］未著撰人. 灵枢经［M］. 北京：人民卫生出版社，2012.

［3］（汉）张仲景. 金匮要略［M］. 北京：学苑出版社，2007.

［4］（清）顾观光. 神农本草经［M］. 北京：人民卫生出版社，1956.

［5］李景荣，苏礼，任娟莉，等. 备急千金要方校释［M］. 北京：人民卫生出版社，1998.

［6］（宋）赵佶. 圣济总录（上册）［M］. 北京：人民卫生出版社，1982.

［7］（金）刘元素. 黄帝素问宣明论方［M］. 北京：中国中医药出版社，2007.

［8］李志庸. 张景岳医学全书·景岳全书［M］. 北京：中国中医药出版社，1999.

［9］（清）李用粹. 证治汇补［M］. 上海：上海卫生出版社，1958.

［10］高文柱，沈澍农. 中医必读百部名著·诸病源候论［M］. 北京：华夏出版社，2008.

［11］焦振廉. 中医必读百部名著（临床通用卷）·儒门事亲［M］. 北京：华夏出版社，2007.

［12］黄英志. 叶天士医学全书·临证指南医案［M］. 北京：中国中医药出版社，1999.

［13］孙中堂. 尤在泾医学全书·金匮要略心典［M］. 北京：中国中医药出版社，1999.

［14］陆拯. 王肯堂医学全书·证治准绳［M］. 北京：中国中医药出版社，1999.

[15] 包来发. 李中梓医学全书·医宗必读 [M]. 北京：中国中医药出版社，1999.

[16]（明）秦景明. 症因脉治 [M]. 上海：第二军医大学出版社，2008.

[17]（清）沈时誉. 医衡 [M]. 上海：上海书店出版社，1985.

[18] 韩学杰，张印生. 孙一奎医学全书·赤水玄珠 [M]. 北京：中国中医药出版社，1999.

[19] 高文柱，张效霞. 中医必读百部名著·外台秘要方 [M]. 北京：华夏出版社，2009.

[20]（宋）陈无择. 三因极一病证方论 [M]. 北京：中国中医药出版社，2007.

[21] 张民庆，王兴华，刘华东. 张璐医学全书·张氏医通 [M]. 北京：中国中医药出版社，1999.

[22]（清）钱乐天. 医学传心录 [M]. 石家庄：河北人民出版社，1975.

[23] 田思胜. 冯兆张医学全书·冯氏锦囊秘录 [M]. 北京：中国中医药出版社，2015.

[24]（明）李梴. 医学入门 [M]. 上海：上海科学技术出版社，1997.

[25] 李刘坤. 吴鞠通医学全书·温病条辨 [M]. 北京：中国中医药出版社，1999.

[26] 郭君双. 吴昆医学全书·医方考 [M]. 北京：中国中医药出版社，1999.

[27]（清）费伯雄. 医醇賸义 [M]. 北京：中国医药科技出版社，2018.

[28]（金）李东垣. 东垣医集·东垣试效方 [M]. 北京：人民卫生出版社，1993.

[29]（明）董宿. 奇效良方（上册）[M]. 天津：天津科学技术出版社，2003.

[30]（宋）太平惠民和剂局. 太平惠民和剂局方 [M]. 北京：人民卫生出版社，1985.

[31]（宋）许叔微. 普济本事方 [M]. 北京：中国中医药出版社，2007.

[32]（明）皇甫中. 明医指掌 [M]. 北京：中国中医药出版社，2006.

[33]（晋）皇甫谧. 针灸甲乙经 [M]. 北京：学苑出版社，2007.

[34]（宋）王执中. 针灸资生经 [M]. 北京：中国医药科技出版社，2021.

[35] 韩学杰，张印生. 孙一奎医学全书·孙文垣医案 [M]. 北京：中国中医药出版社，1999.

[36]（清）魏之琇. 续名医类案 [M]. 北京：人民卫生出版社，1997.

[37]（清）丁甘仁. 丁甘仁医案 [M]. 北京：人民卫生出版社，2007.

第十章 热痹

　　热痹为外感热邪或脏腑功能失调、内伤生热等所致的痹病，可夹风、夹湿、夹痰，流注经络、四肢、关节、肌肉等，阻滞气血。其临床表现以全身发热，关节肌肉灼热、疼痛，甚或局部红肿，灼热、痛不可触，不能屈伸为特点，可涉及一个或多个关节。热痹属于五淫痹之一，其病名最早见于《内经》。本病的发病年龄以青壮年为多，女性多于男性，好发部位为膝、踝、趾（指）掌关节。西医学的感染性关节炎、创伤性关节炎、急性风湿性关节炎、类风湿关节炎、系统性红斑狼疮、红斑肢痛症、痛风性关节炎等在病程阶段中表现为热痹时，均可参考本节进行辨治。

【经典原文】

　　《素问·痹论》 痹或痛，或不痛，或不仁，或寒，或热，或燥，或湿，其故何也？岐伯曰：痛者，寒气多也，有寒故痛也。其不痛不仁者，病久入深，荣卫之行涩，经络时疏，故不通，皮肤不营，故为不仁。其寒者，阳气少，阴气多，与病相益，故寒也。其热者，阳气多，阴气少，病气胜阳遭阴，故为痹热。其多汗而濡者，此其逢湿甚也。阳气少，阴气盛，两气相感，故汗出而濡也。帝曰：夫痹之为病，不痛何也？岐伯曰：痹在于骨则重，在于脉则血凝而不流；在于筋则屈不伸，在于肉则不仁，在于皮则寒。故具此五者，则不痛也。凡痹之类，逢寒则虫，逢热则纵[1] 167。

　　《素问·四时刺逆从论》 厥阴有余病阴痹，不足病生热痹，滑则病狐疝风，涩则病少腹积气[1] 240。

　　《素问·至真要大论》 热淫于内，治以咸寒，佐以甘苦，以酸收之，以苦发之……火淫于内，治以咸冷，佐以苦辛，以酸收之，以苦发之[1] 345。

　　《素问·阴阳应象大论》 风胜则动，热胜则肿，燥胜则干，寒胜则浮，湿胜则濡泄[1] 23。

　　《灵枢·刺节真邪》 虚邪之中人也……与卫气相搏，阳胜者则为热[2] 131。

　　《灵枢·刺节真邪》 寒与热相搏，久留而内着……热胜其寒，则烂肉腐肌为脓，内伤骨，内伤骨为骨蚀[2] 131。

　　《灵枢·官针》 输刺者，直入直出，稀发针而深之，以治气盛而热者也[2] 21。

　　《素问·刺热》 热病始手臂病者，刺手阳明太阴而汗出止。热病始于头首者，刺项太阳而汗出止。热病先身重骨痛，耳聋好瞑，刺足少阴，病甚为五十九刺[1] 131。

　　《素问·热论》 帝曰：热病已愈，时有所遗者何也？岐伯曰：诸遗者，热甚而强食之，故有所遗也。若此者，皆病已衰而热有所藏，因其谷气相薄，两热相合，故有所遗也。帝曰：善。治遗奈何？岐伯曰：视其虚实，调其逆从，可使必已矣。帝曰：病热当何禁之？岐伯曰：病热少愈，食肉则复，多食则遗，此其禁也[1] 126。

　　《素问·皮部论》 邪之始入于皮也，溯然起毫毛，开腠理；其入于络也，则络脉盛色变；其入客于经也，则感虚乃陷下；其留于筋骨之间。寒多则筋挛骨痛，热多则筋弛骨消，肉烁䐃破，毛直而败[1] 198。

《素问·经络论》 寒多则凝泣，凝泣则青黑，热多则淖泽，淖泽则黄赤，此皆常色，谓之无病。五色具见者，谓之寒热[1]199。

《金匮要略·痉湿暍病脉证治》 湿家之为病，一身尽疼，发热，身色如熏黄也[3]11。

《金匮要略·痉湿暍病脉证治》 病者一身尽疼，发热，日晡所剧者，名风湿[3]12。

《金匮要略·疟病脉证并治》 温疟者，其脉如平，身无寒但热，骨节疼烦，时呕，白虎加桂枝汤主之[3]24。

【钩玄提要】

1. 病名

（1）**热痹** 热痹之名最早见于《素问·四时刺逆从论》，曰："厥阴有余病阴痹，不足病生热痹[1]240。"《黄帝内经太素》释曰："厥阴脉气虚者，少阳来乘，阴器中热而痛也，痹，痛之也[4]551。"《中藏经》曰："痹者，风寒暑湿之气中于脏腑之为也。入腑则痢浅易治，入脏则病深难治。面有风痹、寒痹、湿痹、热痹、气痹，又有筋、骨、血、肉、气之五痹也[5]45。" 再次提及热痹。《圣济总录》将热痹与风、寒、湿痹并列进行论述，且将《内经》所论痹热称为热痹，曰："热痹，内经于痹论有云其热者，阳气多，阴气少，阳遭阴，故为痹热；盖腑脏壅热，复遇风寒湿三气至，客搏经络，留而不行，阳遭其阴，故痹熻然而热闷也[6]509。"《黄帝素问宣明论方》则提出热痹证，曰："热痹证，阳气多阴气少，阳热遭其阴寒故痹。脏腑热，熻然而闷也[7]22。"《增补内经拾遗方论》进一步发展热痹理论，曰："热痹，主阳盛阴弱。夫阴阳相等，斯无寒热之患也。今惟阳气多，阴气少，则阳气偏胜，盛阳遭弱阴，故风寒湿三气杂至，而客于经络，郁而为热痹也[8]39。"《医学入门》提出 "热痹或湿生热，或风寒郁热"[9]678。

（2）**痹热** 除热痹外，《素问·痹论》尚有 "痹热" 之说，曰："其热者，阳气多，阴气少，病气胜阳遭阴，故为痹热[1]167。"《黄帝内经太素》释曰："所感阳热气多，阴寒气少，阴阳二气相逢相击，阳盛为病，故为痹热也[4]973。" 和《内经》原文比较，其中提出一 "感" 字，应当是指外感阳热之气为主，阳盛则热，故为痹热。《备急千金要方》亦曰："夫痹……其阳气多而阴气少者，则痹且热也[10]185。" 现代有一种观点认为，痹热中的 "阳气多，阴气少" 应当是一种虚热型身体素质，这种体质的人容易罹患热痹。这里的 "痹热" 与痛痹中的 "痹气" 相对应，都是指易罹患痹病的身体素质。现将痹热看作易发热痹的一种阴虚体质，也有人认为痹热只是痹病形成和发展的某一阶段表现，可见于风痹、寒痹、湿痹从阳化热等病程中，不作为独立的病证。

2. 病因病机 《内经》中论述热痹的病因，不外乎内因和外因两个方面。外因多为暑热之邪侵袭，可夹风湿等邪；内因为正气虚弱，卫外不固，或素体阳盛或阴虚，内生实热或者虚热等。

（1）**热邪外袭** 《素问·痹论》曰："痹……或热……其故何也？岐伯曰：……其热者，阳气多，阴气少，病气胜阳遭阴，故为痹热[1]167。"《黄帝内经太素》释曰："所感阳热气多，阴寒气少，阴阳二气相逢相击，阳盛为病，故为痹热也[4]973。" 和《内经》原文比较来看，其中提出一 "感" 字，应当是指外感阳热之气为主，阳盛则热，故为痹热。且《灵枢·刺节真邪》曰："虚邪之中人也……与卫气相搏，阳胜者则为热[2]131。" 外感属阳之邪当属热邪和暑邪，如久居炎热潮湿之地或暑热环境，感受暑热之邪，可夹风、湿等，阻滞气血经络运行，发为痹证。《中藏经》首先提出 "暑" 邪致痹理论，其曰："痹者，风寒暑湿之气中于脏腑之为也[5]45。" 又曰："痹者，风寒暑湿之气中于人，则使之然也[5]46。"《临证指南医案》云："有暑伤气，湿热入络而为痹者。""有湿热伤气，及温热入血络而成痹者[11]224。" 可见，暑热火邪入侵是热痹发生的主要因素。

（2）**正气不足**　外邪之所以侵袭致病，多与先天禀赋不足，素体虚弱，或病后失养，气血津液亏虚等有关，暑热之邪可合风、湿等邪乘虚入侵，搏结于肢体关节而致热痹。《灵枢·刺节真邪》言“虚邪中人”，表明外邪致病的重要内因为正气绝对或者相对亏虚。《灵枢·百病始生》曰：“风雨寒热，不得虚，邪不能独伤人[2]114。”《症因脉治》曰：“热痹之因，阴血不足，阳气偏旺，偶因热极见寒，风寒外束。内经云：炅气相薄，则脉满而痛。此热痹所由生也[12]406。”

（3）**内热致痹**　热痹的重要病理因素为热邪，而热可自外感，亦可由内生。如素体阴虚，或久病伤阴，则内生虚热。《素问·痹论》曰：“阳气多，阴气少，病气胜阳遭阴，故为痹热[1]167。”其中一种解释即指体内阳多而阴少的一种虚热体质。对于《素问·四时刺逆从论》中：“厥阴有余病阴痹；不足病生热痹[1]240。”《杂病源流犀烛》释曰：“经曰：厥阴有余病阴痹，不足病热痹……不足则虚而生热，故病热痹[13]236。”《类证治裁》曰：“肢节热痛者，系阴火灼筋[14]281。”同时，饮食炙煿生火，或情志过极郁久化火，则内生热邪，可内生脏腑实热，可与外邪相合而为病。如《证治准绳》曰：“热痹者，脏腑移热，复遇外邪客搏经络，留而不行，阳遭其阴，故瘴痹，熻然而闷，肌肉热极，体上如鼠走之状，唇口反裂，皮肤色变，宜升麻汤[15]146。”《金匮翼》亦曰：“热痹者，闭热于内也……腑脏经络，先有蓄热，而复遇风寒湿气客之，热为寒郁，气不得通，久之寒亦化热，则痹熻然而闷也[16]283-284。”表明先有脏腑内热，后可复感外邪而成热痹。

3. 症状与诊断　《内经》对于热痹的证候表现论述较少。《素问·痹论》曰：“其热者，阳气多，阴气少，病气胜阳遭阴，故为痹热[1]167。”其后《黄帝素问宣明论方》亦曰：“热痹证，阳气多阴气少，阳热遭其阴寒故痹，脏腑热，熻然而闷也[7]22。”即热痹可能会表现为阳多阴少、脏腑内热、灼热闷痛等。

《内经》对于热邪致病证候表现论述较多，如《素问·阴阳应象大论》曰：“热胜则肿[1]23。”《冯氏锦囊秘录》对暑邪致病症状解释曰：“暑为阳邪，故蒸热。暑必兼湿，故自汗。暑邪于心则烦，于肺则渴，于脾则吐利，上蒸于头，则重而痛。暑伤气故倦怠[17]279。”《素问·经络论》曰：“热多则淖泽，淖泽则黄赤[1]199。”《重广补注黄帝内经素问》王冰注曰：“淖，湿也；泽，润液也。谓微湿润也[18]419。”《素问·皮部论》曰：“热多则筋弛骨消，肉烁䐃破，毛直而败[1]198。”均对热邪致病进行了详细的描述。

《金匮要略》中无热痹之病名，但有类似的相关论述，如《金匮要略·痉湿暍病脉证治》曰：“湿家之为病，一身尽疼，发热，身色如熏黄也[3]11。”《金匮要略·疟病脉证并治》曰：“其脉如平，身无寒但热，骨节疼烦，时呕[3]24。”

4. 治法方药　《内经》中确立了“热者寒之”的治疗原则，《素问·至真要大论》曰：“热淫于内，治以咸寒，佐以甘苦，以酸收之，以苦发之……火淫于内，治以咸冷，佐以苦辛，以酸收之，以苦发之[1]345。”因此，热痹的治疗以清热为基本治则，但《内经》中未载治疗热痹的方药。此外，《素问·生气通天论》曰：“因于暑，汗，烦则喘喝，静则多言，体若燔炭，汗出而散[1]11。”提出可用汗法治疗暑热之邪。

《内经》中还载有以输刺治疗热病。如《灵枢·刺节真邪》中言：“输刺者，直入直出，稀发针而深之，以治气盛而热者也[2]21。”并且根据热病部位的不同辨证选择相应的针刺部位，如《素问·刺热》曰：“热病始手臂痛者，刺手阳明太阴而汗出止。热病始于头首者，刺项太阳而汗出止。热病始于足胫者，刺足阳明而汗出止。热病先身重骨痛，耳聋好瞑，刺足少阴，病甚为五十九刺[1]131。”

《金匮要略·疟病脉证并治》用白虎加桂枝汤治疗“温疟者，其脉如平，身无寒但热，骨节疼烦，时呕”[3]24。

5. 转归预后　对于热痹的预后，《素问·热论》曰：“诸遗者，热甚而强食之，故有所遗也。若此者，皆病已衰而热有所藏，因其谷气相薄，两热相合，故有所遗也。帝曰：善。治遗奈何？岐伯曰：视其虚实，调其逆从，可使必已矣。帝曰：病热当何禁之？岐伯曰：病热少愈，食肉则复，多食则遗，此其禁也[1]126。"提示在热痹的治疗过程中应注意饮食宜忌，避免多食及食肉，防止病情反复。

【传承发展】

1. 病名 《医学举要》曰："热痹，俗名流火是也[19]10。"提出流火为热痹的俗称，其他文献中少见。

2. 病因病机 热痹的病因除上述外因为感受暑热等邪，内因为正气虚弱，卫外不固，或素体阳盛或阴虚，热邪内生等因素外，后世医家还提出了感邪化热、失治误治和痰瘀热阻等致病因素。

（1）外邪化热 风寒湿等外邪侵入机体，病久郁而化热或随体质化热，也是热痹发生的重要原因。如《医学入门》曰："热痹或湿生热，或风寒郁热[9]678。"《证治准绳》曰："热痹者，脏腑移热，复遇外邪客搏经络，留而不行，阳遭其阴，故痹熰[15]146。"《金匮翼》曰："热痹者，闭热于内也……腑脏经络，先有蓄热，而复遇风寒湿气客之，热为寒郁，气不得通，久之寒亦化热，则痹熰然而闷也[16]283-284。"均说明风寒湿等外邪可因体质因素而化热，成为热痹。

（2）失治误治 如风寒湿痹证，医者过用温热药，或病者自用温燥之品，可伤及津液以致热痹。如《杂症会心录》曰："服热药太过，胃中蕴热日深，筋脉不利，不能转移，手足肿痛如锥，苦楚异状，以阳明主宗筋，筋热则四肢缓纵，痛历关节而为热痹也。医家不知清热降火，泥于风寒湿三气杂至之说，非表散风寒，则温经利湿，火上添油，愈服愈热[20]63。"

（3）痰瘀热阻 饮食油腻炙煿，可生内热，也可损伤脾胃，酿生湿热痰浊，情志过极，可郁而化火，亦可阻滞气机，久则气滞血瘀内热；如复感外邪，痰、瘀、热与外邪互结，而成热痹。同时，热痹已成，热伤精血津液，煎灼成痰，而经络闭阻、气血不通为瘀，又成痰、瘀、热互结之势。如《证治汇补》曰："湿热痰火，郁气死血，留经络四肢，悉能为麻为痹，或痛或痒[21]200。"《临证指南医案》曰："有气滞热郁而成痹者[11]225。"《杂病源流犀烛》曰："脉见涩，是气血虚滞，邪留则为积，即热痹也[13]236。"

综上，热痹的病因为正气不足、外感暑热、内热致痹、邪郁化热，以及失治误治、痰瘀热阻等，热痹经络，致使肢体、关节、肌肉灼热、疼痛。病性多为实证、热证，或虚实夹杂之证。其基本病理因素为热，可夹风、湿、痰、瘀；虚证以阴虚为主。

3. 症状与诊断 热痹之证候表现，以热盛则肢体关节皮肤红肿、热痛及脏腑官窍热盛津伤等表现为主，历代医家对于热痹有着丰富的论述。

热伤肌肤，因此热痹出现肌肉热痛、皮色变、口唇裂等表现。《圣济总录》载"肌肉热极，体上如鼠走，唇口反坏，皮肤色变"[6]509，《奇效良方》《证治准绳》《医宗必读》等均有类似描述。《症因脉治》曰："热痹之症，肌肉热极，唇口干燥，筋骨痛不可按，体上如鼠走状。此《内经》所云阳气多，阴气少，阳独盛，故为热痹之症[12]406。"

此外，还有手足关节红肿、热痛的表现，如《诸病源候论》载："手足指皆肿赤焮痛[22]96。"《丹溪心法》载："痛有常处，其痛处赤肿灼热，或浑身壮热[23]171。"《类证治裁》载："化热攻痛，至夜更剧。""痛处赤肿焮热。""肢节热痛[14]280-281。"

热邪可与湿邪或者暑邪相兼，伴随有全身表现，如身体沉重、浑身壮热、口渴便结、脉数等。《证治汇补》描述其脉为"因火作痛，口干燥渴，脉来洪数……湿热相兼者，身重而痛，脉必沉，濡而带数急"[21]204，对其症状的描述则为"痛入骨髓，不移其处，或痛处肿热，或浑身壮热……恼怒而痛者，肝火盛也……臂髀腰脚骨热肿痛，行步艰难者，湿热成痹也；面赤尿赤者，暑湿相搏也；结阳肢肿，大便秘结者，热毒流注也"[21]205。《张氏医通》曰："因湿热者，肢节疼痛，肩背沉重，胸膈不利，下注足胫痛肿，当归拈痛汤。热毒流入肢节疼痛，患处必热[24]184。"

关于热痹之脉，《症因脉治》曰："浮大而数，热在经络。沉大而数，热已深入。大数属气，细数者血。寸脉数大，热在于上。尺热数大，热在于下[12]406。"

热痹当与脉痹进行鉴别。《医宗必读》提出"脉痹即热痹也"，并描述其表现为"肌肉热极，唇口反裂，皮肤变色"[25]266，其为典型的热痹表现，而非脉痹症状。其后《证治汇补》《张氏医通》等随其说，把热痹称为脉痹，但描述的是热痹的症状，此说混淆了五淫痹与五体痹的概念和内容，二者需要鉴别。

4. 治法方药 《内经》确立了"热者寒之"的治疗原则，因此，热痹的治疗以清热为基本治则。后世医家对于热痹的治法方药都有了极大发展。《景岳全书》对湿热和热甚者提出了相关的治疗方法和方药，其曰："湿热之为病者……方可治以清凉，宜二妙散及加味二妙丸、当归拈痛汤之类主之。其有热甚者，如抽薪饮之类亦可暂用，先清其火而后调其气血[26]1011。"指出了湿热的治疗法则为"治以清凉"和"调其气血"。"治以清凉"当根据病情及兼夹辨证选用疏风清热、清热利湿、清热解毒、养阴清热等；"调其气血"可辨证选用祛瘀化痰、养阴润燥等。

（1）疏风清热 风热为患者，宜疏风清热，通络止痛，常用方有升麻汤、牛蒡子散、防风通圣散等。如《圣济总录》载升麻汤方"治热痹"[6]509。《普济本事方》用牛蒡子散"治风热成历节，攻手指，作赤肿麻木，甚则攻肩背两膝，遇暑热或大便秘即作"[27]42。《医学启源》用防风通圣散"治一切风热郁结，气血蕴滞，筋脉拘挛，手足麻痹，肢体焦痿……或风热走注，疼痛麻痹"[28]58-59。

（2）清热利湿 湿热之为病者，治以清凉，清热利湿，通痹止痛，常用方有二妙散、加味二妙丸、当归拈痛汤、宣痹汤等。《丹溪心法》创立二妙散治"筋骨疼痛因湿热者"[23]170。《景岳全书》曰："湿热之为病者……方可治以清凉，宜二妙散及加味二妙丸、当归拈痛汤之类主之[26]1011。"《医学正传》用三妙丸"治湿热下流，两脚麻木，或如火烙之热"[29]227。《赤水玄珠》用清热渗湿汤以清利湿热治湿热证，并言"如单用渗湿，去连柏，加陈皮、干姜"[30]60。《证治准绳》载有多种清热利湿治疗热痹的方药，如"湿热相搏而风热郁不得伸，附着于有形也，宜苍术、黄柏之类"[15]146，用东垣羌活汤"治湿热身重，或眩晕麻木，小便赤涩，下焦痿软，不能行履"[15]2058等。《温病条辨》提出"寒痹势重而治反易，热痹势缓而治反难"，强调热痹的难治性，并创立宣痹汤、加减木防己汤治疗湿热痹、暑湿痹等，沿用至今[31]65。

（3）清热解毒 热毒炽盛者，当清热解毒、凉血除痹，常用方有羚犀升阳散火汤等。《医宗金鉴》载"肌热如火名热痹，羚犀升阳散火汤"，即"加味升阳散火汤，即内伤门升阳散火汤加羚羊角、犀角，治痹病而肌热如火，名曰热痹也"[32]476。

（4）养阴清热 内生虚热所致的痹证，当养阴清热，常用方有虎潜丸、潜行散等。如《症因脉治》载"潜行散治滋阴补肾，壮骨健行，此方独胜"，虎潜丸治疗"热痹，湿热入血分者"[12]407等。

（5）清热祛瘀化痰 随着病情的发展，热痹可见痰瘀痹阻，当化痰活血治疗，常用方有灵仙除痛饮合桃仁、红花等。如《万病回春》曰："灵仙除痛饮治诸节肿痛，痛属火、肿属湿，兼受风寒而发动于经络之中，湿热流注于肢节之间而无已也……一云脉涩数者，有瘀血，宜桃仁、红花、芍、归及酒大黄微利之[33]372。"

（6）其他治疗 《诸病源候论》载："病在肌肉，故肉热鼻干不得眠。故可摩膏火灸，发汗而愈[22]94。"《太平圣惠方》有多首外洗方以治"手足焮热赤肿疼痛"等[34]453。

5. 转归预后 热痹之证，若初感热邪夹暑、湿、风等，及时治疗，则病可获治愈。若热邪内舍，则病情可进一步发展，一般由表入里，由浅及深，由经络而脏腑，甚则出现脏腑痹，其中以心痹最为常见。《诸病源候论》曰："夏遇痹者为脉痹，则血凝不流，令人萎黄。脉痹不已，又遇邪者，则移入心[22]42。"

【应用示例】

1. 外感湿热 《临证指南医案》：沈，从来痹症，每以风寒湿三气杂感主治。召恙之不同，由乎暑燠外加之湿热，水谷内蕴之湿热。外来之邪，着于经络，内受之邪，着于腑络。故辛解汗出，热痛不减，余以急清阳明而致小愈。病中复反者，口鼻复吸暑热也。是病后宜薄味，使阳明气爽，斯清阳流行不息，肢节脉络舒通，而痹痿之根尽拔。至若温补而图速效，又非壮盛所宜。暑伤气湿热入络：人参、茯苓、半夏、广皮、生于术、枳实、川连、泽泻、竹沥、姜汁法丸。暮服白蒺藜丸[11]222。

《临证指南医案》 顾，湿热流着，四肢痹痛。川桂枝、木防己、蚕沙、石膏、杏仁、威灵仙[11]219。

2. 邪郁化热为痹 《证治准绳·杂病》：一人感风湿，得白虎历节风证，遍身抽掣疼痛，足不能履地者三年，百方不效。一日梦与木通汤愈，遂以木通二两，锉细，长流水煎汁顿服，服后一时许，偏身痒甚，上体发红丹如小豆大粒，举家惊惶，随手没去，出汗至腰而止，上体不痛矣。次日又如前煎服，下体又发红丹，方出汗至足底，汗干后通身舒畅而无痛矣。一月后人壮气复，步履如初，后以治数人皆验。盖痛则不通，通则不痛也[15]148。

3. 湿热内蕴，化火伤阴 《医学举要》：泗经戴星杓年近四十，因烟业赴上洋，一夕忽患腿痛，不便行走。寓中适有素明医理者，谓肾气素虚，乃欲中之渐，必服大造丸可，戴以寄寓起居不便，遂乘肩舆而归。本镇及郡中之医，皆用温药，并服大造丸，服下掣痛增至十分，两手亦痛，阳事痿缩。遂延余诊。余谓此属热痹，俗名流火是也。舌苔虽白，其实绛底。阳事痿缩，王节斋所云郁火也。遂用三黄、石膏、犀角、地黄等大剂，半月而起于床。更用虎潜、大补阴丸等，一月后步履如常矣[19]9-10。

《临证指南医案》 吴氏，风湿化热，蒸于经络，周身痹痛，舌干咽燥。津液不得升降，营卫不肯宣通，怕延中痿。生石膏、杏仁、川桂枝、薏苡仁、木防己。又，石膏、杏仁、木防己、炒半夏、橘红、黑山栀、姜汁、竹沥[11]221。

《临证指南医案》 某，仲景以经热则痹，络热则痿。今痹痛多日，脉中筋急，热入阴分血中，致下焦为甚。所谓上焦属气，下焦属血耳。热入下焦血分：柏子仁、当归、牡丹皮、钩藤、川斛、沙苑[11]223。

《临证指南医案》 石，脉数右大，温渐化热，灼及经络。气血交阻，而为痹痛。阳邪主动，自为游走。阳动化风，肉腠浮肿。俗谚称为白虎历节之谓。川桂枝、木防己、杏仁、生石膏、花粉、郁金。又，照前方去郁金，加寒水石、晚蚕沙、通草。又，脉大已减，右数象未平，痛缓十七。肌肤甲错发痒，腹微满，大便不通。阳明之气未化，热未尽去，阴已先虚，不可过剂。麻仁、鲜生地、川斛、牡丹皮、寒水石、钩藤[11]221。

4. 湿蕴化生痰热 《临证指南医案》：洪（四三），湿盛生热生痰，渐有痿痹之状。乃阳明经隧为壅，不可拘执左属血，右属气也。《金匮》云：经热则痹，络热则痿。今有痛处，治在气分。（湿热）生于术三钱，生黄芪三钱，片姜黄一钱，川羌活一钱，半夏一钱，防风五分，加桑枝五钱。又，芪、术固卫升阳，左肩胛痛未已。当治营中，以辛甘化风法[11]221。

《临证指南医案》 某，久痹酿成历节，舌黄痰多，由湿邪阻着经脉。汉防己、嫩滑石、晚蚕沙、寒水石、杏仁、薏苡仁、茯苓[11]221-222。

5. 瘀热入络 《临证指南医案》：某，初病湿热在经，久则瘀热入络。脓疡日多未已，渐而筋骨疼痛。《金匮》云：经热则痹，络热则痿。数年宿病，勿事速攻。夜服蒺藜丸。午服：犀角、元参、连翘心、野赤豆皮、细生地、丹参、姜黄、桑枝[11]222。

附录一：文献辑录

《黄帝内经太素》 厥阴有余病阴痹，足厥阴，肝脉也。脉循股阴，入毛中，环阴器，上抵少腹，故脉气有余者，是其阴气盛，故为阴痹者，谓阴器中寒而痛。不足病生热痹。厥阴脉气虚者，少阳来乘，阴器中热而痛也，痹，痛之也[4]551。

《中藏经》 痹者，风寒暑湿之气中于脏腑之为也。入腑则病浅易治，入脏则病深难治。面有风痹、寒痹、湿痹、热痹、气痹，而又有筋、骨、血、肉、气之五痹也[5]45。

《圣济总录》 热痹，内经于痹论有云：其热者，阳气多，阴气少，阳遭阴，故为痹热；盖腑藏壅热，复遇风寒湿三气至，客搏经络，留而不行，阳遭其阴，故痛痹熻然而热闷也[6]509。

《黄帝素问宣明论方》 热痹证，阳气多阴气少，阳热遭其阴寒故痹。脏腑热，熻然而闷也，升麻汤主之，治热痹，肌肉热极，体上如鼠走，唇口反纵，皮色变，兼诸风皆治。升麻三两，茯神（去皮）、人参、防风、犀角（镑）、羚羊角（镑）、羌活各一两，官桂半两。上为末，每服四钱，水二盏、生姜二块（碎），竹沥少许，同煎至一盏，温服，不计时候[7]22。

《增补内经拾遗方论》 热痹，主阳盛阴弱。夫阴阳相等，斯无寒热之患矣。今惟阳气多，阴气少，则阳气偏胜，盛阳遭弱阴，故风寒湿三气杂至，而客于经络，郁而为热痹也。桑枝煎，医方考，主热痹。右用花桑枝，寸锉炒香，桑枝一小升，水三大升，瓦器煮，减一半，再入银器，重汤熬减一半，再入少蜜亦可。许学士云：政和间予尝病两臂痛，服诸药不效。依此作数剂，臂痛寻愈[8]39。

《医学入门》 又，热痹或湿生热，或风寒郁热，身上如鼠走，唇口反纵，肌肉色变，宜用升麻汤。风寒湿热痹，二炒苍柏散等分，加虎胫骨，防风减半，水煎服[9]678。

《黄帝内经太素》 其热者，阳气多，阴气少，病气胜阳遭阴，故为痹热。所感阳热气多，阴寒气少，阴阳二气相逢相击，阳盛为病，故为痹热也[4]973。

《备急千金要方》 夫痹，其阳气少而阴气多者，故令身寒从中出。其阳气多而阴气少者，则痹且热也[10]185。

《中藏经》 痹者，风寒暑湿之气中于人，则使之然。其于脉候形证、治疗之法，亦各不同焉[5]46。

《临证指南医案》 可知痹病之症，非偏受一气足以致之也。然而病症多端，治法亦异，余亦不能尽述。兹以先生治痹之法，为申明一二。有卫阳疏，风邪入络而成痹者，以宣通经脉，甘寒去热为主。有经脉受伤，阳气不为护持而为痹者，以温养通补，扶持生气为主。有暑伤气，湿热入络而为痹者，用舒通经脉之剂，使清阳流行为主。有风湿肿痛而为痹者，用参、术益气，佐以风药壮气为主。有湿热伤气，及温热入血络而成痹者，用固卫阳以却邪，及宣通营络，兼治奇经为主。有肝阴虚，疟邪入络而为痹者，以咸苦滋阴，兼以通逐缓攻为主。有寒湿入络而成痹者，以微通其阳，兼以通补为主。有气滞热郁而成痹者，从气分宣通为主。有肝胃虚滞而成痹者，以两补厥阴、阳明为治。有风寒湿入下焦经隧而为痹者，用辛温以宣通经气为主。有肝胆风热而成痹者，用甘寒和阳、宣通脉络为主。有血虚络涩，及营虚而成痹者，以养营养血为主。又有周痹、行痹、肢痹、筋痹，及风寒湿三气杂合之痹，亦不外乎流畅气血，祛邪养正，宣通脉络诸法。故张景岳云：治痹之法，只宜峻补真阴，宣通脉络，使气血得以流行，不得过用风燥等药，以再伤阴气。亦见道之言也[11]224-225。

《症因脉治》 [热痹之因] 阴血不足，阳气偏旺，偶因热极见寒，风寒外束。《内经》云：炅气相薄，则脉满而痛，此热痹之所由生也[12]406。

《杂病源流犀烛》 总之，诸痹不已，益入内而伤脏气，经曰：厥阴有余病阴痹，不足病热痹……不足则虚而生热，故病热痹[13]236。

《类证治裁》 痛风，痛痹之一症也，其痛有常处。掣者为寒，肿者为湿，汗者为风，三气入于经络，营卫不行，正邪交战，故痛不止……初因寒湿风郁痹阴分，久则化热攻痛，至夜更剧……刺痛，停着不移者，系瘀血阻隧，趁痛散。肢节热痛者，系阴火灼筋。加味二妙散，或潜行散，用四物汤间服。周身麻痛者，系气血凝滞，五灵丸。历节久痛者，系邪毒停留，乳香定痛丸、活络丹[14]280–281。

《证治准绳·杂病》 热痹者，脏腑移热，复遇外邪客搏经络，留而不行，阳遭其阴，故痛痹燔然而闷，肌肉热极，体上如鼠走之伏，唇口反裂，皮肤色变，宜升麻汤[15]146。

《金匮翼》 热痹者，闭热于内也。《内经》论痹有云：其热者，阳气多，阴气少，病气胜，阳遭阴，故为痹热，所谓阳遭阴者，腑脏经络，先有蓄热，而复遇风寒湿气客之，热为寒郁，气不得通，久之寒亦化热，则痛痹燔然而闷也[16]283–284。

《冯氏锦囊秘录》 暑为阳邪，故蒸热。暑必兼湿，故自汗。暑邪于心则烦，于肺则渴，于脾则吐利，上蒸于头，则重而痛。暑伤气，故倦怠。夏至日后，病热为暑。暑者，相火行令也，人感之，自口齿而入，伤心包络之经，暑喜伤心故也。其脉虚或浮大而散，或弦细芤迟。盖热伤气，则气消而脉虚弱[17]279。

《重广补注黄帝内经素问》 王冰注：淖，湿也；泽，润液也。谓微湿润也[18]419。

《医学举要》 热痹，俗名流火是也[19]10。

《医学入门》 又，热痹或湿生热，或风寒郁热，身上如鼠走，唇口反纵，肌肉色变，宜用升麻汤。风寒湿热痹，二炒苍柏散等分，加虎胫骨，防风减半，水煎服[9]678。

《杂症会心录》 服热药太过，胃中蕴热日深，筋脉不利，不能转移，手足肿痛如锥，苦楚异状，以阳明主宗筋，筋热则四肢缓纵，痛历关节而为热痹也。医家不知清热降火，泥于风寒湿三气杂至之说，非表散风寒，则温经利湿，火上添油，愈服愈热[20]63。

《证治汇补》 湿热痰火，郁气死血，留经络四肢，悉能为麻为痹，或痛或痒，轻而新者，可以缓治，久而重者，必加川乌、附子，祛逐痰湿，壮气行经，断不可少，大便阻滞，必用大黄，昧者畏其峻利，多致狐疑，不知邪毒流满经络[21]200。

《杂病源流犀烛》 脉见涩，是气血虚滞，邪留则为积，即热痹也[13]236。

《圣济总录》 肌肉热极，体上如鼠走，唇口反坏，皮肤色变，兼治诸风，石南散方[6]509。

《症因脉治》 热痹之症，肌肉热极，唇口干燥，筋骨痛不可按，体上如鼠走状。此《内经》所云阳气多，阴气少，阳独盛，故为热痹之症[12]406。

《诸病源候论》 手足指皆肿赤㷖痛也[22]96。

《丹溪心法》 痛有常处，其痛处赤肿灼热，或浑身壮热[23]171。

《证治汇补》 因火作痛，口干燥渴，脉来洪数……湿热相兼者，身重而痛，脉必沉，濡而带数急……痛入骨髓，不移其处，或痛处肿热，或浑身壮热……恼怒而痛者，肝火盛也……臂髀腰脚骨热肿者，行步艰难者，湿热成痹也；面赤尿赤者，暑湿相搏也；结阳肢肿，大便秘结者，热毒流注也[21]204–205。

《张氏医通》 因湿热者，肢节疼痛，肩背沉重，胸膈不利，下注足胫痛肿；热毒流入肢节疼痛，患处必热[24]184。

《症因脉治》 浮大而数，热在经络。沉大而数，热已深入。大数属气，细数者血。寸脉数大，热在于上。尺热数大，热在于下[12]406。

《医宗必读》 脉痹，即热痹也。肌肉热极，唇口反裂，皮肤变色[25]266。

《景岳全书》 湿热之为病者……方可治以清凉，宜二妙散及加味二妙丸、当归拈痛汤之类主之。其有热甚者，如抽薪饮之类亦可暂用，先清其火而后调其气血[26]1011。

《圣济总录》 治热痹，升麻汤方[6]509。

《普济本事方》 牛蒡子散治风热成历节，攻手指，作赤肿麻木，甚则攻肩背两膝，遇暑热或大便秘即作[27]42。

《医学启源》 防风通圣散治一切风热郁结，气血蕴滞，筋脉拘挛，手足麻痹，肢体焦痿……或风热走注，疼痛麻痹者[28]58-59。

《丹溪心法》 二妙散治筋骨疼痛因湿热者[23]170。

《医学正传》 三妙丸治湿热下流，两脚麻木，或如火烙之热[29]227。

《赤水玄珠》 清热渗湿汤：黄连、茯苓、泽泻各一钱，黄柏二钱（盐水炒），苍术、白术各一钱半，甘草五分。水煎服。如单用渗湿，去连、柏，加陈皮、干姜[30]60。

《证治准绳·杂病》 湿热相搏，而风热郁不得伸，附着于有形也，宜苍术、黄柏之类[15]146。

《证治准绳·女科》 东垣羌活汤治湿热身重，或眩晕麻木，小便赤涩，下焦痿软，不能行履[15]2058。

《温病条辨》 湿聚热蒸，蕴于经络，寒战热炽，骨骱烦疼，舌色灰滞，面目萎黄，病名湿痹，宣痹汤主之。经谓：风寒湿三者合而为痹。《金匮》谓：经热则痹。盖《金匮》诚补《内经》之不足。痹之因于寒者固多，痹之兼乎热者，亦复不少，合参二经原文，细验于临证之时，自有权衡。本论因载湿温而类及热痹，见湿温门中，原有痹证，不及备载痹证之全，学者欲求全豹，当于《内经》《金匮》、喻氏、叶氏以及宋元诸名家合而参之自得。大抵不越寒热两条，虚实异治。寒痹势重而治反易，热痹势缓而治反难，实者单病躯壳易治，虚者兼病脏腑，夹痰饮腹满等证，则难治矣，犹之伤寒两感也。此条以舌灰目黄，知其为湿中生热；寒战热炽，知其在经络；骨骱疼痛，知其为痹证。若泛用治湿之药，而不知循经入络，则罔效矣。故以防己急走经络之湿，杏仁开肺气之先，连翘清气分之湿热，赤豆清血分之湿热，滑石利窍而清热中之湿，山栀肃肺而泻湿中之热，薏苡淡渗而主挛痹，半夏辛平而主寒热，蚕沙化浊道中清气。痛甚加片子姜黄、海桐皮者，所以宣络而止痛也[31]65。

《医宗金鉴》 躅痹冷痹身寒厥，附归芪草桂羌防。肌热如火名热痹，羚犀升阳散火汤。[注]躅痹汤，即附子、当归、黄芪、炙草、官桂、羌活、防风，治痹病而身寒无热，四肢厥冷，名曰冷痹也。加味升阳散火汤，即内伤门升阳散火汤加羚羊角、犀角，治痹病而肌热如火，名曰热痹也[32]476。

《症因脉治》 潜行散治滋阴补肾，壮骨健行，此方独胜。黄柏一味炒研，水丸服。虎潜丸：（热痹）湿热入血分者。龟板胶四两，黄柏四两（炒），知母四两，川牛膝二两，熟地黄四两，白芍药四两，当归四两，虎骨骱一两（炙）。上为细末，玄武胶溶化为丸[12]407。

《万病回春》 灵仙除痛饮治诸节肿痛，痛属火、肿属湿，兼受风寒而发动于经络之中，湿热流注于肢节之间而无已也……一云脉涩数者，有瘀血，宜桃仁、红花、芍、归及酒大黄微利之[33]372。

附录二：常用方药

白虎加桂枝汤：知母六两，甘草二两（炙），石膏一斤，粳米二合，桂枝三两。上锉，每五钱，水一盏半，煎至八分，去滓，温服，汗出愈。（《金匮要略·疟病脉证并治》）[3]24

升麻汤方：升麻、射干、甘草（炙，锉）、川芎、人参各二两，赤小豆三合（炒），生姜（薄切，焙）、麦门冬（去心，焙）、葳蕤各三两。上九味，粗捣筛。每服四钱匕，以水二盏，生地黄汁半合，青竹叶十五片，同煎至一盏半，去滓温服，不拘时候。（《圣济总录》）[6]509

牛蒡子散：治风热成历节，攻手指，作赤肿麻木，甚则攻肩背两膝，遇暑热或大便秘即作。牛蒡子三两（隔纸炒），新豆豉（炒）、羌活（去芦）各一两，干生地黄二两半，黄芪一两半（蜜炙）。上为细末，汤调二钱服，空心食前，日三服。此病多胸膈生痰，久则赤肿，附着肢节，久而不退，遂成厉风，此孙真人所预戒也，宜早治之。厉风，即怒厉贼风伤于五脏也。《千金方》第八卷贼风第三篇中载，皆云五脏虚寒，厉风所损，随其病状，各有灸治甚详。（《普济本事方》）[27]42

防风通圣散：治一切风热郁结，气血蕴滞，筋脉拘挛，手足麻痹，肢体焦痿，头痛昏眩，腰脊强痛，耳鸣鼻塞，口苦舌干，咽嗌不利，胸膈痞闷，咳呕喘满，涕唾稠黏，肠胃燥热结，便溺淋闭。或肠胃蕴热郁结，水液不能浸润于周身，而为小便多出者；或湿热内甚，而时有汗泄者；或表之正气与邪热并甚于里，阳极似阴，而寒战烦渴者；或热甚变为疟疾，久不已者；或风热走注，疼痛麻痹者；或肾水阴虚，心火阳热暴甚而中风；或暴喑不语，及暗风痫者；或破伤中风，时发潮热搐搦，并小儿热甚惊风；或斑疹反出不快者；或热极黑陷，将欲死者；或风热疮疥久不愈者；并解耽酒热毒，及调理伤寒，发汗不解，头项肢体疼痛，并宜服之。防风二钱半，川芎五钱，石膏一钱，滑石二钱，当归一两，赤芍五钱，甘草二钱半（炙），大黄五钱，荆芥穗二钱半，薄荷叶二两，麻黄五钱（去根苗节），白术五钱，山栀子二钱，连翘五钱，黄芩五钱，桔梗五钱，牛蒡五钱（酒浸），人参五钱，半夏五钱（姜制）。以上共五钱，上为粗末，每服四钱，水一盏，生姜三片，煎至六分，去渣，温服。不计时候，日三服。病甚者五七钱至一两；极甚者，可下之，多服，二两三两；得利后，却当服三五钱，以意加减。病愈，更宜常服，则无所损，不能再作。（《医学启源》）[28]58-59

二妙散：治筋骨疼痛因湿热者。有气加气药，血虚者加补药，痛甚者加生姜汁，热辣服之。黄柏（炒）、苍术（米泔浸，炒）。上二味为末，沸汤，入姜汁调服。二物皆有雄壮之气，表实气实者，加酒少许佐之。若痰带热者，先以舟车丸，或导水丸、神芎丸下伐，后以趁痛散服之。（《丹溪心法》）[23]170

加味二妙丸：治两足湿痹，疼痛如火燎，从两足跗热起，渐至腰胯，或麻痹痿软，皆是湿热为病，此方主之。归尾、川牛膝、川萆薢、防己、龟板（酥炙）各一两，苍术四两（米泔浸，炒），黄柏二两（酒浸，晒干）。酒煮面糊为丸，桐子大。每服百丸，空心姜盐汤送下。（《景岳全书》）[8]1694

东垣当归拈痛汤：治湿热为病，肢节烦疼，肩背沉重，胸膈不利，手足遍身流注疼痛，热肿等证。羌活、黄芩、炙甘草、茵陈各五钱，人参、苦参、升麻、干葛、苍术各二钱，防风、归身、白术、知母、猪苓、泽泻各一钱半。上药㕮咀，每服一两，水煎空心服，临睡再服。（《景岳全书》）[8]1693

三妙丸：治湿热下流，两脚麻木，或如火烙之热。黄柏四两（切片，酒拌，略炒），苍术六两（米泔浸一二宿，细切，焙干），川牛膝二两（去芦）。上为细末，面糊为丸，如梧桐子大，每服五七十丸，空心姜、盐汤下，忌鱼腥、荞麦、热面、煎炒等物。（《医学正传》）[29]227

清热渗湿汤：黄连、茯苓、泽泻各一钱，黄柏二钱（盐水炒），苍术、白术各一钱半，甘草五分。水煎服。如单用渗湿，去连、柏，加陈皮、干姜。（《赤水玄珠》）[30]60

东垣羌活汤：治湿热身重，或眩晕麻木，小便赤涩，下焦痿软，不能行履。羌活、防风、柴胡各一钱，藁本、独活、茯苓、泽泻、猪苓、黄芪（炒）、甘草（炙）、陈皮、黄柏（酒炒黑）、黄连（炒）、苍术、升麻、川芎各五分。上水煎服。（《证治准绳·女科》）[15]2058

宣痹汤方：苦辛通法。防己五钱，杏仁五钱，滑石五钱，连翘三钱，山栀三钱，薏苡五钱，半夏三钱（醋炒），晚蚕沙三钱，赤小豆皮三钱（赤小豆乃五谷中之赤小豆，味酸肉赤，凉水浸取皮用。非药肆中之赤小豆，药肆中之赤豆乃广中野豆，赤皮蒂黑肉黄，不入药者也）。水八杯，煮取三杯，分温三服。痛甚，加片子姜黄二钱，海桐皮三钱。（《温病条辨》）[31]65

加减木防己汤：辛温辛凉复法。防己六钱，桂枝三钱，石膏六钱，杏仁四钱，滑石四钱，白通草二钱，薏仁三钱。水八杯，煮取三杯，分温三服。见小效，不即退者，加重服，日三夜一。（《温病条辨》）[31]66

羚犀升阳散火汤（加味升阳散火汤）：内伤门升阳散火汤加羚羊角、犀角，治痹病而肌热如火，名曰热痹也（升阳散火汤：羌独芍防升柴葛，人参二草枣生姜。编者注）。（《医宗金鉴》）[32]476

潜行散：治滋阴补肾，壮骨健行，此方独胜。黄柏一味炒研，水丸服。（《症因脉治》）[12]407

虎潜丸：治湿热入血分者。龟板胶四两，黄柏四两（炒），知母四两，川牛膝二两，熟地黄四两，白芍药四两，当归四两，虎骨骱一两（炙）。上为细末，玄武胶溶化为丸。（《症因脉治》）[12]407

灵仙除痛饮：治诸节肿痛，痛属火、肿属湿，兼受风寒而发动于经络之中，湿热流注于肢节之间而无已也。麻黄、赤芍各一钱，防风、荆芥、羌活、独活、白芷、苍术、威灵仙、片黄芩、枳实、桔梗、葛根、川芎各五钱，归尾、升麻、甘草各三分。上锉一剂，水煎服。在下焦加酒炒黄柏，妇人加红花，肿多加槟榔、大腹皮、泽泻、没药。一云脉涩数者，有瘀血，宜桃仁、红花、芍、归及酒大黄微利之。（《万病回春》）[33]372

本章学术精要

1. 病名与概述

（1）**病名源流**　热痹属五淫痹之一，首载于《内经》，与感染性关节炎、类风湿关节炎等西医疾病相关。后世医家进一步区分其与外感热病，强调其以关节灼热、红肿疼痛为特征。《圣济总录》《症因脉治》等补充了热痹的脏腑热盛病机。

（2）**疾病特点**　好发于青壮年女性，以膝、踝、掌指关节等症状为主症，表现为关节肌肉灼痛、局部红肿、活动受限，可伴发热。病程中可兼夹风、湿、痰、瘀，病情易反复，与体质阴虚或阳盛密切相关。

2. 病因病机

（1）**外邪侵袭**　暑热、风湿等外邪侵袭为主要诱因。《内经》强调"阳气多，阴气少"体质易感，外邪与内热相搏，阻滞经络气血。

（2）**正气不足**　先天禀赋薄弱或病后气血亏虚，卫外不固，外邪乘虚而入。《灵枢》指出"虚邪中人"为发病基础。

（3）**内热致痹**　素体阴虚生虚热，或饮食辛辣、情志化火致实热内生，与外邪相合。《症因脉治》提出"阴血不足，阳气偏旺"为核心病机。

（4）**邪郁化热**　风寒湿痹久郁化热，或误用温燥药物助火，转化为热痹。《证治准绳》强调"脏腑移热"与风寒湿交互为病。

（5）**痰瘀热阻**　湿热酿痰，热灼津血成瘀，痰瘀热互结，加重经络闭阻。《临证指南医案》记载"湿热入血分""瘀热入络"等证型。

3. 症状与诊断

（1）**核心症状**　关节红肿灼痛、痛不可触，伴发热、口渴、尿赤。重者可见皮肤色变、肌肉如鼠走感，甚则肢体痿软。《金匮要略》描述"身无寒但热，骨节疼烦"为典型表现。

（2）**辨证要点**　需与风痹、湿痹鉴别：风痹以游走性疼痛为主，湿痹重着肿胀明显，热痹以局部灼热为特征。脉象多见洪数或细数，舌红苔黄。

（3）**分期特点**　急性期以红肿热痛为主，慢性期可见关节畸形、肌肉萎缩，兼有痰瘀征象。

4. 治法与方药

（1）**疏风清热**　风热袭络者用防风通圣散、牛蒡子散，轻证以升麻汤加减。《圣济总录》载升麻汤治"肌肉热极"。

（2）**清热利湿**　湿热痹阻首选二妙散、当归拈痛汤；暑湿合病用白虎加桂枝汤。《温病条辨》创宣痹汤治湿热入络，强调"湿聚热蒸"病机。

（3）**清热解毒**　热毒炽盛者用羚犀升阳散火汤，配合外治法如药膏外敷。《医宗金鉴》记载此方治"肌热如火"。

（4）**养阴清热**　阴虚内热者用虎潜丸、潜行散，佐以黄柏、知母。《症因脉治》强调"滋阴补肾，壮骨健行"。

（5）**祛瘀化痰**　痰瘀阻络者用灵仙除痛饮加桃仁、红花，久病入络配虫类药。《万病回春》提出"脉涩数者，有瘀血"。

5. 转归与调护

（1）**预后因素**　初起未累及脏腑者预后佳；反复发作致关节畸形、内舍于心肺者难治。《内经》指出"食肉则复，多食则遗"，强调饮食禁忌。

（2）**传变规律**　热痹可内传成心痹、肺痹，或转为痿证。

（3）**调护要点**

避邪护正：远离湿热环境，急性期制动关节，慢性期适度活动防挛缩。

饮食禁忌：忌辛辣、肥甘、酒酪，宜食藕、梨、绿豆等清热之品。发热期予竹叶粥、石膏粳米汤食疗。

情志疏导：郁怒化火会加重病情，需调畅情志，配合冥想、呼吸训练。

防复要点：缓解期定期服用四妙丸、二至丸巩固疗效，监测血沉、C反应蛋白等指标。

6. 学术传承

（1）**病机拓展**　金元医家补充"湿热痰火致痹"理论，清代提出"络热则痿"概念，完善热痹与痿证鉴别。

（2）**诊断细化**　《证治准绳》补充"唇口反裂""皮肤变色"等特异性体征，重视舌脉合参。

7. 临证精要

（1）**分期论治**　急性期重在清热透邪，慢性期兼顾养阴活血。热盛伤津者重用石膏配粳米护胃，痰瘀胶着加全蝎、地龙通络。

（2）**特色疗法**　外治采用黄柏煎汤湿敷，针灸取曲池、大椎泻热，刺络拔罐治局部红肿。

热痹以"热、肿、痛"为核心，本虚标实为病机关键。治疗需分期辨治，急性期以清透为主，慢性期注重养阴通络，结合外治与调护防复。

参考文献

［1］未著撰人. 黄帝内经素问［M］. 北京：人民卫生出版社，2012.

［2］未著撰人. 灵枢经［M］. 北京：人民卫生出版社，2012.

［3］（汉）张仲景．金匮要略［M］．北京：学苑出版社，2007.

［4］李克光，郑孝昌．黄帝内经太素校注（上册）［M］．北京：人民卫生出版社，2003.

［5］（汉）华佗．中藏经［M］．北京：学苑出版社，2007.

［6］（宋）赵佶．圣济总录（上册）［M］．北京：人民卫生出版社，1982.

［7］（金）刘元素．黄帝素问宣明论方［M］．北京：中国中医药出版社，2007.

［8］（宋）骆龙吉著，（明）刘浴德、朱练订补．增补内经拾遗方论［M］．上海：上海卫生出版社，1957.

［9］（明）李梴．医学入门［M］．上海：上海科学技术出版社，1997.

［10］李景荣，苏礼，任娟莉，等．备急千金要方校释［M］．北京：人民卫生出版社，1998.

［11］黄英志．叶天士医学全书·临证指南医案［M］．北京：中国中医药出版社，1999.

［12］（明）秦景明．症因脉治［M］．上海：第二军医大学出版社，2008.

［13］田思胜．沈金鳌医学全书·杂病源流犀烛［M］．北京：中国中医药出版社，1999.

［14］（清）林佩琴．类证治裁［M］．北京：人民卫生出版社，1988.

［15］陆拯．王肯堂医学全书·证治准绳［M］．北京：中国中医药出版社，1999.

［16］孙中堂．尤在泾医学全书·金匮翼［M］．北京：中国中医药出版社，1999.

［17］田思胜．冯兆张医学全书·冯氏锦囊秘录［M］．北京：中国中医药出版社，2015.

［18］（清）薛福辰．重广补注黄帝内经素问（影宋本）［M］．北京：学苑出版社，2008.

［19］（清）徐镛．医学举要［M］．上海：上海科学技术出版社，1990.

［20］（清）汪文绮．杂症会心录［M］．北京：中国医药科技出版社，2011.

［21］（清）李用粹．证治汇补［M］．上海：上海卫生出版社，1958.

［22］高文柱，沈澍农．中医必读百部名著·诸病源候论［M］．北京：华夏出版社，2008.

［23］田思胜，高巧林，刘建青．朱丹溪医学全书·丹溪心法［M］．北京：中国中医药出版社，2006.

［24］张民庆，王兴华，刘华东．张璐医学全书·张氏医通［M］．北京：中国中医药出版社，1999.

［25］包来发．李中梓医学全书·医宗必读［M］．北京：中国中医药出版社，1999.

［26］李志庸．张景岳医学全书·景岳全书［M］．北京：中国中医药出版社，1999.

［27］（宋）许叔微．普济本事方［M］．北京：中国中医药出版社，2007.

［28］（金）张元素．医学启源［M］．北京：中国中医药出版社，2007.

［29］（明）虞抟．医学正传［M］．北京：人民卫生出版社，1965.

［30］韩学杰，张印生．孙一奎医学全书·赤水玄珠［M］．北京：中国中医药出版社，1999.

［31］李刘坤．吴鞠通医学全书·温病条辨［M］．北京：中国中医药出版社，1999.

［32］（清）吴谦．御纂医宗金鉴（武英殿版排印本）［M］．北京：人民卫生出版社，1963.

［33］李世华，王育学．龚廷贤医学全书·万病回春［M］．北京：中国中医药出版社，1999.

［34］（宋）王怀隐．太平圣惠方［M］．北京：人民卫生出版社，1958.

第十一章　燥痹

燥痹为外感燥邪或者内生燥邪，伤津耗液，损伤气血，使得肢体筋脉失养，久则酿生痰瘀，经脉不通，表现出肢体关节疼痛、肌肤孔窍干燥等一系列症状，甚至出现脏腑损伤的一种病证。以心、肝、脾、肺、肾各脏及其互为表里的六腑和九窍特有的阴津匮乏之表现为其临床特征。燥痹为五淫痹之一，历史上对燥邪与痹证的相关论述有着丰富的文献记载，但燥痹的病名最早是由现代医家路志正于《路志正医林集腋》一书提出并命名的。本病以儿童及中青年发病较多，女性多于男性。西医学中干燥综合征、类风湿关节炎、结节性非化脓性脂膜炎、硬结性红斑等病出现燥热伤津证候时，可参考本病治疗。

【经典原文】

《素问·天元纪大论》　天有五行，御五位，以生寒暑燥湿风[1]246。

《素问·痹论》　痹或痛，或不痛，或不仁，或寒，或热，或燥[1]167。

《素问·至真要大论》　阳明司天，燥淫所胜，则木乃晚荣，草乃晚生，筋骨内变，民病左胠胁痛……草焦上首，心胁暴痛，不可反侧，嗌干面尘腰痛[1]347。

《素问·气交变大论》　岁金太过，燥气流行，肝木受邪。民病两胁下少腹痛，目赤痛眦疡，耳无所闻。肃杀而甚，则体重烦冤，胸痛引背[1]275-276。

《素问·五常政大论》　阳明司天，燥气下临，肝气上从，苍起木用而立，土乃眚，凄沧数至，木伐草萎，胁痛目赤，掉振鼓栗，筋痿不能久立[1]302。

《素问·至真要大论》　岁阳明在泉，燥淫所胜，则霿雾清瞑。民病喜呕，呕有苦，善太息，心胁痛不能反侧，甚则嗌干面尘，身无膏泽，足外反热[1]344-345。

《素问·六元正纪大论》　天气急，地气明，阳专其令，炎暑大行，物燥以坚，淳风乃治，风燥横运，流于气交，多阳少阴[1]313。

《素问·五常政大论》　太阴在泉，燥毒不生[1]306。

《素问·阴阳应象大论》　西方生燥，燥生金，金生辛，辛生肺，肺生皮毛……其在天为燥，在地为金，在体为皮毛，在脏为肺[1]27。

《素问·至真要大论》　燥淫于内，治以苦温，佐以甘辛，以苦下之[1]345。

《素问·五运行大论》　燥以干之，暑以蒸之，风以动之，湿以润之，寒以坚之，火以温之。故风寒在下，燥热在上，湿气在中，火游行其间，寒暑六入，故令虚而生化也。故燥胜则地干，暑胜则地热，风胜则地动，湿胜则地泥，寒胜则地裂，火胜则地固矣[1]254。

《金匮要略·惊悸吐衄下血胸满瘀血病脉证治》　病人胸满，唇痿舌青，口燥，但欲漱水不欲咽，无寒热，脉微大来迟，腹不满，其人言我满，为有瘀血也[2]94。

【钩玄提要】

1. 病名 古代医籍中无"燥痹"病名，但《内经》中有许多关于"燥"的论述，如《素问·痹论》曰："痹或痛，或不痛，或不仁，或寒，或热，或燥[1]167。"说明痹证可出现燥的特点或燥邪可致痹。《素问·五常政大论》首先提出"燥毒"之论，曰："太阴在泉，燥毒不生[1]306。"《素问玄机原病式》补充了《素问》病机十九条的内容，提出"诸涩枯涸，干劲皱揭，皆属于燥"[3]43，是对燥邪致病及临床表现的总概括。后世医家多论"燥""燥证"或"燥症"等，如《医学正传》中列专篇论述燥证，曰："夫燥之为病者，血液衰少，不能荣养百骸，故若是也[4]77。"《医学入门》云："燥有内外属阳明，总来金被火相刑；皱劲渴秘虽风热，表里俱宜润卫荣[5]649-650。"此为目前最早提出燥有内外之分的文献。《医门法律》专述"秋燥论"，易《内经》"秋伤于湿"为"秋伤于燥"，完整论述了秋燥致病[6]277。《类证治裁》专论燥症脉候、附方及燥脉案等，提出"燥有外因，有内因"，以及"血虚外燥，皮肤皱揭，筋急爪枯"[7]50。

2. 病因病机 燥痹言燥，其症可见燥而少津的表现，但燥之产生病因多端，《内经》及《伤寒杂病论》中论及其病因，可因外感六淫之燥邪，亦可内生燥邪，耗伤津液，肌肤、孔窍、脏腑等不荣不通，而成燥痹。

（1）外邪侵袭 岁时气运太过，燥气横行，天干地燥，江河枯涸，人受燥邪，津液亏耗，燥痹乃成。《素问·气交变大论》曰："岁金太过，燥气流行，肝木受邪。民病两胁下少腹痛，目赤痛眦疡，耳无所闻。肃杀而甚，则体重烦冤，胸痛引背[1]275-276。"《素问·六元正纪大论》曰："天气急，地气明，阳专其令，炎暑大行，物燥以坚，淳风乃治，风燥横运，流于气交，多阳少阴[1]313。"提出天行燥邪亦可致痹。此外，除直接感受燥邪外，他邪也可致燥，如《素问玄机原病式》中提出六淫之寒、风、热等邪均可致燥，指出"凉极而万物反燥"[3]45"风热胜湿为燥"[3]43"寒能收敛，腠理闭密，无汗而燥"[3]44等。因风暑燥火四邪为阳邪，阳热亢盛伤津耗液；风寒伤人能化热，风热伤人能化燥，热则耗液，燥则伤津。《类证治裁》曰："燥有外因，有内因。因于外者，天气肃而燥胜，或风热致气分，则津液不腾[7]50。"此外，外感温热毒邪，热毒炽盛，燔灼气血，伤津耗液，血脉瘀阻，亦可发为本病。

（2）燥自内生 各种原因导致的阴液不足，又可化生内燥。如《素问》中首先提出"燥毒"的概念，因为燥盛，久则蕴酿成毒，煎灼津液，阴损而进一步加重内燥。《类证治裁》曰："凡诸燥症，多火灼真阴，血液衰少[7]51。"意指阴液不足化生内燥。《金匮要略·惊悸吐衄下血胸满瘀血病脉证治》曰："病人胸满，唇痿舌青，口燥，但欲漱水不欲咽，无寒热，脉微大来迟，腹不满，其人言我满，为有瘀血也[2]94。"最早提出了瘀血致燥的发生机制。

3. 症状与诊断 《素问·阴阳应象大论》提出燥邪致痹的特点为"燥胜则干"，燥邪侵犯人体"内舍于肺，外在于皮肤"[1]27。《素问·五运行大论》也有"燥以干之……燥热在上……故燥胜则地干"[1]254的论述，《素问·至真要大论》有"嗌干面尘，身无膏泽，足外反热"[1]344-345等证候描述。

《素问玄机原病式》提出"诸涩枯涸，干劲皱揭，皆属于燥"，并详解症状曰："涩，物湿则滑泽，干则涩滞，燥湿相反故也。如遍身中外涩滞，皆属燥金之化，故秋脉涩也。或麻者，亦由涩也，由水液衰少而燥涩，气行壅滞，而不得滑泽通利，气强攻冲，而为麻也。"还提出"枯，不荣生也；涸，无水液也；干，不滋润也；劲，不柔和也。春秋相反，燥湿不同故也。大法身表热为热在表，渴饮水为热在里。身热饮水，表里俱有热；身凉不渴，表里俱无热"，以及"皱揭：皮肤启裂也"[3]43-44。以上指出了燥病症状有皮肤皱揭、脉涩，甚则肌肤麻痹不仁等表现。

《金匮要略·惊悸吐衄下血胸满瘀血病脉证治》对瘀血致燥的描述为"病人胸满，唇痿舌青，口燥，但欲漱水不欲咽，无寒热，脉微大来迟，腹不满，其人言我满，为有瘀血也"，亦表明燥邪致病"干"的特点，如"唇痿舌青""口燥，但欲漱水不欲咽"等[2]94。

4. 治法方药　《内经》提出"燥者濡之""燥者润之"的治疗原则，并且针对燥邪有偏寒、偏热之别，提出"燥化于天，热反胜之，治以辛寒，佐以苦甘""燥淫于内，治以苦温，佐以甘辛"[1]345。后世医家在燥邪相关疾病的治疗中多宗此法。如《素问玄机原病式》曰："风热胜湿为燥……则宜以退风散热、活血养液、润燥通气之凉药调之[3]43。"

《金匮要略》中没有专门论述燥邪或者燥痹，但在《金匮要略·肺痿肺痈咳嗽上气病脉证治》中创立的麦门冬汤具有养阴润燥的作用，曰："大逆上气，咽喉不利，止逆下气者，麦门冬汤主之[2]42。"可以清补肺胃之阴。

【传承发展】

1. 病名　《备急千金要方》论"精极"时有"五脏六腑衰则形体皆极，眼视而无明，齿焦而发落"，以及"眼视不明，齿焦发脱，腹中满，满则历节痛"[8]417等描述，其症状表现与燥痹相似，但未提出燥痹的病名。

近代张梦侬、孔伯华等认为痛痹、热痹可因为病邪原因或者治疗等而化燥。路志正在总结前人的基础上，结合自己的临床经验，在其著作《路志正医林集腋》中提出"燥痹"之名[9]154。"燥痹"病名现为多数医家所接受，归属于五淫痹之一。

"燥痹"病名的提出，完善了痹病按照病因学分类时风、寒、湿、热均有相应的痹证而燥无对应的问题，也是对《素问·痹论》中"痹或痛……或燥"[1]167的发展。同时，"燥痹"病名的提出也具有重要的临床意义，将伴有脏腑肢体、五官九窍干燥症状突出的这一类痹证单列论述，辨证治疗更具有指导性。

2. 病因病机　对于燥痹的病因病机，后世在《内经》和《伤寒杂病论》的基础上，进行了丰富的补充和描述。如《临证指南医案》详论燥，曰："燥为干涩不通之疾，内伤外感宜分。外感者，由于天时风热过胜，或因深秋偏亢之邪，始必伤人上焦气分……内伤者，乃人之本病，精血下夺而成，或因偏饵燥剂所致，病从下焦阴分先起[10]155。"关于燥痹病因病机的发展，体现为以下几个方面：

（1）内生燥邪　在《内经》等经典论述的基础上，后世医家对于燥邪内生的原因加以丰富，如可因先天阴虚体质，或思虑劳倦、房劳过度伤，或嗜食辛辣香燥，或情志过极，郁而化火，或吐泻太过、产后失血、久病失养、耗伤津液精血等，致使机体阴液耗伤，营血不足而肢体、关节、脏腑等失去濡润，而成燥痹。如《医学入门》曰："燥因血虚而然，盖血虚生热，热生燥是也[5]371。"《类证治裁》曰："燥有外因，有内因……因乎内者，精血夺而燥生[7]50。"《证治汇补》中对于燥证的内因指出："或饥饿劳倦，损伤胃液；或思虑劳神，心血耗散；或房劳太过，肾水干枯[11]47。"因饮食不节、情志过极或房劳等，可伤及胃液、心血、肾水等。由此也可看出，内生燥邪和五脏密切相关，如《通俗伤寒论》曰："《内经》云'燥热在上'，故秋燥一症，先伤肺津，次伤胃液，终伤肝血肾阴[12]36。"五脏之中肺脏在燥邪内生中的作用尤为重要，如《证治汇补》曰："金为水源，金受火克，不能生水而源绝于上，则无以荣肤泽毛，而诸燥作矣[11]47。"

（2）失治误治　医者过用辛温之剂或攻伐之品，病者过用金石等刚烈燥热之物，久而积热酿毒，伤津耗液，阴血不足而肢体、关节、脏腑等组织失运失荣，而成燥痹。如《儒门事亲》曰："痹病……奈何治此者不问经络，不分脏腑，不辨表里，便作寒湿脚气，乌之附之，乳之没之，种种燥热攻之，中脘灸之，脐下烧之，三里火之，蒸之熨之，汤之炕之，以致便溺涩滞，前后俱闭，虚燥转甚，肌肤日削[13]22。"《证治汇补》曰："金石刚剂，预求峻补；或膏粱厚味，炙煿太多，皆能助火烁阴而为燥。"又曰："大病而攻伐太过，或吐泻而津液顿亡[11]47。"

（3）**痰瘀阻滞**　一方面，瘀血可致津液不布，燥邪内生，如《血证论》提出："胞中有瘀血，则气为血阻，不得上升，水津因不能随气上布[14]127。"此说实则宗仲景瘀血致燥理论。同时，燥邪耗伤津液，日久炼液灼津伤血，形成痰瘀。如《素问玄机原病式》曰："水液衰少而燥涩，气行壅滞，而不得滑泽通利[3]43。"《医学入门》指出"盖燥则血涩，而气液为之凝滞"[5]650，终致痰、瘀、燥相互搏结，阻碍气机，津液不布，肢体、关节、脏腑不得濡养，则关节肿痛、僵硬，甚或变形，脏腑官窍失润，则口眼干燥，皮肤皱揭、皮毛焦枯。

《路志正医林集腋》指出燥痹成因有三：①气运太过，燥气横逆，感而受之，燥痹乃成。②寒湿痹过用大热辛燥之品，耗伤津液，使筋脉失濡。③素体肝肾亏虚，阴津不足，筋脉、关节失于濡养，"不荣而痛"也。并提出燥痹的主要病机是阴血亏虚，津枯液涸[9]154。

综上所述，燥痹的病因主要为外感邪气、脏腑虚损、情志失调、饮食失节或失治误治等，燥邪外感或自内生，津液之化生、运行、敷布失常，脏腑、肢体、关节、孔窍等失于濡润滋养。燥邪是发病的关键，津亏是病理的基础。本病多为虚证，或虚实夹杂之证，属本虚标实之候，以阴虚津亏为本，以燥、热、毒、瘀为标。燥、热、毒、瘀互为因果，致使多系统、多脏器损害，并多为器质性病变，故本病病程长久，缠绵难愈。

3. 症状与诊断　燥胜则干，因此燥邪致病的主要症状表现体现在肌肤、孔窍等干燥，关节、肌肉失养等表现，甚者可出现脏腑津亏失荣等，如《景岳全书》中认为燥邪致病其病多端，内外上下皆受其害，论燥曰："盖燥胜则阴虚，阴虚则血少。所以或为牵引，或为拘急，或为皮肤风消，或为脏腑干结。此燥从阳化，营气不足，而伤乎内者也[15]881。"

（1）**皮肤、孔窍干燥诸症**　津液亏少，荣卫气衰，则在表之皮肤孔窍失去濡养，出现皲裂、燥痒、口渴、咽干鼻燥等。如《医学正传》曰："皮肤皱揭坼裂，血出大痛，或肌肤燥痒[4]78。"《杂病源流犀烛》曰："所谓风燥，病在表者也，肌肤枯，毛发槁，故干疥爪枯生焉[16]306。"《证治汇补》中对于燥症的外候描述："在外则皮肤皱揭，在上则咽鼻焦干[11]47。"

（2）**关节、肌肉失养诸症**　肌肉、筋脉失养，可能会出现肌肉瘦削、关节变形、筋脉拘挛等表现。如《医学正传》认为："盖肝主于筋，而风气自甚，又燥热加之，则筋大燥也……筋缓不收而痿痹……乃燥之化也……夫燥之为病者，血液衰少，不能荣养百骸[4]77。"

（3）**脏腑津亏失养诸症**　燥甚则脏腑失荣，肺、脾胃、肝肾等脏腑阴液精血不足，功能受损，诸症生焉。《证治汇补》对于燥伤不同脏腑的症状有详细描述，曰："风燥，由肝血不能荣筋，故筋痛爪裂；火燥，由脾多伏火，故唇揭便秘；血燥，由心血失散，故头多白屑，发脱须落；虚燥，由肾阴虚涸，故小便数，咽干喉肿[11]48。"《杂病源流犀烛》亦曰："所谓热燥，病在里者也，耗人津液，故便秘，消渴生焉[16]306。"

（4）**脉象**　《医学正传》中对燥证的脉象描述曰："脉紧而涩，或浮而弦，或芤而虚[4]78。"此外，近现代医家张梦侬在《临证会要》中提出："临床所见，以风寒湿邪郁结日久酿热化燥者为多。更有因此耗伤津液，导致经脉、筋骨、肌肉失其营养滋润，使手指足趾卷曲，肌肉瘦削，关节变形者[17]161。"《路志正医林集腋》指出："燥痹的临床表现：肢体关节隐隐作痛，不红不肿，伸屈不利，口舌干燥，肌肤干涩，燥渴欲饮[9]154。"

（5）**燥痹与皮痹鉴别**　《证治汇补》论及用药时提到："皮痹者，邪在皮毛，癍疹风疮，搔之不痛，宜疏风养血[11]200-201。"从证候表现上可以看出，此处皮痹的表现应为燥邪所致，其表现也为燥象。《诸病源候论》承《内经》论述，曰："秋遇痹者为皮痹，则皮肤无所知。皮痹不已，又遇邪者，则移入于肺[18]42-43。"论述了燥邪伤于皮为皮痹，但从病因来看，可属燥痹的范畴，但因当时无燥痹之名，故以皮痹言之。现已知皮痹属于五体痹，而燥痹为五淫痹之一，当予以鉴别。

4. 治法方药　《内经》确立了"燥者濡之""燥者润之"的基本治疗原则，但燥痹既不同于一般燥病的治疗，又不同于一般痹病的治疗，本病的特点是"燥"与"痹"并行，有阴伤液亏与痹阻不通的双重性，以津伤伴痹阻为特点。因此，在治疗中，要重视本病的双重性与复杂性。对于燥痹的治疗方法，路志正结合前贤对燥病的治疗特色和他本人治疗经验，提出了滋阴养脏润燥法、益气养阴润燥法、养血活血润燥法、化瘀通络润燥法、增液濡窍润燥法、清营解毒润燥法、蠲痹润燥法、育阴潜阳润燥法、填精髓壮骨法、化痰软坚润燥法等治疗方法，可谓非常详尽。近代学者常以滋阴生津为治疗大法，佐以清燥解毒、益气生津、活血通络等法。

（1）**滋阴养脏润燥**　适用于脏腑阴伤化燥者，亦是贯穿燥痹治疗始终的治法。如《医门法律》提出："治燥病者，补肾水阴寒之虚，而泻心火阳热之实，除肠中燥热之甚，济胃中津液之衰；使道路散而不结，津液生而不枯；气血利而不涩，则病日已矣[6]278。"常用方药除上述麦门冬汤外，还有石斛汤、滋燥养荣汤、清燥救肺汤、生液丹等。《严氏济生方》用石斛汤："治精实极热，眼视不明，齿焦发落，形衰，通身虚热，甚则胸中痛，烦闷，泄精[19]139。"《证治准绳》载滋燥养荣汤"治皮肤皱揭，筋燥爪干"[20]394，可治疗燥伤肝阴。《医门法律》提出辛凉甘润之法治燥，代表方剂为著名的清燥救肺汤。《辨证录》用生液丹治疗燥证之肾水虚、心火旺，曰："阴耗而思色以降其精，则精不出而内败，小便道涩如淋而作痛[21]831。"该方具有育阴潜阳润燥的作用。对于燥伤肾精者，《医醇賸义》用滋阴补髓汤加减，治疗"腰脊不举，骨枯髓虚，足不任地者"，更增填精益髓的作用[22]147。

（2）**益气养阴润燥**　适用于气阴两伤及气虚推动血液运行无力，津液失于敷布而致燥的证候。常用方有麦门冬饮子等。《黄帝素问宣明论方》载麦门冬饮子主"治膈消，胸满烦心，津液燥少，短气，久为消渴"[23]10。此外，在用药方面，益气忌用辛热温燥之品，以免助燥伤阴。

（3）**养血活血润燥**　适用于津液匮乏，血液失充，营血不足，运行涩滞不畅，筋脉痹阻而成瘀之证候。常用方有当归润燥汤。《奇效良方》用当归润燥汤以养血润肠，方含当归、熟地黄、生地黄、大黄、桃仁泥、麻仁、甘草、升麻、红花[24]106-107。

（4）**清热凉血润燥**　适用于燥热炽盛，伤津耗液，甚则化燥成毒，治疗当清热凉血、养血润燥。常用方如知母石膏汤、凉膈散、滋燥养荣汤等。如《症因脉治》曰："燥热痿软之治：燥火伤气，右脉洪数者，知母石膏汤合凉膈散；燥伤阴血，左脉洪数，滋燥养荣汤[25]385。"

此外，在燥痹的治疗过程中，还应注意避免使用辛温大热、苦温风燥及苦寒之品，避免进一步伤及津液。如《临证指南医案》曰："治痹之法，只宜峻补真阴，宣通脉络，使气血得以流行，不得过用风燥等药，以再伤阴气[10]224-225。"又提出"上燥治气，下燥治血……投以辛耗破气，津液劫伤"[10]155，需慎用辛燥药物，以防耗伤津液。

《路志正医林集腋》中对燥痹的治疗阐述尤详："外燥致痹多兼风热之邪，其治当滋阴润燥，养血祛风，方用滋燥养荣汤加减；内燥血枯，酌用活血润燥生津散（当归、芍药、熟地黄、麦门冬、天门冬、瓜蒌、桃仁、红花。编者注：活血润燥生津方见于《医方集解》[26]186）加减。因误治而成者，既有津血亏耗，阴虚内热，又多兼湿邪未净之证。其治较为棘手，滋阴则助湿，祛湿则伤津。故应以甘凉平润之品为主，佐以芳香化浊、祛湿通络。方用玉女煎去熟地黄，加生地黄、玄参、藿香、茵陈、地龙、秦艽等。素体阴虚者，当滋补肝肾，健脾益气，以'肾主五液''肝主筋''脾胃为气血生化之源'故也"[9]154，强调"治疗当以滋阴润燥为急……应在滋阴润燥的基础上佐以祛邪，不可喧宾夺主"[9]155。燥痹治疗当遵"辛以润之""咸以软之"的经旨，在养阴润燥之同时，应佐以辛通之品，使滋阴而不滞，增液而不腻。要选用风药中的润剂，用之既能散风祛湿、疏经活络、宣痹止痛，又无散血伤阴之弊；绝不可过用温热、刚燥之品。另外，还应当注重益气养阴，顾护后天脾胃，尤其重视滋养脾阴。

5. 转归预后　燥痹病因复杂，除外形体官窍的阴津不足，常可伴随脏腑精血亏虚的表现，难以迅速恢复，《医学正传》认为燥甚气血耗散，可进一步发展为痿，指出"筋缓不收而痿痹……乃燥之化也"[4]77。若早期及时而有效地治疗，多数患者可以治愈；若病情迁延，燥甚气血耗散，可发为痿证；若进一步阴损及阳，阴阳俱虚，则预后较差。

【应用示例】

1. 湿热痹化燥　《新安医学名医医案精华》：汪大使镜符先生如夫人，先年曾患足痹，自用风药获效。今春复发，再用前法不应，而足之冷痛渐次增剧，转加温剂，佐雷火针熨之，遂致手节均肿而痛，渐加腹痛呕吐，昼夜号呼，两月无宁。延余诊视，面黄少泽，脉象沉数而涩，便溏，蒸热，少食辄吐，两手拘挛难伸，全是湿热伤阴化燥。再加热药劫液升阳，内风窃动，足经波及手经，又由经而入腑，胃为热湿蒸迫，均面黄少华，腹痛、少谷、吐泻由作也。北沙参、薏苡仁、麦冬、木通（姜汁炒）、瓜蒌皮、薤白、芥子、知母、滑石、梨汁、芦根。一服吐泻、腹痛均止，痹痛已较减，连服三剂，诸恙渐安，但发热、口干、少食，阴液未能骤复，改用育阴息风法。北沙参、龟板、玉竹、鲜斛、薏苡仁、麦冬、鳖甲、桑叶、芦根、蔗浆、梨汁。数进诸恙均愈，惟手微肿，屈伸未能自如，津液未复，再以龟胶易龟板，生地易玉竹，方得霍然。汪公素精岐黄，问难于余曰：古称风、寒、湿三气杂合而为痹，昔年用风药得效，今则不应，而冷痛不除，反增种种寒象之候，先生投剂全与病势相反，服之其应如响，其故何耶？要求指示。余应曰：风、寒、湿三气为痹是指病初而言，先用风药偶效耳。彼时若能知其津液被耗，继进育阴庶免今番之复发，既未能善后于前，今又误以前法劫液，况再加之火灼于外，几微之液将欲告竭，因与病情乖背，而仍冀其获效不亦难乎？此时不但风、寒、湿三气均已化热，热又化燥，燥又化风，已与前之三气霄壤之隔矣。客气固已不同，内病之阴液耗极，客邪深陷，由经达腑，不亦危乎！余之治法，不外清热润燥、育阴息风，故能应如桴鼓。汪曰：弟从来未阅如此治法。何今时与古法相去之远，若此曰，气运之更变固当临时体酌，而大运之消息尤宜洞晓。时适下元，燥运主事，亦一年之秋令燥盛之际更进一层，以运会论之，又在大运未末将申矣，自此以下燥病日多矣。此皆古人之未发，业医者不可不急讲也。汪曰：唯唯。余乃辞归。越数日，复来延请，乃至署，备述从前大便极难，旬日方一更衣，多方滋润，仍甚难苦，始得燥屎数枚。每至夏秋之时，必自季胁先痛，渐走入腹。腹痛时脐内如有物扯牵缩入，苦不堪言，日夜呻吟。昔时多以行气攻导诸法施治，须经屡剂，终无一效，往往停药调养，阅数十日方得渐愈。而大便之结，数十年来从无畅快之日，其脉象沉遏而涩。余告曰：此亦燥证也，却有暑湿客邪酿患，故此三气必至夏秋方炽而病发。古法以收引拘痛均列寒证门中，非也。盖物因干燥始能收缩变小。季胁之痛由太阳湿热不化，故小便不利。况其肺燥不与膀胱通气化，而转输大肠之机亦废。总之肺金燥极，清肃失司，不能布水精于下也。譬如天时久亢，燥气弥漫，欲其甘雨时降不亦难乎。因制甘露饮意，先通膀胱之经腑。北沙参、杏仁、瓜蒌皮、薤白、桂枝、猪苓、木通、知母、滑石、芦根、梨汁。一服季胁之痛如失，腹之收引亦止，再加芥子、归尾，去猪苓，是夜痛愈而起床矣。再除滑石、木通，加生地汁、蔗浆，大便滑利。从此每日必大便一次，数十年之恙，一旦更易而痉。汪曰：今日方悟，今时燥病之多，诚不谬也[27] 210-212。

2.内伤燥证 《路志正医林集腋》：刘某，女，50 岁，教师。初诊：1981 年 7 月 17 日入院。病史：患者 1960 年查有慢性肝炎，1971 年经当地医院确诊为"早期肝硬化"，此后逐渐出现全身皮肤干燥，双目干涩，视物不清，口咽鼻部干燥，在当地多方医治疗效不佳，近两年病情加重，因此到北京求治，在同仁医院确诊为"干燥综合征"。因无有效疗法，转入我院。

现症：全身皮肤干燥，两目干涩无泪，视物模糊，口、咽、鼻腔烘热干燥，饮食不用水助则难以下咽，全身乏力，关节挛痛，恶冷畏风，心烦易急，两胁隐痛，大便干结，3～4 日一行，溲清略频，舌暗红龟裂，少津无苔，脉弦细稍数。本病病程较长，病情复杂，既有肝脾阴血亏耗、虚火内蕴之征，又有阴损及阳、阴虚气弱之象。治应甘平濡润，气阴两补。一贯煎加减：沙参 20g，麦冬 12g，生地黄 15g，白芍 12g，白扁豆 12g，山药 12g，绿萼梅 9g，香橼皮 10g，莲肉 15g，甘草 6g。水煎服，每日 2 次。上方服 7 剂，口眼鼻黏膜干燥略减，纳食增加，精神见振，大便日一行，略干，仍心烦易急，五心烦热，畏风恶冷，关节挛痛。上方加玄参 10g、太子参 10g、川楝子 8g，7 剂。药后自觉眼内润泽，但夜间仍干涩，口中微有津液。心烦易急，五心烦热已减，舌脉同前。守方不更，再进 14 剂后，患者自觉两目干涩、口咽干燥、皮肤枯涩，全身乏力、畏冷恶风比入院时大有好转，饮食不用水助能够下咽，精神振作，二便正常。唯四肢关节时而隐痛，两胁胀满不适，舌暗红少津有裂纹，脉细略数。上方去玄参，加预知子 9g，首乌藤 18g。

患者共住院 217 天，除两次外感、一次急性阑尾炎期间暂时对症治疗外，基本以上方为主加减进退，共服药 170 余剂。至 1982 年 2 月出院时，口、舌、眼、咽、鼻、皮肤干燥基本消失，带药出院，两日服 1 剂，连服 3 个月。另注意饮食有节，勿食辛辣，慎避风寒，以防复发[9] 69-70。

《医学正传》 予仲兄怀德处士，年四十五，平生体瘦弱血少，值庚子年岁金太过，至秋深燥金用事，久晴不雨，得燥证，皮肤折裂，手足枯燥，搔之屑起血出痛楚，十指甲厚，反而莫能搔痒。予制一方，名生血润肤饮，服数十帖，其病如脱，后治十数人皆验。（祖传方）生血润肤饮：川归身（酒洗）、生地黄、熟地黄（酒洗）、黄芪（蜜炙）各一钱，天门冬一钱五分，麦门冬一钱（去心），五味子九粒，片芩五分（去朽，酒洗），瓜蒌仁五分，桃仁泥五分，酒红花一分，升麻二分。上细切，作一服，水二盏，煎至一盏，温服。如大便结燥，加麻仁、郁李仁各一钱[4] 79。

附录一：文献辑录

《素问玄机原病式》 诸涩枯涸，干劲皴揭，皆属于燥[3] 43。

《医学正传》 夫燥之为病者，血液衰少，不能荣养百骸，故若是也[4] 77。

《医学入门》 燥有内外属阳明。外因，时值阳明燥令，久晴不雨，黄埃蔽空，令人狂惑，皮肤干枯屑起。内因，七情火燥，或大便不利亡津，或金石燥血，或房劳竭精，或饥饱劳逸损胃，或炙煿酒酱厚味，皆能偏助火邪，消烁血液。总来金被火相刑。六气，风、热、火属阳，寒、燥、湿属阴。但燥虽属秋阴，而反同风热火化。盖火盛则金被热伤，木无以制而生风。风胜湿，热耗津，入肝则筋脉劲强紧急，口噤，发为风痛，或手足瘫痪偏枯，或十指反而莫能搔痒，或为雀目内障。入心则昏冒僵仆，语言謇涩。入脾则膈满不食，或善饥而瘦，或伤积变为水肿腹胀。入肺则毛焦干疥、膹郁咳嗽。入肾则津液竭而烦渴，及骨蒸秘结。总皆肺金所主，阳明与肺为表里也。皴劲渴秘虽风热，表里俱宜润卫荣[5] 649-650。

《医门法律》 喻昌曰：燥之与湿，有霄壤之殊。燥者天之气也，湿者地之气也。水流湿，火就燥，各从其类，此胜彼负，两不相谋。春月地气动而湿胜，斯草木畅茂；秋月天气肃而燥胜，斯草木黄落。故春分以后之湿，秋分以后之燥，各司其政。今指秋月之燥为湿，是必指夏月之热为寒然后可，奈何《内经》病机一十九条，独遗燥气。他凡秋伤于燥，皆谓秋伤于湿，历代诸贤，随文作解，弗察其讹。昌特正之，大意谓春伤于风，夏伤于暑，长夏伤于湿，秋伤于燥，冬伤于寒[6]275。

《类证治裁》 燥为阳明秋金之化，金燥则水源竭，而灌溉不周，兼以风生燥，火化燥，《原病式》所谓诸涩枯涸，干劲皴揭，皆属于燥也。燥有外因，有内因。因于外者，天气肃而燥胜，或风热致伤气分，则津液不腾，宜甘润以滋肺胃，佐以气味辛通；因乎内者，精血夺而燥生，或服饵偏助阳火，则化源日涸，宜柔腻以养肾肝，尤资血肉填补。叶氏以上燥治气，下燥治血二语括之，最为简当……血虚外燥，皮肤皴揭，筋急爪枯，滋燥养营汤。诸痿由于肺热，热亢则液耗，百骸无所荣养，故手足痿弱，不能自收持，反似痹湿之症，养阴药中，加黄柏以坚之，如虎潜丸之类，切忌用风药。又妇人脏燥，肺脏也。悲伤欲泣，仲景甘麦大枣汤以生肺津[7]50-51。

《素问玄机原病式》 夫五行之理，甚而无以制之，则造化息矣。如风木旺而多风，风大则反凉，是反兼金化，制其木也。大凉之下，天气反温，乃火化承于金也。夏火热极，而体反出液，是反兼水化，制其火也。因而湿蒸云雨，乃土化承于水也。雨湿过极，而兼烈风，乃木化制其土也。飘骤之下，秋气反凉，乃金化承于木也。凉极而万物反燥，乃火化制其金也。因而以为冬寒，乃水化承于火也。寒极则水凝如地，乃土化制其水也。凝冻极而起东风，乃木化承土而周岁也。凡不明病之标本者，由未知此变化之道也[3]45。

《素问玄机原病式》 然六气不必一气独为病，气有相兼，若亡液为燥，或麻无热证，即当此法。或风热胜湿为燥，因而病麻，则宜以退风散热、活血养液、润燥通气之凉药调之，则麻自愈也。治诸燥涩，悉如此法[3]43。

《素问玄机原病式》 俗云皴揭为风者，由风能胜湿，而为燥也。《经》言：厥阴所至为风府，为璺启。由风胜湿而为燥也。所谓寒月甚而暑月衰者，由寒能收敛，腠理闭密，无汗而燥，故病甚也。热则皮肤纵缓，腠理疏通而汗润，故病衰也。或以水湿皮肤，而反喜皴揭者，水湿自招风寒故也[3]44。

《类证治裁》 凡诸燥症，多火灼真阴，血液衰少，故其脉皆细微而涩也。通治滋燥饮，生血润肤饮[7]51。

《素问玄机原病式》 诸涩枯涸，干劲皴揭，皆属于燥……涩，物湿则滑泽，干则涩滞，燥湿相反故也。如遍身中外涩滞，皆属燥金之化，故秋脉涩也。或麻者，亦由涩也，由水液衰少而燥涩，气行壅滞，而不得滑泽通利，气强攻冲，而为麻也……枯，不荣生也。涸，无水液也。干，不滋润也。劲，不柔和也。春秋相反，燥湿不同故也。大法身表热为热在表，渴饮水为热在里。身热饮水，表里俱有热；身凉不渴，表里俱无热……皴揭：皮肤启裂也[3]43-44。

《备急千金要方》 论曰，凡精极者，通主五脏六腑之病候也，若五脏六腑衰则形体皆极，眼视而无明，齿焦而发落，身体重则肾水生，耳聋，行步不正。凡阳邪害五脏，阴邪损六腑，阳实则从阴引阳，阴虚则从阳引阴，若阳病者主高，高则实，实则热，眼视不明，齿焦发脱，腹中满，满则历节痛，痛则宜泻于内。若阴病者主下，下则虚，虚则寒，体重则肾水生，耳聋，行步不正[8]417。

《路志正医林集腋》《素问·阴阳应象大论》曰："燥胜则干。"燥痹的主要病机是阴血亏虚，津枯液涸[9]154。

《临证指南医案》 燥为干涩不通之疾，内伤外感宜分。外感者由于天时风热过胜，或因深秋偏亢之邪，始必伤人上焦气分，其法以辛凉甘润肺胃为先，喻氏清燥救肺汤，及先生用玉竹、门冬、桑叶、薄荷、梨皮、甘草之类是也。内伤者，乃人之本病，精血下夺而成，或因偏饵燥剂所致，病从下焦阴分先起，其法以纯阴静药、柔养肝肾为宜，大补地黄丸、六味丸之类是也。要知是症，大忌者苦涩，最喜者甘柔，若气分失治，则延及于血；下病失治，则槁及乎上。喘咳痿厥，三消噎膈之萌，总由此致。大凡津液结而为患者，必佐辛通之气味。精血竭而为患者[10]155。

《医学入门》 燥因血虚而然，盖血虚生热，热生燥是也[5]371。

《证治汇补》 燥症内因：燥者，阳明金气所化，金受火制，木旺风生，风火相合，胜湿损津（《原病式》）。亦有天时久晴，黄埃蔽空，风热怫郁而成者，此属外邪（《六要》）。其内因所致者，病端不一，有减气而枯，有减血而枯（好古），或大病而攻伐太过，或吐泻而津液顿亡，或饥饿劳倦，损伤胃液，或思虑劳神，心血耗散，或房劳太过，肾水干枯，或金石刚剂，预求峻补，或膏粱厚味，炙煿太多，皆能助火烁阴而为燥（《良方》）。总之金为水源，金受火克，不能生水而源绝于上，则无以荣肤泽毛，而诸燥作矣（《六要》）。[11]47

《通俗伤寒论》《内经》云"燥热在上"，故秋燥一症，先伤肺津，次伤胃液，终伤肝血肾阴[12]36。

《儒门事亲》 痹病以湿热为源，风寒为兼，三气合而为痹。奈何治此者不问经络，不分脏腑，不辨表里，便作寒湿脚气，乌之附之，乳之没之，种种燥热攻之，中脘灸之，脐下烧之，三里火之，蒸之熨之，汤之炕之，以致便溺涩滞，前后俱闭，虚燥转甚，肌肤日削[13]22。

《血证论》 瘀血发渴者，以津液之生，其根出于肾水。水与血交会转运，皆在胞中。胞中有瘀血，则气为血阻，不得上升，水津因不能随气上布。但去下焦之瘀，则水津上布，而渴自止。小柴胡加丹皮、桃仁治之，血府逐瘀汤亦治之。夹热蓄血者，桃仁承气汤治之；夹寒瘀滞者，温经汤治之[14]127。

《景岳全书》 燥证之辨，亦有表里。经曰：清气大来，燥之胜也，风木受邪，肝病生焉。此中风之属也。盖燥胜则阴虚，阴虚则血少，所以或为牵引，或为拘急，或为皮腠风消，或为脏腑干结，此燥从阳化，营气不足，而伤乎内者也。治当以养营补阴为主。若秋令太过，金气胜而风从之，则肺先受病，此伤风之属也。盖风寒外束，气应皮毛，故或为身热无汗，或为咳嗽喘满，或鼻塞声哑，或咽喉干燥，此燥以阴生，卫气受邪，而伤乎表者也，治当以轻扬温散之剂，暖肺去寒为主[15]881。

《医学正传》 丹溪曰：皮肤皴揭坼裂，血出大痛，或肌肤燥痒，皆火烁肺金，燥之甚也，宜以四物汤去川芎，加麦门冬、人参、天花粉、黄柏、五味子之类治之[4]78。

《杂病源流犀烛》 所谓风燥，病在表者也，肌肤枯，毛发槁，故干疥爪枯生焉[16]306。

《证治汇补》 燥症外候：在外则皮肤皴揭，在上则咽鼻焦干，在中则水液衰少而烦渴，在下则肠胃枯涸而便难（《良方》）。[11]47

《医学正传》《内经》曰：诸涩枯涸，干劲皴揭，皆属于燥。原病式曰：经云风、热、火同阳也，寒、燥、湿同阴也，又燥、湿少异也。然燥金虽属秋阴，而异乎寒湿，故反同其风热也。故火热胜，则金衰而风生，缘风能胜湿，热能耗液而反寒，阳实阴虚，则风热胜于水湿而为燥也。凡人风病多因热甚，而风燥者为其兼化，以热为其主也。盖肝主于筋，而风气自甚，又燥热加之，则筋大燥也。燥金主于收敛，其脉紧涩，故为病劲强紧急而口噤也。或病燥热太甚而脾胃干涸成消渴者，或风热燥甚怫郁在表而里气平者，或善伸数欠筋脉拘急，或时恶寒筋惕而搐，又或风热燥并而郁甚于里，故烦满而或秘结也。及风痫之发作者，由热甚而风燥为其兼化，涎溢胸膈，燥烁而瘛疭昏冒僵仆也。凡此诸证，皆由热甚而生风燥，病各有异者，由风热燥各微甚不等故也。所谓中风筋缓者，因其风热胜湿而为燥之甚也。然筋缓不收而痿痹，故诸腆郁病痿皆属于肺金，乃燥之化也。如秋深燥甚，则草木萎落而不收，病之象也。是以掌得血而能握，足得血而能步[4]77-78。

《证治汇补》 风燥，由肝血不能荣筋，故筋痛爪裂；火燥，由脾多伏火，故唇揭便秘；血燥，由心血失散，故头多白屑，发脱须落；虚燥，由肾阴虚涸，故小便数，咽干喉肿。此皆燥之初因也，濡润自愈，若不加啬养，使真水涸竭，为消渴噎膈，为痿痹经闭，为干咳声哑，筋脉劲强，口噤拳挛，筋缓不收，而千疴竞起，虽欲静摄，则燎原不可遏矣[11]48。

《杂病源流犀烛》 所谓热燥，病在里者也，耗人津液，故便秘，消渴生焉[16]306。

《医学正传》 脉法：脉紧而涩，或浮而弦，或芤而虚[4]78。

《临证会要》 临床所见，以风寒湿邪郁结日久酿热化燥者为多。更有因此耗伤津液，导致经脉、筋骨、肌肉失其营养滋润，使手指足趾卷曲，肌肉瘦削、关节变形者[17]161。

《路志正医林集腋》 燥痹的临床表现：肢体关节隐隐作痛，不红不肿，伸屈不利，口舌干燥，肌肤干涩，燥渴欲饮[9]154。

《证治汇补》 皮痹者，邪在皮毛，瘾疹风疮，搔之不痛，宜疏风养血[11]200-201。

《诸病源候论》 秋遇痹者为皮痹，则皮肤无所知。皮痹不已，又遇邪者，则移入于肺，其状，气奔痛[18]42-43。

《医门法律》 治燥病者，补肾水阴寒之虚，而泻心火阳热之实，除肠中燥热之甚，济胃中津液之衰，使道路散而不结，津液生而不枯，气血利而不涩，则病日已矣[6]278。

《重辑严氏济生方》 石斛汤：治精实极热，眼视不明，齿焦发落，形衰，通身虚热，甚则胸中痛，烦闷，泄精[19]139。

《证治准绳·类方》 滋燥养荣汤：治皮肤皱揭，筋燥爪干[20]394。

《辨证录》 阴耗而思色以降其精，则精不出而内败，小便道涩如淋，此非小肠之燥，乃心液之燥也……心液非补肾不化，精窍非补肾不闭，倘单用利水逐浊之味，何能取效哉。此症用生液丹亦效[21]831。

《医醇賸义》 腰脊不举，骨枯髓虚，足不任地者，滋阴补髓汤加减[22]147。

《黄帝素问宣明论方》 麦门冬饮子主之，治膈消，胸满烦心，津液燥少，短气，久为消渴[23]10。

《奇效良方》 当归润燥汤：当归、熟地黄、生地黄、大黄、桃仁泥、麻仁、甘草各一钱，升麻二钱，红花半钱。上作一服，水二盅，煎至一盅，空心热服[24]106-107。

《症因脉治》 燥热痿软之治：燥火伤气，右脉洪数者，知母石膏汤合凉膈散；燥伤阴血，左脉洪数，滋燥养荣汤[25]385。

《临证指南医案》 故张景岳云：治痹之法，只宜峻补真阴，宣通脉络，使气血得以流行，不得过用风燥等药，以再伤阴气。亦见道之言也[10]225。

《临证指南医案》 某上燥治气，下燥治血，此为定评。今阳明胃腑之虚，因久病呕逆，投以辛耗破气，津液劫伤，胃气不主下行，致肠中传送失司。经云：六腑以通为补。半月小效，全在一通补工夫，岂徒理燥而已。议甘寒清补胃阴[10]155。

《医方集解》 活血润燥生津汤：（丹溪）治内燥津液枯少（内燥、血液枯少也。火炎水干，故津液枯少）[26]186。

附录二：常用方药

麦门冬汤：大逆上气，咽喉不利，止逆下气者，麦门冬汤主之。麦门冬汤方：麦门冬七升，半夏一升，人参二两，甘草二两，粳米三合，大枣十二枚。上六味，以水一斗二升，煮取六升，去滓，温服一升，日三夜一服。（《金匮要略·肺痿肺痈咳嗽上气病脉证治》）[2]42-43

石斛汤：治精实极热，眼视不明，齿焦发落，形衰，通身虚热，甚则胸中痛，烦闷，泄精。小草、石斛（去根）、黄芪（去芦）、麦门冬（去心）、生地黄（洗）、白茯苓（去皮）、玄参各一两，甘草半两（炙）。上㕮咀，每服四钱，水一盏半，姜五片，煎至八分，去滓，温服，不拘时候。(《重辑严氏济生方·诸虚门》)[19]139

滋燥养荣汤：治皮肤皱揭，筋燥爪干。当归二钱（酒洗），生地黄、熟地黄、白芍药、秦艽、黄芩各一钱五分，防风一钱，甘草五分。上水煎服。(《证治准绳·类方》)[20]394

清燥救肺汤：治诸气愤郁，诸痿喘呕。桑叶三钱（经霜者，得金气而柔润不凋，取之为君，去枝梗），石膏二钱五分（煅，禀清肃之气，极清肺热），甘草一钱（和胃生金），人参七分（生胃之津，养肺之气），胡麻仁一钱（炒，研），真阿胶八分，麦门冬一钱二分（去心），杏仁七分（炮，去皮尖，炒黄），枇杷叶一片（刷去毛，蜜涂炙黄）。水一碗，煎六分，频频二三次滚热服。痰多加贝母、瓜蒌，血枯加生地黄，热甚加犀角、羚羊角，或加牛黄。昌按：诸气膹郁之属于肺者，属于肺之燥也。而古今治气郁之方，用辛香行气，绝无一方治肺之燥者。诸痿喘呕之属于上者，亦属于肺之燥也。而古今治法，以痿呕属阳明，以喘属肺，是则呕与痿属之中下，而惟喘属之上矣。所以千百方中，亦无一方及于肺之燥也。即喘之属于肺者，非表即下，非行气即泻气，间有一二用润剂者，又不得其肯綮。总之《内经》六气，脱误秋伤于燥一气。指长夏之湿，为秋之燥。后人不敢更端其说，置此一气于不理。即或明知理燥，而用药夹杂，如弋获飞虫，茫无定法示人也。今拟此方，命名清燥救肺汤，大约以胃气为主，胃土为肺金之母也。其天门冬，虽能保肺，然味苦而气滞，恐反伤胃阻痰，故不用也。其知母能滋肾水、清肺金，亦以苦而不用。至如苦寒降火，正治之药，尤在所忌。盖肺金自至于燥，所存阴气，不过一线耳。倘更以苦寒下其气，伤其胃，其人尚有生理乎？诚仿此增损以救肺燥变生诸证，如沃焦救焚，不厌其频，庶克有济耳！(《医门法律》)[6]289-290

生液丹：熟地二两，山茱萸、人参、生枣仁、茯神各五钱，北五味二钱，丹皮、丹参各三钱。水煎服。(《辨证录》)[21]831

滋阴补髓汤：生地五钱，龟板八钱，黄柏一钱（盐水炒），知母一钱（盐水炒），虎胫骨一钱五分（炙），当归二钱，党参四钱，枸杞三钱，白术一钱，金毛脊一钱五分，茯苓二钱，牛膝二钱，川断二钱，猪脊髓一条（同煎）。(《医醇賸义》)[22]147

麦门冬饮子：心移热于肺，名曰膈消，二者心膈有热，久则引饮为消渴耳，麦门冬饮子主之，治膈消，胸满烦心，津液燥少，短气，久为消渴。麦门冬二两（去心），瓜蒌实、知母、甘草（炙）、生地黄、人参、葛根、茯神各一两。上为末，每服五钱，水二盏，竹叶数片，同煎至一盏，去滓，温服，食后。(《黄帝素问宣明论方》)[23]10-11

当归润燥汤：当归、熟地黄、生地黄、大黄、桃仁泥、麻仁、甘草各一钱，升麻二钱，红花半钱。上作一服，水二盅，煎至一盅，空心热服。(《奇效良方》)[24]106-107

知母石膏汤：治燥火伤气分者。知母、石膏、地骨皮、麦门冬、天花粉、甘草。(《症因脉治》)[25]385

凉膈散：桔梗、连翘、天花粉、山栀、薄荷、黄芩、川连、甘草。(《症因脉治》)[25]386

滋燥养荣汤：治燥伤阴血者。当归、生地、白芍药、秦艽、黄芩、荆芥、甘草、牡丹皮、犀角。(《症因脉治》)[25]386

活血润燥生津汤：(丹溪)治内燥津液枯少（内燥、血液枯少也。火炎水干，故津液枯少）。当归、白芍、熟地黄各一钱，天冬、麦冬、瓜蒌各八分，桃仁（研）、红花各五分。此手太阴、足厥阴药也。归、芍、地黄滋阴可以生血；瓜蒌、二冬润燥兼能生津；桃仁、红花活血又可润燥。分用各有专能，合用更互相济。(《医方集解》)[26]186

本章学术精要

1. 病名与概述

（1）**病名源流** 燥痹由现代医家路志正首次命名，属五淫痹之一，与干燥综合征、类风湿关节炎等疾病相关。古代虽无此病名，但《内经》已论及燥邪致痹特点，后世医家补充内外燥之分及血瘀致燥机制。

（2）**疾病特点** 以肢体关节疼痛、肌肤孔窍干燥为核心表现，可伴脏腑损伤。女性多发，病程迁延，虚实夹杂，本虚以阴虚津亏为主，标实为燥、热、毒、瘀互结。

2. 病因病机

（1）**外邪侵袭** 外感燥邪或六气化燥，尤以岁金太过、燥气横逆为主因，风热暑湿亦可化燥伤津。

（2）**内生燥邪** 阴液不足是根本，涉及肝肾阴虚、脾胃津亏、情志化火、误治伤阴等，久则酿痰生瘀，加重脉络闭阻。

（3）**痰瘀互结** 燥邪耗津致血行涩滞，痰瘀阻滞又阻碍津液输布，形成恶性循环，后期多现关节变形、脏腑功能障碍。

3. 临床表现与鉴别

（1）**核心症状** 肢体隐痛、伸屈不利；口眼鼻咽干燥、皮肤皲裂；重者吞咽困难、干咳喘满。舌象多见红绛少津、裂纹，脉细数或涩。

（2）**鉴别要点** 与皮痹鉴别：皮痹以皮肤硬化萎缩为主，燥痹以干燥伴痹痛为特征；与肺痿鉴别：肺痿以咳吐浊唾涎沫为主，无显著痹阻表现。

4. 治法与方药

（1）**滋阴润燥** 基础治法，贯穿全程。麦门冬汤、清燥救肺汤为代表，兼顾肺胃；填精髓用龟甲、熟地黄，养肝血选白芍、当归。

（2）**活血通络** 针对瘀血致燥，当归润燥汤、活血润燥生津散主之，桃仁、红花配滋阴药防燥化。

（3）**清燥解毒** 热毒炽盛时用凉膈散、知母石膏汤，佐玄参、金银花，忌过用苦寒伤阴。

（4）**特殊用药** 风药润剂如秦艽、防风，既祛风湿又不伤阴；甘淡平补如山药、扁豆，护脾胃以资化源。

5. 转归与调护

（1）**预后因素** 早期局限者易治，伴脏腑损伤者预后差。阴损及阳致阴阳两虚者，可见痿证、虚劳，需长期调摄。

（2）**传变规律** 燥痹→脏腑痹（如肺痹喘满）→全身衰竭；或向热痹、痰痹转化，出现发热、结节等变证。

（3）**调护要点** ①避邪：防外燥侵袭，秋冬季加强口鼻保湿，居处湿度适宜。②饮食：忌辛辣香燥，宜百合、银耳、石斛等甘润之品；脾胃虚弱者用粥疗。③情志：抑郁化火加重燥象，需疏导情绪，配合冥想、呼吸训练。④外治：干燥部位外用麻油、蜂蜜润肤；关节僵痛可用药浴。

（4）**防变策略** 定期监测肺功能、肝肾功能；出现吞咽梗阻需警惕食管纤维化，及时干预。

6. 学术传承

（1）**理论创新** 路志正提出"燥痹"独立病名，完善五淫痹体系；强调治燥需顾脾胃，创甘平濡润法调和气阴。

（2）**诊断细化** 补充微观辨证：唾液腺超声异常、泪液分泌试验阳性作为辅助诊断依据；舌下络脉迂曲提示瘀燥并存。

7. 临证精要

（1）**分期论治**　急性期外燥为主，重用沙参、玉竹合祛风药；慢性期内燥兼瘀，侧重龟甲、鳖甲配地龙、全蝎。

（2）**特色配伍**　润燥与通络并举：麦冬配威灵仙，滋阴不忘通痹；生地黄佐羌活，滋水涵木兼祛风。

（3）**禁忌提醒**　慎用辛温发散及苦寒泻下，防津液再伤。

（4）**典型案例**　干燥综合征合并关节痛者，以增液汤合四妙勇安汤加减，既润燥又清脉络热毒，收效显著。

　　燥痹以"燥、痛、干"为核心，本虚标实以阴虚津亏为本，燥热痰瘀为标。治疗需分期辨治，急性期清热润燥解毒，慢性期滋阴养血通络，结合润肤外治与甘润饮食调护。古籍理论与现代免疫机制研究结合，为干燥综合征、类风湿关节炎等疾病诊疗提供中西医结合新路径。

参考文献

［1］未著撰人. 黄帝内经素问［M］. 北京：人民卫生出版社，2012.

［2］（汉）张仲景. 金匮要略［M］. 北京：学苑出版社，2007.

［3］（金）刘完素. 素问玄机原病式［M］. 北京：中国中医药出版社，2007.

［4］（明）虞抟. 医学正传［M］. 北京：人民卫生出版社，1965.

［5］（明）李梴. 医学入门［M］. 上海：上海科学技术出版社，1997.

［6］陈熠. 喻嘉言医学全书·医门法律［M］. 北京：中国中医药出版社，1999.

［7］（清）林佩琴. 类证治裁［M］. 北京：人民卫生出版社，1988.

［8］李景荣，苏礼，任娟莉，等. 备急千金要方校释［M］. 北京：人民卫生出版社，1998.

［9］路志正. 路志正医林集腋［M］. 北京：人民卫生出版社，1990.

［10］黄英志. 叶天士医学全书·临证指南医案［M］. 北京：中国中医药出版社，1999.

［11］（清）李用粹. 证治汇补［M］. 上海：上海卫生出版社，1958.

［12］（清）俞根初. 三订通俗伤寒论［M］. 北京：中医古籍出版社，2002.

［13］焦振廉. 中医必读百部名著（临床通用卷）·儒门事亲［M］. 北京：华夏出版社，2007.

［14］王咪咪，李林. 唐容川医学全书·血证论［M］. 北京：中国中医药出版社，1999.

［15］李志庸. 张景岳医学全书·景岳全书［M］. 北京：中国中医药出版社，1999.

［16］田思胜. 沈金鳌医学全书·杂病源流犀烛［M］. 北京：中国中医药出版社，1999.

［17］张梦侬. 临证会要［M］. 北京：人民卫生出版社，1981.

［18］高文柱，沈澍农. 中医必读百部名著·诸病源候论［M］. 北京：华夏出版社，2008.

［19］（宋）严用和. 重辑严氏济生方［M］. 北京：中国中医药出版社，2007.

［20］陆拯. 王肯堂医学全书·证治准绳［M］. 北京：中国中医药出版社，1999.

［21］柳长华. 陈士铎医学全书·辨证录［M］. 北京：中国中医药出版社，1999.

［22］（清）费伯雄. 医醇賸义［M］. 北京：中国医药科技出版社，2018.

［23］（金）刘元素. 黄帝素问宣明论方［M］. 北京：中国中医药出版社，2007.

［24］（明）董宿. 奇效良方（上）［M］. 天津：天津科学技术出版社，2003.

［25］（明）秦景明. 症因脉治［M］. 上海：第二军医大学出版社，2008.

［26］（清）汪昂. 医方集解［M］. 北京：中国中医药出版社，1997.

［27］王键. 新安医学名医医案精华［M］. 北京：中国中医药出版社，2009.

第十二章　皮痹

皮痹是以局部或全身皮肤进行性肿硬、萎缩，严重者可累及脏腑为主要表现的痹病。皮痹临床上除有皮肤损害的表现外，还常伴有肌肉、关节及脏腑功能失调的症状。本病发病年龄以 20 ～ 50 岁为多，女性多于男性。本病临床表现轻重程度有很大差异。轻者皮肤病变局限，皮肤呈片状、点状或条状损害，皮肤颜色呈淡紫色或似象牙色，继之变硬、萎缩。重者皮肤病变广泛，四肢、胸颈、面部皮肤均可累及，皮肤坚硬如革，表面有蜡样光泽，不能捏起，手指伸屈受限，面无表情，张口不利，眼睑不合，胸背如裹，后期皮肤萎缩变薄。若累及脏腑，可见吞咽困难、腹胀纳呆、胸闷气短、心悸心痛等症。本病与西医学的硬皮病较为相似。轻者似局限性硬皮病，重者似系统性硬皮病，包括肢端硬化及进行性系统性硬化。

【经典原文】

《素问·痹论》　风寒湿三气杂至，合而为痹也。其风气胜者为行痹，寒气胜者为痛痹，湿气胜者为着痹也……以冬遇此者为骨痹，以春遇此者为筋痹，以夏遇此者为脉痹，以至阴遇此者为肌痹，以秋遇此者为皮痹[1]164。

《素问·痹论》　岐伯曰：五脏皆有合，病久而不去者，内舍于其合也。故骨痹不已，复感于邪，内舍于肾。筋痹不已，复感于邪，内舍于肝。脉痹不已，复感于邪，内舍于心。肌痹不已，复感于邪，内舍于脾。皮痹不已，复感于邪，内舍于肺。所谓痹者，各以其时重感于风寒湿之气也[1]164。

《素问·痹论》　荣者，水谷之精气也，和调于五脏，洒陈于六腑，乃能入于脉也，故循脉上下，贯五脏，络六腑也。卫者，水谷之悍气也，其气慓疾滑利，不能入于脉也，故循皮肤之中，分肉之间，熏于肓膜，散于胸腹，逆其气则病，从其气则愈，不与风寒湿气合，故不为痹[1]167。

《素问·五脏生成》　卧出而风吹之，血凝于肤者为痹，凝于脉者为泣，凝于足者为厥，此三者，血行而不得反其空，故为痹厥也[1]50。

《素问·痹论》　痹或痛，或不痛，或不仁，或寒，或热，或燥，或湿，其故何也？岐伯曰：痛者，寒气多也，有寒故痛也。其不痛不仁者，病久入深，荣卫之行涩，经络时疏，故不通，皮肤不营，故为不仁。其寒者，阳气少，阴气多，与病相益，故寒也。其热者，阳气多，阴气少，病气胜阳遭阴，故为痹热。其多汗而濡者，此其逢湿甚也。阳气少，阴气盛，两气相感，故汗出而濡也。帝曰：夫痹之为病，不痛何也？岐伯曰：痹在于骨则重，在于脉则血凝而不流；在于筋则屈不伸，在于肉则不仁，在于皮则寒。故具此五者，则不痛也。凡痹之类，逢寒则虫，逢热则纵[1]167。

《素问·调经论》　岐伯曰：风雨之伤人也，先客于皮肤，传入于孙脉，孙脉满则传入于络脉，络脉满则输于大经脉，血气与邪并客于分腠之间，其脉坚大，故曰实。实者外坚充满，不可按之，按之则痛[1]231。

《素问·玉机真脏论》　今风寒客于人，使人毫毛毕直，皮肤闭而为热，当是之时，可汗而发也；

或痹不仁肿痛，当是之时，可汤熨及火灸刺而去之；弗治，病入舍于肺[1]84。

《素问·四时刺逆从论》 少阴有余，病皮痹，隐轸；不足，病肺痹[1]240。

《灵枢·九针十二原》 皮肉筋脉各有所处，病各有所宜，各不同形[2]2。

《灵枢·刺节真邪》 虚邪之中人也，洒淅动形，起毫毛而发腠理，其入深……搏于皮肤之间，其气外发腠理，开毫毛，淫气往来，行则为痒，留而不去为痹；卫气不行，则为不仁[2]131。

《灵枢·贼风》 若有所堕坠，恶血在内而不去，卒然喜怒不节，饮食不适，寒温不时，腠理闭而不通。其开而遇风寒，则血气凝结[2]101。

《难经·十四难》 一损损于皮毛，皮聚而毛落；二损损于血脉，血脉虚少，不能荣于五脏六腑；三损损于肌肉，肌肉消瘦，饮食不能为肌肤；四损损于筋，筋缓不能自收持；五损损于骨，骨痿不能起于床[3]34。

《难经·二十四难》 手太阴气绝，即皮毛焦。太阴者、肺也，行气温于皮毛者也。气弗营，则皮毛焦；皮毛焦，则津液去；津液去，即皮节伤；皮节伤，则皮枯毛折；毛折者、则毛先死。丙日笃、丁日死[3]69-70。

《金匮要略·脏腑经络先后病脉证》 五邪中人，各有法度，风中于前，寒中于暮，湿伤于下，雾伤于上。风令脉浮，寒令脉急。雾伤皮腠，湿流关节，食伤脾胃，极寒伤经，极热伤络[4]6。

【钩玄提要】

1. 病名 "皮痹"之名首见于《内经》，其中尤以《素问·痹论》论之最详，该篇中载"风寒湿三气杂至，合而为痹也……以秋遇此者为皮痹"[1]164"皮痹不已，复感于邪，内舍于肺"[1]164"在于皮则寒"[1]167等内容，具体阐明了皮痹的病因、症状及预后传变。《灵枢·九针十二原》云："皮肉筋脉各有所处，病各有所宜，各不同形[2]2。"故邪气侵犯机体，会有不同的病理变化和临床表现，因而对于痹证的认识也有"皮肉筋脉"的差异，这是古人认识疾病的一种方式。《内经》之后，"皮痹"有关的文献比较少见，直至隋唐起，对于"皮痹"的论述渐多。

2. 病因病机 经典医籍中对皮痹的病因病机论述颇多，主要有如下几个方面：

（1）感受风寒湿邪 《素问·痹论》曰："风寒湿三气杂至，合而为痹……以秋遇此者为皮痹……所谓痹者，各以其时重感于风寒湿之气也[1]164。"提出皮痹的病因病机与季节和风、寒、湿等外感邪气有关。《类经》言："冬主骨，春主筋，夏主脉，土王之时主肌肉，秋主皮，故邪气之至，各有所应[5]313。"外感邪气在秋天易伤皮毛，导致皮痹发生。如《素问·调经论》曰："风雨之伤人也，先客于皮肤[1]231。"《灵枢·刺节真邪》曰："虚邪之中人也，洒淅动形，起毫毛而发腠理，其入深……搏于皮肤之间，其气外发，腠理开，毫毛摇气往来行，则为痒，留而不去，为痹。卫气不行，则为不仁[2]131。"表明外邪伤人，首先犯于皮毛，导致痹阻不通。《金匮要略·脏腑经络先后病脉证》提到"五邪中人，各有法度"[4]6，其中"雾伤皮腠"，表明自然界的雾露之邪容易伤及皮肤腠理，导致疾病的发作。可见，古人对于外邪所致皮痹有着深刻的认识。

（2）营卫失调，皮肤不营 营卫失调也是皮痹发生的重要原因。如《素问·痹论》云："荣卫之气亦令人痹乎……逆其气则病，从其气则愈，不与风寒湿气合，故不为痹[1]166-167。"又曰："其不痛不仁者，病久入深，荣卫之行涩，经络时疏，故不通，皮肤不营，故为不仁[1]167。"《黄帝内经太素》注曰："营卫血气循经脉而行，贯于五脏，络于六腑，洒陈和气，故与三气合以为痹也[6]971。"又曰："卫之水谷悍气，其性利疾，走于皮肤分肉之间……是以不与三气合而为痹也[6]972。"《伤寒论·平脉法》曰：

"寸口脉微而涩，微者卫气不行，涩者荣气不逮，营卫不能相将，三焦无所仰，身体痹不仁[7] 12。" 荣卫行于皮肤腠理，若营卫失调，则易受风寒湿邪气的侵袭，若荣卫虚，皮肤不得荣养，则亦见痹而不仁。《素问·五脏生成》曰："血凝于肤者为痹[1] 50。" 气血瘀滞于皮肤，亦可发为皮痹。《灵枢·贼风》云："若有所堕坠，恶血在内而不去，卒然喜怒不节，饮食不适，寒温不时，腠理闭而不通。其开而遇风寒，则血气凝结[2] 101。" 表明皮痹与血气凝滞相关。

（3）**少阴有余** 《素问·四时逆从论》云："少阴有余，病皮痹，隐轸；不足，病肺痹[1] 240。" 提出皮痹的成因与少阴相关。至于对少阴的认识，基本有两种观点：一是认为与君火相关。如《类经》言："少阴者君火之气也，火盛则克金，皮者肺之合，故为皮痹[5] 319。"《黄帝内经素问直解》云："少阴，火也。火，四时之夏也。少阴有余，则火气外炎，故病皮痹瘾轸[8] 426。"《素问吴注》云："少阴，君火之气也。其气有余则害乎金，能令人皮部不仁而痹，或为隐轸于皮也[9] 347。" 二是认为与肾水相关。如《黄帝内经太素》云："少阴，足少阴肾脉也，从足涌泉上贯肝，入归中，肺主皮毛，故少阴阴气有余，病于皮痹[6] 551。"《素问识》云："肾为肺之子，其水上逆于肺母。故皮为肺之合，今肾有余，当病皮痹瘾疹，其病在表也[10] 293。" 此说认为肾水上逆于肺而导致皮痹。

3. 症状与诊断 经典文献对皮痹的证候描述较少，仅《素问·痹论》云："痹……在于皮则寒[1] 167。"《黄帝内经素问集注》曰："皮痹之皮毛寒冷[11] 171-172。"《素问悬解》亦云："在于皮则皮寒[12] 76。" 可见皮痹有皮肤寒冷之状。另外，《素问·四时逆从论》言："少阴有余，病皮痹，隐轸[1] 240。"《素问吴注》注曰："其气有余则害乎金，能令人皮部不仁而痹，或为隐轸于皮也[9] 347。" 认为是由于君火气旺，克乘肺金所致。至于"隐轸"之证，《黄帝内经太素》曰："病皮中隐轸，皮起风疾也[6] 551-552。"《类经》云："隐轸，即瘾疹也[5] 319。"《素问识》云："胗，展也。痒搔之捷展起也。乃知胗借而作轸，后世从疒作疹也[10] 292。"《素问悬解》云："疹见皮里，不能透发，谓之瘾疹[12] 113。" 可见，"隐轸"即皮肤见风疹之状，常表现为皮肤出现红色或苍白风团，时隐时现。

综上，皮痹的症状主要有皮肤的冷痛、不仁或皮肤瘾疹等。拓展而言，皮肤触之不温，肤冷疼痛，遇寒加重等均为寒性特点，而瘾疹则主要见于皮痹早中期，皮肤可见斑片状、点状、条状的损害。

皮痹与肺痹关系密切，肺之合为皮毛，如《素问·五脏生成》曰："肺之合皮也，其荣毛也[1] 48。"《素问·宣明五气论》曰："五脏所主……肺主皮[1] 105。"《素问·阴阳应象大论》曰："西方生燥，燥生金，金生辛，辛生肺，肺生皮毛……在体为皮毛，在脏为肺[1] 27-28。" 可见肺与皮密切相关，但是二者在临床表现上有着明显的区别。如《素问·痹论》载："肺痹者，烦满喘而呕[1] 165。""淫气喘息，痹聚在肺[1] 165。" 可见，肺痹以心烦、胸满、喘咳、呕吐为主要表现，而皮痹则以皮肤冷痛及皮肤损害为主。但在《素问·痹论》中言："皮痹不已，复感于邪，内舍于肺[1] 164。" 表明皮痹会向其所合之脏传变，而成肺痹。故二者虽有区别，但是联系更为密切，皮痹日久失治，可向肺痹传变。

4. 治法方药 经典文献中关于皮痹论治的论述较少，只涉及皮痹治疗的原则和方法。如《素问·阴阳应象大论》提到"其在皮者，汗而发之"[1] 32的治疗原则，认为邪在皮肤，处于浅表之处，当因势利导，从外以解。再如《素问·玉机真脏论》曰："今风寒客于人，使人毫毛毕直，皮肤闭而为热，当是之时，可汗而发也；或痹不仁肿痛，当是之时，可汤熨及火灸刺而去之；弗治，病入舍于肺[1] 84。" 提到对于外感之邪，在皮者可汗法发之，也可使用汤熨、火灸刺法等来治疗，且提倡早期治疗，防止病情的进一步入里传变。

关于具体治法，《灵枢·官针》指出："毛刺者，刺浮痹皮肤也[2] 21。" 又云："半刺者，浅纳而疾发针，无针伤肉，如拔毛状，以取皮气，此肺之应也[2] 22。" 所谓毛刺，《黄帝内经灵枢集注》云："毛刺者，邪闭于皮毛之间。浮浅取之，所谓刺毫毛无伤皮，刺皮无伤肉也[13] 398。" 即是指以针浅刺皮肤的方法，此法主要用于皮肤表层的痹证。而半刺则是浅刺而疾出针，不伤肌肉部分，好像拔毫毛一样，主要用于祛散皮肤表浅部位的邪气。两种治疗方法，都以疏通皮部气血、祛散表部邪气为主。另外，对于针具的选用，《灵枢·官针》提倡治疗皮肤之病，应以镵针为主，曰："病在皮肤无常处者，取以镵针于病所，肤白勿取[2]21。"所谓镵针，即头大而末端锐利之针。关于针具的选用，尚值得深入研究。

5. 转归预后 《素问·痹论》阐明了皮痹的转归，曰："皮痹不已，复感于邪，内舍于肺[1]164。""诸痹不已，亦益内也[1]166。"认为皮痹进一步加重会转变为肺痹。《类经》云："时，谓气王之时，五脏各有所应也。病久不去，而复感于邪，气必更深，故内舍其合而入于脏[5]314。"《黄帝素问直解》云："皮痹不已，至秋复感于邪，则内舍于肺。所谓内舍五脏之痹者，乃病久不去，亦多以其时，重感于风寒湿之气也[8]288。"《灵素节注类编》云："邪乘时令之气而入，久不去者，内舍于其合也；又不去而复感于邪，则深舍于脏[14]276。"《素问悬解》云："诸痹之在皮脉肉筋骨者，久而不已，乘其淫气内伤，亦益内入五脏也[12]74。"以上诸家均对皮痹转变为肺痹的原因及病理机制进行了阐发。

至于皮痹的预后，《素问·痹论》云："痹……其入脏者死，其留连筋骨间者疼久，其留皮肤间者易已[1]166。"《类经》云："留皮肤者易已，邪之浅也[5]314。"《素问经注节解》云："皮肤易已，以浮浅也。由斯深浅，故有不同[15]176。"《黄帝内经素问集注》云："其留皮肤间者，随气而易散[11]170。"由于病位浅表，故古人认为皮痹的治疗相对容易，预后较好。

【传承发展】

1. 病名 后世医家大都沿用皮痹的病名，如《诸病源候论》云："秋遇痹者，为皮痹，则皮肤无所知[16]42-43。"不但指出皮痹的发作时间，而且描述了皮痹的临床表现。《备急千金要方》亦云："以秋遇病为皮痹，皮痹不已，复感于邪，内舍于肺[17]372-373。"到宋代《太平圣惠方》中曰："秋遇痹者为皮痹，则皮肤无所知觉。皮痹不已，则入于肺，其状，气奔喘痛[18]535-536。"阐明了皮痹的发病、症状、传变及鉴别等内容。《圣济总录》曰："风寒湿三气杂至，合而为痹，以秋遇此者为皮痹。盖肺主皮毛，于五行为金，于四时为秋，当秋之时，感于三气，遂为皮痹[19]486。"《严氏济生方》曰："皮痹之为病，应乎肺，其状皮肤无所知觉，气奔喘满[20]118。"明代《普济方》云："夫风寒湿三气杂至，合而为痹。以秋遇此者，为皮痹。盖肺主皮毛，于五行为金，于四时为秋。当秋之时，感于三气，则为皮痹。盖言其时之所被感者，非有秋时而得之者，皮肤不荣，而为不仁，则其证然也[21]2243。"较为细致地论述了皮痹的病因、发病及临床表现等。

后世也有将皮痹称为寒痹者，如《张氏医通》曰："皮痹者，即寒痹也。邪在皮毛，瘾疹风疮，搔之不痛，初起皮中如虫行状[22]181。"但从其症状描述来看，并非寒痹，故皮痹为寒痹之说值得商榷。另有《症因脉治》言："肺痹之症，即皮痹也。烦满喘呕，逆气上冲，右胁刺痛，牵引缺盆，右臂不举，痛引腋下，此肺痹之症也[23]104。"其言肺痹即皮痹，但从症状看，其所言者为肺痹，并非皮痹。两者虽然有所联系，但并不能等同。《备急千金要方》则将五体痹归于"六极"门下，强调了痹病由"痹"到"极"、由实到虚的演变发展过程，其所论"气极"与皮痹关系密切[17]372-373。

2. 病因病机 《素问·痹论》载述本病的发生主要是由于本虚邪侵所致。后世医家继承了《内经》的认识，并有更加深入的探讨与阐释，具体包括以下几个方面：

（1）外邪痹阻 常因素体虚弱，或起居不慎，卫外不固，外邪乘虚而入；或卒然遇风寒湿等邪气的侵袭，留于皮肤，或风寒湿邪郁而化热，湿热蕴结皮肤，发为皮痹。如《太平圣惠方》云："以秋遇风为皮痹，痹不已复感于邪，内舍于肺[18]536。"《圣济总录》载："风寒湿三气杂至，合而为痹，以秋遇此者为皮痹……当秋之时，感于三气则为皮痹[19]486。"阐明了痹证的发生多是由于外邪的影响。《仁斋直指方》云："凡痹疾，病目有五种，筋痹、脉痹、骨痹、皮痹、肌痹是也。多由体虚之人，腠理空疏，为风寒湿三气所侵，不能随时祛散，流注经络，久而为痹病者也[24]150。"《严氏济生方》云："风寒湿三气杂至，合而为痹。皆因体虚腠理空疏，受风寒湿气而成痹也[20]118。"外邪侵袭人体，首先犯表，而正气不足，腠理疏松，日久则流注皮肤经络，导致痹证的发作。可见，外邪侵袭是皮痹的主要病机，此观点自《内经》之后已成为医家之共识。

（2）气血亏虚　饮食不节，或忧愁思虑，或劳累过度，阴血暗耗，气血亏虚，不能濡养，而发皮痹。与皮相合之肺脏，经络气血虚弱，也是皮痹发生的重要条件。正如《太平圣惠方》所言："此由人体虚，腠理开，则受于风邪也[18]535。"《圣济总录》云："皮肤不营而为不仁[19]486。"表明皮肤失于荣养可见麻痹不仁之症。《严氏济生方》亦云："因体虚腠理空疏，受风寒湿气而成痹也[20]118。"可见体虚是皮痹发生的重要因素之一。《证治汇补》云："由元精内虚，而三气所袭，不能随时祛散，流注经络，久而成痹[25]198。"亦表明精气亏虚，祛邪无力，导致痹证发生。《临证指南医案》曰："痹者……皆由气血亏损，腠理疏豁，风寒湿三气得以乘虚外袭[26]224。"更加明确地说明气血亏损导致卫外抗邪无力，而致痹证的发生。

（3）痰阻血瘀　平素脾虚，失于健运，水湿壅盛，聚湿成痰；或外邪痹阻，致血行不畅，痰瘀阻滞于皮肤，为皮痹。如《黄帝内经素问集注》言："皮痹肉苛，皆水湿之为病也[11]284。"水湿邪气是致病的重要因素，水湿之邪聚集则成痰成饮。《临证指南医案》云："痹者……风寒湿三气得以乘虚外袭，留滞于内以致湿痰浊血，流注凝涩而得之[26]224。"《类证治裁》曰："诸痹……正气为邪所阻，不能宣行，因而留滞，气血凝滞，久而成痹……在皮则皴揭不荣[27]269。"《证治汇补》云："按湿热痰火，郁气死血，留经络四肢，悉能为麻为痹[25]200。"可见，痰瘀之邪痹阻经络，导致痹证发生。

（4）营卫失调　营卫和调，腠理致密，则邪不能入。若营卫失调，则腠理不固，外邪有可乘之机。若留连皮肤之间，则可发为皮痹。《内经》已有明言，如前所述。《诸病源候论》曰："风不仁者，由荣气虚，卫气实，风寒入于肌肉，使血气行不宣流，其状，搔之皮肤如隔衣是也[16]42。"《类证治裁》曰："诸痹……良由营卫先虚，腠理不密，风寒湿乘虚内袭……久而成痹[27]269。"可见，后世医家继承了《内经》的观点，均认为营卫失和是皮痹的病机之一。

综上所述，皮痹为本虚标实之证，其病因不外虚、邪、瘀三类。外在因素以外邪侵袭为主，与营卫失和相关，其中以风寒湿之邪为多见；内在因素则是脏腑失调，气血亏虚。基本病机为经脉痹阻，皮肤失荣。病性分虚实，初期多见外感邪实为主；中期可见气血亏虚，痰瘀阻络，为本虚标实；后期多见肺脾肾等相关脏腑的虚损。

3. 症状与诊断　经典文献对皮痹症状的论述较少，已如前述。后世医家对皮痹的诊断多以《内经》为据，而有更为丰富的描述。如《诸病源候论》云"皮肤无所知"[16]43"皮肤顽厚"[16]42。《圣济总录》亦云"皮痹不仁，心胸气促，项背硬强"[19]487"皮肤不营而为不仁"[19]486。表明皮痹的症状主要有麻痹不仁，皮肤硬厚。《严氏济生方》云："皮痹之为病，应乎肺，其状皮肤无所知觉，气奔喘满[20]118。"提到皮痹还有皮肤麻痹不仁"无所知觉"，及肺系症状"气奔喘满"。《普济本事方》云："遍身黑色，肌体如木，皮肤粗涩[28]43。"《医学入门》云："在皮则顽不自觉，遇寒则急，遇热则纵，应乎肺，其证气喘烦满[29]678。"《类证治裁》言："在皮则皴揭不荣[27]269。"表明皮痹除可见皮肤麻痹不仁之外，还可见皴揭粗厚之状。《医门法律》云："皮痹，皮中状如虫走，腹胁胀满，大肠不利，语不出声[30]260。"表明皮痹还可见腹胁部胀满，大肠不利，言语声音低微或发声困难的表现。《张氏医通》云："皮痹者，即寒痹也。邪在皮毛，瘾疹风疮，搔之不痛，初起皮中如虫行状[22]181。"其继承了经典文献的认识，认为皮痹以皮肤的病变为主，可见瘾疹风痒之症，初起瘙痒感如虫行皮肤之状。

综上所述，皮痹之症可见皮肤麻痹不仁，感觉迟钝，初起如有虫行，肿胀变硬，皱厚无泽，甚至变色，皮肤还可见瘾疹等，还可兼有肺系的气奔喘促、心胸气促、烦满不舒、语不出声等症。因肺与皮毛相合，故可相互影响。亦可见肝脾系统的证候，如腹胁胀满，大肠不利等。另《医宗必读》言："右寸沉而迟涩为皮痹[31]266。"《张氏医通》承其说[22]184，表明皮痹之证可见右寸沉迟涩之象。

关于皮痹与肺痹的鉴别。皮痹为五体痹之一，肺痹为五脏痹之一，两者关系密切，已如钩玄部分所述。后世医家亦有二者混同者，《症因脉治》甚至认为"肺痹之症，即皮痹也"[23]104。《医学举要》亦认为"皮痹属肺"[32]4。这种观点虽将皮痹混同于肺痹，脱离了《内经》的原旨，但也说明了两者密不可分的关系。《诸病源候论》曰："皮痹不已，又遇邪者，则移入于肺[16]42。"可见，皮痹久治不愈，可能向肺痹传变。二者并非截然独立，互不相干的疾病，也可认为是同一疾病发展的两个阶段。当然，二者在临床表现上有很大区别。如《素问·痹论》言："肺痹者，烦满喘而呕[1]165。""淫气喘息，痹聚在肺[1]165。"后世《严氏济生方》云："皮肤无所知觉，气奔喘满[20]118。"《症因脉治》云："烦满喘呕，逆气上冲，右胁刺痛，牵引缺盆，右臂不举，痛引腋下，此肺痹之症也[23]104。""肺痹之脉，寸口脉涩，责之在肺，或见迟弦，寒饮所伤，或见洪数，乃是伤热，浮迟肺寒，沉数里热[23]105。"表明肺痹的临床表现除皮肤麻木、四肢软弱、肢体肿痛等皮痹表现外，尚可见喘满烦呕，咳逆上气，喘息气促、胸闷气短，甚至气奔喘满，以致昏塞，还可伴寒热、胸背痛等症，与皮痹之以皮肤的病变为主有明显不同。

关于皮痹与肌痹的鉴别。《儒门事亲》言："皮痹不已，而成肉痹[33]22。"肌肉与皮肤相连，故可见相似的临床表现。《素问·痹论》曰："痹……在于肉则不仁[1]167。"《素问·逆调论》曰："人之肉苛者，虽近衣絮，犹尚苛也，是谓何疾？岐伯曰：荣气虚，卫气实也，荣气虚则不仁，卫气虚则不用，荣卫俱虚，则不仁且不用，肉如故也，人身与志不相有，曰死[1]135。"文中肉苛重者，会出现"人身与志不相有"的症状，即身体与意志不能相符合，主要表现为手足不能随意志而行动，肌肤失去知觉感。可见肌痹严重者会见手足不随，肌肉麻痹。此外，《素问·长刺节论》曰："病在肌肤，肌肤尽痛，名曰肌痹[1]196。"肌痹主要表现为肌肉疼痛麻木，严重者可见手足不随，肌肤麻痹。皮痹主要表现为皮肤的损害，二者也会相兼为病。

关于皮痹与脉痹的鉴别。脉痹与皮痹均可造成皮肤损害，故需进行鉴别。脉痹可见皮肤红肿疼痛、皮下有硬结，或见指端冷痛、肤色苍白或紫暗，后期有皮肤萎缩。如《诸病源候论》言："夏遇痹者为脉痹，则血凝不流，令人萎黄[16]42。"提到脉痹会导致皮肤萎黄。《圣济总录》有"脉痹，身体不仁"[19]492"脉痹面颜脱色，脉空虚，口唇色赤，干燥"[19]492"脉痹，皮肤不仁"[19]492"脉痹营卫不通，四肢疼痹"[19]492等记载。皮痹可见皮色淡紫，甚至指端逆冷、发绀等，起病即有皮肤不仁、板硬等皮肤受病的症状，但皮下无硬结，可出现皮肤硬化和脏腑受累的症状，而无脉痹征象。

4. 治法方药 后世医家经过反复实践和不断总结，对于皮痹的治法方药也不断地丰富，主要有以下几个方面：

（1）祛风散寒除湿 风寒湿邪闭阻经脉皮肤是皮痹发生的重要病机，后世医家继承了《素问·痹论》"风寒湿三气杂至，合而为痹"[1]164的观点，故祛风散寒除湿成为治疗痹证的主要思路之一。《圣济总录》收载治疗皮痹方八首，以祛风散寒除湿为主者有七首，如防风汤治疗"肺中风寒湿，项强头昏，胸满短气，嘘吸颤掉，言语声嘶，四肢缓弱，皮肤痛痹"[19]486，本方用防风、麻黄、独活、桂枝、前胡、附子、杏仁、细辛、茯神等祛风散寒除湿。羌活汤治疗"皮痹，皮中如从行，腹胁胀满，大肠不利，语声不出"[19]487，本方用羌活、麻黄、白术、细辛、萆薢、赤茯苓、杏仁、菖蒲、附子、桂枝、木通、枳壳等祛风散寒除湿。蔓荆实丸治疗"皮痹不仁"[19]488，用蔓荆实、防风、羌活、白附子、枳壳、皂荚、蒺藜子等祛风除湿化痰。《得配本草》载蔓荆子"配蒺藜,治皮痹不仁"[34]31-32。《张氏医通》云:"痹在皮,越婢汤加羌活、细辛、白蒺藜[22]184。"本治法的常用药物有蔓荆子、羌活、独活、防风、麻黄、桂枝、前胡、附子、细辛等。

(2)化痰活血通络 痰瘀痹阻,导致气血循行不畅,皮肤失于濡养,或痰瘀痹阻皮肤之间,皮痹乃发。化痰活血通络之法也是皮痹治疗的常用方法。《圣济总录》载赤箭丸治疗"肺感外邪,皮肤痛痹,项强背痛,四肢缓弱,冒昧昏塞,心胸短气"[19]486,用当归、川芎以行血,牛黄、麝香、龙脑以通络,天南星、白附子、茯神、萆薢以化痰湿。天麻丸治疗"皮肤痛痹"[19]487,用没药、地榆、麝香行血通络。《医宗金鉴》将皮痹分虚实辨治,痹虚皮痹用加减小续命汤加黄芪或桂枝,皮脉痹加姜黄或红花[35]475。《医碥》载行气开痹饮[36]658,亦用红花、姜黄等行血,细辛、威灵仙、苍术、防己、萆薢等祛湿通络。本治法的常用药物有天南星、白附子、半夏、当归、川芎、麝香、乳香、没药等。

(3)调补气血 气血不足,则皮肤失荣,不荣则痛,皮痹乃发;或气血亏虚,荣卫失调,易于受邪风侵袭,而致痹证发生。故调补气血之法为皮痹所常用。《类证治裁》言:"治麻木,须补助气血,不可专用消散[27]284。"《医宗必读》言:"皮痹者,邪在皮毛,瘾疹风疮。搔之不痛,宜疏风养血[31]266。"提出皮痹治疗当在疏风的同时,注意补养气血。《类证治裁》提出秦艽地黄汤治疗皮痹[27]271,方中以秦艽、荆芥、防风等祛风的同时,佐用四物汤来养血。《医宗金鉴》也提到"皮痹以黄芪、桂枝皮为主"[35]476来益气通阳。《医学纲目》引芍药补气汤治疗"皮肤间有麻木",认为此属于"肺气不行也"[37]211,故用黄芪补气,芍药和营。本治法的常用药物有黄芪、人参、当归、芍药、地黄、川芎等。

(4)针灸治疗 《内经》主张皮痹可以通过针刺的方法进行治疗,提出"毛刺""半刺"等针刺方法,旨在疏通皮部气血,祛散表部邪气。后世医家在具体针刺穴位上有所阐发,如《针灸集成》言:"皮痹取太渊、合谷[38]109。"认为太渊、合谷穴有助于疏散在表之邪气。

综上所述,皮痹的治疗以初期为佳。病位浅表注重祛除外邪,初期以祛风除湿散寒为主,化热者还需佐以清热。后期以正虚为主,需益气养血。有痰瘀痹阻者还需佐以化痰活血通络。在立法处方中,治法多并用,单纯气血不足,或外邪侵袭者少见。故一方中常多法同施,以蠲痹止痛。

5. 转归预后 皮痹预后与病变范围大小、邪正盛衰、治疗是否及时恰当,以及是否累及脏腑等因素有密切关系。病变仅呈斑片状、点状或条状皮损者轻;病变范围大,四肢、躯干、面部皮肤呈弥漫性损害者重;累及肌肉筋骨、肺脾肾等脏腑者病重。轻者经治疗,邪去正复,可痊愈;已有明显肌肉瘦削、关节僵直畸形,恢复则较困难。累及脏腑而正气未衰者,可望治愈;若脏腑功能衰竭,则预后不良,甚至死亡。正如《医宗金鉴》曰:"痹在筋骨痛难已,留连皮脉易为功,痹久入脏中虚死,脏实不受复还生[35]475。"并解释曰:"痹在筋骨则受邪深,故痛久难已。痹在皮脉则受邪浅,故易治也。凡痹病日久内传所合之脏,则为五脏之痹。若其人中虚受邪,则难治多死,其人脏实而不受邪,复还于外,则易治多生。假如久病皮痹,复感于邪,当内传肺而为肺痹,若无胸满而烦喘咳之证,则是脏实不受邪[35]475。"其发展转归有二:一是向肌痹传变,甚至相兼为病,如《儒门事亲》言:"皮痹不已,而成肉痹[33]22。"二是向所合之脏传变,即向肺痹的方向发展,如《脉因证治》曰:"久而不去,内舍五脏之合,待舍其合,难治矣……皮痹不去,内舍于肺[39]471。"因此,凡五体痹证都主张早期治疗,截断病情的传变趋向。

【应用示例】

1.阳虚气弱,经脉瘀滞 《硬皮病治验》:病员黄某,女,42岁,工人。初诊:颜面、四肢皮肤绷紧发硬，肤色熏晦，已起四年余，近年来加剧，乃于 1988 年 9 月 22 日～ 10 月 22 日住深圳某医院治疗。因四肢麻木，灼痛，肿胀半年入院，经多项生化、物理检查，除 IgG 偏高、血肌酸高，抗 "O" > 800U，心肌劳损外，余无异常。因诊断不明，乃做皮肤活检，确诊为硬皮病。经用潘生丁、吲哚美辛、维生素 E、左旋咪唑等，病情稍有改善，但仍未能控制其进展，皮肤肿胀发硬，日益增剧。适余在该市讲学，遂来求诊。

患者面部肿胀光亮，四肢胀紧发硬，知觉迟钝，怯冷神疲，懒于活动。苔薄质淡，脉细。阳虚气弱，卫外不固，风湿乘虚而入，经脉痹阻，寒凝瘀滞，肌肤失养，肿胀发硬，肤色晦黯，皮痹已深，亟宜温阳益气，和调营卫，健脾充肌。处方如下：淫羊藿 15g，全当归 10g，鸡血藤 30g，川芎 10g，生黄芪 20g，生白术 30g，蜂房 10g，乌梢蛇 10g，地鳖虫 10g，赤芍 10g，白芍 10g，何首乌 15g，甘草 6g。20 剂。

复诊：服上药后，皮肤绷紧变软，色素沉着转淡，自觉甚适，旋即停药，但停药月余又见增剧，乃专程来南通复诊，面色不华，晦滞，怯冷，苔薄质淡，脉细。药即见效，可以原法损益进治之。此症需耐心坚持调治，待病情稳定后，仍需巩固治疗，始能避免反复。上方加熟地黄 30g，川桂枝 10g。

此例继续服药，病情又好转，坚持服药以巩固疗效[40]43。

2. 肺脾肾虚损，气阴两虚兼血瘀 《肺脾肾相关辨治硬皮病》：梁某，男，69 岁，工人，2002 年 7 月 12 日初诊。患者四肢乏力 1 年余，曾因 "肺部感染" 在梅州市人民医院住院治疗，查肌电图：肌源性损害。皮肤活检：符合硬皮病。诊断：局限性硬皮病，多发性肌炎。心肝肾损害较重，血脂、胆固醇高。患者行动不便，由其弟代诉：双下肢乏力较重，双脚浮肿（用西药利尿无效），腹部皮肤板硬，双手震颤、脱皮，前臂及双手多处红斑，不痛不痒，纳一般，大便调。证属肺脾肾虚损，气阴两虚兼血瘀。拟补肾健脾养肺，活血散结以治皮。处方如下："软皮汤" 加减。生地黄 12g，熟地黄 12g，泽泻 10g，牡丹皮 10g，怀山药 10g，云茯苓 15g，山萸肉 12g，百合 30g，太子参 30g，知母 10g，玉米须 30g，仙鹤草 30g，地骨皮 10g。

8 月 2 日二诊。代诉：双脚浮肿较前好转，四肢稍有力，仍汗多气促，口苦，便溏，纳可。治守前法。前方去地骨皮，加五爪龙 60g，千斤拔 60g，以增加健脾益气之力。

8 月 23 日三诊：代诉患者精神好转，手脚有力，可独立骑电动车数千米，不服利尿药已基本消肿。手臂有红斑，手脱皮似癣样，纳一般，大便稍稀。仍守前法治之。上方去知母加鸡内金 10g，健脾消食助运；加墨旱莲 15g，配伍仙鹤草归肺入血分，治疗皮肤红斑脱皮；加炒穿山甲 12g（现已禁用），活血散结，使腹部硬结得以舒缓。另配服食疗方：北黄芪 30g，党参 30g，怀山药 30g，枸杞子 15g，生姜 3 片，大枣 4 枚，煲猪骨汤或雪蛤油炖百合、莲子、大枣、冰糖。

9 月 20 日四诊：患者精神有较大好转，自行乘火车从梅州至广州就诊。症见：神清，精神可，步入病室，平地行走尚可，上下楼梯困难。双足已完全消肿，心率 75 ～ 80 次 / 分钟。自诉出汗减少，口干苦有所减轻，腹部皮肤稍硬，双手仍震颤，前臂及双手红斑、脱皮较前好转，纳一般，大便调。复查生化：肝功、肾功检测指标稍高于正常，血脂、胆固醇基本正常。效不更方，守原方去鸡内金、墨旱莲，加百部 10g，白及 18g，加大治肺之力。

10 月 11 日五诊：代诉患者服药后便烂，右手脱皮较前好转，平地行走可，精神可，纳一般，西药渐减量。守前方去知母、仙鹤草、五爪龙，加鸡内金消食和胃；加鸡血藤健脾补肾，补养气血。

11 月 18 日六诊：代诉饮食较前好转，大便不成形，1 ～ 2 次 / 日，两手掌侧红斑反复出现，平地行走无气促。守前方去玉米须、白及、鸡内金、百部，加北黄芪、五爪龙健脾补气。

12 月 20 日七诊：患者精神佳，步入诊室，无咳，无呼吸不畅，双手红斑渐吸收，但红斑褪处皮肤发硬，腹部皮肤较前明显松软，时有脚麻，上楼梯稍辛苦。纳眠可，二便调，舌暗红，苔薄白，脉弦大。复查胸片示：右上肺病灶较前有所吸收减少，边缘较前清，示病变较前好转，余无特殊。复查生化：肝功能、心肌酶稍高于正常，肾功能、血脂、胆固醇正常。守前方去鸡血藤，加玉米须、鸡内金健脾补肾。此病治疗半年余，已取得阶段性疗效，生活可以自理，可适当进行劳动。但由于本病为慢性虚损病，须长期服药以善后，故嘱其守方继续服药，并配合饮食疗法，勿劳累及晒太阳，一月复诊一次即可[41]15-16。

3. 风寒束闭，经脉瘀滞 《焦树德治疗皮痹验案》：张某，男，37岁，病历号：403030，干部，初诊日期：1990年4月13日。患者2年来无明显原因出现双手指关节及双足趾关节疼痛，以后逐渐发展至全身关节疼痛，皮肤发紧，全身如裹皮革，皮肤绷紧而硬，曾在某医院诊治，疑为"类风湿关节炎"，服西药布洛芬及中药、针灸、穴位注射等治疗，无明显效果，病情呈反复地进行性发作，遂来我院诊治。现症全身关节肿胀、疼痛、活动受限，晨僵，全身如裹皮革，皮肤绷紧且硬，不能下蹲，手不能握拳，面色晦暗，皮肤欠灵活，皮肤色暗，黑褐不泽，不出汗，关节局部恶风寒，喜暖，食纳尚可，二便正常。脉弦细略数，舌苔略白。

辨证：寒邪束闭，营卫失和，皮肤失养，发为皮痹。

治法：辛温通阳，宣肺活瘀。处方如下：桂枝15g，麻黄6g，细辛3g，杏仁10g，葛根20g，桔梗9g，紫苏子10g，紫苏梗10g，白僵蚕12g，白芷10g，炙穿山甲9g（现已禁用），皂角刺9g，白蒺藜12g，桃仁10g，红花10g，丹参20g。

4月27日复诊：服上药后自觉全身发暖，双手肿痛减轻，舌苔略白，脉沉略数，触之双手皮肤略发软。上方改皂角刺12g，炙穿山甲10g（现已禁用），加当归10g，生地黄20g，熟地黄20g。

5月11日三诊：服药后双手肿痛明显缓解，双手皮肤较前明显发软，皮色由黑变浅，睡眠欠佳，舌苔白，脉沉略细。上方改白僵蚕15g，炙穿山甲12g（现已禁用），皂角刺15g，丹参30g，加茜草20g，远志12g。

6月1日四诊：晨起有时关节不灵活，双手肿胀，上午活动后肿胀可减，现双手及全身溱溱汗出，汗出后肿胀可消，皮硬变软，舌苔薄白，脉沉略滑。上方加海桐皮15g，菊花10g，全蝎9g。

11月中旬追访：患者坚持服药半年余，关节肿痛已消失，体力明显增强，可骑车往返近百里，并可登山游玩。肢体关节活动自如，皮肤正常，手可握拳，可随意下蹲，自由起立，手背皮肤柔软，可捏起，皮色润泽，面色由暗褐少泽变黄白而润，能正常生活和工作[42]10。

附录一：文献辑录

《类经》 冬主骨，春主筋，夏主脉，土王之时主肌肉，秋主皮，故邪气之至，各有所应[5]313。

《黄帝内经太素》 营卫血气循经脉而行，贯于五脏，调和精神，络于六腑，洒陈和气，陈，起也，故与三气而合以为痹也。但十二经脏脉贯脏络腑，腑脉贯腑络脏，皆为营气，何因此所言营气唯贯于脏但络于腑？然此所言，但举一边，脏腑之脉贯络是同之也[6]971。

《黄帝内经太素》 卫之水谷悍气，其性利疾，走于皮肤分肉之间，熏于胃募，故能散于胸腹。壅之则生痈疽之病，通之无疾，是以不与三气合而为痹也[6]972。

《伤寒论·平脉法》 寸口脉微而涩，微者卫气不行，涩者荣气不逮，营卫不能相将，三焦无所仰，身体痹不仁[7]12。

《类经》 少阴者君火之气也，火盛则克金，皮者肺之合，故为皮痹[5]319。

《黄帝内经素问直解》 少阴，火也。火，四时之夏也。少阴有余，则火气外炎，故病皮痹隐轸[8]426。

《素问吴注》 少阴，君火之气也。其气有余则害乎金，能令人皮部不仁而痹，或为隐轸于皮也[9]347。

《黄帝内经太素》 少阴，足少阴肾脉也，从足涌泉上贯肝，入归中，肺主皮毛，故少阴阴气有余，病于皮痹[6]551。

《素问识》 肾为肺之子，其水上逆于肺母。故皮为肺之合，今肾有余，当病皮痹癔疹，其病在表也[10]293。

《黄帝内经素问集注》 经云气伤痛，此论邪痹经脉骨肉之有形，而不伤其气者，则不痛也。夫骨有骨气，脉有脉气，筋有筋气，肌有肌气，皮有皮气，皆五脏之气外合于形身，如病形而不伤其气，则止见骨痹之身重，脉痹之血凝不行，筋痹之屈而不伸，肉痹之肌肉不仁，皮痹之皮毛寒冷，故具此五者之形证而不痛也[11]171-172。

《素问悬解》 痹之为病，应当痛也，而不痛者，以其在于骨则骨重，在于筋则筋屈，在于脉则血凝，在于肉则肉苛，在于皮则皮寒，具此五者，故不痛也[12]76。

《黄帝内经太素》 少阴，足少阴肾脉也。从足涌泉上贯肝，入肺中，肺主皮毛，故少阴阴气有余，病于皮痹，又病皮中隐轸，皮起风疾也[6]551-552。

《类经》 少阴者君火之气也，火盛则克金，皮者肺之合，故为皮痹。隐轸，即癔疹也[5]319。

《素问识》 胗，展也。痒搔之捷展起也。乃知胗借而作轸，后世从扩作疹也[10]292。

《素问悬解》 疹见皮里，不能透发，谓之癔疹[12]113。

《素问·五脏生成》 肺之合皮也，其荣毛也，其主心也[1]48。

《素问·宣明五气论》 五脏所主：心主脉，肺主皮，肝主筋，脾主肉，肾主骨，是谓五主[1]105。

《素问·阴阳应象大论》 西方生燥，燥生金，金生辛，辛生肺，肺生皮毛，皮毛生肾，肺主鼻。其在天为燥，在地为金，在体为皮毛，在脏为肺，在色为白，在音为商，在声为哭，在变动为咳，在窍为鼻，在味为辛，在志为忧[1]27-28。

《素问·痹论》 凡痹之客五脏者，肺痹者，烦满喘而呕[1]165。

《素问·痹论》 淫气喘息，痹聚在肺；淫气忧思，痹聚在心；淫气遗溺，痹聚在肾；淫气乏竭，痹聚在肝；淫气肌绝，痹聚在脾。诸痹不已，亦益内也[1]165-166。

《素问·阴阳应象大论》 其在皮者，汗而发之[1]32。

《灵枢·官针》 七曰毛刺；毛刺者，刺浮痹皮肤也[2]21。

《灵枢·官针》 一曰半刺；半刺者，浅纳而疾发针，无针伤肉，如拔毛状，以取皮气，此肺之应也[2]22。

《黄帝内经灵枢集注》 毛刺者，邪闭于皮毛之间。浮浅取之，所谓刺毫毛无伤皮，刺皮无伤肉也[13]398。

《灵枢·官针》 病在皮肤无常处者，取以镵针于病所，肤白勿取[4]21。

《类经》 时，谓气王之时，五脏各有所应也。病久不去，而复感于邪，气必更深，故内舍其合而入于脏[5]314。

《黄帝素问直解》 皮痹不已，至秋复感于邪，则内舍于肺。所谓内舍五脏之痹者，乃病久不去，亦多以其时，重感于风寒湿之气也[8]288。

《灵素节注类编》 邪乘时令之气而入，久不去者，内舍于其合也；又不去而复感于邪，则深舍于脏[14] 276。

《素问悬解》 诸痹之在皮脉肉筋骨者，久而不已，乘其淫气内伤，亦益内入五脏也[12] 74。

《类经》 入脏者死，伤真阴也。留连筋骨者疼久，邪之深也。留皮肤者易已，邪之浅也[5] 314。

《素问经注节解》 皮肤易已，以浮浅也。由斯深浅，故有不同[15] 176。

《黄帝内经素问集注》 其留皮肤间者，随气而易散[11] 170。

《诸病源候论》 秋遇痹者为皮痹，则皮肤无所知。皮痹不已，又遇邪者，则移入于肺，其状，气奔痛[16] 42-43。

《备急千金要方》 以秋遇病为皮痹，皮痹不已，复感于邪，内舍于肺[17] 372-373。

《太平圣惠方》 夫痹者，为风寒湿三气，共合而成痹也。其状肌肉顽厚，或则疼痛。此由人体虚，腠理开，则受于风邪也。病在阳曰风，在阴曰痹。阴阳俱病曰风痹。其以春遇痹者，为筋痹。筋痹不已，又遇邪者，则移入于肝也。其状夜卧则惊，饮食多，小便数。夏遇痹者，为脉痹，则血脉不流，令人萎黄。脉痹不已，又遇邪者，则移入于心。其状心下鼓气，卒然逆喘不通，咽干喜噫。仲夏遇痹，为肌痹。肌痹不已，复遇邪者，则入于脾。其状四肢懈惰，发咳呕吐。秋遇痹者，为皮痹。则皮肤无所知觉，皮痹不已，则入于肺。其状气奔喘痛，冬遇痹者，为骨痹。骨重不可举，不遂而痛，骨痹不已，又遇邪者，则移入于肾。其状喜胀。诊其脉大涩者为痹，脉来急者为痹，脉涩而紧者为痹也[18] 535-536。

《圣济总录》 论曰风寒湿三气杂至，合而为痹，以秋遇此者为皮痹。盖肺主皮毛，于五行为金，于四时为秋。当秋之时，感于三气则为皮痹，盖正言其时之所感者尔。固有非秋时而得之者，皮肤不营而为不仁，则其证然也[19] 486。

《严氏济生方》 风寒湿三气杂至，合而为痹。皆因体虚腠理空疏，受风寒湿气而成痹也。痹之为病，寒多则痛，风多则行，湿多则着。在骨则重而不举；在脉则血凝而不流；在筋则屈而不伸；在肉则不仁；在脾则逢寒急，逢热则纵，此皆随所受邪气而生证也。大率痹病，总而言之，凡有五种：筋痹、脉痹、皮痹、骨痹、肌痹是也。筋痹之为病，应乎肝，其状夜卧则惊，饮食多，小便数；脉痹之为病，应乎心，其状血脉不流，令人萎黄，心下鼓气，卒然逆喘不通，嗌干善噫；肌痹之为病，应乎脾，其状四肢懈急，发咳呕吐；皮痹之为病，应乎肺，其状皮肤无所知觉，气奔喘满；骨痹之为病，应乎肾，其状骨重不可举，不遂而痛且胀。诊其脉大而涩为痹，脉来急者亦为痹，脉涩而紧者亦为痹。又有风血痹，阴邪入于血经故也。外有支饮亦令人痹，当随证施治[20] 118。

《普济方》 夫风寒湿三气杂至，合而为痹。以秋遇此者，为皮痹。盖肺主皮毛，于五行为金，于四时为秋。当秋之时，感于三气，则为皮痹。盖言其时之所被感者，非有秋时而得之者，皮肤不荣，而为不仁，则其证然也[21] 2243。

《张氏医通》 皮痹者，即寒痹也。邪在皮毛，瘾疹风疮，搔之不痛，初起皮中如虫行状[22] 181。

《症因脉治》 肺痹之症，即皮痹也。烦满喘呕，逆气上冲，右胁刺痛，牵引缺盆，右臂不举，痛引腋下，此肺痹之症也[23] 104。

《备急千金要方》 凡气极者，主肺也。肺应气，气与肺合。又曰：以秋遇病为皮痹，皮痹不已，复感于邪，内舍于肺，则寒湿之气客于六腑也。若肺有病则先发气，气上冲胸，常欲自恚。以秋庚辛日伤风邪之气为肺风，肺风之状多汗。若阴伤则寒，寒则虚，虚则气逆咳，咳则短气，暮则甚。阴气至，湿气生，故甚阴畏阳气，昼日则瘥。若阳伤则热，热则实，实则气喘，息上胸臆，甚则唾血也。然阳病治阴，阴是其里。阴病治阳，阳是其表。是以阴阳表里衰旺之源[17] 372-373。

《太平圣惠方》 以秋遇风为皮痹，痹不已复感于邪，内舍于肺[18] 536。

《仁斋直指方》 凡痹疾，病目有五种，筋痹、脉痹、骨痹、皮痹、肌痹是也。多由体虚之人，腠理空疏，为风寒湿三气所侵，不能随时祛散，流注经络，久而为痹病者也[24]150。

《证治汇补》 由元精内虚，而三气所袭，不能随时祛散，流注经络，久而成痹[25]198。

《临证指南医案》 风则阳受之，痹则阴受之。故多重着沉痛，其在内经，不越乎风寒湿三气。然四时之令，皆能为邪。五脏之气，各能受病。其实痹者，闭而不通之谓也。正气为邪所阻，脏腑经络，不能畅达，皆由气血亏损，腠理疏豁。风寒湿三气，得以乘虚外袭，留滞于内，致湿痰、浊血流注凝涩而得之[26]224。

《黄帝内经素问集注》 水饮中满，皮痹肉苛，皆水湿之为病也[11]284。

《类证治裁》 诸痹，风寒湿三气杂合，而犯其经络之阴也。风多则引注，寒多则掣痛，湿多则重着，良由营卫先虚，腠理不密，风寒湿乘虚内袭，正气为邪气所阻，不能宣行，因而留滞，气血凝涩，久而成痹。或肌肉麻顽，或肢节挛急，或半体偏枯，或偏身走注疼痛，其不痛者，病久入深也。故在骨则重而不举，在血则凝而不流，在筋则屈而不伸，在肉则麻木不仁，在皮则皱揭不荣，皆痹而不痛[27]269。

《证治汇补》 湿热痰火，郁气死血，留经络四肢，悉能为麻为痹，或痛或痒，轻而新者，可以缓治。久而重者，必加川乌、附子，祛逐痰湿。壮气行经，断不可少，大便阻滞，必用大黄。昧者畏其峻利，多致狐疑。不知邪毒流满经络，非川乌、附子，岂能散结燥热。结滞肠胃，非大黄岂能润燥，要在合宜耳[25]200。

《诸病源候论》 风不仁者，由荣气虚，卫气实，风寒入于肌肉，使血气行不宣流，其状，搔之皮肤如隔衣是也[16]42。

《诸病源候论》 风湿痹病之状，或皮肤顽厚，或肌肉酸痛。风寒湿三气杂至，合而成痹。其风湿气多而寒气少者，为风湿痹也。由血气虚则受风湿，而成此病，久不瘥，入于经络，搏于阳经，亦变令身体手足不随[16]42。

《圣济总录》 治皮痹肌肉不仁，心胸气促，项背硬强。天麻散方[19]487。

《普济本事方》 治宿患风癣，遍身黑色，肌体如木，皮肤粗涩及四肢麻痹，宜服乌头圆[28]43。

《医学入门》 风寒湿三邪交侵，在皮则顽不自觉，遇寒则急，遇热则纵，应乎肺，其证气喘烦满。在脉则血滞，六脉涩而紧，面无色，应乎心，其证心烦上气，嗌干善噫。在肌肉则四肢不仁，应乎脾，其证怠惰呕吐；在筋则屈而不伸，应乎肝，其证夜卧多惊，溺涩，小腹痛。在骨则重不能举，尻以代踵，脊以代头，应乎肾，其证心腹胀满。初入皮肤血脉，邪轻易治；留连筋骨，久而不痛不仁者难治；久久不愈，五痹复感三邪，入五脏，卧不起床，泻多食少，亦如中风入脏者死[29]678。

《医门法律》 皮痹，皮中状如虫走，腹胁胀满，大肠不利，语不出声[30]260。

《医宗必读》 大而涩为痹，脉急亦为痹。肺脉微为肺痹，心脉微为心痹，右寸沉而迟涩为皮痹，左寸急不流利为血痹，右关脉举按皆无力而涩为肉痹，左关弦紧而数，浮沉有力为筋痹[31]266。

《医学举要》 皮痹属肺，邪在皮毛，瘾疹风疮，搔之不痛，宜疏风养血[32]4。

《症因脉治》 烦满喘呕，逆气上冲，右胁刺痛，牵引缺盆，右臂不举，痛引腋下，此肺痹之症也[23]104。

《症因脉治》 肺痹之脉，寸口脉涩，责之在肺，或见迟弦，寒饮所伤，或见洪数，乃是伤热，浮迟肺寒，沉数里热[23]105。

《儒门事亲》 皮痹不已，而成肉痹；肉痹不已，而成脉痹；脉痹不已，而成筋痹；筋痹不已，而成骨痹；久而不已，内舍其合。若脏腑俱病，虽有智者，不能善图也[33]22。

《素问·逆调论》 人之肉苛者，虽近衣絮，犹尚苛也，是谓何疾？岐伯曰：荣气虚，卫气实也，荣气虚则不仁，卫气虚则不用，荣卫俱虚，则不仁且不用，肉如故也，人身与志不相有，曰死[1]135。

《素问·长刺节论》 病在肌肤，肌肤尽痛，名曰肌痹[1]196。

《诸病源候论》 夏遇痹者为脉痹，则血凝不流，令人萎黄[16]42。

《圣济总录》 治脉痹，身体不仁。黄芪汤方[19]492。

《圣济总录》 治脉痹面颜脱色，脉空虚，口唇色赤，干燥。消痹蠲热，润悦颜色。升麻汤方[19]492。

《圣济总录》 治风湿脉痹，皮肤不仁。防风汤方[19]492。

《圣济总录》 治脉痹营卫不通，四肢疼痹。芍药汤方[19]492。

《圣济总录》 治肺中风寒湿，项强头昏，胸满短气，嘘吸颤掉，言语声嘶，四肢缓弱，皮肤痛痹。防风汤方[19]486。

《圣济总录》 治皮痹，皮中如从行，腹胁胀满，大肠不利，语声不出。羌活汤方[19]487。

《圣济总录》 治皮痹不仁。蔓荆实丸[19]488。

《得配本草》 蔓荆子……配蒺藜，治皮痹不仁[34]31-32。

《张氏医通》 痹在皮，越婢汤加羌活、细辛、白蒺藜[22]184。

《圣济总录》 肺感外邪，皮肤痛痹，项强背痛，四肢缓弱，冒昧昏塞，心胸短气。赤箭丸方[19]486。

《圣济总录》 治皮肤痛痹。天麻丸方[19]487。

《医宗金鉴》 痹虚，谓气虚之人病诸痹也，宜用加减小续命汤，风胜行痹倍防风，寒胜痛痹倍附子，湿胜着痹倍防己，皮痹加黄芪或桂枝，皮脉痹加姜黄或加红花，肌痹加葛根或加白芷，筋痹加羚羊角或加续断，骨痹加虎骨或加狗脊。有汗减麻黄，便溏减防己，寒胜减黄芩加干姜，热胜减附子加石膏，加减治之。痹实，谓气血实之人病诸痹也，宜用增味五痹汤，即麻黄、桂枝、红花、白芷、葛根、附子、虎骨、羚羊角、黄芪、甘草、防风、防己、羌活也，行痹以羌活、防风为主，痛痹以麻黄、附子为主，着痹以防己、羌活为主，皮痹以黄芪、桂枝皮为主，脉痹以红花、桂枝为主，肌痹以葛根、白芷为主，筋痹以羚羊角为主，骨痹以虎骨为主，增味于五痹治之可也[35]475。

《类证治裁》 治麻木，须补助气血，不可专用消散[27]284。

《医宗必读》 筋痹，即风痹也。游行不定，上下左右，随其虚邪，与血气相搏，聚于关节，或赤或肿，筋脉弛纵，古称走注，今名流火。防风汤主之，如意通圣散、桂心散、没药散、虎骨丸、十生丹、一粒金丹、乳香应痛丸。脉痹，即热痹也。脏腑移热，复遇外邪，客搏经络，留而不行，故痛痹；肌肉热极，唇口反裂，皮肤变色，升麻汤主之。肌痹，即着痹、湿痹也。留而不移，汗多，四肢缓弱，皮肤不仁，精神昏塞，今名麻木。神效黄芪汤主之。皮痹者，邪在皮毛，瘾疹风疮。搔之不痛，宜疏风养血。骨痹，即寒痹、痛痹也，痛苦切心，四肢挛急，关节浮肿，五积散主之。肠痹者，五苓散加桑皮、木通、麦门冬。胞痹者，肾着汤、肾沥汤。五脏痹，五痹汤。肝痹加枣仁、柴胡；心痹加远志、茯神、麦门冬、犀角；脾痹加厚朴、枳实、砂仁、神曲；肺痹加半夏、紫菀、杏仁、麻黄；肾痹加独活、官桂、杜仲、牛膝、黄芪、萆薢[31]266。

《医学纲目》 芍药补气汤，治皮肤间有麻木，此肺气不行也[37]211。

《针灸集成》 皮痹取太渊、合谷[38]109。

《医宗金鉴》 痹在筋骨痛难已，留连皮脉易为功，痹久入脏中虚死，脏实不受复还生。注：痹在筋骨则受邪深，故痛久难已。痹在皮脉则受邪浅，故易治也。凡痹病日久内传，所合之脏，则为五脏之痹。若其人中虚受邪，则难治多死，其人脏实而不受邪，复还于外，则易治多生。假如久病皮痹，复感于邪，当内传肺而为肺痹，若无胸满而烦喘咳之证，则是脏实不受邪。余脏仿此[35]475。

《脉因证治》 久而不去，内舍五脏之合，待舍其合，难治矣。《痹论》中议痹，乃三气皆可客于五脏，其风、寒、湿乘虚而客之故也。筋痹不去，内舍于肝；皮痹不去，内舍于肺；肌痹不去，内舍于脾；脉痹不去，内舍于心；骨痹不去，内舍于肾。其客于心，则烦心，上气嗌干，恐噫，厥胀是也。其客于肺，使人烦满而喘吐。其客于肝，多饮数溲，小腹痛如怀妊，夜卧则惊。其客于脾，四肢懈惰，发渴呕沫，上为大塞。其客于肾，善胀，尻以代踵，脊以代头。其客于肠，数饮而小便不得，中气喘争，时发飧泄。夫大肠乃传道之官，为冲和之气，三气乘虚客之，而和气闭矣。水道不通，使糟粕不化，故喘争飧泄也。其客于胞，小腹膀胱，按之内痛。若沃以汤，小便涩，上为清涕。夫三气客于胞中，则气不能化出，故胞满而水道不通，随经出鼻窍。其客于血脉，随脉流通上下，升降一身，谓之周痹[39] 471。

附录二：常用方药

天麻散：天麻、附子（炮裂，去皮脐）、麻黄（去根节）、白花蛇肉（酥拌，炒）、防风（去叉）、细辛（去苗叶）、川芎、菖蒲、荆芥穗、黄芪（锉）、桑根白皮（锉）、蒺藜子（炒去角）、杏仁（汤浸，去皮尖双仁，炒，研）各三分，牛黄（研）、麝香（研）各一分。上一十五味，捣罗十二味为散，与研者三味，拌匀再罗。每服一钱匕，薄荷酒调下，不拘时。（《圣济总录》）[19] 487

防风汤：防风（去叉）、川芎、麻黄（去根节）各一两，独活（去芦头）、桂（去粗皮）、前胡（去芦头）、五味子、附子（炮裂，去皮脐）、杏仁（汤浸，去皮尖双仁，麸炒）、人参、茯神（去木，炙）各三分，细辛（去苗叶）、甘菊花、黄芪、山茱萸、甘草（炙，锉）各半两。上一十六味，锉如麻豆。每服四钱匕，水一盏半，生姜五片，煎至八分，去滓，稍热服，不拘时。（《圣济总录》）[19] 486

芍药补气汤：黄芪一两，白芍药两半，橘皮一两，泽泻半两，甘草一两（炙）。上药㕮咀，每服一两，水二大盏，煎至一盏，去渣温服。如肌肉麻，必待泻营气而愈。如湿热相合，四肢沉痛。当泻湿热。（《医学纲目》）[19] 211

行气开痹饮：羌活、川芎、防风、苍术、秦艽、红花、肉桂、细辛、续断。在上加片姜黄桂枝、威灵仙；在下加牛膝、防己、萆薢、木通；筋痹加木瓜、柴胡；脉痹加菖蒲、茯神、当归；肉痹加白茯、陈皮、木香、砂仁；皮痹加紫菀、杏仁、麻黄；骨痹加独活、泽泻。（《医碥》）[36] 658

赤箭丸：赤箭、羌活（去芦头）、细辛（去苗叶）、桂（去粗皮）、当归（锉，炒）、甘菊花、防风（去叉）、天雄（炮裂，去皮脐）、麻黄（去根节）、蔓荆实、白术、杏仁（汤浸，去皮尖双仁，炒，研）、萆薢（锉）、茯神（去木）、山茱萸、羚羊角（镑）、川芎、犀角（镑）、五加皮（锉）、五味子、阿胶（炙令燥）、人参、枫香脂（研）、天南星（炮）、白附子（炮）各半两，龙脑（研）、麝香（研）、牛黄（研）各一钱。上二十八味，捣罗二十三味极细，与研者五味拌匀，炼蜜和捣三二百杵，丸如梧桐子大。每服十五丸，荆芥汤下，不拘时。（《圣济总录》）[19] 486

羌活汤：羌活（去芦头）、蒺藜子（炒去角）、沙参、丹参、麻黄（去根节）、白术、羚羊角（镑）、细辛（去苗叶）、萆薢、五加皮、五味子、生干地黄（焙）、赤茯苓（去黑皮）、杏仁（汤浸，去皮尖双仁，炒）、菖蒲（去毛）、枳壳（去瓤，麸炒）、郁李仁（汤浸，去皮尖，炒）、附子（炮裂，去皮脐）、桂（去粗皮）各三分，木通、槟榔各半两。上二十一味，锉如麻豆。每服四钱匕，水一盏半，生姜五片，煎至七分。去滓温服，不拘时。（《圣济总录》）[19] 487

秦艽地黄汤：四物汤加秦艽、荆、防、羌、芷、升麻、蔓荆、甘草、大力子各一钱。（《类证治裁》）[27] 271

蔓荆实丸：蔓荆实三分（去浮皮）、防风（去叉）、羌活（去芦头）、桔梗（炒）、白附子（炮）、枳壳（去瓤，麸炒）、蒺藜子（炒去角）各半两，皂荚半斤（不蛀者，新水浸一宿，揉熟，绢滤去滓，入面少许，同煎成膏）。上八味，捣罗七味为末，入膏中和捣，丸如梧桐子大。每服二十丸，食后熟水下。（《圣济总录》）[19]488

本章学术精要

1. 病名与概述

（1）**病名源流**　皮痹首载于《内经》，属五体痹之一，以皮肤肿硬、萎缩及累及脏腑为特征。后世医家沿用此名，《诸病源候论》指出其"皮肤无所知觉"，《圣济总录》强调肺主皮毛的病机关联。本病与西医学硬皮病相似，轻者对应局限性硬皮病，重者类似系统性硬皮病。需与肺痹、肌痹鉴别：肺痹以喘咳胸满为主，皮痹则以皮肤病变为核心。

（2）**疾病特点**　好发于 20～50 岁女性，初起皮肤呈斑片状、条状硬化，色如象牙或淡紫，后期累及全身，皮肤僵硬如革，活动受限。面部表情呆滞、张口困难为典型表现。脏腑受累时见吞咽困难、心悸气短等，提示病情深重。

2. 病因病机

（1）**外邪侵袭**　风寒湿三气杂至为主要诱因，《内经》强调"秋遇此者为皮痹"，雾露之邪易伤皮腠。外邪阻滞营卫，气血运行不畅，皮肤失养而痹。

（2）**营卫气血失调**　营卫不和则腠理不固，如《内经》言"荣卫行涩"致皮肤不仁；气血亏虚或血瘀凝滞，如《难经》"血脉虚少"致皮肤枯槁。

（3）**脏腑虚损**　少阴（肾）有余或不足影响肺金，肺失宣降则皮肤不荣。久病内传脏腑，如皮痹传肺致肺痹，体现"五脏相关"整体观。

（4）**痰瘀互结**　脾虚生湿成痰，外邪久留致血瘀，痰瘀阻络为后期关键病机，叶天士提出"湿痰、浊血流注凝涩"是顽痹难愈之因。

3. 临床表现与鉴别

（1）**核心症状**　皮肤进行性硬化、萎缩，触之冰冷，初期如虫行感，后期僵硬如革，活动受限。面部表情呆板、张口困难为典型表现。脏腑受累者见吞咽障碍、心悸气短等。

（2）**辨证要点**　需与肺痹、肌痹、脉痹鉴别：肺痹以喘咳胸满为主；肌痹见肌肉麻木、四肢懈怠；脉痹以血脉凝滞、肤色萎黄为特征。

（3）**分期特点**　早期局部皮肤硬化为主，中期累及肌肉关节，晚期脏腑功能衰竭，预后不良。

4. 治法与方药

（1）**祛邪通络**　风寒湿盛者，治以祛风散寒除湿，《圣济总录》防风汤为代表；湿热者加清热之品，如越婢汤配羌活、细辛。

（2）**调补气血**　气血亏虚者重视益气养血，《类证治裁》秦艽地黄汤以四物汤为基础，辅以祛风之品。

（3）**化痰活血**　痰瘀阻络者选用白附子、天南星化痰，配合当归、红花活血。《圣济总录》赤箭丸用麝香、牛黄通络开痹，体现"久病入络"思想。

（4）**针灸特色**　浅刺皮毛的"毛刺""半刺"法疏通皮部气血，取太渊、合谷等穴，配合艾灸温通阳气。

5. 转归与调护

（1）**预后因素**　病变范围小、未累及脏腑者易治；广泛硬化、内脏受损者难愈。古籍强调"留皮肤间者易已，入脏者死"，早期干预可阻断病情进展。现代研究显示，系统性硬皮病5年生存率约80%，但合并肺动脉高压者预后极差。

（2）传变规律 皮痹传肺致肺痹，或向肌痹、脉痹发展。朱丹溪提出"五脏痹由五体痹久而不去"的传变观，临床需警惕皮肤硬化伴发间质性肺病。

（3）调护要点 避风寒湿邪，注重保暖；饮食忌生冷，辅以黄芪山药粥健脾；情志疏导防气滞。康复期可配合局部按摩（如掌擦法松解硬化皮肤）及呼吸训练（缩唇呼吸改善肺功能）。

6. 学术传承

（1）病机拓展 金元医家补充痰瘀致痹理论，清代重视肝胆失调对脾运的影响，完善本虚标实病机认识。

（2）诊断细化 补充口中甜腻、体倦嗜卧等特异性症状，脉诊注重虚大与细涩的虚实鉴别。

7. 临证精要

（1）分期论治 急性期祛邪不忘护脾，慢性期健脾佐以通络。皮肤溃疡者重用黄芪、当归促修复；关节挛缩者加伸筋草、透骨草熏洗。

（2）调护要点 强调饮食节律，忌生冷黏腻。导引法注重腹部按摩（顺时针揉腹促脾运）与肢体伸展（八段锦"两手托天"改善胸廓活动度）。

皮痹属本虚标实之证，外邪、痰瘀、正虚交织为病机关键。治疗需分期辨治，早期祛邪通络，后期补益脏腑，结合针灸、食疗等综合干预。古籍理论结合现代研究，为硬皮病诊疗提供重要借鉴，尤需关注"既病防传"与整体调护，通过多学科协作改善患者生存质量。

参考文献

［1］未著撰人. 黄帝内经素问［M］. 北京：人民卫生出版社，2012.

［2］未著撰人. 灵枢经［M］. 北京：人民卫生出版社，2012.

［3］（春秋）秦越人. 难经［M］. 北京：科学技术文献出版社，2010.

［4］（汉）张仲景. 金匮要略［M］. 北京：学苑出版社，2007.

［5］李志庸. 张景岳医学全书·类经［M］. 北京：中国中医药出版社，1999.

［6］（唐）杨上善著；李克光，郑孝昌主编. 黄帝内经太素校注（上册）［M］. 北京：人民卫生出版社，2003.

［7］（汉）张仲景. 伤寒论［M］. 北京：学苑出版社，2007.

［8］（清）高士宗. 黄帝内经素问直解［M］. 北京：学苑出版社，2001.

［9］郭君双. 吴昆医学全书·素问吴注［M］. 北京：中国中医药出版社，1999.

［10］丹波元简. 素问识［M］. 北京：人民卫生出版社，1955.

［11］郑林. 张志聪医学全书·黄帝内经素问集注［M］. 北京：中国中医药出版社，1999.

［12］孙洽熙. 黄元御医学全书·素问悬解［M］. 北京：中国中医药出版社，1996.

［13］郑林. 张志聪医学全书·黄帝内经灵枢集注［M］. 北京：中国中医药出版社，1999.

［14］（清）章楠. 灵素节注类编［M］. 杭州：浙江科学技术出版社，1986.

［15］（清）姚止庵. 素问经注节解［M］. 北京：人民卫生出版社，1963.

［16］（隋）巢元方著；高文柱，沈澍农校注. 中医必读百部名著·诸病源候论［M］. 北京：华夏出版社，2008.

［17］（唐）孙思邈著；李景荣，苏礼，任娟莉，等校释. 备急千金要方校释［M］. 北京：人民卫生出版社，1998.

［18］（宋）王怀隐，郑彦，陈昭遇，等. 太平圣惠方［M］. 北京：人民卫生出版社，1958.

［19］（宋）赵佶. 圣济总录（上册）［M］. 北京：人民卫生出版社，1982.

［20］（宋）严用和. 重辑严氏济生方［M］. 北京：中国中医药出版社，2007.

［21］（明）朱橚. 普济方（第五册：诸疾）［M］. 北京：人民卫生出版社，1983.

［22］张民庆，王兴华，刘华东. 张璐医学全书·张氏医通［M］. 北京：中国中医药出版社，1999.

［23］（明）秦景明. 症因脉治［M］. 上海：上海卫生出版社，1958.

［24］（宋）杨士瀛. 仁斋直指方论［M］. 福州：福建科学技术出版社，1989.

［25］（清）李用粹. 证治汇补［M］. 上海：上海卫生出版社，1958.

［26］黄英志. 叶天士医学全书·临证指南医案［M］. 北京：中国中医药出版社，1999.

［27］（清）林佩琴. 类证治裁［M］. 北京：人民卫生出版社，1988.

［28］（宋）许叔微. 普济本事方［M］. 北京：中国中医药出版社，2007.

［29］（明）李梴. 医学入门［M］. 上海：上海科技文献出版社，1997.

［30］陈熠. 喻嘉言医学全书·医门法律［M］. 北京：中国中医药出版社，1999.

［31］包来发. 李中梓医学全书·医宗必读［M］. 北京：中国中医药出版社，1999.

［32］曹炳章. 中国医学大成（二十二）·医学举要［M］. 上海：上海科学技术出版社，1990.

［33］李俊德，高文柱. 中医必读百部名著（临床通用卷）·儒门事亲［M］. 北京：华夏出版社，2007.

［34］（清）严西亭，施澹宁，洪缉庵. 得配本草［M］. 上海：科技卫生出版社，1958.

［35］（清）吴谦. 御纂医宗金鉴（武英殿版排印本）［M］. 北京：人民卫生出版社，1963.

［36］（清）何梦瑶. 医碥［M］. 北京：人民卫生出版社，1994.

［37］（明）楼英. 医学纲目［M］. 北京：中国中医药出版社，1996.

［38］（清）廖润鸿. 勉学堂针灸集成［M］. 北京：人民卫生出版社，1994.

［39］田思胜，高巧林，刘建青. 朱丹溪医学全书·脉因证治［M］. 北京：中国中医药出版社，2006.

［40］朱良春. 硬皮病治验［J］. 中医杂志，1990（1）：43.

［41］邓铁涛. 肺脾肾相关辨治硬皮病［J］. 中国中医药现代远程教育，2004，2（6）：15-16.

［42］王伟钢. 焦树德治疗皮痹验案［J］. 北京中医，1993（3）：10.

第十三章　肌痹

肌痹是五体痹之一，在经典著作中常与肉痹相互载述，为风寒湿热毒邪入于肌肉筋脉，以对称性近端肌肉乏力、疼痛、麻木，或有萎缩，伴眼睑紫红色斑疹等为主要表现的痹病。其病程缠绵，呈渐进性加重，极易破坏患者的生活质量，严重者会出现手足不随、四肢痿废等症状。本病未被正式列为病种，在病因病机及辨证论治等方面缺乏系统论述。西医学的多发性肌炎、皮肌炎、重症肌无力及流感病毒引起的肌炎或进行性肌营养不良等疾病，可参考肌痹进行辨治。

【经典原文】

《素问·痹论》　以冬遇此者为骨痹，以春遇此者为筋痹，以夏遇此者为脉痹，以至阴遇此者为肌痹，以秋遇此者为皮痹[1] 164。

《素问·痹论》　五脏皆有合，病久而不去者，内舍于其合也。故骨痹不已，复感于邪，内舍于肾。筋痹不已，复感于邪，内舍于肝。脉痹不已，复感于邪，内舍于心。肌痹不已，复感于邪，内舍于脾。皮痹不已，复感于邪，内舍于肺。所谓痹者，各以其时重感于风寒湿之气也[1] 164。

《素问·痹论》　痹在于骨则重，在于脉则血凝而不流，在于筋则屈不伸，在于肉则不仁，在于皮则寒，故具此五者，则不痛也。凡痹之类，逢寒则虫，逢热则纵[1] 167。

《素问·逆调论》　帝曰：人之肉苛者，虽近衣絮，犹尚苛也，是谓何疾？岐伯曰：荣气虚，卫气实也，荣气虚则不仁，卫气虚则不用，荣卫俱虚，则不仁且不用，肉如故也，人身与志不相有，曰死[1] 135。

《素问·长刺节论》　病在肌肤，肌肤尽痛，名曰肌痹，伤于寒湿，刺大分小分，多发针而深之，以热为故，无伤筋骨，伤筋骨，痈发若变，诸分尽热病已止[1] 196。

《素问·痿论》　大经空虚，发为肌痹，传为脉痿[1] 168。

《素问·气穴论》　积寒留舍，荣卫不居，卷肉缩筋，肋肘不得伸，内为骨痹，外为不仁，命曰不足，大寒留于溪谷也[1] 205。

《素问·四时刺逆从论》　太阴有余，病肉痹寒中；不足病皮痹，滑则病脾风疝，涩则病积心腹时满[1] 240。

《灵枢·官针》　四曰合谷刺，左右鸡针，如鸡足然，针于分肉之间，以取肌痹，此脾之应也[2] 22。

《难经·十四难》　一损损于皮毛，皮聚而毛落；二损损于血脉，血脉虚少，不能荣于五脏六腑；三损损于肌肉，肌肉消瘦，饮食不能为肌肤；四损损于筋，筋缓不能自收持；五损损于骨，骨痿不能起于床[3] 34。

《难经·二十四难》　足太阴气绝，则脉不营其口唇。口唇者，肌肉之本也。脉不营，则肌肉不滑泽；肌肉不滑泽，则肉满；肉满则唇反，唇反则肉先死。甲日笃，乙日死[3] 69。

【钩玄提要】

1. 病名　肌痹首见于《内经》，如《素问·痹论》言："风寒湿三气杂至，合而为痹……以至阴遇此者为肌痹[1]164。" 又如《素问·长刺节论》言："病在肌肤，肌肤尽痛，名曰肌痹[1]196。" 阐明了肌痹的病位、病机及临床表现。

亦有称肌痹为"肉痹"者，如《素问·四时刺逆从论》言："太阴有余，病肉痹，寒中[1]240。"《中藏经》以"肉痹"代替"肌痹"，言："大凡风寒暑湿之邪……入于脾则名肉痹[4]45。"《儒门事亲》亦言："皮痹不已而成肉痹[5]22。" 后世对于两个名称存在混用的现象，肉痹也是肌痹的别名之一，可等同看待。

2. 病因病机　关于肌痹的病因病机，古人主要从内因和外因的角度进行论述，主要有如下认识：

（1）外受风寒湿之邪　《素问·痹论》曰："风寒湿三气杂至，合而为痹……以至阴遇此者为肌痹……所谓痹者，各以其时重感于风寒湿之气也[1]164。" 提出肌痹的发生多与风、寒、湿之气相关，其中尤其与寒湿之邪的侵袭密切相关。如《素问·长刺节论》云："病在肌肤，肌肤尽痛，名曰肌痹，伤于寒湿[1]196。"《黄帝内经太素》云："寒湿之气客于肌中，名曰肌痹[6]756。" 提出肌痹是由外伤寒湿之邪所致。经典文献中还特别强调"各以其时"的发病特点，认为肌痹多发于"至阴"，即"长夏"。如《诸病源候论》云："仲夏遇痹者为肌痹[7]42。"《杂病源流犀烛》曰："然痹之为病，每各以时遇，如……季夏气在肉，遇三气故成肉痹……皆各以主时受之也[8]235。" 提示肌痹的发生与长夏关系密切。

（2）营卫气血不足　除对于外因侵袭的认识外，古人对肌痹的内因也有着深刻见解。如《素问·逆调论》言："帝曰：人之肉苛者，虽近衣絮，犹尚苛也，是谓何疾？岐伯曰：荣气虚，卫气实也，荣气虚则不仁，卫气虚则不用，荣卫俱虚，则不仁且不用，肉如故也，人身与志不相有，曰死[1]135。" 肉苛即肌肉麻木不仁之症状，实际上是肌痹的典型症状之一。古人认为此为荣卫俱虚所致，即"荣卫俱虚，则不仁且不用"。《素问·痿论》云："大经空虚，发为肌痹[1]168。"《内经知要》释曰："血不足则大经空虚，无以充养肌肉，故先为肌痹[9]57。"《灵素节注类编》释云："动血而数溲血，血去则经脉空虚，无以滋养肌肉而发肌痹，痹者，麻木也[10]340。"《医经原旨》言："血失则大经空虚，无以渗灌肌肉，荣养脉络，故先为肌肉顽痹[11]334。" 以上论述均表明肌痹的发生与营血不足或失血关系密切。《伤寒论·平脉法》曰："寸口脉微而涩，微者卫气不行，涩者荣气不逮，荣卫不能相将，三焦无所仰，身体痹不仁[12]12。" 进一步佐证了营卫气血不足，导致肌肤失养，而发为麻痹不仁之肌痹的症状。可见，古人对于痹证发生的内因（荣卫俱虚）具有较为全面的认识。

3. 症状与诊断　经典文献对肌痹的症状描述较少，主要有如下认识：

（1）在于肉则不仁　《素问·痹论》言："痹……在于肉则不仁[1]164。"《黄帝内经灵枢注证发微》释曰："不仁者，痛痒不知也[13]385。"《类经》亦认为"不仁者，顽痹奭弱也[14]200""不知痛痒，是为不仁[14]223。"《灵素节注类编》云："不仁者，顽木不知痛痒[10]215。"《医经原旨》对于不仁也解释为"不仁，麻痹无知也[11]117。" 可见，若痹在肌肉，其症状常见肌肉不知痛痒，麻木不仁等。

（2）肉苛　《素问·逆调论》言："人之肉苛者，虽近衣絮，犹尚苛也，是谓何疾？岐伯曰：荣气虚，卫气实也，荣气虚则不仁，卫气虚则不用，荣卫俱虚，则不仁且不用，肉如故也，人身与志不相有，曰死[1]135。"《类经》释曰："苛者，顽木沉重之谓[14]285。"《灵素节注类编》释曰："今则不仁、不知痛痒，笨重不能运用，而肉形仍如故者，乃无阴阳之死气充实于中，名曰肉苛也[10]342。" 可见所谓"肉苛"，即肌肉麻木沉重的感觉而言。《黄帝内经太素》释曰："苛音柯，有本为苛，皆不仁之甚也。故虽衣絮温覆，犹尚不仁者，谓之苛也[6]981-982。" 又云："仁者，亲也，觉也。营卫及经络之气疏涩，不营皮肤，神不至于皮肤之中，故皮肤不觉痛痒，名曰不仁[6]973。"《类经》释曰："不仁，不知痛痒寒热也。不用，不能举动也。营气者，阴气也，主里；卫气者，阳气也，主表。上言卫气实者，言肌肉本无恙也；下言卫气虚者，正言卫气之病也。荣卫俱虚，则血气俱病，血虚故为不仁，气虚故为不用。人之身体在外，五志在内，虽肌肉如故而神气失守，则外虽有形而中已无主，若彼此不相有也，故当死[14]286-286。"可见，营虚卫实是肉苛的主要病机。另外，肉苛重者，会出现"人身与志不相有"的症状，即身体与意志不相符合，主要表现为手足不能随意志而行动，肌肤失去知觉感。可见，肌痹严重者会出现手足不随，肌肉麻痹。

（3）**肌肤尽痛**　除肌肤麻木不仁、不知痛痒之外，肌痹还有一个主要症状，即肌肉疼痛。如《素问·长刺节论》言："病在肌肤，肌肤尽痛，名曰肌痹，伤于寒湿[1]196。"认为寒湿邪气伤于肌肤，导致肌肤痹阻不通，可见肌肤尽痛。

综上所述，经典文献中对肌痹临床表现的描述，主要为肌肉疼痛麻木，严重者可见手足不随，肌肤麻痹。

关于肌痹与脾痹的关系。《素问·五脏生成》曰："脾之合肉也，其荣唇也[1]48。"《素问·宣明五气论》曰："五脏所主……脾主肉[1]105。"《素问·阴阳应象大论》曰："中央生湿，湿生土，土生甘，甘生脾，脾生肉[1]26。"又曰："在体为肉，在脏为脾[1]26-27。"可见脾与肉密切相关，肉为脾所主。而《素问·痹论》曰："肌痹不已，复感于邪，内舍于脾[1]164。"阐释了脾痹是由于肌痹日久不愈而发。可见这两种痹病并非截然独立、互不相干的疾病，而可以看作同一疾病发展的不同阶段。

4. 治法方药　《内经》主张以针刺来治疗肌痹。其强调针刺的深度和方法，如《素问·调经论》曰："病在肉，调之分肉[1]232-233。"在使用针刺的方法时，则体现了这样的治疗原则，如《素问·长刺节论》云："病在肌肤，肌肤尽痛，名曰肌痹，伤于寒湿，刺大分小分，多发针而深之，以热为故，无伤筋骨，伤筋骨，痛发若变，诸分尽热病已止[1]196。"《黄帝内经太素》云："刺肌肉分者，不得伤骨筋之部，伤骨筋之部发为痛也。刺肌痹者，若得诸分肉间尽热，即病已也[6]756。"《黄帝内经素问集注》云："此论刺肌痹之法也。邪痹于肌，是以肌肉尽痛。此因伤于寒湿，盖寒胜为痛痹，湿胜为着痹也，宜刺大小分肉之间。分肉之间，有三百六十五穴会，故当多发针而深取之。盖溪骨属骨，故当深之，而又无伤于筋骨也。伤筋骨者，则痛发而若有所变矣。候其气至，而诸分肉尽热，则病已而可以止针矣[15]203。"可见古人认为治疗肌痹，针刺当取大小分肉之间，还须多针且深刺。如《类经》言："肌痹者，痹在肉也。大分小分，大肉小肉之间也，即气穴论肉之大会为谷、小会为溪之义。病在肌肉，其气散漫，故必多发针而深刺之也。无伤筋骨者，恐其太深致生他变。如《终始》曰：病浅针深，内伤良肉，皮肤为痈。正此之谓。诸分尽热者，阳气至而阴邪退也，故可已病而止针[14]419-420。"强调肌痹的针刺，应取溪、谷之处，分肉之间，深刺且多用针，且针刺的深度也不宜过深，以免伤及筋骨，甚至造成病情加重。《灵枢·九针十二原》云："针太深，则邪气反沉，病益[2]2。"可见针刺的深度是治疗皮肉筋骨之痹证的关键。

《灵枢·官针》还提出治疗肌痹的"合谷刺"，即"左右用针，如鸡足然，针于分肉之间，以取肌痹"[2]22。《黄帝内经太素》释云："刺身左右分肉之间，痈如鸡足之迹，以合分肉间之气，故曰合刺也[6]696。"《类经》释曰："合谷刺者，言三四攒合，如鸡足也。邪在肉间，其气广大，非合刺不可。脾主肌肉，故取肌痹者，所以应脾[14]354。"《医学纲目》曰："鸡足取之，正入一针，左右斜入二针，如鸡之足三爪也[16]606。"以上论述认为，所谓"合谷刺"即为多针朝不同方向刺入，如鸡足之状。也有认为患部肌肉针刺，斜刺进针后，退回浅部又分别向左右斜刺，形如鸡爪之分叉。

5. 转归预后　《素问·痹论》曰："肌痹不已，复感于邪，内舍于脾[1]164。"阐释了肌痹不愈，或感邪深重，会有传变入脏的趋向。《黄帝内经太素》云："五脏合者，五脏五输之中皆有合也。诸脉从外来合五脏之处，故合为内也。是以骨、筋、脉、肌、皮等五痹，久而不已，内舍于合。在合时复感邪之气，转入于脏，入脏者死也[6]968。"提出入脏则属于病情的进一步加重。《类经》言："皮肉筋骨脉，皆有五脏之合，病在外而久不去，则各因其合而内连于脏矣[14]313。"又言："病久不去，而复感于邪，气必更深，故内舍其合而入于脏[14]314。"认为五体受邪，久留不去，则可能内舍相应的脏腑。

肌痹也会传变为脉痹。《素问·痹论》云："故《本病》曰：大经空虚，发为肌痹，传为脉痿[1]168。"《类经》释云："血失则大经空虚，无以渗灌肌肉，荣养脉络，故先为肌肉顽痹而后传为脉痿者，生于心也[14]321。"《素问悬解》释云："营血陷亡，故大经空虚，血亡则肌肉失养，麻痹不仁，经络埋阻，传为脉痿也[17]79。"可见肌痹进一步发展也会传变为脉痿之病，皆因血不足以充养所致。

【传承发展】

1.病名 后世医家大都继承了《内经》"肌痹"与"肉痹"的命名，但是亦有将肉痿称为"肉痹"者，如《医方考》言："湿气着于肌肉，则营卫之气不荣，令人痹而不仁，即为肉痿，肉痿即肉痹也[18]113。"

后世很多医家将痿证等同于肌痹，因在临床表现上确有相似之处，但实际并非如此。如《赤水玄珠》曰："缘痹之为证，有筋挛不伸，肌肉不仁者，与风证绝相似，故世俗类于风痿、痹证通治，此千古之弊也[19]282。"痿病多由内伤，肌痹多因外感；痿病无痛，肌痹肉痛；痿病以肌无力、肌萎缩为主，肌痹者，肌萎缩较轻。

亦有将肌痹等同于着痹、湿痹者，如《张氏医通》云："肌痹者，即着痹、湿痹也。留而不移，汗出四肢痿弱，皮肤麻木不仁，精神昏塞[20]181。"从其症状描述来看，主要是湿痹的表现，并非单纯的肌痹症状。

《症因脉治》将肌痹与脾痹混称，言："脾痹之症，即肌痹也。四肢怠惰，中州痞塞，隐隐而痛，大便时泻，面黄足肿，不能饮食，肌肉痹而不仁，此脾痹之症也[21]110。"此说法混淆了肌痹与脾痹的概念，其症状也是以脾痹临床表现为主。二者虽关系密切，但是并不符合《内经》原旨，后世基本不再如此称呼。

还有将肌痹称之为"麻木"者，多见于明末清初的文献中。如《医宗必读》曰："肌痹……今名麻木[22]266。"《证治汇补》曰："肌痹……俗名麻木[23]200。"《医学举要》曰："肌痹属脾……今名麻木[24]4。"把肌痹称为麻木，是因麻木是肌痹的主要症状，但两者是不同的疾病。因此，此后大多数医家不再把肌痹称为麻木，而是把麻木作为肌痹的主要症状来描述。

此外，《备急千金要方》将五体痹归于"六极"门下，强调痹病由"痹"到"极"、由实到虚的发展过程，其所论"肉极"与肌痹密切相关，其言："凡肉极者，主脾也，脾应肉，肉与脾合，若脾病则肉变色……至阴遇病为肌痹[25]330。"之后《外台秘要》《太平圣惠方》等承其说。

2.病因病机 经典医籍中认为肌痹的病因病机在于内虚邪侵，后世医家基本继承了这样的认识，并有不同程度的发挥和更加深入的探讨，具体包括以下几个方面：

（1）外邪侵袭 多由风寒湿等邪气侵袭肌肤，痹阻气血，或外感热毒之邪，或寒湿入里化热，或脾气亏虚，外邪侵入肌肉，导致肌肉肿痛麻木，发为肌痹。如《中藏经》言："肉不荣，则肌肤不滑泽。肌肉不滑泽，则腠理疏，则风寒暑湿之邪易为入，故久不治则为肉痹也[4]48。"《圣济总录》言："风气藏于皮肤，肉色败，鼻见黄色[26]488。"《金匮翼》言："风寒湿三气，袭入经络……入于肉则不仁[27]282。"

《杂病源流犀烛》云："风寒湿三气犯其经络之阴而成痹也……入于肉，则肌肉不仁为肉痹[8]235。"可见，后世医家皆认可外邪侵袭为肌痹的主要病因病机。另有《诸病源候论》曰："人腠理虚者，则由风湿气伤之，搏于血气，血气不行，则不宣，真邪相击，在于肌肉之间，故其肌肤尽痛。然诸阳之经，宣行阳气，通于身体，风湿之气客在肌肤，初始为痹。若伤诸阳之经，阳气行则迟缓，而机关弛纵，筋脉不收摄，故风湿痹而复身体手足不随也[7]41。"提出了肌痹的初期和后期主症的不同，初期由于外邪客于肌肉之间，邪实为主，可见肌肤疼痛；后期伤及阳气，手足不随，以虚为主。

（2）**火热内郁**　阴血不足，而虚火内生，或醇酒厚味所致内热蕴郁，或胃虚多食冷物，导致阳气郁遏，而发肌肉痹热之状。如《明医指掌》云："郁火可发，当看何经。四肢发热，肌痹热，骨髓中发热如燎，扪之烙手[28]51。"认为火热内郁，导致肌表热，火热灼津，日久则痹阻经脉。《医学入门》云："脾劳邪热，则气急、肌痹、多汗[29]660。"认为脾主肌肉，热在中焦脾胃，脾病则肌肉痹热，则会导致肌痹的发生。

（3）**营卫俱虚**　营卫调和，则邪不能入。若营卫俱虚，腠理空疏，至分肉之间，易为外邪所侵，进而发为肌痹。可见，营卫俱虚为肉痹发生的重要原因，正如《圣济总录》云："荣虚卫实，血脉凝涩，肌肉不仁[26]297。"《严氏济生方》云："皆因体虚腠理空疏，受风寒湿气而成痹也[30]118。"可知营卫气血亏虚是肌痹发生的内在因素。《类经》亦云："营卫之气……然非若皮肉筋骨血脉脏腑之有形者也，无迹可着，故不与三气合，盖无形亦无痹也[14]315。"《类证治裁》云："诸痹……良由营卫先虚，腠理不密，风寒湿乘虚内袭……久而成痹[31]269。"这些观点均与《内经》存在着传承关系。

（4）**脾胃虚弱**　脾主四肢，主肌肉。饮食不节，损伤脾胃，或膏粱厚味，脾胃呆滞，或忧思劳倦，伤及脾胃，致脾胃虚弱，气血亏虚，不能充养四肢肌肉。正如《中藏经》云："肉痹者，饮食不节，膏粱肥美之所为也。脾者，肉之本。脾气已失，则肉不荣。肉不荣，则肌肤不滑泽。肌肉不滑泽，则腠理疏，则风寒暑湿之邪易为入，故久不治，则为肉痹也[4]48。"脾胃被伤，则不能充养肌肉，腠理疏松则易于为外邪所侵袭。《校注妇人良方》云："脾肺气虚，肌肤不仁，手足麻木[32]807。"肌肤不得肺脾气血充养，则知觉迟钝。所谓气虚则麻，血虚则木。脾胃为气血生化之源，脾胃不足是肌痹发生的重要原因。

综上所述，肌痹的发生主要由于邪气的侵袭和内在的不足，为本虚标实之证。本虚为营卫不足，脾胃虚弱；标实为风寒湿之邪的侵袭，痹阻分肉之间。肌痹早期以实证为主，多见六淫之邪，或热毒邪盛，内郁中焦所致。多表现为肌肉疼痛、沉重麻木之症，偏寒者，肌肉冷痹，偏热者则肌肤灼热麻痹。后期多虚证，以气血不足、脾胃虚弱为主，表现为肌肉无力，甚至萎缩等，也可见脾虚而痰饮内生，形成虚实夹杂之证。另外，情志对肌痹的发生也有影响。如《古今医统大全》云："悲气所致为阴缩，为筋挛，为肌痹，为肺痿[33]1186。"《脉因证治》亦云："悲，为阴缩筋挛，肌痹脉痿[34]538。"

3. 症状与诊断　《内经》对肌痹的症状有较为详细的记载，已如前述。后世医家通过不断地观察，对于肌痹的临床表现不断完善。

《中藏经》言："肉痹之状，其先能食而不能充悦，四肢缓而不收持者是也。其右关脉举按皆无力，而往来涩者是也[4]48。"《诸病源候论》言："肌肉顽厚，或疼痛……在肉则不仁[7]42。"《备急千金要方》载"或痹不仁，四肢急痛"[25]331"唇口坏，皮肤色变"[25]331"体重怠堕，四肢不欲举，关节疼痛"[25]331"肉热极，肌痹淫淫如鼠走"[25]331"风气藏于皮肤，肉色败，鼻见黄色"[25]331等。《圣济总录》有"其状皮肤弗营，肌肉痛厚而不仁是也"[26]488"肌痹津液开泄，时复不仁，或四肢急痛"[26]489"肌痹淫淫如虫行，或腠理开疏，汗出，皮肤肉色不泽，唇鼻黄"[26]489等描述。《仁斋直指方》云："风寒湿之气各留肌体，手足缓弱，麻顽不仁[35]150。"《类证治裁》云："肌痹，即湿痹、着痹也，浑身上下左右麻木[31]271。"《医学入门》云："在肌肉则四肢不仁，应乎脾，其证怠惰呕吐[29]678。"《古今医鉴》云："其病在肌者，多不仁，应乎脾，其证四肢懈怠，发嗽呕吐[36]1300。"《张氏医通》亦云："肌痹者，即着痹、湿痹也。留而不移，汗出四肢痿弱。皮肤麻木不仁，精神昏塞[20]181。"《医宗必读》言："右关脉举按皆无力而涩为肉痹[22]266。"《医学举要》云："肌痹属脾，留而不移，汗多，四肢缓弱，皮肤不仁，精神昏塞，今名麻木[24]4。"

综上所述，后世医家对肌痹的认识基本继承了《内经》的思想，但也不断完善，如《中藏经》论及肌痹的脉象"右关脉举按皆无力，而往来涩者是也"[4]48，《医宗必读》言"右关脉举按皆无力而涩为肉痹"[22]266等，丰富了对于肌痹脉象的描述。再如后世医家除了言肌痹的临床表现以肌肉疼痛、麻痹不仁、四肢萎弱，或见汗出，甚至手足不随、关节屈伸不利为主外，还提及脾胃系和肺系的症状，如《医学入门》云"其证怠惰呕吐"[29]678，《古今医鉴》云"其证四肢懈怠，发嗽呕吐"[36]1300等，实际已涉脾痹。

关于肌痹与脾痹的鉴别。肌（肉）痹为五体痹之一，脾痹为五脏痹之一，五体与五脏有对应相合关系，因此两者关系密切。《症因脉治》将二者混称，曰："［脾痹之症］即肌痹也[21]110。"《医学举要》亦曰："肌痹属脾[24]4。"这种说法虽将肌痹混同于脾痹，脱离了《内经》的原旨，但也说明两者密不可分的关系。五体与五脏的对应相合关系，不仅表现在生理方面相互促进，还表现在形体患病后对所合之脏的病理传化。因此，两者虽然是两种疾病，但也可以看作同一疾病发展的不同阶段。肌痹为早期阶段，脾痹为晚期阶段，肌痹进一步发展可为脾痹。如《诸病源候论》曰："肌痹不已，复遇邪者，则移入脾[7]42。"《圣济总录》曰："肌痹不已，复感于邪，内舍于脾，是为脾痹[26]476。"可见后世医家继承了《内经》的认识，大都认可脾痹是在肌痹基础上发病的，肌痹日久，可传为脾痹。

关于肌痹与皮痹的鉴别。肌痹与皮痹都可见以肌肤症状为主，可以相兼为病。亦有医家认为皮痹也可传变为肌痹，如《儒门事亲》曰："皮痹不已，而成肉痹[5]22。"故二者需要鉴别。《素问·痹论》云："痹……在于皮则寒[1]167。"《素问·四时逆从论》言："少阴有余，病皮痹，隐轸[1]240。"《诸病源候论》载"皮肤无所知"[7]42"皮肤顽厚"[7]42等症状。《普济本事方》云："遍身黑色，肌体如木，皮肤粗涩[37]43。"《医门法律》云："皮痹，皮中状如虫走，腹胁胀满，大肠不利，语不出声[38]260。"可见皮痹以皮肤改变为主，症见皮肤的肿胀、变色，或如虫行皮中，甚至出现斑疹、变硬等；而肌痹病变主要在肌肉，表现为肌肉的痿软、疼痛、麻痹等。

关于肌痹与脉痹的鉴别。肌与脉相连，二者常相兼为病，且肌痹日久也会有向脉痹传变的趋向，如《儒门事亲》曰："肉痹不已，而成脉痹[5]22。"故二者需要鉴别。脉痹可见皮肤红肿疼痛、皮下有硬结，或见指端冷痛、肤色苍白或紫暗，后期有皮肤萎缩。如《诸病源候论》言："夏遇痹者为脉痹，则血凝不流，令人萎黄[7]43。"提到脉痹会导致皮肤萎黄。《圣济总录》有"脉痹，身体不仁"[26]492"脉痹面颜脱色，脉空虚，口唇色赤，干燥"[26]492"脉痹，皮肤不仁"[26]492"脉痹营卫不通，四肢疼痹"[26]492等描述。故肌痹以肌肉的麻木疼痛为主，脉痹以皮肤色泽及脉搏的改变为主。

关于肌痹与肉痿的鉴别。两者关系密切，有相同之处，均可见肌肉无力、萎缩等。故《素问·痿论》曰："大经空虚，发为肌痹，传为脉痿[1]168。"《医方考》曰："肉痿即肉痹耳[18]113。"《证治汇补》亦曰："痹久成痿[23]199。"但两者有别，通常来讲，痿证并无肌肉麻痹疼痛之症，且痿证早期即出现肌肉无力，甚至萎缩，而肌痹则在后期才会出现，且症状相对轻微。

4.治法方药 关于肌痹的治疗，《内经》主张采用针刺的方法。后世医家有所发展，主要有以下几个方面：

（1）疏风散寒除湿 风寒湿之邪入于腠理分肉之间，痹阻气机是肌痹发生的主要病机之一，故疏风散寒除湿是治疗肌痹的常用方法。《太平圣惠方》治疗"肉热肌痹"[39]114的细辛汤，方用细辛、防风、麻黄、桂心等以疏风散寒。《仁斋直指方论》记载治疗"风寒湿之气各留肌体，手足缓弱，麻顽不仁"的五痹汤[35]150，以羌活、防己、白术来祛除风湿邪气，以片子姜黄来宣通气血经络。《圣济总录》所载治疗肌痹诸方大都以辛温散寒除湿通络为主，如治"肢体怠堕，缓弱，恶风头疼，舌本强，言语謇涩"的天麻丸[26]488，以独活、防风、麻黄、细辛来发散风寒，用附子、肉桂温里，用天麻、羚羊角、牛黄来熄风止痉，用白术、薏苡仁、茯神、天南星等除湿，用干蝎、白僵蚕、麝香、乌梢蛇、龙脑等开窍祛风通络等，其配伍庞杂，但是法度井然。治疗"津液开泄，时复不仁，或四肢急痛"[26]489的西州续命汤，也用到麻黄、防风、杏仁、川芎来祛风，用桂来散寒，用石膏清热，黄芩燥湿，当归、芍药来养血。治疗"肌痹淫淫如鼠走四体，津液脱，腠理开，汗大泄，为脾风。风气藏于皮肤，肉色败，鼻见黄色"的麻黄汤，有"止汗通肉解痹"[26]488的作用。全方用到麻黄、细辛、附子、防风、桂来疏风温里散寒，用到当归、芍药来和营。本治法常用的药物有独活、细辛、麻黄、羌活、防己、防风等。

（2）**清解郁热**　热郁于中，则需以清热解郁为治。如《明医指掌》治疗"四肢发热，肌痹热，骨髓中发热如燎，扪之烙手"，因"胃虚多食冷物，抑遏阳气于脾土"，用升阳散火汤[28]51；治疗热郁，"用火郁汤，或用栀子、香附、白芷、半夏、川芎，曲糊丸服"[28]51；治疗"因醇酒厚味，膏粱积热者"[28]51，用清胃散。《明医指掌》治疗"其状瞀闷，小便赤涩，脉沉而数，骨髓中热，肌痹热，扪之烙手"属于气郁化火所致者，用"逍遥散加山栀、香附、青黛、抚芎、贝母、苍术，或火郁汤"[28]73。而《赤水玄珠》治疗该证，则提出"宜二陈汤加黄连、青黛、贝母、香附子、川芎、苍术、山栀子，或火郁汤"[19]256，以清热化痰为主要治法。《医学入门》治疗"脾劳邪热，则气急肌痹多汗"[29]660-661，用山栀、石斛、升麻清解脾热。除此之外，表邪郁久也会化热，故而治疗肌痹的常用方剂中亦有解表清热者，如前已论及《太平圣惠方》中细辛散、《圣济总录》中西州续命汤等都以石膏清解郁热。还有《三因极一病证方论》用石南散治疗"肉实极，肌痹，淫淫如鼠走，津液脱，腠理开，汗大泄，或不仁，四肢急痛，或复缓弱，唇口坏，皮肤变色"[40]151。其中用石膏、升麻、菊花清热，葳蕤养阴。本治法常用的药物有石膏、栀子、黄连、青黛、升麻、石斛等。

（3）**调补营卫气血**　营卫气血不足，是肌痹发生的重要因素，因此调补营卫气血也是治疗肌痹的常用治法。如《圣济总录》中记载治疗"肌痹淫淫如虫行，或腠理开疏，汗出，皮肤肉色不泽，唇鼻黄"[26]489的细辛汤，用防风、细辛、麻黄祛风除湿散寒的同时，使用黄芪、当归来益气养血。《类证治裁》认为"浑身上下左右麻木，属卫气不行"[31]271，主张使用神效黄芪汤，以人参、黄芪补气，芍药养血合营。《医方考》以蠲痹汤治疗肉痹，用防风、羌活来发散风湿的同时，也用当归养营，黄芪益卫。书中云："经曰：营血虚则不仁，故用当归以养营。又曰：卫气虚则不用，故用黄芪以益卫。用夫赤芍、姜黄者，活其湿伤之血也。用夫甘草者，益其湿伤之气也[18]113。"本治法常用的药物有芍药、当归、黄芪、人参等。

（4）**补益脾气**　脾气亏虚，则四肢不用。因此在相应的祛风散寒除湿方中，也常佐以补益脾气之剂，正如《中藏经》所言："宜节饮食，以调其脏；常起居，以安其痹，然后依经补泻，以求其愈也[4]48。"如前所述之《圣济总录》中之天麻丸，以白术健脾除湿，人参益脾气。《圣济总录》中的细辛汤以白术、黄芪、甘草来补益脾气。《仁斋直指方论》中的五痹汤也用到白术、甘草健脾益气。可见后世医家也重视脾气的恢复。本治法常用的药物有人参、黄芪、白术、甘草、薏苡仁、山药等。

（5）**针灸治疗**　后世医家除继承《内经》的"合谷刺"等针刺方法之外，更加注重穴位的选择，如《普济方》记载"治卒病恶风欲死，不能语，及肉痹不知人。第五椎名曰脏俞，灸百五十壮。三百壮便愈"[41]251"治冷风湿痹，及治卒病肉痹，不知人。穴环跳"[41]259。即取第五椎之脏俞，环跳等处针灸治疗。《勉学堂针灸集成》云："肉痹，取太白、三里[42] 109。"

综上所述，肌痹的治疗，早期以邪实为主，当以疏风散寒除湿为主要原则，有热者可佐以清热。中期邪盛正虚，则需扶正祛邪，佐以补益气血之品。肌肤不仁者也可佐用虫类药如全蝎、僵蚕、乌梢蛇等祛风通络。后期正虚为主，又当以扶正为主，一方面补益气血，另一方面还要注意顾护脾气。后世医家也非常注重引经药的使用，如《医宗金鉴》将肌痹分虚实论治，无论虚实，在相应的方中均佐以葛根、白芷，以其引药入阳明之经[43] 475-476。另外，《神农本草经》中记载莨菪子"主治齿痛出虫，肉痹拘急"[44] 242。该药又名天仙子，有比较好的解痉止痛的效果。

5.转归预后 肌痹的转归与预后取决于正气的盛衰和邪气的轻重。正盛邪轻者易治，正虚邪重者难疗。早期病势较缓者，治疗较易；起病急者，病势凶险，若不及时治疗，则热入营血或逆传心包，预后较差，死亡率高。肌痹久治不愈，阳损及阴，阴阳俱损。正气不足，卫外不固，外邪容易再犯，内患容易再起。外邪入络，首先犯肺，可出现胸痛、咳嗽、咳痰、恶寒发热；内患除脾肾之症加重外，可因湿浊留恋出现心悸、气短、浮肿等症。脾肾阳衰，气血不足，又有痰瘀阻络，而使肌肉萎缩，下肢瘫软久久不复，甚至影响生命。如《备急千金要方》曰："肉绝不治五日死，何以知之？皮肤不通外不得泄，凡肉应足太阴，太阴气绝则唇反，气尽则肉先死，甲笃乙死木胜土，使良医妙药终不治也[25] 331。"《太平圣惠方》进一步言："肉绝不治五日死，足太阴气绝，则脉不营其口唇；口唇者肌肉之本也，脉不营，则肌肉不滑泽，肌肉不滑泽，则肉满，肉满则唇反，唇反则肉先死[39] 739。"肌痹早期邪实为主的，治疗较易。若不能得到及时的治疗，则变证丛生，甚至危及生命。正如《证治汇补》所言："痹久成痿，虚之所在，邪必凑之，邪入皮肤血脉，轻者易治，留连筋骨，久而不痛不仁难治[23] 199。"《备急千金要方》言："善治病者，初入皮毛肌肤筋脉则治之；若至六腑五脏，半死矣[25] 331。"另外，病情的久暂对转归及预后也起着决定作用，如《素问·痹论》所云"病久而不去者，内舍于其合也"[1] 164 "诸痹不已，亦益内也"[1] 166。

肌痹的发展转归有二：一是向脉痹传变，甚至相兼为病，如《儒门事亲》言"肉痹不已而成脉痹"[5] 22。二是向所合之脏传变，如向脾痹的方向发展，《脉因证治》曰："久而不去，内舍五脏之合，待舍其合，难治矣[34] 471。"又曰："肌痹不去，内舍于脾[34] 471。"《杂病源流犀烛》亦曰："诸痹不已，盖入内而伤脏气[8] 235。"所以凡五体痹证都主张早期治疗，截断病情的传变趋向。

【应用示例】

1.风寒湿痹 《施今墨医学全书》：谢某，男，30岁。感冒后颈部肌肉挛缩，头部因之偏斜（俗谓之落枕也），疼痛不适，头重微热，是为颈部肌肉风湿证。

辨证：风寒湿邪侵袭，流注于颈项肌肉，俾太阳少阳之经脉阻滞，不通则痛矣。

治法：祛风除湿，通络止痛。处方如下：赤芍6g，白芍6g（桂枝木1.5g同炒），炒芥穗6g，炒白僵蚕6g，羌活、独活各3g，薄荷5g，炒蔓荆子5g，酒地龙6g，桑叶6g，桑枝24g，淡豆豉12g，山栀衣5g，双钩藤6g，炙甘草1.5g。2剂。

祝按：本病治以发汗通络及舒展诸药即愈。因用羌活、独活、薄荷、桑叶、炒芥穗、炒蔓荆子、桂枝木等；又加白僵蚕、酒地龙增加通络之力；白芍、炙甘草既可止痛，又能舒展神经；淡豆豉、山栀衣退感冒之微热。（谢君后携渠少君诊病时，曾言及之，并叹服师门医术之精湛，用药之确当也）[45] 237

2.气虚血瘀，肝肾亏虚 《痹证论》：陈某，男，46岁，干部，1979年3月22日住院，住院号：66403。患者左下肢麻木已十年，发现左腿肌肉萎缩已一年十个月，进行性加重，夜间疼痛，局部怕冷，行走无力，以左髋部及大腿前部尤痛，近年来扶拐跛行，不能分腿，不能蹲下，身体瘦弱，极易感冒。

检查：左大腿中段，膝上及小腿中段周径比右侧小 1～2cm，大腿及小腿肌肉松弛；肌电图检查：左股四头肌、三头肌神经源性肌肉萎缩，腰椎 X 线正常；脉细无力，舌质红，苔白厚。

辨证：属肌痹（松弛型）。

治则：益气活血，祛瘀通络，佐以养肝肾。处方 1：肌萎散，每次 2 个胶囊，每天服 2 次［肌萎散：制马钱子 45g，炒穿山甲 60g（现已禁用），熟附片 30g，延胡索 30g，上药共研细末装入胶囊］。处方 2：黄芪 15g，葛根 20g，桂枝 12g，丹参 20g，当归 12g，川芎 10g，红花 8g，山甲珠 10g，防己 15g，制川乌 10g，制草乌 10g，木瓜 12g，薏苡仁 20g，白芍 12g，炙甘草 6g。每日 1 剂。

治疗一周，患者疼痛、乏力症状明显减轻，舌质转白薄。此湿气已去，于上方去防己、薏苡仁，加杜仲 15g、龟甲 15g 以养肝肾。治疗半月，即可丢掉拐杖行走，但仍遇风就感冒。于服上药的同时，加服鹿茸散（鹿茸、乳香、没药、龟板、鳖甲各 20g，共研细末，装入胶囊）一料（每次 5 个胶囊，1 日 2 次），并进行按摩，自我锻炼。一个月后，患者停服肌萎散，自觉左腿肌肉有胀酸之感，逐渐觉得有力，肌肉逐渐丰满，可以跑步。治疗两个月后，可以自由蹲下，分腿至 160°。可快跑和爬山。此时检查：左腿与右腿一样粗壮，周径相同，遂于上方中去制川乌、制草乌、红花、山甲珠，加山药 15g，枸杞子 15g，何首乌 20g，以调理脾肾。治疗 3 个月后复查一切正常。1985 年 6 月随访，一切正常[46] 40-41。

3. 气阴两虚，湿热痹阻 《邓铁涛教授治疗皮肌炎验案 1 则》：梁某，男，14 岁，1993 年 2 月 12 日初诊。四肢无力伴疼痛、触痛 5 月，面部皮肤蝶形红斑 9 年。患者 5 岁时因发热后，左侧脸部近颧骨处皮肤出现一小红斑，无痛痒，未经系统治疗，后逐渐渐向鼻梁两侧颜面扩展，7 岁时红斑已形成蝴蝶状。某医院皮肤科经血、尿等相关检查排除红斑狼疮病变。当年回乡下生活 20 余天，进食清凉之品，红斑曾一度消失，后又复发。1992 年 9 月发热（体温 38℃）后出现四肢无力，伴肌肉疼痛，登高困难，双腿疼痛。1993 年 1 月入住某医院，经检查诊为皮肌炎，并以激素治疗（泼尼松 15mg，每天 3 次），症状未改善，兼见颈肌疼痛，要求出院中医治疗。诊见：颜面对称性红斑，四肢肌力减弱，下蹲起立无力，需用上肢支撑，伴大腿肌肉疼痛，上楼困难缓慢，需双手攀扶扶栏。双大腿肌肉瘦削，四肢肌肉压痛，颈肌疼痛，低热，体重下降，舌嫩红，苔白厚，脉细稍数无力。实验室检查：血清抗核抗体阳性，补体 C 40.7g/L，血沉 34mm/h。心电图示：窦性心律不齐。肌电图示：肌源性损害。西医诊断：皮肌炎。中医诊断：肌痹。证属气阴两虚，湿热郁结肌肤，痹阻经络。治宜养阴益气，健脾祛湿，活络透邪。处方如下：青蒿、牡丹皮、知母各 10g，鳖甲（先煎）、地骨皮各 20g，太子参 24g，茯苓、白术各 15g，甘草 6g。7 剂，每天 1 剂，水煎服。

2 月 19 日二诊：自觉下蹲活动时腿部肌肉疼痛减轻，体力增加，能独自登上六楼，但感气促，大便每天 1 次，颜面部皮肤红斑色变浅，舌边嫩红，苔白稍厚，脉细重按无力。效不更方，守方，太子参、地骨皮、鳖甲用量增至 30g，白术减为 12g。

3 月 12 日三诊：经 1 个月的治疗，面部红斑逐渐缩小、色变淡，双臂力及下肢肌力均增强，肌痛减，腿部肌肉增粗，唯下蹲稍乏力，泼尼松用量由半月前每次 15mg 减为 10mg，每天 3 次，现再减为早上 10mg，中午、晚上各 5mg。近 4 天来伴鼻塞、咳痰，舌嫩红，苔白，脉细右尺沉，左尺弱。守一诊方加苦杏仁 10g，桔梗、橘络各 6g。

4 月 9 日四诊：上方加减治疗又服 1 个月，面部红斑渐消失，肌肉复长，体重比入院时增加 7kg，肌力增强，下蹲时肌痛消失，动作灵便，行走不觉疲乏，泼尼松减至每次 5mg，每天 3 次。满月脸消减，半夜易醒，口干多饮，痤疮反复发作，舌略红，苔白，脉细尺弱。处方如下：青蒿、牡丹皮各

10g，鳖甲 20g（先煎），地骨皮、五爪龙、太子参各 30g，知母、生地黄、白术、茯苓各 12g，山药 18g，甘草 6g。

6 月 19 日五诊：共服中药 133 剂，泼尼松减至每次 5mg，每天 1 次。肌肉疼痛及面部红斑消失，四肢肌力已恢复，体重 53kg（符合标准体重），唯面部痤疮较多，口干，梦多，舌淡红质嫩，苔白，脉细。进行血常规、尿常规及相关检查，除血沉 27mm/h 外，余未见异常。守一诊方去白术、茯苓等，加紫草、墨旱莲各 10g，女贞子 16g。以后患者坚持服四君子汤合青蒿鳖甲汤为基本方，酌加太子参、五爪龙以益气；何首乌、夜交藤、褚实子以养心、肝、肾；或佐以丹参、鸡血藤活血养血；暑天选西瓜皮、冬瓜皮、苦参、紫草解暑清热，治疗痤疮、毛囊炎。

服药至 1994 年 1 月 1 日，泼尼松停用，症状消失，无复发，病告痊愈。其父母恐复发，让患者间断治疗至 1996 年，曾做多项相关检查无异常[47]15-16。

附录一：文献辑录

《中藏经》 痹者，风寒暑湿之气中于人脏腑之为也。入腑则病浅易治，入脏则病深难治。而有风痹、有寒痹、有湿痹、有热痹、有气痹，而又有筋、骨、血、肉、气之五痹也。大凡风寒暑湿之邪入于心则名血痹，入于脾则名肉痹，入于肝则名筋痹，入于肺则名气痹，入于肾则名骨痹。感病则同，其治乃异[4]45。

《儒门事亲》 皮痹不已，而成肉痹；肉痹不已，而成脉痹；脉痹不已，而成筋痹；筋痹不已，而成骨痹；久而不已，内舍其合。若脏腑俱病，虽有智者，不能善图也[5]22。

《黄帝内经太素》 寒湿之气客于肌中，名曰肌痹，可刺肉之大分小分之间也[6]756。

《诸病源候论》 仲夏遇痹者为肌痹，肌痹不已，后遇邪者，则移入脾。其状，四肢懈惰，发咳呕汁[7]42。

《杂病源流犀烛》 诸痹，风、寒、湿三气，犯其经络之阴而成病也。故经曰：病在阳曰风，病在阴曰痹。痹者，闭也。三气杂至，壅蔽经络，血气不行，不能随时祛散，故久而为痹，或遍身或四肢挛急而痛，或有不痛者，病久入深也。入于骨，则重而不举为骨痹；入于血，则凝而不流为脉痹；入于筋，则屈而不伸为筋痹；入于肉，则肌肉不仁为肉痹；入于皮，则寒在皮毛为皮痹。盖筋骨皮脉肉间，得邪则气缓，故虽痹而不痛。然痹之为病，每各以时遇。如冬气在骨，遇三气故成骨痹；春气在筋，遇三气故成筋痹；夏气在脉，遇三气故成脉痹；季夏气在肉，遇三气故成肉痹；秋气在皮，遇三气故成皮痹。皆各以主时受之也。而筋骨皮肉脉又各有五脏之合，苟五者受而不去，则必内舍于合，而五脏之痹起[8]235。

《内经知要》 血不足则大经空虚，无以充养肌肉，故先为肌痹[9]57。

《灵素节注类编》 动血而数溲血，血去则经脉空虚，无以滋养肌肉而发肌痹，痹者，麻木也[10]340。

《医经原旨》 血失则大经空虚，无以渗灌肌肉，荣养脉络，故先为肌肉顽痹[11]334。

《伤寒论·平脉法》 寸口脉微而涩，微者卫气不行，涩者荣气不逮，荣卫不能相将，三焦无所仰，身体痹不仁[12]12。

《黄帝内经灵枢注证发微》 有等形受劳苦，数被惊恐，筋与血脉皆不相通，则病生为不仁，不仁者，痛痒不知也，当按摩、酒药兼用之[13]385。

《类经》 不仁者，顽痹软弱也，故治宜按摩以导气行血，醪药以养正除邪[14]200。

《类经》 若卫气受伤，虚而不行，则不知痛痒，是为不仁[14]223。

《灵素节注类编》 不仁者，顽木不知痛痒[10]215。

《类经》 苛者，顽木沉重之谓[14]285。

《灵素节注类编》 今则不仁、不知痛痒，笨重不能运用，而肉形仍如故者，乃无阴阳之死气充实于中，名曰肉苛也[10]342。

《黄帝内经太素》 苛音柯，有本为苟，皆不仁之甚也。故虽衣絮温覆，犹尚不仁者，谓之苛也[6]981-982。

《黄帝内经太素》 仁者，亲也，觉也。营卫及经络之气疏涩，不营皮肤，神不至于皮肤之中，故皮肤不觉痛痒，名曰不仁[6]973。

《类经》 不仁，不知痛痒寒热也。不用，不能举动也。营气者，阴气也，主里；卫气者，阳气也，主表。上言卫气实者，言肌肉本无恙也；下言卫气虚者，正言卫气之病也。荣卫俱虚，则血气俱病，血虚故为不仁，气虚故为不用。人之身体在外，五志在内，虽肌肉如故而神气失守，则外虽有形而中已无主，若彼此不相有也，故当死[14]286-286。

《素问·五脏生成》 脾之合肉也，其荣唇也，其主肝也[1]48。

《素问·宣明五气论》 五脏所主：心主脉，肺主皮，肝主筋，脾主肉，肾主骨，是谓五主[1]105。

《素问·阴阳应象大论》 中央生湿，湿生土，土生甘，甘生脾，脾生肉，肉生肺，脾主口。其在天为湿，在地为土，在体为肉，在脏为脾，在色为黄，在音为宫，在声为歌，在变动为哕，在窍为口，在味为甘，在志为思[1]26-27。

《素问·调经论》 病在脉，调之血；病在血，调之络；病在气，调之卫；病在肉，调之分肉；病在筋，调之筋；病在骨，调之骨[1]232-233。

《黄帝内经太素》 刺肌肉分者，不得伤骨筋之部，伤骨筋之部发为痈也。刺肌痹者，若得诸分肉间尽热，即病已也[6]756。

《黄帝内经素问集注》 此论刺肌痹之法也。邪痹于肌，是以肌肉尽痛。此因伤于寒湿，盖寒胜为痛痹，湿胜为着痹也，宜刺大小分肉之间。分肉之间，有三百六十五穴会，故当多发针而深取之。盖溪骨属骨，故当深之，而又无伤于筋骨也。伤筋骨者，则痈发而若有所变矣。候其气至，而诸分肉尽热，则病已而可以止针矣[15]203。

《类经》 肌痹者，痹在肉也。大分小分，大肉小肉之间也，即气穴论肉之大会为谷、小会为溪之义。病在肌肉，其气散漫，故必多发针而深刺之也。无伤筋骨者，恐其太深致生他变。如《终始篇》曰：病浅针深，内伤良肉，皮肤为痈。正此之谓。诸分尽热者，阳气至而阴邪退也，故可已病而止针[14]419-420。

《灵枢·九针十二原》 针太深，则邪气反沉，病益[2]2。

《黄帝内经太素》 四曰合刺，合刺者，左右鸡足，针于分肉之间，以取肌痹，此脾之应也（刺身左右分肉之间，痈如鸡足之迹，以合分肉间之气，故曰合刺也）[6]696。

《类经》 合谷刺者，言三四攒合，如鸡足也。邪在肉间，其气广大，非合刺不可。脾主肌肉，故取肌痹者，所以应脾[14]354。

《医学纲目》 鸡足取之者，正入一针，左右斜入二针，如鸡之足三爪也[16]606。

《黄帝内经太素》 五脏合者，五脏五输之中皆有合也。诸脉从外来合五脏之处，故合为内也。是以骨、筋、脉、肌、皮等五痹，久而不已，内舍于合。在合时复感邪之气，转入于脏，入脏者死也[6]968。

《类经》 皮肉筋骨脉，皆有五脏之合，病在外而久不去，则各因其合而内连于脏矣[14]313。

《类经》 病久不去，而复感于邪，气必更深，故内舍其合而入于脏[14]314。

《类经》 血失则大经空虚，无以渗灌肌肉，荣养脉络，故先为肌肉顽痹而后传为脉痿者，生于心也[14]321。

《素问悬解》 营血陷亡，故大经空虚，血亡则肌肉失养，麻痹不仁，经络埋阻，传为脉痿也[17]79。

《医方考》 湿气着于肌肉，则营卫之气不荣，令人痹而不仁，即为肉痿，肉痿即肉痹也[18]113。

《赤水玄珠》 缘痹之为证，有筋挛不伸，肌肉不仁者，与风证绝相似，故世俗类于风痿、痹证通治，此千古之弊也。大抵固当分其所因，风则阳受之；痹感风寒湿之气，则阴受之，为病多重痛、沉着，患者易得难去[19]282。

《张氏医通》 肌痹者，即着痹、湿痹也，留而不移，汗出四肢痿弱，皮肤麻木不仁，精神昏塞。皮痹者，即寒痹也，邪在皮毛，瘾疹风疮，搔之不痛，初起皮中如虫行状。以上诸证，又以所遇之时而命名，非行痹、痛痹、着痹外，又有皮脉筋肌骨之痹也[20]181。

《症因脉治》 脾痹之症，即肌痹也。四肢怠惰，中州痞塞，隐隐而痛，大便时泻，面黄足肿，不能饮食，肌肉痹而不仁，此脾痹之症也[21]110。

《医宗必读》 肌痹，即着痹、湿痹也。留而不移，汗多，四肢缓弱，皮肤不仁，精神昏塞，今名麻木[22]266。

《证治汇补》 肌痹，即湿痹、着痹也。留而不移，汗多，四肢缓弱，皮肤不仁，精神昏塞，俗名麻木，宜茯苓川芎汤[23]200。

《医学举要》 肌痹属脾，留而不移，汗多，四肢缓弱，皮肤不仁，精神昏塞，今名麻木[24]4。

《备急千金要方》 凡肉极者，主脾也。脾应肉，肉与脾合，若脾病则肉变色。又曰：至阴遇病为肌痹，肌痹不已，复感于邪，内舍于脾，体痒淫淫如鼠走，其人身上津液脱，腠理开，汗大泄，鼻端色黄是其相也[25]330。

《中藏经》 肉痹者，饮食不节，膏粱肥美之所为也。脾者，肉之本。脾气已失，则肉不荣，肉不荣则肌肤不滑泽，肌肉不滑泽，则腠理疏，则风寒暑湿之邪易为入，故久不治则为肉痹也。肉痹之状，其先能食而不能充悦，四肢缓而不收持者，是也。其右关脉举按皆无力，而往来涩者是也。宜节饮食以调其脏，常起居以安其脾，然后依经补泻以求其愈尔[4]48。

《圣济总录》 肌痹淫淫如鼠走四体，津液脱，腠理开，汗大泄，为脾风。风气藏于皮肤，肉色败，鼻见黄色，止汗通肉解痹[26]488。

《金匮翼》《内经》论痹，又有骨、筋、脉、肌、皮五痹。大率风寒湿所谓三痹之病，又以所遇之时，所客之处而命其名，非此行痹、痛痹、着痹之外，又别有骨痹、筋痹、脉痹、肌痹、皮痹也。风寒湿三气袭入经络，入于骨则重而不举，入于脉则血凝不流，入于筋则屈而不伸，入于肉则不仁，入于皮则寒，久不已则入五脏。烦满喘呕者肺也。上气嗌干厥胀者心也。多饮数溲，夜卧则惊者肝也。尻以代踵，脊以代头者肾也。四肢懈惰，发咳呕沫者脾也。大抵显脏症则难治矣[27]282。

《诸病源候论》 人腠理虚者，则由风湿气伤之，搏于血气，血气不行，则不宣，真邪相击，在于肌肉之间，故其肌肤尽痛。然诸阳之经，宣行阳气，通于身体，风湿之气客在肌肤，初始为痹。若伤诸阳之经，阳气行则迟缓，而机关弛纵，筋脉不收摄，故风湿痹而复身体手足不随也[7]41。

《明医指掌》 郁火可发，当看何经。四肢发热，肌痹热，骨髓中发热如燎，扪之烙手[28]51。

《医学入门》 脾劳邪热，则气急、肌痹、多汗[29]660。

《圣济总录》 治荣虚卫实，血脉凝涩，肌肉不仁。白花蛇丸方[26]297。

《严氏济生方》 风寒湿三气杂至，合而为痹。皆因体虚腠理空疏，受风寒湿气而成痹也。痹之为病，寒多则痛，风多则行，湿多则着。在骨则重而不举；在脉则血凝而不流；在筋则屈而不伸；在肉则不仁；在脾则逢寒急，逢热则纵，此皆随所受邪气而生证也。大率痹病，总而言之，凡有五种：筋痹、脉痹、皮痹、骨痹、肌痹是也。筋痹之为病，应乎肝，其状夜卧则惊，饮食多，小便数；脉痹之为病，应乎心，其状血脉不流，令人萎黄，心下鼓气，卒然逆喘不通，嗌干善噫；肌痹之为病，应乎脾，其状四肢懈怠，发咳呕吐；皮痹之为病，应乎肺，其状皮肤无所知觉，气奔喘满；骨痹之为病，应乎肾，其状骨重不可举，不遂而痛且胀。诊其脉大而涩为痹，脉来急者亦为痹，脉涩而紧者亦为痹。又有风血痹，阴邪入于血经故也。外有支饮亦令人痹，当随证施治[30]118。

《类经》 营卫之气，但不可逆，故逆之则病，从之则愈。然非若皮肉筋骨血脉脏腑之有形者也，无迹可着，故不与三气为合，盖无形亦无痹也[14]315。

《类证治裁》 风多则引注，寒多则掣痛，湿多则重着，良由营卫先虚，腠理不密，风寒湿乘虚内袭，正气为邪气所阻，不能宣行，因而留滞，气血凝涩，久而成痹。或肌肉麻顽，或肢节挛急，或半体偏枯，或偏身走注疼痛，其不痛者，病久入深也。故在骨则重而不举，在血则凝而不流，在筋则屈而不伸，在肉则麻木不仁，在皮则皴揭不荣，皆痹而不痛[31]269。

《校注妇人良方》 经云：邪之所凑，其气必虚。前症若风邪淫旺，或怒动肝火，血燥筋挛，用加味逍遥散。脾肺气虚，肌肤不仁，手足麻木，用三痹汤。若肾水亏损，不能滋养筋骨，或肝脾血虚，而筋痿痹，用六味丸。服燥药而筋挛者，用四物、生甘草。气血俱虚，用八珍汤和《医林集要》等方[32]807。

《古今医统大全》 悲气所致为阴缩，为筋挛，为肌痹，为肺痿[33]1186。

《脉因证治》 悲，为阴缩筋挛，肌痹脉痿[34]538。

《备急千金要方》 治肉极虚热，肌痹淫淫，如鼠走身上，津液开泄，或痹不仁，四肢急痛，西州续命汤方[25]331。

《备急千金要方》 治肉热极则体上如鼠走，或如风痹，唇口坏，皮肤色变，石南散[25]331。

《备急千金要方》 治肉极虚寒为脾风，阴动伤寒，体重怠堕，四肢不欲举，关节疼痛，不嗜饮食，虚极所致，大黄芪酒方[25]331。

《备急千金要方》 治肉热极，肌痹淫淫，如鼠走身上，津液脱，腠理开，汗大泄，为脾风。风气藏于皮肤，肉色败，鼻见黄色，麻黄止汗通肉，解风痹汤方[25]331。

《圣济总录》 其状皮肤弗营，肌肉痛厚而不仁是也[26]488。

《圣济总录》 治肌痹津液开泄，时复不仁，或四肢急痛。西州续命汤方。[26]489

《圣济总录》 治肌痹淫淫如虫行，或腠理开疏，汗出，皮肤肉色不泽，唇鼻黄。细辛汤方[26]489。

《仁斋直指方》 风寒湿之气各留肌体，手足缓弱，麻顽不仁[35]150。

《类证治裁》 肌痹，即湿痹、着痹也，浑身上下左右麻木[31]271。

《医学入门》 在肌肉则四肢不仁，应乎脾，其证怠惰呕吐[29]678。

《古今医鉴》 其病在肌者，多不仁，应乎脾，其证四肢懈怠，发嗽呕吐[36]1300。

《医宗必读》 大而涩为痹，脉急亦为痹。肺脉微为肺痹，心脉微为心痹，右寸沉而迟涩为皮痹，左寸急不流利为血痹，右关脉举按皆无力而涩为肉痹，左关弦紧而数，浮沉有力为筋痹[22]266。

《圣济总录》 肌痹不已，复感于邪，内舍于脾，是为脾痹[26]476。

《普济本事方》 治宿患风癣，遍身黑色，肌体如木，皮肤粗涩及四肢麻痹，宜服乌头圆[37]43。

《医门法律》 皮痹，皮中状如虫走，腹胁胀满，大肠不利，语不出声[38]260。

《诸病源候论》 痹者，风寒湿三气杂至，合而成痹。其状肌肉顽厚，或疼痛。由人体虚，腠理开，故受风邪也。病在阳曰风，在阴曰痹；阴阳俱病，曰风痹。其以春遇痹为筋痹，则筋屈。筋痹不已，又遇邪者，则移入肝。其状夜卧则惊，饮多，小便数。夏遇痹者为脉痹，则血凝不流，令人萎黄。脉痹不已，又遇邪者，则移入心。其状心下鼓，气暴上逆，喘不通，嗌干喜噫。长夏遇痹者为肌痹，在肉则不仁。肌痹不已，复遇邪者，则移入脾。其状四肢懈惰，发咳呕汁。秋遇痹者为皮痹，则皮肤无所知。皮痹不已，又遇邪者，则移入于肺，其状，气奔痛。冬遇痹者为骨痹，则骨重不可举，不随而痛。骨痹不已，又遇邪者，则移入于肾，其状喜胀[7]42。

《诸病源候论》 风湿痹病之状，或皮肤顽厚，或肌肉酸痛。风寒湿三气杂至，合而成痹。其风湿气多而寒气少者，为风湿痹也。由血气虚则受风湿，而成此病，久不瘥，入于经络，搏于阳经，亦变令身体手足不随[7]42。

《圣济总录》 治脉痹，身体不仁。黄芪汤方[26]492。

《圣济总录》 治脉痹面颜脱色，脉空虚，口唇色赤，干燥。消痹蠲热，润悦颜色。升麻汤方[26]492。

《圣济总录》 治风湿脉痹，皮肤不仁。防风汤方[26]492。

《圣济总录》 治脉痹营卫不通，四肢疼痹。芍药汤方[26]492。

《证治汇补》 痹久成痿：虚之所在，邪必凑之，邪入皮肤血脉，轻者易治，留连筋骨，久而不痛不仁者难治[23]199。

《太平圣惠方》 治脾脏中风，肉热肌痹，淫淫如虫行，或腠理开，汗大泄，皮肤肉色不泽，唇鼻黄色。细辛汤方[39]114。

《仁斋直指方论》 五痹汤（《和剂方》）治风寒湿之气各留肌体，手足缓弱，麻顽不仁[35]150。

《圣济总录》 治肌肉痛痹，肢体怠堕缓弱，恶风头疼，舌本强，言语謇涩。天麻丸方[26]488。

《圣济总录》 治肌痹津液开泄，时复不仁，或四肢急痛。西州续命汤方[26]489。

《圣济总录》 治肌痹淫淫，如鼠走四体，津液脱，腠理开，汗大泄，为脾风。风气藏于皮肤，肉色败，鼻见黄色，止汗通肉解痹。麻黄汤方[26]488。

《明医指掌》 四肢发热，肌痹热，骨髓中发热如燎，扪之烙手，此血虚而得之也。或胃虚多食冷物，抑遏阳气于脾土，升阳散火汤。手心热，属热郁，用火郁汤，或用栀子、香附、白芷、半夏、川芎，曲糊丸服。若因醇酒厚味，膏粱积热者，清胃散主之[28]51。

《明医指掌》 其状瞀闷，小便赤涩，脉沉而数，骨髓中热，肌痹热，扪之烙手，逍遥散加山栀、香附、青黛、抚芎、贝母、苍术，或火郁汤[28]73。

《赤水玄珠》 宜二陈汤加黄连、青黛、贝母、香附子、川芎、苍术、山栀子，或火郁汤[19]256。

《医学入门》 脾劳邪热，则气急肌痹多汗……脾热，加山栀、石斛、升麻[29]660-661。

《三因极一病证方论》 石南散：治肉实极，肌痹，淫淫如鼠走，津液脱，腠理开，汗大泄，或不仁，四肢急痛，或复缓弱，唇口坏，皮肤变色[40]151。

《圣济总录》 肌痹淫淫如虫行，或腠理开疏，汗出，皮肤肉色不泽，唇鼻黄。细辛汤方[26]489。

《类证治裁》 肌痹，即湿痹着痹也。浑身上下左右麻木，属卫气不行，神效黄芪汤。皮肤麻木，属肺气不行。本方去荆芥，倍黄芪，加防风。肌肉麻木，属营气不行。本方去蔓荆，加桂枝、羌活、防风。丹溪曰：麻为气虚，木为湿痰败血[31]271。

《医方考》 湿气着于肌肉，则营卫之气不荣，令人痹而不仁，即为肉痿。肉痿即肉痹也。是方也，防风、羌活，风药也，用之所以胜湿。经曰：营血虚则不仁，故用当归以养营。又曰：卫气虚则不用，故用黄芪以益卫。用夫赤芍、姜黄者，活其湿伤之血也。用夫甘草者，益其湿伤之气也[18]113。

《普济方》 治卒病恶风欲死，不能语，及肉痹不知人。第五椎名曰脏俞，灸百五十壮。三百壮便愈[41]251。

《普济方》 治冷风湿痹，及治卒病肉痹，不知人。穴环跳[41]259。

《勉学堂针灸集成》 肉痹，取太白、三里[42]109。

《医宗金鉴》 痹虚，谓气虚之人病诸痹也。宜用加减小续命汤……肌痹加葛根或加白芷……痹实，谓气血实之人病诸痹也。宜用增味五痹汤……肌痹以葛根、白芷为主……增味于五痹治之可也[43]475-476。

《神农本草经》 莨菪子，味苦，寒。主齿痛出虫，肉痹拘急；使人健行，见鬼，多食令人狂走。久服轻身，走及奔马，强志，益力，通神[44]242。

《备急千金要方》 肉绝不治五日死，何以知之？皮肤不通外不得泄，凡肉应足太阴，太阴气绝则唇反，气尽则肉先死，甲笃乙死木胜土，使良医妙药终不治也[25]331。

《太平圣惠方》 肉绝不治五日死，足太阴气绝，则脉不营其口唇；口唇者肌肉之本也，脉不营，则肌肉不滑泽，肌肉不滑泽，则肉满，肉满则唇反，唇反则肉先死[39]739。

《备急千金要方》 善治病者，初入皮毛肌肤筋脉则治之；若至六腑五脏，半死矣[25]331。

《脉因证治》 久而不去，内舍五脏之合，待舍其合，难治矣[34]471。

《脉因证治》《痹论》中议痹，乃三气皆可客于五脏，其风、寒、湿乘虚而客之故也。筋痹不去，内舍于肝；皮痹不去，内舍于肺；肌痹不去，内舍于脾；脉痹不去，内舍于心；骨痹不去，内舍于肾[34]471。

《杂病源流犀烛》 诸痹不已，盖入内而伤脏气[8]235。

附录二：常用方药

天麻丸：天麻、独活（去芦头）各一两，人参、防风（去叉）各三分，附子（炮裂，去皮脐）、桂（去粗皮）、麻黄（去根节）各一两，细辛（去苗叶）、当归（切，焙）、白术、羚羊角（镑屑）、川芎、薏苡仁、干蝎（去土，微炒）、牛膝（去苗，酒浸，焙）、茯神（去木）、天南星（别醋拌，炒令黄）、白僵蚕（微炒）各三分，牛黄（研）、麝香（研）各一分，乌蛇肉一两（酒浸，去皮骨，酥炒令黄），丹砂半两（别研），龙脑一分（别研）。上二十三味，除四味别研外，捣罗为末，入所研药拌匀，再罗，炼蜜和杵三五百下，丸如梧桐子大。每服温酒下十丸至十五丸，不计时服。（《圣济总录》）[26]488

五痹汤：羌活、白术、防己各一两，片子姜黄一两（洗去灰土），甘草半两（微炙）。上药㕮咀，每服四钱，水一盏半，姜七片，煎八分，去渣。病在上食后服，病在下食前服。（《仁斋直指方论》）[35]150

升阳散火汤：升麻、干葛、独活、羌活各五钱，防风二钱半，柴胡三钱，人参、白芍药五钱，甘草六分（半生半炙）。每服五钱，水煎，热服。（《明医指掌》）[28]51

火郁汤：即升阳散火汤去独活，加葱白是也。（《明医指掌》）[28]52

西州续命汤：麻黄（去根节煎，掠去沫，焙干）、当归（切，焙）、石膏（碎）各二两，川芎、桂（去粗皮）、甘草（炙）、黄芩（去黑心）、防风（去叉）、芍药各一两，杏仁四十枚（汤浸，去皮尖双仁，炒）。上一十味，粗捣筛。每服四钱匕，水一盏，入生姜一枣大（切），煎至六分，去滓温服，不计时候。（《圣济总录》）[26]489

麻黄汤：麻黄（去根节煎，掠去沫，焙干）、枳实（去瓤，麸炒微黄）、细辛（去苗叶）、白术、防风（去叉）各三两，附子四两（炮裂，去皮脐），甘草二两（炙，锉），桂二两（去粗皮），石膏八两（碎），当归（切，焙）、芍药各二两。上一十一味，锉如麻豆。每服五钱匕，水一盏半，入生姜半分（切），煎至一盏，去滓温服，不计时候。（《圣济总录》）[26]488

清胃散：升麻二钱，生地、牡丹皮、当归各一钱，黄连一钱半（炒）。上，水煎服。加犀角、连翘、甘草，名加味清胃散。（《明医指掌》）[28]52

细辛散：细辛一两，枳实半两（麸炒微黄），防风一两（去芦头），石膏一（二）两，白术一两，麻黄二两（去根节），附子一两（炮裂，去皮脐），桂心一两，甘草半两（炙微赤，锉）。上件药，捣筛为散，每服四钱。以水一中盏，入生姜半分，煎至六分，去滓，不计时候温服。（《太平圣惠方》）[39]114

细辛汤：细辛（去苗叶）、防风（去叉）、白术、附子（炮裂，去皮脐）、桂（去粗皮）各一两，石膏（碎）、麻黄（去根节煎，掠去沫，焙干）各二两，枳实（去瓤，麸炒微黄）、甘草（炙，锉）各半两，黄芪、当归（切，焙）各一两。上一十一味，锉如麻豆。每服四钱匕，水一盏，入生姜五片，煎至七分，去滓温服，不计时候。（《圣济总录》）[26]489

神效黄芪汤：参、芪、芍、陈、草、蔓荆子，尿涩加泽泻，身热加丹皮。（《类证治裁》）[31]271

蠲痹汤：羌活、赤芍药（酒炒）、姜黄（酒炒）、甘草各五分，黄芪、当归（酒炒）、防风各二钱五分。（《医方考》）[18]113

本章学术精要

1. 病名与概述

（1）**病名源流**　肌痹首见于《内经》，属五体痹之一，与肉痹常混用。后世医家沿用此名，多指风寒湿热毒邪侵袭肌肉所致病症，对应西医多发性肌炎、皮肌炎等。需与脾痹、脉痿鉴别，肌痹以肌肉症状为主，脾痹则伴内脏失调。

（2）**疾病特点**　以对称性近端肌肉乏力、疼痛、麻木为特征，伴眼睑紫红斑疹，病程缠绵，重者肌肉萎缩、四肢痿废。好发于长夏季节，易内传于脾，累及脏腑。

2. 病因病机

（1）**外邪侵袭**　风寒湿邪为主要诱因，尤以寒湿伤肌为甚。外邪痹阻分肉，气血运行受阻，肌肤失养而发为疼痛麻木。《内经》强调"至阴遇此者为肌痹"，提示长夏湿盛为发病关键时令。

（2）**营卫气血不足**　营卫虚损致腠理不固，邪气乘虚而入。《内经》指出"荣卫俱虚，则不仁且不用"，血虚则肌肤失濡，气虚则肢体无力，二者并见则病情深重。

（3）**脾胃虚弱**　脾主肌肉，饮食劳倦伤脾，气血生化不足，肌肉失养。膏粱厚味致湿热内生，痰浊阻滞，加重肌痹。《中藏经》明确提出饮食不节为肉痹核心病机。

（4）**痰瘀互结**　病程迁延，外邪久留致血瘀，脾虚生湿成痰，痰瘀阻络使肌肉僵硬萎缩。清代医家补充"湿痰流注"为顽痹难愈之因。

3. 临床表现与鉴别

（1）**核心症状**　初起肌肉酸痛麻木，触之如虫行；进展期见眼睑紫红斑、四肢近端肌无力；晚期肌肉萎缩、关节挛缩。伴汗出异常、精神昏塞。

（2）**鉴别要点**　①脾痹：以腹胀呕逆、四肢懈怠为主，属肌痹传变之脏腑阶段。②脉痿：以肢体萎软无痛为特征，肌痹后期可继发。③皮痹：以皮肤硬化萎缩为主，肌痹则以深层肌肉病变为要。③分期特征：急性期以邪实为主，肌肉肿痛明显；慢性期虚实夹杂，肌力下降；终末期脏腑衰竭，预后极差。

4. 治法与方药

（1）**祛邪通络**　①风寒湿盛。用细辛汤散寒除湿；五痹汤祛风湿。②湿热蕴结。选升阳散火汤清解郁热，配合石膏、栀子。

（2）**调补气血** 蠲痹汤益气养血；神效黄芪汤改善卫气虚之麻木。

（3）**健脾化痰** 天麻丸健脾化湿；赤箭丸涤痰通络。

（4）**虫类药运用** 乌梢蛇、全蝎搜风剔络，用于顽固性肌痹。

（5）**针灸特色** 采用合谷刺法深刺分肉，取太白、足三里健脾，配合艾灸温通阳气。

5.转归与调护

（1）**预后因素** 局限性肌肉病变易治，系统性累及心肺者死亡率高。古籍强调"荣卫俱虚"则死，提示免疫功能低下者预后不良。

（2）**传变规律** 肌痹内传致脾痹（消化功能障碍），外传致脉痹（血管病变）。《内经》指出"肌痹不已，复感于邪，内舍于脾"，强调截断病势的重要性。

（3）**恶化征象** 出现吞咽困难、呼吸肌麻痹、心律失常者，属危重证候，需中西医结合抢救。

（4）**调护要点** ①避邪：长夏季节防湿，避免淋雨涉水。②饮食：忌肥甘厚味，多用山药、薏苡仁健脾。③康复：急性期制动防肌肉损伤，缓解期适度按摩防止萎缩。④情志：疏导焦虑抑郁，避免肝郁克脾加重病情。

6.学术传承

（1）**病机拓展** 金元医家补充"郁火致痹"理论，主张清解脾胃伏热；清代重视"痰瘀互结"，创虫类药通络法。

（2）**诊断细化** 补充右关脉涩无力为肌痹特征脉象，口中甜腻、体倦嗜卧为脾虚湿困特异指征。

7.临证精要

（1）**分期论治** 急性期重在祛邪，慢性期攻补兼施。肌肉萎缩者重用黄芪 60g，当归 30g；眼睑紫斑加紫草、丹皮凉血化瘀。

（2）**特色疗法** 外敷雷公藤膏缓解肌痛，刺络拔罐改善局部循环，药浴松解筋膜粘连。

（3）**病证结合** 合并间质性肺病时，合苇茎汤清肺化痰；累及心脏时加丹参、三七活血强心。

肌痹属本虚标实之证，外邪、正虚、痰瘀交织为病机核心。治疗需分期辨治，早期祛邪通络，中期健脾化痰，晚期扶正固本。古籍"治痿独取阳明"思想与现代免疫调节理论高度契合，提示脾胃调治为关键。预后取决于早期诊断与综合干预，强调"既病防变"的防治观。

参考文献

［1］未著撰人. 黄帝内经素问［M］. 北京：人民卫生出版社，2012.

［2］未著撰人. 灵枢经［M］. 北京：人民卫生出版社，2012.

［3］（春秋）秦越人. 难经［M］. 北京：科学技术文献出版社，2010.

［4］（汉）华佗. 中藏经［M］. 北京：学苑出版社，2007.

［5］李俊德，高文柱. 中医必读百部名著（临床通用卷）·儒门事亲［M］. 北京：华夏出版社，2007.

［6］（唐）杨上善著；李克光，郑孝昌主编. 黄帝内经太素校注（上册）［M］. 北京：人民卫生出版社，2003.

［7］（隋）巢元方著；高文柱，沈澍农校注. 中医必读百部名著·诸病源候论［M］. 北京：华夏出版社，2008.

［8］田思胜. 沈金鳌医学全书·杂病源流犀烛［M］. 北京：中国中医药出版社，1999.

［9］包来发. 李中梓医学全书·内经知要［M］. 北京：中国中医药出版社，1999.

［10］（清）章楠. 灵素节注类编［M］. 杭州：浙江科学技术出版社，1986.

［11］（清）薛雪. 医经原旨［M］. 上海：上海中医学院出版社，1992.

［12］（汉）张仲景. 伤寒论［M］. 北京：学苑出版社，2007.

［13］（明）马莳. 黄帝内经灵枢注证发微［M］. 北京：人民卫生出版社，1994.

［14］李志庸. 张景岳医学全书·类经［M］. 北京：中国中医药出版社，1999.

［15］郑林. 张志聪医学全书·黄帝内经素问集注［M］. 北京：中国中医药出版社，1999.

［16］（明）楼英. 医学纲目［M］. 北京：中国中医药出版社，1996.

［17］孙洽熙. 黄元御医学全书·素问悬解［M］. 北京：中国中医药出版社，1996.

［18］郭君双. 吴昆医学全书·医方考［M］. 北京：中国中医药出版社，1999.

［19］韩学杰，张印生. 孙一奎医学全书·赤水玄珠［M］. 北京：中国中医药出版社，1999.

［20］张民庆，王兴华，刘华东. 张璐医学全书·张氏医通［M］. 北京：中国中医药出版社，1999.

［21］（明）秦景明. 症因脉治［M］. 上海：上海卫生出版社，1958.

［22］包来发. 李中梓医学全书·医宗必读［M］. 北京：中国中医药出版社，1999.

［23］（清）李用粹. 证治汇补［M］. 上海：上海卫生出版社，1958.

［24］曹炳章. 中国医学大成（二十二）·医学举要［M］. 上海：上海科学技术出版社，1990.

［25］（唐）孙思邈著；李景荣，苏礼，任娟莉，等校释. 备急千金要方校释［M］. 北京：人民卫生出版社，1998.

［26］（宋）赵佶. 圣济总录（上册）［M］. 北京：人民卫生出版社，1982.

［27］孙中堂. 尤在泾医学全书·金匮翼［M］. 北京：中国中医药出版社，1999.

［28］（明）皇甫中. 明医指掌［M］. 北京：人民卫生出版社，1982.

［29］（明）李梴. 医学入门［M］. 上海：上海科技文献出版社，1997.

［30］（宋）严用和. 重辑严氏济生方［M］. 北京：中国中医药出版社，2007.

［31］（清）林佩琴. 类证治裁［M］. 北京：人民卫生出版社，1988.

［32］盛维忠. 薛立斋医学全书·校注妇人良方［M］. 北京：中国中医药出版社，1999.

［33］（明）徐春甫. 古今医统全书［M］. 北京：人民卫生出版社，1991.

［34］田思胜，高巧林，刘建青. 朱丹溪医学全书·脉因证治［M］. 北京：中国中医药出版社，2006.

［35］（宋）杨士瀛. 仁斋直指方论［M］. 福州：福建科学技术出版社，1989.

［36］李世华，王育学. 龚廷贤医学全书·古今医鉴［M］. 北京：中国中医药出版社，1999.

［37］（宋）许叔微. 普济本事方［M］. 北京：中国中医药出版社，2007.

［38］陈熠. 喻嘉言医学全书·医门法律［M］. 北京：中国中医药出版社，1999.

［39］（宋）王怀隐，郑彦，陈昭遇，等. 太平圣惠方［M］. 北京：人民卫生出版社，1958.

［40］（宋）陈无择. 三因极一病证方论［M］. 北京：中国中医药出版社，2007.

［41］（明）朱橚. 普济方（第十册：针灸）［M］. 北京：人民卫生出版社，1983.

［42］（清）廖润鸿. 勉学堂针灸集成［M］. 北京：人民卫生出版社，1994.

［43］（清）吴谦. 御纂医宗金鉴（武英殿版排印本）［M］. 北京：人民卫生出版社，1963.

［44］（清）顾观光. 神农本草经［M］. 北京：学苑出版社，2007.

［45］王道瑞. 施今墨医学全集［M］. 北京：中国中医药出版社，2019.

［46］李志铭. 痹证论［M］. 广州：广东科技出版社，1987.

［47］邓中光. 邓铁涛教授治疗皮肌炎验案1则［J］. 新中医，2002，32（12）：15-16.

第十四章　脉痹

脉痹是由风寒湿邪阻滞血脉，以皮肤变色、皮毛枯萎、肌肉顽痹等为主要表现的痹病。痹发于脉总以血脉瘀滞之证为主，可见病处脉搏减弱，甚或消失。本病发作不拘时令，夏季受邪于湿热者多发，冬季受邪于阳虚或寒湿者亦常发。其病程迁延难愈，易致肢体神经永久性损伤，发作时可见间歇性跛行。本病由经脉痹阻所致，与血脉之血气痹阻有其关联性，于后世经典著作中常相互载述。脉痹未被正式列为病种，在病因病机及辨证论治等方面缺乏系统论述。本病与西医学的静脉炎、大动脉炎、雷诺病、血栓闭塞性脉管炎等比较相似，可以参照脉痹辨证治疗。

【经典原文】

《素问·痹论》　以冬遇此者为骨痹，以春遇此者为筋痹，以夏遇此者为脉痹，以至阴遇此者为肌痹，以秋遇此者为皮痹[1] 164。

《素问·痹论》　五脏皆有合，病久而不去者，内舍于其合也……脉痹不已，复感于邪，内舍于心。肌痹不已，复感于邪，内舍于脾。皮痹不已，复感于邪，内舍于肺。所谓痹者，各以其时重感于风寒湿之气也[1] 164。

《灵枢·刺节真邪》　虚邪之中人也，洒淅动形，起毫毛而发腠理。其入深，内搏于骨，则为骨痹；搏于筋，则为筋挛；搏于脉中，则为血闭不通，则为痛。搏于肉，与卫气相搏，阳胜者，则为热，阴胜者，则为寒。寒则真气去，去则虚，虚则寒搏于皮肤之间。其气外发，腠理开，毫毛摇，气往来行，则为痒。留而不去，则痹。卫气不行，则为不仁[2] 131。

《素问·五脏生成》　卧出而风吹之，血凝于肤者为痹，凝于脉者为泣，凝于足者为厥，此三者，血行而不得反其空，故为痹厥也[1] 50。

《素问·五脏生成》　人一呼脉三动，一吸脉三动而躁，尺热曰病温，尺不热脉滑曰病风，脉涩曰痹[1] 74-75。

《素问·痹论》　痹在于骨则重，在于脉则血凝而不流，在于筋则屈不伸，在于肉则不仁，在于皮则寒，故具此五者，则不痛也。凡痹之类，逢寒则虫，逢热则纵[1] 167。

《素问·四时刺逆从论》　阳明有余，病脉痹，身时热，不足，病心痹，滑则病心风疝，涩则病积时善惊[1] 240。

《素问·阴阳应象大论》　邪风之至，疾如风雨。故善治者治皮毛，其次治肌肤，其次治筋脉，其次治六腑，其次治五脏。治五脏者，半死半生也[1] 31。

《素问·气穴论》　荣卫稽留，卫散荣溢，气竭血着。外为发热，内为少气。疾泻无怠，以通荣卫，见而泻之，无问所会[1] 205。

《素问·逆调论》　人之肉苛者，虽近衣絮，犹尚苛也，是谓何疾？岐伯曰：荣气虚，卫气实也，荣气虚则不仁，卫气虚则不用，荣卫俱虚，则不仁且不用，肉如故也，人身与志不相有，曰死[1] 135。

《灵枢·百病始生》 风雨寒热，不得虚邪，不能独伤人。卒然逢疾风暴雨而不病者，盖无虚，故邪不能独伤人。此必因虚邪之风，与其身形，两虚相得，乃客其形。两实相逢，众人肉坚[2]114。

【钩玄提要】

1. 病名 "脉痹"病名首载于《素问·痹论》，其云："风寒湿三气杂至，合而为痹也……以夏遇此者为脉痹[1]164。"以脉为五体之一，为心脏所合。《灵枢·九针论》言："虚邪客于经络而为暴痹者也[2]138。"《黄帝内经灵枢集注》言："暴痹者，不从气而转入，乃直中于脉而为脉痹也[3]478。"说明后世有医家认为此暴痹即为脉痹而言，是外邪直客于经络血脉所致，可资参考。经典医籍中对脉痹的症状描述十分简略，只有《素问·痹论》中言"痹在于骨则重，在于脉则血凝而不流"[1]167，以及《素问·四时刺逆从论》中"阳明有余，病脉痹，身时热"[1]240。故脉痹在临床上的辨识存在困难，造成后世对于脉痹的认识存在较大的分歧。

2. 病因病机 经典文献对脉痹的病因病机亦有较为系统的论述，如强调外因治病的同时，并重视内因对脉痹形成的影响，分述如下：

（1）**外邪侵袭** 《素问·痹论》所载为"风寒湿三气杂至，合而为痹也……以夏遇此者为脉痹"[1]164。风、寒、湿等外邪的痹阻，为脉痹的重要病因病机。正如《杂病源流犀烛》所言："然痹之为病，每各以时遇……夏气在脉，遇三气故成脉痹……皆各以主时受之也[4]235。"古人认为风寒湿之气在夏季易侵袭于脉，导致脉流不畅，而见痹痛之症。如《灵枢·刺节真邪》云："虚邪之中人也，洒淅动形，起毫毛而发腠理……搏于脉中，则为血闭，不通则为痈[2]131。"《金匮要略》言："五邪中人，各有法度……风令脉浮，寒令脉急[5]6。"外邪侵袭，客于经脉，气血凝塞，脉络瘀阻，而致脉痹。

（2）**营卫气血瘀滞** 《素问·气穴论》云："荣卫稽留，卫散荣溢，气竭血着，外为发热，内为少气[1]205。"正如《素问悬解》言："奇邪外客，营涩卫阻，卫气不通，则上下断竭，郁发而散越。营血不流，则经脉痹着，瘀蓄而满溢[6]64。"再如《素问·五脏生成》云："血凝于肤者为痹，凝于脉者为泣[1]50。"血凝于脉，则脉道痹阻不通，此亦脉痹之证。《类经》言："风寒外袭，血凝于脉，则脉道泣滞而为病矣[7]158。"《灵素节注类编》亦云："凝于脉者为泣，即瘀滞也[8]111。"《素问悬解》亦云："泣与涩通，此即脉痹也[6]75-76。"说明了气血凝滞、脉道不通所致脉痹的病理机制。

（3）**阳明燥伤** 《素问·四时逆从论》曰："阳明有余，病脉痹，身时热，不足，病心痹[1]240。"《类经》云："阳明者燥金之气也，其合大肠与胃，燥气有余，则血脉虚而阴水弱，故病脉痹及身为时热[7]319。"《素问吴注》云："阳明，燥金之气也。其气有余则病燥，故脉不行而痿痹[9]347。"《黄帝内经素问直解》言："阳明有余，则气燥而热，故病脉痹、身时热[10]427。"燥伤津血，导致血脉痹阻，故而发作脉痹。

（4）**气血亏虚** 《灵枢·百病始生》云："风雨寒热，不得虚邪，不能独伤人……此必因虚邪之风，与其身形，两虚相得，乃客其形[2]114。"《素问·评热病论》云："邪之所凑，其气必虚[1]134。"均强调外邪的侵袭有着内虚的病理基础。而营卫气血的亏虚也会导致痹证的产生，如《素问吴注》言："盖营气虚则不仁，卫气虚则不用，又有骨痹、筋痹、肉痹、脉痹、皮痹之不同，其因血气衰少则一也[9]250。"表明营卫不足，皮肉筋脉骨等失去濡养，则亦会见痹证发生。对于脉痹而言，经典医籍以内虚邪侵为主要病机。

3. 诊断与鉴别 经典文献中对于脉痹的证候表现记述较少，如下所述：

（1）**血凝而不流** 《素问·痹论》言："痹……在于脉则血凝而不流[1]167。"《金匮玉函经二注》言：

"夫所以不流者，气为邪阻也[11]120。"而《素问·调经论》有"寒气积于胸中而不泻，不泻则温气去，寒独留，则血凝泣，凝则脉不通，其脉盛大以涩"[1]232之语。《素问·离合真言论》亦云："夫邪之入于脉也，寒则血凝泣[1]115。"可见脉痹之血凝不流，多为寒邪凝滞所致。《类经》云："青黑色者，血凝气滞，故为痛[7]313。"可知，血凝不流的原因在于寒邪痹阻血脉，导致脉流不畅所致。血凝不流则会出现皮肤色泽的改变，肢体局部的疼痛麻木，甚至会出现局部脉搏减弱之症。

（2）凝于脉者为泣　《素问·五脏生成》言："凝于脉者为泣[1]50。"《类经》云："风寒外袭，血凝于脉，则脉道泣滞而为病矣。泣，涩同[7]158。"《素问经注节解》云："泣谓血行不利。按：泣读作涩[12]85。"外邪侵袭血脉，则脉道不通，血行滞涩。此与《素问·痹论》中"痹……在于脉则血凝而不流"[1]167相同，《素问悬解》亦言："泣与涩通，此即脉痹也[6]75-76。"皆说明脉痹的主要病理在于邪气痹阻血脉，血行滞涩不通。

（3）阳明有余，病脉痹，时身热　《素问·四时逆从论》曰："阳明有余，病脉痹，身时热[1]240。"《内经博议》释曰："阳明为燥金之气，肺应之，而燥有余则伤及血脉，故病脉痹。燥伤阴，则病内热，故身热[13]135。"阳明燥盛有余伤及血脉，则会病脉痹，还可出现身热的临床表现。

关于脉痹与心痹的关系，《素问·五脏生成》曰："心之合脉也，其荣色也[1]48。"《素问·宣明五气论》曰："五脏所主……心主脉[1]105。"《素问·阴阳应象大论》云："南方生热，热生火，火生苦，苦生心，心生血……在体为脉，在脏为心[1]25-26。"心与脉关系密切，脉为心所主。但是二者在临床表现上存在明显的区别，心痹以血液凝滞，局部肢体的疼痛、发热为主要临床表现，而心痹则如《素问·痹论》所载"心痹者，脉不通，烦则心下鼓，暴上气而喘，嗌干善噫，厥气上则恐"[1]165，以心烦、心悸，易惊恐、咳喘，咽干，呕逆等为主要表现。但是二者也存在传变关系，如《素问·痹论》言："脉痹不已，复感于邪，内舍于心[1]164。"知脉痹日久不愈也向心痹传变。

综上所述，脉痹以脉中血凝不流为主要病理机制，而见肌肤色泽改变，脉动微弱，甚至有疼痛，或发热之症。脉痹与心痹关系密切，后世有医家将二者混同一病。总而言之，脉痹一证记载较少，这也导致了后世对于脉痹一证的认识不尽一致。

4. 治法方药　《内经》中对于脉痹治疗的直接论述较少，但是从经典文献中，也可挖掘脉痹治法的精神。如《素问·阴阳应象大论》云："邪风之至，疾如风雨。故善治者治皮毛，其次治肌肤，其次治筋脉，其次治六腑，其次治五脏。治五脏者，半死半生也[1]31。"可见，病在脉当积极治疗，以免病情更加深入而内传脏腑。《灵枢·阴阳二十五人》云："凝涩者，致气以温之，血和乃止；其结络者，脉结血不和，决之乃行[2]111。"强调针刺调气或刺络放血的方法，以通调经气，运行气血。《素问·调经论》云"病在脉，调之血；病在血，调之络"[1]232，提出了调血、调络的治疗原则。《类经》释曰："脉者血之府，脉实血实，脉虚血虚，故脉病者当调血也[7]254。"

具体治法上，《灵枢·官针》云："豹文刺者，左右前后针之，中脉为故，以取经络之血者，此心之应也[2]22。"指在患部前后左右的血脉针刺出血的刺法。以其针时出血，痕若豹纹，故名豹文刺。因心主血脉，故本法应心而用于治疗与心有关的血脉瘀阻等疾患。另外，还有络刺与赞刺之法，如《灵枢·官针》所载"络刺者，刺小络之血脉也[2]21""赞刺者，直入直出，数发针而浅之出血，是谓治痈肿也"[2]22。络刺即浅刺皮下血络；赞刺即连续分散浅刺出血。两者都是刺络出血的方法，以治疗血脉瘀滞之证。《灵枢·经脉》记载有放血疗法，曰："诸刺络脉者，必刺其结上，甚血者虽无结，急取之以泻其邪而出其血[2]36。"通过针刺法的选用，来祛除瘀血，疏通血脉，这也是脉痹的主要治法之一。

5. 转归预后　脉痹不解，进一步发展会向心痹转变。如《素问·痹论》言："脉痹不已，复感于邪，内舍于心[1]164。"心合于脉，心主血脉，故脉痹日久不愈，或复受邪，导致疾病发展，则会内传入心。《黄帝内经太素》云："五脏合者，五脏五输之中皆有合也。诸脉从外来合五脏之处，故合为内也。是以骨、筋、脉、肌、皮等五痹，久而不已，内舍于合。在合时复感邪之气，转入于脏，入脏者死也[14]968。"《黄帝内经素问集注》云："盖皮肉筋骨，内合于五脏。五脏之气，外合于四时。始病在外之有形，复伤在内之五气，外内形气相合，而邪舍于内矣。所谓舍者，有如馆舍，邪客留于其间者也，邪搏于五脏之间，于脏气而不伤其脏真，故曰舍，曰客[15]168。"《诸病源候论》亦云："夏遇痹者为脉痹，则血凝不流，令人萎黄。脉痹不已，又遇邪者，则移入心[16]42。"一般而言，病在脉，尚易治疗，若疾病深入，邪气内传，则治疗愈难，预后较差。

【传承发展】

1. 病名　后世医家对脉痹有着不同的认识，如《医宗必读》言："脉痹，即热痹也。脏腑移热，复遇外邪，客搏经络，留而不行，故痛痹[17]266。"将脉痹解释为热痹。后世大量医家因循这种说法，如《张氏医通》言："脉痹者，即热痹也。脏腑移热，复遇外邪，客搏经络，留而不行。其证肌肉热极，皮肤如鼠走，唇口反裂，皮肤色变[18]181。"

亦有称之"心痹"者，《症因脉治》言："心痹之症，即脉痹也，脉闭不通，心下鼓暴，嗌干善噫，厥气上则恐，心下痛，夜卧不安，此心痹之症也[19]110。"从其症状描述来看，与《素问·痹论》中"心痹者，脉不通，烦则心下鼓，暴上气而喘，嗌干善噫，厥气上则恐"[1]165相似。《严氏济生方》言："脉痹之为病，应乎心，其状血脉不流，令人萎黄，心下鼓气，卒然逆喘不通，嗌干善噫[20]118。"虽亦言脉痹，但是对于症状的描述也类似于《素问·痹论》对于心痹的认识。可见，古人对于脉痹的认识并不一致。

此外，《备急千金要方》将五体痹归于"六极"门下，其所论"脉极"与脉痹有着密切的联系，其言："凡脉极者，主心也，心应脉，脉与心合，心有病从脉起；又曰：以夏遇病为脉痹[21]330。"

2. 病因病机　《素问·痹论》载述本病的发生主要是由于本虚邪侵所致。后世医家基本继承了这样的认识，并在此基础上有更加深入的探讨和阐发，具体包括以下几个方面：

（1）**外邪痹阻**　常因久居湿地，或严冬涉水，或偶感邪风，导致风寒湿邪入侵经脉，气血凝滞，脉络不通；或湿热邪毒，或寒湿化热，熏灼血脉，阻滞经络，而致脉痹。如《三因极一病证方论》曰："三气袭入经络，入于筋脉、皮肉、肌肤[22]45。"《儒门事亲》曰："湿胜则筋脉皮肉受之[23]22。"《医门法律》言："湿热内淫，故筋挛脉痹也[24]192。"《类证治裁》曰："风湿郁热，经隧为壅[25]271。"《张氏医通》云："脉痹者，即热痹也。脏腑移热，复遇外邪客搏经络，留而不行[18]181。"《金匮翼》曰："风寒湿三气，袭入经络……入于脉则血凝不流[26]282。"《杂病源流犀烛》曰："风寒湿三气犯其经络之阴而成痹也……入于血，则凝而不流为脉痹[4]235。"可见外邪侵袭是脉痹重要的病因病机，是后世医家的共识。

（2）**痰阻血瘀**　《素问·痹论》言："痹……在于脉则血凝而不流[1]167。"可见脉痹与血行凝滞密切相关。若因情志不畅所致肝郁气滞，或外伤等，均可导致气机郁滞，血行不畅而致脉痹。或有脾虚痰湿，或风寒湿等外邪侵袭，日久津不能化，而痰浊内生，阻滞血行，则成脉痹。《圣济总录》曰："脉痹血道壅涩[27]491。"《证治汇补》曰："湿热痰火，郁气死血，留经络四肢，悉能为麻为痹，或痛或痒[28]200。"《明医指掌》云："亦有阴湿与痰流注为痛者，有因痰与热者。盖肥人多是湿痰流注经络，瘦人多是血虚与热[29]177。"《类证治裁》曰："气血凝滞，久而成痹……在血则凝而不流[25]269。"可见，痰瘀痹阻，亦是脉痹形成的重要因素。

（3）**气血亏虚**　饮食不节，或忧愁思虑，损伤脾胃，气血生化乏源，或过度劳作，暗耗阴血，脉虚血凝，痹阻血脉；或气血亏虚，外邪乘虚侵袭经脉，而致痹阻不通。气血亏虚也是致痹的关键因素。《医林绳墨》曰："大率痹由气血虚弱，荣卫不能和通，致令三气乘于腠理之间[30]103。"《证治汇补》云："由元精内虚，而三气所袭。不能随时祛散，流注经络，久而成痹[28]198。"《临证指南医案》曰："痹者……皆由气血亏损，腠理疏豁，风寒湿三气得以乘虚外袭，留滞于内以致湿痰、浊血流注凝涩而得之[31]224。"可见，气血亏虚是脉痹发生的重要病因。

总体而言，血脉凝滞是脉痹的基本病机，或为外感侵袭，或痰浊瘀血痹阻，或因气血亏虚。本病的主要特点是本虚标实、虚实夹杂。其中感受外邪、痰浊、瘀血为标，气血不足、脏腑亏虚为本。其中，痰浊、瘀血是贯穿本病始终的重要病理因素，也是本病缠绵难愈的主要原因。另外，《医门法律》云："湿热内淫，故筋挛脉痹也[24]192。"可见，湿热邪气痹阻不通，也是脉痹发作的重要病机之一，可作参考。

3. 症状与诊断 经典文献中脉痹一证记载较少，导致了后世对于脉痹的认识不尽一致。后世医家的认识主要有三类：一是转引《内经》中所言，并无创见。二是将脉痹与心痹混为一谈，如前所述之《严氏济生方》言："脉痹之为病，应乎心，其状血脉不流，令人萎黄，心下鼓气，卒然逆喘不通，嗌干善噫[20]118。"其所论基本与心痹之症无异。三是认为脉痹即是热痹，并发展出证候、治法等，如前所述之《张氏医通》言："脉痹者，即热痹也。脏腑移热，复遇外邪，客搏经络，留而不行。其证肌肉热极，皮肤如鼠走，唇口反裂，皮肤色变[18]181。"除此之外，甚至有将脉痹与血痹混淆者，如《中藏经》论痹中并未列脉痹，而提出"入于心，则名血痹"[32]45的说法。《金匮要略》也未及脉痹证治，而较为详细地论述了血痹的成因、临床表现及轻证与重证的治法。至宋代《圣济总录》才将因气血亏虚、感受风邪所致的肢体肌肤麻木为主症的"血痹"与"脉痹"两证析出，并区别分列[27]490-491。后世医家基本继承经典文献的论述，而有所发挥。如就脉痹的症状而言，《诸病源候论》言"夏遇痹者为脉痹，则血凝不流，令人萎黄"[16]42，提到脉痹会导致皮肤萎黄。《圣济总录》有"脉痹，身体不仁""脉痹面颜脱色，脉空虚，口唇色赤干燥""脉痹，皮肤不仁""脉痹营卫不通，四肢疼痹"[27]491等描述。

综上所述，后世医家对于脉痹的认识不能统一，除了明显混淆脉痹与心痹外，对于脉痹证候的描述多为肢体疼痛，肌肤变暗或萎黄，病变处皮肤发热，感觉异常，动脉搏动减弱等为主。

关于脉痹与心痹的鉴别。心之合在脉，因此，二者有着密切的关系。后世医家有将二者混同者，如《症因脉治》甚至云："心痹之症，即脉痹也[19]110。"将心痹混同脉痹，脱离了《内经》的本义，但是阐明了二者密切的关系。《诸病源候论》曰："脉痹不已，又遇邪者，则移入心[16]42。"提示心痹可由脉痹发展而来。《素问·痹论》云："凡痹之客五脏者……心痹者，脉不通，烦则心下鼓，暴上气而喘，嗌干善噫，厥气上则恐[1]165。"可见，心痹的临床表现与脉痹并非一致，心痹多见心、肺、神志之疾患。此为与脉痹之差别，但二者之间可相合为患。

关于脉痹与肌痹的鉴别。肌痹与脉痹都可以出现肢体的红肿疼痛，但是肌痹以肌肉的麻木疼痛，甚者出现手足不随的症状为主，如《素问·痹论》言"痹……在于肉则不仁"[1]167。可见，肌肉麻木不仁为肌痹的主要临床表现。《素问·逆调论》言："人之肉苛者，虽近衣絮，犹尚苛也，是谓何疾？岐伯曰：荣气虚，卫气实也，荣气虚则不仁，卫气虚则不用，荣卫俱虚，则不仁且不用，肉如故也，人身与志不相有，曰死[1]135。"可见，肌痹严重者会见手足不随，肌肉麻痹。脉痹以皮肤色泽及脉搏的改变为主，《素问·痹论》言："痹……在于脉则血凝而不流[1]167。"临床上，脉痹之处可见脉动微弱之症，日久肌肤失于濡养，可出现皮肤色泽的改变。

4. 治法方药 后世医家经过反复实践和不断总结，对于脉痹的治法方药也不断地丰富，主要有以下几个方面：

（1）祛风散寒除湿　风寒湿痹阻经脉，为脉痹发生的重要病机，而祛风散寒除湿方剂的选用是治疗痹证的常规。针对脉痹的治疗，《圣济总录》中使用防风汤[27]492，治疗风湿脉痹，皮肤不仁，就使用了防风、秦艽、独活、茵芋等来祛风，用赤茯苓除湿，用肉桂来温阳散寒。还有治脉痹营卫不通、四肢疼痹的芍药汤[27]492。用防风、秦艽、羌活、防己等祛风除湿，用肉桂散寒。《本草乘雅半偈》言："痹证有五，菖蒲独宜脉痹[33]38。"菖蒲有宣散之性，故用之。《春脚集》以痹症方通治五痹，其中治疗脉痹"加菖蒲、茯神、当归"[34]75，以宣散通络为治。本治法常用的药物有防风、羌活、独活、秦艽、桂枝、菖蒲、乌头、肉桂等。

（2）活血化瘀通络　血行凝滞为脉痹的基本病机，因此，活血化瘀通络往往作为基本的治法。如《医碥》云："虚人痹者，小续命汤加减……脉痹加姜黄或红花[35]267。"《彤园医书》言小续命汤治疗痹证"脉痹血停作痛，痛处色变，加红花、姜黄"[36]194。《医宗金鉴》将脉痹分为虚实辨治，痹虚皮脉痹用加减小续命汤加姜黄或红花；痹实脉痹，用增味五痹汤，以红花、桂枝为主[37]475。特别是有瘀血表现，如皮色见瘀点，痛处固定，舌见紫暗，脉见涩滞等，均可选用。本治法常用的药物有桃仁、红花、姜黄、丹参、生地黄、地龙、水蛭、当归等。

（3）清热凉血解毒　外感寒湿入里化热，或内生热邪，灼伤脉络，血行不畅，则脉痹由生。如《圣济总录》中用升麻汤："治脉痹面颜脱色，脉空虚，口唇色赤干燥。消痹蠲热，润悦颜色[27]492。"方中用升麻、射干清热解毒，生地黄凉血，麦冬、葳蕤养阴，赤小豆、竹叶等清热利湿。《黄帝素问宣明论方》用升麻汤治疗"肌肉热极，体上如鼠走，唇口反纵，皮色变，兼诸风皆治"[38]22，为后世所沿用，其用升麻、竹沥清热解毒，犀角、羚羊角凉血息风解毒。《类证治裁》曰："风湿郁热，经隧为壅。升麻汤去桂、麻，加萆薢、石膏[25]271。"加强该方的清热功效。本治法常用的药物有升麻、生地黄、麦冬、石膏、竹叶、犀角、羚羊角等。

（4）益气养血通脉　气血不足，脉道不充，或心气不足，鼓动乏力，则血行迟缓涩滞。益气养血通脉之法也是常用的治法。《圣济总录》载导痹汤治疗"脉痹血道壅涩"[27]491，用黄芪、人参以益气，当归以养血；益气还需行气，同时佐用枳实、桔梗宣畅气机；佐以半夏、茯苓化痰湿，以畅通气道。人参丸"治脉痹，通行血脉"[27]491。用人参、黄芪益气，熟地黄、麦冬养营血，茯神、远志安定心神。《医门法律》中也提到人参丸之功，认为"此方安心神，补心血，先事预防，功效更敏。加当归、甘草、姜、枣、粳米汁煎服更效"[24]259。《圣济总录》还有黄芪汤"治脉痹，身体不仁"[27]492，用黄芪、人参益气，当归、芍药养血。《类证治裁》载秦艽四物汤治疗"脉痹"[25]274，用四物汤原方以养血通脉，加用秦艽、薏苡仁、蚕沙来除湿蠲痹。常用药物有人参、黄芪、当归、芍药、地黄、麦冬等。

（5）针灸治疗　《内经》中就具体阐释了脉痹的针刺方法，如豹纹刺、刺络放血等。后世在此基础上，重视针灸取穴，如《针灸集成》言："脉痹，取大陵、少海[39]109。"《圣济总录》言："风痹从足小趾起，脉痹上下，带胸胁痛无常处，至阴主之[27]3196。"提到了取至阴穴治疗脉痹。后世大量医籍都因循这种说法。《赤水玄珠》认为脉痹日久不愈，内传于心，取大陵、少海为治[40]281。

综上所述，脉痹的治疗当先察虚实，虚者益气养血活血为主；属实者，若病位表浅，注重配合祛除外邪，病位深者，则注重活血化瘀通络。根据五体五脏相合的理论，处方也应先安未受邪之地，选用对应安心神、益心气的药物，一方面可促使痹邪速去，另一方面也可防止脉痹内舍于心，发展成为心痹。正如《明医指掌》所言："善治者，审其所因，辨其所形，真知其在皮肤、血脉、筋骨、脏腑浅深之分而调之，斯无危瘤之患矣。若一概混作风治而用风燥热药，谬矣[29]193！"

5.转归预后　脉痹的预后转归主要取决于患者正气的强弱及邪气的轻重。一般起病急者，易于早期发现而引起重视，治疗多及时，只要处理正确而治疗彻底，常常可以痊愈而不致迁延成慢性；起病缓慢者，多以正虚为主，感邪不显，早期诊断困难，治疗也多不及时，其病情常可缠绵，日久难愈，乃至并发溃烂、昏厥、偏瘫，预后较差。《备急千金要方》云："善治病者，初入皮毛肌肤筋脉则治之；若至六腑五脏，半死矣[21]373。"说明在疾病初期治疗较易，若深入脏腑，则治疗难以为功。《素问·痹论》云："病久而不去者，内舍于其合也[1]164。"又云："诸痹不已，亦益内也[1]166。"若脉痹初期得不到有效治疗，其内传于所合之脏腑，则治疗较难，预后不良。《医林改错》云："病在皮脉，易于为功，病在筋骨，实难见效[41]57。"也表明了皮、脉、筋、骨的浅深之异。痹病初期在皮与脉则治疗较易，若深入筋骨则治疗尤难。正如《景岳全书》所云："若欲辨其轻重，则在皮肤者轻，在筋骨者甚，在脏腑者更甚[42]1011。"《医宗金鉴》曰："痹在筋骨痛难已，留连皮脉易为功，痹久入脏中虚死，脏实不受复还生[37]475。"并解释曰："痹在筋骨则受邪深，故痛久难已。痹在皮脉则受邪浅，故易治也。凡痹病日久内传所合之脏，则为五脏之痹。若其人中虚受邪，则难治多死，其人脏实而不受邪，复还于外，则易治多生[37]475。"脉痹的进一步传变，主要有二：一是五体间的传变，如《儒门事亲》曰："脉痹不已而成筋痹[23]22。"二是向相合之脏传变，如《圣济总录》曰："脉痹不已，复感于邪，内舍于心，是为心痹[27]475。"因此，脉痹的早期诊断及治疗就显得尤为重要。

【应用示例】

1. 风湿热痹 《张聿青医案》：邵（左），上春两膝作痛，几成鹤膝。今则外寒束缚里热，致风湿热袭入络隧。腿前廉两肩臂作痛，不能举动，痛后经络烙热，《内经》所谓脉痹，即热痹也。拟辛温寒以通络泄热。川桂枝五分，光杏仁三钱，左秦艽一钱五分，射干五分，生甘草五分，煅石膏五钱，木防己三钱，酒炒丝瓜络二钱，桔梗一钱[43]560。

2. 脉络瘀阻 《王仲奇医案》：汪，昆山。血瘀在络，左背胛酸楚，起及于肘腋肤胁，既则右背部胸膺亦然，内着于骨，故按之痛少止，然不能卧，卧则痛甚，胸臆气闷不舒，呼吸亦感不快，脉弦涩。心主一身之血脉，此亦脉痹之属，络病难治，渐痹渐痼，则尤难治矣。姑以宣通。仙鹤草三钱，抱木神三钱，大丹参二钱，泽兰叶三钱，藏红花四分，制没药一钱，忍冬藤三钱，干地龙二钱，片姜黄一钱五分，制乳香一钱，络石藤三钱，路路通八枚[44]6。

3. 气滞络瘀 《杂病求实：国医大师徐经世"从中调治"临证实录》：汪某，女，53岁。一诊：2015年8月11日。多发性动脉闭塞10余年，有高血压。CTA示：腹腔干、肠系膜上动脉、右肾动脉、肝动脉病变，考虑多发性大动脉炎可能；右肾动脉纤细；右肾缺血性萎缩；肝脏多发囊肿。刻下：腹痛时作，饮食加重，偶伴腹泻，便后不减。时有头痛，颞部为主，纳寐一般，二便调。舌暗红，边有瘀点，苔薄白，脉弦细。患者乃脉络痹阻，气血运行不畅而致的整体功能失调，治疗当以通为用，先缓解症状，再从整体考虑：煨葛根25g，枳壳15g，沉香9g，姜竹茹10g，五灵脂10g，杭白芍20g，杏仁10g，桃仁10g，川芎12g，天麻15g，桂枝6g，炒谷芽25g。7剂，水煎服，日1剂。

二诊：药后腹痛减轻，不可多食，多食则腹痛加剧，二便尚可，眠一般，口干夜甚，腰酸肢软，乏力，颈项肩关节酸痛，舌淡红有瘀点，苔薄，脉弦细。治以痛痹为用。方仿还少丹出入：煨葛根25g，生黄芪15g，仙鹤草20g，枳壳15g，竹茹10g，杏仁10g，桃仁10g，鸡血藤15g，石斛15g，益母草15g，桂枝6g，杭白芍30g，川芎12g，蟅虫10g，甘草5g。7剂，水煎服，日1剂[45]190。

4. 气虚络瘀 《祝谌予临证验案精选》：李某，女性，38岁，工人。病历号C332926。1985年12月9日初诊。主诉：双下肢浮肿伴胀痛半年。患者于1985年5月10日因双胎妊娠7个月时胎死宫内而行引产术，又因胎盘滞留再行刮宫术。术后2周继发急性盆腔炎、泌尿系感染、败血性休克，经积极抗感染和抗休克治疗后病情缓解。但 1 周后双下肢内侧疼痛明显，伴压痛和胫前凹陷性水肿，外科诊断为"双下肢髂股静脉血栓性静脉炎"。血管造影示腔静脉栓塞。因栓塞范围广泛不宜手术，住院行抗凝治疗 4 个月，于 1985 年 11 月出院后就诊于祝老师。

现症：双下肢肿胀、疼痛，按之凹陷没指，尤以两股明显，久立或活动后胀痛加重。患肢麻木，肢端发冷不温，腰酸腿沉，二便如常。月经量少，色暗，夹有血块。舌淡暗，苔白，脉沉细。

辨证立法：术后气血两虚，营卫不和，寒湿乘虚而入，瘀阻络脉，水湿不运。治宜益气养血，温经通脉，活血止痛。方宗归芪建中汤合桂枝加附子汤加减。处方如下：生黄芪 30g，当归 15g，桂枝 10g，白芍 10g，炙甘草 3g，制附片 10g，丹参 30g，益母草 30g，鸡血藤 30g，桑枝 30g，桑寄生 20g，地龙 20g，豨莶草 15g，威灵仙 10g。每日 1 剂，水煎服。

治疗经过：服药 28 剂，患者双下肢麻木感消失，胀痛减轻，但遇冷后仍疼痛明显。祝老师考虑瘀阻日久，顽症痼疾，非数剂汤药能旦夕收功。原方加伸筋草、功劳叶，取三倍量配成蜜丸服用缓图。服药两月有余，患者再诊时欣喜告知，双下肢肿痛大为减轻，久立或活动后疼痛已不明显，仍有腰痛、肢端不温、下肢肿胀。此乃血脉痹阻、阳气不达之象，治疗侧重于祛寒除湿，温经通阳，活瘀散结。方用独活寄生汤加减。处方如下：羌活、独活各 10g，桑寄生 15g，当归 10g，川芎 10g，生地黄 10g，赤芍 10g，桂枝 15g，苏木 10g，刘寄奴 10g，鸡血藤 30g，益母草 30g，制附片 10g，北细辛 5g，威灵仙 10g，豨莶草 20g。每日 1 剂，水煎服。

上方为主加减治疗 4 月有余，患者下肢肿胀、疼痛基本消失，仅在劳累或受凉后下肢略有胀痛，怕冷。1986 年 10 月 27 日复诊时仍以益气养血、温经通络、健脾利湿为法，以巩固疗效。处方如下：生黄芪 60g，当归 30g，桂枝 50g，赤芍、白芍各 30g，制附片 60g，白术 30g，防己 30g，益母草 60g，鸡血藤 60g，苏木 60g，独活 30g，桑寄生 60g，金毛狗脊 60g，穿山龙 90g，地龙 30g，豨莶草 60g，络石藤 50g，钩藤 50g。诸药共研细末，炼蜜为丸，每丸重 10g，每日服 3 丸。至 1987 年 4 月，患者因深静脉栓塞回流障碍所致的下肢肿痛基本告愈[46] 53-54。

附录一：文献辑录

《黄帝内经灵枢集注》 暴痹者，不从气而转入，乃直中于脉而为脉痹也[3] 478。

《杂病源流犀烛》 诸痹，风寒湿三气犯其经络之阴而成病也。故经曰：病在阳曰风，病在阴曰痹。痹者，闭也。三气杂至，壅蔽经络，血气不行，不能随时祛散，故久而为痹，或遍身或四肢挛急而痛，或有不痛者，病久入深也。入于骨，则重而不举为骨痹；入于血，则凝而不流为脉痹；入于筋，则屈而不伸为筋痹；入于肉，则肌肉不仁为肉痹；入于皮，则寒在皮毛为皮痹。盖筋骨皮脉肉间，得邪则气缓，故虽痹而不痛。然痹之为病，每各以时遇。如冬气在骨，遇三气故成骨痹；春气在筋，遇三气故成筋痹；夏气在脉，遇三气故成脉痹；季夏气在肉，遇三气故成肉痹；秋气在皮，遇三气故成皮痹。皆各以主时受之也。而筋骨皮肉脉又各有五脏之合，苟五者受而不去，则必内舍于合，而五脏之痹起[4] 235。

《素问悬解》 奇邪外客，营涩卫阻，卫气不通，则上下断竭，郁发而散越。营血不流，则经脉痹着，瘀蓄而满溢[6] 64。

《金匮要略·脏腑经络先后病脉证》 五邪中人，各有法度，风中于前，寒中于暮，湿伤于下，雾伤于上。风令脉浮，寒令脉急。雾伤皮腠，湿流关节，食伤脾胃，极寒伤经，极热伤络[5] 6。

《类经》 血气者，人之神也，而此数节皆但言血而不言气何也？盖气属阳而无形，血属阴而有形，而人之形体，以阴而成。如九针篇曰：人之所以生成者，血脉也。营卫生会篇曰：血者神气也。平人绝谷篇曰：血脉和则精神乃居。故此皆言血者，谓神依形生，用自体出也。卧出而风吹之，血凝于肤者为痹，卧出之际，若玄府未闭、魄汗未藏者，为风所吹，则血凝于肤，或致麻木，或生疼痛而病为痹。凝于脉者为泣，风寒外袭，血凝于脉，则脉道泣滞而为病矣。泣，涩同。凝于足者为厥，四肢为诸阳之本，风寒客之而血凝于足，则阳衰阴胜而气逆为厥也。此三者，血行而不得反其空，故为痹厥也[7]158。

《灵素节注类编》《灵枢·口问篇》云：目者，宗脉之所聚也，故诸脉皆属于目，《大惑论》曰：目者，心使也，故心主血脉，而聚于目者也；脑为髓海，故诸髓皆属于脑也，筋聚于骨节，骨节必赖筋连络脉以约束者，故诸筋皆属于节也；血脉心所主，故诸血属心也；一身之气，归肺权衡敷布，故诸气属肺也。四肢者，手足也，手之肘与腕，足之膝与腕，皆血气流行交会之处，如潮汐之往来，故为八溪也。肝藏血，卧则心静血静，故归于肝也。肝开窍于目，故受血而能视，及足步、手握、指摄，莫不由血濡气煦，而能遂意者也；如无血，则僵枯不能动矣。卧则阳气入于阴，初起，卫阳未固，风邪直入营分，以致血凝于肤者为痹，凝于脉者为泣，即瘀滞也，凝于足者，阳气不能下行，则足冷为厥。此三者，皆邪所郁，使血之流行者凝滞，不得反其藏血之空窍，乃为痹厥之病也[8]111。

《素问悬解》 泣与涩通，此即脉痹也[6]75-76。

《类经》 阳明者燥金之气也，其合大肠与胃，燥气有余，则血脉虚而阴水弱，故病脉痹及身为时热[7]319。

《素问吴注》 阳明有余病脉痹，身时热，不足病心痹，滑则病心风疝，涩则病积，时善惊。阳明，燥金之气也。其气有余则病燥，故脉不行而痿痹。阳明主肌肉，故身时热。阳明之气王于广明之地，心之所部也，故病心痹。脉滑亦为有余，以其王于广明之地，故病心风疝。脉涩亦为不足，涩则胃气留滞，故病积。胃病则甲胆从而乘之，故令时善惊[9]347。

《黄帝内经素问直解》 阳明，金也。金，时之秋也。阳明有余，则气燥而热，故病脉痹、身时热；阳明不足，则胃络不通于心包，故病心痹。气病为疝，故阳明脉滑则病心风疝；血病为积，故阳明脉涩则病积、时善惊[10]427。

《素问·评热病论》 岐伯曰：邪之所凑，其气必虚，阴虚者阳必凑之，故少气时热而汗出也[1]134。

《素问吴注》 盖营气虚则不仁，卫气虚则不用，又有骨痹、筋痹、肉痹、脉痹、皮痹之不同，其因血气衰少则一也[9]250。

《金匮玉函经二注》 阳所以统夫阴者也，统阴则血必随气行矣。乃经言血痹，而不言气，何哉？不知血之痹，由于气之伤也。经曰：入于脉则血凝而不流，夫所以不流者，气为邪阻也。然邪之足以伤者，必因于作劳，则卫气不能固外，而后邪得以入之[11]120。

《素问·调经论》 岐伯曰：厥气上逆，寒气积于胸中而不泻，不泻则温气去，寒独留，则血凝泣，凝则脉不通，其脉盛大以涩，故中寒[1]232。

《素问·离合真言论》 夫邪之入于脉也，寒则血凝泣，暑则气淖泽，虚邪因而入客，亦如经水之得风也，经之动脉，其至也亦时陇起，其行于脉中循循然，其至寸口中手也，时大时小，大则邪至，小则平，其行无常处，在阴与阳，不可为度，从而察之，三部九候，卒然逢之，早遏其路[1]115-116。

《类经》 青黑色者，血凝气滞，故为痛[7]313。

《素问经注节解》 凝于脉者为泣，泣谓血行不利。按：泣读作涩。凝于足者为厥。谓足逆冷也。此三者，血行而不得反其空，故为痹厥也。空者血流之道，大经隧也[12]85。

《素问悬解》 营行于脉而统于肝，故人卧血归于肝。肝藏血，血舍魂，魂化神，魂神者，阳气之虚灵者也，而总皆血中温气所化。魂神发露，则生光明，是以肝受血而能视。推之足行手持，悉由神气所发，故使足受血而能步履，掌受血而能卷握，指受血而能摄取。人于夜卧，衣被温暖，营血淖泽，出于卧内，而清风吹之，则营血凝瘀。血凝于肤者为痹，凝于脉者为泣，泣与涩通，此即脉痹也。凝于足者为厥。此三者，营血正行，为风所闭，埂阻结滞，而不得反其经络，空，脉道也。故为痹厥也[6]75-76。

《内经博议》 阳明为燥金之气，肺应之，而燥有余则伤及血脉，故病脉痹。燥伤阴，则病内热，故身热[13]135。

《素问·五脏生成》 心之合脉也，其荣色也，其主肾也[1]48。

《素问·宣明五气论》 五脏所主：心主脉，肺主皮，肝主筋，脾主肉，肾主骨，是谓五主[1]105。

《素问·阴阳应象大论》 南方生热，热生火，火生苦，苦生心，心生血，血生脾，心主舌。其在天为热，在地为火，在体为脉，在脏为心，在色为赤，在音为徵，在声为笑，在变动为忧，在窍为舌，在味为苦，在志为喜。[1]25-26。

《素问·痹论》 心痹者，脉不通，烦则心下鼓，暴上气而喘，嗌干善噫，厥气上则恐[1]165。

《灵枢·阴阳二十五人》 凝涩者，致气以温之，血和乃止；其结络者，脉结血不和，决之乃行[2]111。

《素问·调经论》 病在脉，调之血；病在血，调之络；病在气，调之卫；病在肉，调之分肉；病在筋，调之筋；病在骨，调之骨[1]232-233。

《类经》 脉者血之府，脉实血实，脉虚血虚，故脉病者当调血也[7]254。

《灵枢·官针》 豹文刺者，左右前后针之，中脉为故，以取经络之血者，此心之应也[2]22。

《灵枢·官针》 四曰络刺；络刺者，刺小络之血脉也[2]21。

《灵枢·官针》 十二曰赞刺；赞刺者，直入直出，数发针而浅之出血，是谓治痈肿也[2]22。

《灵枢·经脉》 诸刺络脉者，必刺其结上，甚血者虽无结，急取之以泻其邪而出其血[2]36。

《黄帝内经太素》 五脏合者，五脏五输之中皆有合也。诸脉从外来合五脏之处，故合为内也。是以骨、筋、脉、肌、皮等五痹，久而不已，内舍于合。在合时复感邪之气，转入于脏，入脏者死也[14]968。

《黄帝内经素问集注》 盖皮肉筋骨，内合于五脏。五脏之气，外合于四时。始病在外之有形，复伤在内之五气，外内形气相合，而邪舍于内矣。所谓舍者，有如馆舍，邪客留于其间者也，邪搏于五脏之间，于脏气而不伤其脏真，故曰舍、曰客[15]168。

《诸病源候论》 病在阳曰风，在阴曰痹；阴阳俱病，曰风痹。其以春遇痹为筋痹，则筋屈。筋痹不已，又遇邪者，则移入肝。其状夜卧则惊，饮多，小便数。夏遇痹者为脉痹，则血凝不流，令人萎黄。脉痹不已，又遇邪者，则移入心。其状心下鼓，气暴上逆，喘不通，嗌干喜噫。长夏遇痹者为肌痹，在肉则不仁。肌痹不已，复遇邪者，则移入脾。其状四肢懈惰，发咳呕汁。秋遇痹者为皮痹，则皮肤无所知。皮痹不已，又遇邪者，则移入于肺，其状，气奔痛。冬遇痹者为骨痹，则骨重不可举，不随而痛。骨痹不已，又遇邪者，则移入于肾，其状喜胀[16]42。

《医宗必读》 脉痹，即热痹也。脏腑移热，复遇外邪，客搏经络，留而不行，故痛痹；肌肉热极，唇口反裂，皮肤变色，升麻汤主之。肌痹，即着痹、湿痹也。留而不移，汗多，四肢缓弱，皮肤不仁，精神昏塞，今名麻木。神效黄芪汤主之。皮痹者，邪在皮毛，瘾疹风疮。搔之不痛，宜疏风养血。骨痹，即寒痹、痛痹也，痛苦切心，四肢挛急，关节浮肿，五积散主之[17]266。

《张氏医通》 骨痹者，即寒痹痛痹也。其证痛苦攻心，四肢挛急，关节浮肿。筋痹者，即风痹行痹也。其证游行不定，与血气相搏，聚于关节，筋脉弛纵，或赤或肿。脉痹者，即热痹也。脏腑移热，复遇外邪客搏经络，留而不行，其证肌肉热极，皮肤如鼠走，唇口反裂，皮肤色变。肌痹者，即着痹、湿痹也。留而不移，汗出四肢痿弱，皮肤麻木不仁，精神昏塞。皮痹者，即寒痹也。邪在皮毛，瘾疹风疮，搔之不痛，初起皮中如虫行状。以上诸证，又以所遇之时而命名，非行痹、痛痹、着痹外，又有皮脉筋肌骨之痹也[18]181。

《症因脉治》 心痹之症，即脉痹也。脉闭不通，心下鼓暴，嗌干善噫，厥气上则恐，心下痛，夜卧不安，此心痹之症也[19]110。

《严氏济生方》 风寒湿三气杂至，合而为痹。皆因体虚腠理空疏，受风寒湿气而成痹也。痹之为病，寒多则痛，风多则行，湿多则着。在骨则重而不举；在脉则血凝而不流；在筋则屈而不伸；在肉则不仁；在脾则逢寒急，逢热则纵，此皆随所受邪气而生证也。大率痹病，总而言之，凡有五种：筋痹、脉痹、皮痹、骨痹、肌痹是也。筋痹之为病，应乎肝，其状夜卧则惊，饮食多，小便数；脉痹之为病，应乎心，其状血脉不流，令人萎黄，心下鼓气，卒然逆喘不通，嗌干善噫；肌痹之为病，应乎脾，其状四肢懈怠，发咳呕吐；皮痹之为病，应乎肺，其状皮肤无所知觉，气奔喘满；骨痹之为病，应乎肾，其状骨重不可举，不遂而痛且胀。诊其脉大而涩为痹，脉来急者亦为痹，脉涩而紧者亦为痹。又有风血痹，阴邪入于血经故也。外有支饮亦令人痹，当随证施治[20]118。

《备急千金要方》 论曰，凡脉极者主心也。心应脉，脉与心合。心有病从脉起。又曰：以夏遇病为脉痹，脉痹不已，复感于邪，内舍于心，则饮食不为肌肤，咳脱血色白不泽，其脉空虚，口唇见赤色。凡脉气衰，血焦发堕，以夏丙丁日得之于伤风，损脉为心风。心风之状，多汗恶风。若脉气实则热，热则伤心，使人好怒，口为赤色，甚则言语不快，血脱色干燥不泽，饮食不为肌肤。若脉气虚则寒，寒则咳，咳则心痛，喉中介介如哽，甚则咽肿喉痹。故曰，心风虚实候也[21]330。

《三因极一病证方论》 三气袭入经络，入于筋脉、皮肉、肌肤，久而不已，则入五脏。凡使人烦满，喘而吐者，是痹客于肺；烦心上气，嗌干恐噫，厥胀满者，是痹客于心；多饮，数小便，小腹痛如怀妊，夜卧则惊者，是痹客于肝；善胀，尻以代踵，脊以代头者，是痹客于肾；四肢懈惰，发咳呕沫，上为大塞者，是痹客于脾。又有肠痹者，数饮而小便不利，中气喘急，时发飧泄。又胞痹者，小腹按之内痛，若沃以汤，涩于小便，上为清涕[22]45。

《儒门事亲》 湿气胜者为着痹。湿胜则筋脉皮肉受之，故其痹着而不去，肌肉削而着骨。世俗不知，反呼为偏枯。此疾之作，多在四时阴雨之时，及三月九月，太阳寒水用事之月。故草枯水寒为甚，或濒水之地，劳力之人，辛苦失度，触冒风雨，寝处津湿，痹从外入。况五方七地，寒暑殊气，刚柔异禀，饮食起居，莫不相戾。故所受之邪，各有浅深。或痛或不痛，或仁或不仁，或筋屈而不能伸，或引而不缩。寒则虫行，热则纵缓，不相乱也。皮痹不已，而成肉痹；肉痹不已，而成脉痹；脉痹不已，而成筋痹；筋痹不已，而成骨痹；久而不已，内舍其合。若脏腑俱病，虽有智者，不能善图也[23]22。

《医门法律》 湿热内淫，故筋挛脉痹也[24]192。

《类证治裁》 脉痹，即热痹也。《金匮》云：经湿则痹，络热则痿。风湿郁热，经隧为壅。升麻汤去桂、麻，加革薢、石膏，或秦艽四物汤，后用人参丸[25]271。

《金匮翼》 风寒湿三气袭入经络，入于骨则重而不举，入于脉则血凝不流，入于筋则屈而不伸，入于肉则不仁，入于皮则寒，久不已则入五脏。烦满喘呕者肺也。上气嗌干厥胀者心也。多饮数溲，夜卧则惊者肝也。尻以代踵，脊以代头者肾也。四肢懈惰，发咳呕沫者脾也。大抵显脏症则难治矣[26]282。

《圣济总录》《内经》谓风寒湿三气杂至，合而为痹。又曰：夏遇此者为脉痹。痹则血凝不流可知也。治脉痹血道壅涩，导痹汤方[27]491。

《证治汇补》 湿热痰火，郁气死血，留经络四肢，悉能为麻为痹，或痛或痒，轻而新者，可以缓治。久而重者，必加川乌、附子，祛逐痰湿。壮气行经，断不可少，大便阻滞，必用大黄。昧者畏其峻利，多致狐疑。不知邪毒流满经络，非川乌、附子，岂能散结燥热。结滞肠胃，非大黄岂能润燥，要在合宜耳[28]200。

《明医指掌》 夫痛风者，遍身骨节走痛是也，古人谓之白虎历节风。大率因血受热已自沸腾，或涉冷受湿取凉，热血得寒则污浊凝涩，不得运行，所以作痛。夜痛甚者，行于阴分也。亦有阴湿与痰流注为痛者，有因痰与热者。盖肥人多是湿痰流注经络，瘦人多是血虚与热。大法以行气流湿疏风，导滞血，养新血，降阳升阴。治有先后，须验肿与不肿，及上下部分，引而导之[29]177。

《类证治裁》 诸痹，风寒湿三气杂合，而犯其经络之阴也。风多则引注，寒多则掣痛，湿多则重着，良由营卫先虚，腠理不密，风寒湿乘虚内袭，正气为邪气所阻，不能宣行，因而留滞，气血凝涩，久而成痹。或肌肉麻顽，或肢节挛急，或半体偏枯，或偏身走注疼痛，其不痛者，病久入深也。故在骨则重而不举，在血则凝而不流，在筋则屈而不伸，在肉则麻木不仁，在皮则皱揭不荣，皆痹而不痛。盖痹者，闭而不通，邪在阴分也。故经以病在阳为风，在阴为痹，阴阳俱病为风痹。经言三气杂合，专言痹病所因也。在阴为痹，分言表里有殊也。阴阳俱病，表证更兼里证也[25]269。

《医林绳墨》 大率痹由气血虚弱，荣卫不能和通，致令三气乘于腠理之间[30]103。

《证治汇补》 由元精内虚，而三气所袭。不能随时祛散，流注经络，久而成痹[28]198。

《临证指南医案》 风则阳受之，痹则阴受之。故多重着沉痛，其在内经，不越乎风寒湿三气。然四时之令，皆能为邪。五脏之气，各能受病。其实痹者，闭而不通之谓也。正气为邪所阻，脏腑经络，不能畅达，皆由气血亏损，腠理疏豁。风寒湿三气，得以乘虚外袭，留滞于内，致湿痰浊血，流注凝涩而得之[31]224。

《中藏经》 大凡风寒暑湿之邪入于心则名血痹，入于脾则名肉痹，入于肝则名筋痹，入于肺则名气痹，入于肾则名骨痹[32]45。

《圣济总录》 治脉痹，身体不仁。黄芪汤方[27]492。

《圣济总录》 治脉痹面颜脱色，脉空虚，口唇色赤，干燥。消痹蠲热，润悦颜色。升麻汤方[27]492。

《圣济总录》 治风湿脉痹，皮肤不仁。防风汤方[27]492。

《圣济总录》 治脉痹营卫不通，四肢疼痹。芍药汤方[27]492。

《本草乘雅半偈》 痹证有五，菖蒲独宜脉痹[33]38。

《春脚集》 痹症方。痹者，闭而不通也。初因元气内虚，外为风寒湿三气所袭，不能随时祛散，久则成痹。风气胜者为行痹，寒气胜者为痛痹，湿气者为着痹，此三痹也。又有五痹，筋屈不伸为筋痹，血凝不流为脉痹，肌多不仁为肉痹，重滞不举为骨痹，遇寒皮急为皮痹。此方统治诸痹，但直按症加减。羌活、川芎、防风、苍术、秦艽、红花、肉桂、细辛、续断（各等分），筋痹，加木瓜、柴胡。骨痹，加独活、泽泻。肉痹，加茯苓、陈皮、木香、砂仁。脉痹，加菖蒲、茯神、当归。皮痹，加紫菀、杏仁、麻黄。水煎服[34]75。

《医碥》 虚人痹者，小续命汤（见中风）加减：风胜倍防风，寒胜倍附子，湿胜倍防己，皮痹加黄芪或桂枝皮，脉痹加姜黄或红花，肌痹加葛根或白芷，筋痹加羚羊角或续断，骨痹加虎骨或狗脊，有汗减麻黄，便溏减防己，寒胜减黄芩加干姜，热胜减附子加石膏[35]267。

《形园医书》 小续命汤（见前中风），通治孕妇三痹、五痹，随症加减。行痹走痛，加川独活。痛痹苦痛，加川续断。着痹重着，加制苍术。皮痹皮上麻木，微觉痛痒，加北黄芪。脉痹血停作痛，痛处色变，加红花、姜黄。肌痹肌肤顽木，不知痛痒，加白芷、葛根。骨痹骨重酸疼，不能牵动，加虎骨。筋痹筋脉挛节，痛屈不伸，加羚羊角、川续断[36]194。

《医宗金鉴》 痹虚，谓气虚之人病诸痹也，宜用加减小续命汤，风胜行痹倍防风，寒胜痛痹倍附子，湿胜着痹倍防己，皮痹加黄芪或桂枝，皮脉痹加姜黄或加红花，肌痹加葛根或加白芷，筋痹加羚羊角或加续断，骨痹加虎骨或加狗脊。有汗减麻黄，便溏减防己，寒胜减黄芩加干姜，热胜减附子加石膏，加减治之。痹实，谓气血实之人病诸痹也，宜用增味五痹汤，即麻黄、桂枝、红花、白芷、葛根、附子、虎骨、羚羊角、黄芪、甘草、防风、防己、羌活也，行痹以羌活、防风为主，痛痹以麻黄、附子为主，着痹以防己、羌活为主，皮痹以黄芪、桂枝皮为主，脉痹以红花、桂枝为主，肌痹以葛根、白芷为主，筋痹以羚羊角为主，骨痹以虎骨为主，增味于五痹治之可也[37]475。

《黄帝素问宣明论方》 阳气多阴气少，阳热遭其阴寒故痹。脏腑热，燔然而闷也，升麻汤主之，治热痹，肌肉热极，体上如鼠走，唇口反纵，皮色变，兼诸风皆治[38]22。

《类证治裁》 风湿郁热，经隧为壅。升麻汤去桂、麻，加萆薢、石膏[25]271。

《圣济总录》 治脉痹，通行血脉。人参丸方[27]491。

《医门法律》 心主脉，《内经》脉痹不已，复传于心。可见五脏各有所主，各有所传也。此方安心神，补心血，先事预防，功效更敏。加当归、甘草、姜、枣、粳米汁煎服更效[24]259。

《圣济总录》 治脉痹，身体不仁。黄芪汤方[27]492。

《类证治裁》 脉痹，秦艽四物汤[25]274。

《针灸集成》 脉痹，取大陵、少海[39]109。

《圣济总录》 风痹从足小趾起，脉痹上下，带胸胁痛无常处，至阴主之[27]3196。

《赤水玄珠》 夏感风、寒、湿者为脉痹，久不已则内入于心，病心下满，暴喘，嗌干，善噫，恐惧。取大陵、少海[40]281。

《明医指掌》 善治者，审其所因，辨其所形，真知其在皮肤、血脉、筋骨、脏腑浅深之分而调之，斯无危瘤之患矣。若一概混作风治而用风燥热药，谬矣[29]193！

《备急千金要方》 善治病者，初入皮毛肌肤筋脉则治之；若至六腑五脏，半死矣[21]373。

《医林改错》 病在皮脉，易于为功，病在筋骨，实难见效[41]57。

《景岳全书》 若欲辨其轻重，则在皮肤者轻，在筋骨者甚，在脏腑者更甚[42]1011。

《医宗金鉴》 痹在筋骨痛难已，留连皮脉易为功，痹久入脏中虚死，脏实不受复还生。注：痹在筋骨则受邪深，故痛久难已。痹在皮脉则受邪浅，故易治也。凡痹病日久内传，所合之脏，则为五脏之痹。若其人中虚受邪，则难治多死，其人脏实而不受邪，复还于外，则易治多生。假如久病皮痹，复感于邪，当内传肺而为肺痹，若无胸满而烦喘咳之证，则是脏实不受邪。余脏仿此[37]475。

《儒门事亲》 皮痹不已而成肉痹，肉痹不已而成脉痹，脉痹不已而成筋痹，筋痹不已而成骨痹，久而不已，内舍其合，若脏腑俱病，虽有智者，不能善图也[23]22。

《圣济总录》 脉痹不已，复感于邪，内舍于心，是为心痹[27]475。

附录二：常用方药

人参丸：人参、麦门冬（去心，焙）、茯神（去木）、龙齿、远志（去心）、黄芪（锉）、菖蒲、赤石脂各一两，熟干地黄二两（焙）。上九味，捣罗为末，炼蜜和捣三二百杵，丸如梧桐子大。每服食后良久，以清粥饮下三十丸。（《圣济总录》）[27]491

升麻汤：升麻、射干、川芎、人参各三两，赤小豆五合，生姜二两半，麦门冬（去心，焙）、葳蕤各四两，生地黄二两半，甘草二两（炙），竹叶一升（切）。上一十一味，锉如麻豆。每服五钱匕，水一盏半，煎至一盏，去滓温服，不计时，日三。（《圣济总录》）[27]492

升麻汤：升麻三两，茯神（去皮）、人参、防风、犀角（镑）、羚羊角（镑）、羌活各一两，官桂半两。上为末，每服四钱，水二盏，生姜二块（碎）、竹沥小许，同煎至一盏，温服，不计时候。(《黄帝素问宣明论方》)[38]22

防风汤：防风（去叉）、当归（切，焙）、秦艽（去苗土）、赤茯苓（去黑皮）、茵芋（去粗茎）、甘草（炙）、杏仁（去皮尖双仁，麸炒）、桂（去粗皮）、独活（去芦头）各一两。上九味，粗捣筛。每服五钱匕，以酒水各半盏，入生姜半分（切），煎取八分，去滓温服，不拘时候。(《圣济总录》)[27]492

芍药汤：芍药、熟干地黄（焙）、当归（切，焙）各二两，防风（去叉）、秦艽（去苗土）、羌活（去芦头）、防己、川芎、白术各一两，桂（去粗皮）、甘草（炙）各三分。上一十一味，粗捣筛。每服五钱匕，以水一盏半，煎至八分，去滓温服，日二服。(《圣济总录》)[27]492

导痹汤：黄芪四两（锉），当归（切，焙）、人参、白茯苓（去黑皮）、龙齿、远志（去心）、甘草（炙）各三两，桂（去粗皮）、半夏（汤浸洗七遍，焙）各五两，枳实（去瓤，麸炒）、桔梗（去芦头，锉，炒）、茯神（去木）各二两。上一十二味，粗捣筛。每服先以水二盏，煮粳米半合，米熟去米，即入药五钱匕，生姜五片，大枣二枚（劈破），同煎数沸，去滓，取一盏温服，不计时候。(《圣济总录》)[27]491

黄芪汤：黄芪（锉）、芍药、桂（去粗皮）各三两，当归（切，焙）、白茯苓（去黑皮）、菖蒲、人参各二两。上七味，粗捣筛。每服五钱匕，水一盏半，生姜五片，大枣二枚劈破，同煎，去滓，取一盏温服，不计时。(《圣济总录》)[27]492

秦艽四物汤：四物汤加秦艽、薏苡、蚕沙、甘草。(《类证治裁》)[25]274

本章学术精要

1. 病名与概述

（1）**病名源流** 脉痹首载于《素问·痹论》，属五体痹之一，与西医学静脉炎、大动脉炎、雷诺病等相似。后世医家虽对其认识存在分歧，但核心特征为血脉瘀滞，表现为皮肤变色、脉搏减弱或消失。需与血痹鉴别，后者以气血痹阻为主，而脉痹更强调血脉层面的病变。

（2）**疾病特点** 本病四季皆可发，夏季湿热、冬季寒湿或阳虚者多见。病程迁延，易致肢体神经永久损伤，典型症状为间歇性跛行。轻者局部皮肤变色、毛发枯萎，重者脉搏消失，肢体功能障碍。

2. 病因病机

（1）**外邪侵袭** 风寒湿邪是主要外因，尤以寒邪凝滞血脉为甚。《内经》强调"血凝泣，凝则脉不通"，寒性收引，致脉道涩滞；湿热邪气亦可痹阻脉络，导致血行不畅。

（2）**营卫气血失调** 营卫不和则腠理不固，外邪乘虚而入。气血亏虚或血瘀凝滞是内在关键，《内经》指出"荣卫稽留，卫散荣溢"致气竭血瘀，外邪与虚损交互作用，形成虚实夹杂之证。

（3）**脏腑虚损** 阳明燥金有余或不足均可致病：阳明燥盛伤阴血，致血脉失润；气血不足则脉道不充，心气亏虚推动无力，加剧血瘀。心脉相关，脉痹久病可内传于心，引发心痹。

（4）**痰瘀互结** 脾虚生湿成痰，外邪久留致血瘀，痰瘀阻络为后期核心病机。

3. 临床表现与鉴别

（1）**核心症状** 皮肤色泽改变（萎黄、青紫）、病变部位脉搏减弱或消失，肢体麻木疼痛，活动后加重（间歇性跛行）。严重者肢体坏死，伴发热或畏寒。

（2）**辨证要点** 需与心痹、肌痹鉴别：心痹以心悸、喘满为主；肌痹以肌肉麻木、萎缩为特征；脉痹则突出血脉瘀滞的局部体征。

（3）**分期特点** 早期以局部血脉痹阻为主，中期累及肢体功能，晚期脏腑受损（如心痹），预后不良。

4. 治法与方药

（1）**祛邪通络** 风寒湿盛者，治以祛风散寒除湿，代表方如《圣济总录》防风汤；湿热者用升麻汤清热解毒。

（2）**活血化瘀** 血瘀明显者，常用桃仁、红花、姜黄，方如增味五痹汤；络脉瘀阻甚者，配合刺络放血、豹文刺等针灸疗法。

（3）**益气养血** 气血两虚者，用人参丸或导痹汤补益气血，兼顾通络。

（4）**清热凉血** 热毒壅滞者，选升麻汤加犀角、羚羊角凉血解毒，或秦艽四物汤养血清热。

（5）**针灸特色** 取大陵、少海、至阴等穴调脉；刺络放血祛瘀，配合艾灸温通阳气。

5. 转归与调护

（1）**预后因素** 病变局限、未累及脏腑者易治；广泛血脉闭塞、内传于心者预后差。古籍强调"治五脏者，半死半生"，提示早期截断病势的重要性。

（2）**传变规律** 脉痹传心致心痹，出现心烦、心悸、惊恐；亦可向筋痹、骨痹发展。正气强弱决定传变速度，复感外邪加速病情恶化。

（3）**调护要点** 避风寒湿邪，冬季注重肢体保暖；适度活动促进血行，避免久站久行；饮食忌生冷，多食当归、黄芪等益气活血之品；情志疏导以防气滞血瘀加重。

6. 学术传承

（1）**病机拓展** 后世补充痰浊致痹理论，如《证治汇补》提出"湿热痰火，郁气死血"为病机要素；《医宗必读》将脉痹与热痹关联，强调脏腑移热的重要性。

（2）**诊断细化** 补充"唇口反裂""皮肤如鼠走"等特异性症状，脉诊注重涩脉与滑脉的虚实鉴别。

7. 临证精要

（1）**分期论治** 急性期以祛邪为主，兼顾活血；慢性期重补益气血，辅以通络。内传心脉者需强心通脉，如加用丹参、远志。

（2）**特色经验** 名医祝谌予治疗静脉血栓重用黄芪、当归益气活血，配地龙、䗪虫等虫类药破瘀通络，后期以丸剂缓图巩固。

脉痹以血脉瘀滞为核心，外邪、正虚、痰瘀交互为病。治疗需分期辨治，早期祛邪通络，后期补虚化瘀，注重截断内传脏腑之势。古籍理论结合后世医家经验，为周围血管疾病诊疗提供重要范式，尤需重视"既病防变"与综合调护。

参考文献

［1］未著撰人. 黄帝内经素问［M］. 北京：人民卫生出版社，2012.

［2］未著撰人. 灵枢经［M］. 北京：人民卫生出版社，2012.

［3］郑林. 张志聪医学全书·黄帝内经灵枢集注［M］. 北京：中国中医药出版社，1999.

［4］田思胜. 沈金鳌医学全书·杂病源流犀烛［M］. 北京：中国中医药出版社，1999.

［5］（汉）张仲景. 金匮要略［M］. 北京：学苑出版社，2007.

［6］孙洽熙. 黄元御医学全书·素问悬解［M］. 北京：中国中医药出版社，1996.

［7］李志庸. 张景岳医学全书·类经［M］. 北京：中国中医药出版社，1999.

［8］（清）章楠. 灵素节注类编［M］. 杭州：浙江科学技术出版社，1986.

［9］郭君双. 吴昆医学全书·素问吴注［M］. 北京：中国中医药出版社，1999.

［10］（清）高士宗. 黄帝内经素问直解［M］. 北京：学苑出版社，2001.

［11］温长路. 中医必读百部名著（金匮卷）·金匮玉函经二注［M］. 北京：华夏出版社，2008.

［12］（清）姚止庵. 素问经注节解［M］. 北京：人民卫生出版社，1963.

［13］（清）罗美. 内经博议［M］. 北京：中国中医药出版社，2015.

［14］（唐）杨上善著；李克光，郑孝昌主编. 黄帝内经太素校注（上册）［M］. 北京：人民卫生出版社，2003.

［15］郑林. 张志聪医学全书·黄帝内经素问集注［M］. 北京：中国中医药出版社，1999.

［16］（隋）巢元方著；高文柱，沈澍农校注. 中医必读百部名著·诸病源候论［M］. 北京：华夏出版社，2008.

［17］包来发. 李中梓医学全书·医宗必读［M］. 北京：中国中医药出版社，1999.

［18］张民庆，王兴华，刘华东. 张璐医学全书·张氏医通［M］. 北京：中国中医药出版社，1999.

［19］（明）秦景明. 症因脉治［M］. 上海：上海卫生出版社，1958.

［20］（宋）严用和. 重辑严氏济生方［M］. 北京：中国中医药出版社，2007.

［21］（唐）孙思邈著；李景荣，苏礼，任娟莉，等校释. 备急千金要方校释［M］. 北京：人民卫生出版社，1998.

［22］（宋）陈无择. 三因极一病证方论［M］. 北京：中国中医药出版社，2007.

［23］李俊德，高文柱. 中医必读百部名著（临床通用卷）·儒门事亲［M］. 北京：华夏出版社，2007.

［24］陈熠. 喻嘉言医学全书·医门法律［M］. 北京：中国中医药出版社，1999.

［25］（清）林佩琴. 类证治裁［M］. 北京：人民卫生出版社，1988.

［26］孙中堂. 尤在泾医学全书·金匮翼［M］. 北京：中国中医药出版社，1999.

［27］（宋）赵佶. 圣济总录（上册）［M］. 北京：人民卫生出版社，1982.

［28］（清）李用粹. 证治汇补［M］. 上海：上海卫生出版社，1958.

［29］（明）皇甫中. 明医指掌［M］. 北京：人民卫生出版社，1982.

［30］（明）方谷. 医林绳墨［M］. 北京：中国中医药出版社，2015.

［31］黄英志. 叶天士医学全书·临证指南医案［M］. 北京：中国中医药出版社，1999.

［32］（汉）华佗. 中藏经［M］. 北京：学苑出版社，2007.

［33］（明）卢之颐. 本草乘雅半偈［M］. 北京：人民卫生出版社，1986.

［34］（清）孟文瑞. 珍本医书集成·春脚集［M］. 上海：上海科学技术出版社，1986.

［35］（清）何梦瑶. 医碥［M］. 北京：人民卫生出版社，1994.

［36］刘炳凡，周绍明. 湖湘名医典籍精华（妇人卷、儿科卷）·彤园医书（妇人科）［M］. 长沙：湖南科学技术出版社，2000.

［37］（清）吴谦. 御纂医宗金鉴（武英殿版排印本）［M］. 北京：人民卫生出版社，1963.

［38］（金）刘完素. 黄帝素问宣明论方［M］. 北京：中国中医药出版社，2007.

［39］（清）廖润鸿. 勉学堂针灸集成［M］. 北京：人民卫生出版社，1994.

［40］韩学杰，张印生. 孙一奎医学全书·赤水玄珠［M］. 北京：中国中医药出版社，1999.

［41］（清）王清任. 医林改错［M］. 北京：人民卫生出版社，1991.

［42］李志庸. 张景岳医学全书·景岳全书［M］. 北京：中国中医药出版社，1999.

［43］（清）张聿青. 张聿青医案［M］. 上海：上海科学技术出版社，1963.

［44］（清）王金杰. 王仲奇医案［M］. 上海：上海科学技术出版社，2004.

［45］汪元. 杂病求实：国医大师徐经世"从中调治"临证实录［M］. 合肥：安徽科学技术出版社，2019.

［46］董振华，季元，范爱萍，等. 祝谌予临证验案精选［M］. 北京：学苑出版社，1996.

第十五章　筋痹

　　筋痹，病在于筋，以四肢筋脉肿胀、疼痛，渐至肌肉、关节肿胀，皮色暗红，屈伸不利为主要表现的痹病。多因正气虚弱，外邪客于筋脉，或外伤于筋，或痰瘀流注所致。本病多在春季发病，发病人群以中老年居多。其病程绵延，发病可缓可急，严重者患肢可出现僵硬，筋肉痿废不用等危重证候。本病在经典著作中常作为痹病或筋脉阻滞病证载述，现代已列为风湿病的三级痹病。西医学的坐骨神经痛、肩周炎、腱鞘炎，以及一些创伤、慢性劳损等因素引起的肌腱粘连而活动不便的病证与之相似，可以参考筋痹进行辨治。

【经典原文】

　　《素问·痹论》　风寒湿三气杂至，合而为痹也……以冬遇此者为骨痹，以春遇此者为筋痹，以夏遇此者为脉痹，以至阴遇此者为肌痹，以秋遇此者为皮痹[1]164。

　　《素问·痹论》　岐伯曰：五脏皆有合，病久而不去者，内舍于其合也。故骨痹不已，复感于邪，内舍于肾；筋痹不已，复感于邪，内舍于肝；脉痹不已，复感于邪，内舍于心；肌痹不已，复感于邪，内舍于脾；皮痹不已，复感于邪，内舍于肺。所谓痹者，各以其时重感于风寒湿之气也[1]164。

　　《素问·痹论》　帝曰：夫痹之为病，不痛何也？岐伯曰：痹在于骨则重，在于脉则血凝而不流，在于筋则屈不伸，在于肉则不仁，在于皮则寒，故具此五者，则不痛也。凡痹之类，逢寒则虫，逢热则纵[1]167。

　　《素问·上古天真论》　丈夫八岁，肾气实，发长齿更。二八，肾气盛，天癸至，精气溢，阴阳和，故能有子。三八，肾气平均，筋骨劲强，故真牙生而长极。四八，筋骨隆盛，肌肉满壮。五八，肾气衰，发堕齿槁。六八，阳气衰竭于上，面焦，发鬓颁白。七八，肝气衰，筋不能动。八八，天癸竭，精少，肾脏衰，则齿发去，形体皆极。肾主水，受五脏六腑之精而藏之，故脏腑盛，乃能泻。今五脏皆衰，筋骨解堕，天癸尽矣。故发鬓白，身体重，行步不正，而无子耳[1]4。

　　《素问·太阴阳明论》　四肢不得禀水谷气，日以益衰，阴道不利，筋骨肌肉无气以生，故不用焉[1]123。

　　《素问·四时刺逆从论》　少阳有余，病筋痹胁满，不足病肝痹，滑则病肝风疝，涩则病积时筋急目痛[1]240。

　　《素问·五脏生成》　是故多食咸，则脉凝泣而变色……多食辛，则筋急而爪枯[1]48。

　　《素问·脉要精微论》　帝曰：诸痈肿筋挛骨痛，此皆安生？岐伯曰：此寒气之肿，八风之变也。帝曰：治之奈何？岐伯曰：此四时之病，以其胜治之愈也[1]72。

　　《素问·生气通天论》　因于湿，首如裹，湿热不攘。大筋緛短，小筋弛长，緛短为拘，弛长为痿[1]11。

　　《素问·长刺节论》　病在筋，筋挛节痛，不可以行，名曰筋痹，刺筋上为故，刺分肉间，不可中骨也，病起筋炅病已止[1] 195。

《灵枢·邪气脏腑病形》 肝脉急甚者为恶言；微急为肥气，在胁下，若覆杯；缓甚为善呕；微缓为水瘕痹也；大甚为内痈，善呕衄；微大为肝痹阴缩，咳引小腹；小甚为多饮，微小为消瘅；滑甚为癫疾；微滑为遗溺；涩甚为溢饮；微涩为瘈挛筋痹[2] 12-13。

《灵枢·官针》 凡刺有十二节，以应十二经……三曰恢刺，恢刺者，直刺旁之，举之前后，恢筋急。以治筋痹也[2] 21。

《灵枢·官针》 凡刺有五，以应五脏……三曰关刺，关刺者，直刺左右，尽筋上，以取筋痹，慎无出血，此肝之应也，或曰渊刺[2] 22。

《灵枢·刺节真邪》 虚邪之中人也，洒淅动形，起毫毛而发腠理。其入深，内搏于骨，则为骨痹；搏于筋，则为筋挛；搏于脉中，则为血闭不通，则为痈。搏于肉，与卫气相搏，阳胜者，则为热，阴胜者，则为寒。寒则真气去，去则虚，虚则寒搏于皮肤之间。其气外发，腠理开，毫毛摇，气往来行，则为痒。留而不去，则痹。卫气不行，则为不仁[2] 131。

《灵枢·终始》 手屈而不伸者，其病在筋，伸而不屈者，其病在骨，在骨守骨，在筋守筋[2] 26。

《难经·十四难》 损脉之为病奈何？然：一损损于皮毛，皮聚而毛落。二损损于血脉，血脉虚少，不能荣于五脏六腑。三损损于肌肉，肌肉消瘦，饮食不能为肌肤。四损损于筋，筋缓不能自收持[3] 34。

《难经·二十四难》 足厥阴气绝，则筋缩引卵与舌卷。厥阴者肝脉也，肝者筋之合也，筋者聚于阴器而络于舌本，故脉不营则筋缩急，筋缩急即引卵与舌，故舌卷卵缩，此筋先死，庚日笃，辛日死[3] 69。

【钩玄提要】

1. 病名 "筋痹"病名始载于《内经》，其中尤以《素问·痹论》所论最详，篇中云"风寒湿三气杂至，合而为痹也……以春遇此者为筋痹"[1] 164 "筋痹不已，复感于邪，内舍于肝"[1] 164 "在于筋则屈不伸"[1] 164。强调筋痹的发生有季节性的因素，并论述了筋痹的成因、转归及临床表现等各个方面的内容。《素问·长刺节论》云："病在筋，筋挛节痛，不可以行，名曰筋痹[1] 195。"表明筋痹之病，是以邪客之处而命名，并以筋脉痹阻不通，关节挛痛，活动受限为主要症状。

2. 病因病机 经典文献对于筋痹的病因病机论述较为系统，分述如下：

（1）外受风寒湿邪 《素问·痹论》曰："风寒湿三气杂至，合而为痹也……以春遇此者为筋痹[1] 164。"此中提出痹之临床表现多与"风、寒、湿"三邪相关，认为春季为筋痹的好发季节。正如《灵枢·刺节真邪》言："虚邪之中人也，洒淅动形，起毫毛而发腠理……搏于筋，则为筋挛[2] 131。"如果外邪克乘于筋脉，则为筋痹。《素问·生气通天论》言："因于湿，首如裹，湿热不攘。大筋緛短，小筋弛长，緛短为拘，弛长为痿[1] 11。"皆表明外邪对于痹病的发生发挥着重要影响。

（2）肝经气血不足 除外邪侵袭外，经典文献中还提到因虚而致痹。如《素问·上古天真论》曰："肝气衰，筋不能动[1] 4。"肝主筋，肝衰，则筋脉的正常功能受到限制。《素问·太阴阳明论》言："四肢不得禀水谷气，日以益衰，阴道不利，筋骨肌肉无气以生，故不用焉[1] 123。"气血不足以濡养经筋，正气不足，则邪气易于侵袭，故也是筋痹发生的重要条件，正如《医经原旨》言："若其微涩而为瘈挛，为筋痹，皆血不足以养筋也[4] 91。"筋脉功能的正常发挥有赖于气血的濡养，气血不足，筋脉失养，则可发为筋痹。《素问吴注》亦云："盖营气虚则不仁，卫气虚则不用，又有骨痹、筋痹、肉痹、脉痹、皮痹之不同，其因血气衰少则一也[5] 250。"

（3）**少阳有余** 《素问·四时刺逆从论》言："少阳有余，病筋痹胁满，不足病肝痹[1]240。"《类经》注曰："少阳者相火之气也，其合肝胆，其主筋，其脉行于胁肋，故少阳之邪有余者，当病筋痹胁满[6]319-320。"少阳相火气旺，灼于筋脉，也会造成筋痹。《黄帝素问直解》亦云："少阳厥阴，相为表里，少阳有余，则肝木之气亦有余，故病筋痹胁满[7]427。"可见少阳旺，则肝木之气亦旺，肝火熏灼筋脉，则筋痹乃发。正如《内经博议》言："若邪有余则火风伤筋，故筋痹[8]135。"肝风化火，灼伤筋脉而成筋痹。

3. 症状与诊断 经典文献中对于筋痹相关临床症状的描述较为详明，分述如下：

（1）**在于筋则屈不伸** 《素问·痹论》言："痹……在于筋则屈不伸[1]164。"筋脉痹阻，则肢体关节屈曲不能伸展，或伸展困难。《灵枢·终始》亦曰："手屈而不伸者，其病在筋[2]26。"《黄帝内经灵枢注证发微》注曰："凡手虽能屈而实不能伸者，正以筋甚拘挛，故屈易而伸难，其病在筋[9]64。"《素问·五脏生成》言："诸筋者，皆属于节[1]49。"故病在筋，则可见关节屈伸不利的表现。

（2）**筋挛节痛，不可以行** 《素问·长刺节论》言："病在筋，筋挛节痛，不可以行，名曰筋痹[1]195。"病在筋，会导致筋脉拘急，关节疼痛，行动不便。《黄帝内经素问集注》注曰："诸筋皆属于节，故筋挛节痛。病在筋者，屈而不伸，故不可行也，名曰筋痹。痹者闭也，痛也[10]203。"说明筋痹的临床表现以筋脉拘挛为主，可见手足肢体屈而不伸，关节疼痛，甚至行步困难。

（3）**脉微涩** 《灵枢·邪气脏腑病形》云："肝脉……微涩为瘛挛筋痹[2]12-13。"至于微涩脉的成因，大体上有两种认识：其一，《黄帝内经太素》云："微涩，血多而寒，即厥阴筋寒，故瘛急而挛也[11]519。"因寒邪所致厥阴筋脉收引，故见微涩之脉。其二，《黄帝内经灵枢注证发微》云："若得涩脉而微，则血不养筋，当为瘛为挛，为筋痹也[9]31。"《类经》亦云："若其微涩而为瘛挛为筋痹，皆血不足以养筋也[6]91。"可见肝脉见涩而微之象，为阴血不足之兆，此筋痹由于血不荣筋所致。这两种说法于理皆通，可互参。

综上，古人较为简明地论述了筋痹的特征，即拘挛疼痛，屈伸不利，行步艰难，属虚候者还可见肝脉涩微。

关于筋痹与肝痹的关系，《素问·五脏生成》曰："肝之合筋也，其荣爪也[1]48。"《素问·宣明五气论》曰："五脏所主……肝主筋[1]105。"《素问·阴阳应象大论》曰："东方生风，风生木，木生酸，酸生肝，肝生筋……在体为筋，在脏为肝[1]24-25。"《素问·痿论》曰："肝主身之筋膜[1]168。"又曰："宗筋主束骨而利机关也[1]169。"可见筋与肝密切相关，筋为肝所主。而筋痹以关节拘挛疼痛、屈伸不利为主，肝痹则如《素问·痹论》言"肝痹者，夜卧则惊，多饮，数小便，上为引如怀"[1]165，以夜卧则易惊、多饮、小便数等为主，二者有明显的区别。但是正如《素问·痹论》言"筋痹不已，复感于邪，内舍于肝"[1]164，可知肝痹也可由筋痹传变而来。二者既有区别，又相互联系。

4. 治法方药 关于筋痹的治法，《素问·脉要精微论》言："诸痈肿筋挛骨痛……治之奈何？岐伯曰：此四时之病，以其胜治之愈也[1]72。"倡导根据时病的特点，以其所胜来治疗。如《类经》注曰："四时之病，实时气也。治之以胜，如《至真要大论》曰：治诸胜复，寒者热之，热者寒之，温者清之，清者温之，散者收之，抑者散之，燥者润之，急者缓之，坚者软之，脆者坚之，衰者补之，强者泻之，各安其气，必清必静，则病气衰去，此之谓也[6]340。"即要随证施治。《素问·调经论》提到"病在筋，调之筋"[1]232-233的治疗原则，《灵枢·终始》也提到"在筋守筋"[2]26"筋病治当守筋，不可误求于骨"[2]26。可见古人对于筋病的治疗有层次之别。

在筋痹的具体治法上，《内经》提出以针刺为主的方法。如《素问·长刺节论》云："病在筋，筋挛节痛，不可以行，名曰筋痹，刺筋上为故，刺分肉间，不可中骨也，病起筋炅病已止[1]195。"即以针刺入分肉之间，筋膜病变之处，不可深入至骨，待患者筋脉病变处有热感，就表明其病已被治愈，此时方可停针，正如《黄帝内经太素》言："筋络诸节，故筋挛，诸节皆痛，不可中其骨部。以病起筋，所以筋热已止也[11]755。"《黄帝内经素问集注》注曰："诸筋皆属于节，故筋挛节痛。病在筋者，屈而不伸，故不可行也，名曰筋痹。痹者闭也，痛也，故者因也，为因于筋，故当刺在筋。筋在分肉间，而生于骨，故当从分肉内针，而不可中骨也。筋舒而病起，筋热而病已，即当止其针[10]203。"比较细致地阐明了刺筋的内涵，即从分肉之间入针，勿深刺伤骨。《黄帝素问直解》亦云："此刺筋痹之法也。病在筋，则筋挛而骨节痛。筋挛节痛，则不可以行，病名曰筋痹。即当刺其筋上，使之不挛，为复其故。其刺筋上之法，当刺分肉间，不可中骨也。刺之得宜，则病起筋热。病起筋热，则病已，病已，则止刺也[7]355。"实际上也是强调筋痹治筋的观念，刺法得当，则筋痹就能得到缓解。

《灵枢·官针》又提出"恢刺""关刺"的治疗方法，言："凡刺有十二节，以应十二经……三曰恢刺，恢刺者，直刺旁之，举之前后，恢筋急，以治筋痹也[2]21。"又言："凡刺有五，以应五脏……三曰关刺，关刺者，直刺左右，尽筋上，以取筋痹，慎无出血，此肝之应也，或曰渊刺[2]22。""恢刺"即将针直刺在痹痛之处的旁侧，并前后提插运针，以疏通经络，缓解拘急，如《黄帝内经灵枢注证发微》言："以针直刺其旁，复举其针前后，恢荡其筋之急者，所以治筋痹也[9]52。""关刺"即直刺疼痛关节周围筋腱附着之处，以不出血为要，来舒缓筋脉的拘挛疼痛等症状。《黄帝内经太素》言："刺关身之左右，尽至筋上，以去筋痹，故曰关刺，或曰开刺也[11]696。"《类经》云："恢，恢廓也。筋急者，不刺筋而刺其旁，必数举其针或前或后以恢其气，则筋痹可舒也[6]352。"另外，《灵枢·经筋》中每一条经筋病后都附上同样的治法，即"治在燔针劫刺，以知为数，以痛为腧[2]42"。提出了经筋痹的治法，对于筋痹也可借鉴。《黄帝内经太素》亦言："十二经筋，感寒湿风三种之气所生诸病，皆曰筋痹。筋痹燔针为当，故偏用之。余脉、肉、皮、筋等痹，所宜各异也[11]382。"《灵枢·官针》言："焠刺者，刺燔针则取痹也[2]21。"表明对于筋急痹痛，古人还提倡"燔针劫刺"的方法。但是《灵枢·经筋》又云："焠刺者，刺寒急也；热则筋纵不收，无用燔针[2]45。"《类经》亦提到："筋痹之病属寒者多，故以上皆言治在燔针劫刺；然有因于热者，治当远热，无用燔针，验在筋之急与纵耳[6]319。"可见，这种刺法以治疗因寒所致的痹痛为主，若是因为热邪所致，则不适合使用。

5. 转归预后 《素问·痹论》明确阐释了筋痹的转归，"筋痹不已，复感于邪，内舍于肝"[1]164。说明筋痹长久不愈，进一步发展，可能向肝痹转变。如《黄帝内经太素》言："五脏合者，五脏五输之中皆有合也。诸脉从外来合五脏之处，故合为内也。是以骨、筋、脉、肌、皮等五痹，久而不已，内舍于合。在合时复感邪之气，转入于脏，入脏者死也[11]963。"五脏各有所合，疾病由其所合转入于脏则病情更加严重，甚至预后不良。《类经》注曰："舍者，邪入而居之也。时，谓气王之时，五脏各有所应也。病久不去，而复感于邪，气必更深，故内舍其合而入于脏[6]314。"表明邪气进一步深入，入于对应的脏腑。《素问经注节解》云："风寒湿之邪，由外入内，筋骨受痹，若更感外邪，则必内及于肝肾，是谓内舍于其合[12]176。"以上论述均指出筋痹与肝的关系。

综上所述，筋痹在发展过程中，若没有得到相应的治疗，或反复受到外邪的侵袭，则会进一步向肝痹转变。如果传变为肝痹，则预后往往不良。

【传承发展】

1. 病名 由于受到《内经》五体五脏相应思想的影响，后世医家也有以"筋痹"代指"风痹"者，如《医宗必读》提出："筋痹，即风痹也。游行不定，上下左右，随其虚邪，与血气相搏，聚于关节，或赤或肿，筋脉弛纵，古称走注，今名流火[13]266。"其后《张氏医通》亦云："筋痹者，即风痹行痹也[14]181。"《类证治裁》亦言："筋痹，即风痹也，风热攻注，筋弛脉缓[15]271。"即以筋痹代指风痹而言，以筋痹为"风热攻注所致"。

还有将筋痹称为"肝痹"者，如《症因脉治》云："[肝痹之症]即筋痹也，夜卧则惊，多饮数小便，腹大如怀物，左胁凝结作痛，此肝痹之症也[16]110。"从症状看，此为肝痹的临床表现，并非筋痹。当然，若筋痹进一步发展，也会向肝痹传变。两者虽然关系密切，但并不能等同看待，虽言肝痹即筋痹，但是之后采纳此说者少。

另有将筋痹称为走注、流火者，如前《医宗必读》中所引"古称走注，今名流火"[13]266。因走注、流火与风痹（行痹）的临床症状有相似之处，皆有游走不定、疼痛缠绵之症，故称之。但二者并非同类疾病，后世基本不再以之代称。

此外，《备急千金要方》将五体痹归于"六极"下，所论"筋极"与筋痹密切相关，其言："凡筋极者，主肝也，肝应筋，筋与肝合，肝有病从筋生[17]257。"又曰："以春遇病为筋痹[17]257。"

2. 病因病机 《内经》认为筋痹的发生与外邪的关系密切，而内虚则是重要的致病条件。且其进一步发展会传变至肝，引发肝痹。后世医家在此基础上，对筋痹的病因病机有了更为全面的认识，具体包括以下几个方面：

（1）肝肾亏虚 肝主筋，肝肾同源。若肝肾不足，则精血不能充养筋脉。筋脉的正常生理活动受限，则会出现筋痹的证候。《中藏经》曰："淫邪伤肝，肝失其气，因而寒热所客，久而不去，流入筋会，则使人筋急而不能行步舒缓也，故曰筋痹[18]48。"《诸病源候论》曰："肝藏血而候筋，虚劳损血，不能荣养于筋，致使筋气极虚；又为寒邪所侵，故筋挛也[19]56。"又曰："虚劳损血耗髓，故伤筋骨也[19]56。"都说明肝虚则易为邪气侵犯筋脉，正如《校注妇人良方》曰："若风邪淫旺，或怒动肝火，血燥筋挛……若肾水亏损，不能滋养筋骨，或肝脾血虚，而筋痿痹[20]807。"可见，筋痹的发生与精血的亏虚关系密切，精血不足，则筋失所养，故见筋痹。《赤水玄珠》曰："凡见筋骨作痛，而亦有血虚，有阴火[21]280。"表明血虚而生虚火，进而造成阴血的进一步损伤，所以虚火内生也是不可忽视的一个病理因素。总之，肝肾亏虚，精血不足，虚火内生，是筋痹发生的重要原因。

（2）痰瘀气滞 气滞、痰湿、瘀血阻痹筋脉，筋脉不通，则痹证乃发。如《中藏经》曰："筋痹者，由怒叫无时，行步奔急……则使人筋急，而不能行步舒缓也[18]48。"《仁斋直指方》曰："郁怒伤肝，则诸筋纵弛[22]485。"说明情志刺激、肝气郁滞是导致筋痹的因素之一。《类证治裁》言："正气为邪气所阻，不能宣行，因而留滞，气血凝涩，久而成痹[15]269。"《医林改错》曰："凡肩痛、臂痛、腰痛、腿痛，或周身疼痛，总名曰痹症[23]57。"又曰："总滋阴，外受之邪，归于何处？总逐风寒，祛湿热，已凝之血，更不能活[23]57。"其明确了瘀血在痹证中的重要意义。《医门法律》指出："风寒湿三痹之邪，每借人胸中之痰为奥援。故治痹方中，多兼用治痰之药[24]259。"表明痰浊痹阻也是其发作的主要病理因素。《寿世保元》曰："瘀血湿痰，蓄于肢节之间，筋骨之会，空窍之所而作痛也[25]647。"表明瘀血痰湿留滞，筋脉不通，不通则痛，筋痹因之而生。

（3）风寒湿痹阻 《素问·痹论》提出痹证多由风、寒、湿侵袭所致，后世大都以《内经》为宗本。如《中藏经》曰："大凡风寒暑湿之邪，入于肝，则名筋痹[18]48。"《诸病源候论》曰："此由体虚腠理开，风邪在于筋故也，春遇痹，为筋痹，则筋屈，邪客关机，则使筋挛[19]40。"《太平惠民和剂局方》曰："风气入于筋络及骨节，疼痛，或攻注脚手痛，或拘挛伸屈不得[26]296。"《三因极一病证方论》曰："三气袭入经络，入于筋脉、皮肉、肌肤[27]45。"《儒门事亲》曰："湿胜则筋脉皮肉受之[28]22。"《金匮翼》曰："风寒湿三气，袭入经络……入于筋则屈而不伸[29]282。"《杂病源流犀烛》曰："风寒湿三气犯其经络之阴而成痹也……入于筋，则屈而不伸为筋痹[30]235。"可见，后世医家基本继承了《内经》中对于痹证病因病机的认识，而以风寒湿的侵袭为筋痹发生发展的原因。

（4）肝热灼筋 肝主筋，肝火盛，则筋热灼痛，《内经》中系统阐释了肝与筋的关系，如《素问·痿论》言："肝气热，则胆泄口苦，筋膜干，筋膜干则筋急而挛，发为筋痿[1]168。"筋痿与筋痹类同，可以之为鉴。《医学传灯》指出："痛风者，遍身疼痛，昼减夜甚，痛彻筋骨，有若虎咬之状，故又名白虎历节风。有痛而不肿者，有肿而且痛者，或头生红点，指肿如槌者，皆由肝经血少火盛，热极生风，非是外来风邪[31]25。"《证治汇补》云："恼怒而痛者，肝火胜也[32]203。"是由于肝火盛，则筋急而挛痛。

总之，筋痹的发生多与生活环境、饮食、起居、劳倦、体质等因素密切相关。如《儒门事亲》所言："况五方土地，寒暑殊气，刚柔异禀，饮食起居，莫不相戾，故所受之邪各有浅深。痛或不痛，或仁或不仁，或筋屈而不能伸，或引而不缩，寒则虫行，热则纵缓，不相乱也[28]22。"但是筋痹的发生不外乎外感与内伤。外感多由风寒湿之邪侵袭筋脉而致，内伤则多可见肝肾不足、精血亏虚、痰瘀气滞、肝热灼筋等病机。

3.症状与诊断 《内经》对于筋痹的症状表现有较为详细的记载，已如前述。后世医家基本遵循经典原义，而有更为细致的论述。如《中藏经》载"使人筋急而不能行步舒缓"[18]48"其脉左关中弦急而数、浮沉有力"[18]48等。《诸病源候论》载"春遇痹，为筋痹，则筋屈，邪客关机，则使筋挛"[19]40"四肢拘挛不得屈伸"[19]40等。《备急千金要方》载"筋虚则善悲，色青苍白见于目下，若伤寒则筋不能动，十指爪皆痛，数好转筋"[17]257"筋实则善怒，嗌干伤热则咳，咳则胁下痛不能转侧，又脚下满痛"[17]257"筋虚极，则筋不能转"[17]257"腰背不便，转筋急痹筋挛"[17]258"筋挛痹缩"[17]258"十指筋挛急，不得屈伸"[17]258等。《太平圣惠方》载"筋极，四肢拘急，头项强直，爪甲多青，胁肋胀痛"[33]735-736"肢节拘急，挛缩疼痹"[33]736等。《圣济总录》载"筋痹，其状拘急屈而不伸"[34]492"肢体拘急，不得伸展"[34]493"筋挛缩，腰背不伸，强直时痛"[34]493"筋急不得太息"[34]493"筋痹多悲思，颜色苍白，四肢不荣，诸筋拘挛，伸动缩急"[34]494等。《儒门事亲》中载"或筋屈而不能伸，或引而不缩"[28]22。《医宗金鉴》中载"筋挛节痛屈而不伸"[35]475等。

概括而言，后世医家对于筋痹临床表现的论述基本继承了《内经》，对于筋痹的认识还是以《内经》所言"筋挛节痛"等为主，但是有了更加细致的阐释。如《中藏经》提到筋痹的脉象"左关中弦急而数、浮沉有力"[18]48，《备急千金要方》阐释了筋极，与筋痹类同，后世《太平圣惠方》也承其说。《圣济总录》除了阐释筋痹拘挛疼痛的表现外，还提到筋痹之证尚有情志上的证候，如其言"筋痹多悲思"[34]494。

综上，筋痹的主要症状有筋急挛痛，屈而不能伸，腰背强直，肢节疼痛，步履艰难，多悲思等。

关于筋痹与肝痹的鉴别。肝之合在筋，筋痹进一步发展，也会向肝痹转变，因此，二者需要鉴别。后世有医家将两者相混淆，把肝痹的症状描述为筋痹的表现，如《严氏济生方》曰："筋痹之为病，应乎肝，其状夜卧则惊，饮食多，小便数[36]118。"《症因脉治》甚至曰："[肝痹之症]即筋痹也[16]107。"此说法虽然将筋痹与肝痹混同，但是也说明二者之间具有密不可分的关系。筋痹病在筋，是以筋急拘挛、抽掣疼痛、关节屈伸不利为主要表现的风湿痹证。肝痹多由筋痹日久不愈，复感外邪，内舍于肝而致。筋痹若见胸胁满闷或疼痛，夜卧则惊，多饮，小便多，小腹胀满，筋挛节痛或阴缩者为肝痹。筋痹进一步发展可为肝痹，如《诸病源候论》曰："筋痹不已，又遇邪者，则移入肝[19]40。"《圣济总录》曰："筋痹不已，复感于邪，内舍于肝，是为肝痹[34]492。"因此，肝痹是在筋痹基础上发病的，两者不是各自独立、互不相干的疾病，因而可以认为是同一疾病发展的两个阶段。

关于筋痹与脉痹的鉴别。筋、脉相连，部位相近，患病之后往往相互波及，如《儒门事亲》云：

"脉痹不已，而成筋痹[28]22。"故筋痹须与脉痹进行鉴别。《素问·痹论》言："痹……在于脉则血凝而不流[1]167。"《素问·五脏生成》言："凝于脉者为泣[1]49-50。"《素问·四时逆从论》曰："阳明有余，病脉痹，身时热[1]240。"脉痹证候的描述多为肢体疼痛，肌肤变暗或萎黄，病变处皮肤发热，感觉异常，动脉搏动减弱等为主。筋痹则以筋急挛痛，屈而不能伸，腰背强直，肢节疼痛，步履艰难等筋挛疼痛的表现为主。

关于筋痹与骨痹的鉴别。骨与筋相近，患痹后常会相互波及，二者关系密切，故需要鉴别。但筋痹病在筋，是以筋急拘挛、抽掣疼痛、关节屈伸不利为主要表现；骨痹病在骨，是以骨关节沉重、痛剧，甚则强直畸形、拘挛屈曲为主要表现。一般来说，两者区别如《灵枢·终始》所言"手屈而不伸者，其病在筋；伸而不屈者，其病在骨"[2]26。下肢亦同理。另外，因筋和骨相连，筋痹日久不愈，亦可出现骨痹表现，如《儒门事亲》曰："筋痹不已，而成骨痹[28]22。"

关于筋痹与风痹的鉴别。五邪（风、寒、湿、热、燥）和五体（皮、肌、脉、筋、骨）相对应，关系密切。其中风邪与筋痹的关系早在《内经》中即有论述，如《素问·阴阳应象大论》曰："东方生风，风生木，木生酸，酸生肝，肝生筋……在天为风，在地为木，在体为筋，在脏为肝[1]24-25。"肝木为风，风为春季之主气，故《素问·痹论》曰："以春遇此者为筋痹[1]164。"论述了风邪伤于筋，为筋痹，合于春，内舍于肝的特点。五淫痹和五体痹关系密切，如《医宗必读》曰："筋痹，风痹也[13]266。"其后《证治汇补》《张氏医通》等也随其说。《医宗必读》所描述的筋痹表现则为典型的风痹表现，说明其认为筋痹是从病位角度来称呼风痹的。相较于行痹、痛痹、着痹从病因特点的命名而言，五体痹主要从邪犯部位命名。两类痹证在临床上互有交叉，并非截然独立。如《素问识》云："皆以所遇之时，所客之处命名。非此行痹、痛痹、着痹之外，又别有骨痹、筋痹、脉痹、肌痹、皮痹也[37]198。"故学者不可拘泥于病名，而应将其分别看待。

4.治法方药　对于筋痹的治疗，《内经》提出"在筋守筋"[2]26，主张针刺的治疗方法。具体治法上，后世医家继承经典原义，对于筋痹治疗方法的认识主要有以下几个方面。

（1）调补肝肾，养血除痹　肝肾不足，精血不能濡养筋脉，是筋痹的主要病机之一。正如《中藏经》中所拟定的治法"活血以补肝，温气以养肾，然后服饵汤丸，治得其宜，即疾瘳已，不然则害人矣"[18]48。《圣济总录》治筋痹"以筋虚为风所伤，故筋挛缩，腰背不伸，强直时痛，牛膝汤方"[34]493。《太平惠民和剂局方》治疗"治肾经不足，下攻腰脚，腿膝肿痒，不能屈伸，脚弱少力，不能踏地，脚心隐端乏，筋脉拘挛，腰膝不利"用"四斤丸"[26]21-22。为后世治疗肝肾亏虚之风湿痹痛的常用方。还有《普济本事方》治疗筋极用地黄丸[38]12；《石室秘录》用滋筋舒肝汤治疗筋病[39]360；《张氏医通》用补血荣筋丸治肝衰筋缓，不能自收持等症[14]187，皆以补肝肾、养血来治疗筋脉痹证。后世《医门法律》甚至改动沿用治疗筋痹的羚羊角散，认为"筋痹必因血不荣养"[24]260，在原方用白芍、川芎的基础上，加用养血之当归。常用药物有石斛、牛膝、地黄、续断、肉苁蓉、当归、白芍等。

（2）祛风散寒除湿　自《内经》以来，风寒湿邪闭阻肢体经脉就被认为是痹证发生发展变化的主要病机。尽管《内经》中并无痹证的对应方剂，但是在后世，祛风散寒除湿的方药在痹证辨治上经常被选用。因此，这一类的方剂也十分丰富。针对筋痹，《圣济总录》用独活散治疗"筋痹肢体拘急，不得伸展"[34]493。《太平圣惠方》治疗"肝风手足拘挛，百骨节疼痛"用"侧子散"（附子）[33]66；治疗"肝脏拘挛，不可屈伸"用"薏苡仁浸酒方"[33]66；"治风，毒攻四肢，筋脉拘挛"用羚羊角散，使用羚羊角、桂心、附子、羌活、防风、生姜等六味药[33]647。《普济本事方》中治疗"筋痹肢节束痛"也用羚羊角汤，较前方以肉桂代桂心，独活代羌活，加了白芍、川芎，并要求"秋服之"[38]12。该方成为后世治疗筋痹的经典方，《世医得效方》《古今医统大全》《医学纲目》《张氏医通》等均有引述，甚至影响了后世治疗筋痹的处方法度。如《医宗金鉴》就将筋痹分为虚实辨治，并以痹虚筋痹用加减小续命汤"加羚羊角或加续断"[35]476，而痹实筋痹，用增味五痹汤，"以羚羊角为主"[35]476。其他方剂如《普济本事方》乌头汤，治疗"寒冷湿痹，留于筋脉，挛缩不得转侧"[38]12。皆是以温燥寒湿之药为主，常用药有桂枝、附子、麻黄、乌头、羌活、防风、独活、薏苡仁等。

（3）**活血通络除痹**　肝主筋，也主藏血，血滞于筋脉，则筋痹不舒，故古人往往在祛风胜湿中佐用活血通经之品，或加藤类药，取其通络之功，或佐虫类药之搜剔，以通络解痉。如《太平圣惠方》以天麻丸治"四肢筋脉拘挛，骨节疼痛"[33]647-648，方中除用疏风之品外，还用没药活血止痛，全蝎、地龙入络搜剔。《医学正传》之舒筋汤治疗"臂痛不能举"[40]217，认为是"气血凝滞经络不行所致"[40]217，故在祛风胜湿之外，佐以片子姜黄、当归、赤芍，以活血通经。《医学正传》之九藤酒治疗"治远年痛风，及中风左瘫右痪，筋脉拘急，日夜作痛，叫呼不已等证，其功甚速"[40]217，以九种藤类药为主，以通络止痛。常用药如钩藤、红藤、丁公藤、桑络藤、天仙藤、忍冬藤、赤芍、姜黄、蜈蚣、全蝎、地龙等。

（4）**清肝息风**　肝风、肝火亢盛，则筋脉不得舒展，《太平圣惠方》有羚羊角散方，治疗"肝风筋脉拘挛，四肢烦疼"[33]65。方中以羚羊角平肝息风，加栀子仁清热泻火。《校注妇人良方》中薛己用加味逍遥散治疗"怒动肝火，血燥筋挛"[20]808。《症因脉治》中用知柏四物汤治疗"肝经血热筋挛"[16]93等均属此法。常用药物有龙胆草、栀子仁、黄芩、黄柏、知母、羚羊角、牡丹皮、钩藤等。

（5）**针灸治疗**　早在《内经》中就提出以针刺为主的方法，如"恢刺""关刺"等已如上述。后世更加注重针刺取穴的应用，如《圣济总录》曰："足大趾搏伤，下车挃地，通臂指端伤为筋痹，解溪主之[34]3194。"并以中渎治疗"痛攻上下，筋痹不仁"[34]3170。《针灸集成》云："筋痹取太冲、阳陵泉[41]109"。取太冲穴、阳陵泉穴治疗筋痹。《赤水玄珠》言："春感风、寒、湿者为筋痹，久不已则内入于肝，病卧则惊，多饮，数小便。取太冲、阳陵泉[21]281。"阐释了取太冲、阳陵泉治疗筋痹传变深入的证候。

此外，风寒湿痹阻常会有化热之倾向，或风湿热邪侵犯筋脉，故常有医家从热来辨治。且除以上治法外，由于筋痹的临床病机并不单见，常有错综复杂的特点，故后世医家往往多法并举。如《万病回春》之舒筋立安散[42]372，即有祛风胜湿之防风、羌活、独活、防己、苍术、白芷，舒筋活络之木通、威灵仙、木瓜、牛膝，也有燥湿化痰之半夏、陈皮、南星、白术，活血之桃仁、红花，腹痛加乳香、没药，泻火之酒芩、龙胆草、连翘，温阳之附子，养阴通经之生地黄等。可见筋痹证的治疗并无一定之法。

5.转归预后　筋痹的转归与预后主要取决于患者正气的强弱、感邪的轻重、病变程度、治疗措施得当与否。初起阶段，若诊治适时，方药得当，多能控制病情，恢复功能，预后一般尚好。若病情进一步发展，气血瘀阻经络，或外伤经络，或再次感受邪气，筋脉瘀阻，伤及脏腑，则预后不良。若年老体弱，病程日久，肝肾渐亏，加之气血运行不畅，筋脉失于濡养，预后也较差；严重者，患肢可出现僵硬、强直、筋肉萎缩失用等表现。一般而言，初患者以邪实为主，通过祛邪舒筋易于痊愈，而年深日久者，邪盛正虚，且常虚实互见，寒热错杂，迁延难愈。如《备急千金要方》言："诸痹风胜者则易愈，在皮间亦易愈，在筋骨则难瘥也[17]185。"

其发展传变大体有两种：其一，是依《素问·痹论》所言"筋痹不已，复感于邪，内舍于肝"[1]164，内传脏腑，而为肝痹；其二，是如《儒门事亲》所云"筋痹不已，而成骨痹"[28]22，甚至筋骨同痹，预后不良。《脉因证治》曰："久而不去，内舍五脏之合，待舍其合，难治矣[34]471。""筋痹不去，内舍于肝[34]471。"因此，治疗筋痹当及早治疗，以免贻误病机，造成不可逆的损害。

【应用示例】

1. 风血相搏 《全国名医验案类编》: 历节痛风案（内科）。

病者: 张兆荣之妻, 年四十一岁, 住昌安门外杨港。

病名: 历节痛风。

原因: 素因血虚肝旺, 暮春外感风热, 与血相搏而暴发。

证候: 头痛身热, 肢节挛疼, 不能伸缩, 心烦自汗, 手指微冷, 夜甚于昼。

诊断: 脉浮弦数, 左甚于右, 舌红, 苔白薄滑。脉症合参, 此巢元方所谓历节风之状, 由风历关节与血气相搏, 交击历节, 痛不可忍, 屈伸不得是也。

疗法: 凡风搏血络瘀, 筋痹肢节挛痛者, 当专以舒筋活络为主。故重用羚角为君, 筋挛必因血不荣养, 即以归、芍、川芎为臣, 然恐羚角性凉, 但能舒筋不能开痹, 少用桂枝之辛通肢节为反佐, 而使以薄荷、牛蒡、连芽桑枝者, 疏风散热以缓肢节之疼痛也。处方如下: 碎羚角钱半（先煎）, 当归须一钱, 生赤芍钱半, 川芎八分, 桂枝尖三分, 苏薄荷七分, 炒牛蒡一钱, 连芽桑枝一两。

效果: 连服三剂, 外用冯了性酒没透绒洋布, 以搽掺诸肢节痛处, 汗出溱溱, 身热痛大减, 手足亦能屈伸。唯神烦肢麻, 溺秘少寐。即将原方去归、芍、桂枝, 羚角改用八分, 加淡竹茹三钱, 鲜竹叶心三钱, 辰砂染灯心三十支, 莲子心三十支。又进三剂, 夜能安眠, 溺通麻除。终用炒桑枝二两, 马鞭竹一两, 鲜茅根一两, 天津大枣四枚, 每日煎服, 调理而痊[43]79。

2. 寒湿痹阻, 营卫不和 《江泽之医案》: 操劳太过, 血水内泛, 致寒湿入于脉络, 成为筋痹, 延及日久, 卫营失和。近来手指筋强而肿, 伸屈似属不利, 药难霍然, 徐图可也。丸方: 黄芪、当归、姜黄、防己、豨莶草、木瓜、冬术、桂枝、桐皮、蒺藜、仙鹤草、赤苓、桑枝, 熬膏代蜜, 成丸, 酒服[44]28。

3. 肝热阴亏, 筋失濡润 《李斯炽医案》: 姜某, 女, 44 岁, 干部。1974 年 8 月 31 日初诊。其家属说患者于 1964 年曾患急性无黄疸型肝炎, 此后即发生手足关节疼痛, 屈伸时疼痛更甚, 并逐年加重。1973 年已发展成手足关节处筋肌紧张疼痛, 牵引手足剧痛, 关节处红肿变形, 时发抖战。经某医院检查, 诊断为类风湿关节炎。前医以风湿论治, 服大剂辛温药, 遂致发狂, 不能片时安静, 通宵失眠, 口中胡言乱语。1974 年 6 月她将一瓶安眠药服下, 幸经医院及时抢救, 未致死亡, 但月经从此停闭。

见患者神志尚未清楚, 前症更有增加, 满面发红, 频频思饮, 晚上仍不能入睡。能自述手足关节剧烈疼痛, 行走困难, 周身肌肉疼痛。诊得脉象浮弦有力, 舌红少苔。据上述症状分析, 患者原患急性肝炎, 应属肝热之证; 肝热耗损肝阴, 病愈后未能及时用药物调养, 以致筋脉失于濡润, 故在关节屈伸时牵引筋脉疼痛, 留连日久, 病情亦更为严重。前医不知西医诊断的类风湿关节炎与中医所称的风湿病概念本不一致, 而错用辛温之药。此等水亏之证, 安得以火热迫之, 遂使水愈亏而火愈炽, 而成此阳热发狂之证。津愈亏而筋愈难养, 故有频频思饮, 筋难屈伸, 疼痛加剧, 甚至行走困难。此即《素问·痹论》说: "痹在于筋则屈不伸也。" "肝痹者, 夜卧则惊。" 患者通宵不眠, 是肝不能藏魂之故。且脉象浮弦, 舌红少苔, 亦属肝阴亏损之象。据其所出现之症状, 治法应以养阴安神潜阳为主, 佐以通利关节、涤热益胃之品。故用女贞子、墨旱莲、白芍、甘草以养阴柔筋; 用牡蛎、琥珀、柏子仁、酸枣仁以潜阳安神, 用桑枝、牛膝通关节; 用知母、莲子以涤热益胃。处方如下: 女贞子 15g, 墨旱莲 15g, 白芍 15g, 牡蛎 15g, 琥珀 4.5g, 柏子仁 12g, 酸枣仁 12, 桑枝 30g, 牛膝 9g, 知母 12g, 莲子 15g, 甘草 3g。

9月5日二诊：患者服上方十余剂，睡眠有所增进，神志逐渐清醒；关节疼痛稍缓，但仍红肿疼痛。抖战现象未止，面赤口渴，头尚昏痛，周身肌肉仍疼痛，脉仍浮弦，舌红少苔。此阴分虽稍得涵养，但风阳之势并未停歇。在前方意中，加入息风止痛药，并加重涤热荣筋、通利关节之药物。处方如下：蜈蚣3条，全蝎3g，知母12g，羚羊角粉1g（冲服），白芍12g，玉竹12g，桑枝30g，牛膝9g，藕节9g，秦艽9g，豨莶草15g，菊花9g，柏子仁9g，甘草3g。

1975年6月17日三诊：上方加减，续服60余剂，患者关节红肿疼痛减轻，抖战现象已止，已能开始行走，神志始终清醒，头部已不昏痛，周身肌肉疼痛亦缓解。但自觉血往关节聚结，关节处仍胀大，心中虚烦懊恼，胸闷不舒，饮食虽有所增加，有时又知饥不欲食，时而嗳气，口渴思饮，眼微发红，睡眠欠佳，脉浮象稍减，舌质红、中心微黄。因此案已服大剂量养阴涤热、通利关节药物，病势仍消退缓慢，热象始终未除，结合其口渴、烦热、苔黄、关节红肿变形等症，考虑其热已化毒，因之病难速已。决定用茵陈、黄芩、决明子、紫花地丁以清热解毒；用淡豆豉、焦栀子以除虚烦；用瓜蒌、薤白、丝瓜络以开胸闷；用牡蛎、天花粉、桑枝、白芍、甘草等以育阴潜阳，通利关节；加山楂以健胃、枳实以行气。处方如下：茵陈18g，瓜蒌20g，丝瓜络5寸，紫花地丁15g，淡豆豉15g，焦栀子15g，炒枳实9g，黄芩15g，白芍15g，生山楂15g，牡蛎18g，决明子18g，天花粉12g，桑枝30g，甘草9g。

上方加减，续服七十余剂，在服中药期间亦曾加服地塞米松、氯化奎林、奋乃静、泼尼松等西药。1975年11月27日，患者来就诊时，行动自如，关节肿胀变形情况已恢复正常，眠食均佳，精神愉快，只有时尚觉热重。如喉痛、牙松、眼红、唇干，有时关节尚觉微痛。经服中药后，即行缓解，停药后又复生热。此应为阴液损伤太甚，阴易亏而难养，此属阴虚生热，还应缓缓调治。本案至今虽未彻底治愈，但主要病证已获解决，故亦记录，以供研究[45] 177-179。

附录一：文献辑录

《医经原旨》 脾脉涩甚，血气衰滞也。肝木不足，土反乘之，故湿溢肢体，是为溢饮，若其微涩而为瘛疭，为筋痹，皆血不足以养筋也。瘛，翅、系二音。疭，音栾。筋急缩也[4] 91。

《素问吴注》 盖营气虚则不仁，卫气虚则不用，又有骨痹、筋痹、肉痹、脉痹、皮痹之不同，其因血气衰少则一也[5] 250。

《类经》 少阳者相火之气也，其合肝胆，其主筋，其脉行于胁肋，故少阳之邪有余者，当病筋痹胁满[6] 319-320。

《黄帝素问直解》 少阳厥阴，相为表里，少阳有余，则肝木之气亦有余，故病筋痹胁满[7] 427。

《内经博议》 少阳有余，病筋痹胁满，不足病肝痹。滑则病肝风疝，涩则病积时筋急目痛。相火之气犯阴则肝受之，若邪有余则火风伤筋，故筋痹。部在胁肋，故胁满。不足是肝脏本虚，故成肝痹。肝痹者，肝气郁而血不荣筋之症也。脉滑为风热合邪，故病肝风疝。淫气聚筋而寒热往来，抽掣相引者是也。涩则血滞故病积，肝主筋而开窍于目，故筋急目痛[8] 135。

《黄帝内经灵枢注证发微》 凡手虽能屈而实不能伸者，正以筋甚拘挛，故屈易而伸难，其病在筋，治之者，亦惟在筋守筋耳，不可误求之骨也。手虽能伸而实不能屈者，正以骨有所伤，故伸易而屈难，其病在骨，治之者，亦惟在骨守骨耳，不可误求之筋也[9] 64。

《素问·五脏生成》 诸筋者，皆属于节[1] 49。

《黄帝内经素问集注》 诸筋皆属于节，故筋挛节痛。病在筋者，屈而不伸，故不可行也，名曰筋痹。痹者闭也，痛也，故者因也，为因于筋，故当刺在筋。筋在分肉间，而生于骨，故当从分肉内针，而不可中骨也。筋舒而病起，筋热而病已，即当止其针[10]203。

《黄帝内经太素》　微涩，血多而寒，即厥阴筋寒，故瘛急而挛也[11]519。

《黄帝内经灵枢注证发微》　若得涩脉而微，则血不养筋，当为瘛为挛，为筋痹也[9]31。

《类经》　若其微涩而为瘛挛为筋痹，皆血不足以养筋也[6]91。

《素问·五脏生成》　肝之合筋也，其荣爪也[1]48。

《素问·宣明五气论》　五脏所主：心主脉，肺主皮，肝主筋，脾主肉，肾主骨，是谓五主[1]105。

《素问·阴阳应象大论》　东方生风，风生木，木生酸，酸生肝，肝生筋，筋生心，肝主目。其在天为玄，在人为道，在地为化。化生五味，道生智，玄生神，神在天为风，在地为木，在体为筋，在脏为肝，在色为苍，在音为角，在声为呼，在变动为握，在窍为目，在味为酸，在志为怒[1]24-25。

《素问·痿论》　肺主身之皮毛，心主身之血脉，肝主身之筋膜，脾主身之肌肉，肾主身之骨髓，故肺热叶焦，则皮毛虚弱急薄，着则生痿躄也[1]168。

《素问·痿论》　阳明者，五脏六腑之海，主润宗筋，宗筋主束骨而利机关也[1]169。

《素问·痹论》　肝痹者，夜卧则惊，多饮，数小便，上为引如怀[1]165。

《素问·脉要精微论》　帝曰：诸痛肿筋挛骨痛，此皆安生？岐伯曰：此寒气之肿，八风之变也。帝曰：治之奈何？岐伯曰：此四时之病，以其胜治之愈也[1]72。

《类经》　四时之病，实时气也。治之以胜，如《至真要大论》曰：治诸胜复，寒者热之，热者寒之，温者清之，清者温之，散者收之，抑者散之，燥者润之，急者缓之，坚者软之，脆者坚之，衰者补之，强者泻之，各安其气，必清必静，则病气衰去。此之谓也[6]340。

《素问·调经论》　病在脉，调之血；病在血，调之络；病在气，调之卫；病在肉，调之分肉；病在筋，调之筋；病在骨，调之骨[1]232-233。

《黄帝内经太素》　筋络诸节，故筋挛，诸节皆痛，不可中其骨部。以病起筋，所以筋热已止也[11]755。

《黄帝素问直解》　此刺筋痹之法也。病在筋，则筋挛而骨节痛。筋挛节痛，则不可以行，病名曰筋痹。即当刺其筋上，使之不挛，为复其故。其刺筋上之法，当刺分肉间，不可中骨也。刺之得宜，则病起筋热。病起筋热，则病已，病已，则止刺也[7]355。

《黄帝内经灵枢注证发微》　以针直刺其旁，复举其针前后，恢荡其筋之急者，所以治筋痹也[9]52。

《黄帝内经太素》　刺关身之左右，尽至筋上，以去筋痹，故曰关刺，或曰开刺也[11]696。

《类经》　恢，恢廓也。筋急者，不刺筋而刺其旁，必数举其针或前或后以恢其气，则筋痹可舒也[6]352。

《灵枢·经筋》　治在燔针劫刺，以知为数，以痛为腧[2]42。

《黄帝内经太素》　十二经筋，感寒湿风三种之气所生诸病，皆曰筋痹。筋痹燔针为当，故偏用之。余脉、肉、皮、筋等痹，所宜各异也[11]382。

《灵枢·官针》　焠刺者，刺燔针则取痹也[2]21。

《灵枢·经筋》　焠刺者，刺寒急也；热则筋纵不收，无用燔针[2]45。

《类经》　筋痹之病属寒者多，故以上皆言治在燔针劫刺；然有因于热者，治当远热，无用燔针，验在筋之急与纵耳[6]319。

《黄帝内经太素》　五脏合者，五脏五输之中皆有合也。诸脉从外来合五脏之处，故合为内也。是以骨、筋、脉、肌、皮等五痹，久而不已，内舍于合。在合时复感邪之气，转入于脏，入脏者死也[11]968。

《类经》 舍者，邪入而居之也。时，谓气王之时，五脏各有所应也。病久不去，而复感于邪，气必更深，故内舍其合而入于脏[6]314。

《素问经注节解》 风寒湿之邪，由外入内，筋骨受痹，若更感外邪，则必内及于肝肾，是谓内舍于其合[12]176。

《医宗必读》 筋痹，即风痹也。游行不定，上下左右，随其虚邪，与血气相搏，聚于关节，或赤或肿，筋脉弛纵，古称走注，今名流火。防风汤主之，如意通圣散、桂心散、没药散、虎骨丸、十生丹、一粒金丹、乳香应痛丸[13]266。

《张氏医通》 行痹者，病处行而不定，走注历节疼痛之类。当散风为主，御寒利气，仍不可废。更须参以补血之剂，盖治风先治血，血行风自灭也。痛痹者，寒气凝结，阳气不行，故痛有定处，俗名痛风是也。治当散寒为主，疏风燥湿，仍不可缺。更须参以补火之剂，非大辛大温，不能释其凝寒之害也。着痹者，肢体重着不移，疼痛麻木是也。盖气虚则麻，血虚则木。治当利湿为主，祛风解寒，亦不可缺，更须参以理脾补气之剂，盖土强自能胜湿，而气旺自无顽麻也。骨痹者，即寒痹痛痹也。其证痛苦攻心，四肢挛急，关节浮肿。筋痹者，即风痹行痹也，其证游行不定，与血气相搏，聚于关节，筋脉弛纵，或赤或肿。脉痹者，即热痹也。脏腑移热，复遇外邪客搏经络，留而不行。其证肌肉热极，皮肤如鼠走，唇口反裂，皮肤色变。肌痹者，即着痹湿痹也，留而不移，汗出四肢痿弱，皮肤麻木不仁，精神昏塞。皮痹者，即寒痹也。邪在皮毛，瘾疹风疮，搔之不痛，初起皮中如虫行状。以上诸证，又以所遇之时而命名，非行痹痛痹着痹外，又有皮脉筋肌骨之痹也[14]181。

《类证治裁》 筋痹，即风痹也，风热攻注，筋弛脉缓[15]271。

《症因脉治》[肝痹之症] 即筋痹也，夜卧则惊，多饮数小便，腹大如怀物，左胁凝结作痛，此肝痹之症也[16]110。

《备急千金要方》 论曰，凡筋极者主肝也，肝应筋，筋与肝合，肝有病从筋生。又曰：以春遇病为筋痹，筋痹不已，复感于邪，内舍于肝，则阳气入于内，阴气出于外，若阴气外出，出则虚，虚则筋虚，筋虚则善悲，色青苍白见于目下，若伤寒则筋不能动，十指爪皆痛，数好转筋，其源以春甲乙日得之伤风，风在筋为肝虚风也。若阳气内发，发则实，实则筋实，筋实则善怒，嗌干伤热则咳，咳则胁下痛不能转侧，又脚下满痛，故曰肝实风也。然则因其轻而扬之，因其重而减之，因其衰而彰之。审其阴阳以别柔刚，阳病治阴，阴病治阳。善治病者，病在皮毛、肌肤、筋脉而治之，次治六腑，若至五脏则半死矣[17]257。

《中藏经》 筋痹者，由怒叫无时，行步奔急，淫邪伤肝，肝失其气，因而寒热所客，久而不去，流入筋会，则使人筋急而不能行步舒缓也，故曰筋痹。宜活血以补肝，温气以养肾，然后服饵汤丸。治得其宜，即疾瘳已，不然则害人矣。其脉左关中弦急而数，浮沉有力者是也[18]48。

《诸病源候论》 虚劳伤筋骨候：肝主筋而藏血，肾主骨而生髓。虚劳损血耗髓，故伤筋骨也。虚劳筋挛候：肝藏血而候筋，虚劳损血，不能荣养于筋，致使筋气极虚；又为寒邪所侵，故筋挛也[19]56。

《校注妇人良方》 经云：邪之所凑，其气必虚。前症若风邪淫旺，或怒动肝火，血燥筋挛，用加味逍遥散。脾肺气虚，肌肤不仁，手足麻木，用三痹汤。若肾水亏损，不能滋养筋骨，或肝脾血虚，而筋痿痹，用六味丸。服燥药而筋挛者，用四物、生甘草。气血俱虚，用八珍汤和《医林集要》等方[20]808。

《赤水玄珠》 抑凡见筋骨作痛，而亦有血虚，有阴火，有痰涎者，又皆可以风名之乎？在丹溪诸公，必自能融会体认。其如因名迷实之弊，流害已久，名不正，则言不顺，予故不能无容言也。后之明哲，幸鉴于心[21]280。

《仁斋直指方》 郁怒伤肝，则诸筋纵弛[22]485。

《类证治裁》 正气为邪气所阻，不能宣行，因而留滞，气血凝涩，久而成痹[15]269。

《医林改错》 凡肩痛、臂痛、腰疼、腿疼，或周身疼痛，总名曰痹症。明知受风寒，有温热发散药不愈，云：病在皮脉，易于为功，病在筋骨，实难见效。因不思风寒湿热入皮肤，何处作痛。入于气管，痛必流走；入于血管，痛不移处。如论虚弱，是因病而致虚，非因虚致病。总滋阴，外受之邪，归于何处？总逐风寒，祛湿热，已凝之血，更不能活。如水遇风寒，凝结成冰，冰成风寒已散。明此义，治痹症何难[23]57。

《医门法律》 风寒湿三痹之邪，每借人胸中之痰为奥援。故治痹方中，多兼用治痰之药[24]259。

《寿世保元》 瘀血湿痰，蓄于肢节之间，筋骨之会，空窍之所而作痛也。肢节沉重者，是湿痰。晚间病重者，是瘀血也[25]647。

《中藏经》 大凡风寒暑湿之邪入于肝，则名筋痹。入于肾，则名骨痹。入于心，则名血痹。入于脾，则名肉痹。入于肺，则名气痹[18]48。

《诸病源候论》 风四肢拘挛不得屈伸候：此由体虚腠理开，风邪在于筋故也。春遇痹，为筋痹，则筋屈，邪客关机，则使筋挛。邪客于足太阳之络，令人肩背拘急也。足厥阴，肝之经也。肝通主诸筋，王在春。其经络虚，遇风邪则伤于筋，使四肢拘挛，不得屈伸。诊其脉，急细如弦者，筋急足挛也。若筋屈不已，又遇于邪，则移变入肝。其病状，夜卧则惊，小便数[19]40。

《太平惠民和剂局方》 论诸风骨节疼痛，皆因风气入于筋络及骨节疼痛，或攻注脚手痛，或拘挛伸屈不得者，可与乳香趁痛散、追风应痛丸、活络丹、乳香丸、没药丸、太岳活血丹皆可服。宜先与五香散淋渫，次用活血丹涂之[26]296。

《三因极一病证方论》 夫风湿寒三气杂至，合而为痹。虽曰合痹，其用自殊。风胜则为行痹，寒胜则为痛痹，湿胜则为着痹。三气袭入经络，入于筋脉、皮肉、肌肤，久而不已，则入五脏[27]45。

《儒门事亲》 湿气胜者为着痹。湿胜则筋脉皮肉受之，故其痹着而不去，肌肉削而着骨。世俗不知，反呼为偏枯。此疾之作，多在四时阴雨之时，及三月九月，太阳寒水用事之月。故草枯水寒为甚，或濒水之地，劳力之人，辛苦失度，触冒风雨，寝处津湿，痹从外入。况五方七地，寒暑殊气，刚柔异禀，饮食起居，莫不相戾。故所受之邪，各有浅深。或痛或不痛，或仁或不仁，或筋屈而不能伸，或引而不缩。寒则虫行，热则纵缓，不相乱也。皮痹不已，而成肉痹；肉痹不已，而成脉痹；脉痹不已，而成筋痹；筋痹不已，而成骨痹；久而不已，内舍其合。若脏腑俱病，虽有智者，不能善图也。凡病痹之人，其脉沉涩[28]22。

《金匮翼》 风寒湿三气袭入经络，入于骨则重而不举，入于脉则血凝不流，入于筋则屈而不伸，入于肉则不仁，入于皮则寒，久不已则入五脏。烦满喘呕者肺也。上气嗌干厥胀者心也。多饮数溲，夜卧则惊者肝也。尻以代踵，脊以代头者肾也。四肢懈惰，发咳呕沫者脾也。大抵显脏症则难治矣[29]282。

《杂病源流犀烛》 诸痹，风、寒、湿三气，犯其经络之阴而成病也。故经曰：病在阳曰风，病在阴曰痹。痹者，闭也。三气杂至，壅蔽经络，血气不行，不能随时祛散，故久而为痹，或遍身或四肢挛急而痛，或有不痛者，病久入深也。入于骨，则重而不举为骨痹；入于血，则凝而不流为脉痹；入于筋，则屈而不伸为筋痹；入于肉，则肌肉不仁为肉痹；入于皮，则寒在皮毛为皮痹。盖筋骨皮脉肉间，得邪则气缓，故虽痹而不痛。然痹之为病，每各以时遇。如冬气在骨，遇三气故成骨痹；春气在筋，遇三气故成筋痹；夏气在脉，遇三气故成脉痹；季夏气在肉，遇三气故成肉痹；秋气在皮，遇三气故成皮痹[30]235。

《素问·痿论》　肝气热，则胆泄口苦，筋膜干，筋膜干则筋急而挛，发为筋痿[1]168。

《医学传灯》　痛风者，遍身疼痛，昼减夜甚，痛彻筋骨，有若虎咬之状，故又名为白虎历节风。有痛而不肿者，有肿而且痛者，或头生红点，指肿如捶者，皆由肝经血少火盛，热极生风，非是外来风邪。古今诸书，皆以风湿为言，疑误舛谬，害人不浅[31]25。

《证治汇补》　恼怒而痛者，肝火盛也[32]203。

《太平圣惠方》　治筋极，四肢拘急，头项强直，爪甲多青，胁肋胀痛，宜服羚羊散方[33]735-736。

《太平圣惠方》　治筋极，肢节拘急，挛缩疼痹。五加皮散方[33]736。

《太平圣惠方》　治筋极，身体拘急……行立不得，宜服桑枝酸枣仁煎方[33]736。

《圣济总录》　又曰，以春遇此者为筋痹，其状拘急屈而不伸是也[34]492。

《圣济总录》　治筋痹肢体拘急，不得伸展。独活散方[34]493。

《圣济总录》　治筋痹以筋虚为风所伤，故筋挛缩，腰背不伸，强直时痛。牛膝汤方[34]493。

《圣济总录》　治肝痹两胁下满，筋急不得太息，疝瘕四逆，抢心腹痛，目不明。神肝汤方[34]493。

《圣济总录》　治筋痹多悲思，颜色苍白，四肢不荣，诸筋拘挛，伸动缩急，腹中转痛。五加皮酒方[34]494。

《医宗金鉴》　以春时遇此邪为筋痹，则筋挛节痛屈而不伸也[35]475。

《严氏济生方》　筋痹之为病，应乎肝，其状夜卧则惊，饮食多，小便数[36]118。

《圣济总录》　筋痹不已，复感于邪，内舍于肝，是为肝痹[34]492。

《素问·痹论》　痹在于骨则重，在于脉则血凝而不流，在于筋则屈不伸，在于肉则不仁，在于皮则寒，故具此五者，则不痛也。凡痹之类，逢寒则虫，逢热则纵[1]167。

《素问·五脏生成》　诸脉者皆属于目，诸髓者皆属于脑，诸筋者皆属于节，诸血者皆属于心，诸气者皆属于肺，此四肢八溪之朝夕也。故人卧血归于肝，肝受血而能视，足受血而能步，掌受血而能握，指受血而能摄。卧出而风吹之，血凝于肤者为痹，凝于脉者为泣，凝于足者为厥，此三者，血行而不得反其空，故为痹厥也[1]49-50。

《素问·四时逆从论》　阳明有余，病脉痹，身时热[1]240。

《素问识》　凡风寒湿所为，行痹、痛痹、着痹之病。冬遇此者为骨痹，春遇此者为筋痹，夏遇此者为脉痹，以至阴遇此者为肌痹，秋遇此者为皮痹。皆以所遇之时，所客之处命名，非此行痹、痛痹、着痹之外，又别有骨痹、筋痹、脉痹、肌痹、皮痹也[37]198。

《太平惠民和剂局方》　四斤圆，治肾经不足，下攻腰脚，腿膝肿痒，不能屈伸，脚弱少力，不能踏地，脚心隐喘乏，筋脉拘挛，腰膝不利[26]21-22。

《普济本事方》　地黄圆，治筋极，养血。春夏服之[38]12。

《石室秘录》　滋筋舒肝汤。此方乃肝肾同治之法，筋虽属肝，而滋肝必责之肾。今大补其肾，又加舒肝之药，而筋有不快然以养者耶[39]360。

《张氏医通》　阴血衰弱，不能养筋，筋缓不能自收持，故痿弱无力，补血荣筋丸[14]187。

《医门法律》　痹在筋，用羚羊角散。原治筋痹，肢节束痛[24]260。

《太平圣惠方》　治肝风手足拘挛，百骨节疼痛，宜服侧子散方[33]66。

《太平圣惠方》　肝脏拘挛，不可屈伸。薏苡仁浸酒方[33]66。

《太平圣惠方》　治风，毒攻四肢，筋脉拘挛，宜服羚羊角散方[33]647。

《普济本事方》　羚羊角汤，治筋痹肢节束痛。秋服之[38]12。

《普济本事方》　乌头汤，治寒冷湿痹，留于筋脉，挛缩不得转侧。冬服之[38]12。

《太平圣惠方》 治风，四肢筋脉拘挛，骨节疼痛。宜服天麻圆方[33]647-648。

《医学正传》 舒筋汤（局方），治臂痛不能举，盖是气血凝滞经络不行所致，一名通气饮子，一名五痹汤，其效如神[40]217。

《医学正传》 九藤酒，治远年痛风，及中风左瘫右痪，筋脉拘急，日夜作痛，叫呼不已等证，其功甚速[40]217。

《太平圣惠方》 治肝风筋脉拘挛，四肢烦疼，宜服羚羊角散方[33]65。

《校注妇人良方》 加味逍遥散，治怒动肝火，血燥筋挛，肢体不遂，内热晡热等症[20]808。

《症因脉治》 知柏四物汤，治肝经血热筋挛[16]93。

《圣济总录》 足大趾搏伤，下车挫地，通臂指端伤为筋痹，解溪主之[34]3194。

《针灸集成》 筋痹取太冲、阳陵泉[41]109。

《赤水玄珠》言：春感风、寒、湿者为筋痹，久不已则内入于肝，病卧则惊，多饮，数小便。取太冲、阳陵泉[21]281。

《万病回春》 舒筋立安散，治四肢百节疼痛[42]372。

《脉因证治》 久而不去，内舍五脏之合，待舍其合，难治矣[34]471。

《脉因证治》《痹论》中议痹，乃三气皆可客于五脏，其风、寒、湿乘虚而客之故也。筋痹不去，内舍于肝；皮痹不去，内舍于肺；肌痹不去，内舍于脾；脉痹不去，内舍于心；骨痹不去，内舍于肾[34]471。

附录二：常用方药

九藤酒：青藤、钓钩藤、红藤（理省藤也）、丁公藤（又名风藤）、桑络藤、菟丝藤（无根藤）、天仙藤（青木香也）、阴地蕨（名地茶，取根）各四两，忍冬藤、五味子藤（俗名红内消）各二两。上细切，以无灰老酒一大斗，用瓷罐一个盛酒，其药用真绵包裹，放酒中浸之，密封罐口，不可泄气，春秋七日，冬十日，夏五日，每服一盏，日三服，病在上食后及卧后服，病在下空心食前服。（《医学正传》）[40]217

牛膝汤：牛膝（去苗，酒浸，锉，焙）、防风（去叉）、丹参、前胡（去芦头）各二两，石斛二两半（去根），杜仲（去粗皮，涂酥炙，锉）、秦艽（去苗土）、续断各一两半，陈橘皮一两（汤去白）。上一十味，除大麻仁外，粗捣筛。每服五钱匕，水一盏半，煎五七沸，别下麻仁末一钱匕，煎至一盏，去滓，空腹服，日二。（《圣济总录》）[34]493

乌头汤：大乌头（炮，去皮脐）、细辛（去叶）、川椒（去目并合口，微炒，地上出汗）、甘草（炙）、秦艽（洗，去芦）、附子（炮，去皮脐）、官桂（不见火）、白芍药各等分，干姜（炮）、白茯苓（去皮）、防风（去钗股，炙）、当归（去芦，薄切，焙干）各一两，川独活一两三钱半（黄色如鬼眼者，去芦，洗，焙，秤）。上为粗末，每服三钱，水一盏半，枣二个，同煎至八分，去滓，空心食前服。（《普济本事方》）[38]12

天麻丸：天麻半两，干蝎一分（微炒），没药一分，麻黄三分（去根节），地龙半两（去土，焙干），朱砂一分（细研）。上件药，捣罗为末，研入朱砂、麝香令匀，炼蜜和捣三二百杵，丸如梧桐子大。每服不计时候。（《太平圣惠方》）[33]647-648

四斤丸：宣州木瓜（去瓤）、牛膝（去芦，锉）、天麻（去芦，细锉）、苁蓉（洗净，切）。各焙干，称以上四味，如前修事了，用无灰酒五升浸，春秋各五日，夏三日，冬十日足，取出焙干，再入附子（炮，去皮脐）、虎骨（涂酥炙）各二两，上同为细末，用浸前药酒打面糊为丸，如梧桐子大。每服

三五十丸，空心，煎木瓜酒下，或盐汤吞下亦得。此药常服，补虚除湿，大壮筋骨。(《太平惠民和剂局方》)[26] 21-22

加味逍遥散：甘草（炙）、当归、炒芍药、酒炒茯苓、白术（炒）各一钱，柴胡、牡丹皮、山栀（炒）各五分。上水煎服。(《校注妇人良方》)[20] 808

补血荣筋丸：肉苁蓉（酒制）、菟丝子（酒煮，捣，焙）、天麻（煨）各二两，牛膝四两（酒煮），鹿茸一对（酒炙），熟地黄六两，木瓜（姜汁炒）、五味子各一两。为末，蜜丸，梧子大，每服七十丸。空心、参汤、米汤，临卧温酒送下。(《张氏医通》)[14] 187

侧子散：侧子一两（炮裂，去皮脐），麻黄一两（去根节），独活三分，细辛三分，五加皮三分。上为散，每服三钱，以水一中盏，入生姜半分，煎至六分，去滓。不计时候。(《太平圣惠方》)[33] 66

知柏四物汤：知母、黄柏、当归、生地、川芎、白芍药[16] 93。(《症因脉治》)

独活散：独活三两（去芦头），附子（炮裂，去皮脐）、薏苡仁、苍耳、防风（去叉）、蔓荆实、川芎。上一十味，捣罗为细散。每服一钱匕，空腹以温酒调下，日二。(《圣济总录》)[34] 493

羚羊角散：羚羊角屑一两，桂心一两，附子一两（炮裂，去皮脐），羌活一两，防风三分（去芦头）。上件药，捣粗罗为散，每服三钱。以水一中盏，入生姜半分，煎至五分，去滓。不计时候，温服。(《太平圣惠方》)[33] 647

羚羊角散：羚羊角屑一两，川升麻三分，栀子仁半两，防风三分（去芦头），酸枣仁三分（微炒），羌活一分，桑根白皮三分（锉），甘草半两（炙微赤，锉）。上为末，每服三钱，以水一中盏，入生姜半分，同煎至六分，去滓。不计时候，温服。忌热面猪肉大蒜等。(《太平圣惠方》)[33] 65

羚羊角汤：羚羊角（镑）、肉桂（不见火）、附子（炮，去皮脐）、独活（黄色如鬼眼者，去芦，洗，焙，秤）各一两三钱半，白芍药、防风（去钗股，炙）、芎各一两。上为粗末，每服三大钱，水一盏半，生姜三片，同煎至八分，取清汁服，日可二三服。(《普济本事方》)[38] 12

舒筋汤：片子姜黄二钱，甘草（炙）、羌活各五分，海桐皮（去外皮）、当归（去头）、赤芍药、白术各一钱。上细切，作一服，加生姜三片，水一盏半，煎至一盏，去渣，磨沉香水少许入内温服，凡腰以上痛食后，腰以下痛食前服。(《医学正传》)[40] 217

舒筋立安散：防风、羌活、独活、茯苓（去皮）、川芎、白芷、生地、苍术（米泔浸）、红花、桃仁（去皮）、南星（姜炒）、陈皮、半夏（姜炒）、白芍（去芦）、威灵仙、牛膝（去芦）、木瓜、防己、酒芩、连翘、木通、龙胆草，附子少许，甘草。上锉剂，水煎，入姜汁、竹沥。腹痛甚加乳香、没药为末调服。(《万病回春》)[42] 372

滋筋舒肝汤：当归三钱，芍药一两，熟地二两，柴胡一钱，白术五钱，肉桂一钱，白芥子一钱，水煎服。(《石室秘录》)[39] 360

薏苡仁浸酒方：薏苡仁半斤，牛膝五两（去苗），赤芍药三两，酸枣仁三两（微炒），干姜三两（炮裂），附子三两（炮裂，去皮脐），柏子仁三两，石斛三两（去根），甘草二两（炙微赤）。上细锉，和匀，以生绢袋盛，用酒二斗，浸七宿。每服不计时候，暖一小盏服，其酒旋添，味薄即止。忌猪肉毒鱼等。(《太平圣惠方》)[33] 66

本章学术精要

1. 病名与概述

（1）病名源流　筋痹之名首见于《内经》，属五体痹之一，以筋脉肿胀疼痛、屈伸不利为核心特征。

其发病与季节相关，春季多发，中老年群体易患。古籍强调筋痹可内传于肝发展为肝痹，现代将其归类为风湿病三级痹病，对应西医学坐骨神经痛、肩周炎、腱鞘炎等肌腱活动障碍性疾病。

（2）**疾病特点**　病程迁延，初起以四肢筋脉肿痛为主，渐累及肌肉关节，严重者筋肉僵硬痿废。发病缓急不一，急性期多因外邪侵袭，慢性期常伴肝肾不足或痰瘀阻滞。

2. 病因病机

（1）**外邪侵袭**　风寒湿三气杂至为致病主因，《内经》指出"以春遇此者为筋痹"，强调外邪客于筋脉致气血闭阻。湿热不攘亦可致大筋拘急、小筋弛长，形成拘挛痿废。

（2）**肝肾亏虚**　肝主筋，肾主骨，肝肾精血不足则筋脉失养。《上古天真论》揭示"肝气衰，筋不能动"，少阳经气有余或不足均可引发筋痹，虚证多见脉微涩，实证可见胁满目痛。

（3）**痰瘀阻滞**　外伤劳损或久病入络，痰浊瘀血滞留筋脉，导致屈伸障碍。《医林改错》强调瘀血在痹证中的核心地位。

（4）**经气失调**　足厥阴肝经气绝致筋缩急，少阳经气异常引发胁满筋急，体现经络系统在发病中的作用。

3. 临床表现与鉴别

（1）**核心症状**　四肢筋脉肿胀疼痛，关节屈伸受限，活动时痛剧，甚则筋肉僵硬萎缩。急性期可见皮色暗红，慢性期伴肌肉瘦削。脉象多见弦急或微涩，舌质暗或有瘀斑。

（2）**鉴别要点**　①肝痹：由筋痹传变而来，以夜卧惊悸、多饮尿频、胁痛阴缩为特征。②骨痹：以骨重肢沉、畸形强直为主，与筋痹屈伸不利有别。③风痹（行痹）：疼痛游走不定，与筋痹固定性筋脉拘急不同。

4. 治法与方药

（1）**祛邪通络**　风寒湿盛者，治宜散寒除湿、舒筋活络。《圣济总录》独活散为代表；湿热者用羚羊角散清热息风。

（2）**补益肝肾**　精血亏虚者，重在滋肾养肝。《张氏医通》补血荣筋丸养血柔筋；《石室秘录》滋筋舒肝汤调和肝气。

（3）**活血化痰**　痰瘀阻络者，选用天麻丸通络止痛；《万病回春》舒筋立安散兼顾痰瘀。

（4）**针灸特色**　遵《内经》"在筋守筋"原则，采用恢刺、关刺法直刺筋急部位；取太冲、阳陵泉调节肝经气血；寒证用燔针劫刺，热证禁用。

5. 转归与调护

（1）**预后因素**　初起邪在筋脉者易治，若内传肝脏或转为骨痹则预后不良。《内经》强调"筋痹不已，复感于邪，内舍于肝"，出现夜惊、阴缩等肝痹症状提示病情深重。老年患者因肝肾衰惫，易致筋肉痿废不用。

（2）**传变规律**　筋痹→肝痹→肝肾两虚为常见传变路径；亦可向骨痹、脉痹发展，形成多系统痹阻。及时截断病势是防治关键。

（3）**调护要点**　①避邪防复：春季注重保暖，避免阴冷潮湿环境，劳作时防止筋脉外伤。②功能锻炼：急性期制动休息，缓解期进行关节屈伸训练，配合药浴熏蒸。③饮食调理：忌食咸辛过度，适当食用牛筋、猪蹄等濡养筋脉之物，肝肾亏虚者辅以枸杞、黑芝麻食疗。④情志管理：疏解郁怒，防止肝气亢逆加重筋脉拘急。

6. 学术传承

（1）**病机拓展**　金元医家补充"血燥筋挛""肝火灼筋"理论；清代注重痰湿致痹，提出湿痰流注筋络病机。

（2）**诊断细化**　《中藏经》补充脉象左关弦急而数;《备急千金要方》详述筋极虚实辨证，完善了筋痹的微观辨证体系。

7. 临证精要

（1）**分期论治**　急性期侧重祛风除湿，慎用温燥药以防伤阴；慢性期注重养血柔筋，虫类药与藤类药配伍增强通络效力。

（2）**特色技术**　燔针治疗寒性筋痹时，把握"刺而多之，尽炅病已"的火候；恢刺法配合电针刺激可有效缓解筋脉挛急。

筋痹治疗需把握"外祛邪，内养肝"原则，急性期重在疏通，慢性期兼顾补虚。古籍"在筋守筋"思想指导下的局部针刺与整体调补相结合方案，对现代运动系统疾病诊疗具有重要价值。预防传变与功能康复是改善预后的关键环节。

参考文献

［1］未著撰人. 黄帝内经素问［M］. 北京：人民卫生出版社，2012.

［2］未著撰人. 灵枢经［M］. 北京：人民卫生出版社，2012.

［3］（春秋）秦越人. 难经［M］. 北京：科学技术文献出版社，2010.

［4］（清）薛雪. 医经原旨［M］. 上海：上海中医学院出版社，1992.

［5］郭君双. 吴昆医学全书·素问吴注［M］. 北京：中国中医药出版社，1999.

［6］李志庸. 张景岳医学全书·类经［M］. 北京：中国中医药出版社，1999.

［7］（清）高士宗. 黄帝内经素问直解［M］. 北京：学苑出版社，2001.

［8］（清）罗美. 内经博议［M］. 北京：中国中医药出版社，2015.

［9］（明）马莳. 黄帝内经灵枢注证发微［M］. 北京：人民卫生出版社，1994.

［10］郑林. 张志聪医学全书·黄帝内经素问集注［M］. 北京：中国中医药出版社，1999.

［11］（唐）杨上善著；李克光，郑孝昌主编. 黄帝内经太素校注（上册）［M］. 北京：人民卫生出版社，2003.

［12］（清）姚止庵. 素问经注节解［M］. 北京：人民卫生出版社，1963.

［13］包来发. 李中梓医学全书·医宗必读［M］. 北京：中国中医药出版社，1999.

［14］张民庆，王兴华，刘华东. 张璐医学全书·张氏医通［M］. 北京：中国中医药出版社，1999.

［15］（清）林佩琴. 类证治裁［M］. 北京：人民卫生出版社，1988.

［16］（明）秦景明. 症因脉治［M］. 上海：上海卫生出版社，1958.

［17］（唐）孙思邈著；李景荣，苏礼，任娟莉，等校释. 备急千金要方校释［M］. 北京：人民卫生出版社，1998.

［18］（汉）华佗. 中藏经［M］. 北京：学苑出版社，2007.

［19］（隋）巢元方著；高文柱，沈澍农校注. 中医必读百部名著·诸病源候论. 诸病源候论［M］. 北京：华夏出版社，2008.

［20］盛维忠. 薛立斋医学全书·校注妇人良方［M］. 北京：中国中医药出版社，1999.

［21］韩学杰，张印生. 孙一奎医学全书·赤水玄珠［M］. 北京：中国中医药出版社，1999.

［22］（宋）杨士瀛. 仁斋直指方论［M］. 福州：福建科学技术出版社，1989.

［23］（清）王清任. 医林改错［M］. 北京：人民卫生出版社，1991.

［24］陈熠. 喻嘉言医学全书·医门法律［M］. 北京：中国中医药出版社，1999.

［25］李世华，王育学．龚廷贤医学全书·寿世保元［M］．北京：中国中医药出版社，1999．

［26］（宋）太平惠民和剂局．太平惠民和剂局方［M］．北京：中国中医药出版社，1996．

［27］（宋）陈无择．三因极一病证方论［M］．北京：中国中医药出版社，2007．

［28］李俊德，高文柱．中医必读百部名著（临床通用卷）·儒门事亲［M］．北京：华夏出版社，2007．

［29］孙中堂．尤在泾医学全书·金匮翼［M］．北京：中国中医药出版社，1999．

［30］田思胜．沈金鳌医学全书·杂病源流犀烛［M］．北京：中国中医药出版社，1999．

［31］（清）陈歧．医学传灯［M］．广州：广州出版社，2004．

［32］（清）李用粹．证治汇补［M］．上海：上海卫生出版社，1958．

［33］（宋）王怀隐，郑彦，陈昭遇，等．太平圣惠方［M］．北京：人民卫生出版社，1958．

［34］（宋）赵佶．圣济总录（上册）［M］．北京：人民卫生出版社，1982．

［35］（清）吴谦．御纂医宗金鉴（武英殿版排印本）［M］．北京：人民卫生出版社，1963．

［36］（宋）严用和．重辑严氏济生方［M］．北京：中国中医药出版社，2007．

［37］丹波元简．素问识［M］．北京：人民卫生出版社，1955．

［38］（宋）许叔微．普济本事方［M］．北京：中国中医药出版社，2007．

［39］柳长华．陈士铎医学全书·石室秘录［M］．北京：中国中医药出版社，1999．

［40］（明）虞抟．医学正传［M］．北京：人民卫生出版社，1965．

［41］（清）廖润鸿．勉学堂针灸集成［M］．北京：人民卫生出版社，1994．

［42］李世华，王育学．龚廷贤医学全书·万病回春［M］．北京：中国中医药出版社，1999．

［43］（清）何廉臣．全国名医验案类编［M］．福州：福建科学技术出版社，2003．

［44］（清）江泽之．中医古籍珍稀抄本精选·江泽之医案［M］．上海：上海科学技术出版社，2019．

［45］成都中医学院．李斯炽医案（第二辑）［M］．成都：四川科学技术出版社，1983．

第十六章　骨痹

骨痹是以肢体麻木无力，骨骼疼痛，大关节僵硬变形，活动受限等为主要表现的肢体痹病类疾病。本病一年四季均可发病，发于周围关节者以女性居多，发于中枢关节者以青年男性居多。本病与历节、痛痹、痛风、热痹、鹤膝风等的某些证型可能有交错。凡出现关节剧痛、拘挛蜷屈、强直畸形者，均可列入本病范畴。《素问·痹论》中就记载了骨痹的证候，同时指出骨痹与肾的关系最为密切。西医学的类风湿关节炎、强直性脊柱炎、骨关节炎、大骨结病、多发性骨髓瘤、痛风等多种病种均与骨痹关系密切，临床可参考骨痹辨治。

【经典原文】

《素问·痹论》　风寒湿三气杂至，合而为痹也。其风气胜者为行痹，寒气胜者为痛痹，湿气胜者为着痹也……以冬遇此者为骨痹……五脏皆有合，病久而不去者，内舍于其合也。故骨痹不已，复感于邪，内舍于肾……所谓痹者，各以其时重感于风寒湿之气也[1] 164。

《素问·气穴论》　积寒留舍，荣卫不居，卷肉缩筋，肋肘不得伸，内为骨痹[1] 205。

《素问·长刺节论》　病在骨，骨重不可举，骨髓酸痛，寒气至，名曰骨痹，深者刺无伤脉肉为故，其道大分小分，骨热病已止[1] 196。

《素问·逆调论》　帝曰：人有身寒，汤火不能热，厚衣不能温，然不冻栗，是为何病？岐伯曰：是人者，素肾气胜，以水为事，太阳气衰，肾脂枯不长，一水不能胜两火，肾者水也，而生于骨，肾不生则髓不能满，故寒甚至骨也。所以不能冻栗者，肝一阳也，心二阳也，肾孤脏也，一水不能胜二火，故不能冻栗，病名曰骨痹，是人当挛节也[1] 135。

《素问·金匮真言论》　冬气者病在四肢……冬善病痹厥[1] 16。

《素问·阴阳应象大论》　北方生寒，寒生水，水生咸，咸生肾，肾生骨髓，髓生肝，肾主耳。其在天为寒，在地为水，在体为骨，在脏为肾[1] 28。

《素问·痹论》　痛者，寒气多也，有寒故痛也。其不痛不仁者，病久入深，荣卫之行涩，经络时疏，故不通，皮肤不营，故为不仁。其寒者，阳气少，阴气多，与病相益，故寒也。其热者，阳气多，阴气少，病气胜，阳遭阴，故为痹热。其多汗而濡者，此其逢湿甚也，阳气少，阴气盛，两气相感，故汗出而濡也[1] 167。

《素问·痹论》　帝曰：痹，其时有死者，或疼久者，或易已者，其何故也？岐伯曰：其入脏者死，其留连筋骨间者疼久，其留皮肤间者易已[1] 166。

《素问·四时刺逆从论》　太阳有余，病骨痹身重，不足，病肾痹[1] 240。

《灵枢·经脉》　足少阴气绝则骨枯，少阴者冬脉也，伏行而濡骨髓者也，故骨不濡则肉不能着也，骨肉不相亲则肉软却，肉软却故齿长而垢，发无泽，发无泽者骨先死[2] 35。

《灵枢·刺节真邪》　虚邪之中人也，洒淅动形，起毫毛而发腠理。其入深，内搏于骨，则为骨痹[2]131。

《灵枢·寒热病》 骨痹,举节不用而痛,汗注烦心,取三阴之经补之[2]54。

《灵枢·官针》 八曰短刺,短刺者,刺骨痹,稍摇而深之,致针骨所,以上下摩骨也[2]21。

《灵枢·官针》 五曰输刺,输刺者,直入直出,深内之至骨,以取骨痹,此肾之应也[2]22。

《难经·十四难》 一损损于皮毛,皮聚而毛落;二损损于血脉,血脉虚少,不能荣于五脏六腑;三损损于肌肉,肌肉消瘦,饮食不能为肌肤;四损损于筋,筋缓不能自收持;五损损于骨,骨痿不能起于床[3]34。

《难经·二十四难》 足少阴气绝,即骨枯。少阴者,冬脉也,伏行而温于骨髓。故骨髓不温,即肉不着骨;骨肉不相亲,即肉濡而却;肉濡而却,故齿长而枯,发无润泽;无润泽者,骨先死。戊日笃,己日死[3]69。

《伤寒论·辨太阳病脉证并治》 风湿相搏,骨节疼烦,掣痛不得屈伸,近之则痛剧,汗出短气,小便不利,恶风不欲去衣,或身微肿者,甘草附子汤主之[4]63。

《伤寒论·辨少阴病脉证并治》 少阴病,身体痛,手足寒,骨节痛,脉沉者,附子汤主之[4]97。

《金匮要略·疟病脉证并治》 温疟者,其脉平,身无寒但热,骨节疼烦,时呕,白虎加桂枝汤主之[5]24。

《金匮要略·中风历节病脉证并治》 味酸则伤筋,筋伤则缓,名曰泄;咸则伤骨,骨伤则痿,名曰枯;枯泄相搏,名曰断泄。荣气不通,卫不独行,荣卫俱微,三焦无所御,四属断绝,身体羸瘦,独足肿大,黄汗出,胫冷,假令发热,便为历节[5]29-30。

《金匮要略·中风历节病脉证并治》 寸口脉沉而弱,沉即主骨,弱即主筋,沉即为肾,弱即为肝;汗出入水中,如水伤心,历节黄汗出,故曰历节[5]28。

《金匮要略·水气病脉证并治》 师曰:寸口脉迟而涩,迟则为寒,涩为血不足。趺阳脉微而迟,微则为气,迟则为寒。寒气不足,则手足逆冷;手足逆冷,则营卫不利;营卫不利,则腹满肠鸣相逐;气转膀胱,营卫俱劳;阳气不通即身冷,阴气不通即骨疼;阳前通则恶寒,阴前通则痹不仁;阴阳相得,其气乃行,大气一转,其气乃散;实则矢气,虚则遗溺,名曰气分[5]86。

【钩玄提要】

1. 病名 骨痹在《内经》中就已经有了较为详细的论述。所谓骨痹,是以病位命名,即骨节的痹阻不通,所致的疼痛及活动受限。如《素问·痹论》言:"风寒湿三气杂至,合而为痹也……以冬遇此者为骨痹……故骨痹不已,复感于邪,内舍于肾[1]164。"论述了骨痹的成因与风寒湿等邪气相关,在冬季尤其易于罹患。由于肾合骨,故骨痹严重者,还会内传所属之脏。《素问·长刺节论》言:"病在骨,骨重不可举,骨髓酸痛,寒气至,名曰骨痹[1]196。"《素问·气穴论》载:"积寒留舍,荣卫不居,卷肉缩筋,肋肘不得伸,内为骨痹[1]205。"这些论述阐明了骨痹的病因病机及临床表现。可知,骨痹这一疾病,从命名到形成,甚至治疗方式,在《内经》中都有较为系统的阐述。

2. 病因病机 骨痹的病因病机在经典医籍中有较为详细的论述,分述如下:

(1)感受风寒湿邪 《素问·痹论》言:"风寒湿三气杂至,合而为痹也……以冬遇此者为骨痹[1]164。"阐明了冬天是骨痹的高发季节,且骨痹的成因与外感风寒湿等邪气密切相关,如《黄帝内经太素》言:"冬时不能自调,遇此三气以为三痹,俱称骨痹,以冬骨也[6]967。"《灵枢·刺节真邪》言:"虚邪之中人也,洒淅动形,起毫毛而发腠理。其入深,内搏于骨,则为骨痹[2]131。"指出外感邪气侵袭机体，深入于骨，痹阻骨节气血，导致骨痹的发生。

（2）**积寒留舍** 《素问·长刺节论》言："病在骨，骨重不可举，骨髓酸痛，寒气至，名曰骨痹[1]196。"《素问·气穴论》言："积寒留舍，荣卫不居，卷肉缩筋，肋肘不得伸，内为骨痹，外为不仁，命曰不足，大寒留于溪谷也[1]205。"《类经》注曰："若积寒留舍于溪谷，阴凝而滞，则荣卫之气不能居，卷肉缩筋，故肋肘不得伸，乃为骨痹不仁等疾，皆阳气不足而寒邪得留也[7]141。"《黄帝素问直解》云："皆积寒留舍于溪谷，致荣卫血气不居于溪谷之间，而卷肉缩筋。夫卷肉缩筋则肋肘不得舒伸，从筋至骨，则内为骨痹[8]370。"可见寒邪凝滞于骨是骨痹发生的重要病机。

（3）**太阳有余** 《素问·四时刺逆从论》云："太阳有余，病骨痹身重[1]240。"《类经》注曰："太阳者寒水之气也，其合肾，其主骨，故太阳寒邪有余者，主为骨痹、为身重[7]319。"《黄帝素问直解》亦云："太阳有余则水寒气盛，故病骨痹、身重[8]427。"《素问悬解》云："肾主骨，与太阳膀胱为表里，太阳有余病骨痹身重，水冷髓寒而土湿也[9]112。"太阳乃寒水之经，太阳有余，则寒气旺盛，寒主收引，寒凝则痛，寒邪痹阻于骨，则骨痹乃发。以上经典论述均强调骨痹的发生与寒邪密切相关。

（4）**肾虚失养** 关于骨痹的病因病机，经典医籍中除了从外感邪气的角度认识之外，也从内伤的角度有着较为深入的认识。如《素问·逆调论》云："是人者，素肾气胜，以水为事，太阳气衰，肾脂枯不长，一水不能胜两火，肾者水也，而生于骨，肾不生则髓不能满，故寒甚至骨也。所以不能冻栗者，肝一阳也，心二阳也，肾孤脏也，一水不能胜二火，故不能冻栗，病名曰骨痹，是人当挛节也[1]135。"与骨相合之肾脏，经络气血虚弱，也是发生骨痹的条件，肾水亏虚，不能充养骨髓，则骨失所养，必痹而不通，故患者肢体挛急。如《类经》所言："肝有少阳之相火，心为少阴之君火，肾一水也，一水已竭，二火犹存，是阴气已虚于中，而浮阳独胜于外，故身骨虽寒而不至冻栗，病名骨痹。然水不胜火，则筋骨皆失所滋，故肢节当为拘挛[7]285。"《灵枢·寒热病》云："骨痹，举节不用而痛，汗注烦心，取三阴之经补之[2]54。"《类经》释曰："骨痹者，病在阴分也。支节不用而痛、汗注烦心者，亦病在阴分也。真阴不足，则邪气得留于其间，故当取三阴之经，察病所在而补之也[7]420。"其认为骨痹的成因在于三阴经的不足，阴血不足，骨节失去濡养，易于遭受邪气侵袭。总之，肾之精气不足，三阴经阴血不足，是骨痹的形成的重要内因。

3. 症状与诊断 经典医籍中对于骨痹的临床表现描述较多，分述如下：

（1）**卷肉缩筋，肋肘不得伸** 《素问·气穴论》言："积寒留舍，荣卫不居，卷肉缩筋，肋肘不得伸，内为骨痹[1]205。"《黄帝内经素问集注》释云："积寒留舍，致荣卫不能居其间，寒邪凝滞，又不得正气以和之，以致肉卷而筋缩也，肋肘乃筋骨之机关，故不得伸舒[10]211。""卷肉缩筋"形容肢体肌肉萎缩，活动不便的状态。"肋肘不得伸"，《素问吴注》释曰："肋，腋下肋也。肘，手之曲也[11]331。"可见肋肘形容肢体关节活动不利之状。但是"肋"如何不得伸，尚存疑义，如《黄帝内经太素》作"时不得伸"[6]333，故此处可能存在传抄错误，学者不可拘泥。

（2）**骨重不可举，骨髓酸痛** 《素问·长刺节论》曰："病在骨，骨重不可举，骨髓酸痛，寒气至，名曰骨痹[1]196。"病在骨，则影响骨节的正常生理功能，故见肢体关节的活动异常，而"骨重不可举"。《类经》云："凡寒邪所袭之处，必多酸痛[7]219。"此"寒气至"寒邪袭骨，故"骨髓酸痛"。

（3）**是人当挛节** 《素问·逆调论》曰："所以不能冻栗者，肝一阳也，心二阳也，肾孤脏也，一水不能胜二火，故不能冻栗，病名曰骨痹，是人当挛节也[1]135。"《灵素节注类编》云："其皮肉筋骨，已无阳气煦和，但有阴气痹滞，故病名骨痹。经云：液脱者，骨属屈伸不利，故肢节必当拘挛也[12]227。"《类经》亦云："然水不胜火，则筋骨皆失所滋，故肢节当为拘挛[7]285。"

（4）**病骨痹身重** 《素问·四时刺逆从论》曰："太阳有余，病骨痹身重，不足，病肾痹[1]240。"《黄帝内经太素》释云：“寒湿在骨，故身重之也[6]552。”《内经博议》亦云：“肾气应太阳，太阳之气有余，则浸淫及骨，故为骨痹。水邪盛则作强之官弛，故身重[13]135。”均表明寒湿伤于骨，可见身体沉重之状。

（5）**举节不用而痛，汗注烦心**　《灵枢·寒热病》曰：“骨痹，举节不用而痛，汗注烦心，取三阴之经补之[2]54。”对本条的阐释，医家存在不同观点。首先是从寒湿在骨认识，如《黄帝内经太素》释云：“寒湿之气在于骨节，肢节不用而痛，汗注烦心，名为骨痹，是为手足三阴皆虚，受诸寒湿，故留针补之，令湿痹去之矣[6]870。”其次是从真阴不足来认识，如《类经》释云：“骨痹者，病在阴分也。支节不用而痛、汗注烦心者，亦病在阴分也。真阴不足，则邪气得留于其间，故当取三阴之经，察病所在而补之也[7]420。”至于骨痹之状，如《黄帝内经灵枢注证发微》云：“骨痹已成，节不能举而痛，汗注于外，心烦于内，正以肾主骨，又其脉之支者，从肺出络心，注胸中，故病如是也[14]176。”可见汗出、心烦、活动受限、关节疼痛等表现。

综上所述，骨痹的临床证候主要有如下几类特点：关节或肌肉疼痛剧烈，肢体酸胀疼痛，肢体僵硬，身重屈伸不利，汗出烦心等。

关于骨痹与肾痹的关系，《素问·痹论》言：“骨痹不已，复感于邪，内舍于肾[1]164。”阐明了骨痹与肾痹的关系，即肾痹可由骨痹发展而来。骨痹为五体痹之一，肾痹为五脏痹之一，二者关系密切。如《素问·五脏生成》曰：“肾之合骨也，其荣发也[1]48。”《素问·宣明五气论》曰：“五脏所主……肾主骨[1]105。”《素问·阴阳应象大论》曰：“北方生寒，寒生水，水生咸，咸生肾，肾生骨髓……在体为骨，在脏为肾[1]28。”《素问·痹论》云：“肾痹者，善胀，尻以代踵，脊以代头[1]165。”可见肾痹是痹证发展的严重阶段，出现腰脊不举，且水液代谢失常的表现，这是二者的区别。但是骨与肾相合，二者关系密不可分，两者并非各自独立、互不相干的疾病。

4. 治法方药　经典文献中对于骨痹的治疗论述较少。如《素问·调经论》中言“病在骨，调之骨……病在骨，焠针药熨”[1]232-233，《灵枢·终始》中言“病在骨，在骨守骨”[2]26等，强调了治疗骨病的原则以调骨、治骨为主。《内经》对于骨痹的治疗提倡针刺的方法。如《素问·长刺节论》言：“病在骨，骨重不可举，骨髓酸痛，寒气至，名曰骨痹，深者刺无伤脉肉为故，其道大分小分，骨热，病已止[1]196。”提到治疗骨痹要“深者刺无伤脉肉”，如《黄帝素问直解》言：“其道，骨道也。无伤脉肉者，其骨道之气，亦从肉之大分小分而出也，在骨刺骨，候其气至，骨热，则病已而止针[8]355-356。”《黄帝内经太素》云：“邪客在骨，骨重酸痛，名曰骨痹，刺之无伤脉肉之部，至得刺其骨部大小分间也[6]756。”《类经》云：“盖骨痹之邪最深，当直取之，无于脉分肉分妄泄其真气。但针入之道，由大分小分之间耳。必使骨间气热，则止针也[7]420。”强调由于骨痹病位深沉，在骨守骨，故用针时须针刺深入，勿伤脉肉，而应直刺骨间。

《素问·寒热病》中还提到“骨痹，举节不用而痛，汗注烦心，取三阴之经补之”[2]54，即从三阴经来治疗骨痹之证。《黄帝内经太素》云：“寒湿之气在于骨节，肢节不用而痛，汗注烦心，名为骨痹，是为手足三阴皆虚，受诸寒湿，故留针补之，令湿痹去之矣[6]870。”强调取三阴经以散寒除湿。《黄帝内经灵枢注证发微》云：“此言病骨痹者而有刺之之法也。骨痹已成，节不能举而痛，汗注于外，心烦于内，正以肾主骨，又其脉之支者，从肺出络心，注胸中，故病如是也。当取足太阳膀胱之经穴昆仑以补之，盖膀胱与肾为表里也[14]176。”提出足太阳膀胱经之经穴昆仑穴，通过培补肾气来治疗骨痹。

至于具体针刺方法，《灵枢》中提出了“短刺”和“输刺”。如《灵枢·官针》言：“八曰短刺，短刺者，刺骨痹，稍摇而深之，致针骨所，以上下摩骨也[2]21-22。”《黄帝内经灵枢注证发微》曰：“所以刺其骨痹，稍摇针而深入之，以致针于骨所，然后上下摩其骨耳[14]53。”《类经》亦云：“短者，入之渐也。

故稍摇而深，致针骨所，以摩骨痹。摩，迫切也[7]353。"可见所谓短刺，即进针后稍许摇动针柄，逐渐深至骨旁，然后短促提插，故名短刺，以治深部病痛。《灵枢·官针》还提出输刺，言："五曰输刺，输刺者，直入直出，深内之至骨，以取骨痹，此肾之应也[2]22。"即以一种直入直出、深刺至骨的方法来治疗骨痹，如《类经》云："肾主骨，刺深至骨，所以应肾[7]354。"

《伤寒杂病论》论及骨节疼痛的治法，如风寒湿痹阻经脉关节的甘草附子汤，热痹关节的白虎加桂枝汤等，至今都是临床常用方剂，为后世疏风、散寒、除湿、清热等治法治疗骨痹之证奠定了基础。

5.转归预后　关于骨痹的预后，《素问·痹论》云："痹……其入脏者死，其留连筋骨间者疼久，其留皮肤间者易已[1]166。"可见痹在皮肤则易治，痹在筋骨则治疗较难。若经过一段时间扶正祛邪的治疗，则还有好转之机。若任由发展，则如《灵枢·经脉》曰："足少阴气绝则骨枯，少阴者冬脉也，伏行而濡骨髓者也，故骨不濡则肉不能着也，骨肉不相亲则肉软却，肉软却故齿长而垢，发无泽，发无泽者骨先死[2]35。"发展至足少阴气绝则为骨枯，至"骨肉不相亲"则预后不良。《难经·二十四难》亦云："足少阴气绝，即骨枯。少阴者，冬脉也，伏行而温于骨髓。故骨髓不温，即肉不着骨；骨肉不相亲，即肉濡而却；肉濡而却，故齿长而枯，发无润泽；无润泽者，骨先死。戊日笃，己日死[3]69。"可见发展至骨枯往往难以救治。

此外，骨痹日久不愈，或重感外邪，则可能发展为肾痹，《素问·痹论》曰："五脏皆有合，病久而不去者，内舍于其合也。故骨痹不已，复感于邪，内舍于肾[1]164。"《黄帝内经太素》云："五脏合者，五脏五输之中皆有合也。诸脉从外来合五脏之处，故合为内也。是以骨、筋、脉、肌、皮等五痹，久而不已，内舍于合。在合时复感邪之气，转入于脏，入脏者死也[6]968。"《类经》亦云："病久不去，而复感于邪，气必更深，故内舍其合而入于脏[7]314。"五体之痹，有向其所合之脏发展传变的可能性，邪气深入其脏，往往愈后不良。

【传承发展】

1.病名　后世医家有将骨痹称为寒痹、痛痹者。《医宗必读》提出："骨痹，即寒痹痛痹也。痛苦切心，四肢挛急，关节浮肿[15]266。"其后部分医家也继承了这种说法，但从其症状的描述看，与《内经》所述的骨重不可举、肢倦筋缩、肢节酸痛失用之症也有所区别。寒痹、痛痹与骨痹亦有着密切联系，寒痹、痛痹之疼痛剧烈，容易发展为骨痹，其概念和临床表现有交叉部分。

另有医家将骨痹称为肾痹，《症因脉治》曰："〔肾痹之症〕即骨痹也。善胀，腰痛，遗精，小便时时变色，足挛不能伸，骨痿不能起，此肾痹之症也[16]109。"从其临床证候的描述看，此为肾痹的表现，并非单纯的骨痹。虽然骨痹与肾痹关系密切，但是并不能等同，因此，后世文献中很少见到这样的论述。

此外，《备急千金要方》将五体痹归于"六极"门下，详细论述了骨极的临床表现及治法，二者关系密切。如《备急千金要方》曰："骨极者，主肾也，肾应骨，骨与肾合[17]420。"又曰："以冬遇病为骨痹[17]420。"可见骨极当是骨痹传变发展到严重阶段的病证。

2.病因病机　《内经》以内虚邪侵为骨痹发生的主要病因病机，后世医家也基本继承了这样的认识，并在此基础上有了更为深入的探讨，分述如下：

（1）外邪痹阻　多由寒湿邪气侵袭，或素体阳虚，感邪郁而化热，浸淫于骨，或暑湿、热毒直中，伤及筋骨，侵蚀关节，造成骨节变形失用，发为骨痹。如《中藏经》曰："大凡风寒暑湿之邪……入于肾，则名骨痹[18]49。"《圣济总录》曰："风寒湿三气，所以杂至合而为痹……深则留于骨髓[19]473。"《金匮翼》曰："风寒湿三气，袭入经络，入于骨则重而不举[20]282。"《杂病源流犀烛》曰："风寒湿三气犯其经络之阴而成痹也……入于骨，则重而不举为骨痹[21]235。"可见，后世医家大都继承了《内经》对外邪侵袭成痹的认识。

（2）**肝肾亏虚**　多为先天不足，或年高肾气虚弱，或房事过度，伤及肾精等导致肾虚髓空，不能束骨利关节。肝肾同源，肝主筋，肝肾亏虚，筋骨失养，肢节失用，发为骨痹。后世医家对于肾主骨生髓的观点认识颇深。因此，大都认为肾气亏虚是骨痹发生的重要成因。如《中藏经》就认为"骨痹者，乃嗜欲不节，伤于肾也"[18]49，强调肾虚髓减而致骨痹。《圣济总录》云："夫骨者肾之余也，髓者精之所充也。肾水流行，则髓满而骨强。迨夫天癸亏而凝涩，则肾脂不长；肾脂不长，则髓涸而气不行，骨乃痹而其证内寒也。虽寒不为冻栗，则以肝心二气为阳火，一水不能胜之，特为骨寒而已，外证当挛节，则以髓少而筋燥，故挛缩而急也[19]494。"《普济方》云："夫骨者，肾之余；髓者，精之所充也。肾水流行，则髓满而骨强。迨夫天癸亏而凝涩，则肾脂不长。故髓涸而气不行，其证内寒而为骨痹也[22]2445。"《脉因证治》亦云："其骨痹者，乃嗜欲伤于肾，气内消而不能闭禁，邪气妄入。脉迟则寒，数则热，浮则风，濡则湿，滑则虚。治法各随其宜[23]472。"《杂病源流犀烛》曰："肾者水也，而生于骨，肾不生，则髓不能满，故寒甚至骨也[21]482。"以上论述皆言肾虚而致寒邪侵入，发为骨痹。

（3）**痰浊瘀血**　饮食不节，损伤脾胃，痰湿遂生；或外感湿邪，聚湿生痰；或外伤筋骨，经络不通；或血虚脉涩，瘀血痹阻，痰瘀阻滞经络气血不通，而致骨痹。如《仁斋直指方》云："冷痰多成骨痹[24]250。"《寿世保元》曰："瘀血湿痰，蓄于肢节之间，筋骨之会，空窍之所而作痛也。肢节沉重者是湿痰，晚间病重者是瘀血也[25]647。"可见，痰瘀阻滞经络骨结之间也是骨痹发生的重要因素。《类证治裁》云："诸痹……正气为邪所阻，不能宣行，因而留滞，气血凝滞，久而成痹……故在骨则重而不举[26]269。"医家对于痰瘀致痹的病机逐渐形成了比较全面的认识。

综上所述，骨痹的发生与外邪侵袭、痰瘀痹阻及肝肾亏虚密切相关。通常骨痹的发生由多种病机杂至，如肝肾亏虚而感寒湿之气，或外感引动痰瘀痹阻筋骨关节。往往病情初期以邪实为主，多为寒湿热等邪气阻滞，经脉气血痹阻不通；久则正虚为主，多为肝肾不足或气血亏虚，筋骨失养；或寒邪深重，或湿热留着，或寒热错杂，或痰瘀交阻，形成虚实夹杂之证。

3.症状与诊断　对于骨痹的诊断，后世医家基本继承了《内经》的认识，而有更加细致的阐释。如《中藏经》云："邪气妄入，则上冲心舌，上冲心舌，则为不语。中犯脾胃，则为不充。下流腰膝，则为不遂。旁攻四肢，则为不仁[18]49。"阐明骨痹的症状主要有"不语""不充""不遂""不仁"等。《诸病源候论》载"骨重不可举，不随而痛"[27]43。《备急千金要方》载"肾病则骨极，牙齿苦痛，手足痹疼，不能久立，屈伸不利，身痹，脑髓酸"[17]420"膀胱不通，大小便闭塞，颜焦枯黑，耳鸣虚热"[17]420"面肿垢黑，腰脊痛不能久立，屈伸不利"[17]420"骨虚，酸疼不安，好倦"[17]420"骨实，苦酸疼烦热"[17]420"骨髓中疼"[17]420"骨节疼痛无力"[17]421"骨髓冷疼痛"[17]420等。《千金翼方》载"手不能举，肿痛而逆"[28]247。《圣济总录》载"肾虚骨痹，肌体羸瘦，腰脚酸痛，饮食无味，小便滑数"[19]495"面色萎黑，足冷耳鸣，四肢羸瘦，脚膝缓弱"[19]495"腰脊酸痛，脐腹虚冷，颜色不泽，志意昏愦"[19]496"骨疼腰痛足冷，少食无力"[19]496"骨髓疼痛，至夜转甚"[19]314"外证当挛节，则以髓少而筋燥，故挛缩而急也"[19]494等。《严氏济生方》载"骨痹之为病，应乎肾，其状骨重不可举，不遂而痛且胀"[29]118"在骨则重而不举"[29]118等。《医宗必读》提出"骨痹，即寒痹痛痹也。痛苦切心，四肢挛急，关节浮肿"[15]266。虽言寒痹痛痹，但与骨痹有相似之处。《杂病源流犀烛》言："骨痹，四肢不举，气刺痛，无烦热，凝结清冷[21]294。"《类证治裁》云骨痹"苦痛切骨"[26]271。《医宗金鉴》载"骨重酸疼不能举"[30]475。

综上，从历代文献中可知骨痹的主要症状表现，骨节沉重、肿胀、屈伸不利，"骨重不举"，甚至关节僵直不用，出现神志、语言上的障碍。骨与肾合，故骨痹也会出现肾虚之证，如耳鸣、腰脊酸痛等证候。故临床上对于骨痹的诊断，多以骨关节的变形、疼痛、僵直、屈伸不利为主要着眼点。

关于骨痹与肾痹的鉴别。后世医家甚至将两者相混淆，把肾痹症状描述为骨痹的表现，如《奇效良方》曰："遇冬而得者为骨痹，中于肾则骨重不可举，善胀，尻以代踵，脊以代头[31]655。"但是骨痹病在骨，是以肢体关节沉重、痛剧，甚则强直畸形、拘挛屈曲为主要表现的风湿痹病。肾痹多由骨痹日久不愈，加之肾虚，复感外邪，内舍于肾所致。如《素问·痹论》云："肾痹者，善胀，尻以代踵，脊以代头[1]165。"可见肾痹是痹证发展的严重阶段，出现腰脊不举，且水液代谢失常的表现，这是二者的区别。但是骨与肾相合，二者密不可分，两者并非各自独立、互不相干的疾病。

关于骨痹与筋痹的鉴别。筋骨相连，两者关系密切，且骨痹与筋痹常有兼夹为病，或筋痹日久内传入骨，如《儒门事亲》曰："筋痹不已，而成骨痹[32]22。"筋痹主要以筋急拘挛、抽掣疼痛、关节屈伸不利为主要表现，而骨痹病在骨，以关节沉重、痛剧，甚至强直畸形、拘挛屈曲为主要表现。一般来说，两者区别如《灵枢·终始》所言："手屈而不伸者，其病在筋；伸而不屈者，其病在骨[2]26。"下肢亦同理。

关于骨痹与骨痿的鉴别。骨痿与骨痹病变皆在骨，且都有肢体活动不利的特点，且骨痹日久不愈，也可出现骨痿的证候表现，如《证治汇补》所云"痹久成痿[33]199"。但是在病机上，骨痹主要责之在邪，骨痿责之在虚。其鉴别要点主要在痛与不痛。骨痿主要表现为肢体软弱无力而痿废不用，无疼痛症状，而骨痹是以关节的疼痛或麻木不仁为主。

4. 治法方药　经典文献中对于骨痹的治疗论述较少，仅强调了骨痹的治法治则，以扶正祛邪为原则，如治骨守骨、从三阴经而治等，对后世医家有极大启发。后世医家经过反复实践和不断总结，对于骨痹的治法方药也进行了不断丰富，主要有以下几个方面：

（1）祛寒除湿　寒湿之邪痹阻筋骨关节，则骨节疼痛，日久甚至出现关节肿大变形之症。后世医家继承《内经》外邪侵袭致痹的思想，以祛寒除湿为治疗骨痹的基本治法。如《千金翼方》中用八风十二痹散治疗"手不能举，肿痛而逆，骨痹也"[28]247，用附子、天雄、细辛、防风、川芎、桂心、秦艽、乌头等温寒化湿止痹痛。《圣济总录》中用附子独活汤治疗"肾藏中风寒湿成骨痹，腰脊疼痛，不得俯仰，两脚冷痛，缓弱不遂，头昏耳聋，语音浑浊，四肢沉重"[19]495。方用附子、独活、防风、川芎、萆薢、菖蒲、细辛、白术、桂等温散寒湿之气。本治法的常用药物有附子、乌头、肉桂、细辛、防风、川芎、独活等。

（2）温补肝肾　肝肾亏虚，筋骨失养，易受邪侵，故发为骨痹。后世医家将补益肝肾作为治疗骨痹的基本治法。如《圣济总录》以肉苁蓉丸"补骨髓，治寒湿"[19]494，方用肉苁蓉、巴戟天、熟地黄、石斛、獭肝、山茱萸等温补肝肾，佐用附子、秦艽、泽泻、桂、酒、蜀椒、川芎等温散寒湿。以石斛丸治疗"肾虚骨痹，肌体羸瘦，腰脚酸痛，饮食无味，小便滑数"[19]495，方用石斛、牛膝、续断、菟丝子、肉苁蓉、鹿茸、杜仲、熟地黄、巴戟天、桑螵蛸、山茱萸、覆盆子、补骨脂、五味子等温补肝肾，另佐用桂、附子、防风、川芎、薏苡仁来温散寒湿之邪。以补肾熟干地黄丸治疗"肾虚骨痹，面色萎黑，足冷耳鸣，四肢羸瘦，脚膝缓弱，小便滑数"[19]495，本方以补肾为主，用熟干地黄、肉苁蓉、磁石、山茱萸、牛膝、石楠、鹿茸、五味子、石斛、覆盆子、补骨脂、巴戟天、杜仲、菟丝子来补肝肾，祛风湿。以肾沥汤方治疗"肾脏久虚，骨疼腰痛足冷，少食无力"[19]496，亦用肉苁蓉、磁石、熟干地黄、石斛、覆盆子、五味子等来补益肝肾。《类证治裁》载安肾丸治疗骨痹"苦痛切骨"[26]271，以肉桂、川乌来温阳，以巴戟天、山药、石斛、肉苁蓉、补骨脂来补益肝肾。

（3）**化痰逐瘀**　痰瘀阻滞筋骨关节之处，痹阻不通，则骨痹发生。痰瘀之邪既是病理产物，也是致病因素，因此，化痰逐瘀亦是后世医家治疗骨痹的重要方法。如《圣济总录》以鹿茸天麻丸治疗"肾脏气虚，骨痹缓弱，腰脊酸痛，脐腹虚冷，颜色不泽，志意昏愦"[19]496，方用鹿茸、附子、巴戟天、石斛、牛膝、杜仲、肉苁蓉等，在补益肝肾、温散寒湿的同时，又用干蝎、丹参、当归等来活血通络。《妇人大全良方》载当归没药丸治疗"妇人血风、血气，腹胁刺痛，筋挛骨痹，手足麻木，皮肤瘙痒"[34]111，方中用当归、五灵脂、没药来活血化瘀。《杂病源流犀烛》载温中化痰丸和温胃化痰丸治疗"骨痹，四肢不举，气刺痛，无烦热，凝结清冷"[21]294，方中用青皮、陈皮、半夏化痰散结，高良姜、干姜温中。本治法常用的药物有当归、丹参、五灵脂、没药、全蝎、青皮、白附子、陈皮、半夏等。

（4）**针灸治疗**　《内经》对于骨痹的治疗就提倡针刺的方法，如前已有述及。后世医家对于骨痹的治疗重视取穴，如《圣济总录》言："骨痹烦满，商丘主之[19]3194。"《普济方》治疗骨痛诸证，取膈俞、紫宫、玉堂、上关、绝骨、商丘、太白、复溜、上廉、大杼等穴[35]403-404。《针灸资生经》取阳辅、阳交、阳陵泉等穴治疗"髀枢膝骨痹不仁"[36]15-16。《针灸集成》言："骨痹取太溪、委中[37]109。"

综上所述，骨痹的治疗以初期为佳，初期常由外感寒湿所致，以散寒化湿为主。有热者，还须佐以清热。后期以肝肾亏虚为主，须以补益肝肾为主，有寒湿者仍须温寒化湿，有痰瘀者则须佐以化痰散瘀。若出现关节的变形，化痰散瘀为主，甚者佐用虫类药以通络止痹。骨痹的治疗周期较长，患者须有良好的依从性，方能取得较好的效果。

5. 转归预后　骨痹的转归和预后与患者正气强弱、感邪轻重、病变程度、治疗措施得当与否有密切关系。骨痹发病初期，若能够得到及时正确的治疗，一般预后较好。若病久不愈，或失治误治，出现湿聚血凝，痰瘀互结，病邪入深，腐蚀关节，骨节磋跌，出现僵直畸形的证候，往往难以逆转而容易致残。少数患者由于内生或外感热毒，得不到及时有效的控制，也会有生命的危险。《备急千金要方》曰："诸痹……在皮间亦易愈，在筋骨则难痊也[17]185。"《外台秘要》在《内经》《备急千金要方》的基础上，指出骨痹不愈复感可致骨极，最终导致"骨肉不相亲"[38]332，肉不濡骨，骨则死。《太平圣惠方》曰："夫骨极者，主肾病也，肾应骨，骨与肾合，以冬遇病为骨痹，骨痹不已复感于邪，内舍于肾，则虚痛甚是骨极之候也，足少阴气绝即骨枯，少阴者肾脉也，伏行而温于骨髓，故骨髓不温，即肉不着，曰死[39]743。"骨痹久不愈，可转为"骨极"。"骨极"及"汗后入冷水骨痹"属骨痹之恶候，预后较差。《景岳全书》曰："若欲辨其轻重，则在皮肤者轻，在筋骨者甚，在脏腑者更甚[40]1011。"《医宗金鉴》曰："痹在筋骨痛难已，留连皮脉易为功，痹久入脏中虚死，脏实不受复还生[30]475。"并解释曰："痹在筋骨则受邪深，故痛久难已。痹在皮脉则受邪浅，故易治也。凡痹病日久内传所合之脏，则为五脏之痹。若其人中虚受邪，则难治多死，其人脏实而不受邪，复还于外，则易治多生[30]475。"《医林改错》曰："病在皮脉，易于为功，病在筋骨，实难见效[41]57。"可见病入骨则治疗较难。

骨痹的转归主要是向所合之脏传变，如向肾痹的方向发展，内舍于其所合之脏，如《脉因证治》曰："久而不去，内舍五脏之合，待舍其合，难治矣……骨痹不去，内舍于肾[23]472。"《杂病源流犀烛》亦曰："诸痹不已，盖入内而伤脏气[21]235。"说明骨痹日久，邪气深入内传，治疗愈难，则预后差。所以凡五体痹证都主张早期治疗，截断病情的传变趋向。

【应用示例】

1. 风寒湿痹　《儒门事亲》：陈下酒监魏德新，因赴冬选，犯寒而行。真气元衰，加之坐卧冷湿，食饮失节，以冬遇此，遂作骨痹。骨属肾也。腰之高骨坏而不用，两胻似折，面黑如炭，前后廉痛，痿厥嗜卧。遍问诸医，皆作肾虚治之。余先以玲珑灶熨蒸数日，次以苦剂，上涌讫，寒痰三二升。下虚上实，明可见矣。次以淡剂，使白术除脾湿，令茯苓养肾水，责官桂伐风木。寒气偏胜，则加姜、附，否则不加。又刺肾俞、太溪二穴，二日一刺。前后一月，平复如故。仆尝用治伤寒汗、下、吐三法，移为治风痹痿厥之法，愈者多矣[32]22。

2.肾虚湿侵 《柳选四家医案·环溪草堂医案》：某，风寒湿三气，伏留于骨。骨节酸痛，自冬而起，所谓骨痹也。骨痹不已，内舍于肾，则发热淹缠，即成劳损。秦艽、杜仲、五加皮、生地、地骨皮、当归、续断、牛膝、萆薢、茯苓。

诒按：邪郁化热，则伤及阴血，故易入损。方内再加丹皮、桂枝，更觉周到[42]178。

3.肝虚气滞，寒湿痹阻 《竹亭医案》：王春元内人骨痹，痛极如锥，治法奇效奏功。王春元内人，年二十一岁，道光辛卯十一月初二日。

病由感寒腹痛而起，渐自右股骱骨，痛如刀割，朝缓夜剧，迄今匝月，证名骨痹，痛甚见厥。乃寒与气郁，湿阻关节，引动内风，肝虚气滞，脉象沉紧。法从温舒，方用制香附、延胡索、当归、肉桂、木瓜、陈皮、独活、杜仲、淡茱萸等九味。煎服两剂，痛如前，不增不减。风寒湿三气杂合而为痹，骨痹者以冬遇此为骨痹也。

复诊（十一月初四日方）：制首乌四钱，女贞子四钱，归身一钱半，杜仲三钱（盐水炒），虎右股骱骨五钱（酥炙），制香附三钱，炮姜六分，炙甘草六分，葱汁炒独活一钱半，苏木节四钱，肉桂七分（去粗皮），松树节三钱。上药十二味，长流水煎。服两剂，骨痹之痛顿缓，即痛亦不至于痛极难忍之状，食亦稍加，大便亦不至天明而解。皆缘痛缓，而诸恙亦缓矣。

初六日复诊：前方去香附、独活，加鳖甲、续断二味。再两剂而痛若失矣[43]861-862。

4.气血不足，肾虚骨痹 《邹云翔医案选》：高某，男，59岁，教授，1961年8月9日初诊。患者主诉右肘臂痹痛3年余。曾经某医院进行X线和血液生化等检查，均未见异常。使用针灸、推拿及中西药治疗，皆未能根治。称右肘臂酸痛，不在肌肉，而觉在骨内，影响其功能活动，脉细，苔色淡白，纳寐好，二便如常。病属骨痹，方拟以益肾补骨为主，佐以宣湿和络之品。处方如下：核桃肉12g，淡苁蓉9g，葫芦巴12g，煅磁石18g（先煎），白沙参4.5g，枸杞子12g，真茅术4.5g（黑芝麻12g同炒），淡干姜3g，龙眼肉15g，炒薏苡仁9g，炙甘草3g，黑大枣5个（切开），全鹿丸2.4g（吞服），香砂六君子丸12g（包煎）。

9月6日复诊：称服药10剂后，患者右肘臂酸痛减轻，效不更方，拟原法加补气养血壮骨之品。原方加阿胶珠4.5g，炙黄芪9g，健步虎潜丸9g（包煎）。

10月19日三诊：患者为骨痹，投益肾补骨、补气养血之剂，酸痛减去大半，再守原法更进一筹。处方如下：核桃肉12g，淡苁蓉6g，枸杞子12g，煅磁石18g（先煎），北细辛0.45g，台乌药9g，葫芦巴12g，全鹿丸3g（吞服），白沙参4.5g，炒党参9g，炙黄芪9g，黑大枣5个（切开），淡干姜4.5g，广木香4.5g，法半夏6g，春砂仁3g（后下），炒陈皮6g，龙眼肉15g，炙桂枝0.9g，焦薏苡仁9g，炙甘草3g，炒当归6g，炒川续断9g，真苍术4.5g（黑芝麻9g拌炒）。

上药服10剂后，骨痹酸痛得止，肘臂活动自如，观察4年，未见复发[44]230-231。

附录一：文献辑录

《黄帝内经太素》 冬时不能自调，遇此三气以为三痹，俱称骨痹，以冬骨也[6]967。

《类经》 若积寒留舍于溪谷，阴凝而滞，则荣卫之气不能居，卷肉缩筋，故肋肘不得伸，乃为骨痹不仁等疾，皆阳气不足而寒邪得留也[7]141。

《黄帝素问直解》 皆积寒留舍于溪谷，致荣卫血气不居于溪谷之间，而卷肉缩筋。夫卷肉缩筋则肘肘不得舒伸，从筋至骨，则内为骨痹[8]370。

《类经》 太阳者寒水之气也，其合肾，其主骨，故太阳寒邪有余者，主为骨痹、为身重[7]319。

《黄帝素问直解》 太阳有余则水寒气盛，故病骨痹、身重[8]427。

《素问悬解》 肾主骨，与太阳膀胱为表里，太阳有余病骨痹身重，水冷髓寒而土湿也[9]112。

《类经》 肝有少阳之相火，心为少阴之君火，肾一水也，一水已竭，二火犹存，是阴气已虚于中，而浮阳独胜于外，故身骨虽寒而不至冻栗，病名骨痹。然水不胜火，则筋骨皆失所滋，故肢节当为拘挛[7]285。

《类经》 骨痹者，病在阴分也。支节不用而痛、汗注烦心者，亦病在阴分也。真阴不足，则邪气得留于其间，故当取三阴之经，察病所在而补之也[7]420。

《黄帝内经素问集注》 积寒留舍，致荣卫不能居其间，寒邪凝滞，又不得正气以和之，以致肉卷而筋缩也，肘肘乃筋骨之机关，故不得伸舒[10]211。

《素问吴注》 肘，腋下肋也。肘，手之曲也[11]331。

《黄帝内经太素》 积寒留舍，营卫不居，塞肉缩筋，时不得伸，内为骨痹，外为不仁[6]333。

《类经》 凡寒邪所袭之处，必多酸痛，察系何经，则在阴在阳，或深或浅，从可知矣，诊表证者，当先乎此也[7]219。

《灵素节注类编》 其皮肉筋骨，已无阳气煦和，但有阴气痹滞，故病名骨痹。经云：液脱者，骨属屈伸不利，故肢节必当拘挛也[12]227。

《类经》 然水不胜火，则筋骨皆失所滋，故肢节当为拘挛[7]285。

《黄帝内经太素》 足太阳，膀胱脉也。足太阳脉气有余盛，乘于少阴，少阴主骨。今少阴病，名曰骨痹，寒湿在骨，故身重之也[6]552。

《内经博议》 肾气应太阳，太阳之气有余，则浸淫及骨，故为骨痹。水邪盛则作强之官弛，故身重[13]135。

《黄帝内经太素》 寒湿之气在于骨节，肢节不用而痛，汗注烦心，名为骨痹，是为手足三阴皆虚，受诸寒湿，故留针补之，令湿痹去之矣[6]870。

《黄帝内经灵枢注证发微》 骨痹已成，节不能举而痛，汗注于外，心烦于内，正以肾主骨，又其脉之支者，从肺出络心，注胸中，故病如是也[14]176。

《素问·五脏生成》 肾之合骨也，其荣发也，其主脾也[1]48。

《素问·宣明五气论》 五脏所主：心主脉，肺主皮，肝主筋，脾主肉，肾主骨，是谓五主[1]105。

《素问·阴阳应象大论》 北方生寒，寒生水，水生咸，咸生肾，肾生骨髓，髓生肝，肾主耳。其在天为寒，在地为水，在体为骨，在脏为肾，在色为黑，在音为羽，在声为呻，在变动为栗，在窍为耳，在味为咸，在志为恐[1]28。

《素问·痹论》 肾痹者，善胀，尻以代踵，脊以代头[1]165。

《素问·调经论》 病在脉，调之血；病在血，调之络；病在气，调之卫；病在肉，调之分肉；病在筋，调之筋；病在骨，调之骨。燔针劫刺其下及与急者；病在骨，焠针药熨；病不知所痛，两跷为上；身形有痛，九候莫病，则缪刺之；痛在于左而右脉病者，巨刺之[1]232-233。

《灵枢·终始》 手屈而不伸者，其病在筋，伸而不屈者，其病在骨，在骨守骨，在筋守筋[2]26。

《黄帝素问直解》 其道，骨道也。无伤脉肉者，其骨道之气，亦从肉之大分小分而出也，在骨刺骨，候其气至，骨热，则病已而止针[8] 355-356。

《黄帝内经太素》 邪客在骨，骨重酸痛，名曰骨痹，刺之无伤脉肉之部，至得刺其骨部大小分间也[6] 756。

《类经》 盖骨痹之邪最深，当直取之，无于脉分肉分妄泄其真气。但针入之道，由大分小分之间耳。必使骨间气热，则止针也[7] 420。

《黄帝内经灵枢注证发微》 此言病骨痹者而有刺之之法也。骨痹已成，节不能举而痛，汗注于外，心烦于内，正以肾主骨，又其脉之支者，从肺出络心，注胸中，故病如是也。当取足太阳膀胱之经穴昆仑以补之，盖膀胱与肾为表里也[14] 176。

《黄帝内经灵枢注证发微》 所以刺其骨痹，稍摇针而深入之，以致针于骨所，然后上下摩其骨耳[14] 53。

《类经》 短者，入之渐也。故稍摇而深，致针骨所，以摩骨痹。摩，迫切也[7] 353。

《类经》 肾主骨，刺深至骨，所以应肾[7] 354。

《黄帝内经太素》 五脏合者，五脏五输之中皆有合也。诸脉从外来合五脏之处，故合为内也。是以骨、筋、脉、肌、皮等五痹，久而不已，内舍于合。在合时复感邪之气，转入于脏，入脏者死也[6] 968。

《类经》 病久不去，而复感于邪，气必更深，故内舍其合而入于脏[7] 314。

《医宗必读》 骨痹，即寒痹痛痹也。痛苦切心，四肢挛急，关节浮肿[15] 266。

《症因脉治》 [肾痹之症] 即骨痹也。善胀，腰痛，遗精，小便时时变色，足挛不能伸，骨痿不能起，此肾痹之症也[16] 109。

《备急千金要方》 论曰，骨极者，主肾也。肾应骨，骨与肾合。又曰：以冬遇病为骨痹，骨痹不已，复感于邪，内舍于肾，耳鸣，见黑色，是其候也[17] 420。

《中藏经》 骨痹者，乃嗜欲不节，伤于肾也。肾气内消，则不能关禁，不能关禁，则中上俱乱，中上乱，则三焦之气痞而不通，三焦痞，则饮食不糟粕，饮食不糟粕，则精气日衰，精气日衰，则邪气妄入，邪气妄入，则上冲心舌，上冲心舌，则为不语，中犯脾胃，则为不充，下流腰膝，则为不遂，旁攻四肢，则为不仁。寒在中则脉迟，热在中则脉数，风在中则脉浮，湿在中则脉濡，虚在中则脉滑。其证不一，要在详明，治疗法列于后章[18] 49。

《圣济总录》 论曰，饮天和，食地德，皆阴阳也。然阳为气，阴为血；气为卫，血为营。气卫血营，通贯一身，周而复会，如环无端。岂郁闭而不流哉！夫惟动静居处，失其常，邪气乘间，曾不知觉。此风寒湿三气，所以杂至合而为痹。浅则客于肌肤，深则留于骨髓。阳多者，行流散徙而靡常；阴多者，凝泣滞碍而有着。虽异状殊态，然即三气以求之，则所谓痹者，可得而察矣。且痹害于身，其为疾也，初若无足治，至其蔓而难图，则偏废弗举，四体不随，皆自诒伊戚者也。可不慎哉[19] 473！

《金匮翼》《内经》论痹，又有骨、筋、脉、肌、皮五痹。大率风寒湿所谓三痹之病，又以所遇之时，所客之处而命其名，非此行痹、痛痹、着痹之外，又别有骨痹、筋痹、脉痹、肌痹、皮痹也。风寒湿三气袭入经络，入于骨则重而不举，入于脉则血凝不流，入于筋则屈而不伸，入于肉则不仁，入于皮则寒，久不已则入五脏。烦满喘呕者肺也。上气嗌干厥胀者心也。多饮数溲，夜卧则惊者肝也。尻以代踵，脊以代头者肾也。四肢懈惰，发咳呕沫者脾也。大抵显脏症则难治矣[20] 282。

《杂病源流犀烛》 诸痹，风、寒、湿三气，犯其经络之阴而成病也。故经曰：病在阳曰风，病在阴曰痹。痹者，闭也。三气杂至，壅蔽经络，血气不行，不能随时祛散，故久而为痹，或遍身或四肢挛急而痛，或有不痛者，病久入深也。入于骨，则重而不举为骨痹；入于血，则凝而不流为脉痹；入于筋，则屈而不伸为筋痹；入于肉，则肌肉不仁为肉痹；入于皮，则寒在皮毛为皮痹。盖筋骨皮脉肉间，得邪则气缓，故虽痹而不痛。然痹之为病，每各以时遇。如冬气在骨，遇三气故成骨痹；春气在筋，遇三气故成筋痹；夏气在脉，遇三气故成脉痹；季夏气在肉，遇三气故成肉痹；秋气在皮，遇三气故成皮痹。皆各以主时受之也。而筋骨皮肉脉又各有五脏之合，苟五者受而不去，则必内舍于合，而五脏之痹起[21]235。

《圣济总录》 论曰，《内经》谓人有身寒，汤火不能热，厚衣不能温，然不冻栗。是人者，素肾气胜，以水为事，太阳气衰，肾脂枯不长，一水不能胜两火。肾者水也，而生于骨，肾不荣则髓不能满，故寒甚至骨也。所以不能冻栗者，肝，一阳也；心，二阳也；肾，孤脏也，一水不能胜二火，故不能冻栗。病名曰骨痹，是人当挛节也。夫骨者肾之余，髓者精之所充也。肾水流行，则髓满而骨强。迨夫天癸亏而凝涩，则肾脂不长；肾脂不长，则髓涸而气不行，骨乃痹而其证内寒也。虽寒不为冻栗，则以肝心二气为阳火，一水不能胜之，特为骨寒而已，外证当挛节，则以髓少而筋燥，故挛缩而急也[19]494。

《普济方》 夫骨者，肾之余；髓者，精之所充也。肾水流行，则髓满而骨强。迨夫天癸亏而凝涩，则肾脂不长。故髓涸而气不行，其证内寒而为骨痹也[22]2445。

《脉因证治》 其气痹者，愁思喜怒，过则气结于上，久而不消则伤肺，正气衰，邪气胜。留于上，则胸腹痛而不能食；注于下，则腰脚重而不能行；贯于舌，则不言；遗于腹，则不溺。壅则痛，流则麻。右寸脉沉而迟涩者是也。其血痹者，饮酒过多，怀热太甚，或寒折于经络，或湿犯于营卫，因而血搏，渐成枯削失血之证。左寸脉结而不流利是也。其肉痹者，饮食不节，肥美之为。肉不荣，肤不泽，则纹理疏，三气入之，则四肢缓而不收持。右关脉举按皆无力而涩也。其筋痹者，由叫怒无时，行步奔急，淫邪伤肝，肝失其气，寒热客之，流入筋会，使筋急而不舒。左关脉弦急而数，浮沉有力是也。其骨痹者，乃嗜欲伤于肾，气内消而不能闭禁，邪气妄入。脉迟则寒，数则热，浮则风，濡则湿，滑则虚。治法各随其宜[23]472。

《杂病源流犀烛》 肾者水也，而生于骨，肾不生，则髓不能满，故寒甚至骨也。所以不能冻栗者，肝一阳也，心二阳也，肾孤脏也，一水不能胜二火，故不能冻栗。病名骨痹，是人当挛节也。据经之言，骨寒之病甚深，非但浮浅恶寒之谓也（宜温肾散加附子、肉桂、虎骨）[21]482。

《仁斋直指方》 冷痰多成骨痹[24]250。

《寿世保元》 瘀血湿痰，蓄于肢节之间，筋骨之会，空窍之所而作痛也。肢节沉重者是湿痰，晚间病重者是瘀血也[25]647。

《类证治裁》 诸痹，风寒湿三气杂合，而犯其经络之阴也。风多则引注，寒多则掣痛，湿多则重着，良由营卫先虚，腠理不密，风寒湿乘虚内袭，正气为邪气所阻，不能宣行，因而留滞，气血凝涩，久而成痹。或肌肉麻顽，或肢节挛急，或半体偏枯，或偏身走注疼痛，其不痛者，病久入深也。故在骨则重而不举，在血则凝而不流，在筋则屈而不伸，在肉则麻木不仁，在皮则皱揭不荣，皆痹而不痛[26]269。

《诸病源候论》 冬遇痹者为骨痹，则骨重不可举，不随而痛。骨痹不已，又遇邪者，则移入于肾，其状喜胀[27]43。

《备急千金要方》 若肾病则骨极，牙齿苦痛，手足疼疼，不能久立，屈伸不利，身痹，脑髓酸。以冬壬癸日中邪伤风，为肾风，风历骨，故曰骨极。若气阴，阴则虚，虚则寒，寒则面肿垢黑，腰脊痛不能久立，屈伸不利。其气衰则发堕齿槁，腰背相引而痛，痛甚则咳唾甚；若气阳，阳则实，实则热，热则面色炱，隐曲膀胱不通，牙齿脑髓苦痛，手足酸疼，耳鸣色黑，是骨极之至也[17]420。

《备急千金要方》 治骨极，主肾热病，则膀胱不通，大小便闭塞，颜焦枯黑，耳鸣虚热，三黄汤方[17]420。

《备急千金要方》 治骨虚，酸疼不安，好倦，主膀胱寒，虎骨酒方[17]420。

《备急千金要方》 治骨实，苦酸疼烦热，煎方[17]420。

《备急千金要方》 治骨髓中疼方[17]420。

《备急千金要方》 治虚劳冷，骨节疼痛无力方[17]421。

《备急千金要方》 治骨髓冷疼痛方[17]420。

《千金翼方》 八风十二痹散，主风痹呕逆，不能饮食者，心痹也；咳满腹痛，气逆唾涕白者，脾痹也；津液唾血腥臭者，肝痹也；阴痿下湿者，痿痹也；腹中雷鸣，食不消，食即气满，小便数起，胃痹也；两膝寒不能行者，湿痹也；手不能举，肿痛而逆，骨痹也；烦满短气，涕唾青黑，肾痹也，并悉主之方[28]247。

《圣济总录》 治肾虚骨痹，肌体羸瘦，腰脚酸痛，饮食无味，小便滑数。石斛丸方[19]495。

《圣济总录》 治肾虚骨痹，面色萎黑，足冷耳鸣，四肢羸瘦，脚膝缓弱，小便滑数。补肾熟干地黄丸[19]495。

《圣济总录》 治肾藏气虚，骨痹缓弱，腰脊酸痛，脐腹虚冷，颜色不泽，志意昏愦。鹿茸天麻丸方[19]496。

《圣济总录》 治肾藏久虚，骨疼腰痛足冷，少食无力。肾沥汤方[19]496。

《圣济总录》 治白虎风，骨髓疼痛，至夜转甚。抵圣散方[19]314。

《圣济总录》 骨乃痹而其证内寒也，虽寒不为冻栗，则以肝心二气为阳火，一水不能胜之，特为骨寒而已。外证当挛节，则以髓少而筋燥，故挛缩而急也[19]494。

《严氏济生方》 风寒湿三气杂至，合而为痹。皆因体虚腠理空疏，受风寒湿气而成痹也。痹之为病，寒多则痛，风多则行，湿多则着。在骨则重而不举；在脉则血凝而不流；在筋则屈而不伸；在肉则不仁；在脾则逢寒急，逢热则纵，此皆随所受邪气而生证也。大率痹病，总而言之，凡有五种：筋痹、脉痹、皮痹、骨痹、肌痹是也。筋痹之为病，应乎肝，其状夜卧则惊，饮食多，小便数；脉痹之为病，应乎心，其状血脉不流，令人萎黄，心下鼓气，卒然逆喘不通，嗌干善噫；肌痹之为病，应乎脾，其状四肢懈怠，发咳呕吐；皮痹之为病，应乎肺，其状皮肤无所知觉，气奔喘满；骨痹之为病，应乎肾，其状骨重不可举，不遂而痛且胀。诊其脉大而涩为痹，脉来急者亦为痹，脉涩而紧者亦为痹。又有风血痹，阴邪入于血经故也。外有支饮亦令人痹，当随证施治[29]118。

《医宗必读》 骨痹，即寒痹痛痹也。痛苦切心，四肢挛急，关节浮肿[15]266。

《杂病源流犀烛》 二曰寒痰，即冷痰也，骨痹，四肢不举，气刺痛，无烦热，凝结清冷（宜温中化痰丸、温胃化痰丸）[21]294。

《类证治裁》 骨痹，即寒痹痛痹也，苦痛切骨，安肾丸[26]271。

《医宗金鉴》 三痹之因，风寒湿三气杂合而为病也。其风邪胜者，其痛流走，故曰行痹。寒邪胜者，其痛甚苦，故曰痛痹。湿邪胜者，其痛重着，故曰着痹。此为病之因而得名，曰三痹也。又有曰五痹者，谓皮、脉。肌、筋。骨之痹也。以秋时遇此邪为皮痹，则皮虽麻尚微觉痛痒也。以夏时遇此邪为脉痹，则脉中血不流行而色变也。以长夏时遇此邪为肌痹，则肌顽木不知痛痒也。以春时遇此邪为筋痹，则筋挛节痛屈而不伸也，以冬时遇此邪为骨痹，则骨重酸疼不能举也，曰入脏腑者，谓内舍五脏之痹也。以皮痹不已，复感于邪，内舍于肺，成肺痹也；脉痹不已，复感于邪，内舍于心，成心痹也；肌痹不已，复感于邪，内舍于脾，成脾痹也；筋痹不已，复感于邪，内舍于肝，成肝痹也；骨痹不已，复感于邪，内舍于肾，成肾痹也。此皆以病遇邪之时，及受病之处而得名，曰五痹也。所谓邪者，重感于风寒湿之气也。周痹亦在血脉之中，随脉上下为病，故同脉痹，但患有定处，不似脉痹左右相移也。近世曰痛风，曰流火。曰历节风，皆行痹之俗名也[30]475。

《奇效良方》 遇冬而得者为骨痹，中于肾则骨重不可举，善胀，尻以代踵，脊以代头[31]655。

《儒门事亲》 夫痹之为状，麻木不仁，以风湿寒三气合而成之。故《内经》曰：风气胜者为行痹。风则阳受之，故其痹行，旦剧而夜静。世俗莫知，反呼为走注疼痛虎咬之疾。寒气胜者为痛痹。寒则阴受之，故其痹痛，旦静而夜剧。世俗不知，反呼为鬼忤。湿气胜者为着痹。湿胜则筋脉皮肉受之，故其痹着而不去，肌肉削而着骨。世俗不知，反呼为偏枯。此疾之作，多在四时阴雨之时，及三月九月，太阳寒水用事之月。故草枯水寒为甚，或濒水之地，劳力之人，辛苦失度，触冒风雨，寝处津湿，痹从外入。况五方七地，寒暑殊气，刚柔异禀，饮食起居，莫不相戾。故所受之邪，各有浅深。或痛或不痛，或仁或不仁，或筋屈而不能伸，或引而不缩。寒则虫行，热则纵缓，不相乱也。皮痹不已，而成肉痹。肉痹不已，而成脉痹；脉痹不已，而成筋痹；筋痹不已，而成骨痹；久而不已，内舍其合。若脏腑俱病，虽有智者，不能善图也。凡病痹之人，其脉沉涩[32]22。

《证治汇补》 痹久成痿[33]199。

《圣济总录》 治肾藏中风寒湿成骨痹，腰脊疼痛，不得俯仰，两脚冷痹，缓弱不遂，头昏耳聋，语音浑浊，四肢沉重。附子独活汤方[19]495。

《圣济总录》 补骨髓，治寒湿。肉苁蓉丸方[19]494。

《妇人大全良方》 当归没药丸，疗妇人血风、血气，腹胁刺痛，筋挛骨痹，手足麻木，皮肤瘙痒[34]111。

《圣济总录》 骨痹烦满，商丘主之[19]3194。

《普济方》 疗骨疼（资生经），穴膈俞、紫宫、玉堂。治骨疼，穴上关。治骨痛，穴绝骨，五十壮。治骨痹烦闷，穴商丘。治皮肉骨痛，穴膈俞。治骨痛，穴太白。治骨寒热，穴复溜。治骨髓冷疼痛，穴上廉，七十一壮。骨会大杼（禁灸），骨病治此。髓会绝骨，髓病治此[35]403-404。

《针灸资生经》 阳辅、阳交、阳陵泉，主髀枢膝骨痹不仁[36]15-16。

《针灸集成》 骨痹取太溪、委中[37]109。

《外台秘要》 足少阴者，冬脉也；伏行而濡滑骨髓者也。故骨不濡，则肉不能着骨也。骨肉不相亲，则肉濡而却，肉濡而却，故齿长而垢，发无泽。发无泽，则骨先死[38]332。

《太平圣惠方》 夫骨极者，主肾病也，肾应骨，骨与肾合，以冬遇病为骨痹，骨痹不已复感于邪，内舍于肾，则虚痛甚是骨极之候也。足少阴气绝即骨枯，少阴者肾脉也，伏行而温于骨髓，故骨髓不温，即肉不着，曰死[39]743。

《景岳全书》 若欲辨其轻重，则在皮肤者轻，在筋骨者甚，在脏腑者更甚[40]1011。

《医宗金鉴》 痹在筋骨痛难已，留连皮脉易为功，痹久入脏中虚死，脏实不受复还生。注：痹在筋骨则受邪深，故痛久难已。痹在皮脉则受邪浅，故易治也。凡痹病日久内传，所合之脏，则为五脏之痹。若其人中虚受邪，则难治多死，其人脏实而不受邪，复还于外，则易治多生。假如久病皮痹，复感于邪，当内传肺而为肺痹，若无胸满而烦喘咳之证，则是脏实不受邪。余脏仿此[30]475。

《医林改错》 病在皮脉，易于为功，病在筋骨，实难见效[41]57。

《脉因证治》《痹论》中议痹，乃三气皆可客于五脏，其风、寒、湿乘虚而客之故也。筋痹不去，内舍于肝；皮痹不去，内舍于肺；肌痹不去，内舍于脾；脉痹不去，内舍于心；骨痹不去，内舍于肾。其客于心，则烦心，上气嗌干，恐噫，厥胀是也。其客于肺，使人烦满而喘吐。其客于肝，多饮数溲，小腹痛如怀妊，夜卧则惊。其客于脾，四肢懈惰，发渴呕沫，上为大塞。其客于肾，善胀，尻以代踵，脊以代头。其客于肠，数饮而小便不得，中气喘争，时发飧泄。夫大肠乃传道之官，为冲和之气，三气乘虚客之，而和气闭矣。水道不通，使糟粕不化，故喘争飧泄也。其客于胞，小腹膀胱，按之内痛。若沃以汤，小便涩，上为清涕。夫三气客于胞中，则气不能化出，故胞满而水道不通，随经出鼻窍。其客于血脉，随脉流通上下，升降一身，谓之周痹[23]472。

《杂病源流犀烛》 诸痹不已，盖入内而伤脏气[21]235。

附录二：常用方药

八风十二痹散：远志（去心）、黄芪、黄芩、白蔹、附子（炮，去皮）、龙胆、薯蓣、厚朴（炙）、蜀椒（去目及闭口者，汗）各半两，牡荆子、天雄（炮，去皮）、细辛、菊花、狗脊、山茱萸、防风、川芎、桂心各三分，五味子、巴戟天各一两，茯苓、芍药、秦艽、乌头（炮，去皮）、芜荑、菖蒲、葳蕤各一两。上二十七味，捣筛为散，食后饮服方寸匕，日三，宁从少起，稍渐增之。（《千金翼方》）[28]247

石斛丸：石斛（去根）、牛膝（酒浸，切，焙）、续断各三分，菟丝子（酒浸，别捣）、石龙芮（炒）、桂（去粗皮）各一两，肉苁蓉三分（酒浸，切，焙），鹿茸一两（去毛，酥炙），杜仲（去粗皮，炙，锉）、白茯苓（去黑皮）、熟干地黄（切，焙）各三分，附子一两（炮裂，去皮脐），巴戟天半两（去心），防风三分（去叉），桑螵蛸（炙）、川芎各半两，山茱萸三分，覆盆子半两，补骨脂（微炒）、荜澄茄各三分，五味子半两，泽泻一两，沉香、蘹香子（微炒）各三分，薏苡仁一两（炒）。上二十五味，捣罗为末，炼蜜和杵数百下，丸如梧桐子大。每服空心以温酒下三十丸，日二服。（《圣济总录》）[19]495

当归没药丸：当归、五灵脂（炒）各一两，没药半两。上为末，醋糊丸，如梧桐子大。每服三十丸，生姜汤空心下。（《妇人大全良方》）[34]111

肉苁蓉丸：肉苁蓉一两（酒浸，切，焙），獭肝一具（涂酥炙，切），柴胡（去苗）、秦艽（去苗土）各三分，巴戟天（去心）、黄芪（锉）各一两，人参半两，白茯苓三分（去黑皮），熟干地黄半两（切，焙），泽泻、附子（炮裂，去皮脐）各三分，远志一两（去心），山芋、蒺藜子（炒去角）各半两，石斛三分（去根），厚朴（去粗皮，姜汁炙）、五味子、桂（去粗皮）、桃仁（汤浸，去皮尖双仁，炒，别研）、丁香、木香各半两，当归三分（切，焙），芍药、陈橘皮（汤浸，去白，焙）、赤石脂、槟榔、白术、干姜（炮）、郁李仁（汤浸，去皮尖，炒，研）、甘草（炙，锉）、牡丹皮、蜀椒（去目并闭口者，炒出汗）、山茱萸、川芎、牡蛎（炒）各半两。上三十五味，捣研为末，再和匀炼蜜，和杵数百下，丸如梧桐子大。每服温酒下三十丸，不拘时，日三服。（《圣济总录》）[19]494

补肾熟干地黄丸：熟干地黄（切，焙）、肉苁蓉（酒浸，切，焙）、磁石（煅，醋淬）各二两，山茱萸三分，桂（去粗皮）、附子（炮裂，去皮脐）各一两，山芋三分，牛膝一两（酒浸，切，焙），石南、白茯苓（去黑皮）、泽泻、黄芪（锉）各三分，鹿茸二两（去毛，酥炙），五味子三分，石斛一两（去根，锉），覆盆子、远志（去心）各三分，补骨脂一两（微炒），草薢（锉）、巴戟天（去心）各三分，杜仲一两（去粗皮，炙，锉），菟丝子二两（酒浸，别捣），白龙骨一两。上二十三味，捣罗为末，炼蜜和杵数百下，丸如梧桐子大。每服空心以温酒下三十丸，日三服。（《圣济总录》卷二十）[19]495

安肾丸：肉桂、川乌各两半，白蒺藜、巴戟、山药、茯苓、石斛、草薢、苁蓉、补骨脂各四两八钱。蜜丸。（《类证治裁》）[26]271

肾沥汤：磁石二两（煅，醋淬），肉苁蓉（酒浸，切，焙）、黄芪、人参、白茯苓（去黑皮）、川芎、桂（去粗皮）、菖蒲、当归（切，焙）、熟干地黄（切，焙）、石斛（去根）、覆盆子、干姜（炮）、附子（炮裂，去皮脐）、五味子各一两。上一十五味，锉如麻豆。每服三钱匕，用羊肾一只，去脂膜，先用水二盏，煮肾取汁一盏，去肾入药末，煎至七分，去滓温服，空心、日午、夜卧共三服。（《圣济总录》）[19] 496

附子独活汤：附子（炮裂，去皮脐）、独活（去芦头）各一两，防风（去叉）、川芎、丹参、萆薢、菖蒲各半两，天麻、桂（去粗皮）各一两，黄芪半两，当归一两（切，焙）、细辛（去苗叶）、山茱萸、白术、甘菊花、牛膝（酒浸，切，焙）、枳壳（去瓤，麸炒）、甘草（炙，锉）各半两。上一十八味，锉如麻豆。每服三钱匕，以水一盏，生姜三片，煎至七分，去滓，不计时候温服。（《圣济总录》）[19] 495

鹿茸天麻丸：鹿茸二两（去毛，酥炙）、天麻一两半，附子（炮裂，去皮脐）、巴戟天（去心）、菖蒲各一两，石斛一两半（去根，锉）、干蝎（去土，炒）、萆薢（锉）、桂（去粗皮）、牛膝（酒浸，切，焙）、天雄（炮裂，去皮脐）、独活（去芦头）、丹参、当归（切，焙）、杜仲（去粗皮，炙，锉）各一两，肉苁蓉一两半（酒浸，切，焙）、磁石一两（煅，醋淬，细研，水飞过）。上一十七味，捣罗为末，炼蜜和匀，捣三五百下，丸如梧桐子大。每服二十丸，加至三十丸，空心及晚食前以温酒下。（《圣济总录》）[19] 496

温中化痰丸：青皮、陈皮、良姜、干姜等分。醋糊丸，米饮下五十丸。（《杂病源流犀烛》）[21] 294

温胃化痰丸：半夏三两、炮姜、陈皮、白术各二两。姜汁糊丸，姜汤下二三十丸。（《杂病源流犀烛》）[21] 294

本章学术精要

1. 病名与概述

（1）**病名源流**　骨痹首载于《内经》，属五体痹之一，以肢体麻木、骨骼疼痛、关节僵硬变形为核心表现。其发病与季节相关，冬季高发，女性及青年男性多见。西医学的类风湿关节炎、强直性脊柱炎等疾病可参考骨痹辨治。

（2）**疾病特点**　病位在骨，与肾关系密切，肾虚髓空为本病内因。典型症状包括骨重不可举、骨髓酸痛、肢体挛缩，严重者可内传于肾，发展为肾痹，出现腰脊不举、腹胀喘满等症。

2. 病因病机

（1）**外邪侵袭**　风寒湿邪侵袭为外因，尤以寒邪为主。《内经》强调"积寒留舍"致营卫阻滞，寒凝骨节，气血不通，发为骨痹。

（2）**肾虚失养**　肾主骨生髓，肾气不足则骨髓不充，骨失濡养。太阳经（膀胱）寒水之气过盛或不足，均可影响肾气，导致骨重身痛。

（3）**痰瘀互结**　病程日久，湿聚成痰，血滞为瘀，痰瘀阻络会加重关节变形。《圣济总录》指出"髓涸而气不行……则以髓少而筋燥"致挛缩急痛，体现痰瘀致病的病机特点。

（4）**气血失调**　营卫不和、气血亏虚致皮肤不仁，血瘀脉络则痛有定处。《难经》提出"五损损于骨"的虚损机制，强调气血不足与骨痹的关联。

3. 症状与诊断

（1）**核心症状**　初期见骨节酸重、活动受限；进展期出现骨髓剧痛、关节僵硬如折；晚期可见肢体挛缩、脊柱变形（脊以代头）、齿枯发脱等肾衰表现。

（2）**鉴别要点**　①肾痹：以腰脊变形、腹胀喘满为主，属骨痹内传脏腑的重证。②筋痹：以筋急拘挛为主，关节屈伸不利，无骨重感。③骨痿：肢体痿软无力，无疼痛症状，与骨痹的痛性活动障碍有别。

（3）**诊断依据**　结合骨节冷痛、遇寒加重、肾虚体征（耳鸣腰酸）及影像学骨关节改变，注重"痛在骨""深刺至骨"的经典描述。

4. 治法方药

（1）**祛邪通络** ①寒湿痹阻。选用附子汤、甘草附子汤温经散寒，重用附子、桂枝。《伤寒论》强调"手足寒，骨节痛"为辨证要点。②湿热蕴结。白虎加桂枝汤加减，石膏清热，桂枝通络，适用于骨痹化热者。

（2）**补益肝肾** ①肾阳虚衰。肉苁蓉丸、石斛丸补肾填髓，配伍鹿茸、巴戟天温阳。《圣济总录》注重"髓满而骨强"的治本原则。②精血不足。当归没药丸活血通络，配合熟地黄、山茱萸滋阴，适用于久病虚瘀夹杂者。

（3）**针灸特色** ①短刺法。深刺至骨，上下摩骨，刺激骨膜，适用于骨痹剧痛。②取穴原则。太溪、委中调肾；商丘、绝骨通络，配合艾灸温阳散寒。

5. 转归与调护

（1）**预后因素** 早期局限于骨者易治，若内传于肾（肾痹）或见"骨肉不相亲"（肌肉萎缩脱离）则预后不良。《内经》指出"入脏者死"，强调脏腑受累为危候。

（2）**传变规律** 骨痹→肾痹为主要传变路径，亦可向肝、心传变，出现筋挛、心悸等症。又有医家提出"久痹入络"理论，认为痰瘀深伏者难愈。

（3）**调护要点** ①避邪护阳。冬季保暖，避免冷水作业，食疗可用羊肉、核桃温肾。②功能锻炼。渐进性关节活动，防止挛缩，配合药熨（如焠针药熨法）改善局部循环。③情志管理。肾志为恐，焦虑加重病情，需疏导情绪，避免惊恐伤肾。④饮食禁忌。忌咸食伤骨，限高嘌呤饮食以防继发痛风。

6. 传承发展

（1）**病机拓展** 清代医家补充"痰瘀致痹"理论，《类证治裁》提出"气血凝涩，久而成痹"，完善虚实夹杂病机。

（2）**诊断细化** 补充"汗注烦心""齿长而垢"等特异性症状，脉诊重视沉涩脉象提示血瘀，虚大脉提示肾虚。

7. 临证精要

（1）**分期论治** ①急性期。以"痛"为主，重在祛邪，麻黄附子细辛汤合虫类药速止痹痛。②慢性期。以"僵"为主，补肾通络，虎潜丸加减，龟甲、锁阳柔筋缓急。

（2）**特色疗法** ①药酒外擦。川乌、草乌浸酒外用，配合按摩改善关节僵硬。②膏方缓图。冬季予鹿角胶、阿胶熬膏，长期调补肾髓。

骨痹治疗需把握"肾虚为本，寒湿为标"的核心病机，早期截断内传途径，晚期注重改善生存质量。古籍理论结合现代诊疗手段，形成"辨证－辨病－辨位"综合模式，为骨关节退行性疾病提供中医解决方案。

参考文献

［1］未著撰人. 黄帝内经素问［M］. 北京：人民卫生出版社，2012.

［2］未著撰人. 灵枢经［M］. 北京：人民卫生出版社，2012.

［3］（春秋）秦越人. 难经［M］. 北京：科学技术文献出版社，2010.

［4］（汉）张仲景. 伤寒论［M］. 北京：学苑出版社，2007.

［5］（汉）张仲景. 金匮要略［M］. 北京：学苑出版社，2007.

［6］（唐）杨上善著；李克光，郑孝昌主编. 黄帝内经太素校注（上册）［M］. 北京：人民卫生出版社，2003.

［7］李志庸. 张景岳医学全书·类经［M］. 北京：中国中医药出版社，1999.

［8］（清）高士宗. 黄帝内经素问直解［M］. 北京：学苑出版社，2001.

［9］孙洽熙. 黄元御医学全书·素问悬解［M］. 北京：中国中医药出版社，1997.

［10］郑林. 张志聪医学全书·黄帝内经素问集注［M］. 北京：中国中医药出版社，1999.

［11］郭君双. 吴昆医学全书·素问吴注［M］. 北京：中国中医药出版社，1999.

［12］（清）章楠. 灵素节注类编［M］. 杭州：浙江科学技术出版社，1986.

［13］（清）罗美. 内经博议［M］. 北京：中国中医药出版社，2015.

［14］（明）马莳. 黄帝内经灵枢注证发微［M］. 北京：人民卫生出版社，1994.

［15］包来发. 李中梓医学全书·医宗必读［M］. 北京：中国中医药出版社，1999.

［16］（明）秦景明. 症因脉治［M］. 上海：上海卫生出版社，1958.

［17］（唐）孙思邈著；李景荣，苏礼，任娟莉，等校释. 备急千金要方校释［M］. 北京：人民卫生出版社，1998.

［18］（汉）华佗. 中藏经［M］. 北京：学苑出版社，2007.

［19］（宋）赵佶. 圣济总录（上册）［M］. 北京：人民卫生出版社，1982.

［20］孙中堂. 尤在泾医学全书·金匮翼［M］. 北京：中国中医药出版社，1999.

［21］田思胜. 沈金鳌医学全书·杂病源流犀烛［M］. 北京：中国中医药出版社，1999.

［22］（明）朱橚. 普济方（第五册：诸疾）［M］. 北京：人民卫生出版社，1983.

［23］田思胜，高巧林，刘建青. 朱丹溪医学全书·脉因证治［M］. 北京：中国中医药出版社，2006.

［24］（宋）杨士瀛. 仁斋直指方论［M］. 福州：福建科学技术出版社，1989.

［25］李世华，王育学. 龚廷贤医学全书·寿世保元［M］. 北京：中国中医药出版社，1999.

［26］（清）林佩琴. 类证治裁［M］. 北京：人民卫生出版社，1988.

［27］（隋）巢元方著；高文柱，沈澍农校注. 中医必读百部名著·诸病源候论［M］. 北京：华夏出版社，2008.

［28］（唐）孙思邈著；李景荣，苏礼，任娟莉，等校释. 千金翼方校释［M］. 北京：人民卫生出版社，1998.

［29］（宋）严用和. 重辑严氏济生方［M］. 北京：中国中医药出版社，2007.

［30］（清）吴谦. 御纂医宗金鉴（武英殿版排印本）［M］. 北京：人民卫生出版社，1963.

［31］（明）董宿，方贤. 奇效良方［M］. 天津：天津科学技术出版社，2003.

［32］李俊德，高文柱. 中医必读百部名著（临床通用卷）·儒门事亲［M］. 北京：华夏出版社，2007.

［33］（清）李用粹. 证治汇补［M］. 上海：上海卫生出版社，1958.

［34］（宋）陈自明. 妇人大全良方［M］. 北京：人民卫生出版社，1992.

［35］（明）朱橚. 普济方（第十册：针灸）［M］. 北京：人民卫生出版社，1983.

［36］（宋）王执中. 针灸资生经［M］. 上海：上海科学技术出版社，1959.

［37］（清）廖润鸿. 勉学堂针灸集成［M］. 北京：人民卫生出版社，1994.

［38］（唐）王焘著；高文柱，孙中堂，黄龙祥，等校注. 中医必读百部名著·外台秘要方［M］. 北京：华夏出版社，2009.

［39］（宋）王怀隐，郑彦，陈昭遇，等. 太平圣惠方［M］. 北京：人民卫生出版社，1958.

［40］李志庸. 张景岳医学全书·景岳全书［M］. 北京：中国中医药出版社，1999.

［41］（清）王清任. 医林改错［M］. 北京：人民卫生出版社，1991.

［42］（清）柳宝诒. 柳选四家医案［M］. 上海：上海卫生出版社，1957.

［43］（清）孙采邻. 竹亭医案［M］. 上海：上海科学技术出版社，2004.

［44］黄新吴，邹燕勤，苏明哲. 邹云翔医案选［M］. 北京：中国中医药出版社，2013.

第十七章 心痹

心痹多由热痹或脉痹不已，复感外邪，内舍于心，心脉痹阻不通所致。临证除见热痹或脉痹的某些症状外，还可见胸闷、心悸、气短，甚或咯血、水肿、突然气喘心慌等症。心痹为五脏痹之一，发病由表及里，由体及脏，病势发展由轻而重。"心痹"病名最早见于《内经》，历代医家亦有论及。本病以20～40岁的青壮年最为多见，女性多于男性。西医学的急性风湿热发作、慢性风湿性心脏病及系统性红斑狼疮、多发性肌炎、皮肌炎、类风湿关节炎、干燥综合征等引起的心脏改变与本病相类似。

【经典原文】

《素问·五脏生成》 赤脉之至也，喘而坚，诊曰有积气在中，时害于食，名曰心痹，得之外疾，思虑而心虚，故邪从之[1] 51-52。

《素问·痹论》 帝曰：内舍五脏六腑，何气使然？岐伯曰：五脏皆有合，病久而不去者，内舍于其合也。故……脉痹不已，复感于邪，内舍于心……所谓痹者，各以其时重感于风寒湿之气也[1] 164。

《素问·痹论》 淫气喘息，痹聚在肺；淫气忧思，痹聚在心；淫气遗溺，痹聚在肾；淫气乏竭，痹聚在肝；淫气肌绝，痹聚在脾。诸痹不已，亦益内也[1] 165-166。

《素问·四时刺逆从论》 阳明有余病脉痹身时热，不足病心痹，滑则病心风疝，涩则病积时善惊[1] 240。

《素问·痹论》 凡痹之客五脏者……心痹者，脉不通，烦则心下鼓，暴上气而喘，嗌干善噫，厥气上则恐[1] 165。

《素问·平人气象论》 病心脉来，喘喘连属，其中微曲，曰心病[1] 79。

《素问·平人气象论》 胃之大络，名曰虚里，贯膈络肺，出于左乳下，其动应衣，脉宗气也。盛喘数绝者，则病在中；结而横，有积矣；绝不至曰死。乳之下其动应衣，宗气泄也[1] 76。

《素问·痹论》 帝曰：以针治之奈何？岐伯曰：五脏有俞，六腑有合，循脉之分，各有所发，各随其过，则病瘳也[1] 166。

《素问·痹论》 帝曰：痹，其时有死者，或疼久者，或易已者，其故何也？岐伯曰：其入脏者死，其留连筋骨间者疼久，其留皮肤间者易已[1] 166。

《灵枢·邪气脏腑病形》 心脉……大甚为喉吤；微大为心痹引背，善泪出[2] 12。

《灵枢·官针》 凡刺有十二节，以应十二经。一曰偶刺；偶刺者，以手直心若背，直痛所，一刺前，一刺后，以治心痹，刺此者旁针之也[2] 21。

【钩玄提要】

1.病名 "心痹"病名始见于《素问·五脏生成》，在《内经》其他篇节中亦有提及。后世文献多从

《内经》之名，如《诸病源候论》曰："邪积而不去，则时害饮食，心里愊愊如满，蕴蕴而痛，是谓之心痹[3]198。"《千金翼方》曰："风痹呕逆，不能饮食者，心痹也[4]247。"《圣济总录》亦明确提出："脉痹不已，复感于邪，内舍于心，是为心痹[5]475。"

2. 病因病机　对心痹病因病机的认识源于《内经》，病因包括外因和内因两个方面，外因为感受风寒湿邪，内因为思虑过度、心气虚损。病机主要为脉道阻塞，心脉痹阻；阳明不足，心失所养；火衰水乘等。后世医家对此进行了阐释，具体包括以下几个方面：

（1）**感受外邪，内传于心**　《素问·痹论》曰："脉痹不已，复感于邪，内舍于心[1]164。"可见《内经》非常重视外邪在心痹发病过程中的重要作用，后世医家多承其说。如《诸病源候论》曰："脉痹不已，又遇邪者，则移入心[3]42。"《圣济总录》曰："脉痹不已，复感于邪，内舍于心，是为心痹[5]475。"《医宗必读》曰："皮、肉、筋、骨、脉，各有五脏之合，初病在外，久而不去，则各因其合而内舍于脏[6]266。"《黄帝内经素问注证发微》曰："脉痹不已，而又重感于三气，则内舍于心[7]275。"《明医指掌》曰："风湿寒邪相杂至，袭入经络因成痹……或中皮脉肌骨筋，内舍心肝脾肾肺[8]179。"《景岳全书》曰："五脏六腑之痹，则虽以饮食居处皆能致之，然必重感于邪而内连脏气，则合而为痹矣[9]1010-1011。"《内经博议》曰："五脏痹者，皮、肉、筋、骨、脉痹，不已将复感于邪，而内舍五脏，遂为五脏之痹[10]132。"《杂病源流犀烛》曰："筋骨皮肉脉又各有五脏之合，苟五者受而不去，则必内舍于合，而五脏之痹起……脉痹久，复感三气，内舍于心……[11]235"《医经原旨》曰："五脏各有所应也。病久不去，而复感于邪，气必更深，故内舍其合而入于脏[12]325。"以上论述表明，六淫杂至，侵袭血脉，致血液凝滞，脉道闭阻而成脉痹，脉痹日久，复感于邪，必由表及里，内舍于心，导致心脉痹阻而发心痹。

此外，《内经》中对五体痹与季节的关系论之较详，而五脏痹由五体痹发展而来，故五脏痹与四时季节亦有一定的关系。《素问·痹论》用"四时五脏阴阳"的思想方法，阐述了五脏痹的发病规律，为后世所宗。在五行中，心与夏季相应，如《备急千金要方》曰："以夏遇病为脉痹，脉痹不已，复感于邪，内舍于心[13]290。"《黄帝内经素问注证发微》亦云："心主夏，亦主脉，心气衰则三气入脉[7]275。"可见夏季或是心痹的好发季节，或是加重季节。

（2）**忧思过度，心气虚损**　心痹的发生与情志关系密切，此观点源于《素问·五脏生成》"得之外疾，思虑而心虚，故邪从之"[1]51-52及《素问·痹论》"淫气忧思，痹聚在心"[1]165-166。《诸病源候论》释曰："思想烦多，则损心，心虚故邪乘之[3]198。"《黄帝内经太素》释曰："忧思，心所为。忧思过者，则心伤邪客，故痹聚也[14]98。"《黄帝内经素问注证发微》释曰："邪气浸淫，忧思不已，正以心主思，惟痹聚在心，故忧思若是[7]277。"《症因脉治》曰："[心痹之因]或焦思劳心，心气受伤；或心火妄动，心血亏损，而心痹之症作矣[15]409。"《类经》释曰："外疾，外邪也。思虑心虚，故外邪从而居之矣[16]121。"《黄帝内经素问集注》释曰："此得之外淫之邪，因思虑而心虚，故邪气乘虚而留于内也。经曰：心怵惕思虑则伤神，神伤则心虚矣[17]51。"又云："淫气而致于忧思，则心气不藏，而痹聚在心矣[17]169-170。"以上论述表明，思虑心虚不仅是心痹的病因病机之一，而且情志内伤亦为外感之前提，即若其人忧思伤神，而使心气虚损，则风寒湿邪易乘虚而聚于心，从而发为心痹。

此外，《内经博议》云："凡七情过用，则亦能伤脏气而为痹，不必三气入舍于其合也。所以然者，阴气静则神藏，躁则消亡……忧思过用，则痹聚在心[10]133-134。"《黄帝内经素问集注》亦云："此言脏气不藏，而邪痹于脏也。阴气者，脏气也。神者，五脏所藏之神也。五脏为阴，阴者主静，故静则神气藏而邪不能侵，躁则神气消亡而痹聚于脏矣[17]169。"以上两家阐释了七情过用导致神气不藏、痹聚于脏的机制。

（3）**积气在中，脏气不行**　《素问·五脏生成》载曰："赤脉之至也，喘而坚，诊曰有积气在中，时害于食，名曰心痹[1]51-52。"指出"积气在中"为心痹出现"喘而坚"的病机，并可因此而影响饮食。《重广补注黄帝内经素问》注云："喘为心气不足，坚则病气有余，心脉起于心胸之中，故积气在中，时害于食也。积，谓病气积聚。痹，谓脏气不宜行也[18]113。"此注在"积气在中"的基础上，补充了对心痹病机的描述，即"脏气不宜行"。总之，病气结聚，脏气不宣而凝滞于中，可导致心脉痹阻。

（4）**阳明不足，心虚为痹**　《素问·四时刺逆从论》曰："阳明有余病脉痹身时热，不足病心痹[1]240。"后世诸家对此经文的理解仁者见仁，可以互参。

1）从五行学说解释　《黄帝内经注证发微》注曰："阳明者，足阳明胃经也。胃乃心之子，有余则病脉痹，以心主脉，脉在半表也；不足则病心痹，心主里也[7]398。"

2）从运气学说解释　《类经》注曰："阳明者燥金之气也，其合大肠与胃……燥气不足则火胜为邪，故病为心痹[16]319。"认为阳明主燥金之气，合胃与大肠，燥气不足，则火邪偏胜，耗伤心血而致心痹。《杂病源流犀烛》释曰："阳明燥金之气，应脉燥，有余则伤血脉，故脉痹，燥侮阴，故肉痹。肺为心行血脉者也，肺不足心脉反窒，故心痹[11]236。"《内经博议》亦云："阳明为燥金之气，肺应之，而燥有余则伤及血脉，故病脉痹。燥伤阴则病内热，故身热。肺为心行脉者也，若不足则心脉反窒，故病心痹[10]135。"以上两家则认为阳明为燥金之气，合肺，肺气不足，不能助心行血，而致心脉痹阻以成心痹。

3）从经络学说解释　《黄帝内经太素》注曰："胃足阳明脉正别，上至脾，入腹里，属胃，散而之脾，上通于心。故阳明有余不足，心有病也……阳明气虚不足，太阴乘，故为心痹[14]552。"《黄帝内经素问直解》释云："阳明，金也。金，四时之秋也……阳明不足，则胃络不通于心包，故病心痹[19]427。"胃与心部位相近，且《灵枢·经别》曰"足阳明之正……上通于心"[2]38，《素问·平人气象论》云胃之大络虚里"脉宗气也"[1]76，《灵枢·邪客》曰："宗气积于胸中，出于喉咙，以贯心脉，而行呼吸焉[2]118。"说明胃和心在经络循行及生理功能上均存在密切关联，故阳明之有余不足，可通过气血直接影响心与脉。

4）从气血的生成输布解释　《黄帝内经素问集注》注曰："三阴三阳，有多血少气者，有多气少血者，惟阳明血气皆多，盖血气之生于阳明也。荣血行于脉中，乃阳明水谷之精，上归于心，淫精于脉，脉气归于肺，肺朝百脉，输精于皮毛，毛脉合精，行气于腑，腑者，在外之皮肉筋骨也。腑精与神明相合，而通于五脏，气复归于权衡，此脉气之生始出入也。是以阳明之有余不足，则为脉痹、心痹……[17]238"此注认为阳明多气多血，为气血生化之源，若气血化生不足，则不能养心而致心痹。

5）从少阴火衰解释　《素问悬解》将《素问·四时刺逆从论》中的"阳明"与"少阴"两条经文加以调换，曰："少阴有余病脉痹身时热，不足病心痹，滑则病心风疝，涩则病积，时善惊[20]112。"并释云："心属火，其主脉，少阴有余病脉痹身时热，脉阻而火旺也。不足病心痹，火衰而气痞也[20]112。"认为少阴火衰，不能行血而致心痹。此为一家之言，可供参考。

（5）**心虚火衰，肾邪上凌**　亦有医家从火衰水乘认识心痹的病机，如《读素问钞》认为："心虚而肾气并之，则为恐。《灵枢经》曰：怵惕思虑则伤神。神为心神，明肾水并于心火也。此皆正气不足而胜气并之，乃是为矣[21]232。"《医醇賸义》提出心痹"乃心经主病而兼肾病"[22]150的观点，在阐释《素问·痹论》中所载心痹症状"厥气上则恐"时，曰："厥气乃肾之邪，水来克火，神衰而恐。恐属于肾，肾病应于心，故为兼病也[22]150。"《读医随笔》亦曰："劳心太过者，火衰而水易乘之也[23]288。"

3.症状与诊断　《素问·五脏生成》《素问·痹论》《灵枢·邪气脏腑病形》三篇对心痹的症状有较详细的记载，主要有脉喘而坚、时害于食、脉不通、烦则心下鼓、暴上气而喘、嗌干、善噫、厥气上则恐、心脉微大、心痹引背、善泪出等表现。后世所载心痹症状多未脱离《内经》范畴，如《诸病源候论》载"其状，心下鼓，气暴上逆，喘不通，嗌干喜噫"[3]42，《三因极一病证方论》载"烦心上气，嗌干恐噫，厥胀满者，是痹客于心"[24]45，《症因脉治》载"脉闭不通，心下鼓暴，嗌干善噫，厥气上则恐，心下痛，夜卧不安，此心痹之症也"[15]409等。

（1）**脉喘而坚，时害于食**　《素问·五脏生成》载："赤脉之至也，喘而坚，诊曰有积气在中，时害于食，名曰心痹[1]51-52。"

关于心痹的脉象，《黄帝内经太素》注曰："心脉手少阴属火色赤，故曰赤脉。赤脉，夏脉。夏脉如钩，其气来盛去衰，以为平好[14]479。"是以"赤脉"即指心脉，其脉象在正常状态下为来盛去衰。《素问·平人气象论》曰："病心脉来，喘喘连属，其中微曲，曰心病[1]79。"可知"喘而坚"属心脉之病理状态。《重广补注黄帝内经素问》注曰："喘，谓脉至如卒喘状也。藏居高，病则脉为喘状。故心肺二藏而独言之尔。喘为心气不足，坚则病气有余……[18]113"《黄帝内经素问集注》释曰："赤当脉，脉合心，故曰赤脉之至也。喘，急疾也。坚，牢坚也。心脉之至，急而牢坚，主积气于中，当时害于食[17]51。"以上两家阐释了心痹脉"喘而坚"的具体脉象特征和机制，可以参考。

关于"时害于食"，为心痹症状的描述，至于其发病机制，《重广补注黄帝内经素问》注曰："心脉起于心胸之中，故积气在中，时害于食也[18]113。"《黄帝内经素问集注》释曰："盖食气入胃，浊气归心，淫精于脉，有积于中，故害于食也[17]51。"

（2）**脉不通，烦则心下鼓，暴上气而喘，嗌干善噫，厥气上则恐**　《素问·痹论》载："心痹者，脉不通，烦则心下鼓，暴上气而喘，嗌干善噫，厥气上则恐[1]165。"

关于"脉不通"，《重广补注黄帝内经素问》注曰："心合脉，受邪则脉不通利也[18]347。"《医经原旨》释曰："心合脉而痹气居之，故脉不通[12]325。"《医醇賸义》释曰："心为生血之脏，百脉皆朝于心。心脉支者夹咽，直者上肺。心营不足，故脉不通[22]150。"可见"脉不通"不仅指"脉不通利"的脉象特征，也包含了病机线索，是因邪实痹阻，或心营不足，或心气虚损所致的血脉凝滞。

关于心痹之"烦"，《重广补注黄帝内经素问》注曰："邪气内扰，故烦也[18]347。"《黄帝内经素问直解》释曰："心虚则烦[19]289。"《黄帝内经素问集注》注曰："邪薄心下，鼓动而上干心脏则烦[17]169。"总之，心属火主神志，无论邪气扰心，还是心失所养，皆可致心神不安而烦。

关于"心下鼓"，《重广补注黄帝内经素问》注曰："手少阴心脉，起于心中，出属心系，下膈络小肠……故烦则心下鼓满[18]347。"《黄帝内经素问直解》释曰："鼓，犹动也[19]289。"《医醇賸义》释曰："心气不舒，故心下鼓[22]150。"《内经博议》亦云："心合脉，而痹入之，则脉不通，不通则心气郁，故心下鼓暴[10]132。"此处"心下"仍指心的部位，而非胃脘。对"心下鼓"则有两种解释，一种解释为"心下鼓满"，描述了心胸满闷、胸膺胀满的表现；另一种解释为"心下鼓动"，形容心中动悸不安，有如搏鼓的症状。结合临床，两者均可见于心痹，故两种注解可以互参。

关于"暴上气而喘，嗌干善噫"，《重广补注黄帝内经素问》注曰："手少阴心脉，起于心中，出属心系，下膈络小肠，其支别者，从心系上夹咽喉，其直者，复从心系却上肺，故烦则心下鼓满，暴上气而喘，咽干也。心主为噫，以下鼓满，故噫之以出气也[18]347。"《医经原旨》释曰："心脉起于心中，其支者上夹咽，其直者却上肺，故病此诸症[12]325。"《医醇賸义》释曰："心脉支者夹咽，直者上肺……心气不舒，故心下鼓，暴上气而喘。嗌干善噫，则支脉与直脉俱病也[22]150。"《内经博议》亦云："嗌干善噫，以心脉起心中，上夹胃、夹咽也[10]132。"可见，诸家多以手少阴心经上肺而其支别夹咽喉解释心痹的本组症状。

关于"厥气上则恐"的理解，"恐"虽为肾志，然心为五脏六腑之大主，情志皆由心神统领，故与心病关系密切。对于其发生机制，主要有两种阐释：①心气上逆，不交于肾而致恐，如《重广补注黄帝帝内经素问》注曰："逆气上乘于心，则恐畏也，神惧凌弱故尔[18]347。"《黄帝内经素问直解》释云："心气下交于肾，心厥气上，不交于肾则恐[19]289。"②心火虚衰，肾水上凌而致恐，如《类经》注曰："厥气，阴气也。心火衰则邪乘之，故神怯而恐[16]314。"《医醇賸义》释曰："厥气乃肾之邪，水来克火，神衰而恐[22]150。"《张氏医通》释云："心痹则脉道不通，心火内衰，湿气凌心，故恐[25]181。"两种解释，前者论其邪实，后者虑及正虚，俱存其理，符合心痹以邪气内扰为标，心气虚损为本，本虚标实的病机特点。

（3）**心脉微大，心痹引背，善泪出** 《灵枢·邪气脏腑病形》载："心脉……微大为心痹引背，善泪出[2]12。"《黄帝内经灵枢注证发微》释曰："正以心脉系于喉咙，附于背，通于目，故……微则病势渐成而为痛引于背，及出泪也[26]29-30。"《黄帝内经灵枢集注》释曰："心气微盛，则逆于心下，而为心痹引背。行于上则心精随气，上凑于目而泪出矣[27]386。"上述诸家多从心经循行角度阐释心痹的本组症状。

4.治法方药 《内经》中未提及心痹具体的治法方药，仅有对五脏痹针刺治疗的认识。《素问·痹论》确立了针刺治疗五脏痹的原则为取其俞穴，各分刺之，曰："五脏有俞，六腑有合，循脉之分，各有所发，各随其过，则病瘳也[1]166。"针刺治疗心痹的具体方法，则选择针刺大陵穴，心的俞穴与原穴均为大陵穴。选择其原穴，体现了《内经》治疗五脏痹重视人体元气的原则。具体操作上，采取偶刺法、豹文刺法。偶刺法为"以手直心若背，直痛所，一刺前，一刺后，以治心痹，刺此者旁针之也"[2]21，豹文刺法为"左右前后针之，中脉为故，以取经络之血者，此心之应也"[2]22。后世医家亦有从之，如《针灸甲乙经》《针灸素难要旨》《针灸大成》等。

5.转归预后 关于心痹的转归与预后，《内经》中并无明确记载，只是从五脏痹整体而论，如《素问·痹论》曰："痹……其入脏者死，其留连筋骨间者疼久，其留皮肤间者易已[1]166。"后世医家多宗其说，如《中藏经》曰："入腑则病浅易治，入脏则病深难治[28]45。"《备急千金要方》曰："善治病者，病在皮毛肌肤筋脉而治之，次治六腑，若至五脏，则半死矣[13]257。"《脉因证治》曰："久而不去，内舍五脏之合，待舍其合，难治矣[29]471。"《医学入门》曰："初入皮肤血脉，邪轻易治；留连筋骨，久而不痛不仁者难治；久久不愈，五痹复感三邪，入五脏，卧不起床，泻多食少，亦如中风入脏者死[30]678-679。"《证治准绳·杂病》曰："痹在五脏之合者可治，其入脏者死[31]146。"《景岳全书》曰："若欲辨其轻重，则在皮肤者轻，在筋骨者甚，在脏腑者更甚[9]1010-1011。"《医宗必读》认为："在外者祛之犹易，入脏者攻之实难[6]266。"《顾松园医镜》曰："五脏痹显，而难治矣[32]209。"《杂病源流犀烛》曰："五脏之痹……脏症显，便不易治[11]235。"《金匮翼》曰："大抵显脏症则难治矣[33]282。"以上诸家均强调痹病邪入脏则病重难治，预后不良。

【传承发展】

1.病名 《中藏经》将外邪入心之痹证称为"血痹"，曰："大凡风寒暑湿之邪入于心则名血痹，入于脾则名肉痹，入于肝则名筋痹，入于肺则名气痹，入于肾则名骨痹[28]45。"《奇效良方》承《中藏经》所论，曰："遇夏得者为血痹，中于心则血脉不通……[34]655"

《症因脉治》又把心痹称为"脉痹"，曰："[心痹之症]即脉痹也。脉闭不通，心下鼓暴，嗌干善噫，厥气上则恐，心下痛，夜卧不安，此心痹之症也[15]409。"但从其所述症状看，总体还是以《内经》描述的心痹表现为主，与血痹、脉痹症状并不相同。

此外，《备急千金要方》所论脉极与心痹关系密切，其曰："凡脉极者，主心也。心应脉，脉与心合，心有病从脉起。又曰：以夏遇病为脉痹，脉痹不已，复感于邪，内舍于心，则食饮不为肌肤，咳，脱血，色白不泽，其脉空虚，口唇现赤色[13]290。"之后《外台秘要》及《太平圣惠方》承其说。

2. 病因病机 关于心痹的病因病机，后世医家在《内经》的基础上有所补充和发挥，主要体现在以下两个方面：

（1）**气滞痰瘀** 后世医家以《素问·调经论》"五脏之道，皆出于经隧，以行血气，血气不和，百病乃变化而生"[1]227-228，《素问·举痛论》"思则心有所存，神有所归，正气留而不行，故气结矣"[1]152，《素问·痹论》"心痹者，脉不通"[1]165"淫气忧思，痹聚于心"[1]165-166等经文为基础进行发挥。如《中藏经》曰："痹者，闭也，五脏六腑感于邪气，乱于真气，闭而不仁，故曰闭也[28]46。"表明气机闭塞是脏腑痹的重要病机。《医级》云："痹非三气，患在痰瘀[35]101。"明确指出痹证并非仅风寒湿外邪为患，痰瘀亦是重要的病理因素。《内经博议》亦曰："心合脉，而痹入之，则脉不通，不通则心气郁……[10]132"总之，情志失调，忧思气结，气滞血瘀，或饮食不节，痰浊内生，痰瘀阻滞，导致血行不畅，痹阻心脉，发为心痹。

（2）**心脏虚损** 有些医家强调了心虚在心痹发病中的重要性，如《太平圣惠方》曰："心气虚损，邪冷所乘……[36]1290"《圣济总录》曰："心痹邪气乘虚……[5]475"《黄帝内经素问注证发微》云："脏腑所以成痹者，以其内伤为本，而后外邪得以乘之也[7]277。"以上载述虽未点明是何因素所致心虚，但均强调心虚是外邪入侵内舍其合的前提和基础。

3. 症状与诊断 关于心痹的症状，后世医家在《内经》的基础上亦有所补充和发挥。如《诸病源候论》曰："邪积而不去，则时害饮食，心里愊愊如满，蕴蕴而痛，是谓之心痹[3]198。"形象描述了心痹心胸满痛的特征。《备急千金要方》指出："食饮不为肌肤，咳，脱血，色白不泽，其脉空虚，口唇现赤色[13]290。"《严氏济生方》提出"血脉不流，令人萎黄"[37]118的症状。《症因脉治》则增加了"心下痛，夜卧不安"[15]409的症状。《明医指掌》在《内经》"嗌干善噫"的基础上，又提出"呕"[8]180的症状。《太平圣惠方》强调了心痹心胸痛的症状，并详述疼痛的性质有塞痛、刺痛、微痛等，如"心中愊塞而痛"[36]1290"胸中满塞，心中微痛"[36]1290"满急刺痛，不可俯仰，气促，咳唾不利"[36]1290"胸中气坚急，心微痛，气短促，咳唾亦痛"[36]1290"胸膈痞塞，心中痹痛"[36]1290等。《圣济总录》中亦有类似描述，如"胸中满塞，心中微痛"[5]475。《圣济总录》中尚有"心痹精神恍惚，恐畏闷乱，不得睡卧，志气不定，言语错误"[5]476"恍惚不乐，身体强直，面目变色"[5]475"忧思恍惚，惕惕然惊畏"[5]476"神思昏塞，四肢不利，胸中烦闷，时复恐悸"[5]475等载述，侧重于对心痹神志症状的描述。《杂病源流犀烛》明确提出心悸的症状，曰："悸者，心痹病也[11]110。"

关于心痹的脉象，《诸病源候论》曰："诊其脉，沉而弦者，心痹之候也[3]198。"指出其脉象为"沉而弦"。《症因脉治》详述心痹的脉象，曰："左寸沉数，沉为心痛，数为心热；或散而大，散则失志，大则失血[15]409。"

关于心痹与脉痹的鉴别。因心痹多由脉痹日久不愈，复感外邪，内舍于心所致，故后世医家多有混淆者，将脉痹症状描述为心痹的表现，如《严氏济生方》曰："脉痹之为病，应乎心，其状血脉不流，令人萎黄，心下鼓气，卒然逆喘不通，嗌干善噫[37]118。"《医学入门》云："风寒湿三邪交侵……在脉则血滞，六脉涩而紧，面无色，应乎心，其症心烦上气，嗌干善噫[30]678。"《古今医鉴》《红炉点雪》等均随其说。《症因脉治》甚至认为两病相同，只是不同的名称而已，其曰："[心痹之症]即脉痹也[15]409。"以上诸家所述均脱离了《内经》的原旨，脉痹病位在脉，心痹病位在心，两者虽关系密切，且心痹亦有脉痹的某些症状，但并不能将两者相等同，临床应注意鉴别。

关于心痹与水停心下的鉴别。《辨证录》曰："人有心下畏寒作痛，惕惕善惊，懒于饮食，以手按之，如有水声咽咽，人以为水停心下也，谁知是风寒湿结于心包络乎。夫水邪犯心则痛，风邪乘心则痛，寒邪入心则痛，是邪无论风寒湿均能成病。重则未有不死者，今止畏寒作痛而不致有死亡者，正心包以障心也。然心包既然障心，独当其锋，安得而不痛乎[38]731。"此论指出水邪犯心及心痹均有心下痛的表现，应注意鉴别。

4. 治法方药　《内经》中未提及心痹具体的治法方药，仅有对五脏痹针刺治疗的认识，后世医家在心痹的治疗方面有所发展。心痹属本虚标实之病，不过虚实有侧重，病情有缓急，总体上以扶正祛邪、标本兼顾为原则，随证变法，主要体现在以下几个方面：

（1）**祛风除湿散寒，化痰活血通痹，益气养阴温阳**　此法风、寒、湿、热、痰、瘀诸邪皆顾，气、血、阴、阳同补，为标本兼治之法。常用方剂有八风十二痹散[4]247、秦艽汤[5]475-476等。《千金翼方》载八风十二痹散治疗八种痹病，其中包括心痹，其曰："主风痹呕逆，不能饮食者，心痹也[4]247。"本方以细辛、防风、秦艽祛风除湿散寒，菊花、白薇、龙胆草、黄芩清热散热，厚朴、牡荆子、茯苓、远志、石菖蒲等化湿祛痰开窍，川芎活血通痹；以附子、天雄、肉桂、巴戟天、乌头温肾助阳散寒，黄芪、山药益气健脾，山茱萸、五味子、白芍、葳蕤等益阴养血。《圣济总录》载秦艽汤治"心痹邪气乘虚，恍惚不乐，身体强直，面目变色"[5]475。本方以秦艽、蔓荆子、防风、防己祛风除湿，石菖蒲、远志、茯苓、龙骨祛痰开窍，安神定志，黄芩清热燥湿；以肉桂、附子温阳散寒，人参、白芍、当归、川芎益气养血，活血通痹。以上两方皆扶正祛邪，兼顾全面，可谓治痹之全剂。

（2）**祛风除湿散寒，益气养心安神**　常用方剂为茯神汤[5]475。《圣济总录》载本方"治心痹神思昏塞，四肢不利，胸中烦闷，时复恐悸"[5]475。方中以羌活、麻黄、蔓荆子、薏苡仁、防风等祛风除湿散寒，人参、麦门冬益气养阴，犀角、赤芍清心凉血，茯神、远志、龙齿等宁心安神。

（3）**温里助阳，散寒通脉**　本法功专温里散寒，常用方剂有石脂丸[39]2435、戎盐汤[39]2435等。《普济方》收录《指南方》中的石脂丸、戎盐汤"治痹，心痛[39]2435"。石脂丸以赤石脂、干姜、花椒、附子、乌头组方以温里散寒。戎盐汤以高良姜、肉桂、吴茱萸、乌喙温里散寒，黄芪、白芍补益气血，辅以茯苓、泽泻利水渗湿。

（4）**益气温阳，发表除湿，镇心安神**　常用方剂为紫石英散[5]476。《圣济总录》载本方"治心痹忧思恍惚，惕惕然惊畏"[5]476。方中以人参、白术、黄芪、紫石英、附子等益气温阳，以桂枝、防风发表散寒，赤小豆、茯苓利水渗湿，其主药紫石英又有镇心安神之用。

（5）**清心化痰，益气养阴**　常用方剂为犀角散[5]476。《圣济总录》载本方"治心痹精神恍惚，恐畏闷乱，不得睡卧，志气不定，言语错误"[5]476。方中以犀角、羚羊角、天竺黄、升麻、牛黄、天麻等清心化痰，人参、沙参、麦门冬等益气养阴。《医门法律》亦载犀角散[40]261"治心痹，神恍惚恐畏，闷乱不得睡。志气不宁，语言错乱"[40]260-261。以上两方主治相同，但组成药物稍有出入。

（6）**清热养阴，镇心安神**　常用方剂为朱砂安神丸[15]410。《症因脉治》对心痹分型论治时曰："心神失守者，安神丸[15]409。"本方主要用于心火亢盛、灼伤阴血之证，方中以朱砂、黄连清心除烦，重镇安神，以生地黄、当归滋阴养血。

（7）**滋阴清热，养心安神**　常用方剂为天王补心丹[15]410。《症因脉治》对心痹分型论治时曰："虚火旺者，天王补心丹[15]409。"本方主要用于阴虚血少、虚火内扰之证，方中以玄参、天门冬、麦门冬、生地黄、当归、黄连等滋阴清热，以远志、酸枣仁、柏子仁、五味子、茯神等养心安神。

（8）**清心利水养阴**　常用方剂为导赤各半汤[15]409。《症因脉治》对心痹分型论治时曰："心火盛者，导赤各半汤[15]409。"本方以黄连、犀角清心除烦，木通、栀子清热利水，生地黄、麦门冬清热养阴。

（9）**行气消中化滞**　基于《素问·五脏生成》所载心痹"有积气在中，时害于食[1]51-52"的表现，后世创制了一系列行气消中化滞的方剂，如木香散[36]61、青橘皮丸[36]62、枳实散[34]665等。《太平圣惠方》收录治疗心痹方五首，分别为"治心痹，心中愊塞而痛，不能下食，木香散方"[36]1290 "治心痹，胸中满塞，心中微痛，烦闷不能食方"[36]1290 "治心痹，满急刺痛，不可俯仰，气促，咳唾不利，宜服此方"[36]1290 "治心痹，胸中气坚急，心微痛，气短促，咳唾亦痛，不能食方"[36]1290 "治心气虚损，邪冷所乘，胸膈痞塞，心中痹痛，食饮不得，青橘皮丸方"[36]1290 《奇效良方》载枳实散"治心痹，胸中气坚急，心微痛，气短促，咳唾亦痛，不能饮食"[34]665。上述六方所治心痹均以心胸塞痛、不能食为主要表现，组方多用理气化滞之品，如木香、半夏、青橘皮、枳壳、枳实等。

（10）**养心营，通心气**　常用方剂为通阳抑阴煎[22]150。《医醇賸义》曰："心痹者，脉不通，烦则心下鼓，暴上气而喘，嗌干善噫，厥气上则恐。此一条乃心经主病而兼肾病也[22]150。"根据心肾兼病，提出治疗心痹"宜养心营，通心气，火能生土，则可以制水矣"[22]150，创制"通阳抑阴煎主之"[22]150，此方末朱祖怡注曰："本方以辰砂、琥珀为主药，而以茯神、远志安心气，以丹参、当归养心血，白术、姜、枣扶脾而和营卫，故纸、益智、沉香温命门而通肾气。心脾之血相通，心肾之气相合。上方沉香同郁金则治肺，此方沉香同琥珀则治心气痹，泻之即所以安之也[22]150。"

（11）**益气健脾，养血安神**　此为心脾同治之法，常用方剂有加味五痹汤[31]519、归脾汤[15]49等。《证治准绳》用加味五痹汤"治五脏痹症"[31]519。本方以人参、白术、茯苓益气健脾，当归、白芍、麦门冬、川芎、五味子、远志、茯神养血安神，辅以犀角清心凉血。《杂病源流犀烛》亦曰："五脏之痹……宜五痹汤[11]239 各加本经药[11]235。"《症因脉治》对心痹分型论治时曰："虚弱人，归脾汤[15]409。"本方以人参、黄芪、白术健脾益气，当归、茯神、远志、酸枣仁养血安神，辅以陈皮、牡丹皮理气和血。

（12）**健脾除湿，补肾助阳，养心安神**　此为心脾肾同治之法，常用方剂有散痹汤[38]731-732、巴戟天汤[38]732等。《辨证录》提出补心包兼祛风寒湿的治法，其曰："治法自当急祛风寒湿三者之邪，使之毋犯心包，而心君相安，何致心下之痛哉。虽然徒祛风寒湿之邪，而不补心包之气，则心胞太弱，而外援之师亦多相欺，反成覆亡之祸。故必补心包而兼治风寒湿也[38]731。"从而创制散痹汤、巴戟天汤治疗风寒湿结于心包络，以致"心下畏寒作痛，惕惕善惊，懒于饮食，以手按之，如有水声咽咽"[38]731。关于散痹汤，其指出："此方之药，似乎单治心也，然而心包为心之相臣，治心正所以治心包耳。譬如君主清明，而相臣供职惟谨，自能安反侧于顷刻也[38]731-732。"本方以巴戟天、菟丝子、白术、山药助肾阳，健脾气，又以酸枣仁、远志养心血，安神志，辅以半夏、茯苓、柴胡燥痰湿，开胃气，故可"一剂而惊止，二剂而胃气开，三剂而水声息，十剂而心下之痛安然也"[38]731-732。

此外，部分本草文献还记载了治疗心痹的药物，如《本草纲目》载甘蕉花主治"心痹痛"[41]464-465，狗心血主治"心痹心痛"[41]1149-1150。《要药分剂》载牡蛎"止心痹气痛"[42]1180。《本经逢原》载葱花"主心痹痛如刀刺"[43]858-859。

（13）**针灸治疗**　部分针灸文献还记载了治疗心痹的某些穴位，如鱼际、临泣、下廉、复溜、劳宫、神门等。《针灸甲乙经》云："短气心痹，悲怒逆气，怒，狂易，鱼际主之[44]231。"从之者甚多，如《针灸资生经》载"鱼际疗心痹"[45]136 "鱼际治心痹悲恐"[45]139 "鱼际疗心痹悲怒"[45]140 "鱼际疗短气心痹"[45]174等。《针经节要》曰："鱼际二穴火也，在手大指本节后内侧散脉中，手太阴脉之所流也，为荥。治……心痹悲恐。针入二分，留三呼[46]10-11。"《针方六集》曰："鱼际二穴，主……心痹悲恐[47]539。"《针灸集成》曰："鱼际……针二分、留三呼，灸三壮。主治……心痹悲恐[48]123。"此外，《针灸聚英》提出："心痹悲恐神门穴[49]288。"

5. 转归预后　《内经》从五脏痹整体论其预后，强调邪入脏则病重难治，预后不良。《医宗金鉴》在此基础上提出，痹久入脏之预后取决于脏气之虚实，曰："痹在筋骨痛难已，留连皮脉易为功，痹久入脏中虚死，脏实不受复还生[50] 475。"并解释曰："痹在筋骨则受邪深，故痛久难已。痹在皮脉则受邪浅，故易治也。凡痹病日久内传所合之脏，则为五脏之痹。若其人中虚受邪，则难治多死，其人脏实而不受邪，复还于外，则易治多生。假如久病皮痹，复感于邪，当内传肺而为肺痹，若无胸满而烦喘咳之证，则是脏实不受邪。余脏仿此[50] 475。"

【应用示例】

1. 心血瘀阻，寒凝湿滞 《刘正江老中医医案医话》：1994 年 3 月 2 日初诊：张某，男，29 岁，柳林田家坡村人，无业。

主诉：心悸、气短、胸闷 15 年，活动后加重 3 月。

现病史：患者于 1978 年出现心慌，在县医院检查，诊断为风湿性心脏病，未行系统治疗。3 月前感冒后心悸，入夜更甚。在医院超声检查发现主动脉瓣狭窄伴反流，二尖瓣狭窄后，感觉心累、心悸、精神负担加重，来诊。

检查：体胖，二尖瓣面容，唇稍紫；舌尖略红，舌面有紫斑，舌下静脉曲张，苔薄黄；脉滑数，律齐。血中甘油三酯高，抗 "O" 等无异常，心功能尚可。血压 150/48mmHg。

辨证：心血瘀阻，寒凝湿滞。

诊断：心痹，心血瘀阻，寒凝湿滞（风湿性心脏病）。

治则：破瘀温经理气。

处方：桂枝 15g，炙甘草 10g，王不留行 20g，当归 30g，桃仁 30g，红花 15g，丹参 30g，三棱 15g，莪术 15g，香附 10g，石菖蒲 10g，郁金 15g，远志 10g，生蒲黄 15g（包煎），五灵脂 15g。水煎服，日 1 剂。

1994 年 3 月 14 日二诊：服药 10 剂，患者心慌、心悸好转，晚上偶有阵发性心悸。口唇发绀消失，舌质仍暗，但心情改善。原方有效，再服 20 剂[51] 240-241。

《针灸资生经》 予旧患心痹，发则疼不可忍，急用瓦片置炭火中，烧令通红，取出投米醋中，漉出，以纸三二重裹之，置疼处，稍止，冷即再易。着旧所传也。后阅《千金方》有云：凡心腹冷痛，熬盐一半熨，或熬蚕沙、烧砖石、蒸熨，取其里温暖止。或蒸土亦大佳。始知予家所用，盖出《千金方》也。他日心疼甚，急灸中管数壮，觉小腹两边有冷气自下而上，至灸处即散。此灸之功也。《本事方》载王思和论心忪，非心忪也。胃之大络，名曰建里，络胸膈及两乳间，虚而有痰则动，更须臾发一阵热，是其证也。审若是，又当灸建里矣。但不若中管为要穴云[45] 136。

2. 痰热扰心，痹阻心脉 《李燕宁临证医案辑录》：孟某，女，14 岁，2007 年 8 月 24 日初诊。

主诉：反复胸闷、乏力 16 个月。

现病史：患儿平素体弱，易感冒，每年 5～6 次。16 个月前及 8 个月前患儿感冒，两次均出现胸闷、乏力，在山东大学第二附属医院就诊，考虑心肌炎，家长未重视，均治疗数日症状缓解后停药。4 个月前患儿又于感冒时出现胸闷、乏力，收入山东大学第二附属医院诊治，住院期间发现期前收缩，3 个多月前开始服用普罗帕酮至今。为求中西医系统治疗，遂来诊。刻下症见：胸闷时作，无胸痛、心慌，时叹息、乏力，多汗，纳眠可，二便调。查体：面色少华，口唇红，咽红。心电图：①多发、多源性室性期前收缩。②ST 段下移。血常规：白细胞总数 5.2×10^9/L，中性粒细胞百分比 51.9%，淋巴细胞百分比 37.8%。心肌酶谱：乳酸脱氢酶 266U/L，羟丁酸脱氢酶 204U/L。舌脉：舌红，苔黄腻，脉促。

中医诊断：心痹。辨证：痰热扰心。

西医诊断：病毒性心肌炎。

治法：清热化痰，宽胸理气。

处方：黄连温胆汤加减。竹茹9g，黄连9g，麸炒枳实12g，麸炒枳壳12g，陈皮9g，清半夏9g，生山楂15g，丹参15g，黄芪15g，炒酸枣仁12g，炙甘草6g。5剂，日1剂，水煎服。

予普罗帕酮100mg，8小时1次，口服。嘱卧床休息，饮食清淡，富含营养，少食多餐，忌食肥甘厚腻的食物。

二诊（2007年8月29日）：胸闷减轻，时乏力，汗出，无胸痛、心慌，纳可，眠欠安，二便调。舌红，苔薄黄略腻，脉数。痰热邪毒渐退，仍内舍于心。以解毒为第一要务，"解毒即护心也"。守法继调，上方加合欢皮12g，7剂，日1剂，水煎服。

尽剂而愈[52]160。

3. 气虚血瘀，痰热痹阻 《袁今奇医文集》：患者哈尼某，男，56岁，哈萨克族，新疆沙湾县（今沙湾市）某职业学校教师。

初诊：2009年7月6日。患者近2年来经常胸痛，伴心前区憋闷不适，曾在乌鲁木齐市某医院住院检查，经冠状动脉CT血管造影发现心肌桥位于冠脉左前降支，诊为冠状动脉心肌桥。患者担忧手术治疗风险，未做冠脉介入及外科手术治疗，服用β受体阻滞剂和钙拮抗剂，胸痛发作时兼服硝酸甘油片。近因工作繁忙，劳累过度，胸痛发作频繁，遂由同事介绍慕名求中医治疗。刻下：心悸气短，面唇青紫，胸闷憋痛，头痛恶心，便秘尿黄，舌质暗、舌下有瘀点，苔腻略黄，脉弦数、结代。中医诊断：心痹。辨证：气虚血瘀，痰热痹阻，不通则痛。治法：益气活血，化痰逐瘀，软坚散结。方剂：三参三七蛭琥方加味。处方：生晒参15g，丹参15g，三七粉6g（冲服），玄参15g，烫水蛭6g，瓜蒌15g，琥珀粉6g（冲服），莪术10g，绞股蓝15g，黄连6g，生大黄10g（后下），姜黄10g，炙僵蚕12g，甘草10g。14剂，水煎服，每日1剂。

二诊：2009年7月20日。药后心胸疼痛显著缓解，硝酸甘油片用量减少，头痛消失，已无恶心呕吐，二便通畅，仍感气短乏力，脉象弦数，节律整齐，未诊得结代脉。治守上方不变，继投16剂，服法如前。

三诊：2009年8月5日。患者服益气活血、化痰逐瘀方已1个月，近日未用硝酸甘油片，心悸气短明显好转，偶见胸痛，可自行缓解，二便正常，睡眠安好，舌苔微腻不黄，脉象弦滑，无结代之象。此乃痰瘀渐除、心主血脉复常之象，治以三参三七蛭琥颗粒冲剂，慢病守方，坚持服用，以善其后。处方：西洋参10g，丹参10g，玄参10g，赤芍10g，绞股蓝10g，水蛭5g，琥珀5g，三七5g。每日1剂，用开水冲服，分早晚2次温服。

四诊：2009年12月20日。坚持服上方颗粒剂4月余，已无胸痛、头痛、恶心诸症，此为无症状冠状动脉心肌桥。心绞痛症状疗效评定：显效。复查心电图示：大致正常[53]119-120。

4. 心阳不振，心脉瘀阻 《中国名老中医药专家学术经验集》第一卷：陈某，女，49岁，初诊：1983年12月5日。

主诉：心悸多年，曾诊断为"风湿性关节炎""风湿性心脏病""阵发性房颤"。

诊查：近来心悸阵作，甚则怔忡不安，胸闷、四肢关节肿痛，畏寒，面浮跗肿，小溲短少，苔薄白，脉弦细而促结。心电图示：心房纤颤。

辨证：属痹证日久，反复感邪，渐致心阳不振，心脉瘀阻。

治法：通阳宽胸，祛风活血。

处方：桂枝6g，全瓜蒌12g，丹参30g，生地黄30g，桑枝30g，鬼箭羽15g，威灵仙12g，防己

12g，泽泻 30g，川芎 15g，桃仁 30g，炒杜仲 30g。

二诊：上方连服 1 个月后，心电图检查无房颤出现，胸闷、心悸、怔忡均减，关节肿痛亦轻，小溲增多，跗肿消退。唯面部尚有轻浮，大便干结，舌苔白腻，脉来细弦已无结代，前法继进。处方：桂枝 9g，川芎 18g，丹参 30g，全瓜蒌 12g，青皮 12g，泽泻 30g，生地黄 30g，炒当归 12g，枳壳 12g，防己 12g，茯苓 30g，太子参 30g，炒杜仲 30g。

后根据患者来信诉：上方药间断服 5 年之久，阵发性房颤迄今未出现，关节肿痛亦有明显好转[54] 393。

《血瘀论》 王某，女，36 岁，教师。1979 年 6 月 2 日初诊。

患者自诉患"风湿性心脏病"已近 5 年，心悸、气短、胸闷、咳嗽、下肢浮肿时重时轻，曾因"心衰"两次住院治疗。近日上述症状又见加重，伴肢寒畏冷，食欲不振，大便微溏，故来就诊。

体检：体温 36.5℃。精神不振，说话气短，动则更甚，声低息微。两颧紫暗。巩膜无黄染及出血点。口唇青紫。心尖区可闻及收缩期和舒张期Ⅲ级以上杂音，并向腋下传导。两肺呼吸音粗糙。颈静脉扩张，腹部柔软，肝大右肋缘下 2.5cm，叩痛、压痛（＋），脾未触及。腹水征（－），腹壁静脉曲张（－）。双下肢有中度凹陷性水肿。舌质紫暗，舌两侧有瘀斑，苔薄白，脉细弱。心电图示：右心室肥厚。X 线示：右心室增大。抗链"O"：1∶500 以上（＋），类风湿因子（－）。

西医诊断：慢性风湿性心脏病，二尖瓣狭窄及关闭不全，右心衰竭。中医诊断：心痹，证属心气衰微，心阳不振，心阴不足，心血瘀阻，治以峻补心气，振奋心阳，滋养心阴，活血化瘀，利水消肿。处方：红参 9g（另炖），桂枝 9g，制附子 9g，生地黄 12g，丹参 30g，益母草 30g，茯苓 30g，北五加皮 6g，赤芍 12g，川芎 12g，黄芪 30g。水煎服，每日 1 剂。

服上方 5 剂后，患者心悸、气短、胸闷、畏寒等症状明显减轻，发绀、颈静脉扩张、下肢浮肿亦有所好转。又服 16 剂，上述症状及体征基本消失，肝脏回缩至右肋缘内。遂以原方药物及比例制成丸剂，每丸 9g，每服 2 丸，每日 3 次，连续服用 2 年，患者基本情况良好，再未发生心衰，一直坚持正常工作[55] 181-182。

5. 心阳不足，痰瘀痹阻 《中国名老中医药专家学术经验集》第四卷：陈某，女，36 岁，工人，1987 年 9 月 16 日初诊。

患者素有风湿性关节炎，经常发作。6 年来自觉心悸，气促，怔忡，活动后更甚，其势逐步加剧。胸闷如窒，有时刺痛，咳喘，痰中带血，足肿入暮加甚，晨起稍减，西医确诊为风湿性心瓣膜病。近年来虽坚持服药，改调轻工种，仍难以坚持工作。患者两颧紫红，呼吸较促，动则加剧，心尖搏动向左方移位，可闻及明显收缩期及舒张期杂音，左心房、左心室均增大。心电图检查：二尖瓣型 P 波（＞ 0.11秒），左心室肥厚及劳损。血沉 28mm/h，抗"O"＞ 500U。脉见结代，苔薄腻，质紫暗，舌下瘀筋粗黑。证属心痹，治以益心通脉，温阳利水，泄化痰瘀。药用：生黄芪 30g，红参 6g（另煎兑冲），紫丹参 15g，制附片 8g，桃仁 10g，杏仁 10g，炒白术 15g，云茯苓 15g，桑白皮 15g，苏木 20g，花蕊石 20g，炙甘草 5g。7 剂，每日 1 剂，日服 2 次。

9 月 24 日二诊：药后患者心悸趋宁，胸闷较舒，咳喘减缓，痰红已止，足肿略消。舌质紫暗见化，脉细，偶见结代。续守前法，以上方去花蕊石。7 剂。

10 月 2 日三诊：患者病情续有好转，口微干。苔薄质衬紫，脉细。为阳虚渐复，阴血暗耗，治宜兼顾。上方去附片，加麦冬 10g，玉竹 15g，柏子仁 15g。7 剂。

10 月 10 日四诊：患者口干已润，咳喘、心悸趋定，精神渐振，足肿亦消。舌质由衬紫转淡，脉细。病情已见稳定，效不更方，上方间日服 1 剂。14 剂。

1988 年 4 月随访：半年来，患者颇感畅适；血沉、抗 "O" 恢复正常，能坚持工作。嘱其切勿过劳，防寒保暖，以期巩固[56] 265。

6. 心阳不足，血瘀水阻 《颜德馨临床经验辑要》：盛某，男，58 岁。

病史：夙有风湿性心脏病，病程已达 20 余年。月前患者因感冒出现咳嗽，气促，咯痰不畅，痰中偶尔夹红，心悸神乏，口渴不欲饮，纳呆，下肢浮肿，四肢关节隐隐作痛。经用西药对症治疗，效不显而转入中医科。

初诊：两颧色赤，咳嗽频作，咯痰不畅，心悸气促，动则尤甚，神萎乏力，胃纳不馨，下肢浮肿，唇紫，舌胖质暗红，苔薄白，脉沉细。血脉失和，气滞为瘀，气滞则肺失宣肃之权，故咳嗽上气喘促并见，血瘀则心少统司之主，故心悸胸闷。病程已久，呈本虚标实之证，拟温阳化瘀，平喘消肿。方药：附子 9g（先煎），党参 9g，泽泻 9g，桂枝 4.5g，白术 9g，猪苓 9g，茯苓 9g，丹参 15g，赤芍 9g，牛膝 9g，红花 9g，降香 2.4g，苏木 9g，益母草 30g。7 剂。

二诊：进参附五苓法，切中病机。两颧红气见退，气促渐平，下肢浮肿亦灭其半，唯怔忡悸惕之象如故。舌胖，苔白，脉小数。阳虚血瘀，仍以温通为事。方药：黄芪 15g，当归 9g，防己 9g，川续断 9g，杜仲 9g，海风藤 9g，海桐皮 9g，虎杖 15g，地鳖虫 4.5g，白芍 9g，豨莶草 15g，木瓜 9g，麦冬 9g。

三诊：上方出入治疗 3 个月，脉痹、骨痹俱呈苟安之局，心悸、怔忡虽未发生，但口唇色紫，脉涩之象尚然。气滞血瘀自非毕其功于一役，当投血府逐瘀汤追杀穷寇。连服 1 月，诸症随安[57] 189。

《刘正江老中医医案医话》 1987 年 7 月 8 日初诊：李某，女，37 岁，柳林李家湾人。

主诉：劳累后心慌气短 4 年，加重 3 个月。

现病史：10 年前，患者因关节疼痛去医院检查治疗，发现心脏杂音，诊为风湿性心脏病，联合瓣膜病。

因当时毫无症状，未经治疗。4 年前，患者每于劳累后则出现心慌气短，经心电图检查，确诊为心房纤颤。经用地高辛、氢氯噻嗪等强心利尿剂治疗，患者病情稳定，能做一般家务。近 3 个月来患者上述症状加重，并出现下肢浮肿、腹胀。

昨天患者突发胸骨剧痛，牵及后背，急用小平车推来医院求治。患者入院后，经强心、利尿等治法紧急抢救两天，病情改善不明显。经会诊决定中西医结合治疗，下面介绍中医治疗经过。

检查：血压 100/70mmHg，二尖瓣面容，口唇发绀，颈静脉怒张，心界向两侧扩大，心律绝对不齐，心尖部及胸骨右侧第 2～3 肋间，可闻及双期杂音。双肺未闻干湿性啰音。肝在右胁下 2.5cm，质中，压痛 "+"，脾未及，双下肢有凹陷性水肿。手脚冰冷，大汗出，口唇青紫，脉沉细迟。舌淡红，舌边紫，苔薄白。化验肝功能、电解质正常。

辨证：心阳不足，心阴亏虚，脉络瘀阻。

中医诊断：心痹，心悸，水气凌心证。

治则：温阳行水，通脉活络（苓桂术甘汤加减）。

处方：熟附片 30g（先煎），茯苓 30g，桂枝 9g，白芍 9g，白术 9g，山茱萸 9g，炮姜 9g，威灵仙 9g，全蝎 9g，乌梢蛇 9g，生黄芪 60g，五味子 12g，薤白 12g，巴戟天 12g，蜈蚣 2 条，桑枝 24g，夏枯草 15g，甘草 3g。水煎 2 次，混合分服，日 1 剂。

1987 年 7 月 14 日二诊：上方服 1 剂，患者手足冰冷消失，继服 6 剂，尿量增多，每天约 1700mL。心悸气短减轻，下肢水肿改善，唇舌青紫缓解。但汗出不减（天气也热），纳差，大便溏泄，舌苔转为白腻，脉弦细。温阳行水法有效，心阴不足凸显，宜温阳益气，养阴通脉。处方：熟附片 9g（先煎），炙黄芪24g，沙参24g，麦冬12g，五味子12g，玉竹15g，丹参20g，红花10g，当归15g，益母草15g，三棱6g，莪术6g。水煎服，日1剂。

1987年7月21日三诊：服完7剂，出汗减少，体力好转。舌苔薄黄，脉弦细不齐。为防久用辛燥，减去熟附片、三棱、莪术，加砂仁、木香、鸡内金各10g。再服7剂。

1987年7月28日四诊：药后患者心悸、气短基本消失，下肢水肿消失，肝大明显缩小，病情好转。上方有效，家属要求出院，可带药回家继服，14剂[51] 241-243。

7. 气血两虚，风湿入络 《古今名医临证金鉴·痹证卷（下）》：唐某，女，27岁。7年前，患者曾患心肌炎。现心慌，胸闷，胆怯，两膝关节疼痛较剧，步履乏力，咽痛，耳鸣，易出汗。前天发热，体温38℃，脉细数（心率92次/分钟），脉结代（期前收缩6～8次/分钟），舌苔薄腻。以往心电图提示：心肌损害。昨日本市某市级医院心电图报告：①非陈旧性交界性传导。②干扰性房室分离，伴心室夺获（偶呈超常期传导）。证属气血两虚，风湿入络。治拟益气养心，化瘀通络。处方：炙甘草9g，桂枝6g，赤芍30g，白芍9g，制川乌9g（先煎），知母15g，板蓝根30g，茶树根30g，糯稻根9g，丹参12g。5剂。

二诊：前天起膝关节疼痛渐减，现已消失，常感头痛，脉数转缓（81次/分钟），脉结代，苔薄腻，舌质淡。血沉26mm/h，原方7剂。

三诊：下肢关节疼痛消失未发，脉细（80次/分钟），无结代，血沉6mm/h。处方：炙甘草9g，桂枝6g，赤芍9g，白芍9g，制川乌9g（先煎），知母15g，丹参9g，川芎9g，南星9g。7剂[58] 140-141。

8. 气血虚弱，心脉瘀阻 《痹病论治学》：刘某，女性，34岁。患风湿性关节炎8年余。自诉：自1964年开始全身乏力及四肢各大关节游走性疼痛，夜睡不宁，梦多，胸闷心悸，头晕眼花，面色萎黄，四肢欠温。舌紫暗，质嫩红，苔少，脉沉细。中医辨证：心血瘀阻，气血虚弱（西医诊断：风湿性心脏病）。治则：活血祛瘀，养血安神。方用血府逐瘀汤合补心丸：当归、生地黄、熟地黄、赤芍、白芍、熟酸枣仁、柏子仁、丹参、牛膝各15g，川芎10g，桃仁10g，红花10g，茯苓10g。服10剂，患者自觉诸症减轻，精神好转，面色有华，脉细缓。继续按前法治疗，患者病情逐步好转，自觉心悸、气促、胸闷等症状消失而出院，其后负重上坡走路，亦无心悸、气促及关节痛痹[59] 146-147。

9. 阴阳两虚，外邪舍心 《李燕宁临证医案辑录》：张某，女，10岁，2007年10月16日初诊。

主诉：反复胸闷、乏力5个月。

现病史：患儿平素体弱易感冒，5个月前感冒后出现胸闷、乏力，在济南市儿童医院就诊，考虑心肌炎，治疗数日后症状稍有缓解。5天前患儿又因感冒出现胸闷、乏力，遂来诊。刻下症见：胸闷时作，偶叹息，头晕，心慌，活动后尤甚，无胸痛，乏力，多汗，纳眠可，大便偏稀，小便调。查体：面色少华，口唇淡白，咽红；听诊双肺呼吸音清，未闻及干湿性啰音，心率100次/分钟，律不齐，心音欠有力，各瓣膜未闻及病理性杂音。心电图：偶发室性期前收缩，1～2次/分钟。血常规：白细胞总数5.3×10^9/L，中性粒细胞百分比50.9%，淋巴细胞百分比35.8%。心肌酶：乳酸脱氢酶265U/L，羟丁酸脱氢酶210U/L（2007年10月15日于山东省中医院）。舌脉：舌红，苔少，脉结代。

中医诊断：心痹。辨证：阴阳两虚。

西医诊断：病毒性心肌炎。

治法：阴阳双补，甘以缓急。

处方：炙甘草汤加减。炙甘草12g，党参12g，麦冬15g，干姜6g，桂枝9g，生地黄15g，麻子仁15g，紫石英15g，生龙骨15g，生牡蛎15g。5剂，日1剂，水煎服。嘱卧床休息，饮食清淡、富含营养，少食多餐，忌食肥甘厚腻的食物。

二诊（2007 年 10 月 21 日）：胸闷减轻，时有乏力，汗出，心慌，无胸痛，纳可，眠欠安，二便调。舌红，苔少，脉结代。邪毒渐退，仍内舍于心。效不更方，继服 7 剂。

三诊（2007 年 10 月 29 日）：偶有胸闷，一般在劳累后出现，乏力较前明显减轻，无胸痛，纳眠可，二便调，舌暗红，苔薄白。邪毒退，正气复，然久病多瘀。遵法继调，上方加丹参 12g，生山楂 15g。7 剂，日 1 剂，水煎服。

四诊（2007 年 11 月 7 日）：症状改善明显，无明显胸闷，无乏力，无胸闷，纳眠可，二便调。外邪尽，正气恢复，病趋好转。效不更方，继服 7 剂。嘱患儿注意保暖，避免感冒、劳累，择时复查心肌酶。

五诊（2007 年 11 月 20 日）：无胸闷、憋气，无乏力，纳眠可，二便调。复查心肌酶：肌酸激酶 45U/L，肌酸激酶同工酶 21U/L，乳酸脱氢酶 550U/L，α-羟丁酸脱氢酶 89U/L，心肌肌钙蛋白 I 为 0.12ng/mL。病已痊愈[52] 163-164。

附录一：文献辑录

《诸病源候论》 思虑烦多，则损心，心虚故邪乘之。邪积而不去，则时害饮食，心里愊愊如满，蕴蕴而痛，是谓之心痹。诊其脉，沉而弦者，心痹之候也[3] 198。

《千金翼方》 主风痹呕逆，不能饮食者，心痹也；咳满腹痛，气逆，唾涕白者，脾痹也；津液唾血腥臭者，肝痹也；阴痿下湿者，瘘痹也；腹中雷鸣，食不消，食即气满，小便数起，胃痹也；两膝寒，不能行者，湿痹也；手不能举，肿痛而逆，骨痹也；烦懑短气，涕唾青黑，肾痹也；并悉主之方[4] 247。

《圣济总录》 论曰内经言风寒湿三气杂至，合而为痹。又曰以夏遇此为脉痹，脉痹不已，复感于邪，内舍于心，是为心痹。其状脉不通，烦则心下鼓，暴上气而喘，嗌干善噫，厥气上则恐。盖淫气忧思痹聚在心，经所谓诸痹不已亦益内者如此[5] 475。

《诸病源候论》 脉痹不已，又遇邪者，则移入心。其状，心下鼓，气暴上逆，喘不通，嗌干喜噫[3] 42。

《医宗必读》 皮、肉、筋、骨、脉，各有五脏之合，初病在外，久而不去，则各因其合而内舍于脏。在外者祛之犹易，入脏者攻之实难；治外者散邪为亟，治脏者养正为先[6] 266。

《黄帝内经素问注证发微》 伯言五脏皆有合，即如肾之合在骨，肝之合在筋，心之合在脉，脾之合在肌，肺之合在皮，五痹病久而不去，则内舍于其合矣。故骨痹不已，而又重感于三气，则内舍于肾；筋痹不已，而又重感于三气，则内舍于肝；脉痹不已，而又重感于三气，则内舍于心；肌痹不已，而又重感于三气，则内舍于脾；皮痹不已，而又重感于三气，则内舍于肺。所谓五脏之痹者，各以其所主之时，重感于风寒湿之三气，故使之入于五脏也[7] 275。

《明医指掌》 风湿寒邪相杂至，袭入经络因成痹。寒者痛而风者行，湿为重着不移处。或中皮脉肌骨筋，内舍心肝脾肾肺[8] 179。

《景岳全书》 此外如五脏六腑之痹，则虽以饮食居处皆能致之，然必重感于邪而内连脏气，则合而为痹矣。若欲辨其轻重，则在皮肤者轻，在筋骨者甚，在脏腑者更甚[9] 1010-1011。

《内经博议》 五脏痹者，皮、肉、筋、骨、脉痹，不已将复感于邪，而内舍五脏，遂为五脏之痹[10] 132。

《杂病源流犀烛》 而筋骨皮肉脉又各有五脏之合，苟五者受而不去，则必内舍于合，而五脏之痹起。何言之？……脉痹久，复感三气，内舍于心，则脉不通，烦则心下鼓暴，上气，咽干善噫，厥气上而恐[11] 235。

《医经原旨》 舍者，邪入而居之也。时，谓气王之时，五脏各有所应也。病久不去，而复感于邪，气必更深，故内舍其合而入于脏[12] 325。

《备急千金要方》 论曰：凡脉极者，主心也。心应脉，脉与心合，心有病从脉起。又曰：以夏遇病为脉痹，脉痹不已，复感于邪，内舍于心，则食饮不为肌肤，咳，脱血，色白不泽，其脉空虚，口唇现赤色[13] 290。

《黄帝内经素问注证发微》 心主夏，亦主脉，心气衰则三气入脉，故名之脉痹[7] 275。

《黄帝内经太素》 忧思，心所为。忧思过者，则心伤邪客，故痹聚也[14] 98。

《黄帝内经素问注证发微》 邪气浸淫，忧思不已，正以心主思，惟痹聚在心，故忧思若是[7] 277。

《症因脉治》 [心痹之症] 即脉痹也。脉闭不通，心下鼓暴，嗌干善噫，厥气上则恐，心下痛，夜卧不安，此心痹之症也。[心痹之因] 或焦思劳心，心气受伤；或心火妄动，心血亏损，而心痹之症作矣。[心痹之脉] 左寸沉数，沉为心痛，数为心热；或散而大，散则失志，大则失血。[心痹之治] 心火盛者，导赤各半汤。心神失守者，安神丸。虚弱人，归脾汤。虚火旺者，天王补心丹[15] 409。

《类经》 外疾，外邪也。思虑心虚，故外邪从而居之矣[16] 121。

《黄帝内经素问集注》 名曰心痹，积气痹闭于心下也，此得之外淫之邪，因思虑而心虚，故邪气乘虚而留于内也。经曰：心怵惕思虑则伤神，神伤则心虚矣[17] 51。

《黄帝内经素问集注》 淫气而致于忧思，则心气不藏，而痹聚在心矣[17] 169-170。

《内经博议》 凡七情过用，则亦能伤脏气而为痹，不必三气入舍于其合也。所以然者，阴气静则神藏，躁则消亡。故气不养而上逆喘息，则痹聚在肺；忧思过用，则痹聚在心；不谨而遗热阴茎以成淋，则痹聚在肾；用力不息而致乏竭，则痹聚在肝；营卫之气不行，以致肌绝，则痹聚在脾。盖七情过用，而淫气能聚而为痹，以躁则消阴故也[10] 133-134。

《黄帝内经素问集注》 此言脏气不藏，而邪痹于脏也。阴气者，脏气也。神者，五脏所藏之神也。五脏为阴，阴者主静，故静则神气藏而邪不能侵，躁则神气消亡而痹聚于脏矣[17] 169。

《重广补注黄帝内经素问》 喘，谓脉至如卒喘状也。藏居高，病则脉为喘状。故心肺二藏而独言之尔。喘为心气不足，坚则病气有余，心脉起于心胸之中，故积气在中，时害于食也。积，谓病气积聚。痹，谓脏气不宜行也[18] 113。

《黄帝内经素问注证发微》 阳明者，足阳明胃经也。胃乃心之子，有余则病脉痹，以心主脉，脉在半表也；不足则病心痹，心主里也[7] 398。

《类经》 阳明者燥金之气也，其合大肠与胃，燥气有余，则血脉虚而阴水弱，故病脉痹及身为时热。不足病心痹，燥气不足则火胜为邪，故病为心痹[16] 319。

《杂病源流犀烛》 盖阳明燥金之气，应脉燥，有余则伤血脉，故脉痹，燥侮阴，故肉痹。肺为心行血脉者也，肺不足心脉反窒，故心痹[11] 236。

《内经博议》 阳明为燥金之气，肺应之，而燥有余则伤及血脉，故病脉痹。燥伤阴则病内热，故身热。肺为心行脉者也，若不足则心脉反窒，故病心痹[10] 135。

《黄帝内经太素》 胃足阳明脉正别，上至脾，入腹里，属胃，散而之脾，上通于心。故阳明有余不足，心有病也。心主于脉，是以阳明有余为脉痹，身时之热者也。阳明气虚不足，太阴乘，故为心痹[14] 552。

《黄帝内经素问直解》 "阳明"，金也。"金"，四时之秋也。阳明有余，则气燥而热，故病脉痹，身时热；阳明不足，则胃络不通于心包，故病心痹[19]427。

《灵枢·经别》 足阳明之正，上至髀，入于腹里，属胃，散之脾，上通于心，上循咽出于口，上额颅，还系目系，合于阳明也[2]38。

《灵枢·邪客》 故宗气积于胸中，出于喉咙，以贯心脉，而行呼吸焉[2]118。

《黄帝内经素问集注》 三阴三阳，有多血少气者，有多气少血者，惟阳明血气皆多，盖血气之生于阳明也。荣血行于脉中，乃阳明水谷之精，上归于心，淫精于脉，脉气归于肺，肺朝百脉，输精于皮毛，毛脉合精，行气于腑，腑者，在外之皮肉筋骨也。腑精与神明相合。而通于五脏，气复归于权衡，此脉气之生始出入也。是以阳明之有余不足，则为脉痹、心痹，心主脉而上归于肺，肺主皮毛，毛脉合精于皮肤之间，是以少阴之为皮痹肺痹也[17]238。

《素问悬解》 少阴有余病脉痹身时热，不足病心痹，滑则病心风疝，涩则病积，时善惊。心属火，其主脉，少阴有余病脉痹身时热，脉阻而火旺也。不足病心痹，火衰而气痞也[20]112。

《读素问钞》 心虚而肾气并之，则为恐。《灵枢经》曰：怵惕思虑则伤神。神为心神，明肾水并于心火也。此皆正气不足而胜气并之，乃是为矣[21]232。

《医醇賸义》 心痹者，脉不通，烦则心下鼓，暴上气而喘，嗌干善噫，厥气上则恐。此一条乃心经主病而兼肾病也。心为生血之脏，百脉皆朝于心。心脉支者夹咽，直者上肺。心营不足，故脉不通。心气不舒，故心下鼓，暴上气而喘。嗌干善噫，则支脉与直脉俱病也。厥气乃肾之邪，水来克火，神衰而恐。恐属于肾，肾病应于心，故为兼病也。宜养心营，通心气，火能生土，则可以制水矣。通阳抑阴煎主之[22]150。

《读医随笔》《内经》赤脉喘而坚，积气在中，时害于食，名曰心痹。得之外疾思虑而心虚，故邪从之。故劳心太过者，火衰而水易乘之也[23]288。

《三因极一病证方论》 凡使人烦满，喘而吐者，是痹客于肺；烦心上气，嗌干恐噫，厥胀满者，是痹客于心；多饮，数小便，小腹痛如怀妊，夜卧则惊者，是痹客于肝；善胀，尻以代踵，脊以代头者，是痹客于肾；四肢懈惰，发咳呕沫，上为大塞者，是痹客于脾[24]45。

《黄帝内经太素》 心脉手少阴属火色赤，故曰赤脉。赤脉，夏脉。夏脉如钩，其气来盛去衰，以为平好。今动如人喘又坚，故有积气在胸中，满闷妨食，名曰心痹。积者阴气，聚者阳气；积者五脏所生，聚者六腑所成；积者其始有常处，聚者发无根本、无所留止也[14]479。

《黄帝内经素问集注》 赤当脉，脉合心，故曰赤脉之至也。喘，急疾也。坚，牢坚也。心脉之至，急而牢坚，主积气于中，当时害于食。盖食气入胃，浊气归心，淫精于脉，有积于中，故害于食也[17]51。

《重广补注黄帝内经素问》 心合脉，受邪则脉不通利也。邪气内扰，故烦也。手心主心包之脉，起于胸中，出属心包，下膈。手少阴心脉，起于心中，出属心系，下膈络小肠，其支别者，从心系上夹咽喉，其直者，复从心系却上肺，故烦则心下鼓满，暴上气而喘，咽干也。心主为噫，以下鼓满，故噫之以出气也。若是逆气上乘于心，则恐畏也，神惧凌弱故尔[18]347。

《医经原旨》 心合脉而痹气居之，故脉不通。心脉起于心中，其支者上夹咽，其直者却上肺，故病此诸症。厥气，阴气也。心火衰则邪乘之，故神怯而恐[12]325。

《黄帝内经素问直解》 心主脉，故心痹者脉不通；心虚则烦，故烦则心下鼓。鼓，犹动也。心脉上肺，故暴上气而喘；《经脉》论云：心是动则病嗌干。《素问·宣明五气论》云：病心为噫，故嗌干善噫；心气下交于肾，心厥气上，不交于肾则恐[19]289。

《黄帝内经素问集注》 心主脉，故痹闭而令脉不通，邪薄心下，鼓动而上干心脏则烦，故烦则心下鼓也。肺者心之盖，而心脉上通于肺，故逆气暴上则喘而嗌干。心主噫，心气上逆而出则善噫也。夫水火之气，上下时交，心气厥逆于上，则不能下交于肾，肾气虚，故悲也[17]169。

《内经博议》 心合脉，而痹入之，则脉不通，不通则心气郁，故心下鼓暴。鼓暴则上气而喘也。嗌干善噫，以心脉起心中，上夹胃、夹咽也。厥气上则恐，心火衰而邪乘之，故神怯而恐也[10]132。

《类经》 心合脉而痹气居之，故脉不通。心脉起于心中，其支者上夹咽，其直者却上肺，故病此诸证。厥气，阴气也。心火衰则邪乘之，故神怯而恐[16]314。

《张氏医通》 心痹则脉道不通，心火内衰，湿气凌心，故恐[25]181。

《黄帝内经灵枢注证发微》 大脉属心，故心得大脉而甚，当为心火充溢，喉中玠然有声。若脉大而微，其病为心痹引背，时善泪出。正以心脉系于喉咙，附于背，通于目，故甚则病势有余而为喉玠，微则病势渐成而为痛引于背，及出泪也[26]29-30。

《黄帝内经灵枢集注》 喉玠者，喉中玠然有声，宗气积于胸中。上出喉咙，以贯心脉而行呼吸，心气盛，故喉中有声也。心气微盛，则逆于心下，而为心痹引背。行于上则心精随气，上凑于目而泪出矣。心脏虚则火土之气弱，故为善哕。哕，呃逆也[27]386。

《中藏经》 痹者，风寒暑湿之气中于脏腑之为也。入腑则病浅易治，入脏则病深难治。面有风痹、寒痹、湿痹、热痹、气痹，又有筋、骨、血、肉、气之五痹也。大凡风寒暑湿之邪入于心则名血痹，入于脾则名肉痹，入于肝则名筋痹，入于肺则名气痹，入于肾则名骨痹。感病则一，其治乃异[28]45。

《备急千金要方》 善治病者，病在皮毛肌肤筋脉而治之，次治六腑，若至五脏，则半死矣[13]257。

《脉因证治》 其合而为痹也，以冬遇者，骨痹；春遇者，筋痹；夏遇者，脉痹；长夏遇者，肌痹；秋遇者，皮痹。久而不去，内舍五脏之合，待舍其合，难治矣[29]471。

《医学入门》 初入皮肤血脉，邪轻易治；留连筋骨，久而不痛不仁者难治；久久不愈，五痹复感三邪，入五脏，卧不起床，泻多食少，亦如中风入脏者死[30]678-679。

《证治准绳·杂病》 痹在五脏之合者可治，其入脏者死[31]146。

《顾松园医镜》 五脏痹显，而难治矣。故经曰：其入脏者死，其留连筋骨间者疼久，其留皮肤间者易已[32]209。

《杂病源流犀烛》 此五脏之痹，各以其症显者，脏症显，便不易治，宜五痹汤各加本经药[11]235。

《金匮翼》 大抵显脏症则难治矣[33]282。

《奇效良方》 遇春得者为筋痹，中于肝则筋挛，夜卧惊恐，饮食多而小便数；遇夏得者为血痹，中于心则血脉不通，心下鼓气，暴上逆喘，嗌干喜噫；遇仲夏得者为肌痹，中于脾则四肢怠惰，发咳呕汁；遇秋得者为皮痹，中于肺则皮无所知，烦满时呕，气奔痛；遇冬而得者为骨痹，中于肾则骨重不可举，善胀，尻以代踵，脊以代头[34]655。

《素问·调经论》 五脏之道，皆出于经隧，以行血气，血气不和，百病乃变化而生，是故守经隧焉[1]227-228。

《素问·举痛论》 思则心有所存，神有所归，正气留而不行，故气结矣[1]152。

《中藏经》 痹者，闭也。五脏六腑感于邪气，乱于真气，闭而不仁，故曰闭也[28]46。

《医级》 痹久不瘥，症成痿废；痹非三气，患在痰瘀[35]101。

《太平圣惠方》 治心气虚损，邪冷所乘，胸膈痞塞，心中痹痛，食饮不得，青橘皮丸方[36]1290。

《圣济总录》 治心痹邪气乘虚，恍惚不乐，身体强直，面目变色。秦艽汤方[5]475。

《黄帝内经素问注证发微》 此言脏腑所以成痹者，以其内伤为本，而后外邪得以乘之也[7]277。

《严氏济生方》 大率痹病，总而言之，凡有五种，筋痹、脉痹、皮痹、骨痹、肌痹是也。筋痹之为病，应乎肝，其状夜卧则惊，饮食多，小便数；脉痹之为病，应乎心，其状血脉不流，令人萎黄，心下鼓气，卒然逆喘不通，嗌干善噫；肌痹之为病，应乎脾，其状四肢懈怠，发咳呕吐；皮痹之为病，应乎肺，其状皮肤无所知觉，气奔喘满；骨痹之为病，应乎肾，其状骨重不可举，不遂而痛且胀[37]118。

《明医指掌》　心痹者，脉不通，烦则心下鼓暴，上气嗌干而呕，善噫，厥气上则恐[8]180。

《太平圣惠方》　治心痹，心中愊塞而痛，不能下食，木香散方[36]1290。

《太平圣惠方》　治心痹，胸中满塞，心中微痛，烦闷不能食方[36]1290。

《太平圣惠方》　治心痹，满急刺痛，不可俯仰，气促，咳唾不利，宜服此方[36]1290。

《太平圣惠方》　治心痹，胸中气坚急，心微痛，气短促，咳唾亦痛，不能食方[36]1290。

《圣济总录》　治心痹胸中满塞，心中微痛，烦闷不能食。赤茯苓汤方[5]475。

《圣济总录》　治心痹精神恍惚，恐畏闷乱，不得睡卧，志气不定，言语错误。犀角散方[5]476。

《圣济总录》　治心痹忧思恍惚，惕惕然惊畏。紫石英散方[5]476。

《圣济总录》　治心痹神思昏塞，四肢不利，胸中烦闷，时复恐悸。茯神汤方[5]475。

《杂病源流犀烛》　悸者，心痹病也。非缘外有所触，自然跳动不宁，其原由水衰火旺，故心胸躁动[11]110。

《医学入门》　风寒湿三邪交侵，在皮则顽不自觉，遇寒则急，遇热则纵，应乎肺，其证气喘烦满。在脉则血滞，六脉涩而紧，面无色，应乎心，其证心烦上气，嗌干善噫。在肌肉则四肢不仁，应乎脾，其证急惰呕吐。在筋则屈而不伸，应乎肝，其证夜卧多惊，溺涩小腹痛。在骨则重不能举，尻以代踵，脊以代头，应乎肾，其证心腹胀满[30]678。

《辨证录》　人有心下畏寒作痛，惕惕善惊，懒于饮食，以手按之，如有水声咽咽，人以为水停心下也，谁知是风寒湿结于心包络乎。夫水邪犯心则痛，风邪乘心则痛，寒邪入心则痛，是邪无论风寒湿均能成病。重则未有不死者，今止畏寒作痛而不致有死亡者，正心包以障心也。然心包既然障心，独当其锋，安得而不痛乎。治法自当急祛风寒湿三者之邪，使之毋犯心包，而心君相安，何致心下之痛哉。虽然徒祛风寒湿之邪，而不补心包之气，则心包太弱，而外援之师亦多相欺，反成覆亡之祸。故必补心包而兼治风寒湿也。方用散痹汤[38]731。

《普济方》　石脂丸，治痹，心痛[39]2435。

《普济方》　戎盐汤，治痹，心痛[39]2435。

《医门法律》　心痹，用犀角散。原治心痹，神恍惚恐畏，闷乱不得睡。志气不宁，语言错乱[40]260-261。

《奇效良方》　枳实散，治心痹，胸中气坚急，心微痛，气短促，咳唾亦痛，不能饮食[34]665。

《医醇賸义》　本方以辰砂、琥珀为主药，而以茯神、远志安心气，以丹参、当归养心血，白术、姜、枣扶脾而和营卫，故纸、益智、沉香温命门而通肾气。心脾之血相通，心肾之气相合。上方沉香同郁金则治肺，此方沉香同琥珀则治心气痹，泻之即所以安之也[22]150。

《证治准绳·类方》　加味五痹汤，治五脏痹症[31]519。

《本草纲目》　甘蕉花。[主治]心痹痛。烧存性研，盐汤点服二钱[41]464-465。

《本草纲目》　狗心血。[主治]心痹心痛。取和蜀椒末，丸梧子大。每服五丸，日五服[41]1149-1150。

《要药分剂》　牡蛎，主伤寒寒热，温疟洒洒，惊恚怒气。除拘缓，鼠瘘，女子带下赤白，久服强骨节（《本经》）。除留热在关节营卫，虚热去来不定，烦满，心痛气结。止汗，止渴，除老血，疗泄精。涩大小肠，止大小肠。治喉痹咳嗽，心胁下痞热（《别录》）。治风疟，鬼交精出（孟诜）。男子虚劳，补肾，安神，去烦热，小儿惊痫（李珣）。去胁下坚满，瘰疬一切疮（好古）。化痰软坚，清热除湿，止心痹气痛，赤白痢白浊，消疝瘕积块，瘿疾结核（《纲目》）。[42]1180

《本经逢原》 葱，葱花主心痹痛如刀刺[43]858-859。

《针灸甲乙经》 短气心痹，悲怒逆气，怒，狂易，鱼际主之[44]231。

《针灸资生经》 鱼际疗心痹[45]136。

《针灸资生经》 鱼际治心痹悲恐[45]139。

《针灸资生经》 鱼际疗心痹悲怒[45]140。

《针灸资生经》 鱼际疗短气心痹，悲怒逆气，狂惕，胃气逆[45]174。

《针经节要》 鱼际二穴火也，在手大指本节后内侧散脉中，手太阴脉之所流也，为荥。治酒病，恶风寒，虚热，舌上黄，身热头痛，咳嗽汗不出，痹走胸背痛不得息，目眩烦心，少气腹痛，不下食，肘挛肢满，喉中干燥，寒栗鼓颔，咳引尻痛溺出，呕血，心痹悲恐。针入二分，留三呼[46]10-11。

《针方六集》 鱼际二穴，主肤热恶风寒，头疼咳嗽，喉干，痹走胸背不得息，目眩，烦心上气，失喑不能言，少气不下食，寒栗鼓颔，虚热舌黄，咳引少腹痛，呕血，溺血，心痹悲恐[47]539。

《针灸集成》 鱼际，在太渊上一寸少、大指本节后内侧陷中（本者根也，乃掌内肉中骨节，非手指外节）。针二分、留三呼，灸三壮。主治酒病身热恶风寒，虚热，舌上黄，头痛咳哕，伤寒汗不出，痹走胸背、痛不得息，目眩烦心，少气寒栗，喉咽干燥，呕血吐血，心痹悲恐，腹痛食不下，乳痈，肢满肘挛，溺出及疟方欲寒，针手足太阴、阳明出血[48]123。

《针灸聚英》 心痹悲恐神门穴，大陵鱼际定吉昌[49]288。

《医宗金鉴》 痹在筋骨痛难已，留连皮脉易为功，痹久入脏中虚死，脏实不受复还生。[注]痹在筋骨则受邪深，故痛久难已。痹在皮脉则受邪浅，故易治也。凡痹病日久内传所合之脏，则为五脏之痹。若其人中虚受邪，则难治多死，其人脏实而不受邪，复还于外，则易治多生。假如久病皮痹，复感于邪，当内传肺而为肺痹，若无胸满而烦喘咳之证，则是脏实不受邪。余脏仿此[50]475。

附录二：常用方药

八风十二痹散：远志（去心）、黄芪、黄芩、白蔹、附子（炮，去皮）、龙胆、薯蓣、厚朴（炙）、蜀椒（去目及闭口者，汗）各半两，牡荆子、天雄（炮，去皮）、细辛、菊花、狗脊、山茱萸、防风、川芎、桂心各三分，五味子、巴戟天各一分，茯苓、芍药、秦艽、乌头（炮，去皮）、芜荑、菖蒲、葳蕤各一两。上二十七味捣筛为散，食后饮服方寸匕，日三，宁从少起，稍渐增之。（《千金翼方》）[4]247

秦艽汤：秦艽（去苗土）、菖蒲、桂（去粗皮）、当归（切，焙）、蔓荆实、人参、附子（炮裂，去皮脐）、黄芩（去黑心）、甘草（炙）、远志（去心）、防风（去叉）各半两，龙骨、赤石脂、白茯苓（去黑皮）、白芍药、川芎、防己各三分。上一十七味，锉如麻豆。每服三钱匕，水一盏，同煎至七分，去滓温服，不计时候。（《圣济总录》）[5]475-476

茯神汤：茯神（去木）、羌活（去芦头）、龙齿、麦门冬（去心，焙）、麻黄（去根节）各一两，蔓荆实、人参、薏苡仁、防风（去叉）、远志（去心）、犀角屑各三分，赤芍药、甘草（微炙）各半两。上一十三味，粗捣筛。每服三钱匕，水一盏，生姜五片，同煎至七分，去滓温服，不计时候。（《圣济总录》）[5]475

石脂丸：赤石脂、干姜、川椒各一两，附子一分，乌头半两。右为细末，炼蜜丸如梧桐子大。每服三十丸，米饮下。（《普济方》）[39]2435

戎盐汤：戎盐、黄芪、茯苓、甘草各半两，高良姜、芍药、泽泻各一两，官桂二两，吴茱萸、乌喙

各三分。右为粗末，每服五钱，水一盏，浓煎后，又入水一盏，同煎半盏，去滓服。（《普济方》）[39]2435

紫石英散：紫石英一两（别研细，水飞过），远志（去心）、赤小豆（炒）、附子（炮裂，去皮脐）、桂（去粗皮）、人参、干姜（炮裂）、防风（去叉）、龙骨（别研）、菖蒲、熟干地黄（焙）各半两，白茯苓（去黑皮）、白术、黄芪（锉）各一两。上一十四味，除别研外，捣罗为散，同拌匀再研细。每服食前温酒调下二钱匕。（《圣济总录》）[5]476

犀角散：犀角屑、牛黄（别研）、麝香（别研）、羚羊角屑各一分，丹砂（别研）半两，防风、天麻、独活（去芦头）、人参、茯神（去木）、沙参（去芦头）、天竺黄（别研）、升麻、龙齿各一分，麦门冬半两（去心，焙），白鲜皮一分，远志一分（去心），龙脑半分（别研），甘草一分（微炙）。上一十九味，除别研者外，捣罗为散，同研药一处拌匀，再研细。每服三钱匕，煎麦门冬汤调下，不计时候。（《圣济总录》）[5]476

犀角散：犀角、羚羊角、人参、沙参、防风、天麻、天竺黄、茯神、升麻、独活、远志、麦门冬、甘草各一钱，龙齿、丹参各五分，牛黄、麝香、龙脑各一分。上为末，和诸药重研，令极细，每服钱半，不拘时，麦门冬汤调下。（《医门法律》）[40]261

朱砂安神丸：朱砂、川连、生地黄、当归。（《症因脉治》）[15]410

天王补心丹：人参、玄参、丹参、桔梗、远志肉、酸枣仁、柏子仁、天门冬、麦门冬、五味子、当归、生地黄、茯神、川连。（《症因脉治》）[15]410

导赤各半汤：川黄连、甘草、生地黄、木通、山栀、麦门冬、犀角。（《症因脉治》）[15]409

木香散：木香三分，青橘皮三分（汤浸，去白瓤，焙），半夏三分（汤洗七遍，去滑），枳壳三分（麸炒微黄，去瓤），诃黎勒皮一两，桂心三分，前胡一两（去芦头），五味子三分。上药，捣筛为散。每服三钱，以水一中盏，入生姜半分，煎至六分，去滓，不计时候稍热服。（《太平圣惠方》）[36]1290

治心痹，胸中满塞，心中微痛，烦闷不能食：赤茯苓三分，人参三分（去芦头），半夏三分（汤洗七遍，去滑），柴胡三分（去苗），前胡三分（去芦头），甘草一分（炙微赤，锉），桂心三分，桃仁三分（汤浸，去皮尖双仁，麸炒微黄）。上药，捣筛为散。每服三钱，以水一中盏，入生姜半分，枣三枚，煎至六分，去滓，不计时候稍热服。（《太平圣惠方》）[36]1290

治心痹，满急刺痛，不可俯仰，气促，咳唾不利方：前胡三分（去芦头），木香三分，五味子三分，桔梗三分（去芦头），赤芍药三分，当归三分，槟榔三分，青橘皮半两（汤浸，去白瓤，焙）。上药，捣筛为散。每服三钱，以水一中盏，入生姜半分，煎至六分，去滓，不计时候稍热服。（《太平圣惠方》）[36]1290

治心痹，胸中气坚急，心微痛，气短促，咳唾亦痛，不能食方：枳实三分（麸炒微黄），青橘皮一两（汤浸，去白瓤，焙），桂心三分，细辛三分，桔梗三分（去芦头）。上药，捣筛为散。每服三钱，以水一中盏，入生姜半分，煎至六分，去滓，不计时候温服。（《太平圣惠方》）[36]1290

青橘皮丸：青橘皮一两（汤浸，去白瓤，焙），桂心一两，当归三分，诃黎勒皮一两，吴茱萸半两（汤浸七遍，焙干，微炒），细辛半两，白术三分，赤茯苓三分，枳壳半两（麸炒微黄，去瓤），萝卜子半两（微炒），木香三分，蓬莪术三分，槟榔三分。上药，捣罗为末，炼蜜和捣三二百杵，丸如梧桐子大。每服以温酒下三十丸，日三四服。（《太平圣惠方》）[36]1290

枳实散：枳实（麸炒）、桂心、细辛、桔梗各三分，青皮一两（去白）。上㕮咀，每服三钱，水一中盏，生姜半分，煎至六分，去滓，不拘时温服。（《奇效良方》）[34]665

通阳抑阴煎：当归二钱，琥珀一钱，辰砂五分，丹参三钱，远志五分（甘草水炒），沉香五分，破故纸一钱五分，益智仁一钱，茯神二钱，白术一钱，枣二枚，姜三片。（《医醇賸义》）[22]150

加味五痹汤：人参、茯苓、当归（酒洗）、白芍药（煨）、川芎各一钱（肝、心、肾痹倍之），五味子十五粒，白术一钱（脾痹倍之），细辛七分，甘草五分。水二盏，姜一片，煎八分，食远服。肝痹，加酸枣仁、柴胡。心痹，加远志、茯神、麦门冬、犀角。脾痹，加厚朴、枳实、砂仁、神曲。肺痹，加半夏、紫菀、杏仁、麻黄。肾痹，加独活、官桂、杜仲、牛膝、黄芪、萆薢。（《证治准绳·类方》）[31] 519

五痹汤：人参、茯苓、当归、白芍、川芎、白术、细辛、甘草、五味子、姜。 如肝、心、肾三痹，当倍用川芎。（《杂病源流犀烛》）[11] 239

归脾汤：白术、白茯神、远志、枣仁、当归、黄芪、广皮、白芍药、甘草、牡丹皮、山栀、人参。（《症因脉治》）[15] 49

散痹汤：巴戟天五钱，白术五钱，菟丝子三钱，炒枣仁三钱，远志八分，山药五钱，莲子五钱，茯苓三钱，甘草三分，柴胡一钱，半夏一钱。水煎服。一剂而惊止，二剂而胃气开，三剂而水声息，十剂而心下之痛安然也。此方之药，似乎单治心也，然而心包为心之相臣，治心正所以治心包耳。譬如君主清明，而相臣供职惟谨，自能安反侧于顷刻也。（《辨证录》）[38] 731-732

巴戟天汤：人参、白术、茯神、巴戟天、车前子各三钱，山药一两，半夏、肉桂各一钱。水煎服。（《辨证录》）[38] 732

本章学术精要

1. 病名与概述

（1）**病名源流** 心痹病名首见于《内经》，属五脏痹之一，由脉痹发展或外邪直中心脉所致，与西医学风湿性心脏病、系统性红斑狼疮继发心脏病变相似。后世医家巢元方、孙思邈等沿用此名，强调其以心脉痹阻、胸闷心悸为核心特征，需与脉痹、水停心下等鉴别。

（2）**疾病特点** 本病好发于 20～40 岁女性，病程呈渐进性。早期表现为胸闷、气短、心悸，后期可伴咯血、水肿、突发气喘，甚至神志异常。西医学认为与风湿热活动、免疫介导的心脏损害密切相关，重者可致心力衰竭。

2. 病因病机

（1）**外邪侵袭** 风寒湿邪侵袭脉道，致脉痹迁延，内传于心；或外邪直中心脉，阻滞气血运行。《内经》强调"脉痹不已，复感于邪，内舍于心"为关键病机。

（2）**情志内伤** 思虑过度会耗伤心气，心虚则邪气乘虚而入。《内经》提出"思虑而心虚，故邪从之"，忧思气结可致气滞血瘀，加重心脉痹阻。

（3）**阳明不足** 足阳明胃经与心脉相连，胃虚气血生化不足，心失濡养；或燥金不足致火邪亢盛，灼伤心阴，均为重要发病机制。

（4）**气血瘀滞** 病程日久，痰浊、瘀血互结，阻滞心络。如《医级》指出"痹非三气，患在痰瘀"，强调痰瘀为病情迁延的关键因素。

3. 临床表现与鉴别

（1）**核心症状** 典型表现为持续性胸闷、阵发性心悸，活动后加重，伴气促、嗌干、善噫。重证见突发气喘、咯血、下肢水肿。脉象多见沉弦、结代，舌质紫暗或有瘀斑。

（2）**鉴别要点** 需与脉痹（以血脉瘀滞、肢体麻木为主）、肺痹（以喘咳胸满为要）及水停心下（心下振水声为主症）鉴别。心痹特征性表现为"心下鼓"（心前区搏动增强）与"暴上气而喘"（突发呼吸困难）。

4.治法与方药

（1）**祛邪通络**　风寒湿盛者，选《圣济总录》秦艽汤；湿热扰心者，用导赤各半汤清热利湿。

（2）**益气养心**　心气不足者，予归脾汤健脾养血；阴阳两虚者，投炙甘草汤加紫石英、龙骨滋阴温阳。现代案例显示，重用黄芪（60g）配伍活血药可改善心功能。

（3）**化痰活血**　痰瘀阻络者，用血府逐瘀汤合安神丸，或通阳抑阴煎（琥珀、丹参、沉香）通络开痹。顽症加虫类药如全蝎、蜈蚣搜剔络邪。

（4）**针灸特色**　取心俞、内关、膻中为主穴，配合大陵、神门宁心安神。危急期灸中脘、关元回阳固脱。《针灸资生经》载鱼际穴对治疗心痹喘促有显效。

5.转归与调护

（1）**预后因素**　病变局限于心脉者，经规范治疗可获缓解；若出现持续水肿、夜间阵发性呼吸困难、肝脾肿大等脏器衰竭征象，预后极差。《内经》强调"入脏者死"。

（2）**传变规律**　心痹可传肾致"厥气上则恐"（肾水上凌），或累及肺脏出现喘咳咯血。系统性红斑狼疮继发心痹者，常伴肾脏损害，形成心肾同病危候。

（3）**调护要点**　急性期绝对卧床，限制钠盐摄入；缓解期适度活动（如太极拳）。饮食宜山药、莲子健脾，忌浓茶、咖啡。情志管理需避免焦虑，配合冥想减压。古籍强调"避风寒、节思虑"为防复关键。

6.学术传承

（1）**病机拓展**　清代医家提出"心肾同病"理论，创紫石英散温肾宁心；《辨证录》强调补心包兼祛风寒湿，用散痹汤心肾同调，为治疗心肾衰竭提供思路。

（2）**诊断细化**　《症因脉治》补充"心下痛，夜卧不安"等特异性症状，提出左寸脉沉数主心火亢盛，散大主心气涣散，完善虚实辨证体系。

7.临证精要

（1）**分期论治**　急性风湿活动期，重用防己、薏苡仁祛湿，配合激素冲击；慢性心衰期，以真武汤合葶苈大枣泻肺汤温阳利水。心律失常者，黄连温胆汤加减。

（2）**特色用药**　附子用量宜个体化（9～30g），久煎配甘草减毒；琥珀粉（3g冲服）改善心悸恐畏；狗心血丸（古方）现以水蛭、丹参替代，抗凝防栓。

心痹属本虚标实之证，外邪、痰瘀、正虚互为因果。治疗需分期施策，急性期祛邪通络防传变，慢性期心肾同调固根本。古籍"五脏相关"理论指导下的整体观与现代靶点研究结合，显著提升疗效。临床需重视早期识别脏器受累征象，强调"既病防变"与个体化调护方案的实施。

参考文献

［1］未著撰人.黄帝内经素问［M］.北京：人民卫生出版社，2012.

［2］未著撰人.灵枢经［M］.北京：人民卫生出版社，2012.

［3］（隋）巢元方著；高文柱，沈澍农校注.中医必读百部名著·诸病源候论［M］.北京：华夏出版社，2008.

［4］（唐）孙思邈著；李景荣，苏礼，任娟莉，等校释.千金翼方校释［M］.北京：人民卫生出版社，1998.

［5］（宋）赵佶.圣济总录（上册）［M］.北京：人民卫生出版社，1982.

［6］包来发. 李中梓医学全书·医宗必读［M］. 北京：中国中医药出版社，1999.

［7］（明）马莳. 黄帝内经素问注证发微［M］. 北京：科学技术文献出版社，1999.

［8］（明）皇甫中. 明医指掌［M］. 北京：中国中医药出版社，2006.

［9］李志庸. 张景岳医学全书·景岳全书［M］. 北京：中国中医药出版社，1999.

［10］（清）罗美. 内经博议［M］. 北京：中国中医药出版社，2015.

［11］田思胜. 沈金鳌医学全书·杂病源流犀烛［M］. 北京：中国中医药出版社，1999.

［12］（清）薛雪. 医经原旨［M］. 上海：上海中医学院出版社，1992.

［13］（唐）孙思邈著；李景荣，苏礼，任娟莉，等校释. 备急千金要方校释［M］. 北京：人民卫生出版社，1998.

［14］（唐）杨上善著；李克光，郑孝昌主编. 黄帝内经太素校注（上册）［M］. 北京：人民卫生出版社，2003.

［15］（明）秦景明. 症因脉治［M］. 上海：第二军医大学出版社，2008.

［16］李志庸. 张景岳医学全书·类经［M］. 北京：中国中医药出版社，1999.

［17］郑林. 张志聪医学全书·黄帝内经素问集注［M］. 北京：中国中医药出版社，1999.

［18］（清）薛福辰. 重广补注黄帝内经素问（影宋本）［M］. 北京：学苑出版社，2008.

［19］（清）高士宗，吴昆. 黄帝内经素问直解［M］. 北京：学苑出版社，2001.

［20］孙洽熙. 黄元御医学全书·素问悬解［M］. 北京：中国中医药出版社，1996.

［21］（元）滑寿. 读素问钞［M］. 北京：人民卫生出版社，1998.

［22］（清）费伯雄. 医醇賸义［M］. 北京：中国医药科技出版社，2018.

［23］郑洪新. 周学海医学全书·读医随笔［M］. 北京：中国中医药出版社，1999.

［24］（宋）陈无择. 三因极一病证方论［M］. 北京：中国中医药出版社，2007.

［25］张民庆，王兴华，刘华东. 张璐医学全书·张氏医通［M］. 北京：中国中医药出版社，1999.

［26］（明）马莳. 黄帝内经灵枢注证发微［M］. 北京：人民卫生出版社，1994.

［27］郑林. 张志聪医学全书·黄帝内经灵枢集注［M］. 北京：中国中医药出版社，1999.

［28］［汉］华佗. 中藏经［M］. 北京：学苑出版社，2007.

［29］田思胜，高巧林，刘建青. 朱丹溪医学全书·脉因证治［M］. 北京：中国中医药出版社，2006.

［30］（明）李梴. 医学入门［M］. 上海：上海科学技术文献出版社，1997.

［31］陆拯. 王肯堂医学全书·证治准绳［M］. 北京：中国中医药出版社，1999.

［32］（清）顾靖远. 顾松园医镜［M］. 北京：中国医药科技出版社，2014.

［33］孙中堂. 尤在泾医学全书·金匮翼［M］. 北京：中国中医药出版社，1999.

［34］（明）董宿. 奇效良方（上册）［M］. 天津：天津科学技术出版社，2003.

［35］（清）董西园. 医级［M］. 北京：中国中医药出版社，2015.

［36］（宋）王怀隐，郑彦，陈昭遇，等. 太平圣惠方［M］. 北京：人民卫生出版社，1958.

［37］（宋）严用和. 重辑严氏济生方［M］. 北京：中国中医药出版社，2007.

［38］柳长华. 陈士铎医学全书·辨证录［M］. 北京：中国中医药出版社，1999.

［39］（明）朱橚. 普济方（第五册：诸疾）［M］. 北京：人民卫生出版社，1959.

［40］陈熠. 喻嘉言医学全书·医门法律［M］. 北京：中国中医药出版社，1999.

［41］（明）李时珍. 李时珍医学全书·本草纲目［M］. 北京：中国中医药出版社，1996.

［42］田思胜. 沈金鳌医学全书·要药分剂［M］. 北京：中国中医药出版社，1999.

［43］张民庆，王兴华，刘华东. 张璐医学全书·本经逢原［M］. 北京：中国中医药出版社，1999.

［44］（晋）皇甫谧. 针灸甲乙经［M］. 北京：学苑出版社，2007.

［45］（宋）王执中. 针灸资生经［M］. 北京：中国医药科技出版社，2021.

［46］（元）杜思敬. 针经节要［M］. 北京：人民卫生出版社，1955.

［47］郭君双. 吴昆医学全书·针经六集［M］. 北京：中国中医药出版社，1999.

［48］沈爱学，包黎恩. 勉学堂针灸集成［M］. 北京：人民卫生出版社，1994.

［49］（明）高武. 针灸聚英［M］. 北京：中国中医药出版社，1997.

［50］（清）吴谦. 御纂医宗金鉴（武英殿版排印本）［M］. 北京：人民卫生出版社，1963.

［51］刘正江. 刘正江老中医医案医话［M］. 太原：山西科学技术出版社，2018.

［52］吴金勇，周朋，裴雷鸣. 李燕宁临证医案辑录［M］. 北京：华夏出版社，2020.

［53］袁今奇. 袁今奇医文集［M］. 北京：中医古籍出版社，2018.

［54］邱德文，沙凤桐. 中国名老中医药专家学术经验集（第一卷）［M］. 贵阳：贵州科技出版社，1994.

［55］蒋森. 血瘀论［M］. 北京：中国医药科技出版社，2000.

［56］邱德文，沙凤桐，熊兴平. 中国名老中医药专家学术经验集（第四卷）［M］. 贵阳：贵州科技出版社，1997.

［57］颜德馨. 颜德馨临床经验辑要［M］. 北京：中国医药科技出版社，2000.

［58］单书健，陈子华. 古今名医临证金鉴·痹证卷（下）［M］. 北京：中国中医药出版社，1999.

［59］路志正，焦树德，闫孝诚. 痹病论治学［M］. 北京：人民卫生出版社，1989.

第十八章　肝痹

肝痹多由筋痹不已，复感外邪，内舍于肝所致，临证除见筋痹的某些症状外，还可见胸胁胀满或疼痛、夜卧多惊、筋挛节痛或阴缩等症。肝痹为五脏痹之一，病名最早见于《内经》，后世医家对肝痹的论述多沿袭《内经》，并有所发挥。本病一年四季均可发生，中年女性多见。西医学的结缔组织病涉及肝，出现肝痹症状者，可参考本病辨治。

【经典原文】

《素问·五脏生成》　青脉之至也，长而左右弹，有积气在心下支胠，名曰肝痹，得之寒湿，与疝同法，腰痛足清头痛[1] 51-52。

《素问·痹论》　五脏皆有合，病久而不去者，内舍于其合也。故……筋痹不已，复感于邪，内舍于肝……所谓痹者，各以其时重感于风寒湿之气也[1] 164。

《素问·痹论》　淫气喘息，痹聚在肺；淫气忧思，痹聚在心；淫气遗溺，痹聚在肾；淫气乏竭，痹聚在肝；淫气肌绝，痹聚在脾。诸痹不已，亦益内也[1] 165-166。

《素问·四时刺逆从论》　少阳有余病筋痹胁满，不足病肝痹，滑则病肝风疝，涩则病积时筋急目痛[1] 240。

《素问·痹论》　凡痹之客五脏者……肝痹者，夜卧则惊，多饮数小便，上为引如怀[1] 165。

《素问·痹论》　帝曰：以针治之奈何？岐伯曰：五脏有俞，六腑有合，循脉之分，各有所发，各随其过，则病瘳也[1] 166。

《素问·痹论》　帝曰：痹，其时有死者，或疼久者，或易已者，其故何也？岐伯曰：其入脏者死，其留连筋骨间者疼久，其留皮肤间者易已[1] 166。

《素问·玉机真脏论》　是故风者百病之长也，今风寒客于人，使人毫毛毕直，皮肤闭而为热，当是之时，可汗而发也；或痹不仁肿痛，当是之时，可汤熨及火灸刺而去之。弗治，病入舍于肺，名曰肺痹，发咳上气。弗治，肺即传而行之肝，病名曰肝痹，一名曰厥，胁痛出食，当是之时，可按若刺耳。弗治，肝传之脾，病名曰脾风[1] 84。

《灵枢·邪气脏腑病形》　肝脉……大甚为内痈，善呕衄；微大为肝痹，阴缩，咳引小腹[2] 14。

【钩玄提要】

1. 病名　"肝痹"病名始见于《素问·五脏生成》，在《内经》其他篇节中亦有提及。后世文献多从《内经》之名，如《千金翼方》曰："津液唾血腥臭者，肝痹也[3] 247。"

2. 病因病机　对肝痹病因病机的认识源于《内经》，多因筋痹不已，复感于邪，内舍于肝，或七情过用，郁怒伤肝，或伤血肝虚，或少阳不足，导致肝气痹阻，气血不行，筋合失荣而成痹。后世医家在此基础上进行阐释，具体包括以下几个方面：

（1）**筋痹不已，复感外邪**　《内经》认为，筋痹不已，复感于邪，内舍于肝，是罹患肝痹的主要途径，后世诸家多从此说。如《中藏经》曰："淫邪伤肝，肝失其气，因而寒热所客，久而不去，流入筋会，则使人筋急而不能舒缓也……[4]48"《针灸甲乙经》曰："着痹不去，久寒不已，为肝痹[5]248。"《备急千金要方》曰："以春遇病为筋痹，筋痹不已，复感于邪，内舍于肝，则阳气入于内[6]257。"《圣济总录》曰："筋痹不已，复感于邪，则舍于肝也[7]473。"《黄帝内经素问注证发微》曰："筋痹不已，而又重感于三气，则内舍于肝[8]275。"《医宗必读》曰："皮、肉、筋、骨、脉，各有五脏之合，初病在外，久而不去，则各因其合而内舍于脏[9]266。"《顾松园医镜》曰："筋痹不已，复感于邪，内舍于肝，而为肝痹，夜卧则惊，多饮数溲[10]209。"《医经原旨》曰："五脏各有所应也。病久不去，而复感于邪，气必更深，故内舍其合而入于脏[11]325。"《杂病源流犀烛》曰："筋骨皮肉脉又各有五脏之合，苟五者受而不去，则必内舍于合，而五脏之痹起……筋痹久，复感三气，内舍于肝……[12]235"《医碥》曰："多惊善怒，胁胀，多饮，小便数，是筋传肝，为肝痹[13]265。"《医钞类编》认为淫邪"亦非径入五脏也。五脏各有合病，久而不去，内舍于其合也"[14]489《黄帝内经素问集注》曰："五脏之痹也，以春甲乙伤于风者为肝痹……[15]57"以上论述表明，筋痹反复不已，复感风寒湿等外邪，循经（俞）内传，由浅入深，由外向里，内舍于肝，可致肝痹；或外邪直中肝脏，先出现肝脏的病变，后渐累及于筋。

此外，《内经》中对五体痹与季节的关系论之较详，而五脏痹由五体痹发展而来，故五脏痹与四时季节也有一定的关系。《素问·痹论》用"四时五脏阴阳"的思想方法，阐述了五脏痹的发病规律，为后世所宗。在五行中，肝与春季相应，如《素问·六节脏象论》："肝者……此为阳中之少阳，通于春气[1]46-47。"《备急千金要方》："以春遇病为筋痹，筋痹不已，复感于邪，内舍于肝……[6]257"《黄帝内经素问注证发微》曰："肝主春，亦主筋，肝气衰三气入筋……[8]274-275"可见春季或是肝痹的好发季节，或是加重季节。

（2）**七情过用，肝气痹阻**　《内经》指出气血不和是百病产生的根本，如《素问·调经论》曰："五脏之道，皆出于经隧，以行血气，血气不和，百病乃变化而生……[1]227-228"后世医家以此为基础阐述了脏腑痹气机痹阻的病机，如《中藏经》曰："痹者，闭也。五脏六腑感于邪气，乱于真气，闭而不仁，故曰闭也[4]46。"《证治准绳·杂病》曰："痹者闭也，五脏六腑正气为邪气所闭，则痹而不仁[16]145-146。"针对肝痹，《内经博议》曰："肝痹者，肝气郁而血不荣筋之症也[17]135-136。"均表明肝气痹阻是肝痹的主要病机。

至于导致肝气痹阻的原因，《内经》早已阐明情志与肝的关系，如《素问·本病论》曰："人或恚怒，气逆上而不下，即伤肝也[1]398。"《普济方》曰："郁怒伤肝，则诸筋纵弛[18]1668-1669。"《景岳全书》曰："如怒郁者，方其大怒气逆之时，则实邪在肝，多见气满腹胀……[19]1124"《症因脉治》曰："[肝痹之因]逆春气则肝气怫郁，恼怒伤肝则肝气逆乱，惊动魂魄则肝气不宁。皆成肝痹之症也[20]410。"由此可见，暴怒不解，情志不遂，肝失条达，可致肝气痹阻，气血不行而成痹。

（3）**伤血肝虚，痹聚在肝**　《素问·痹论》指出"淫气乏竭，痹聚在肝"[1]165-166，后世医家从肝虚角度加以阐释。如《黄帝内经太素》注曰："肝以主血，今有渴乏，多伤血肝虚，故痹聚也[21]98。"点明"伤血肝虚"是"痹聚"的内在原因。《黄帝内经素问注证发微》注曰："邪气浸淫，阴血乏竭，正以肝主血，惟痹聚在肝，故乏竭若是[8]277。"《黄帝内经素问集注》注曰："淫气而致于阴血乏竭，则肝气不藏，而痹聚在肝矣[15]170。"以上两家则认为，邪气痹聚在肝，会导致肝气不藏而阴血乏竭。《内经博议》注曰："凡七情过用，则亦能伤脏气而为痹，不必三气入舍于其合也……用力不息而致乏竭，则痹聚在肝[17]133-134。"又曰："肝痹则气血两衰……[17]132-133"又曰："不足，是肝脏本虚，故成肝痹[17]135-136。"

以上论述表明，七情过用可损伤脏气，脏气虚损而成痹。《辨证录》详细阐发了肝虚成痹的机制，认为风寒湿可致痹，肝之气血不足亦可致痹，其曰："肝之所以成痹者，人知之乎？虽风寒湿三者成之，然亦气血之不足而成之也。肝之血不足而湿邪乘之，肝之气不足而风邪乘之，肝之气血不足而寒邪乘之。有此三邪，直入于肝经，而后肝之血益亏，肝之气益耗，于是肝之魂不能藏于肝之中，乃越出而作惊也。肝经既病，何能生心，心无血养，安能生胃气哉！胃气不生，自难消化饮食，不能消化饮食，而强饮强食焉，必至吞酸作呕矣。夫饮食所以养脏腑者也，饮食既不消化，不能变精以分布于筋脉，则筋脉无所养，安得而不拘挛哉[22]734。"另有《友渔斋医话》谓："痹者，疲也[23]5。"含精血虚衰，周身气血不充，精力疲惫之意，可与此经文互参。此外，《素问·玉机真脏论》云："肺痹……弗治，肺即传而行之肝，病名曰肝痹[1]84。"虽言肺痹失治误治，可由肺传肝，但未尝不与肝虚有关。总之，肝之气血不足，既是发生肝痹的重要原因，也是外邪侵袭内舍其合而成痹或他病传肝的前提和基础。

（4）少阳不足，肝虚气痹 《素问·四时刺逆从论》指出"少阳有余病筋痹胁满，不足病肝痹"[1]240，后世医家多从肝胆的关系来解释此经文。如《黄帝内经太素》释曰："足少阳，胆脉也。肝主筋也。足少阳盛阴病，故为筋痹。肝病，胁满也。不足病肝痹，阳虚阴盛，故为肝痹也[21]552。"《类经》注曰："少阳者相火之气也，其合肝胆，其主筋，其脉行于胁肋，故少阳之邪有余者，当病筋痹胁满……少阳不足则肝脏气虚，故病为肝痹[24]319-320。"《素问吴注》注曰："少阳，相火之气，甲胆主之，木主筋，甲木为阳，其气有余，故行于表而病筋痹……若少阳之气不足，则乙肝之气亦滞，故令肝痹[25]347-348。"《素问经注节解》注曰："少阳与厥阴为表里，故病归于肝[26]425。"又曰："但其有余不足皆云为痹，且均以滑涩分解者，又何也？痹者顽与闭也，邪入经络，血气凝滞，或顽木而肉不仁，或闭塞而气不通也[26]426。"《黄帝内经素问直解》注曰："少阳厥阴，相为表里，少阳有余，则肝木之气亦有余，故病筋痹胁满；少阳不足，则肝木之气亦不足，故病肝痹[27]427。"《素问悬解》释云："肝主筋，脉行胁肋，与少阳胆为表里，少阳有余病筋痹胁满，经络瘀遏而不行也。不足病肝痹，脏气阻滞而不达也[28]112。"总之，胆与肝互为表里，足少阳经气不足，肝气亦虚，外邪侵袭则易发生肝痹。

3.症状与诊断 《素问·五脏生成》《素问·痹论》《灵枢·邪气脏腑病形》三篇对肝痹症状有较为详细的记载，主要有脉长而左右弹、有积气在心下支胠、腰痛、足清、头痛、夜卧则惊、多饮、数小便、上为引如怀、肝脉微大、阴缩、咳引小腹、胁痛、出食等表现。后世所载肝痹症状多未脱离《内经》范畴，而是对其进行阐释和分析。

（1）脉长而左右弹，有积气在心下支胠，腰痛，足清，头痛 《素问·五脏生成》载："青脉之至也，长而左右弹，有积气在心下支胠，名曰肝痹，得之寒湿，与疝同法，腰痛足清头痛[1]51-52。"

关于肝痹的脉象，《黄帝内经太素》释曰："肝脉足厥阴属木色青，故曰青脉。青脉，春脉。春脉如弦，气来濡弱软虚而滑，端直以长，以为平好。今青脉至，长而左右弹，即知有积气在心下，支胠而妨，名曰肝痹[21]480-481。"《类经》释曰："青者，肝色见也，长而左右弹，言两手俱长而弦强也。弹，搏击之义。此以肝邪有余，故气积心下，及于支胠，因成肝痹[24]121。"《黄帝内经素问注证发微》释曰："诊人之色已青矣，及其脉之至也，脉甚弦长而鼓击，如弹医工左右之指。肝部弦脉有余，则木来乘土，透入右关，故医工左右之指如弹击然，甚至左右三部皆弦者有之[8]96。"《素问吴注》释曰："青，肝之色。脉至长而左右弹，弦长而动也，是为肝实，故有积气在心下……[25]235"《灵素节注类编》释曰："如色青，而脉之至也长，左右弹者，脉从两旁斜窜，不循轨路也，此有积气在心下支胠，自心至胁下软肉际也……[29]143-144"以上论述表明，"青脉"即指肝脉，"长而左右弹"是肝痹的脉象特征，表现为脉弦长，因脉络滞涩不畅而有左右振撼之感。

此外，《脉简补义》对寒脉、死脉、痹脉之"左右弹"的特点进行详细描述及鉴别，其曰："寒脉之左右弹者，形坚而气来踊跃也；死脉之左右弹者，形直而气来有出无入，大小不一也；痹脉之左右弹者，脉络滞涩不畅，气来曲屈而达，以致左右振撼不定也，其气似滑实非滑也……脉来牵引振撼，是痰血裹于气外，气滞于痰血之中，即痹而左右弹者也[30]551。"

关于"有积气在心下支胠"，既是对肝痹症状的描述，也包含了导致脉"长而左右弹"的病机线索。《类经》曰："胠音区，腋下胁也[24]121。"《灵素节注类编》曰："脉之至也长，左右弹者……此有积气在心下支胠，自心至胁下软肉际也……[29]143-144"《黄帝内经素问直解》曰："心下，膈也；支胠，左右胁肋，乃肝脉之循行也……[27]82"由此可知，"支胠"指胁肋，肝痹因肝气痹阻而出现心下及胁肋胀满的症状。

关于"腰痛足清头痛"，《类经》释曰："肝脉起于足大指，与督脉会于巅，故病必腰痛足冷头痛也[24]121。"《黄帝内经素问注证发微》释曰："肝脉者起于足之大指，上入颃颡，连目系，上出额，与督脉会于巅，故病必腰痛，足冷，头痛也[8]96。"《素问吴注》释曰："寒湿二气皆为阴气，寒甚则令人痛，湿甚则着，故成上件诸证……肝脉起于足大指丛毛之际，循股阴，过阴器，又与督脉会于巅，故令人腰疼痛而足清冷，寒则血气凝涩，故头与腰俱痛也[25]235。"《灵素节注类编》释曰："腰痛而足清冷，皆本经寒湿气闭也，头顶之脉，紧而如束，本经之脉上巅顶故也[29]143-144。"《黄帝内经素问直解》释曰："寒湿为病，则腰痛足清头痛，而致肝脏之病也[27]82。"《素问悬解》释曰："甲木上逆则头痛，乙木下陷则腰痛，火根于水，火泄水寒，则足清冷……[28]45-46"可见后世诸家对此组症状发病机制的注解基本一致，多从寒湿内侵、肝脉痹阻和肝气不宣来解释。

（2）夜卧则惊，多饮数小便，上为引如怀　《素问·痹论》载："肝痹者，夜卧则惊，多饮数小便，上为引如怀[1]165。"

关于"夜卧则惊"，《内经知要》释曰："肝受邪则魂不安宁，故夜卧多惊[31]56。"《济阳纲目》释曰："肝藏魂，肝气痹则魂不安，故主夜卧惊骇……[32]1078"《黄帝内经素问注证发微》释曰："肝主惊骇，故夜卧多惊[8]276。"《素问吴注》释曰："肝，阴脏也，故主夜，肝藏魂，魂不安，故令惊[25]307。"《内经博议》论曰："肝藏魂，血和则魂安，令肝痹则气血两衰，故魂不归而多惊也[17]132-133。"《医醇賸义》释曰："肝为多血之脏，而主藏魂。肝受邪则魂不安，而夜卧惊悸[33]151。"《黄帝素问直解》释曰："人卧血归于肝，故肝痹者，夜卧则惊[27]289。"《黄帝内经素问集注》释曰："肝藏魂，卧则神魂不安，故发惊骇[15]169。"《素问经注节解》释曰："肝主惊骇，气相应，故中夜卧则惊也[26]176。"总之，生理情况下，肝藏血而舍魂，人卧则血归于肝。《内经知要》《医醇賸义》等从"肝受邪"解释本症，认为邪气积聚于肝，神魂不藏而夜卧则惊；《济阳纲目》《内经博议》等则从"肝气痹"解，认为肝气痹郁而化火，伤耗肝血，血虚不能藏魂，故夜卧则惊。肝受邪，必然导致肝气郁痹，故两者应互参。

关于"多饮数小便"，《读素问钞》释曰："小便上引也，此约束失常故然。王注：肝主惊，又其脉环阴器，抵少腹，夹胃上膈，循喉咙，故多饮水数小便……[34]59"《内经知要》释曰："闭而为热，故多饮数小便也[31]56。"《黄帝内经素问注证发微》释曰："肝脉循股阴，入毛中，环阴器，抵少腹，夹胃，属肝，络胆，上贯膈，布胁肋，循喉咙之后，上入颃颡，故多饮水，数小便……[8]276"《素问吴注》释曰："肝脉循喉咙，风胜则喉咙亡液，故多饮，湿胜则土不能克制，故数小便[25]307。"《内经博议》释曰："肝内热而脾不淫精于肝，故渴而多饮；肝热下乘膀胱，故数小便也[17]132-133。"《医醇賸义》释曰："木郁生火，积而成热，故多饮而小便数也[33]151。"《灵素节注类编》释曰："肝火郁，故多饮，数小便者……[29]277"《黄帝素问直解》释曰："木郁则热，故多饮；郁而不升，故数小便[27]289。"《黄帝内经素问集注》释曰："肝气痹闭则木火郁热，故在上则多饮，在下则便数……[15]169"可见，后世诸家对本症机制的解释有二：一则侧重从经脉所过解，如《读素问钞》《黄帝内经素问注证发微》《素问吴注》等；

二则从肝痹木郁化热解，如《内经知要》《内经博议》《医醇賸义》《灵素节注类编》《黄帝素问直解》《黄帝内经素问集注》等，于理亦通，可资临证参酌。

关于"上为引如怀"，《读素问钞》释曰："肝主惊，又其脉环阴器，抵少腹，夹胃上膈，循喉咙，故……上引小腹痛，如怀妊之状[34]59。"《内经知要》释曰："上为引者，引饮也。如怀者，腹大如怀物也，木邪侮土，故为病如此[31]56。"《黄帝内经素问注证发微》释曰："肝脉循股阴，入毛中，环阴器，抵少腹，夹胃，属肝，络胆，上贯膈，布胁肋，循喉咙之后，上入颃颡，故……上引少腹而痛，如怀妊之状也[8]276。"《素问吴注》释曰："寒胜则筋缩急，故上下牵引，如有所怀也[25]307。"《内经博议》释曰："上为引如怀者，经络有气无血，故上下相引，而血不得赴，若结于中，而如有所怀也[17]132-133。"《医醇賸义》释曰："上为引者，渴而引饮也。如怀者，腹大如怀物也。此由肝火上升犯胃，故胃热而渴；肝气下行克脾，故脾弱而胀也[33]151。"《灵素节注类编》释曰："肝木主疏泄也，肝阳本上升，痹不得达，故上引如有物在怀中也[29]277。"《黄帝内经素问集注》释曰："肝气痹闭则木火郁热，故……上引于中，而有如怀妊状也[15]169。"综上，针对本症，后世诸家有两种解释：一是认为肝脉牵引少腹胀满，"如怀妊之状"，如《内经知要》《内经博议》《医醇賸义》《灵素节注类编》等；二是认为肝脉牵引少腹疼痛，"痛如怀妊之状"，如《读素问钞》《素问吴注》《黄帝内经素问注证发微》等。结合临床看，肝痹风寒湿邪积聚在肝，气血闭阻经脉，疏泄无权，气机不畅，水道壅滞，肝脉拘急，既可见腹部胀满，或腹水膨隆，亦可见循肝脉所过处牵引疼痛，故两种解释并不相悖，理应互参。

（3）肝脉微大，阴缩，咳引小腹　关于《灵枢·邪气脏腑病形》所载："肝脉……微大为肝痹，阴缩，咳引小腹[2]14。"后世医家进行阐释，《黄帝内经灵枢注证发微》释曰："若脉得微大，则为肝痹，为阴缩，为咳引小腹，火自阴经而上，而为诸病，较之甚者，仅血不上越耳[35]31。"《类经》释曰："若其微大而为肝痹，为阴缩，为咳引小腹，皆以火在阴分也[24]101。"《医经原旨》亦曰："若其微大而为肝痹，为阴缩，为咳引小腹，皆以火在阴分也[11]91。"以上三家从火在阴分解，盖肝脏体阴用阳，肝气瘀痹，木郁化火，是谓常理。《灵素节注类编》释曰："微大者，血伤气痹，肝主筋，筋失荣养而阴缩，阴为宗筋，故气痹而咳，牵引小腹也[29]154。"此论述从血伤气痹解，肝血亏虚，筋脉失养而见阴缩；肝气痹阻，肺气上逆而见咳引小腹。《医会元要》则从肝脉循行解，曰："微大为肝痹阴缩（肝气逆于下也），咳引小腹（肝脉抵小腹，上注肺，咳引小腹者，经气逆于上下也）[36]936。"

（4）胁痛，出食　《素问·玉机真脏论》云："弗治，肺即传而行之肝，病名曰肝痹，一名曰厥，胁痛出食[1]84。"后世医家对肺痹传肝的机制及肝痹胁痛出食的症状进行阐释，《重广补注黄帝内经素问》注曰："肺金伐木，气下入肝，故曰弗治，行之肝也。肝气通胆，胆善为怒，怒者气逆，故一名厥也。肝厥阴脉，从少腹属肝络胆，上贯膈布胁肋，循喉咙之后上入颃颡，故胁痛，而食入腹则出，故曰出食[37]177。"《黄帝内经素问注证发微》注曰："弗治之，则金来克木，乃传之肝，名曰肝痹，一名厥，胁痛。盖肝之经络皆在胁也，食入即出，木来侮土之渐也。当是之时，可按可刺……[8]148"《灵素节注类编》释曰："传肝，成肝痹，胁痛，出食，以肝脉行胁入胃，胃气逆而食反出也[29]347。"《医经原旨》释曰："在肺弗治，则肺金乘木，故及于肝，是为肝痹。肝气善逆，故一名曰厥。厥在肝经，故胁痛；厥而犯胃，故出食[11]266。"《黄帝内经素问直解》释曰："病肺弗治，肺即传所胜而行之肝，病名曰肝痹，肝脉布胁肋，肝气厥逆，故一名曰厥胁痛。食气入胃，散精于肝，肝气逆，故出食[27]139。"《素问悬解》释曰："五脏有病，则各传其所胜，在肺弗治，肺即传而行之于肝，金克木也，病名曰肝痹，肝气闭塞。一名曰厥，胁痛出食。以肝胆同气，脉行胁肋，肝气痹着，经脉不行，故气阻而胁痛。肝病则陷，胆病则逆，胆木上逆，而刑胃土，容纳失职，故呕吐出食。升降倒行，是以名曰厥逆也[28]101-102。"

关于肺痹传肝的机制，诸家均从五行生克来解释，肺属金，金克木，故肺痹不治，可传其所胜而为肝痹。关于肝痹"胁痛"的表现，皆从经脉循行解释。对于"出食"，多数医家亦从肝脉循行解，但《黄帝内经素问注证发微》《素问悬解》则指出呕吐出食是肝木渐克脾土所致。

（5）**肝痹与疝的鉴别**　《素问·五脏生成》曰："青脉之至也，长而左右弹，有积气在心下支胠，名曰肝痹，得之寒湿，与疝同法，腰痛足清头痛[1]51-52。"此条经文指出肝痹与疝同是得之于寒湿，故治法相同。后世医家对此进行解释并对肝痹和疝进行鉴别，如《类经》释曰："得之寒湿而积于心下支胠者，则为肝痹；积于小腹前阴者，则为疝气。总属厥阴之寒邪，故云与疝同法[24]121。"《黄帝内经素问注证发微》释曰："斯疾也，得之寒湿所致。与疝同法以诊之，盖积于支胠则为肝痹，积于小腹睾丸则为疝[8]96。"《灵素节注类编》释曰："名肝痹，得之寒湿之邪，与疝病治法相同者，疝病邪积小腹前阴，同属厥阴也[29]143-144。"《黄帝内经素问直解》释曰："盖积气非肝脏之本病，故得之外感寒湿；疝病本于寒湿，故与疝同法[27]82。"由以上论述可以看出，肝痹和疝虽病因相同，治法相同，但却是两种不同的病证。诸家皆从积气的部位鉴别肝痹和疝，肝痹积气在心下支胠（胁肋），而疝则积于小腹前阴（睾丸）。

4. 治法方药　《内经》中未提及肝痹具体的治法方药，仅有对五脏痹针刺治疗的认识。《素问·痹论》确立了针刺治疗五脏痹的原则为取其俞穴，各分刺之，曰："五脏有俞，六腑有合，循脉之分，各有所发，各随其过，则病瘳也[1]166。"关于针刺治疗肝痹的具体方法，选择针刺太冲穴。《灵枢·九针十二原》曰："五脏有疾，当取之十二原，十二原者，五脏之所以禀三百六十五节气味也[2]3。"又曰："阴中之少阳，肝也，其原出于太冲，太冲二[2]3。"肝的俞穴与原穴为同一处，为太冲穴。选择其原穴，体现了《内经》治疗五脏痹重视人体元气的原则。具体操作上，取关刺法，具体方法如《灵枢·官针》所载："凡刺有五，以应五脏……关刺者，直刺左右，尽筋上，以取筋痹，慎无出血，此肝之应也……[2]22"

5. 转归预后　肝痹的传变主要为五脏间传变，即肝痹传脾，如《素问·玉机真脏论》曰："五脏相通，移皆有次，五脏有病，则各传其所胜[1]84。""肝受气于心，传之于脾……[1]83""今风寒客于人……弗治，肝传之脾，病名曰脾风[1]84。"根据五行生克关系，说明在一定条件下，肝痹可传于脾，形成脾风，亦表明肝痹失治误治是病传他脏的重要原因。

关于肝痹的预后，《内经》中并无明确记载，只是从五脏痹整体而论，如《素问·痹论》曰："痹……其入脏者死，其留连筋骨间者疼久，其留皮肤间者易已[1]166。"后世医家多宗其说，如《中藏经》曰："入腑则病浅易治，入脏则病深难治[4]45。"《备急千金要方》曰："善治病者，病在皮毛肌肤筋脉而治之，次治六腑，若至五脏，则半死矣[6]257。"《脉因证治》曰："久而不去，内舍五脏之合，待舍其合，难治矣[38]471。"《医学入门》曰："五痹复感三邪，入五脏，卧不起床，泻多食少，亦如中风入脏者死[39]678-679。"《证治准绳·杂病》曰："痹在五脏之合者可治，其入脏者死[16]146。"《景岳全书》曰："若欲辨其轻重，则在皮肤者轻，在筋骨者甚，在脏腑者更甚[19]1011。"《医宗必读》认为："在外者祛之犹易，入脏者攻之实难[9]266。"《顾松园医镜》曰："五脏痹显，而难治矣[10]209。"《杂病源流犀烛》曰："五脏之痹，各以其症显者，脏症显，便不易治……[12]235"《金匮翼》曰："大抵显脏症则难治矣[40]282。"以上诸家均强调痹病邪入脏则病重难治，预后不良。

【传承发展】

1. 病名　《症因脉治》把肝痹称为"筋痹"，其曰："[肝痹之症]即筋痹也。夜卧则惊，多饮数小便，腹大如怀物，左胁凝结作痛，此肝痹之症也[20]410。"但从所描述的症状看，仍为《内经》中肝痹的表现，与筋痹症状并不相同。此外，《备急千金要方》所论筋极与肝痹关系密切，其曰："凡筋极者主肝也，肝应筋，筋与肝合，肝有病从筋生。又曰以春遇病为筋痹，筋痹不已，复感于邪，内舍于肝，则阳气入于内[6]257。"

2. 病因病机　关于肝痹的病因病机，后世医家在《内经》的基础上有所补充和发挥。

痰瘀阻滞：《儒门事亲》曰："燥金胜，乘肝则肝气郁，肝气郁则气血壅，气血壅则上下不通……[41]98"《张氏医通》曰："肝痹则血液阻滞，水饮客之……[42]181"《医级》则明确提出："痹非三气，患在痰瘀[43]101。"《临证指南医案》亦云："其实痹者，闭而不通之谓也。正气为邪所阻，脏腑经络，不能畅达，皆由气血亏损，腠理疏豁，风寒湿三气得以乘虚外袭，留滞于内，致湿痰浊血，流注凝涩而得之[44]224。"以上论述表明，痹证并非仅以风寒湿外邪为患，痰瘀亦是重要的病理因素。情志不遂，肝气怫郁，气滞血瘀，津停为痰；或饮食失节，损伤脾胃，痰湿内生，凝滞于肝，均可致痰瘀互结，痹阻肝脉，发为肝痹。

3. 症状与诊断　关于肝痹的症状，后世医家在《内经》的基础上亦有所补充和发挥。如《备急千金要方》曰："眼暗眈眈不明，寒则泪出，肝痹所损[6]125。"《圣济总录》载"眼目不明"[7]474"头目昏塞"[7]474等，均强调了肝痹所损导致清窍失养的症状。《千金翼方》曰："津液唾血腥臭者，肝痹也[3]247。"首次提出肝痹有"津液唾血腥臭"的症状。《圣济总录》所载"肝痹多惊悸，神思不安"[7]475，强调了肝痹的神志症状。《辨证录》载"饮食不思，吞酸作呕"[22]734等脾胃症状。

关于肝痹的脉象，《症因脉治》详细描述了肝痹不同证型的脉象特征，其曰："[肝痹之脉]左关弦数，肝家有热；或见沉滞，肝家郁结；或见虚弦，肝家少血[20]410。"

关于肝痹与筋痹的鉴别。筋与肝有对应的相合关系，两者相表里，关系密切，后世医家有将两者相混淆者，如《症因脉治》曰："[肝痹之症]即筋痹也。夜卧则惊，多饮数小便，腹大如怀物，左胁凝结作痛，此肝痹之症也[20]410。"亦有医家把筋痹症状描述为肝痹的表现，如《严氏济生方》曰："筋痹之为病，应乎肝，其状夜卧则惊，饮食多，小便数[45]118。"《奇效良方》曰："遇春得者为筋痹，中于肝则筋挛，夜卧惊恐，饮食多而小便数[46]655。"上述两家所载并无筋脉症状，反而为肝脏之脏腑表现。另有《顾松园医镜》曰："其论肺痹、心痹、脾痹、肝痹、肾痹者，病之所属；皮痹、脉痹、肌痹、筋痹、骨痹者，病之所在[10]209。"认为五体痹和五脏痹是相同的，只是从不同的角度来命名而已。总之，以上诸家虽强调了肝痹和筋痹的密切关系，但将两者混同，脱离了《内经》的原旨，故临床应注意鉴别。筋痹病在筋脉，以筋急拘挛、抽掣疼痛、关节屈伸不利等症状为主；肝痹病在肝脏，虽有筋痹的某些症状，但以胸胁胀满、夜卧多惊、阴缩等肝系表现为主。

4. 治法方药　《内经》中未提及肝痹具体的治法方药，仅有对五脏痹针刺治疗的认识。后世医家在肝痹的治疗方面有所发展，如《普济方》提出先治筋痹，使邪不易入肝，其曰："治法以筋痹为先，筋痹既平，则邪不入于肝矣[47]2440。"《临证指南医案》详述了不同病因所致肝痹的治法，其曰："有肝阴虚，症邪入络而为痹者，以咸苦滋阴，兼以通逐缓攻为主……有肝胃虚滞而成痹者，以两补厥阴、阳明为治……有肝胆风热而成痹者，用甘寒和阳，宣通脉络为主。有血虚络涩，及营虚而成痹者，以养营养血为主[44]224-225。"总之，肝痹的基本病机为肝脉痹阻，筋合失荣，故始终以通经活络、养肝柔筋为基本原则，临证视具体情况配合其他治法，具体体现在以下几个方面：

（1）祛风除湿，散寒通络　此为以祛邪为主的治法。风寒湿等外邪是导致肝痹的主要诱发因素，故祛风、除湿、散寒就成为治疗肝痹的主要治法。常用方剂为薏苡仁汤[7]473、萆薢丸[7]474等。《圣济总录》载薏苡仁汤"治肝痹筋脉不利，拘挛急痛，夜卧多惊，上气烦满"[7]473。方中以薏苡仁、羌活、蔓荆子、荆芥穗、木瓜、防风等祛风除湿之品为主组方。《圣济总录》又载萆薢丸治疗肝痹，认为有"缓筋脉，去邪毒，调营卫"[7]474之用。方中以萆薢、羌活、天麻、附子祛风除湿，散寒通络，又加乳香、没药，有活血止痛之功。

（2）**清肝泻火，祛风通络**　常用方剂为泻青丸[20]411。《症因脉治》随肝痹脉象不同而各制方剂，曰："左关弦数者，泻青丸或泻肝汤[20]410。"本方主要用于肝郁化火之证，方中以龙胆草、栀子、大黄清肝泻火，以防风、羌活、当归、川芎祛风除湿，活血通络。

（3）**疏肝理气，活血止痛**　《辨证录》指出治疗肝痹不可只顾外邪，而忽视肝经的气血郁滞，曰："治法乌可徒治风寒湿三者之邪，而不顾肝经之气血耶[22]734。"常用方剂为柴胡疏肝散[20]411。《症因脉治》随肝痹脉象不同而各制方剂，曰："左关沉滞者，柴胡疏肝散[20]410。"本方主要用于肝气郁滞之证，方中以柴胡、陈皮、香附、枳壳疏肝理气，以川芎、芍药活血止痛。

（4）**祛风除湿散寒，兼补肝益肾**　本法以祛邪为主，兼以补虚，常用方剂有补肝汤[7]474、细辛汤[7]474等。《圣济总录》载补肝汤"治肝痹两胁下满，筋急不得太息，疝瘕四逆，抢心腹痛，目不明"[7]474，细辛汤"治肝虚气痹，两胁胀满，筋脉拘急，不得喘息，四肢少力，眼目不明"[7]474。两方皆以细辛、防风、茯苓等祛风除湿之品为主，兼以山茱萸补益肝肾，前方又有乌头、附子，散寒止痛之功尤胜，后方则加木瓜、萆薢、五加皮等，祛风除湿之力较强。

（5）**祛风除湿通络，益气温阳散寒**　此乃标本兼治之法，常用方剂为八风十二痹散[3]247。《千金翼方》载八风十二痹散治疗八种痹病，其中包括肝痹，其曰："主……津液唾血腥臭者，肝痹也……并悉主之方[3]247。"本方以细辛、防风、秦艽祛风除湿散寒，菊花、白蔹、龙胆草、黄芩清热散热，厚朴、牡荆子、茯苓、远志、石菖蒲等化湿祛痰，川芎活血化瘀；以附子、天雄、肉桂、巴戟天、乌头温肾助阳散寒，黄芪、山药益气健脾，山茱萸、五味子、白芍、葳蕤等益阴养血。全方脾肝肾三脏同补，风、寒、湿、热、痰、瘀诸邪皆顾，可谓治痹之全剂。

（6）**补益肝肾，化痰活血通络**　常用方剂为牛膝汤[7]474-475。《圣济总录》载本方"治肝痹筋挛，肢体不随"[7]474。方中以牛膝、杜仲、续断、石斛等补肝肾、强筋骨，兼以前胡、陈皮、丹参化痰活血，防风、秦艽除湿通络。

（7）**益气养血安神，兼除湿通络**　本法以补益气血为主，兼以祛邪，所治多有神志症状。常用方剂有人参散[7]473-474、防风汤[7]474、茯神散[7]475、加味五痹汤[16]519、肝痹散[22]734、二术救痹饮[22]734等。《圣济总录》载人参散"治肝痹气逆，胸胁引痛，眠卧多惊，筋脉挛急"[7]473，认为本方有"镇肝去邪"[7]473之用。方中以人参、黄芪、熟地黄、五味子、川芎等益气养血，酸枣仁、茯神、朱砂宁神镇惊，细辛、秦艽、羌活祛风除湿。《医门法律》亦载本方，但认为有不当之处，其认为："厥阴肝脏所生者血也，所藏者魂也。血痹不行其魂自乱，今不通其血，而但治其惊，此不得之数也。方中用参芪益气以开血，当矣。其诸养血宁神镇惊之药，多泛而不切[48]261。"故又另立一方，曰："昌尝制一方，以人参为君，黄芪、肉桂、当归、川芎为臣，以代赭石之专通肝血者，佐参芪之不逮，少加羌活为使。盖气者血之天也，气壮则血行，然必以肉桂、当归大温其血，预解其凝泣之势，乃以代赭之重坠，直入厥阴血分者，开通其瘀壅，而用羌活引入风痹之所。缘厥阴主风，风去则寒湿自不存耳，录出以质高明[48]261。"《圣济总录》又载防风汤"治肝痹头目昏塞，四肢不利，胸膈虚烦"[7]474，茯神散"治肝痹多惊悸，神思不安"[7]475。以上两方均以人参、黄芪、五味子、茯神、酸枣仁等益气养血安神，防风汤兼以防风、独活、细辛等祛风除湿通络，茯神散又加熟地黄、远志、丹砂，功专养血宁神镇惊。《证治准绳》用加味五痹汤"治五脏痹症"[16]519。《杂病源流犀烛》亦曰："五脏之痹……宜五痹汤[12]239各加本经药[12]235。"五痹汤组方以人参、当归、白芍、川芎、五味子、白术等益气养血之品为主，加酸枣仁、柴胡疏肝养血安神。《辨证录》载肝痹散、二术救痹饮治疗肝痹，并详析肝痹散曰："一剂而惊止，二剂而胸膈不痛，肝气不逆矣，再服四剂而吞酸呕吐之病痊，筋脉亦不挛急矣。方中用当归、川芎以生血，加入人参益气以开血，引代赭石去通肝气，以佐川、归之不逮，气开血通，而后邪可引而出矣。又加肉桂以辟寒，加茯苓以利湿，加羌活以除风，则邪自难留，而魂自不乱矣，所以益之枣仁、丹砂收惊特速也。此症用二术救痹饮亦效[22]734。"

（8）**益阴养血，补肝柔肝**　此为补肝之法，常用方剂为补肝丸[6]125。《备急千金要方》载本方"治眼暗晾晾不明，寒则泪出，肝痹所损"[6]125，主要用于肝痹所损导致的眼暗不明、泪出等目疾。方中以兔肝、柏子仁、生地黄、蕤仁、枸杞子、川芎等滋阴养血之品为主以补肝。

（9）**养血疏肝，兼调脾胃**　此为肝脾同治之法，常用方剂有逍遥散[20]411、补肝散[20]411、三灵汤[33]151等。《症因脉治》随肝痹脉象不同而各制方剂，曰："左关虚弦，逍遥散或补肝散[20]410。"《医醇滕义》认为："肝痹者，夜卧则惊，多饮，数小便，上为引，如怀。此一条乃肝经主病，而波及脾胃者也[33]151。"故提出治疗"宜养血疏肝，兼调脾胃，三灵汤主之"[33]151，此方末朱祖怡注曰："本方以羚羊、龙齿、石决为主药，故名三灵。当归、白芍是肝家之血药，柴胡、青皮是肝家之气药，茯神、白术以顾心脾。肝非心不灵，肝病先实脾。葛根、半夏曲、冬瓜子所以和胃，胃和而肝不能犯，肝病除而脾胃安矣[33]151。"《未刻本叶天士医案》用当归、白芍、茯苓、柴胡、焦白术、陈皮、炙甘草组方，治疗"肝痹气结，营亏，肠红，食减，身痛"[49]987，此处方与逍遥散大致相同。

（10）**针灸治疗**　《医学纲目》曰："春感风寒湿者，为筋痹。久而不已，则内入于肝，病卧则惊，多饮，数小便。取太冲、阳陵泉[50]200。"

5. 转归预后　《内经》从五脏痹整体而论，强调邪入脏则病重难治，预后不良。此外，《医宗金鉴》曰："痹在筋骨痛难已，留连皮脉易为功，痹久入脏中虚死，脏实不受复还生[51]475。"并解释曰："痹在筋骨则受邪深，故痛久难已。痹在皮脉则受邪浅，故易治也。凡痹病日久内传所合之脏，则为五脏之痹。若其人中虚受邪，则难治多死，其人脏实而不受邪，复还于外，则易治多生。假如久病皮痹，复感于邪，当内传肺而为肺痹，若无胸满而烦喘咳之证，则是脏实不受邪。余脏仿此[51]475。"表明痹久入脏之预后好坏取决于脏气之虚实。

【应用示例】

1. 肝郁血虚，外邪侵袭　《娄多峰论治痹病精华》：丁某，男，50岁，教师。

初诊：1979年6月10日。

颈及两肩走窜抽掣样间断性跳痛半年，疼痛以左侧为频，偶尔下肢亦痛。近日又发作，症状同前。兼有胸胁胀满，四肢乏力，时常心悸，纳差。舌质稍红，苔薄白，脉弦细。经X线拍颈椎片及神经科检查均未发现异常。实验室检查：血沉45mm/h。

诊断：项痹、肝痹。

证属血虚邪侵，气血郁结。治以养血活血，祛风通络，宽胸利气。

处方：白芍30g，鸡血藤30g，石斛24g，瓜蒌皮30g，焦山楂、焦麦芽、焦神曲各21g，姜黄9g，忍冬藤60g，威灵仙18g，秦艽21g，甘草6g。3剂，水煎服。

二诊（6月15日）：服上药1剂后，患者大便如发酵面包之状。2剂后，患者大便排出黑红色黏稠物。3剂后患者大便呈泡沫状。颈肩疼痛及胸胁胀满均消失，食欲有增，心悸好转，但四肢仍乏力。上方去瓜蒌皮，加黄芪30g，继服3剂。

3个月后随访，患者症状痊愈，未再复发[52]146。

2. 肝血不足，风湿内侵 《李斯炽医案》第一辑：晋某，男，成年，1971 年 7 月 13 日初诊，主诉右肩关节疼痛，右臂麻木，睡眠不好，全身乏力，食量减少。经西医检查，诊断为肝脏肿大。诊得脉弦细缓，舌上微黄苔，此为肝脏阴血不足、风湿内侵之象。治宜滋养肝血兼除风湿。处方：当归 9g，白芍 12g，玉竹 12g，女贞子 12g，生地黄 12g，制首乌 12g，山药 12g，秦艽 9g，桑枝 24g，海风藤 9g，豨莶草 12g，甘草 3g。4 剂。

服上方 4 剂后，患者右肩关节已不疼痛，余症亦有改善[53]131。

3. 肝郁气滞，疏泄失常 《眉寿堂方案选存》卷下：患者肝痹胀至心下，腹大经闭，二便涩少。处方：橘叶、青皮、银柴胡、茯苓皮、青葱、楂肉、五灵脂、大腹皮[54]947。

《常见病中医防治·痹证防治》 雷某，男，58 岁，农民。1965 年 6 月 28 日初诊。

患者胁痛，腹胀，时轻时重，已半年余。有时心悸，失眠，夜卧惊醒。苔薄淡黄，脉弦。余无不适。

诊断：肝痹。

治则：疏肝活络，柔肝镇惊。

方剂：加味金铃子散。

药用：金铃子 10g，延胡索 10g，白芍 10g，炙甘草 6g，当归 10g，鸡血藤 10g，牡蛎 30g。水煎服，日服 1 剂。

上方服 3 剂而愈。后又服 7 剂，3～5 日 1 剂，或每周 1 剂，以巩固疗效。经随访未复发[55]26。

4. 肝火扰心，风痰闭窍 《红斑狼疮中医治疗》：彭某，女 24 岁，待业。1999 年 12 月 27 日入院，住院号：12215。

患者有系统性红斑狼疮病史 2 年，症状控制不理想。于 1999 年 12 月 27 日因过度激动加旅途劳累，出现神志恍惚，并产生幻视幻听感觉，次日患者躁动不安，胡言乱语，不辨亲疏，有伤人举动，面红目赤，舌红，苔黄，脉弦滑。急查免疫指标：抗核抗体阳性，滴度为 1:1280；抗双链 DNA 抗体阳性，滴度 1:640，抗心磷脂抗体阳性，抗 SS-A 阳性，血沉 102mm/h。中医诊断：肝痹（肝火扰心，风痰闭窍）。西医诊断：系统性红斑狼疮，狼疮性脑病。

予狼疮醒脑方和龙胆泻肝汤加减化裁。处方：龙胆草 15g，栀子 12g，生地黄 30g，黄芩 15g，天麻 15g，胆南星 12g，琥珀 2g（冲服），茯神 20g，远志 10g，半夏 10g，丹参 20g，石菖蒲 20g。水煎 500mL，每日分两次口服，糖皮质激素常规应用。3 剂后，患者神志转清，但仍有心中悸动，惊恐不安，抑郁少语，小便微黄，大便偏干，舌苔黄微腻，脉弦滑。投以狼疮醒脑方化裁。处方：怀牛膝 20g，天麻 10g，胆南星 10g，龙骨 20g，琥珀 10g，茯神 20g，白芍 30g，川贝母 10g，陈皮 10g，半夏 10g，丹参 20g，石菖蒲 15g。连进 10 剂，患者精神症状完全好转，后又在此方基础上加强治疗本病的药物，患者住院 38 天而出院[56]104。

5. 肝阴素亏，风动于中 《李斯炽医案》第一辑：万某，男，成年，1959 年 11 月 7 日初诊，主诉 1952 年即开始左肩关节疼痛，后发展至左侧颊车部位。运动时，关节部位发出响声，疼痛亦加剧，性情急躁，脉象弦数有力。此肝阴素亏、动于中之象，用养阴息风兼利关节之法。

处方：玉竹 12g，白芍 12g，石斛 9g，山药 12g，麦冬 9g，天麻 9g，钩藤 9g，桑枝 24g，藕节 9g，伸筋草 9g，甘草 3g。

服 5 剂后，即收显效[53]130。

6. 阴亏阳亢，气虚肝郁 《李斯炽医案》第一辑：潘某，男，成年，1971 年 2 月 26 日初诊，主诉周身关节疼痛，头晕眼胀，睡眠不好，心累气短，少腹微痛，舌本干枯，舌上微黄，脉浮弦而短。此为肝阴亏损、肝阳上亢、气虚肝郁之候，治宜养肝平肝，补气疏肝。

处方：女贞子12g，墨旱莲12g，白芍12g，玉竹12g，制首乌12g，钩藤9g，菊花9g，石决明9g，党参9g，刺蒺藜12g，金铃炭12g，甘草3g。4剂。

服上方4剂后，患者周身关节已不疼痛，余症亦缓解[53]130-131。

7. 肝郁脾弱，阴血亏虚 《未刻本叶天士医案》：肝痹气结，营亏，肠红，食减，身痛。

处方：当归、白芍、茯苓、柴胡、焦术、陈皮、炙草[49]987。

《娄多峰论治痹病精华》 张某，48岁，女，农民。

初诊：1992年11月25日。

患者全身多部位关节、肌肉疼痛伴情绪不稳1年余。去年冬月浇灌田后即感四肢疼痛麻木，肤痒，伴情绪不稳，爱发脾气，血压不稳。病情呈波浪式加重。经某医院按"风湿病"以中药及西药治疗近1年，效果不明显。来诊时，患者全身多部位关节肌肉酸困、疼痛、麻木，以下肢为著，呈游走性。双手晨僵持续3～10分钟。病情遇阴雨、寒冷、劳累及心情不畅时加重。重则全身不适，不可名状。困倦乏力，盗汗，易怒，焦虑，心烦，善太息，两胁胀满，纳呆，脘腹胀，头痛，耳鸣，失眠多梦，易惊，咽干，眼干涩，小便频，大便溏。腹部畏寒，素畏食生冷，遇之则腹泻。近1年月经不规律，量少，白带多。无关节肿胀，无发热。舌质淡暗，苔薄白，脉弦细。

化验：血红蛋白130g/L，白细胞计数$7.4×10^9$/L，中性粒细胞百分比73.0%，淋巴细胞百分比27.0%，血沉15mm/h，抗"O"（－），类风湿因子（－）。

诊断：虚痹、肝痹（更年期关节炎）。

证属肝郁脾弱，肾阴亏虚，阴阳失调。治以滋水疏肝，扶脾调阳。

处方：黄芪45g，生地黄30g，山茱萸15g，茯苓20g，泽泻15g，牡丹皮20g，柴胡9g，当归20g，白芍15g，枳壳9g，陈皮9g，桂枝12g，甘草9g。水煎服。

二诊（12月2日）：上方服6剂，患者自觉身轻有力，心情畅快。胁胀、多梦、易惊、心烦、咽干、眼涩、盗汗等症状减轻。时下仍肢体困痛，头顶畏寒，便溏。舌淡暗，苔薄白，脉沉细。嘱上方加白术15g，继服。

三诊（12月12日）：上方服10剂。患者除劳倦后身困、畏寒外，无其他不适。舌脉正常。嘱继服上方6剂，以巩固疗效。

1993年4月13日来述，患者停药近4个月，自觉良好，身体无明显不适[52]122-123。

附录一：文献辑录

《千金翼方》 主风痹呕逆，不能饮食者，心痹也；咳满腹痛，气逆，唾涕白者，脾痹也；津液唾血腥臭者，肝痹也；阴痿下湿者，瘘痹也；腹中雷鸣，食不消，食即气满，小便数起，胃痹也；两膝寒，不能行者，湿痹也；手不能举，肿痛而逆，骨痹也；烦懑短气，涕唾青黑，肾痹也；并悉主之方[3]247。

《中藏经》 筋痹者，由怒叫无时，行步奔急，淫邪伤肝，肝失其气，因而寒热所客，久而不去，流入筋会，则使人筋急而不能舒缓也，故名曰筋痹[4]48。

《针灸甲乙经》 着痹不去，久寒不已，为肝痹[5]248。

《备急千金要方》 论曰，凡筋极者主肝也，肝应筋，筋与肝合，肝有病从筋生。又曰以春遇病为筋痹，筋痹不已，复感于邪，内舍于肝，则阳气入于内；阴气出于外，若阴气外出，出则虚，虚则筋虚，筋虚则善悲，色青苍白见于目下[6]257。

《圣济总录》 论曰内经谓风寒湿三气杂至，合而为痹。又曰，以春遇此者为筋痹。又曰，筋痹不已，复感于邪，内舍于肝。盖五脏皆有合，病久而不去者，内舍于其合。肝之合，筋也。故筋痹不已，复感于邪，则舍于肝也。其证夜卧则惊，多饮小便数，上为引如怀者是也[7]473。

《黄帝内经素问注证发微》 伯言五脏皆有合，即如肾之合在骨，肝之合在筋，心之合在脉，脾之合在肌，肺之合在皮，五痹病久而不去，则内舍于其合矣。故骨痹不已，而又重感于三气，则内舍于肾；筋痹不已，而又重感于三气，则内舍于肝；脉痹不已，而又重感于三气，则内舍于心；肌痹不已，而又重感于三气，则内舍于脾；皮痹不已，而又重感于三气，则内舍于肺。所谓五脏之痹者，各以其所主之时，重感于风寒湿之三气，故使之入于五脏也[8]275。

《医宗必读》 皮、肉、筋、骨、脉，各有五脏之合，初病在外，久而不去，则各因其合而内舍于脏。在外者祛之犹易，入脏者攻之实难；治外者散邪为亟，治脏者养正为先[9]266。

《顾松园医镜》 筋痹不已，复感于邪，内舍于肝，而为肝痹，夜卧则惊，多饮数溲[10]209。

《医经原旨》 舍者，邪入而居之也。时，谓气王之时，五脏各有所应也。病久不去，而复感于邪，气必更深，故内舍其合而入于脏[11]325。

《杂病源流犀烛》 而筋骨皮肉脉又各有五脏之合，苟五者受而不去，则必内舍于合，而五脏之痹起。何言之？……筋痹久，复感三气，内舍于肝，则多饮溲数，夜卧易惊，上为引如怀[12]235。

《医碥》 又谓：五痹久不愈，重感于邪，则各传其脏。如见胸满烦喘咳嗽，是皮传肺，为肺痹也。呕吐痰涎，心下痞硬，四肢懈惰，是肌传脾，为脾痹。心烦心悸，嗌干善噫，厥气上则恐，是脉传心，为心痹。多惊善怒，胁胀，多饮，小便数，是筋传肝，为肝痹。善胀，尻以代踵，脊以代头，是骨传肾，为肾痹。痹入五脏则死矣[13]265。

《医钞类编》 此五者，亦非径入五脏也。五脏各有合病，久而不去，内舍于其合也[14]489。

《黄帝内经素问集注》 五痹者，五脏之痹也，以春甲乙伤于风者为肝痹，以夏丙丁伤于风者为心痹，以秋庚辛伤于风者为肺痹，以冬壬癸伤于风者为肾痹，以至阴戊己遇此者为脾痹[15]57。

《素问·六节脏象论》 肝者，罢极之本，魂之居也，其华在爪，其充在筋，以生血气，其味酸，其色苍，此为阳中之少阳，通于春气[1]46-47。

《黄帝内经素问注证发微》 肝主春，亦主筋，肝气衰三气入筋，故名之曰筋痹[8]274-275。

《素问·调经论》 五脏之道，皆出于经隧，以行血气，血气不和，百病乃变化而生，是故守经隧焉[1]227-228。

《中藏经》 痹者，闭也。五脏六腑感于邪气，乱于真气，闭而不仁，故曰闭也[4]46。

《证治准绳·杂病》 痹者闭也，五脏六腑正气为邪气所闭，则痹而不仁[16]145-146。

《内经博议》 不足，是肝脏本虚，故成肝痹。肝痹者，肝气郁而血不荣筋之症也[17]135-136。

《素问·本病论》 人或恚怒，气逆上而不下，即伤肝也[1]398。

《普济方》 郁怒伤肝，则诸筋纵弛[18]1668-1669。

《景岳全书》 如怒郁者，方其大怒气逆之时，则实邪在肝，多见气满腹胀，所当平也[19]1124。

《症因脉治》 [肝痹之症] 即筋痹也。夜卧则惊，多饮数小便，腹大如怀物，左肋凝结作痛，此肝痹之症也。[肝痹之因] 逆春气则肝气怫郁，恼怒伤肝则肝气逆乱，惊动魂魄则肝气不宁。皆成肝痹之症也。[肝痹之脉] 左关弦数，肝家有热；或见沉滞，肝家郁结；或见虚弦，肝家少血。[肝痹之治] 左关弦数者，泻青丸或泻肝汤。左关沉滞者，柴胡疏肝散。左关虚弦，逍遥散或补肝散[20]410。

《黄帝内经太素》 淫气渴乏，痹聚在肝；肝以主血，今有渴乏，多伤血肝虚，故痹聚也[21]98。

《黄帝内经素问注证发微》 邪气浸淫，阴血乏竭，正以肝主血，惟痹聚在肝，故乏竭若是[8]277。

《黄帝内经素问集注》 淫气而致于阴血乏竭，则肝气不藏，而痹聚在肝矣[15]170。

《内经博议》 凡七情过用，则亦能伤脏气而为痹，不必三气入舍于其合也。所以然者，阴气静则神藏，躁则消亡。故气不养而上逆喘息，则痹聚在肺；忧思过用，则痹聚在心；不谨而遗热阴茎以成淋，则痹聚在肾；用力不息而致乏竭，则痹聚在肝；营卫之气不行，以致肌绝，则痹聚在脾。盖七情过用，而淫气能聚而为痹，以躁则消阴故也[17]133-134。

《内经博议》 肝藏魂，血和则魂安，令肝痹则气血两衰，故魂不归而多惊也；肝内热而脾不淫精于肝，故渴而多饮；肝热下乘膀胱，故数小便也。上为引如怀也，经络有气无血，故上下相引，而血不得赴，若结于中，而如有所怀也[17]132-133。

《辨证录》 人有肝气常逆，胸膈引痛，睡卧多惊，饮食不思，吞酸作呕，筋脉挛急，人以为此肝痹之症也。夫肝痹是矣。而肝之所以成痹者，人知之乎？虽风寒湿三者成之，然亦气血之不足而成之也。肝之血不足而湿邪乘之，肝之气不足而风邪乘之，肝之气血不足而寒邪乘之。有此三邪，直入于肝经，而后肝之血益亏，肝之气益耗，于是肝之魂不能藏于肝之中，乃越出而作惊也。肝经既病，何能生心，心无血养，安能生胃气哉！胃气不生，自难消化饮食，不能消化饮食，而强饮强食焉，必至吞酸作呕矣。夫饮食所以养脏腑者也，饮食既不消化，不能变精以分布于筋脉，则筋脉无所养，安得而不拘挛哉。然则治法，乌可徒治风寒湿三者之邪，而不顾肝经之气血耶。方用肝痹散[22]734。

《友渔斋医话》 痹者，疲也[23]5。

《黄帝内经太素》 少阳有余，病筋痹胁满，足少阳，胆脉也。肝主筋也。足少阳盛阴病，故为筋痹。肝病，胁满也。不足病肝痹，阳虚阴盛，故为肝痹也[21]552。

《类经》 少阳有余病筋痹胁满，少阳者相火之气也，其合肝胆，其主筋，其脉行于胁肋，故少阳之邪有余者，当病筋痹胁满。不足病肝痹，少阳不足则肝脏气虚，故病为肝痹[24]319-320。

《素问吴注》 少阳，相火之气，甲胆主之，木主筋，甲木为阳，其气有余，故行于表而病筋痹。其经行于两胁，故胁满。若少阳之气不足，则乙肝之气亦滞，故令肝痹[25]347-348。

《素问经注节解》 少阳有余，病筋痹，胁满；不足，病肝痹；少阳与厥阴为表里，故病归于肝[26]425。

《素问经注节解》 但其有余不足皆云为痹，且均以滑涩分解者，又何也？痹者顽与闭也，邪入经络，血气凝滞，或顽木而肉不仁，或闭塞而气不通也[26]426。

《黄帝内经素问直解》 "少阳"，火也，四时之春也。六气之中有二火，所以合于五行也。少阳厥阴，相为表里，少阳有余，则肝木之气亦有余，故病筋痹胁满；少阳不足，则肝木之气亦不足，故病肝痹[27]427。

《素问悬解》 肝主筋，脉行胁肋，与少阳胆为表里，少阳有余病筋痹胁满，经络瘀遏而不行也。不足病肝痹，脏气阻滞而不达也[28]112。

《黄帝内经太素》 肝脉足厥阴属木色青，故曰青脉。青脉，春脉。春脉如弦，气来濡弱软虚而滑，端直以长，以为平好。今青脉至，长而左右弹，即知有积气在心下，支胠而妨，名曰肝痹[21]480-481。

《类经》 青者，肝色见也，长而左右弹，言两手俱长而弦强也。弹，搏击之义。此以肝邪有余，故气积心下，及于支胠，因成肝痹。然得之寒湿而积于心下支胠者，则为肝痹；积于小腹前阴者，则为疝气。总属厥阴之寒邪，故云与疝同法。肝脉起于足大指，与督脉会于巅，故病必腰痛足冷头痛也。胠音区，腋下胁也[24]121。

《黄帝内经素问注证发微》 诊人之色已青矣，及其脉之至也，脉甚弦长而鼓击，如弹医工左右之指（肝部弦脉有余，则木来乘土，透入右关，故医工左右之指如弹击然，甚至左右三部皆弦者有之）。当诊之日，有积气在心下支肤，名曰肝痹[8]96。

《素问吴注》 青，肝之色。脉至长而左右弹，弦长而动也，是为肝实，故有积气在心下，而支离于胅胁，是气不流行而结于所部，名曰肝痹也[25]235。

《灵素节注类编》 如色青，而脉之至也长，左右弹者，脉从两旁斜窜，不循轨路也，此有积气在心下支肤，自心至胁下软肉际也，名肝痹，得之寒湿之邪，与疝病治法相同者，疝病邪积小腹前阴，同属厥阴也，又必腰痛而足清冷，皆本经寒湿气闭也，头顶之脉，紧而如束，本经之脉上巅顶故也[29]143-144。

《脉简补义》 寒脉之左右弹者，形坚而气来踊跃也；死脉之左右弹者，形直而气来有出无入，大小不一也；痹脉之左右弹者，脉络滞涩不畅，气来曲屈而达，以致左右振撼不定也，其气似滑实非滑也。易思兰曰：有患膈满，寸关俱沉大有力，尺中三候俱紧，按之如摇摆之状，此乃寒湿深入经络，以致气血凝结。脉来牵引振撼，是痰血裹于气外，气滞于痰血之中，即痹而左右弹者也[30]551。

《黄帝内经素问直解》 此有积气在心下支肤，"心下"，膈也；"支肤"，左右胁肋，乃肝脉之循行也，故病名曰肝痹。盖积气非肝脏之本病，故得之外感寒湿；疝病本于寒湿，故与疝同法；寒湿为病，则腰痛足清头痛，而致肝脏之病也[27]82。

《黄帝内经素问注证发微》 斯疾也，得之寒湿所致。与疝同法以诊之，盖积于支肤则为肝痹，积于小腹睾丸则为疝。正以肝脉者起于足之大指，上入颃颡，连目系，上出额，与督脉会于巅，故病必腰痛，足冷，头痛也[8]96。

《素问吴注》 得之寒湿，与疝同法，腰痛，足清，头痛。寒湿二气皆为阴气，寒甚则令人痛，湿甚则着，故成上件诸证。疝亦寒湿为病，故云与疝同法。肝脉起于足大指丛毛之际，循股阴，过阴器，又与督脉会于巅，故令人腰疼痛而足清冷，寒则血气凝涩，故头与腰俱痛也[25]235。

《素问悬解》 诊曰有积气在心下，偏支左肤，头痛腰痛足清，甲木上逆则头痛，乙木下陷则腰痛，火根于水，火泄水寒，则足清冷，名曰肝痹，得之寒湿伤其脾肾，乙木不能生长也。肾水寒则肝木不生，脾土湿则肝木不长，此与疝气同法[28]45-46。

《内经知要》 肝受邪则魂不安宁，故夜卧多惊。闭而为热，故多饮数小便也。上为引者，引饮也。如怀者，腹大如怀物也，木邪侮土，故为病如此[31]56。

《济阳纲目》 肝藏魂，肝气痹则魂不安，故主夜卧惊骇，肝脉下者过阴器，抵少腹，上者循喉咙之后，上入颃颡，故为病如此[32]1078。

《黄帝内经素问注证发微》 又以肝痹言之，肝主惊骇，故夜卧多惊。肝脉循股阴，入毛中，环阴器，抵少腹，夹胃，属肝，络胆，上贯膈，布胁肋，循喉咙之后，上入颃颡，故多饮水，数小便，上引少腹而痛，如怀妊之状也[8]276。

《素问吴注》 肝，阴脏也，故主夜，肝藏魂，魂不安，故令惊。肝脉循喉咙，风胜则喉咙亡液，故多饮，湿胜则土不能克制，故数小便。寒胜则筋缩急，故上下牵引，如有所怀也[25]307。

《医醇賸义》 肝痹者，夜卧则惊，多饮，数小便，上为引，如怀。此一条乃肝经主病，而波及脾胃者也。肝为多血之脏，而主藏魂。肝受邪则魂不安，而夜卧惊悸。木郁生火，积而成热，故多饮而小便数也。上为引者，渴而引饮也。如怀者，腹大如怀物也。此由肝火上升犯胃，故胃热而渴；肝气下行克脾，故脾弱而胀也。宜养血疏肝，兼调脾胃，三灵汤主之[33]151。

《黄帝素问直解》 人卧血归于肝，故肝痹者，夜卧则惊。木郁则热，故多饮；郁而不升，故数小便。《经脉》论云："肝病丈夫㿗疝，妇人少腹肿。"故上为引于下，有如怀物之状[27]289。

《黄帝内经素问集注》 肝藏魂，卧则神魂不安，故发惊骇。肝脉循阴股，入毛中，过阴器，抵小腹，夹胃属肝络胆，上贯膈，循喉咙，入颃颡。肝气痹闭则木火郁热，故在上则多饮，在下则便数，上引于中，而有如怀妊状也[15]169。

《素问经注节解》 肝主惊骇，气相应，故中夜卧则惊也。肝之脉，循股阴，入毛中，环阴器，抵少腹，夹胃，属肝，络胆，上贯膈，布胁肋，循喉咙之后，入颃颡。故多饮水，数小便，上引少腹如怀妊之状[26]176。

《读素问钞》 小便上引也，此约束失常故然。王注：肝主惊，又其脉环阴器，抵少腹，夹胃上膈，循喉咙，故多饮水数小便，上引小腹痛，如怀妊之状[34]59。

《灵素节注类编》 肝藏魂，气痹而魂不安，故夜卧则惊，肝火郁，故多饮，数小便者，肝木主疏泄也，肝阳本上升，痹不得达，故上引如有物在怀中也[29]277。

《黄帝内经灵枢注证发微》 若脉得微大，则为肝痹，为阴缩，为咳引小腹，火自阴经而上，而为诸病，较之甚者，仅血不上越耳[35]31。

《类经》 若其微大而为肝痹，为阴缩，为咳引小腹，皆以火在阴分也[24]101。

《医经原旨》 若其微大而为肝痹，为阴缩，为咳引小腹，皆以火在阴分也[11]91。

《灵素节注类编》 微大者，血伤气痹，肝主筋，筋失荣养而阴缩，阴为宗筋，故气痹而咳，牵引小腹也[29]154。

《医会元要》 微大为肝痹阴缩（肝气逆于下也），咳引小腹（肝脉抵小腹，上注肺，咳引小腹者，经气逆于上下也）[36]936。

《重广补注黄帝内经素问》 肺金伐木，气下入肝，故曰弗治，行之肝也。肝气通胆，胆善为怒，怒者气逆，故一名厥也。肝厥阴脉，从少腹属肝络胆，上贯膈布胁肋，循喉咙之后上入颃颡，故胁痛，而食入腹则出，故曰出食[37]177。

《黄帝内经素问注证发微》 又弗治之，则金来克木，乃传之肝，名曰肝痹，一名曰厥，胁痛。盖肝之经络皆在胁也，食入即出，木来侮土之渐也。当是之时，可按可刺，又弗从而治之，则木来克土，乃传之脾，名曰脾风[8]148。

《灵素节注类编》 风寒初伤皮毛而弗治，以致渐入渐深而传肺，以成肺痹，发咳，上气；传肝，成肝痹，胁痛，出食，以肝脉行胁入胃，胃气逆而食反出也[29]347。

《医经原旨》 在肺弗治，则肺金乘木，故及于肝，是为"肝痹"。肝气善逆，故一名曰"厥"。厥在肝经，故胁痛；厥而犯胃，故出食。可按若刺，则厥逆散而肝邪平矣[11]266。

《黄帝内经素问直解》 病肺弗治，肺即传所胜而行之肝，病名曰肝痹，肝脉布胁肋，肝气厥逆，故一名曰厥胁痛。食气入胃，散精于肝，肝气逆，故出食。当病肝之时，气血不和，则可按摩，若针刺耳[27]139。

《素问悬解》 五脏有病，则各传其所胜，在肺弗治，肺即传而行之于肝，金克木也，病名曰肝痹，肝气闭塞。一名曰厥，胁痛出食。以肝胆同气，脉行胁肋，肝气痹着，经脉不行，故气阻而胁痛。肝病则陷，胆病则逆，胆木上逆，而刑胃土，容纳失职，故呕吐出食。升降倒行，是以名曰厥逆也。当是之时，可按摩针刺而愈之耳，犹未为晚也[28]101-102。

《灵枢·九针十二原》 五脏有疾，当取之十二原，十二原者，五脏之所以禀三百六十五节气味也。五脏有疾也，应出十二原，十二原各有所出，明知其原，睹其应，而知五脏之害矣[2]3。

《灵枢·九针十二原》 阴中之少阳，肝也，其原出于太冲，太冲二[2]3。

《灵枢·官针》 凡刺有五，以应五脏……三曰关刺，关刺者，直刺左右，尽筋上，以取筋痹，慎无出血，此肝之应也，或曰渊刺，一曰岢刺[2]22。

《素问·玉机真脏论》 黄帝曰：五脏相通，移皆有次，五脏有病，则各传其所胜[1]84。

《素问·玉机真脏论》 肝受气于心，传之于脾，气舍于肾，至肺而死[1]83。

《中藏经》 痹者，风寒暑湿之气中于脏腑之为也。入腑则病浅易治，入脏则病深难治。面有风痹、寒痹、湿痹、热痹、气痹，又有筋、骨、血、肉、气之五痹也。大凡风寒暑湿之邪入于心则名血痹，入于脾则名肉痹，入于肝则名筋痹，入于肺则名气痹，入于肾则名骨痹。感病则一，其治乃异[4]45。

《备急千金要方》 善治病者，病在皮毛肌肤筋脉而治之，次治六腑，若至五脏，则半死矣[6]257。

《脉因证治》 其合而为痹也，以冬遇者，骨痹；春遇者，筋痹；夏遇者，脉痹；长夏遇者，肌痹；秋遇者，皮痹。久而不去，内舍五脏之合，待舍其合，难治矣[38]471。

《医学入门》 初入皮肤血脉，邪轻易治；留连筋骨，久而不痛不仁者难治；久久不愈，五痹复感三邪，入五脏，卧不起床，泻多食少，亦如中风入脏者死[39]678-679。

《证治准绳·杂病》 痹在五脏之合者可治，其入脏者死[16]146。

《景岳全书》 若欲辨其轻重，则在皮肤者轻，在筋骨者甚，在脏腑者更甚[19]1011。

《顾松园医镜》 五脏痹显，而难治矣。故经曰：其入脏者死，其留连筋骨间者疼久，其留皮肤间者易已[10]209。

《杂病源流犀烛》 此五脏之痹，各以其症显者，脏症显，便不易治，宜五痹汤各加本经药[12]235。

《金匮翼》 大抵显脏症则难治矣[40]282。

《儒门事亲》 燥金胜，乘肝则肝气郁，肝气郁则气血壅，气血壅则上下不通，故燥结于里，寻至失明[41]98。

《张氏医通》 肝痹则血液阻滞，水饮客之，故上为引急，如有所怀也[42]181。

《医级》 痹久不痊，症成痿废；痹非三气，患在痰瘀[43]101。

《临证指南医案》 其实痹者，闭而不通之谓也。正气为邪所阻，脏腑经络，不能畅达，皆由气血亏损，腠理疏豁，风寒湿三气得以乘虚外袭，留滞于内，致湿痰浊血，流注凝涩而得之[44]224。

《备急千金要方》 补肝丸，治眼暗晄晄不明，寒则泪出，肝痹所损方[6]125。

《圣济总录》 治肝虚气痹，两胁胀满，筋脉拘急，不得喘急，四肢少力，眼目不明。细辛汤方[7]474。

《圣济总录》 治肝痹头目昏塞，四肢不利，胸膈虚烦。防风汤方[7]474。

《圣济总录》 治肝痹多惊悸，神思不安。茯神散方[7]475。

《严氏济生方》 大率痹病，总而言之，凡有五种，筋痹、脉痹、皮痹、骨痹、肌痹是也。筋痹之为病，应乎肝，其状夜卧则惊，饮食多，小便数；脉痹之为病，应乎心，其状血脉不流，令人萎黄，心下鼓气，卒然逆喘不通，嗌干善噫；肌痹之为病，应乎脾，其状四肢懈怠，发咳呕吐；皮痹之为病，应乎肺，其状皮肤无所知觉，气奔喘满；骨痹之为病，应乎肾，其状骨重不可举，不遂而痛且胀[45]118。

《奇效良方》 遇春得者为筋痹，中于肝则筋挛，夜卧惊恐，饮食多而小便数；遇夏得者为血痹，中于心则血脉不通，心下鼓气，暴上逆喘，嗌干喜噫；遇仲夏得者为肌痹，中于脾则四肢怠惰，发咳呕汁；遇秋得者为皮痹，中于肺则皮无所知，烦满时呕，气奔痛；遇冬而得者为骨痹，中于肾则骨重不可举，善胀，尻以代踵，脊以代头[46]655。

《顾松园医镜》 其论肺痹、心痹、脾痹、肝痹、肾痹者，病之所属；皮痹、脉痹、肌痹、筋痹、骨痹者，病之所在[10]209。

《普济方》 内经曰：风寒湿三气杂至，合而为痹。又曰：以春遇此者为筋痹，其状拘急，屈而不伸是也。筋痹不已，复感于邪，内舍于肝，是为肝痹。其状夜卧则惊，多饮数小便，上为引如怀。盖淫气竭乏，痹聚在肝。治法以筋痹为先，筋痹既平，则邪不入于肝矣[47]2440。

《临证指南医案》 有肝阴虚，疟邪入络而为痹者，以咸苦滋阴，兼以通逐缓攻为主。有寒湿入络而成痹者，以微通其阳，兼以通补为主。有气滞热郁而成痹者，从气分宣通为主。有肝胃虚滞而成痹者，以两补厥阴、阳明为治。有风寒湿入下焦经隧而为痹者，用辛温以宣通经气为主。有肝胆风热而成痹者，用甘寒和阳，宣通脉络为主。有血虚络涩，及营虚而成痹者，以养营养血为主[44]224–225。

《圣济总录》 治肝痹筋脉不利，拘挛急痛，夜卧多惊，上气烦满。薏苡仁汤方[7]473。

《圣济总录》 治肝痹，缓筋脉，去邪毒，调营卫。萆薢丸方[7]474。

《圣济总录》 治肝痹两胁下满，筋急不得太息，疝瘕四逆，抢心腹痛，目不明。补肝汤方[7]474。

《圣济总录》 治肝痹筋挛，肢体不随。牛膝汤方[7]474。

《圣济总录》 治肝痹气逆，胸胁引痛，眠卧多惊，筋脉挛急，镇肝去邪。人参散方[7]473。

《医门法律》 肝痹，用人参散。原治肝痹气逆，胸膈引痛，睡卧多惊，筋脉挛急，此药镇邪[48]261。

《医门法律》 厥阴肝脏所生者血也，所藏者魂也。血痹不行其魂自乱，今不通其血，而但治其惊，此不得之数也。方中用参芪益气以开血，当矣。其诸养血宁神镇惊之药，多泛而不切。昌尝制一方，以人参为君，黄芪、肉桂、当归、川芎为臣，以代赭石之专通肝血者，佐参芪之不逮，少加羌活为使。盖气者血之帅也，气壮则血行，然必以肉桂、当归大温其血，预解其凝泣之势，乃以代赭之重坠，直入厥阴血分者，开通其瘀壅，而用羌活引入风痹之所。缘厥阴主风，风去则寒湿自不存耳，录出以质高明[48]261。

《证治准绳·类方》 加味五痹汤，治五脏痹症[16]519。

《辨证录》 一剂而惊止，二剂而胸膈不痛，肝气不逆矣，再服四剂而吞酸呕吐之病痊，筋脉亦不挛急矣。方中用当归、川芎以生血，加入人参益气以开血，引代赭石去通肝气，以佐川、归之不逮，气开血通，而后邪可引而出矣。又加肉桂以辟寒，加茯苓以利湿，加羌活以除风，则邪自难留，而魂自不乱矣，所以益之枣仁、丹砂收惊特速也。此症用二术救痹饮亦效[22]734。

《医醇賸义》 本方以羚羊、龙齿、石决为主药，故名为三灵。当归、白芍是肝家之血药，柴胡、青皮是肝家之气药，茯神、白术以顾心脾。肝非心不灵，肝病先实脾。葛根、半夏曲、冬瓜子所以和胃，胃和而肝不能犯，肝病除而脾胃安矣[33]151。

《未刻本叶天士医案》 肝痹气结，营亏，肠红，食减，身痛。当归、白芍、茯苓、柴胡、焦术、陈皮、炙草[49]987。

《医学纲目》 春感风寒湿者，为筋痹。久而不已，则内入于肝，病卧则惊，多饮，数小便。取太冲、阳陵泉[50]200。

《医宗金鉴》 痹在筋骨痛难已，留连皮脉易为功，痹久入脏中虚死，脏实不受复还生。[注]痹在筋骨则受邪深，故痛久难已。痹在皮脉则受邪浅，故易治也。凡痹病日久内传所合之脏，则为五脏之痹。若其人中虚受邪，则难治多死，其人脏实而不受邪，复还于外，则易治多生。假如久病皮痹，复感于邪，当内传肺而为肺痹，若无胸满而烦喘咳之证，则是脏实不受邪。余脏仿此[51]475。

附录二：常用方药

薏苡仁汤：薏苡仁、羌活（去芦头）、蔓荆实、荆芥穗各二两，白术、木瓜（去核）、防风（去叉）、牛膝（酒浸，切，焙）、甘草（炙）各一两。上九味，锉如麻豆。每服五钱匕，水一盏半，入生姜五片，

煎至一盏，去滓稍热服。(《圣济总录》)[7]473

草薢丸：草薢、羌活（去芦头）、天麻（酒浸一宿，切，焙）各一两，附子半两（炮裂，去皮脐），没药（研）、乳香（研）各一分。上六味，将四味捣罗为末，入乳香、没药同研匀，炼蜜和丸，如弹丸大。每服一丸，空心温酒化下，日再服。(《圣济总录》)[7]474

泻青丸：当归、龙胆草、川芎、栀子、大黄、羌活、防风。(《症因脉治》)[20]411

柴胡疏肝散：柴胡、陈皮、川芎、芍药、枳壳、香附、甘草。(《症因脉治》)[20]411

补肝汤：白茯苓一两二钱（去黑皮），乌头四枚（炮裂，去皮脐），薏苡仁、独活各一两，附子二枚（炮裂，去皮脐），柏子仁（研）、防风（去叉）、细辛（去苗叶）各二两，山茱萸、桂（去粗皮）各三分，甘草半两（炙，锉）。上一十一味，锉如麻豆，入研药拌匀。每服五钱匕，水一盏半，大枣二枚劈开，同煎数沸。去滓取一盏服，不计时候。(《圣济总录》)[7]474

细辛汤：细辛（去苗叶）、防风（去叉）、白茯苓（去黑皮）、柏子仁（研）、桃仁（汤浸，去皮尖双仁，麸炒微黄）、山茱萸、甘草（炙，锉）各三分，蔓荆实、枳壳（去瓤，麸炒）各半两，木瓜（去核）、草薢、五加皮各一两。上一十二味，锉如麻豆。每服三钱匕，水一盏，大枣三枚劈破，同煎数沸去滓，取七分，温服，不计时候。(《圣济总录》)[7]474

八风十二痹散：远志（去心）、黄芪、黄芩、白蔹、附子（炮，去皮）、龙胆、薯蓣、厚朴（炙）、蜀椒（去目及闭口者，汗）各半两，牡荆子、天雄（炮，去皮）、细辛、菊花、狗脊、山茱萸、防风、川芎、桂心各三分，五味子、巴戟天各一分，茯苓、芍药、秦艽、乌头（炮，去皮）、芜荑、菖蒲、葳蕤各一两。上二十七味捣筛为散，食后饮服方寸匕，日三，宁从少起，稍渐增之。(《千金翼方》)[3]247

牛膝汤：牛膝（锉，焙）、防风（去叉）、丹参、前胡（去芦头）各二两，石斛二两半（去根），杜仲（去粗皮，涂酥炙，锉）、秦艽（去苗土）、续断各一两半，陈橘皮一两（汤去白，焙），大麻仁一合（研）。上一十味，除大麻仁外，粗捣筛。每服五钱匕，水一盏半，煎五七沸，别下麻仁少许，煎至一盏去滓，空腹服，日二。(《圣济总录》)[7]474-475

人参散：人参二两，酸枣仁（微炒）、杜仲（去皮锉，微炒）、黄芪（蜜炙，锉）、茯神（去木）各一两，五味子、熟干地黄、川芎、细辛（去苗叶）、秦艽（去苗土）、羌活（去芦头）、丹砂（飞研）各半两。上一十二味，除丹砂外，同捣罗为散，入丹砂研匀。每服一钱匕，温酒调下，不拘时候，日三。(《圣济总录》)[7]473-474

防风汤：防风一两（去叉），川芎、黄芪（锉）、五味子、人参、茯神（去木）、独活（去芦头）、羚羊角（镑屑）、前胡（去芦头）各三分，细辛（去苗叶）、酸枣仁（微炒）、甘草（炙）各半两。上一十二味，粗捣筛。每服三钱匕，水一盏，大枣三枚劈破，同煎取七分，去滓温服，不计时候。(《圣济总录》)[7]474

茯神散：茯神（去木）、酸枣仁（微炒）、黄芪（锉）、人参各一两，熟干地黄（焙）、远志（去心）、五味子各半两，白茯苓一两（去黑皮）、丹砂半两（别研）。上九味除丹砂外，捣罗为散，入丹砂末再研匀。每服一钱匕，以温酒调下，不计时候。(《圣济总录》)[7]475

加味五痹汤：人参、茯苓、当归（酒洗）、白芍药（煨）、川芎各一钱（肝、心、肾痹倍之），五味子十五粒，白术一钱（脾痹倍之），细辛七分，甘草五分。水二盅，姜一片，煎八分，食远服。肝痹，加酸枣仁、柴胡。心痹，加远志、茯神、麦门冬、犀角。脾痹，加厚朴、枳实、砂仁、神曲。肺痹，加半夏、紫菀、杏仁、麻黄。肾痹，加独活、官桂、杜仲、牛膝、黄芪、草薢。(《证治准绳·类方》)[16]519

肝痹散：人参三钱，当归一两，川芎五钱，代赭石末二钱，羌活五分，肉桂一钱，茯苓五钱，酸枣

仁一钱，丹砂末五分。水煎，调丹砂、代赭石末同服。(《辨证录》)[22]734

二术救痹饮：白术、白芍、茯神各五钱，陈皮、肉桂、柴胡各一钱，枳壳五分，远志、白芥子、苍术各三钱。水煎服。(《辨证录》)[22]734

五痹汤：人参、茯苓、当归、白芍、川芎、白术、细辛、甘草、五味子、姜。如肝、心、肾三痹，当倍用川芎。(《杂病源流犀烛》)[12]239

补肝丸：兔肝二具，柏子仁、干地黄、茯苓、细辛、蕤仁、枸杞子各一两六铢，防风、川芎、薯蓣各一两，车前子二合，五味子十八铢，甘草半两，菟丝子一合。上十四味，末之，蜜丸。酒服如梧子二十丸，日再服，加至四十丸。(《备急千金要方》)[6]125

逍遥散：白术、白芍药、当归、甘草、柴胡、陈皮。(《症因脉治》)[20]411

补肝散：山茱萸、当归、北五味、山药、黄芪、枣仁、川芎、木瓜、熟地黄、白术、独活。(《症因脉治》)[20]411

三灵汤：当归二钱，白芍一钱，羚羊角一钱五分，龙齿二钱，石决六钱，半夏曲三钱，柴胡一钱，葛根二钱，茯神二钱，白术一钱，青皮一钱，冬瓜子三钱。煎汤代水。(《医醇賸义》)[33]151

本章学术精要

1. 病名与概述

（1）**病名源流**　肝痹之名首见于《内经》，属五脏痹之一，与西医学结缔组织病累及肝脏的病症相关。后世医家多沿袭《内经》理论，如《千金翼方》补充"津液唾血腥臭"特征，《圣济总录》强调神志症状，形成系统认识。需与筋痹鉴别：肝痹以脏腑症状为主，筋痹则侧重筋脉拘挛。

（2）**疾病特点**　好发于中年女性，四季皆可发病。典型表现为胸胁胀痛、夜卧多惊、筋挛阴缩，伴多饮尿频、腹胀如怀。病情进展可累及脾胃，出现食少呕吐，提示病势深入。

2. 病因病机

（1）**外邪内传**　筋痹久不愈，复感风寒湿邪，内舍于肝为主要途径。《素问》强调"重感于邪"是传变关键，少阳经气不足则易发。

（2）**情志失调**　郁怒伤肝致气机痹阻，《症因脉治》指出"逆春气、恼怒、惊魂"为三大诱因，气滞血瘀成痹。

（3）**肝虚失养**　肝血不足则筋脉失荣，《内经》提出"淫气乏竭，痹聚在肝"，阴血亏虚为内在基础。

（4）**痰瘀互结**　后期气滞生痰，血瘀阻络，《临证指南医案》强调"湿痰浊血，流注凝涩"是顽固性肝痹的核心病机。

3. 临床表现与鉴别

（1）**核心症状**　胸胁胀满疼痛，夜间易惊多梦；筋脉挛急、关节屈伸不利；阴器收缩，小便频数；腹胀如妊，吞酸呕逆。重者可见目暗不明、咳引少腹。

（2）**辨证要点**　脉象以弦长弹指为特征，左关多见弦数或沉滞。需与疝气鉴别：肝痹积气在胁肋，疝病邪聚前阴，虽同属寒湿但部位不同。

（3）**分期特征**　早期以胸胁胀痛、筋急为主；中期出现夜惊多饮、腹胀尿频；晚期累及脾胃见食入即吐，或传脾致脾风。

4. 治法与方药

（1）**疏肝通痹**　气滞为主用柴胡疏肝散；肝火炽盛选泻青丸，配合羌活、防风祛风。《辨证录》创肝痹散，以人参、当归益气活血，代赭石降逆。

（2）**养血柔筋**　血虚筋挛用补肝散；阴亏阳亢用三灵汤，羚羊角、龙齿平肝镇惊，配柴胡、青皮疏泄。

（3）**化痰逐瘀**　痰瘀阻络用圣济萆薢丸，乳香、没药活血，附子温通；《千金翼方》八风十二痹散兼顾痰瘀风湿。

（4）**针灸特色**　取太冲、阳陵泉疏肝利胆，《医学纲目》主张针刺配合艾灸温通肝脉，关刺法直刺筋结。

5. 转归与调护

（1）预后因素。未传脏腑者易治，出现"夜卧则惊，腹大如怀"提示病进。《医宗金鉴》指出"脏实不受复还生"，正气存内为愈病关键。

（2）传变规律　肝痹失治可循五行传脾致脾风，或上犯心肺见喘咳心悸。朱丹溪认为五脏痹由五体痹久而不去，强调截断病传。

（3）调护要点　避郁怒，忌寒湿，夜间保暖防惊；饮食宜木瓜、山药柔肝，忌辛辣耗阴；导引法注重舒展筋脉，配合情志疏导。典型案例显示，健脾疏肝法可改善腹胀、夜惊，疗程需 3～6 个月。

6. 学术传承

（1）**病机拓展**　金元医家补充"肝胆风热致痹"理论；清代注重"肝虚气痹"与少阳不足的关系，完善标本虚实辨证。

（2）**诊断细化**　《症因脉治》分列肝痹脉象特征；《圣济总录》补充头目昏塞、神思不安等非典型症状。

7. 临证精要

（1）**分期论治**　急性期重在祛邪，用薏苡仁汤利湿通络；慢性期注重养血，投补肝汤滋水涵木。筋挛甚者加全蝎、地龙搜风。

（2）**脏腑同治**　肝病传脾者，仿叶天士"两补厥阴，阳明为治"，白术、葛根健脾升清；犯胃呕逆用旋覆花、半夏和降。

肝痹属本虚标实之证，外邪、气滞、血虚、痰瘀交织为病。治疗需分期而治，早期祛邪通络，中期调和气血，后期补肝柔筋，注重防传变。古籍确立的基础理论与后世医家的临证发挥，为现代结缔组织病肝损害的治疗提供重要借鉴，尤需关注情志调摄与整体辨治的结合。

参考文献

［1］未著撰人. 黄帝内经素问［M］. 北京：人民卫生出版社，2012.

［2］未著撰人. 灵枢经［M］. 北京：人民卫生出版社，2012.

［3］（唐）孙思邈著；李景荣，苏礼，任娟莉，等校释. 千金翼方校释［M］. 北京：人民卫生出版社，1998.

［4］（汉）华佗. 中藏经［M］. 北京：学苑出版社，2007.

［5］（晋）皇甫谧. 针灸甲乙经［M］. 北京：学苑出版社，2007.

［6］（唐）孙思邈著；李景荣，苏礼，任娟莉，等校释. 备急千金要方校释［M］. 北京：人民卫生出版社，1998.

[7]（宋）赵佶. 圣济总录（上册）[M]. 北京：人民卫生出版社，1982.

[8]（明）马莳. 黄帝内经素问注证发微 [M]. 北京：科学技术文献出版社，1999.

[9] 包来发. 李中梓医学全书·医宗必读 [M]. 北京：中国中医药出版社，1999.

[10]（清）顾靖远. 顾松园医镜 [M]. 北京：中国医药科技出版社，2014.

[11]（清）薛雪. 医经原旨 [M]. 上海：上海中医学院出版社，1992.

[12] 田思胜. 沈金鳌医学全书·杂病源流犀烛 [M]. 北京：中国中医药出版社，1999.

[13]（清）何梦瑶. 医碥 [M]. 北京：人民卫生出版社，1993.

[14]（清）翁藻. 医钞类编（一）[M]. 北京：中国中医药出版社，2015.

[15] 郑林. 张志聪医学全书·黄帝内经素问集注 [M]. 北京：中国中医药出版社，1999.

[16] 陆拯. 王肯堂医学全书·证治准绳 [M]. 北京：中国中医药出版社，1999.

[17]（清）罗美. 内经博议 [M]. 北京：中国中医药出版社，2015.

[18]（明）朱橚，等. 普济方（第四册：诸疾）[M]. 北京：人民卫生出版社，1959.

[19] 李志庸. 张景岳医学全书·景岳全书 [M]. 北京：中国中医药出版社，1999.

[20]（明）秦景明. 症因脉治 [M]. 上海：第二军医大学出版社，2008.

[21]（唐）杨上善著；李克光，郑孝昌主编. 黄帝内经太素校注（上册）[M]. 北京：人民卫生出版社，2003.

[22] 柳长华. 陈士铎医学全书·辨证录 [M]. 北京：中国中医药出版社，1999.

[23] 曹炳章. 中国医学大成（四十）·友渔斋医话 [M]. 上海：上海科学技术出版社，1990.

[24] 李志庸. 张景岳医学全书·类经 [M]. 北京：中国中医药出版社，1999.

[25] 郭君双. 吴昆医学全书·素问吴注 [M]. 北京：中国中医药出版社，1999.

[26]（清）姚止庵. 素问经注节解 [M]. 北京：人民卫生出版社，1963.

[27]（清）高士宗，吴昆. 黄帝内经素问直解 [M]. 北京：学苑出版社，2001.

[28] 孙洽熙. 黄元御医学全书·素问悬解 [M]. 北京：中国中医药出版社，1996.

[29]（清）章楠. 灵素节注类编·医门棒喝三集 [M]. 杭州：浙江科学技术出版社，1986.

[30] 郑洪新. 周学海医学全书·脉简补义 [M]. 北京：中国中医药出版社，1999.

[31] 包来发. 李中梓医学全书·内经知要 [M]. 北京：中国中医药出版社，1999.

[32] 苏礼. 武之望医学全书·济阳纲目 [M]. 北京：中国中医药出版社，1999.

[33]（清）费伯雄. 医醇賸义 [M]. 北京：中国医药科技出版社，2018.

[34]（元）滑寿. 读素问钞 [M]. 北京：人民卫生出版社，1998.

[35]（明）马莳. 黄帝内经灵枢注证发微 [M]. 北京：人民卫生出版社，1994.

[36] 刘炳凡，周绍明. 湖湘名医典籍精华（医经卷、温病卷、诊法卷）·医会元要 [M]. 长沙：湖南科学技术出版社，2000.

[37]（清）薛福辰. 重广补注黄帝内经素问（影宋本）[M]. 北京：学苑出版社，2008.

[38] 田思胜，高巧林，刘建青. 朱丹溪医学全书·脉因证治 [M]. 北京：中国中医药出版社，2006.

[39]（明）李梴. 医学入门 [M]. 上海：上海科学技术文献出版社，1997.

[40] 孙中堂. 尤在泾医学全书·金匮翼 [M]. 北京：中国中医药出版社，1999.

[41] 李俊德，高文柱. 中医必读百部名著（临床通用卷）·儒门事亲 [M]. 北京：华夏出版社，2007.

[42] 张民庆，王兴华，刘华东. 张璐医学全书·张氏医通 [M]. 北京：中国中医药出版社，1999.

[43]（清）董西园. 医级 [M]. 北京：中国中医药出版社，2015.

[44] 黄英志. 叶天士医学全书·临证指南医案 [M]. 北京：中国中医药出版社，1999.

[45]（宋）严用和. 重辑严氏济生方 [M]. 北京：中国中医药出版社，2007.

[46]（明）董宿. 奇效良方（上册）[M]. 天津：天津科学技术出版社，2003.

［47］（明）朱棣. 普济方（第五册：诸疾）［M］. 北京：人民卫生出版社，1959.

［48］陈熠. 喻嘉言医学全书·医门法律［M］. 北京：中国中医药出版社，1999.

［49］黄英志. 叶天士医学全书·未刻本叶天士医案［M］. 北京：中国中医药出版社，1999.

［50］（明）楼英. 医学纲目［M］. 北京：中国中医药出版社，1996.

［51］（清）吴谦. 御纂医宗金鉴（武英殿版排印本）［M］. 北京：人民卫生出版社，1963.

［52］娄多峰. 娄多峰论治痹病精华［M］. 天津：天津科技翻译出版公司，1994.

［53］成都中医学院. 李斯炽医案（第一辑）［M］. 成都：四川人民出版社，1978.

［54］黄英志. 叶天士医学全书·眉寿堂方案选存［M］. 北京：中国中医药出版社，1999.

［55］陈泽江，王平. 常见病中医防治·痹证防治［M］. 北京：中医古籍出版社，1987.

［56］眭书魁. 红斑狼疮中医治疗［M］. 北京：中国中医药出版社，2003.

第十九章　脾痹

脾痹多由肌痹日久不愈，加之脾气虚弱，复感外邪，内舍于脾，致脾气更虚，湿浊内困而成，临证除见肌痹的某些症状外，还可见脘腹胀满、饮食乏味、阵发性咳嗽、呕吐清水等症。脾痹为五脏痹之一，病名最早见于《内经》，后世医家对脾痹的论述多沿袭《内经》，并有所发挥。西医学的多发性肌炎、进行性肌营养不良症、系统性红斑狼疮、重症肌无力等疾病影响消化系统功能，出现消化道病变者，可参考本病辨治。

【经典原文】

《素问·痹论》　帝曰：内舍五脏六腑，何气使然？岐伯曰：五脏皆有合，病久而不去者，内舍于其合也。故……肌痹不已，复感于邪，内舍于脾……所谓痹者，各以其时重感于风寒湿之气也[1]164。

《素问·痹论》　阴气者，静则神藏，躁则消亡，饮食自倍，肠胃乃伤[1]165。

《素问·痹论》　淫气喘息，痹聚在肺；淫气忧思，痹聚在心；淫气遗溺，痹聚在肾；淫气乏竭，痹聚在肝；淫气肌绝，痹聚在脾。诸痹不已，亦益内也[1]165-166。

《素问·四时刺逆从论》　太阴有余病肉痹寒中，不足病脾痹，滑则病脾风疝，涩则病积心腹时满[1]240。

《素问·五脏生成》　黄脉之至也，大而虚，有积气在腹中，有厥气，名曰厥疝，女子同法，得之疾使四肢汗出当风[1]51-52。

《素问·痹论》　凡痹之客五脏者……脾痹者，四肢解堕，发咳呕汁，上为大塞[1]165。

《素问·痹论》　帝曰：以针治之奈何？岐伯曰：五脏有俞，六腑有合，循脉之分，各有所发，各随其过，则病瘳也[1]166。

《素问·玉机真脏论》　是故风者百病之长也，今风寒客于人，使人毫毛毕直，皮肤闭而为热，当是之时，可汗而发也；或痹不仁肿痛，当是之时，可汤熨及火灸刺而去之。弗治，病人舍于肺，名曰肺痹，发咳上气。弗治，肺即传而行之肝，病名曰肝痹，一名曰厥，胁痛出食，当是之时，可按若刺耳。弗治，肝传之脾，病名曰脾风，发瘅，腹中热，烦心出黄，当此之时，可按可药可浴。弗治，脾传之肾，病名曰疝瘕[1]84-85。

《素问·痹论》　帝曰：痹，其时有死者，或疼久者，或易已者，其故何也？岐伯曰：其入脏者死，其留连筋骨间者疼久，其留皮肤间者易已[1]166。

【钩玄提要】

1.病名　"脾痹"病名始见于《素问·痹论》，在《内经》其他篇节中亦有提及。后世文献多从《内经》之名，如《千金翼方》曰："咳满腹痛，气逆，唾涕白者，脾痹也[2]247。"《圣济总录》明确指出：

"肌痹不已，复感于邪，内舍于脾，是为脾痹[3]476。"

后世医家亦有不同认识者，《素问·五脏生成》云："黄脉之至也，大而虚，有积气在腹中，有厥气，名曰厥疝，女子同法，得之疾使四肢汗出当风[1]51-52。"《黄帝素问直解》释曰："黄，脾色也。黄脉，合色脉以为诊也。大而虚，脉体张大而空虚也，此有积气在腹中，腹中，脾部也。有厥气，乃土受木克，土气厥逆而不达也；土受木克，故不名曰脾痹，名曰厥疝[4]83。"此说认为经文中的"厥疝"即为脾痹，是因土受木克，土气厥逆不达所致，故名厥疝，而不以脾痹命名。

2.病因病机 对脾痹病因病机的认识源于《内经》，多因肌痹不已，复感于邪，内舍于脾，或情志不畅，思虑伤脾，或脾虚气弱，太阴不足，导致土气不运，中焦气机升降失常，痹阻不畅而成脾痹。后世医家在此基础上进行阐释，具体包括以下几个方面：

（1）肌痹不已，复感外邪 《内经》认为，肌痹不已，复感外邪，内舍于脾，是罹患脾痹的主要途径。后世医家多从此说，如《诸病源候论》曰："肌痹不已，后遇邪者，则移入脾[5]42。"《圣济总录》曰："肌痹不已，复感于邪，内舍于脾，是为脾痹[3]476。"《黄帝内经素问注证发微》曰："肌痹不已，而又重感于三气，则内舍于脾[6]275。"《医宗必读》曰："皮、肉、筋、骨、脉，各有五脏之合，初病在外，久而不去，则各因其合而内舍于脏[7]266。"《医学入门》曰："五痹复感三邪，入五脏……[8]678-679"《明医指掌》曰："风湿寒邪相杂至，袭入经络因成痹……或中皮脉肌骨筋，内舍心肝脾肾肺[9]179。"《景岳全书》曰："五脏六腑之痹，则虽以饮食居处皆能致之，然必重感于邪而内连脏气，则合而为痹矣[10]1010-1011。"《内经博议》曰："五脏痹者，皮、肉、筋、骨、脉痹，不已将复感于邪，而内舍五脏，遂为五脏之痹[11]132。"《杂病源流犀烛》曰："筋骨皮肉脉又各有五脏之合，苟五者受而不去，则必内舍于合，而五脏之痹起……肉痹久，复感三气，内舍于脾……[12]235"《医经原旨》曰："五脏各有所应也。病久不去，而复感于邪，气必更深，故内舍其合而入于脏[13]325。"《黄帝内经素问集注》曰："邪之中人，始伤皮肉筋骨，久而不去，则内舍于所合之脏，而为脏腑之痹矣[14]168。"《医钞类编》认为淫邪"亦非径入五脏也。五脏各有合病，久而不去，内舍于其合也"[15]489。《医碥》曰："五痹久不愈，重感于邪，则各传其脏……呕吐痰涎，心下痞硬，四肢懈惰，是肌传脾，为脾痹[16]265。"《医宗金鉴》亦曰："久病肌痹，复感于邪，而见呕涎心下痞硬，四肢懈惰之证，是邪内传于脾，则为脾痹也[17]475。"以上载述均表明，肌痹反复不已，复感风寒湿等外邪，循经（俞）内传，由浅入深，由外向里，内舍于脾，而致脾痹。外邪既可直中脏腑而致脾痹，先出现脾脏的病变，后渐累及于肌肉；亦可作为诱发因素，使肌痹患者发展至脾痹。

此外，《内经》中对五体痹与季节的关系论之较详，而五脏痹由五体痹发展而来，故五脏痹与四时季节也有一定的关系。《素问·痹论》用"四时五脏阴阳"的思想方法，阐述了五脏痹的发病规律，为后世所宗。在五行中，脾与长夏相应，如《备急千金要方》曰："至阴遇病为肌痹，肌痹不已，复感于邪，内舍于脾[18]330。"《黄帝内经素问注证发微》曰："脾主至阴，至阴者六月也。亦主肌肉，脾气衰则三气入肌……[6]275"可见，长夏或是脾痹的好发季节，或是加重季节。

（2）脾虚气弱，土气不运 《灵枢·五变》云："粗理而肉不坚者，善病痹[19]84。"与肌肉相合的脾脏、太阴经络气血虚弱，就成为发生脾痹的内在条件，正如《素问·四时刺逆从论》所云："太阴有余病肉痹寒中，不足病脾痹[1]240。"后世医家对此经文进行阐释，《黄帝内经太素》释曰："太阴不足，即脾虚受邪，故为脾痹也[20]552。"《素问吴注》注曰："不足则土气弱，故病脾痹[21]347。"《黄帝内经素问注证发微》注曰："其不足，则病脾痹，阳气亏也[6]397。"《类经》注曰："土弱则脾气不行也[22]319。"《黄帝内经素问直解》释曰："太阴不足，则土气不达，故病脾痹[4]427。"《素问悬解》释曰："不足病脾痹，湿土中郁而不运也[23]112。"《杂病源流犀烛》注曰："不足则脾自受而成痹，本气不行也[12]236。"《内经博义》

注曰："若不足，则脾自受之，故成脾痹，盖本气窒而不行也[11]135。"以上注述皆认为，足太阴经气不足，湿土中郁，脾气不运则病脾痹。此外，《黄帝内经素问注证发微》云："此言脏腑所以成痹者，以其内伤为本，而后外邪得以乘之也[6]277。"《症因脉治》曰："[脾痹之因]脾为胃行津液，权主磨化，若饮食过多，饥饱失节，则脾气受损，失其健运，而脾痹之症作矣[24]413。"《内经博议》曰："脾痹者，本脏不足，不能散精……[11]133"《杂病源流犀烛》曰："因脏腑阴阳之有余不足，而外邪得以留之……[12]236"以上载述均表明，脾虚气弱是发生脾痹的内在因素。另有《素问·玉机真脏论》云："弗治，肝传之脾，病名曰脾风[1]84-85。"虽言肝痹失治误治，可由肝传脾，但未尝不与脾虚有关。

总之，饮食不节，脾胃损伤，或素体脾虚，运化失常，或脾气亏虚，卫外不固，外邪乘虚入侵，邪阻困脾，或肌络久痹，邪深损脾，均可发为脾痹。由此可见，脾虚气弱既是发生脾痹的重要原因，也是外邪侵袭内舍其合而成痹或他病传脾的前提和基础。

（3）思虑伤脾，脾气痹阻 《内经》早已指出气血不和是百病产生的根本，如《素问·调经论》曰："五脏之道，皆出于经隧，以行血气，血气不和，百病乃变化而生[1]227-228。"后世医家以此为基础阐述了脏腑痹气机痹阻的病机，如《中藏经》曰："痹者，闭也，五脏六腑感于邪气，乱于真气，闭而不仁，故曰闭也[25]46。"《证治准绳·杂病》曰："痹者闭也，五脏六腑正气为邪气所闭，则痹而不仁[26]145-146。"针对脾痹，《素问·痹论》曰："淫气肌绝，痹聚在脾[1]165-166。"《黄帝内经太素》注云："谷气过塞，则实而痹聚于脾也[20]98。"《张氏医通》曰："脾痹则阳气不运……[27]181"表明气机痹阻亦是脾痹的重要病机。

关于脾气痹阻的原因，《内经》认为情志失调是气血不和、气滞血瘀的重要因素，如《灵枢·本神》曰："愁忧者，气闭塞而不行[19]23。"后世《丹溪手镜》曰："忧思者，肌肉濡渍，痹而不仁，饮食不化，肠胃胀满[28]293。"《内经博议》亦曰："凡七情过用，则亦能伤脏气而为痹，不必三气入舍于其合也。所以然者，阴气静则神藏，躁则消亡……营卫之气不行，以致肌绝，则痹聚在脾。盖七情过用，而淫气能聚而为痹，以躁则消阴故也[11]133-134。"可见，情志不畅，思虑伤脾，可导致脾气痹阻，运化失常而发为脾痹。

3. 症状与诊断 《素问·痹论》记载了脾痹的症状，主要有四肢解惰、发咳呕汁、上为大塞、肌绝等表现。后世所载脾痹症状多未脱离《内经》范畴，而是对其进行阐释和分析。

（1）四肢解惰，发咳呕汁，上为大塞 针对《素问·痹论》记载的脾痹症状"四肢解惰，发咳呕汁，上为大塞"[1]165，《黄帝内经太素》释："邪客脾及足太阴脉，不得营于四肢，故令懈惰，又发脾咳，胃寒呕冷水也[20]96-97。"《读素问钞》释曰："脾主四肢，又其脉入腹属脾络胃，上膈夹咽，故发咳呕汁。脾气养肺胃复连咽，故上为大塞也[29]60。"《内经知要》释曰："脾主四肢，又主困倦，故为懈惰，土伤则金亦伤，故咳。妻病故夫亦病，故呕。坤已不升，乾金不降，大塞之象也[30]56。"《内经博议》释曰："脾痹者，本脏不足，不能散精，反上壅于肺，故发咳。上焦不通，故呕汁，甚则痞塞，为大塞也[11]133。"《黄帝内经素问集注》释曰："脾气不能行于四肢，故四肢懈惰。脾脉上膈夹咽，气痹不行，故发咳也。入胃之饮，上输于脾肺，脾气不能转输，故呕汁，肺气不能通调，故上为大塞[14]169。"《医醇賸义》详释曰："此一条乃脾病而兼肺胃病也。脾主四肢，脾病故四肢懈惰。土败金衰，故发咳。脾病则胃亦病，故呕汁。地气不升，天气不降，乾金之令不行，故上为大塞也[31]152。"《灵素节注类编》释曰："脾主四肢，气痹不得充于四肢，故懈惰无力，脾为肺母，母病必及于子而发咳，有痰名嗽，无痰有声名咳也，脾不运，不能为胃行其津液，而汁上泛，则呕出，浊壅不降，上焦大塞也[32]277。"《黄帝内经素问直解》释曰："脾主四肢，故脾痹者，四肢懈惰；土灌四旁，痹则土气不灌，气惟上逆，故发咳；入胃之饮，借脾气以散精，痹则不能散精，故呕汁；脾气不能转输，则肺不能通调，故上为大塞[4]289。"《素问悬解》释曰："脾主四肢，脾痹则土气困乏，四肢懈惰。脾为湿土，湿旺胃逆，肺气不降，故发咳呕汁，上为大塞也[23]75。"《素问释义》释曰："此湿胜者，土气不运，故怠堕。发咳呕汁者，脾病胃受之，胃逆于肺，故咳而呕吐清水也。中气抑郁，故上焦隔塞……[33]152"

综上，关于"四肢懈惰"症状，诸家阐释基本一致，多认为脾气痹阻，转输失职，气痹不得充养四肢，故见四肢倦怠无力。关于"发咳呕汁"，有三种解释：一则从经脉循行解释，认为脾脉属脾络胃，上膈夹咽，因脾气痹而不行，导致肺胃气机上逆，而见发咳呕汁；二则从五行生克释，认为脾失运化，土不生金，母病及子，故发咳；三则从脏腑功能解释，认为入胃之饮，上输于脾肺，脾不运，不能为胃行其津液，汁上泛则呕出；脾不能散精，反上壅于肺，故发咳。关于"上为大塞"，亦有两种解释：一则认为土虚金衰，肺气不能通调而壅滞，故上为大塞；二则认为中气抑郁，上焦之气亦不能通而大塞。诸医家从不同方面进行阐释，可以互参。

（2）**肌绝** 针对《素问·痹论》所载"淫气肌绝，痹聚在脾"[1]165-166，《黄帝内经太素》注曰："饥者，胃少谷也。饥过绝食则胃虚，故痹聚[20]98。"《黄帝内经素问注证发微》注曰："邪气浸淫，肌气阻绝，正以脾主肌肉，惟痹聚在脾，故肌绝若是[6]277。"《黄帝内经素问集注》注曰："淫气而致于肌肉焦绝，则脾气不藏，而痹聚在脾矣[14]170。"总之，"肌绝"为肌肉消瘦之意。脾气不运，肌气不得营养，必然肌肉消瘦，此为"痹聚在脾"的外在症状，《黄帝内经素问注证发微》《黄帝内经素问集注》从此解。《黄帝内经太素》则从"饥过绝食则胃虚"，脾气受损解，亦合乎医理，故两注可合参。

4.治法方药 《内经》中未提及脾痹具体的治法方药，仅有对五脏痹针刺治疗的认识。《素问·痹论》确立了针刺治疗五脏痹的原则为取其俞穴，各分刺之，曰："五脏有俞，六腑有合，循脉之分，各有所发，各随其过，则病瘳也[1]166。"关于针刺治疗脾痹的具体方法，选择针刺太白穴。《灵枢·九针十二原》云："五脏有疾，当取之十二原，十二原者，五脏之所以禀三百六十五节气味也[19]3。"又云："阴中之至阴，脾也，其原出于太白，太白二[19]3。"脾的俞穴与原穴为同一处，为太白穴。选择其原穴，体现了《内经》治疗五脏痹时重视人体元气的原则。具体操作上，取合谷刺法，操作方法如《灵枢·官针》所载："凡刺有五，以应五脏……四曰合谷刺；合谷刺者，左右鸡足，针于分肉之间，以取肌痹，此脾之应也[19]22。"

5.转归预后 关于脾痹的转归与预后，《内经》中并无明确记载，只是从五脏痹整体而论，如《素问·痹论》曰："其入脏者死，其留连筋骨间者疼久，其留皮肤间者易已[1]166。"后世医家多宗其说，如《中藏经》曰："入腑则病浅易治，入脏则病深难治[25]45。"《备急千金要方》曰："善治病者，病在皮毛肌肤筋脉而治之，次治六腑，若至五脏，则半死矣[18]257。"《脉因证治》曰："久而不去，内舍五脏之合，待舍其合，难治矣[34]471。"《医学入门》曰："五痹复感三邪，入五脏，卧不起床，泻多食少，亦如中风入脏者死[8]678-679。"《证治准绳》曰："痹在五脏之合者可治，其入脏者死[26]146。"《景岳全书》曰："若欲辨其轻重，则在皮肤者轻，在筋骨者甚，在脏腑者更甚[10]1010-1011。"《医宗必读》认为："在外者祛之犹易，入脏者攻之实难[7]266。"《顾松园医镜》曰："五脏痹显，而难治矣[35]209。"《杂病源流犀烛》曰："此五脏之痹，各以其症显者，脏症显，便不易治……[12]235"《金匮翼》曰："大抵显脏症则难治矣[36]282。"以上诸家均强调痹病邪入脏则病重难治，预后不良。

【传承发展】

1.病名 《症因脉治》把脾痹称为"肌痹"，曰："［脾痹之症］即肌痹也。四肢怠惰，中州痞塞，隐隐而痛，大便时泻，面黄足肿，不能饮食，肌肉痹而不仁，此脾痹之症也[24]413。"从描述的症状来看，虽有肌痹症状，但整体为脾痹表现。

此外，《备急千金要方》所论肉极与脾痹关系密切，其曰："凡肉极者主脾也，脾应肉，肉与脾合，若脾病则肉变色；又曰至阴遇病为肌痹，肌痹不已，复感于邪，内舍于脾，体痒淫淫，如鼠走其身上，津液脱，腠理开，汗大泄，鼻端色黄，是其相也[18]330。"之后《外台秘要》《太平圣惠方》等承其说。

2. 病因病机　关于脾痹的病因病机，后世医家在《内经》的基础上有所补充和发挥，主要体现在以下两个方面：

（1）痰瘀壅阻　《医级》云："痹非三气，患在痰瘀[37]101。"《临证指南医案》亦云："痹者，闭而不通之谓也。正气为邪所阻，脏腑经络，不能畅达，皆由气血亏损，腠理疏豁，风寒湿三气得以乘虚外袭，留滞于内，以致湿痰浊血，流注凝涩而得之[38]224。"以上载述明确指出，痹证并非仅以风寒湿外邪为患，痰瘀亦是重要的病理因素。脾虚湿停，蕴成痰浊，或过食膏粱厚味，碍脾伤胃，痰浊内生，均可致痰瘀壅阻，运化失常，发为脾痹。

（2）肝胆失调　《脾胃论》指出肝木旺而乘土可生脾痹，其曰："肝木旺，则夹火势无所畏惧而妄行也。故脾胃先受之，或身体沉重，走疰疼痛……或生痹……[39]10"《山居四要》认为脾痹的发生还与胆虚有关，曰："发谋虑不决，故胆虚气上溢，而口为之苦，名曰脾痹[40]2。"

3. 症状与诊断　后世医家除对《内经》所载脾痹症状进行分析和阐释外，尚有部分补充和发挥。如《备急千金要方》曰："凡脾病之状，必身重，善饥，足痿不收。行善瘛，脚下痛[18]324。"《千金翼方》曰："咳满腹痛，气逆，唾涕白者，脾痹也[2]247。"《圣济总录》强调了脾痹的肢体症状，并详细描述了脾气痹阻、运化失常的表现，如"肌肉消瘦，心腹胀满，水谷不化，食即欲呕，饮食无味，四肢怠惰，或时自利"[3]476"心腹胀满，不欲饮食，食则气滞体重，四肢无力"[3]476"肉极虚寒，体重怠惰，四肢不欲举，关节疼痛，不嗜饮食"[3]477等。另有《脾胃论》载"身体沉重，走疰疼痛"[39]10"脾病体重节痛……为痿软失力"[39]63，《症因脉治》载"四肢怠惰，中州痞塞，隐隐而痛，大便时泻，面黄足肿，不能饮食，肌肉痹而不仁"[24]413，皆从之。《三消论》描述了脾痹口渴的特点，曰："如脾痹而渴者，数饮而不得中，气喘而争，时发飧泄[41]151。"《类证治裁》提出脾痹口中甜的症状，曰："舌苔黏腻，吐出浊沫者，口必甜味，此为脾痹[42]24。"

关于脾痹的脉象特征，《脉因证治》曰："大而虚，痹在脾[34]471。"《症因脉治》详析脾痹不同脉象的临床意义，曰："[脾痹之脉]脉见弦滑，脾虚停滞；若见空大，脾胃损伤；若见虚细，脾弱多痢[24]413。"

关于脾痹与肌痹的鉴别。肌痹为五体痹之一，脾痹为五脏痹之一。肌痹亦称肉痹，病在肌肉，以肌肉疼痛不仁、疲软无力，甚至肌肉萎缩为主要表现；脾痹多由肌痹日久不愈，脾胃气虚，复感外邪，内舍于脾所致，肌痹若见脘腹胀满、呕恶清冷痰涎者，则为脾痹。两者临床表现不尽相同，但肌肉与脾有对应的相合关系，因此两者关系密切。后世有医家将两者相混淆，把肌痹症状描述为脾痹的表现，如《严氏济生方》曰："肌痹之为病，应乎脾，其状四肢懈怠，发咳呕吐[43]118。"《症因脉治》甚至云："[脾痹之症]即肌痹也[24]413。"《奇效良方》亦曰："遇仲夏得者为肌痹，中于脾则四肢怠惰，发咳呕汁[44]655。"另有《顾松园医镜》曰："其论肺痹、心痹、脾痹、肝痹、肾痹者，病之所属；皮痹、脉痹、肌痹、筋痹、骨痹者，病之所在[35]209。"认为五体痹和五脏痹是相同的，只是从不同的角度来称呼。总之，以上诸家虽强调了脾痹和肌痹的密切关系，但将两者混同，则脱离了《内经》的原旨，故临床应注意鉴别。

4. 治法方药　《内经》中未提及脾痹具体的治法方药，仅有对五脏痹针刺治疗的认识，后世医家在脾痹的治疗方面有所发展。脾痹的基础病变是肌络瘀阻，气血不达，不荣而致病，故本病的治疗以健脾通络为基本原则。由于病因各异，虚实不同，故当首辨虚实，实则以祛邪为主，虚当以扶正为先，如

《医宗必读》曰："治外者散邪为亟，治脏者养正为先[7]266。"根据寒、热、痰、瘀不同之邪，气、血、阴、阳的虚损情况，采用不同的治法。具体体现在以下几个方面：

（1）祛风除湿通络，健脾温阳散寒　此乃标本兼治之法，常用方剂有八风十二痹散[2]247、麻黄汤[3]477等。《千金翼方》载八风十二痹散治疗八种痹病，其中包括脾痹，曰："主……咳满腹痛，气逆，唾涕白者，脾痹也[2]247。"本方以细辛、防风、秦艽祛风除湿散寒，菊花、白蔹、龙胆草、黄芩清热散热，厚朴、牡荆子、茯苓、远志、石菖蒲等化湿祛痰，川芎活血化瘀；以附子、天雄、肉桂、巴戟天、乌头温肾助阳散寒，黄芪、山药益气健脾生阳，山茱萸、五味子、白芍、葳蕤等益阴养血。全方脾肝肾三脏同补，风、寒、湿、热、痰、瘀诸邪皆顾，可谓治痹之全剂。《圣济总录》载麻黄汤"治脾痹四肢懈惰，肉极肌热"[3]477。方中以麻黄、防风、细辛发表散寒，白术、附子、肉桂健脾温肾散寒，辅以石膏清郁热。

（2）益气养阴，温阳散寒，燥湿化痰　本法亦为标本兼治之法，补虚以健脾益气、补肾温中、益阴养血相结合，祛邪则以寒湿为主。常用方剂为黄芪酒[3]477。《圣济总录》载本方"治脾痹肉极虚寒，体重怠惰，四肢不欲举，关节疼痛，不嗜饮食"[3]477。方中以黄芪、人参、白术、石斛、芍药、山茱萸等益气养阴，肉桂、干姜、蜀椒、天雄、附子、巴戟天等温里散寒，配合防风、独活、茵芋、细辛、乌头祛风除湿散寒，半夏、泽泻、茯苓燥湿渗湿，黄芩、栝楼根清热化痰。

（3）益气健脾温阳，兼祛风除湿　本法以补虚扶正为主，兼以祛邪，补虚采用脾肾同补的方法，益气健脾与温肾助阳相结合。常用方剂有风引汤[3]477。《圣济总录》载风引汤"治脾痹四肢懈惰，皮肤不通，外不得泄"[3]477。方中以人参、黄芪益气健脾，干姜、附子、肉桂温阳散寒，兼以独活、茯苓、防风祛风除湿，当归活血通痹。

（4）健脾温阳散寒，理气燥湿化痰　本法在健脾温阳的基础上，功专行气机、化痰湿，可用于脾虚气滞之证。常用方剂有黄芪丸[3]476、白术汤[3]477、大半夏汤[3]477等。《圣济总录》载黄芪丸"治脾痹肌肉消瘦，心腹胀满，水谷不化，食即欲呕，饮食无味，四肢怠惰，或时自利"[3]476。又载白术汤"治脾痹心腹胀满，不欲饮食，食则气滞体重，四肢无力"[3]476。两方均以人参、白术益气健脾，附子、丁香温里散寒，枳实、沉香、豆蔻理气化痰，所治均有心腹胀满、不欲饮食、体重肢倦等症。其中黄芪丸又加肉苁蓉、高良姜、吴茱萸、益智仁等，温阳散寒之力尤强；白术汤则加陈皮、木香等，行气消痞、燥湿化痰之功更胜。《圣济总录》又载大半夏汤"治脾痹四肢怠惰，发咳"[3]477。本方以白术、人参、附子、肉桂益气温阳散寒，半夏、茯苓、陈皮燥湿化痰行气。

（5）温中健脾，消食和胃　常用方剂为温中法曲丸[3]477-478。《圣济总录》载本方"治脾痹发咳呕汁"[3]477。方中以吴茱萸、肉桂、细辛、干姜、附子、人参等温中健脾为主，配合神曲、小麦、枳实、厚朴等消食和胃，行气消痞，为脾胃同治之方。

（6）益气健脾，和胃消痞　常用方剂有枳术丸[24]413、保和丸[24]413-414、四君子汤[24]414,339、异功散[24]414、参苓白术散[24]338-339、加味五痹汤[26]519等。《症因脉治》论脾痹之治时曰："脾虚不能磨化，枳术丸；脾有停滞，保和丸；脾虚失健运之机，四君子汤；大便不实，异功散、参苓白术散[24]413。"以上诸方中四君子汤、参苓白术散以益气健脾为主，保和丸以消食和胃为主，枳术丸、异功散则补泻兼施，以补为主。《证治准绳》用加味五痹汤"治五脏痹症"[26]519，《杂病源流犀烛》亦指出"五脏之痹……宜五痹汤[12]239各加本经药"[12]235。五痹汤以人参、白术、当归、白芍、川芎、五味子等组方，有益气养血之用，加入厚朴、枳实、砂仁、神曲，则有理气化湿、和胃消痞之功。

（7）健脾和胃，泻肺平喘　此为脾肺同治之法，常用方剂为安贞汤[31]152。《医醇賸义》认为："脾痹者，四肢懈惰，发咳呕汁，上为大塞。此一条乃脾病而兼肺胃病同也[31]152。"根据脾病及肺胃，创制安贞汤治疗脾痹，此方末朱祖怡注曰："本方以理中、四君去甘草，加当归以活血补血，桑皮、苏子、杏仁以泻肺，厚朴、砂仁、香橼以利气。寒去肺开，气顺而大塞通矣[31]152。"

此外，部分本草文献还记载了治疗脾痹的药物，其中载升麻治脾痹者最多，如《医学启源》云："甘苦，阳中之阴，脾痹非升麻不能除[46]95。"《要药分剂》曰："脾痹非此不能除[47]1161。"《本经逢原》称："补脾胃药非此引用不效，脾痹非此不除[48]811。"另外，《要药分剂》又载柴胡可治："湿痹拘挛肩背疼痛，脾痹……"[47]1072《本草述钩元》谓益智子可治："脾痹心痛……"[49]236

（8）**导引疗法** 《巢氏病源补养宣导法》提及导引治疗脾痹的方法，曰："两足跟相对，坐上，两足指相向外扒，两膝头柱席，两向外扒使急，始长舒两手，两向取势，一一皆急三七。去五劳，腰脊膝疼，伤冷脾痹[50]717。"同时，本书还收载了《养生方导引法》的部分内容，曰："《养生方导引法》云：凡食讫觉腹内过饱，肠内先有宿气，常须食前后两手撩膝，左右欹身，肚腹向前努，腰就肚左三七，右二七，转身按腰脊极势，去太仓腹内宿气不化，脾痹肠瘦，脏腑不和，得令腹胀满，日日消除[50]726。"

5.转归预后 《内经》从五脏痹整体而论，强调邪入脏则病重难治，预后不良。此外，《医宗金鉴》曰："痹在筋骨痛难已，留连皮脉易为功，痹久入脏中虚死，脏实不受复还生[17]475。"并解释曰："痹在筋骨则受邪深，故痛久难已。痹在皮脉则受邪浅，故易治也。凡痹病日久内传所合之脏，则为五脏之痹。若其人中虚受邪，则难治多死，其人脏实而不受邪，复还于外，则易治多生。假如久病皮痹，复感于邪，当内传肺而为肺痹，若无胸满而烦喘咳之证，则是脏实不受邪[17]475。"表明痹久入脏之预后好坏取决于脏气之虚实。

【应用示例】

1.脾虚失运，痰浊痹阻 《寿世保元》：一男子，年六十余，素善饮，两臂作痛，恪服祛风治痹之药，更加麻木发热，体软痰涌，腿膝拘痛，口斜语涩，头目晕重，口角流涎，身如虫行，搔起白屑，始信，谓余曰：何也？余曰：臂麻体软，脾无用也。痰涎自出，脾不能摄也。口斜语涩，脾气伤也。头目晕重，脾气不能升也。痒起白屑，脾气不能营也。遂用补中益气，加神曲、半夏、茯苓，三十余剂，诸症悉退，又用参、术煎膏治之而愈[51]645。

2.湿热内蕴，脾气亏虚 《陈湘君学术经验撷英》：周某，男，36岁。

初诊：（1998年4月17日）：患者1997年12月出现双肩酸痛，伴背部酸痛无力，低热，体温37.6～38.0℃，持续约7周，查肌电图示："肌源性改变。"行肌活检示："肌炎性改变。"现服泼尼松15mg/d。体检：两侧股四头肌、臀大肌、腓肠肌压痛（++），三角肌、斜方肌压痛（++），肌力：双上肢Ⅳ级，双下肢Ⅳ级。刻诊：患者肌肉酸痛，全身无力，舌红，苔微黄腻，脉小滑。辨证：湿热内蕴，脾气亏虚。治宜清热化湿，健脾益气。处方：生黄芪30g，生白术10g，生薏苡仁15g，生升麻15g，山药30g，肉苁蓉15g，当归15g，陈皮9g，半夏9g，防风12g，防己12g，羌活12g，独活12g，蜂房12g，延胡索30g，土茯苓30g，白花蛇舌草30g。

二诊（1998年5月2日）：药后肌肉酸痛基本消失，全身仍感无力。药已对症，原方再进。

三诊（1998年5月15日）：药后肌力已经恢复至Ⅴ级，抬物及上下楼梯完全没有困难。舌淡红，苔薄质胖，脉细。湿热渐清，加大培补元气之力。处方：生黄芪30g，生白术10g，生薏苡仁15g，生升麻15g，山药30g，肉苁蓉15g，当归15g，白芷9g，白芍30g，鸡血藤30g，枸杞子12g，制首乌15g，羌活12g，独活12g，白花蛇舌草30g。

上方加减1个月后，精神大好，工作照常不觉疲劳，门诊随访两年未再复发[52]150–151。

3. 脾虚湿热，心火上炎 《红斑狼疮中医治疗》：张某，女，17 岁，学生。2001 年 5 月 21 日初诊。

患者系统性红斑狼疮病史两年半。两年半前患者出现乏力，低热，全身关节、肌肉酸痛，口腔多处溃疡，尿常规化验尿蛋白 +++，24 小时尿蛋白总量 4.8g。诊断：系统性红斑狼疮，狼疮性肾炎。给予泼尼松每日 30mg 口服，病情时好时坏。目前，患者表现库欣综合征，头发稀疏，胃脘不适，食欲不振，双腕、双膝关节疼痛，活动后加重，口腔双侧颊黏膜、上颚及舌面多处溃疡，溃疡呈黄豆、花生米大小不等，溃疡面上覆盖黄色分泌物，溃疡周边红肿且疼痛，进食饮水则疼痛加重，咽干，口臭，舌红，苔黄腻，脉弦滑。化验检查示：抗核抗体阳性，滴度 1∶40，抗双链 DNA 抗体阳性，滴度 1∶80，类风湿因子阳性，ENA 抗体谱：抗 SS-A、SS-B 抗体阳性，血常规正常，尿蛋白 ++，24 小时尿蛋白总量 3.2g。中医诊断：脾痹（口腔溃疡），肾痹。西医诊断：系统性红斑狼疮，狼疮性肾炎。

除维持狼疮养阴方及激素等治疗基础上，给予狼疮溃疡方加减治疗。处方：生地黄 30g，竹叶 10g，木通 6g，藿香 10g，石膏 15g，栀子 10g，黄连 10g，甘草梢 30g。水煎服。用药 1 周，患者口腔溃疡大部愈合，只有舌面上尚有两处还未愈合，予意可贴贴患处，3 天后，溃疡面愈合[53] 117。

4. 风水相搏，郁而化热 《红斑狼疮中医治疗》：刘某，女，18 岁，学生。1997 年 4 月 26 日初诊。

患者有狼疮病史 2 个月。2 月前因感冒，自觉全身乏力不适，关节游走性疼痛，按感冒治疗后，症状不见好转，反而增剧，并突然出现全身水肿，经检查诊断为"系统性红斑狼疮，狼疮性肾炎"。患者全身遍肿，皮色鲜亮，按之凹陷易复，胸闷不舒，脘腹胀满，食欲不振，小便量少而色黄，大便略干而不爽，口腔多处溃疡，舌淡红，苔腻微黄，脉弦数略滑。实验室检查：抗核抗体阳性，滴度 1∶320，抗双链 DNA 抗体阳性，滴度 1∶640，抗 Sm 抗体阳性，尿蛋白 ++++，24 小时尿蛋白总量 11g，血沉 102mm/h。中医诊断：脾痹，水肿。西医诊断：系统性红斑狼疮，狼疮性肾炎。

此属脾痹而形成的水肿（阳水，属风水相搏，热偏重），投以狼疮逐水方加减。金银花 30g，连翘 30g，防己 12g，桑白皮 12g，茯苓 15g，猪苓 15g，车前子 20g（包煎），白茅根 30g，冬瓜皮 15g，白花蛇舌草 15g，黄连 10g，甘草 10g。水煎两次，每日早晚分服。5 剂后症状大减，上方略加化裁，再进 6 剂，水肿完全消退。后按周痹辨证治疗，病情恢复[53] 123。

5. 脾虚气弱，不能生血 《红斑狼疮中医治疗》：宋某，女，29 岁，教师。1999 年 6 月 9 日入院，住院号：12018。

患者狼疮病史 5 年，头晕，眼花，面色苍白，四肢乏力，形体消瘦，头发干焦，舌淡，苔薄白，脉沉细无力。化验检查：血红蛋白 45g/L，末梢血白细胞 4.0×10^9/L，血小板 12×10^9/L，免疫学检查：抗核抗体阳性，滴度 1∶640，抗双链 DNA 抗体阳性，滴度 1∶160，抗 Sm 抗体阳性。中医诊断：脾痹。西医诊断：狼疮性贫血。

证属脾气虚弱，不能生血，予狼疮归脾方加减。处方：黄芪 20g，党参 15g，茯苓 15g，白术 15g，当归 10g，熟地黄 15g，生地黄 15g，白芍 15g，川芎 10g，陈皮 10g，升麻 6g，甘草 10g。每日 1 剂，水煎服，用药 20 天，血红蛋白上升至 82g/L，患者住院 29 天后出院，门诊巩固治疗[53] 113。

6. 脾肾两虚，精气亏耗 《痹病古今名家验案全析》：王某，男，38 岁，缝纫工人。1993 年 10 月 20 日就诊。

患者上肢肌肉萎缩加重 2 个月，四肢怠惰 2 年余。肌肉麻木不仁，松弛无力，肌萎以右上肢尤甚。病始于过劳后，上肢痛及肩背，渐有肌萎麻木，纳呆，吞嚼不适，便溏，舌淡，苔白，脉沉弱。曾服中药治疗未愈，发现肌萎后经查诊为进行性肌营养不良症，求诊于此。

辨证：证属脾痹虚证，乃脾肾两虚型。

处方：用自拟生肌养荣汤治之。熟地黄 15g，制首乌 15g，怀山药 12g，阿胶 9g（烊化），巴戟天

9g, 山茱萸 9g, 肉桂 5g, 淡附片 9g（先煎）, 潞党参 9g, 全当归 9g, 鸡血藤 9g, 鹿角胶 9g（烊化）, 砂仁 6g, 广陈皮 9g, 炙马钱子粉 0.6g（随汤送下）。

本方用血肉有情之品大补阴血，求阳于阴血之上；投肉桂、淡附片、巴戟天温补命门之火；用培补中气及养血活络、行气健脾等药，使补而不滞。炙马钱子粉意在增强肌肉收缩力，每日应小于 0.6g。

经治两月有余，患者随病情变化而调整药物，配合适当的功能锻炼，患者病情大有好转[54] 203-204。

《红斑狼疮中医治疗》 张某，女，37 岁，农民。1997 年 4 月 14 日入院，住院号：10982。

患者系统性红斑狼疮病史半年余，手指关节疼痛，伴晨僵和雷诺现象，两颧部有不规则红斑，全身乏力，精神委顿，下肢多处瘀斑，初始在外院检查血红蛋白 100g/L，末梢血白细胞 4.6×10⁹/L，血小板 30×10⁹/L，疑诊为原发性血小板减少性紫癜，治疗罔效，后诊为"系统性红斑狼疮"，就诊时除上述症状外，出现齿衄，并有低热（体温：37.4～37.6℃），食欲不振，少气懒言，舌暗有瘀斑，脉细涩略数。免疫学检查：抗核抗体阳性。滴度 1:80，抗双链 DNA 抗体阳性，滴度 1:40，补体 C_3 正常。中医诊断：脾痹。西医诊断：系统性红斑狼疮血液损害。

证属精气亏耗，脾肾两虚，予狼疮归脾方加减。处方：黄芪 30g，党参 15g，茯苓 15g，当归 10g，熟地黄 15g，生地黄 15g，白芍 15g，陈皮 10g，红花 10g，鹿角片 8g，紫河车 6g（研末冲服），甘草 10g。每日 1 剂，水煎服，用药 10 天，患者症状大减，特别是下肢瘀斑逐渐消退，鼻衄、齿衄停止，血小板上升至 98×10⁹/L。后患者在本方基础上加减化裁，共住院治疗 51 天后出院[53] 113-114。

7. 脾肾阳虚，气不化水 《红斑狼疮中医治疗》：王某，男，35 岁，工人。2000 年 3 月 6 日入院，住院号：12147。

患者狼疮病史 5 年。5 年前因劳累过度后，患者全身关节肌肉酸痛，伴发热，体温最高达 39.3℃，面颊部及前胸部相继出现不规则红斑，尿蛋白阳性，免疫学化验后确诊为"系统性红斑狼疮，狼疮性肾炎"，用甲基泼尼松龙 1000mg，每日 1 次静脉滴注，冲击治疗 3 天，后不规则使用环磷酰胺治疗，其总量达到 8.2g，狼疮症状曾一度控制，处于稳定状态 2 年左右，后又复发，尿蛋白丢失量增加，采用中西医多种方法治疗效果不佳。3 个月前患者出现全身浮肿，并出现大量腹水，入院时患者呈慢性病容，全身浮肿，面部虚浮，四肢肿甚，腹大如鼓，腹围 110cm，体重 91kg，脘腹胀满，不思饮食，口淡不渴，舌苔白腻，脉濡弱。实验室化验：抗核抗体阳性，滴度 1:160，抗双链 DNA 抗体阳性，滴度 1:320，抗心磷脂抗体阳性，ENA 抗体谱：抗 SS-A、SS-B 阳性，抗 ulRNP 抗体阳性，补体 C_3 为 0.7g/L，免疫球蛋白 G 为 0.75g/L，免疫球蛋白 A 为 0.75g/L，免疫球蛋白 M 为 1.17g/L，血红蛋白 70g/L，末梢血白细胞 3.0×10⁹/L，血小板 50×10⁹/L，尿蛋白 ++++，24 小时尿蛋白总量 9.7g，尿潜血（++），血沉 125mm/h，血尿素氮 15.6mmol/L，血肌酐 318mmol/L，电解质：钾 3.5mmol/L，钠 139.0mmol/L，钙 1.9mmol/L，氯 102.6mmol/L。根据临床症状和化验结果，中医诊断：脾痹，肾痹。西医诊断：系统性红斑狼疮，狼疮性肾炎，肾功能不全（代偿期）。

本病属脾肾阳虚，气不化水，水湿泛滥。治宜健脾温肾，行气化水。处方：黄芪 20g，党参 15g，桂枝 10g，防己 10g，白术 12g，茯苓 20g，陈皮 10g，冬瓜皮 10g，大腹皮 10g，车前子 20g（包煎），猪苓 20g，玉米须 10g，白茅根 30g。水煎 2 次，每日早晚分服，方进 10 剂，症状减轻，四肢水肿好转，腹围 102cm，体重 86kg。效不更方，继用前方加减出入，并配合应用环磷酰胺 0.4g，加入 100mL 5% 葡萄糖中静脉滴注，每 15 天一次。30 天后，患者四肢水肿全消，腹围 86cm，体重 63kg，腹部超声检查示少量腹水。化验检查：抗核抗体 1:20，血常规正常，肾功能正常，尿蛋白 +，24 小时尿蛋白总量 1.2g，患者住院 93 天后出院，继续使用中药及激素治疗[53] 124-125。

附录一：文献辑录

《千金翼方》 主风痹呕逆，不能饮食者，心痹也；咳满腹痛，气逆，唾涕白者，脾痹也；津液唾血腥臭者，肝痹也；阴痿下湿者，痿痹也；腹中雷鸣，食不消，食即气满，小便数起，胃痹也；两膝寒，不能行者，湿痹也；手不能举，肿痛而逆，骨痹也；烦懑短气，涕唾青黑，肾痹也；并悉主之方[2]247。

《圣济总录》 论曰风寒湿三气杂至，合而为痹。又曰以至阴遇此者为肌痹，肌痹不已，复感于邪，内舍于脾，是为脾痹。其状四肢懈惰，发咳呕汁，上为大塞。经所谓诸痹不已，亦益内者如此[3]476。

《黄帝内经素问直解》 "黄"，脾色也。"黄脉"，合色脉以为诊也。"大而虚"，脉体张大而空虚也，此有积气在腹中，"腹中"，脾部也。"有厥气"，乃土受木克，土气厥逆而不达也；土受木克，故不名曰脾痹，名曰厥疝。"疝"，肝病也。"女子同法"者，女子无疝，肝木乘脾之法则同也。夫厥疝非脾脏之本病，故得之疾，犹言得之外疾，使四肢汗出当风，以致脾脏之病也[4]83。

《诸病源候论》 仲夏遇痹者为肌痹，肌痹不已，后遇邪者，则移入脾。其状，四肢懈惰，发咳呕汁[5]42。

《黄帝内经素问注证发微》 伯言五脏皆有合，即如肾之合在骨，肝之合在筋，心之合在脉，脾之合在肌，肺之合在皮，五痹病久而不去，则内舍于其合矣。故骨痹不已，而又重感于三气，则内舍于肾；筋痹不已，而又重感于三气，则内舍于肝；脉痹不已，而又重感于三气，则内舍于心；肌痹不已，而又重感于三气，则内舍于脾；皮痹不已，而又重感于三气，则内舍于肺。所谓五脏之痹者，各以其所主之时，重感于风寒湿之三气，故使之入于五脏也[6]275。

《医宗必读》 皮、肉、筋、骨、脉，各有五脏之合，初病在外，久而不去，则各因其合而内舍于脏。在外者祛之犹易，入脏者攻之实难；治外者散邪为亟，治脏者养正为先[7]266。

《医学入门》 初入皮肤血脉，邪轻易治；留连筋骨，久而不痛不仁者难治；久久不愈，五痹复感三邪，入五脏，卧不起床，泻多食少，亦如中风入脏者死[8]678-679。

《明医指掌》 风湿寒邪相杂至，袭入经络因成痹。寒者痛而风者行，湿为重着不移处。或中皮脉肌骨筋，内舍心肝脾肾肺[9]179。

《景岳全书》 此外如五脏六腑之痹，则虽以饮食居处皆能致之，然必重感于邪而内连脏气，则合而为痹矣。若欲辨其轻重，则在皮肤者轻，在筋骨者甚，在脏腑者更甚[10]1010-1011。

《内经博议》 五脏痹者，皮、肉、筋、骨、脉痹，不已将复感于邪，而内舍五脏，遂为五脏之痹[11]132。

《杂病源流犀烛》 而筋骨皮肉脉又各有五脏之合，苟五者受而不去，则必内舍于合，而五脏之痹起。何言之？……肉痹久，复感三气，内舍于脾，则四肢怠惰，发咳呕汁，上为大塞[12]235。

《医经原旨》 舍者，邪入而居之也。时，谓气王之时，五脏各有所应也。病久不去，而复感于邪，气必更深，故内舍其合而入于脏[13]325。

《黄帝内经素问集注》 肺合皮，心合脉，脾合肌，肝合筋，肾合骨。邪之中人，始伤皮肉筋骨，久而不去，则内舍于所合之脏，而为脏腑之痹矣[14]168。

《医钞类编》 此五者，亦非径入五脏也。五脏各有合病，久而不去，内舍于其合也[15]489。

《医碥》 又谓：五痹久不愈，重感于邪，则各传其脏。如见胸满烦喘咳嗽，是皮传肺，为肺痹也。呕吐痰涎，心下痞硬，四肢懈惰，是肌传脾，为脾痹。心烦心悸，嗌干善噫，厥气上则恐，是脉传心，为心痹。多惊善怒，胁胀，多饮，小便数，是筋传肝，为肝痹。善胀，尻以代踵，脊以代头，是骨传肾，为肾痹。痹入五脏则死矣[16]265。

《医宗金鉴》 久病肌痹，复感于邪，而见呕涎心下痞硬，四肢懈惰之证，是邪内传于脾，则为脾痹也[17]475。

《备急千金要方》 论曰，凡肉极者主脾也，脾应肉，肉与脾合，若脾病则肉变色。又曰至阴遇病为肌痹，肌痹不已，复感于邪，内舍于脾，体痒淫淫，如鼠走其身上，津液脱，腠理开，汗大泄，鼻端色黄，是其相也[18]330。

《黄帝内经素问注证发微》 脾主至阴，至阴者六月也。亦主肌肉，脾气衰则三气入肌，故名之曰肌痹[6]275。

《灵枢·五变》 黄帝曰：何以候人之善病痹者？少俞答曰：粗理而肉不坚者，善病痹[19]84。

《黄帝内经太素》 太阴不足，即脾虚受邪，故为脾痹也[20]552。

《素问吴注》 太阴，湿土之气也。其气有余则湿胜，脾主肌肉，莫位乎中，故肉痹寒中，不足则土气弱，故病脾痹[21]347。

《黄帝内经素问注证发微》 其有余，则脾主肉，故为肉痹，其中则冷，阴气胜也。其不足，则病脾痹，阳气亏也[6]397。

《类经》 不足病脾痹，土弱则脾气不行也[22]319。

《黄帝内经素问直解》 "太阴"，土也。"土"，四时之长夏也。太阴有余，则土气壅滞，故病肉痹寒中；太阴不足，则土气不达，故病脾痹[4]427。

《素问悬解》 脾主肉，太阴有余病肉痹寒中，寒水上泛而侮土也。不足病脾痹，湿土中郁而不运也[23]112。

《杂病源流犀烛》 盖脾土肉，邪有余则湿郁而不运，故为肉痹。中气湿，则阳明之火不能扬，故寒中。不足则脾自受而成痹，本气不行也[12]236。

《内经博议》 至阴为湿土之气，位处中焦，邪入之而有余，是湿壅于中。脾主肉，脾湿不运，故为肉痹中风；湿则阳明之火不能扬，故寒中；若不足，则脾自受之，故成脾痹，盖本气窒而不行也[11]135。

《黄帝内经素问注证发微》 此言脏腑所以成痹者，以其内伤为本，而后外邪得以乘之也[6]277。

《症因脉治》 [脾痹之症]即肌痹也。四肢怠惰，中州痞塞，隐隐而痛，大便时泻，面黄足肿，不能饮食，肌肉痹而不仁，此脾痹之症也。[脾痹之因]脾为胃行津液，权主磨化，若饮食过多，饥饱失节，则脾气受损，失其健运，而脾痹之症作矣。[脾痹之脉]脉见弦滑，脾虚停滞；若见空大，脾胃损伤；若见虚细，脾弱多痢。[脾痹之治]脾虚不能磨化，枳术丸。脾有停滞者，保和丸。脾虚失健运之机，四君子汤。大便不实，异功散、参苓白术散[24]413。

《内经博议》 脾痹，四肢懈惰，发咳呕汁，上为大塞。又《经》曰：太阴有余，病肉痹、寒中；不足，病脾痹。四肢懈惰，则内痹之类也。脾痹者，本脏不足，不能散精，反上壅于肺，故发咳。上焦不通，故呕汁，甚则否塞，为大塞也[11]133。

《杂病源流犀烛》 以上皆六气犯阴、犯阳之痹症也。人身阴阳，天地之六气应，故六气亦有时而内淫。且因脏腑阴阳之有余不足，而外邪得以留之，此于气运之外，又有所留，为阴阳之痹也[12]236。

《素问·调经论》 五脏之道，皆出于经隧，以行血气，血气不和，百病乃变化而生，是故守经隧焉[1]227-228。

《中藏经》 痹者，闭也。五脏六腑感于邪气，乱于真气，闭而不仁，故曰闭也[25]46。

《证治准绳·杂病》 痹者闭也，五脏六腑正气为邪气所闭，则痹而不仁[26]145-146。

《黄帝内经太素》 淫气壅塞，痹聚在脾。谷气过塞，则实而痹聚于脾也[20]98。

《张氏医通》 脾痹则阳气不运，故四肢懈惰，上焦痞塞也[27]181。

《灵枢·本神》 愁忧者，气闭塞而不行[19]23。

《丹溪手镜》 忧思者，肌肉濡渍，痹而不仁，饮食不化，肠胃胀满[28]293。

《内经博议》 凡七情过用，则亦能伤脏气而为痹，不必三气入舍于其合也。所以然者，阴气静则神藏，躁则消亡。故气不养而上逆喘息，则痹聚在肺；忧思过用，则痹聚在心；不谨而遗热阴茎以成淋，则痹聚在肾；用力不息而致乏竭，则痹聚在肝；营卫之气不行，以致肌绝，则痹聚在脾。盖七情过用，而淫气能聚而为痹，以躁则消阴故也[11]133-134。

《黄帝内经太素》 邪客脾及足太阴脉，不得营于四肢，故令懈惰，又发脾咳，胃寒呕冷水也[20]96-97。

《读素问钞》 脾主四肢，又其脉入腹属脾络胃，上膈夹咽，故发咳呕汁。脾气养肺胃复连咽，故上为大塞也[29]60。

《内经知要》 脾主四肢，又主困倦，故为懈惰，土伤则金亦伤，故咳。妻病故夫亦病，故呕。坤已不升，乾金不降，大塞之象也[30]56。

《黄帝内经素问集注》 脾气不能行于四肢，故四肢懈惰。脾脉上膈夹咽，气痹不行，故发咳也。入胃之饮，上输于脾肺，脾气不能转输，故呕汁，肺气不能通调，故上为大塞[14]169。

《医醇賸义》 脾痹者，四肢懈惰，发咳呕汁，上为大塞。此一条乃脾病而兼肺胃病也。脾主四肢，脾病故四肢懈惰。土败金衰，故发咳。脾病则胃亦病，故呕汁。地气不升，天气不降，乾金之令不行，故上为大塞也。安贞汤主之[31]152。

《灵素节注类编》 脾主四肢，气痹不得充于四肢，故懈惰无力，脾为肺母，母病必及于子而发咳，有痰名嗽，无痰有声名咳也，脾不运，不能为胃行其津液，而汁上泛，则呕出，浊壅不降，上焦大塞也[32]277。

《黄帝内经素问直解》 脾主四肢，故脾痹者，四肢懈惰；土灌四旁，痹则土气不灌，气惟上逆，故发咳；入胃之饮，借脾气以散精，痹则不能散精，故呕汁；脾气不能转输，则肺不能通调，故上为大塞[4]289。

《素问悬解》 脾主四肢，脾痹则土气困乏，四肢解堕。脾为湿土，湿旺胃逆，肺气不降，故发咳呕汁，上为大塞也[23]75。

《素问释义》 此湿胜者，土气不运，故怠惰。发咳呕汁者，脾病胃受之，胃逆于肺，故咳而呕吐清水也。中气抑郁，故上焦隔塞，下云入脏者死[33]152。

《黄帝内经太素》 饥者，胃少谷也。饥过绝食则胃虚，故痹聚[20]98。

《黄帝内经素问注证发微》 邪气浸淫，肌气阻绝，正以脾主肌肉，惟痹聚在脾，故肌绝若是[6]277。

《黄帝内经素问集注》 淫气而致于肌肉焦绝，则脾气不藏，而痹聚在脾矣[14]170。

《灵枢·九针十二原》 五脏有疾，当取之十二原，十二原者，五脏之所以禀三百六十五节气味也。五脏有疾也，应出十二原，十二原各有所出，明知其原，睹其应，而知五脏之害矣[19]3。

《灵枢·九针十二原》 阴中之至阴，脾也，其原出于太白，太白二[19]3。

《灵枢·官针》 凡刺有五，以应五脏……四曰合谷刺；合谷刺者，左右鸡足，针于分肉之间，以取肌痹，此脾之应也[19]22。

《中藏经》 痹者，风寒暑湿之气中于脏腑之为也。入腑则病浅易治，入脏则病深难治。面有风痹、寒痹、湿痹、热痹、气痹，又有筋、骨、血、肉、气之五痹也。大凡风寒暑湿之邪入于心则名血痹，入于脾则名肉痹，入于肝则名筋痹，入于肺则名气痹，入于肾则名骨痹。感病则一，其治乃异[25]45。

《备急千金要方》 善治病者，病在皮毛肌肤筋脉而治之，次治六腑，若至五脏，则半死矣[18]257。

《脉因证治》 其合而为痹也，以冬遇者，骨痹；春遇者，筋痹；夏遇者，脉痹；长夏遇者，肌痹；秋遇者，皮痹。久而不去，内舍五脏之合，待舍其合，难治矣[34]471。

《证治准绳·杂病》 痹在五脏之合者可治，其入脏者死[26]146。

《顾松园医镜》 五脏痹显，而难治矣。故经曰：其入脏者死，其留连筋骨间者疼久，其留皮肤间者易已[35]209。

《杂病源流犀烛》 此五脏之痹，各以其症显者，脏症显，便不易治，宜五痹汤各加本经药[12]235。

《金匮翼》 大抵显脏症则难治矣[36]282。

《医级》 痹久不瘥，症成痿废；痹非三气，患在痰瘀[37]101。

《临证指南医案》 其实痹者，闭而不通之谓也。正气为邪所阻，脏腑经络，不能畅达，皆由气血亏损，腠理疏豁，风寒湿三气得以乘虚外袭，留滞于内，致湿痰浊血，流注凝涩而得之[38]224。

《脾胃论》 肝木旺，则夹火势无所畏惧而妄行也。故脾胃先受之，或身体沉重，走疰疼痛。盖湿热相搏，而风热郁而不得伸，附着于有形也。或多怒者，风热下陷于地中也。或目病而生内障者，脾裹血，胃主血，心主脉，脉者血之府也。或云心主血，又云肝主血，肝之窍开于目也。或妄见妄闻，起妄心，夜梦亡人，四肢满闭转筋，皆肝木太盛而为邪也。或生痿，或生痹，或生厥，或中风，或生恶疮，或作肾痿，或为上热下寒，为邪不一，皆风热不得升长，而木火遏于有形中也[39]10。

《山居四要》 发谋虑不决，故胆虚气上溢，而口为之苦，名曰脾痹[40]2。

《备急千金要方》 凡脾病之状，必身重，善饥，足痿不收。行善瘈，脚下痛[18]324。

《圣济总录》 治脾痹肌肉消瘦，心腹胀满，水谷不化，食即欲呕，饮食无味，四肢怠惰，或时自利。黄芪丸方[3]476。

《圣济总录》 治脾痹心腹胀满，不欲饮食，食则气滞体重，四肢无力。白术汤方[3]476。

《圣济总录》 治脾痹肉极虚寒，体重怠惰，四肢不欲举，关节疼痛，不嗜饮食。黄芪酒方[3]477。

《脾胃论》 脾病体重节痛，为痛痹，为寒痹，为诸湿痹，为痿软失力，为大疽大痛，若以辛热助邪，则为热病，为中风，其变不可胜纪[39]63。

《三消论》 如脾痹而渴者，数饮而不得中，气喘而争，时发飧泄。夫数饮而不得中，其大便必不停留[41]151。

《类证治裁》 舌苔黏腻，吐出浊沫者，口必甜味，此为脾痹[42]24。

《脉因证治》 大而虚，痹在脾[34]471。

《严氏济生方》 大率痹病，总而言之，凡有五种，筋痹、脉痹、皮痹、骨痹、肌痹是也。筋痹之为病，应乎肝，其状夜卧则惊，饮食多，小便数；脉痹之为病，应乎心，其状血脉不流，令人萎黄，心下鼓气，卒然逆喘不通，嗌干善噫；肌痹之为病，应乎脾，其状四肢懈怠，发咳呕吐；皮痹之为病，应乎肺，其状皮肤无所知觉，气奔喘满；骨痹之为病，应乎肾，其状骨重不可举，不遂而痛且胀[43]118。

《奇效良方》 遇春得者为筋痹，中于肝则筋挛，夜卧惊恐，饮食多而小便数；遇夏得者为血痹，中于心则血脉不通，心下鼓气，暴上逆喘，嗌干喜噫；遇仲夏得者为肌痹，中于脾则四肢怠惰，发咳呕汁；遇秋得者为皮痹，中于肺则皮无所知，烦满时呕，气奔痛；遇冬而得者为骨痹，中于肾则骨重不可举，善胀，尻以代踵，脊以代头[44]655。

《顾松园医镜》 其论肺痹、心痹、脾痹、肝痹、肾痹者，病之所属；皮痹、脉痹、肌痹、筋痹、骨痹者，病之所在[35]209。

《圣济总录》 治脾痹四肢懈惰，肉极肌热。麻黄汤方[3]477。

《圣济总录》 治脾痹四肢懈惰，皮肤不通，外不得泄。风引汤方[3]477。

《圣济总录》 治脾痹四肢怠惰，发咳。大半夏汤方[3]477。

《圣济总录》 治脾痹发咳呕汁。温中法曲丸方[3]477。

《证治准绳·类方》 加味五痹汤，治五脏痹症[26]519。

《医醇賸义》 本方以理中、四君去甘草，加当归以活血补血，桑皮、苏子、杏仁以泻肺，厚朴、砂仁、香橼以利气。寒去肺开，气顺而大塞通矣[31]152。

《医学启源》 甘苦，阳中之阴，脾痹非升麻不能除[46]95。

《要药分剂》 元素曰：凡补脾胃药，非此为引用，不能收效。脾痹非此不能除。升发火郁，能升阳气于至阴之下，又能去至高之上，及皮肤风邪[47]1161。

《本经逢原》 凡胃虚伤冷郁遏阳气于脾土，宜升麻、葛根以升散其火郁。故补脾胃药非此引用不效，脾痹非此不除[48]811。

《要药分剂》 肠胃心腹中结气，五脏间游气，胸中邪气，大肠停积水胀，及湿痹拘挛肩背疼痛，脾痹，阳气下陷，平肝胆心包三焦相火，及头痛眩晕[47]1072。

《本草述钩元》 方书治健忘心悸，遗精泄泻，下血盗汗，喘噎，胀满积聚，脾痹心痛，及胃脘胁痛疝[49]236。

《巢氏病源补养宣导法》 又云：两足跟相对，坐上，两足指相向外扒，两膝头柱席，两向外扒使急，始长舒两手，两向取势，一一皆急三七。去五劳，腰脊膝疼，伤冷脾痹[50]717。

《巢氏病源补养宣导法》《养生方导引法》云：凡食讫觉腹内过饱，肠内先有宿气，常须食前后两手撩膝，左右欹身，肚腹向前努，腰就肚左三七，右二七，转身按腰脊极势，去太仓腹内宿气不化，脾痹肠瘦，脏腑不和，得令腹胀满，日日消除[50]726。

《医宗金鉴》 痹在筋骨痛难已，留连皮脉易为功，痹久入脏中虚死，脏实不受复还生。[注]痹在筋骨则受邪深，故痛久难已。痹在皮脉则受邪浅，故易治也。凡痹病日久内传所合之脏，则为五脏之痹。若其人中虚受邪，则难治多死，其人脏实而不受邪，复还于外，则易治多生。假如久病皮痹，复感于邪，当内传肺而为肺痹，若无胸满而烦喘咳之证，则是脏实不受邪。余脏仿此[17]475。

附录二：常用方药

八风十二痹散：远志（去心）、黄芪、黄芩、白蔹、附子（炮，去皮）、龙胆、薯蓣、厚朴（炙）、蜀椒（去目及闭口者，汗）各半两，牡荆子、天雄（炮，去皮）、细辛、菊花、狗脊、山茱萸、防风、川芎、桂心各三分，五味子、巴戟天各一分，茯苓、芍药、秦芄、乌头（炮，去皮）、芜荑、菖蒲、葳蕤各一两。上二十七味捣筛为散，食后饮服方寸匕，日三，宁从少起，稍渐增之。（《千金翼方》）[2]247

麻黄汤：麻黄（去根节）、枳实（去瓤，麸炒）、防风（去叉）、白术、细辛（去苗叶）各三两，石膏八两（碎），附子四两（炮裂，去皮脐），甘草（炙）、桂（去粗皮）各二两。上九味，锉如麻豆。每服五钱匕，水一盏半，生姜五片，煎至一盏，去滓温服日三。（《圣济总录》）[3]477

黄芪酒：黄芪、桂（去粗皮）、巴戟天（去心）、石斛（去根）、泽泻、白茯苓（去黑皮）、柏子仁、干姜（炮）、蜀椒（去目并闭口，炒出汗）各三两，防风（去叉）、独活（去芦头）、人参各二两，天雄（炮裂，去皮脐）、芍药、附子（炮裂，去皮脐）、乌头（炮裂，去皮脐）、茵芋、半夏（汤洗七遍，去滑）、细辛（去苗叶）、白术、黄芩（去黑心）、栝楼根、山茱萸各一两。上二十三味，㕮咀，绢袋盛，以清酒三斗渍之，秋冬七日，春夏三日。初服三合，渐加之，以微麻木为效，日再。（《圣济总录》）[3] 477

风引汤：独活四两（去芦头），当归（切，焙）、白茯苓（去黑皮）各三两，干姜（炮）、甘草（炙）、人参、黄芪、防风（去叉）各二两，桂（去粗皮）、附子（炮裂，去皮脐）各一两，大豆二升（熬去皮）。上一十一味，锉如麻豆。每服五钱匕，水一盏，酒半盏，煎至一盏，去滓温服，日三夜一。（《圣济总录》）[3] 477

黄芪丸：黄芪（锉）、石斛（去根）、附子（炮裂，去皮脐）、肉苁蓉（酒浸，切，焙）、益智（去皮）、白术、人参各一两，桂（去粗皮）、厚朴（去粗皮，生姜汁炙）各一两半，诃黎勒二两（煨去核），五味子、当归（切，焙）、白豆蔻（去皮）、沉香（锉）、高良姜、枳实（去瓤，麸炒）各三分，吴茱萸（汤浸，焙，炒）、丁香各半两。上一十八味，为细末，煮枣肉，和捣五百杵，丸如梧桐子大。每服三十丸，食前温酒下。（《圣济总录》）[3] 476

白术汤：白术、人参、荜澄茄各一两，诃黎勒二两（煨去核），丁香、草豆蔻（去皮）、黄芪、附子（炮裂，去皮脐）、白茯苓、麦蘖（微炒）、沉香、陈橘皮（汤浸，去白，焙）、木香各三分，枳实（去瓤，麸炒）、甘草（炙）各半两。上一十五味，锉如麻豆。每服三钱匕，水一盏，生姜五片，枣二枚劈破，煎至七分，去滓温服不拘时。（《圣济总录》）[3] 477

大半夏汤：半夏五两（为末，生姜汁和作饼，曝干），白术、白茯苓（去黑皮）、人参、甘草（炙）、附子（炮裂，去皮脐）、陈橘皮（汤浸，去白，焙）各二两，桂三两（去粗皮）。上八味，锉如麻豆。每服五钱匕，水一盏半，生姜五片，煎至一盏，去滓温服日三。（《圣济总录》）[3] 477

温中法曲丸：法曲（炒）、吴茱萸（汤浸，焙，炒）、小麦蘖（微炒）各五合，枳实（去瓤，麸炒）、甘草（炙）、桂（去粗皮）、厚朴（去粗皮，生姜汁炙）、当归（切，焙）、白茯苓（去黑皮）各三两，细辛（去苗叶）、干姜（炮）、麦门冬（去心，焙）、人参、桔梗（炒）、附子（炮裂，去皮脐）各一两。上一十五味，为细末，炼蜜丸如梧桐子大。每服七丸，食前熟水下日三。（《圣济总录》）[3] 477-478

枳术丸：白术、陈枳实。（《症因脉治》）[24] 413

保和丸：山楂、神曲、半夏、白茯苓、莱菔子、陈皮、连翘。（《症因脉治》）[24] 413-414

四君子汤：见前腹胀。（《症因脉治》）[24] 414, 339

异功散：即四君子汤加陈皮。（《症因脉治》）[24] 414

参苓白术散：人参、白术、广皮、白茯苓、白扁豆、甘草、泽泻、莲肉。（《症因脉治》）[24] 338-339

加味五痹汤：人参、茯苓、当归（酒洗）、白芍药（煨）、川芎各一钱（肝、心、肾痹倍之），五味子十五粒，白术一钱（脾痹倍之），细辛七分，甘草五分。水二盅，姜一片，煎八分，食远服。肝痹，加酸枣仁、柴胡。心痹，加远志、茯神、麦门冬、犀角。脾痹，加厚朴、枳实、砂仁、神曲。肺痹，加半夏、紫菀、杏仁、麻黄。肾痹，加独活、官桂、杜仲、牛膝、黄芪、草薢。（《证治准绳·类方》）[26] 519

五痹汤：人参、茯苓、当归、白芍、川芎、白术、细辛、甘草、五味子、姜。如肝、心、肾三痹，当倍用川芎。（《杂病源流犀烛》）[12] 239

安贞汤：党参四钱，炮姜六分，当归二钱，半夏一钱，茯苓三钱，白术一钱，厚朴一钱，砂仁一钱，桑皮二钱，杏仁三钱，苏子一钱五分，陈香橼皮六分。（《医醇賸义》）[31] 152

本章学术精要

1. 病名与概述

（1）**病名源流**　脾痹属五脏痹之一，首载于《内经》，由肌痹日久不愈，复感外邪，内舍于脾所致。后世医家多沿袭此论，部分文献将"厥疝"归为脾痹范畴，强调其与肝木克土的关系。西医学中多发性肌炎、重症肌无力等伴消化道症状者，可参考本病辨治。

（2）**疾病特点**　以脘腹胀满、呕吐清水、四肢懈怠、肌肉萎缩为核心症状，多伴咳嗽、纳差、大便不调。病程迁延，易累及肺、肾，出现呼吸、泌尿系统并发症，提示病情进展。

2. 病因病机

（1）**外邪内传**　肌痹反复不愈，风寒湿邪内侵，阻遏脾阳，气机升降失常。秋令湿邪或雾露之气易伤脾土，长夏为发病或加重季节。

（2）**脾虚为本**　素体脾弱，或饮食劳倦伤脾，致运化失职，湿浊内生。《内经》强调"太阴有余病肉痹寒中，不足病脾痹"，脾虚失运为本病核心病机。

（3）**情志失调**　忧思过度，气机郁滞，加重脾失健运，形成气滞、痰瘀互结。

（4）**痰瘀互阻**　脾虚生湿成痰，久病入络致瘀，痰瘀阻滞脉络，肌肤失养，发为肌肉麻木、萎缩。

3. 临床表现与鉴别

（1）**核心症状**　四肢倦怠无力，脘腹胀满，呕吐清涎，阵发性咳嗽，肌肉消瘦或麻木，舌淡胖苔白腻，脉虚大或细涩。重证可见吞咽困难、喘满胸闷。

（2）**辨证要点**　需与肌痹、肺痹鉴别：肌痹以肌肉疼痛为主；肺痹以咳喘气逆为要；脾痹以消化障碍伴肌肉病变为特征。

（3）**分期特点**　初期以肌痹症状为主，中期出现腹胀呕逆，晚期累及肺肾，出现呼吸困难、水肿等脏器衰竭征象。

4. 治法与方药

（1）**健脾祛湿**　脾虚湿盛者，用参苓白术散、异功散；呕吐甚者，配半夏、砂仁。

（2）**温阳散寒**　寒湿困脾者，选附子理中汤、黄芪丸，重用干姜、肉桂。

（3）**化痰通络**　痰瘀阻络者，用枳术丸加白芥子、丹参，后期佐虫类药如地龙。

（4）**调和肝脾**　肝郁乘土者，以逍遥散合香砂六君子汤疏肝健脾。

（5）**针灸特色**　取太白、足三里、中脘等穴，配合艾灸温补脾阳；导引法注重腹部按摩及四肢屈伸训练。

5. 转归与调护

（1）**预后因素**　未累及脏腑、病程短者易治；出现喘满、水肿等脏痹症状者，预后不良。古籍强调"入脏者死"，现代提示合并多系统损害者死亡率升高。

（2）**传变规律**　脾痹可传肺致咳喘（肺痹），传肾致水肿（肾痹），或向心肝传变，出现心悸、胁痛。

（3）**调护要点**　①避邪护阳：秋冬注意保暖，避免湿冷环境；长夏季节忌食生冷，防止外湿引动内湿。②饮食调理：以山药、茯苓、薏苡仁等健脾食材为主，辅以陈皮、砂仁理气化湿；忌油腻、黏滞之品。③情志管理：保持心境平和，避免忧思过度，辅以八段锦、呼吸吐纳调节气机。④功能康复：肌肉萎缩者每日进行抬腿、握拳等抗阻训练，配合局部艾灸以温通经络。

6. 学术传承

（1）**病机拓展** 金元医家补充"痰瘀致痹"理论，提出"脾病及胃"的升降失调机制；清代重视升麻、柴胡升举脾阳的独特作用。

（2）**诊断细化** 《症因脉治》补充脉象鉴别：弦滑主脾虚停滞，虚细主脾弱久痢。

7. 临证精要

（1）**分期论治** 急性期以祛邪为主，用麻黄汤类宣散外邪；慢性期重在健脾，以四君子汤为基础，佐活血通络之品。

（2）**药对应用** 升麻配枳实升清降浊，半夏配茯苓化痰止呕，黄芪配防己益气利水，体现攻补兼施思路。

脾痹本质为本虚标实，脾虚失运为核心，外邪、痰瘀为标。治疗需遵循"急则治标，缓则治本"原则，早期截断病势防传变，后期注重脾肾双补。古籍理论结合现代病理研究，为重症肌无力、硬皮病等难治性疾病提供新的治疗靶点，突出"既病防传"与整体调护的重要性。

参考文献

［1］未著撰人. 黄帝内经素问［M］. 北京：人民卫生出版社，2012.

［2］（唐）孙思邈著；李景荣，苏礼，任娟莉，等校释. 千金翼方校释［M］. 北京：人民卫生出版社，1998.

［3］（宋）赵佶. 圣济总录（上册）［M］. 北京：人民卫生出版社，1982.

［4］（清）高士宗，吴昆. 黄帝内经素问直解［M］. 北京：学苑出版社，2001.

［5］（隋）巢元方著；高文柱，沈澍农校注. 中医必读百部名著·诸病源候论［M］. 北京：华夏出版社，2008.

［6］（明）马莳. 黄帝内经素问注证发微［M］. 北京：科学技术文献出版社，1999.

［7］包来发. 李中梓医学全书·医宗必读［M］. 北京：中国中医药出版社，1999.

［8］（明）李梴. 医学入门［M］. 上海：上海科学技术文献出版社，1997.

［9］（明）皇甫中. 明医指掌［M］. 北京：中国中医药出版社，2006.

［10］李志庸. 张景岳医学全书·景岳全书［M］. 北京：中国中医药出版社，1999.

［11］（清）罗美. 内经博议［M］. 北京：中国中医药出版社，2015.

［12］田思胜. 沈金鳌医学全书·杂病源流犀烛［M］. 北京：中国中医药出版社，1999.

［13］（清）薛雪. 医经原旨［M］. 上海：上海中医学院出版社，1992.

［14］郑林. 张志聪医学全书·黄帝内经素问集注［M］. 北京：中国中医药出版社，1999.

［15］（清）翁藻. 医钞类编（一）［M］. 北京：中国中医药出版社，2015.

［16］（清）何梦瑶. 医碥［M］. 北京：人民卫生出版社，1993.

［17］（清）吴谦. 御纂医宗金鉴（武英殿版排印本）［M］. 北京：人民卫生出版社，1963.

［18］（唐）孙思邈著；李景荣，苏礼，任娟莉，等校释. 备急千金要方校释［M］. 北京：人民卫生出版社，1998.

［19］未著撰人. 灵枢经［M］. 北京：人民卫生出版社，2012.

［20］（唐）杨上善著；李克光，郑孝昌主编. 黄帝内经太素校注（上册）［M］. 北京：人民卫生出版社，2003.

［21］郭君双. 吴昆医学全书·素问吴注［M］. 北京：中国中医药出版社，1999.

［22］李志庸. 张景岳医学全书·类经［M］. 北京：中国中医药出版社，1999.

［23］孙洽熙. 黄元御医学全书·素问悬解［M］. 北京：中国中医药出版社，1996.

［24］（明）秦景明. 症因脉治［M］. 上海：第二军医大学出版社，2008.

［25］（汉）华佗. 中藏经［M］. 北京：学苑出版社，2007.

［26］陆拯. 王肯堂医学全书·证治准绳［M］. 北京：中国中医药出版社，1999.

［27］张民庆，王兴华，刘华东. 张璐医学全书·张氏医通［M］. 北京：中国中医药出版社，1999.

［28］田思胜，高巧林，刘建青. 朱丹溪医学全书·丹溪手镜［M］. 北京：中国中医药出版社，2006.

［29］（元）滑寿. 读素问钞［M］. 北京：人民卫生出版社，1998.

［30］包来发. 李中梓医学全书·内经知要［M］. 北京：中国中医药出版社，1999.

［31］（清）费伯雄. 医醇賸义［M］. 北京：中国医药科技出版社，2018.

［32］（清）章楠. 灵素节注类编·医门棒喝三集［M］. 杭州：浙江科学技术出版社，1986.

［33］（清）张琦. 素问释义［M］. 北京：科学技术文献出版社，1998.

［34］田思胜，高巧林，刘建青. 朱丹溪医学全书·脉因证治［M］. 北京：中国中医药出版社，2006.

［35］（清）顾靖远. 顾松园医镜［M］. 北京：中国医药科技出版社，2014.

［36］孙中堂. 尤在泾医学全书·金匮翼［M］. 北京：中国中医药出版社，1999.

［37］（清）董西园. 医级［M］. 北京：中国中医药出版社，2015.

［38］黄英志. 叶天士医学全书·临证指南医案［M］. 北京：中国中医药出版社，1999.

［39］（金）李东垣. 脾胃论［M］. 北京：中国中医药出版社，2007.

［40］（元）汪汝懋. 山居四要［M］. 北京：中国中医药出版社，2015.

［41］（金元）刘河间，张子和，李东垣，等. 金元四大医家医学全书·三消论［M］. 太原：山西科学技术出版社，2012.

［42］（清）林珮琴. 类证治裁［M］. 北京：人民卫生出版社，1988.

［43］（宋）严用和. 重辑严氏济生方［M］. 北京：中国中医药出版社，2007.

［44］（明）董宿. 奇效良方（上册）［M］. 天津：天津科学技术出版社，2003.

［45］柳长华. 陈士铎医学全书·辨证录［M］. 北京：中国中医药出版社，1999.

［46］（金）张元素. 医学启源［M］. 北京：中国中医药出版社，2007.

［47］田思胜. 沈金鳌医学全书·要药分剂［M］. 北京：中国中医药出版社，1999.

［48］张民庆，王兴华，刘华东. 张璐医学全书·本经逢原［M］. 北京：中国中医药出版社，1999.

［49］（清）杨时泰. 《本草述钩元》释义［M］. 太原：山西科学技术出版社，2009.

［50］张琨. 中国医学大成（三）·巢氏病源补养宣导法［M］. 北京：中国中医药出版社，1997.

［51］李世华，王育学. 龚廷贤医学全书·寿世保元［M］. 北京：中国中医药出版社，1999.

［52］陈湘君工作室. 陈湘君学术经验撷英［M］. 上海：上海中医药大学出版社，2009.

［53］眭书魁. 红斑狼疮中医治疗［M］. 北京：中国中医药出版社，2003.

［54］胡荫奇，常志遂. 痹病古今名家验案全析［M］. 北京：科学技术文献出版社，2003.

第二十章　肺痹

肺痹多由皮痹日久不愈，加之肺脏虚损，复感外邪，内舍于肺，肺气痹阻，宣降失司所致。临证除见皮痹的症状外，还可见咳喘、气急、胸闷，甚则胸背疼痛、呕恶等症。肺痹为五脏痹之一，病名最早见于《内经》，历代各家医籍多有散在记载。西医学的全身性硬皮病、系统性红斑狼疮、干燥综合征等自身免疫性疾病以间质性肺炎、肺弥漫性纤维化等病变为主者与本病相类似。

【经典原文】

《素问·五脏生成》　白脉之至也，喘而浮，上虚下实，惊，有积气在胸中，喘而虚，名曰肺痹，寒热，得之醉而使内也[1]51-52。

《素问·痹论》　帝曰：内舍五脏六腑，何气使然？岐伯曰：五脏皆有合，病久而不去者，内舍于其合也。故……皮痹不已，复感于邪，内舍于肺。所谓痹者，各以其时重感于风寒湿之气也[1]164。

《素问·四时刺逆从论》　少阴有余病皮痹隐轸，不足病肺痹，滑则病肺风疝，涩则病积溲血[1]240。

《素问·痹论》　凡痹之客五脏者，肺痹者，烦满喘而呕[1]165。

《素问·痹论》　淫气喘息，痹聚在肺；淫气忧思，痹聚在心；淫气遗溺，痹聚在肾；淫气乏竭，痹聚在肝；淫气肌绝，痹聚在脾。诸痹不已，亦益内也[1]165-166。

《素问·痹论》　帝曰：以针治之奈何？岐伯曰：五脏有俞，六腑有合，循脉之分，各有所发，各随其过，则病瘳也[1]166。

《素问·痹论》　帝曰：痹，其时有死者，或疼久者，或易已者，其故何也？岐伯曰：其入脏者死，其留连筋骨间者疼久，其留皮肤间者易已[1]166。

《素问·玉机真脏论》　是故风者百病之长也，今风寒客于人，使人毫毛毕直，皮肤闭而为热，当是之时，可汗而发也；或痹不仁肿痛，当是之时，可汤熨及火灸刺而去之。弗治，病入舍于肺，名曰肺痹，发咳上气。弗治，肺即传而行之肝，病名曰肝痹，一名曰厥，胁痛出食，当是之时，可按若刺耳[1]84。

《灵枢·邪气脏腑病形》　肺脉……大甚为胫肿；微大为肺痹引胸背，起恶日光[2]14。

【钩玄提要】

1.病名　"肺痹"病名始见于《素问·五脏生成》，在《内经》其他篇节中亦有提及。后世文献多从《内经》之名，如《圣济总录》明确指出："皮痹不已，复感于邪，内舍于肺，是为肺痹[3]478。"

2.病因病机　对肺痹病因病机的认识源于《内经》，多因皮痹不已，复感外邪，内舍于肺，或饮食不节，内伤脾胃，土不生金，或酒醉入房，肾精亏损，子盗母气，或肺气虚损，或少阴不足，导致肺虚气痹而成肺痹。后世医家在此基础上进行阐释，具体包括以下几个方面：

（1）**皮痹不已，复感外邪** 《内经》认为，皮痹不已，复感于邪，内舍于肺，是罹患肺痹的主要途径，后世诸家多从此说。《中藏经》首次提出外邪直中肺脏而为气痹的观点，其曰："痹者，风寒暑湿之气中于脏腑之为也……入于肺则名气痹……[4] 45"《诸病源候论》曰："皮痹不已，又遇邪者，则移入于肺……[5] 42-43"《备急千金要方》曰："以秋遇病为皮痹，皮痹不已，复感于邪，内舍于肺……[6] 372-373"《三因极一病证方论》云："三气袭入经络，入于筋脉、皮肉、肌骨，久而不已，则入五脏[7] 45。"《圣济总录》曰："皮痹不已，复感于邪，内舍于肺，是为肺痹[3] 478。"《医学入门》曰："五痹复感三邪，入五脏……[8] 678-679"《医宗必读》曰："皮、肉、筋、骨、脉，各有五脏之合，初病在外，久而不去，则各因其合而内舍于脏[9] 266。"《黄帝内经素问注证发微》曰："皮痹不已，而又重感于三气，则内舍于肺[10] 275。"《明医指掌》曰："风湿寒邪相杂至，袭入经络因成痹……或中皮脉肌骨筋，内舍心肝脾肾肺[11] 179。"《景岳全书》曰："五脏六腑之痹，则虽以饮食居处皆能致之，然必重感于邪而内连脏气，则合而为痹矣[12] 1010-1011。"《金匮翼》曰："风寒湿三气袭入经络……久不已则入五脏。烦满喘呕者肺也[13] 282。"《医宗金鉴》曰："久病皮痹，复感于邪，见胸满而烦喘咳之证，是邪内传于肺，则为肺痹也[14] 475。"《医碥》曰："五痹久不愈，重感于邪，则各传其脏。如见胸满烦喘咳嗽，是皮传肺，为肺痹也[15] 265。"《杂病源流犀烛》曰："筋骨皮肉脉又各有五脏之合，苟五者受而不去，则必内舍于合，而五脏之痹起……皮痹久，复感三气，内舍于肺[16] 235。"《医经原旨》曰："五脏各有所应也。病久不去，而复感于邪，气必更深，故内舍其合而入于脏[17] 325。"《医钞类编》认为淫邪"亦非径入五脏也。五脏各有合病，久而不去，内舍于其合也"[18] 489。《临证指南医案》则分析了外邪致痹的机制，认为"肺为呼吸之橐龠，位居最高，受脏腑上朝之清气，禀清肃之体，性主乎降，又为娇脏，不耐邪侵。凡六淫之气，一有所着，即能致病。其性恶寒恶热，恶燥恶湿，最畏火风。邪着则失其清肃降令，遂痹塞不通爽矣"[19] 127。《证治针经》亦云："肺为娇脏，不耐邪侵，清肃何为痹塞，大端不外六淫[20] 58。"《潜斋简效方》提出除风寒湿三气外，暑燥亦能致肺痹的观点，曰："虽经言风寒湿三气杂至，合而为痹，而暑燥二气亦何尝不侵肺而为痹乎？所以病机之诸气膹郁，诸痿喘咳，喻氏谓即'生气通天论'秋伤于燥之注脚，则喘咳气逆之隶于肺痹，亦不为谬[21] 499。"以上载述表明，皮痹日久不已，复感风寒湿等外邪，循经（俞）内传，由表入里，内舍于肺，导致肺气痹阻而成肺痹；外邪亦可直中肺脏，先出现肺脏的病变，后渐累及于皮。

此外，《内经》中对五体痹与季节的关系论之较详，而五脏痹由五体痹发展而来，故五脏痹与四时季节也有一定的关系。《素问·痹论》用"四时五脏阴阳"的思想方法，阐述了五脏痹的发病规律，为后世所宗。在五行中，肺与秋季相应，如《备急千金要方》曰："以秋遇病为皮痹，皮痹不已，复感于邪，内舍于肺[6] 372-373。"《黄帝内经素问注证发微》曰："肺主秋，亦主皮，肺气衰则三气入皮……[10] 275"可见秋季或是肺痹的好发季节，或是加重季节。

（2）**酒醉入房，脏腑失调** 此认识源于《素问·五脏生成》载"肺痹寒热，得之醉而使内也"[1] 51-52，言明酒醉入房可致肺痹。《重广补注黄帝内经素问》注曰："酒味苦燥，内益于心，醉甚入房，故心气上胜于肺矣[22] 113。"《素问吴注》亦云："酒味辛热，益于心火，火盛而金衰，使内则肾虚，肾虚则盗母气以自养，肺益衰矣。火益实而金益衰，故见上件诸证也[23] 235。"以上两家认为酒味辛热苦燥，内益于心，心火旺盛，则克伐肺金。《卫生宝鉴》载："《神农本草》云：酒味苦甘辛，火热有毒，主百邪毒，行百药，通血脉，厚肠胃，润皮肤，久饮伤神损寿。若耽嗜过度，其酷烈之性，挠扰于外；沉注之体，淹滞于中。百脉沸腾，七神迷乱，过伤之毒一发，耗真之病百生。故《内经》曰：因而大饮则气以逆，肺痹寒热，喘而虚惊，有积气在胸中，得之醉而使内也。酒入于胃，则络脉满而经脉虚[24] 32。"此家认为酒入于胃，令经脉虚，加之酒醉入房，耗伤肾精，气机逆乱，积气在胸，故而引发寒热、气逆而喘、虚惊等肺痹的症状。《症因脉治》曰："[肺痹之因]或形寒饮冷，或形热饮热。肺为华盖，恶热恶寒，或悲哀动中，肺气受损，而肺痹之症作矣[25]407-408。"指出寒热不同体质的人，若过饮冷热，则肺伤而致肺痹。《类经》释云："寒热者，金火相争，金胜则寒，火胜则热也。其因醉以入房，则火必更炽，水必更亏，肾虚盗及母气，故肺病若是矣[26]121。"《黄帝内经素问集注》注曰："入房太过则伤肾，肾为本，肺为末，本伤故肺虚也[27]51-52。"以上两家认为房事不节则伤肾，子盗母气，肺气亦虚，若外邪乘袭，则可发生肺痹。《灵素节注类编》释曰："名肺痹而发寒热，是得之醉后入房，先因酒热伤肺，又为欲火伤肾，金水两伤，而成肺痹[28]143。"此注明确指出，酒热伤肺，纵欲伤肾，阴亏火炽，肺肾亏虚而致肺痹。《临证指南医案》云："肺象空悬，气窒声音不出。舌乃心苗，热灼则舌本不展。以唇口肺微之病，乃辛热酒毒之痹[19]127。"明确指出肺痹得之于辛热酒毒。总之，酒味辛热苦燥，内益心火，克伐肺金，或饮食不节，嗜酒无度，内伤脾胃，运化失常，土不生金，或房事不节，纵情竭欲，肾精亏损，子盗母气，均可致肺脏虚损，气痹不行，而成肺痹。

（3）**肺气耗伤，邪客痹肺**　《素问·痹论》载："淫气喘息，痹聚在肺[1]165-166。"《黄帝内经太素》注曰："淫，过也。喘息，肺所为也。喘息过者，则肺虚邪客，故痹聚也[29]98。"《黄帝内经素问集注》亦注曰："淫气而致于喘息，则肺气不藏，而痹聚在肺矣[27]169。"以上两家指明"肺虚"是"邪客"成痹的基础，因反复喘息，肺气不藏而虚馁，若有外邪内侵，则易发生肺痹。另外，《全生指迷方》曰："肺脉……不足，病肺痹寒湿[30]18。"《辨证录》曰："肺痹之成于气虚，尽人而不知也[31]734。"《杂病源流犀烛》曰："诸痹不已，益入内而伤脏气，然有六经应之而为有余不足者[16]236。"又曰："因脏腑阴阳之有余不足，而外邪得以留之……[16]236"以上论述表明，肺气虚损是发生肺痹的重要原因，亦是外邪侵袭内舍其合而成痹的前提和基础。

（4）**少阴不足，肺虚气痹**　此认识源于《素问·四时刺逆从论》"少阴有余病皮痹隐轸，不足病肺痹"[1]240。后世医家对此经文的解释有三：①从经络循行解释。如《重广补注黄帝内经素问》注曰："足少阴脉从肾上贯肝膈入肺中，故……不足病肺痹也[22]504。"认为足少阴经气不足，不能滋养肺脏，可致肺虚气痹。②从五行学说解释，有三种观点。一是认为少阴君火不足，肺金无所畏，以致燥邪为患，肺痹以成。如《类经》注曰："火不足则金无所畏，燥邪独胜，故病为肺痹[26]319。"《素问吴注》亦注曰："不足则肺无所畏而生亢害，故病肺痹[23]347。"二是认为少阴君火不足，则温金不力，寒湿从生而致肺痹。如《黄帝内经素问直解》注曰："少阴不足，则火所内虚，故病肺痹[32]426。"《杂病源流犀烛》注曰："不足则不能温金，故肺痹[16]236。"三是认为少阴不足，子盗母气，导致肺气虚损而成痹。如《素问经注节解》曰："肾水逆连于肺母故也[33]425。"③《素问悬解》直接将《内经》原文中的"阳明"与"少阴"两句条文加以调换，曰："阳明有余病皮痹隐轸，不足病肺痹[34]112。"并释曰："肺主皮，与阳明大肠为表里，阳明有余病皮痹隐轸，表闭而邪郁也。疹见皮里，不能透发，谓之瘾疹。不足病肺痹，气梗而不降也[34]112。"总之，以上诸家虽从不同方面解释经文，但皆有可取之处，可以互参，同时也表明肺痹的发生与肾虚关系密切。

3. 症状与诊断　《素问·五脏生成》《素问·痹论》《灵枢·邪气脏腑病形》三篇对肺痹的症状有较为详细的记载，主要有脉喘而浮、上虚下实、惊、有积气在胸中、喘而虚、寒热、发咳上气、烦满、喘而呕、肺脉微大、肺痹引胸背、起恶日光等表现。后世所载肺痹症状多未脱离《内经》范畴，而是对其进行阐释和分析。

（1）**脉喘而浮，上虚下实，惊，有积气在胸中，喘而虚，寒热**　《素问·五脏生成》载："白脉之至也，喘而浮，上虚下实，惊，有积气在胸中，喘而虚，名曰肺痹，寒热，得之醉而使内也[1]51-52。"

关于肺痹的脉象，《重广补注黄帝内经素问》注曰："喘为不足，浮者肺虚，肺不足是谓心虚，上虚则下当满实矣……然脉喘而浮是肺自不足……[22]113"《黄帝内经太素》详述了"白脉"的特征，曰："肺脉手太阴属金也，色白，故曰白脉。白脉，秋脉。秋脉如浮，其气来轻虚以浮，来急去散，以为平好[29]480。"并阐释肺痹脉象的机制，曰："今虽得浮，然动如人喘，即知肺气并心，心实故惊，肺虚故有积气在于胸中，出气多嘘，名曰肺痹[28]480。"《类经》释曰："脉喘而浮者，火乘金而病在肺也。喘为气不足，浮为肺阴虚[26]121。"《黄帝内经素问集注》注曰："呼吸者，脉之头也。盖呼吸急则脉亦急，故以呼吸之喘急，以形容脉之急疾也。肺主气而虚，故脉浮……[27]51-52"《黄帝内经素问直解》释曰："喘而浮，脉体急疾而上浮也[32]82。"《素问悬解》注曰："肺属金，其色白，白脉之至，喘而浮，是肺气之结滞也[34]45。"以上论述表明，"白脉"即指肺脉，"喘而浮"是肺痹的脉象特征。《黄帝内经素问集注》提出"以呼吸之喘急，以形容脉之急疾"[27]51-52，故"喘而浮"表现为脉急疾而上浮。至于出现此脉象的机制，诸家皆从"肺不足"解。

关于"上虚下实"，此有两解：一是从脉象特点解，"上""下"为浮、沉之意。如《黄帝内经素问集注》认为"肺主气而虚，故脉浮，病气而不病血，病上而不病下，故脉上虚而下实也"[27]51-52，《灵素节注类编》亦认为"喘而浮，上虚下实者，脉之浮部虚，沉部实也"[28]143。二是从病机解，如《类经》以此来解释"惊"及"有积气在胸中"的机制，认为"肺虚于上，则气不行而积于下，故上虚则为惊，下实则为积"[26]121。

关于"惊"，诸家皆从肺气不足阐释，如《重广补注黄帝内经素问》注曰："以其不足，故善惊而气积胸中矣[22]113。"《黄帝内经素问集注》释曰："阳气虚则善为惊骇矣[27]51-52。"《素问悬解》释曰："喘促而虚乏，心胆惊怯，肺病不能收敛君相二火故也[34]45。"

关于"有积气在胸中"，此有两解：一是指胸闷的症状，如《重广补注黄帝内经素问》注曰："以其不足，故善惊而气积胸中矣[22]113。"《黄帝内经素问集注》注曰："酒者，熟谷之液，其气慓悍，入于胃中，则胃胀。气上逆则满于胸中，醉而使内，则气上逆，故有积气在胸中也[27]51-52。"《素问悬解》亦曰："诊曰有积气在胸中，下虚而上实，肺气不降，痞塞胸中故也[34]45。"二是指病机，如《素问吴注》以此来解释"喘而虚"的机制，其曰："盖肺金不足，则心火乘其虚而克贼之。惊，心实而惊，肺受火邪，失其治节，故有积气在胸中，令人喘而虚也，是名肺痹[23]235。"《灵素节注类编》则"以其有积气在胸中，故心肝之气亦不舒，而为惊惕"[28]143来解释"惊"的发病机制。

关于"喘而虚"，诸家多从肺虚气痹，"肺气不行"来解释。如《类经》释曰："气在胸中，喘而且虚，病为肺痹者，肺气不行而失其治节也[26]121。"《黄帝内经素问集注》释曰："胸中为气之海，上注于肺，以司呼吸，邪积于上，则膻中之正气反虚故为虚喘也[27]51-52。"《灵素节注类编》释曰："以其有积气在胸中，故心肝之气亦不舒，而为惊惕，气喘而虚……[28]143"《素问悬解》释曰："喘促而虚乏，心胆惊怯，肺病不能收敛君相二火故也[34]450。"

关于"寒热"，其机制诸家注解较为一致，因肺虚气痹，导致营卫不和，皮毛失敛，邪气乘虚而入，故发寒热。如《黄帝内经素问集注》注曰："脏真高于肺，主行荣卫阴阳，阴阳虚乘则为往来之寒热矣[27]51-52。"《灵素节注类编》释曰："名肺痹而发寒热，是得之醉后入房，先因酒热伤肺，又为欲火伤肾，金水两伤，而成肺痹，痹者，气闭不能输布，营卫不和，故气喘而发寒热也[28]143。"《黄帝内经素问直解》释曰："此病名曰肺痹，而有皮毛之寒热，盖惊积，非肺脏之本病，故得之醉，而使邪气之内入也[32]82。"《素问悬解》释曰："皮毛寒热，肺主皮毛，皮毛失敛，感冒风寒，故生寒热，名曰肺痹[34]45。"

（2）烦满，喘而呕　关于《素问·痹论》所载肺痹症状"烦满喘而呕"[1]165，《黄帝内经太素》注曰："邪气客肺及手太阴，故烦满喘呕也[29]95。"《读素问钞》释曰："以脏气应息，又其脉还循胃口，故使烦满喘而呕[35]59。"《内经知要》释曰："肺在上焦，脉循胃口，故为烦满，喘而且呕[36]56。"《张氏医通》释曰："肺痹则肺气不清，胃热上逆，故烦喘而呕[37]181。"《黄帝内经素问集注》注曰："肺主气而司呼吸，其脉起于中焦，还循胃口，上膈属肺，故痹则烦喘而呕[27]169。"《灵素节注类编》释曰："肺痹者，遏其心火而多烦，肺主气而居胸，气痹，故胸满而喘，肺胃相连，故胃气亦逆，则呕也[28]277。"《黄帝内经素问直解》释曰："肺脉起于中焦，为心之盖，故肺痹者，烦满；肺主呼吸，脉循胃口，肺痹故喘而呕[32]288-289。"《杂病源流犀烛》释曰："盖痹既入肺，则脏气闭而不通，本气不能升举。肺职行治节，痹则上焦不通，而胃气逆，故烦满喘而呕也[16]235。"《医醇賸义》释曰："此一条明是肺胃同病。肺居至高，脉循胃口。肺气受邪，从胃而上，清肃之令不能下行，故烦满而呕。其作呕，则胃亦受邪，水谷之气不安也[38]150。"

综上，后世诸家对本组症状的解释大致相同，多从肺经循行解，认为肺脉起于中焦，脉循胃口，肺气痹阻，故胸满而喘，胃失和降，故上逆而呕。但亦有不同见解者，如《杂病源流犀烛》认为肺主治节，痹则上焦不通，中焦胃气上逆，故烦满喘而呕；《灵素节注类编》则将"烦满"中的"烦"解释为心烦，是因肺气痹，"遏其心火"所致；《医醇賸义》认为此为肺胃同病，"呕"不仅和"肺气受邪"，循经脉"从胃而上"有关，且和"胃亦受邪，水谷之气不安"有关。

（3）**肺脉微大，肺痹引胸背，起恶日光**　针对《灵枢·邪气脏腑病形》所载"肺脉……微大为肺痹引胸背，起恶日光"[2]14，后世医家进行阐释。《黄帝内经太素》释曰："肺气微大，又得秋时寒气，故发为痹痛，前引胸，后引背输[29]516-517。"《黄帝内经灵枢注证发微》释曰："若得脉大而微，则肺痹引于胸背，见火知畏，虽日光亦所恶也[39]30。"《类经》释曰："若其微大，亦由肺热，故为肺痹引胸背……起畏日光，以气分火盛而阴精衰也[26]100。"《灵素节注类编》释曰："微大者，热伤津液，肺气痹而引，胸背皆不舒，《痹论》曰：肺痹者，烦满喘而呕也，起恶日光，亦火郁之故也[28]153。"《医会元要》释曰："大甚为胫肿，微大为肺痹引胸背（大即满指主多气少血和血气盛于下则为胫肿，微盛于上则为肺痹引胸背也），起恶日光（阴血少，故恶日光，金畏火也）[40]929。"

综上，关于肺脉"微大"，诸家认为是肺热之象。关于"肺痹引胸背"，多从肺经循行解，强调肺气痹阻可牵引胸背，出现疼痛。关于"起恶日光"，则认为是因肺"气分火盛而阴精衰""见火知畏"，故"日光亦所恶"。

（4）**发咳上气**　《素问·玉机真脏论》载："弗治，病舍于肺，名曰肺痹，发咳上气[1]84。"此论风寒客于人体之后，没有经过及时治疗，病邪由浅入深，由表及里，先舍于肺，后依次传变的规律，并指出肺痹"发咳上气"的症状。《黄帝内经素问注证发微》注曰："乃弗从而治之，则为肺痹之证。盖邪入于阴，则病必为痹，而肺主皮毛，故为肺痹也……然肺在变动为咳，乃发咳而气上耳[10]148。"《医经原旨》注曰："邪入于阴则痹，故肺受风寒则病为肺痹，而其变动为咳，咳为喘息，故为上气[17]266。"总之，风寒侵袭，失治误治，邪气入里，内舍于肺，宣肃失职，而见咳喘之症。

4. 治法方药　《内经》中未提及肺痹具体的治法方药，仅有对五脏痹针刺治疗的认识。《素问·痹论》确立了针刺治疗五脏痹的原则为取其俞穴，各分刺之，曰："五脏有俞，六腑有合，循脉之分，各有所发，各随其过，则病瘳也[1]166。"关于针刺治疗肺痹的具体方法，选择针刺太渊穴。《灵枢·九针十二原》云："五脏有疾，当取之十二原，十二原者，五脏之所以禀三百六十五节气味也[2]3。"又云："阳中之少阴，肺也，其原出于太渊，太渊二[2]3。"肺的俞穴与原穴为同一处，为太渊穴。选择其原穴，体现了《内经》治疗五脏痹重视人体元气的原则。具体操作上，取半刺法，如《灵枢·官针》载："凡刺有五，以应五脏。一曰半刺；半刺者，浅内而疾发针，无针伤肉，如拔毛状，以取皮气，此肺之应也[2]22。"

5. 转归预后　关于肺痹的传变，《内经》认为肺痹失治，可发展为肝痹。如《素问·玉机真脏论》曰："今风寒客于人，使人毫毛毕直，皮肤闭而为热，当是之时，可汗而发也；或痹不仁肿痛，当是之时，可汤熨及火灸刺而去之。弗治，病入舍于肺，名曰肺痹，发咳上气。弗治，肺即传而行之肝，名曰肝痹[1]84。"经文以风寒客于皮毛，肺卫受邪，腠理闭塞而症见发热为例，若失于汗解，则可发生肢体麻木、肿胀、疼痛等肢体痹证。若再延误失治，邪入于阴，则可发生肺痹。肺属金，金克木，故肺痹失治，又可传于肝而为肝痹。

关于肺痹的转归与预后，《内经》中并无明确记载，只是从五脏痹整体而论，如《素问·痹论》曰："痹……其入脏者死，其留连筋骨间者疼久，其留皮肤间者易已[1]166。"后世医家多宗其说，如《中藏经》曰："入腑则病浅易治，入脏则病深难治[4]45。"《备急千金要方》曰："善治病者，病在皮毛肌肤筋脉而治之，次治六腑，若至五脏，则半死矣[6]257。"《脉因证治》曰："久而不去，内舍五脏之合，待舍其合，难治矣[41]471。"《医学入门》曰："五痹复感三邪，入五脏，卧不起床，泻多食少，亦如中风入脏者死[8]678-679。"《证治准绳·杂病》曰："痹在五脏之合者可治，其入脏者死[42]146。"《景岳全书》曰："若欲辨其轻重，则在皮肤者轻，在筋骨者甚，在脏腑者更甚[12]1010-1011。"《医宗必读》认为："在外者祛之犹易，入脏者攻之实难[9]266。"《顾松园医镜》曰："五脏痹显，而难治矣[43]209。"《杂病源流犀烛》曰："五脏之痹……脏症显，便不易治……[16]235"《金匮翼》曰："大抵显脏症则难治矣[13]282。"以上诸家均强调痹病邪入脏则病重难治，预后不良。

【传承发展】

1. 病名

（1）**气痹**　《中藏经》首次提出"气痹"之名，曰："痹者，风寒暑湿之气中于脏腑之为也……入于肺则名气痹……[4]45"虽言气痹，但所述实为风寒暑湿之邪直中肺脏所致肺痹。清代有医家直接将"肺痹"称为"气痹"者，如《医门法律》曰："肺为相傅之官，治节行焉，管领周身之气，无微不入，是肺痹即为气痹明矣[44]261。"《辨证录》曰："肺为相傅之官，治节出焉，统辖一身之气，无经不达，无脏不转，是气乃肺之充，而肺乃气之主也。肺病则气病，而气病则肺亦病。然则肺痹即气痹也，肺痹既为气痹，治肺痹者乌可舍气而不治乎[31]734。"以上两家均称"肺痹即气痹"，从其论述来看，所谓气痹是从"肺主气"的功能角度来称肺痹的，即《素问·五脏生成》所曰"诸气者皆属于肺"[1]49-50之意。

（2）**气极**　《备急千金要方》载："凡气极者，主肺也。肺应气，气与肺合。又曰：以秋遇病为皮痹，皮痹不已，复感于邪，内舍于肺，则寒湿之气客于六腑也。若肺有病则先发气，气上冲胸，常欲自恚[6]372-373。"此论虽未直言肺痹，但从其所述可知此间气极或与肺痹为同一疾病，且气极专指病机为皮痹不已，内舍于肺之肺痹。

（3）**皮痹**　把肺痹称为皮痹仅见于《症因脉治》，其曰："［肺痹之症］即皮痹也。烦满喘呕，逆气上冲，右胁刺痛，牵引缺盆，右臂不举，痛引腋下。此肺痹之症也[25]407-408。"从所描述的临床症状来看，仍为《内经》中肺痹的表现，而非皮痹症状。皮痹进一步发展可致肺痹，两者虽关系密切，但并不能相等同。

2. 病因病机　关于肺痹的病因病机，后世医家在《内经》的基础上有所补充和发挥，主要包括以下几个方面：

（1）**七情伤肺**　肺痹的病因除皮痹内舍于肺及外邪干肺外，有医家还认为与人的七情相关。如《中藏经》曰："气痹者，愁思喜怒过多，则气结于上，久而不消，则伤肺，伤气则生气渐衰，而邪气愈胜[4]46。"言及情志太过可使气机郁结，久郁则肺脏伤，正虚邪实，肺痹以成。《症因脉治》曰："[肺痹之因]……或悲哀动中，肺气受损，而肺痹之症作矣[25]407-408。"认为七情之中悲伤肺，肺气损则肺痹生。《杂病源流犀烛》曰："不特三气入舍于其合而后成痹，即七情过用，亦能伤脏气而为病，以气淫，则燥能消阴故也[16]235。"《内经博议》亦曰："凡七情过用，则亦能伤脏气而为痹，不必三气入舍于其合也。所以然者，阴气静则神藏，躁则消亡。故气不养而上逆喘息，则痹聚在肺……盖七情过用，而淫气能聚而为痹，以躁则消阴故也[45]133-134。"以上两家则认为肺痹之病成不一定都是通过"皮痹不已，内舍于肺"这一致病途径，七情太过可伤脏气而成痹。《临证指南医案》认为肺痹"得之忧愁思虑，所以肺脏受病"[19]127，又云"上焦不行，下脘不通，周身气机皆阻"[19]127。说明忧愁思虑可伤及肺脏，导致上焦不行，肺气痹阻，甚至可致周身气机皆阻。《辨证录》则指出多怒、多欲等情志变化会导致肝、肾之气逆于肺，肺气受伤而成痹，其曰："多怒而肝之气逆于肺，多欲而肾之气逆于肺，肺气受伤，而风寒湿之邪遂填塞肺窍而成痹矣[31]734。"总之，七情过用，或情志不遂，或悲哀动中，或忧愁思虑，或多怒多欲，均可致肺气受损，或气机失调，而致肺宣降失职，气痹不行，发生肺痹。

（2）**痰瘀气滞**　六淫邪气可直中肺脏而成痹，内生之痰、瘀同样可致肺脏受病而为痹。《卫生宝鉴》指出饮酒而致本病，云："因而大饮则气以逆，肺痹寒热，喘而虚惊，有积气在胸中，得之醉而使内也[24]32。"即因酒易生痰之故。《临证指南医案》曰："痹者，闭而不通之谓也。正气为邪所阻，脏腑经络，不能畅达，皆由气血亏损，腠理疏豁，风寒湿三气得以乘虚外袭，留滞于内，致湿痰浊血，流注凝涩而得之[19]224。"《医级》亦曰："痹非三气，患在痰瘀[46]101。"以上两家均提出痰、瘀是致痹的重要病理因素。《类证治裁》强调了痹证经络壅闭、气血凝滞的病机特点，其曰："诸痹……良由营卫先虚，腠理不密，风寒湿乘虚内袭，正气为邪所阻，不能宣行，因而留滞，气血凝滞，久而成痹[47]269。"由此可见，外邪侵袭，或嗜酒肥甘，或气血失调，导致痰瘀交结，阻滞气机，肺失宣降，则可发生肺痹。

（3）**其他脏腑虚损或功能失调**　后世有医家从脾胃角度探讨肺痹的病因病机，如《辨证录》曰："脾胃既受风寒湿之邪，则邪亦随脾胃之气，而输之于肺，而肺乃受伤矣。况多怒而肝之气逆于肺，多欲而肾之气逆于肺，肺气受伤，而风寒湿之邪遂填塞肺窍而成痹矣[31]734。"又云："然而生肺气者，止有脾胃之土，而克肺者有心焉，仇肺者有肝焉，耗肺者有肾焉。一脏腑之生，不敌众脏腑之克，此气之所以易衰，而邪之所以易入也[31]734。"《医门法律》亦曰："夫心火之明克肺金者，人之所知；而脾土之暗伤肺金者，多不及察。盖饮食入胃，必由脾而转输于肺，倘脾受寒湿，必暗随食气输之于肺，此浊气干犯清气之一端也。肝之浊气，以多怒而逆干于肺；肾之浊气，以多欲而逆干于肺。三阴之邪以渐填塞肺窍，其治节不行，而痹成矣[44]261。"由此可见，外感寒湿或饮食不节，损伤脾胃，中焦运化失职，土不生金；心、肝、肾等脏虚损或功能失调，按照五行生克而波及肺，均可导致肺气受伤，邪气易入，则肺痹易成。

3.症状与诊断　后世医家除对《内经》所载肺痹症状进行分析和阐释外，尚有部分补充和发挥。如《备急千金要方》载"引胸背起腰内"[6]365-366，《诸病源候论》载"其状，气奔痛"[5]42-43，《圣济总录》载"其候胸背痛甚"[3]478，《症因脉治》载"右胁刺痛，牵引缺盆，右臂不举，痛引腋下"[25]407-408等论述，描述了肺痹疼痛的部位及程度。《圣济总录》载"上下痞塞，不能息"[3]478"胸胁满急"[3]478"上气闭塞，胸中胁下支满，乍作乍止"[3]478"上气发咳"[3]479"胸心满塞，上气不下"[3]479，《辨证录》载"心膈窒塞……上气满胀，不能下通"[31]734等论述，则详细说明了肺痹"有积气在胸中"的具体表现。《严氏济生方》载"皮肤无所知觉"[48]118，《奇效良方》载"皮无所知"[49]655等论述强调了肺痹所兼有的皮痹症状。《临证指南医案》载肺痹医案15例，论其表现既有咳嗽、咯痰、寒热、胸痞等轻症；又有卧则喘急，鼻窍干焦，呻吟呼吸不爽，上下交阻而厥，气滞声音不出等重症；还可见痹痛、肌肉着席而痛转加之外候。除了肺系症状外，病案中还详载了伴随的胃肠症状，如脘中痞胀、纳谷腹胀、腹膨、嗳气不展、呃逆等，与《内经》"烦满喘而呕"相对应。

关于肺痹的脉象特征，《医宗必读》指出肺痹的脉象为"肺脉微"[9]266，《症因脉治》则详细阐述了肺痹的脉象表现，脉涩为肺痹总特点，脉象随证型不同而各异，其曰："[肺痹之脉]寸口脉涩，责之在肺。或见迟弦，寒饮所伤；或见洪数，乃是伤热；浮迟肺寒，沉数里热[25]407-408。"

关于肺痹与皮痹的鉴别。皮痹为五体痹之一，肺痹为五脏痹之一。皮痹病在皮，是以肤冷麻木、浮肿，甚则皮肤变硬、萎缩，关节屈伸不利为主要表现；肺痹病在肺，多由皮痹日久不愈，复感外邪，内舍于肺而致，皮痹若见喘嗽气急，胸背疼痛，心胸烦闷，卧则喘促，甚则呕恶者为肺痹。两者临床表现不同，但皮与肺有对应的相合关系，因此两者关系密切。后世医家甚至有将两者混淆，把皮痹症状描述为肺痹的表现，如《严氏济生方》曰："皮痹之为病，应乎肺，其状皮肤无所知觉，气奔喘满[48]118。"《奇效良方》曰："遇秋得者为皮痹，中于肺则皮无所知，烦满时呕，气奔痛[49]655。"《症因脉治》甚至云："[肺痹之症]即皮痹也[25]407-408。"《顾松园医镜》曰："其论肺痹、心痹、脾痹、肝痹、肾痹者，病之所属，皮痹、脉痹、肌痹、筋痹、骨痹者，病之所在[43]209。"认为五体痹和五脏痹是相同的，只是从不同的角度来命名。总之，以上诸家虽然强调了肺痹和皮痹的密切关系，但将两者混同，脱离了《内经》的原旨，故临床应注意鉴别。

4. 治法方药 《内经》中未提及肺痹具体的治法方药，仅有对五脏痹针刺治疗的认识，后世医家在肺痹的治疗方面有所发展。肺痹的基础病机是肺气痹阻，宣降失司，但因寒热虚实的不同，治疗方法有异，应随证施治，主要体现在以下几个方面：

（1）宣散风寒，兼以补益肺气 本法以祛除风寒湿邪为主，兼以补肺，是以祛邪为主的治法，主要用于肺痹早期，风寒痹肺者。《证治准绳·杂病》提出用解表或涌吐的方法宣通肺气，以治疗肺痹而喘，曰："是肺痹而喘治法，或表之，或吐之，使气宣通而愈也[42]92。"《临证指南医案》提出"治肺痹以轻开上"[19]302，选药多用微苦微辛之品，曰："清邪在上，必用轻清气药。如苦寒治中下，上结更闭[19]127。"又曰："因于风者，则用薄荷、桑叶、牛蒡之属，兼寒则用麻黄、杏仁之类……一切药品，总皆主乎轻浮，不用重浊气味，是所谓微辛以开之，微苦以降之，适有合乎轻清娇脏之治也[19]127-128。"常用方剂有当归汤[3]478、五味子汤[3]479、防风汤[3]486等。《圣济总录》载当归汤"治肺痹上气闭塞，胸中胁下支满，乍作乍止，不得饮食，唇干口燥，手足冷痛"[3]478。方中以防风、柴胡、细辛、麻黄、桂枝发散风寒，半夏、杏仁燥湿化痰，止咳平喘；辅以人参、黄芪补益肺气，益卫固表，当归活血通痹。又载五味子汤"治肺痹上气发咳"[3]479。本方以麻黄、细辛、桂枝解表散寒，宣通肺气以通痹，紫苏子、紫菀、半夏燥湿化痰，降气平喘以肃肺；辅以人参、五味子补肺益气以固本，当归活血养血以利通痹。又载防风汤"治肺中风寒湿，项强头昏，胸满短气，嘘吸颤掉，言语声嘶，四肢缓弱，皮肤瘙痹"[3]486。本方以防风、麻黄、独活、桂枝、细辛、菊花祛风除湿，发表散寒，前胡、杏仁降气化痰；辅以黄芪、人参补肺固表，川芎活血通痹。

（2）祛风散寒，化痰通络，清心醒神，补气敛肺 本法主要针对风、寒、湿、痰诸邪，兼以补肺，亦为祛邪为主的治法，可用于肺痹之风寒湿痹肺，化热扰心而致神志异常者。常用方剂为赤箭丸[3]486-487。《圣济总录》载本方"治肺感外邪，皮肤瘙痹，项强背痛，四肢缓弱，冒昧昏塞，心胸短气"[3]486。方中以羌活、细辛、桂枝、防风、麻黄、蔓荆子合天麻、天南星、白附子、五加皮、萆薢等发表散寒，祛风除湿，化痰通络，以宣肺气之痹；羚羊角、犀角、枫香脂、牛黄、冰片、麝香等清心凉血，开窍醒神，以解因肺气痹遏其心火所致之神志异常；辅以白术、人参、山茱萸、五味子、阿胶等补气敛肺，以补肺气之虚。

（3）**清肺泄热，止咳平喘**　《医门法律》提出清肺气之法，曰："皮痹不已，传入于肺，则制方当以清肺气为主[44]260。"本法专注于清泻肺热，可用于肺痹之热邪痹肺者。常用方剂为家秘泻白散[25]408。《症因脉治》论肺痹之治时曰："火热伤肺者，家秘泻白散[25]407-408。"本方以桑白皮、地骨皮、黄芩、石膏、黄连组方，共奏清泄肺热、止咳平喘之功。

（4）**清肺化痰，化瘀通痹**　本法可用于肺痹之痰热痹肺者。常用方剂为苇茎汤[6]382。《证治针经》曰："盖夫肺主百脉，为病最多：苇茎汤理上焦之气壅……[20]58"本方以芦根、冬瓜子、薏苡仁清肺化湿排痰，桃仁活血逐瘀，共奏清热化痰、宣痹肃肺之功。

（5）**泻肺行水，下气平喘**　本法可用于肺痹之痰饮痹肺者。常用方剂为葶苈大枣泻肺汤[6]381。《证治针经》曰："盖夫肺主百脉，为病最多……葶苈大枣汤法救上痹之危疴[20]58。"本方以葶苈子、大枣相合，急泻肺中痰水，有宣痹下气平喘之功。

（6）**清肺化痰，补肺宣痹**　本法主要用于肺虚痰热痹阻者。常用方剂有参橘煎[25]408-409、人参平肺散[25]409、石膏汤[50]700等。《症因脉治》在论肺痹之治时曰："气虚上逆，参橘煎、人参平肺散[25]407-408。"参橘煎以人参、橘红二味同煎，为补肺化痰的基础方。人参平肺散以人参、天冬补肺养阴，桑白皮、地骨皮、知母、橘红清肺化痰，共收标本兼治之效。《普济方》载石膏汤"治肺痹"[50]700。本方以石膏、桑白皮、款冬花、桔梗、麻黄清肺化痰宣肺气之痹，以熟地黄、麦冬养阴润肺。

（7）**燥湿化痰，补肺宣痹**　本法主要用于肺虚痰湿痹阻者。常用方剂为紫苏子汤[3]479。《圣济总录》载本方"治肺痹胸心满塞，上气不下"[3]479。方中以紫苏子、半夏、陈皮燥湿化痰，肃肺降气，人参、白术补肺益气，辅以桂枝通阳宣痹。

（8）**通阳散结，祛痰下气**　本法主要用于胸阳不振、痰气互结者。常用方剂为栝楼薤白白酒汤[51]79。《绛雪园古方选注》将《内经》有关肺痹的理论与《金匮要略》中治疗胸痹的方剂联系在一起，从通痹的角度认识并治疗肺痹，亦成一家之言，其曰："《内经》言：淫气喘息，痹聚在肺。盖谓妄行之气，随各脏之内因所主而入为痹……止就肺痹喘息咳唾、胸背痛、短气者，君以薤白，滑利通阳，臣以瓜蒌实，润下通阴，佐以白酒，熟谷之气上行药性，助其通经活络，而痹自开[51]80。"

（9）**温阳散寒，祛湿化痰**　本法温阳气与化痰湿并施，主要用于肺脏虚寒、痰湿痹阻者。常用方剂有大露宿丸[6]373、杏仁丸[3]478、助气散痹汤[31]735等。《备急千金要方》载大露宿丸"治气极虚寒，皮痹不已，内舍于肺，寒气入客于六腑，腹胀虚满，寒冷积聚百病"[6]373。方中以矾石、皂荚、桔梗祛湿化痰，干姜、肉桂、附子温阳散寒，温肺化饮。《圣济总录》载杏仁丸"治肺痹复感风冷，胸胁满急"[3]478。方中以杏仁、紫苏子、桔梗、枳实、射干、陈皮、赤茯苓、防葵、泽泻等化痰湿而宣肺痹，吴茱萸、桂枝、防风温阳气而散风寒，本方化痰祛湿通痹之力较强。《辨证录》载助气散痹汤治疗肺痹。方中以半夏、桔梗、陈皮、紫菀燥湿化痰通痹，以干姜、人参、花椒温阳散寒。

（10）**温阳化痰，行气通痹**　本法为上下同治、肺肾同治之法，上可温肺化饮，燥湿化痰，下可温肾散寒，降气通痹。常用方剂为橘皮丸[3]478。《圣济总录》载本方"治肺痹上下痞塞，不能息"[3]478。方中以陈皮、桔梗、前胡、防葵、葶苈子、紫苏子宣肺化痰，降气平喘，干姜、细辛温肺化饮，胡椒、川椒、荜茇、附子、桂枝、吴茱萸、乌头等温阳散寒，厚朴、枳实、大黄、槟榔行气通痹。

（11）**益气养阴，宣痹化痰**　常用方剂为加味五痹汤。《证治准绳·类方》用加味五痹汤"治五脏痹症"[42]519。五痹汤组方以人参、当归、白芍、川芎、五味子、白术等益气养血之品为主，加半夏、紫菀、杏仁、麻黄宣痹化痰以治疗肺痹。《杂病源流犀烛》亦曰："五脏之痹……宜五痹汤[16]239各加本经药[16]235。"

（12）**益气养阴，补肺宣痹**　本法是以补虚扶正为主的治法，主治肺虚气痹之证。常用方剂为生脉散[25]408加味。《症因脉治》在论肺痹之治时曰："肺气受损，肺虚液少，生脉散加二冬二母[25]407-408。"生脉散为补气养阴的基础方剂，加天冬、麦冬养肺阴，加川贝母、浙贝母化痰开痹。

（13）**补肺健脾，宣痹化痰**　《辨证录》曰："肺痹既为气痹，治肺痹者乌可舍气而不治乎[31]734。"又曰："肺虽主气，而补气之药，不能直入于肺也，必须补脾胃之气以生肺气[31]734。"指出治肺痹重在治气，而补肺气则需用培土生金之法。常用方剂为肺痹汤[31]734。《辨证录》载肺痹汤治疗肺痹，并析其方义曰："或谓人参助气是矣，但多用恐助邪气，何以用之咸宜乎？不知肺气之虚以成痹，非肺气之实以成痹也。人参畏实不畏虚，况又有苏叶以治风，半夏以消湿，肉桂以祛寒，则邪何能作祟哉！而且白术、茯苓以健脾开胃，白芍以平肝，黄连、肉桂以交心肾，则肺气自宁，自然下降，正不必陈皮之助矣[31]734。"

（14）**泻肺化痰平喘，理气和胃止呕**　本法为肺胃同治之法，常用方剂为桑朴汤[38]150。《医醇賸义》根据肺胃同病，创立桑朴汤治疗肺痹，方末朱祖怡注曰："桑朴汤，命名以桑皮泻肺、厚朴平胃为主药。用《金匮》半夏厚朴汤全方，以苏子易苏叶。彼治咽中如有炙脔，此治烦满喘而呕，皆所以利气。橘红、蒌皮、杏仁宣肺化痰，沉香、郁金、佛手和胃利气，贝母通治痰郁。其中厚朴、杏仁治喘，厚朴治满，半夏治呕，皆长沙古法。肺胃同治，先生始终不肯放松一呕字[38]150。"

此外，《临证指南医案》载肺痹医案15例，对于因风、寒、温热、湿、燥、气等致痹者分别施以不同方药，并善用苇茎汤、葶苈大枣泻肺汤、泻白散治疗肺痹危苛；善用紫菀、枇杷叶、杏仁、瓜蒌皮等辛润通肺之品治疗肺痹；善从肺与大肠的表里关系进行辨证论治，使肺痹的辨治更加深入和全面。另有部分本草文献还记载了治疗肺痹的药物，如《要药分剂》载白石英"治肺痹肺痈枯燥之病"[52]1191。

5. 预防调护　关于肺痹的预防调护，后世载述较少，唯《中藏经》曰："宜节忧思以养气，慎怒以全真，此最为良矣[4]47。"

6. 转归预后　《内经》从五脏痹整体论其预后，强调邪入脏则病重难治，预后不良。《医宗金鉴》在此基础上提出，痹久入脏之预后好坏取决于脏气之虚实，曰："痹在筋骨痛难已，留连皮脉易为功，痹久入脏中虚死，脏实不受复还生[14]475。"并解释曰："痹在筋骨则受邪深，故痛久难已。痹在皮脉则受邪浅，故易治也。凡痹病日久内传所合之脏，则为五脏之痹。若其人中虚受邪，则难治多死，其人脏实而不受邪，复还于外，则易治多生。假如久病皮痹，复感于邪，当内传肺而为肺痹，若无胸满而烦喘咳之证，则是脏实不受邪[14]475。"

【应用示例】

1. 风寒痹肺　《程杏轩医案》：又幼女外感咳嗽误药酿成肺痹急证。

歙俗信神，无知之徒，将神庙签诗，混编药名，乡愚患病，辄往求之，呼为神药，贻害甚多。靖兄外贸，幼女在襁褓中，时值冬寒，感冒外邪，发热咳嗽。其妻误听人言，往求神签。

药用贝母三钱，女流不谙药性，即市煎灌，咳嗽顿止，以为神验。少顷忽痰涌气促，头仰胸高，彻夜搅扰。次早迓予，视其儿身热肢冷，口张鼻扇，啼声如鸦，乃姑告其所以。予曰：此肺痹大证，危期甚速。夫肺主皮毛，皮毛受邪，肺气闭塞，因而发热咳嗽，不为疏解，反投寒敛之品，且单味重用，为害更烈。《经》云：风寒客于人，使人毫毛毕直，皮肤闭而为热，病入舍于肺，名曰肺痹。孩提弱质，焉能堪乎？辞不举方。友人谭萃升翁，代恳试施一匕，以图侥幸。予思病既濒危，药非精锐，料难应效。方用麻黄、桂枝、杏仁、桔梗、橘红、半夏、姜汁，并嘱服药竖抱，旋走，勿令卧倒。如此一昼夜，始得咳嗽出声，痰喘略定。知其痹象稍宽，但病势过重，药虽见效，未便骤松，麻黄昨用三分，令其减半，余照原制，再进一剂，汗出肤润，热退喘平。更用六安煎，加桔梗，卧稳嗽稀。予曰：痹开病去，大局无虞。古云小儿勿多服药，盖儿质薄弱，脏腑娇嫩，药多恐伤真气，今可停药，乳哺调之，自然恢复。果如予言，识此为乡愚信求神药者戒[53] 94-95。

2. 外寒内饮 《吴鞠通医案》：辛卯（1831 年）十月十八日，薛，二十二岁，外痹寒湿太重，内痰饮，不食不寐，咳嗽口渴，大小便赤，脉数。先开肺痹。生石膏一两（先煎代水），桂枝四钱，姜半夏三钱，飞滑石六钱（先煎），生薏仁三钱，杏仁泥五钱，小枳实三钱，茯苓皮五钱，防己五钱，橘皮三钱。煮四杯，日三夜一，分四次服。二十日：外痹痛而内痰饮，内外俱痹。生石膏二两（先煎代水），桂枝三钱，海桐皮三钱，飞滑石六钱，杏仁五钱，片姜黄三钱，茯苓皮五钱，穿山甲三钱（炒），姜半夏五钱，地龙三钱，生薏仁三钱，白通草一钱，橘皮三钱。煮四杯，分四次服。二帖。廿二日：痹痛腕重，用药以通经达络为要。生石膏二两，桂枝尖三钱，防己五钱，飞滑石六钱，穿山甲三钱（炒），杏仁泥五钱，片姜黄三钱，地龙三钱，茯苓皮五钱，嫩桑枝三钱，姜半夏三钱，乳香二钱，橘皮二钱。煮四杯，分四次服。二帖。廿四日：痹症先腿重而后腕重，昨予通经活络，兹上下皆轻，痛减能动，脉亦渐小，脉小则病退也，但加饮咳。生石膏八钱，飞滑石四钱，防己五钱，苏子霜三钱，杏仁泥五钱，姜半夏六钱，穿山甲三钱（炒），地龙三钱，晚蚕沙三钱，云苓皮五钱，桂枝尖三钱，桑枝尖三钱，橘皮三钱。煮四杯，分四次服。二帖。廿六日：右寸犹大，腿痛未除。生石膏一两，飞滑石六钱，杏仁六钱，海桐皮三钱，云苓皮三钱，片姜黄三钱，穿山甲三钱（炒），防己六钱，晚蚕沙三钱，姜半夏三钱，桂枝尖三钱，白通草一钱，地龙三钱。煮四杯，分四次服。二帖。廿八日：右寸已小，故右肢痛减；左脉弦，故左肢仍痛。杏仁泥五钱，云苓皮五钱，独活一钱五分，防己六钱，乳香三钱，穿山甲三钱（炒），桂枝尖五钱，没药三钱，地龙三钱，归须三钱，片姜黄三钱，海桐皮三钱。煮四杯，分四次服。二帖[54] 301。

3. 痰湿阻肺 《程杏轩医案》：吴媪肺痹。

恙经三月，脉大而急，见呛咳气筑，胸满背胀，夜不安卧，卧则气冲，呼吸不利，目烂舌赤，口干心烦。审诸脉证，是属肺感燥邪，加之抑郁，痰气胶结，肺窍阻闭，清肃失司，酿成肺痹危险。盖肺为气之主，肺气逆则诸气皆因之而逆矣。平素质亏受补，兹则补剂不投，虽虚虚而病则实，不去其病，徒补无益。《经》云：诸气膹郁，皆属于肺。秋伤于燥，冬生咳嗽。计惟清燥宣痹，幸得胸展痹开，方许机关扭转，仿苇茎汤遵《金匮》法。服药四剂，喉口燥象稍减，舌根焦苔亦退，脉象依然，痹犹时发，甚则胸膈胀，喘喝不已，欲人捶摩，咯出浊痰，略觉宽展。病由燥邪蕴伏上焦，治节不行，痰壅无形之火，火灼有形之痰，交相为患。夫痹者闭也，内闭则外脱，至危至急，无如上焦不开，未能填补其下，是以每投补剂，其闭更剧。按：肺窍蕴结之痰，如屋之游，树之萝，石之苔，胶黏滋蔓，岂寻常消痰之品所能芟刈。原方加蒌皮、海石，轻清宣痹，病象未减，下虚不能纳补，上实通之无功。消补两难，颇为棘手。据述每痹甚时，惟饮服水则痰气稍平，即此推求，定有顽痰胶黏肺管，阻塞气机，苇茎频投不应，惟有进步葶苈一法，非不虑及老人质亏难任，当此危迫，畏首畏尾，身其余几，奈何。苇茎、葶苈，乃《金匮》治肺痹两大法门，前因年高恙久，不敢骤用葶苈峻攻，惟取苇茎轻清宣痹，冀其病去，元气不伤，服药员见小效，痹终未宣。前论燥热酝酿为痰，肺窍气机阻塞，清肃失司，因而逆满，却作谬语。夫顽痰滋蔓，譬诸顽民，不服王化，不忍猛而宽，则雀葶盗风，何由而息。所加葶苈，虽系无可如何，亦理之所当然，作徒行险侥幸也。现下痹势稍松，足见有故无殒，从来峻剂，原属可暂而不可常。然证经数月之久，痰热弥漫已极，甫得稍开，若旋行易辙，病根尚在，虑其复萌。今早鼻仍流血，可知肺火未清，方加石膏、山栀、竹沥彻其痰热余波，今夜得以痹再减轻，明日可为转手。老少病逾百日，痰凝气壅，肺痹不舒，上实下虚，原难想法，数番诊视，因其痰火势盛，不能受补，已无初投苇茎轻清宣肺，继进葶苈涤饮除痰，佐以膏、栀、竹沥，以彻痰热余波，此皆古人成法，非杜撰也。今痹象稍减，虚状渐露，高年恙久，恐其元气不支，商佐保金辅正[53] 163-164。

《娄多峰论治痹病精华》　鲁某，女，44 岁，农民。

初诊：1992 年 10 月 5 日。

全身多关节肿痛 3 年，加重并伴胸闷咳嗽 1 年。1985 年 5 月患者不明原因地逐渐出现双手指小关节肿痛，晨起僵硬，月余波及全身多关节肿痛。经多方治疗，不能控制病情。于 1 年前，患者全身多关节肿痛加重，失去工作能力，生活自理困难。同时出现胸闷、咳嗽、吐白色少量痰液。经某省级医院诊断为"类风湿关节炎浸及肺"，治疗月余症状不减。来诊时，患者全身多关节肿痛，活动不便，生活不能自理。咳嗽、气短、胸闷，咳少量白痰。纳呆，心悸，便溏。全身畏寒及酸困乏力，自汗。检查：神志、精神不振。面色暗、无华。被背入病室，不能行走。双膝、腕及手指关节肿胀呈梭形、压痛，局部皮肤色暗欠温。心率 94 次 / 分钟，节律齐，未闻及病理性杂音。两肺呼吸音粗糙。腹软。体温 36.4℃。化验：血红蛋白 125g/L，白细胞计数 4.5×10^9/L，中性粒细胞百分比 73.0%，淋巴细胞百分比 27.0%，血沉 101mm/h，类风湿因子（＋）。X 线：双手各骨骨质疏松脱钙，关节间隙变窄，软组织肿胀。两肺纹理增粗，心影稍大，肋间隙增宽。舌质淡肿，苔薄滑，脉弦细数。

诊断：肺痹（类风湿关节炎浸及肺）。

证属体痹日久不愈，内舍于脏，痰湿闭经阻肺。治以健脾利湿，化痰泻肺。

处方：①党参 20g，茯苓 30g，白术 9g，薏苡仁 15g，陈皮 6g，车前子 20g（另包），葶苈子 6g，川贝母 6g，桔梗 6g，甘草 3g，生姜 5 片，大枣 5 枚。水煎服，日 1 剂。②高丽参 6g，琥珀 9g，田三七 6g，川贝母 6g，冬虫夏草 6g，礞石 6g，朱砂 3g。1 剂。共为细末，每服 3g，每日 3 次。

二诊（10 月 15 日）：上方共服 10 天。患者胸闷咳嗽、关节疼痛减轻。初诊时被背入诊室，今来诊，患者能坚持登上三楼诊室就诊。仍有心悸、纳呆。舌淡胖，苔薄黄干燥，脉沉细数无力。嘱上方：①加炒杏仁 9g，继服上方 10 剂。②散剂，继服 10 天。

三诊（11 月 5 日）：患者胸闷、咳嗽、咳痰、心悸等症状明显减轻，饮食明显增加。关节肿痛减轻，生活可自理。血沉 30mm/h。大便溏。舌质淡红，齿印，舌苔白腻，脉弦滑。另拟以健脾化痰降气为主方药。处方：茯苓 15g，白术 9g，丹参 15g，陈皮 9g，姜半夏 12g，枳壳 6g，沉香 6g，桔梗 6g，甘草 3g。水煎服。

四诊（1993 年 3 月 10 日）：服上方 60 剂。患者饮食正常，劳累时有轻度胸闷及膝关节疼痛，余无不适。血沉 15mm/h。医嘱：上方共为细末，每服 3 ～ 4 克，每日 3 次，连服 2 个月，以巩固疗效；避风寒湿邪；勿过劳[55] 127-129。

4. 痰热蕴肺　《临证指南医案》：朱，风温不解，邪结在肺，鼻窍干焦，喘急腹满，声音不出。此属上痹，急病之险笃者。急开其闭塞，治宜葶苈大枣合苇茎汤。

又，风温喘急，是肺痹险症。未及周岁，脏腑柔嫩，故温邪内陷易结。前用苇茎汤，两通太阴气血颇验，仍以轻药入肺。昼夜竖抱，勿令横卧为要。用泻白散法。处方：桑白皮、地骨皮、薏苡仁、冬瓜仁、芦根汁、竹沥[19] 127。

《临证指南医案》　李，肺象空悬，气窒声音不出。舌乃心苗，热灼则舌本不展。以唇口肺微之病，乃辛热酒毒之痹。主以轻扬为治，乃无质之病。处方：羚羊角、连翘心、竹叶心、野赤豆皮、川贝母、金银花。

又，暮服威喜丸二钱[19] 127。

5. 热邪壅肺　《临证指南医案》：某，风温化热上郁，肺气咽喉阻塞，胸脘不通，致呻吟呼吸不爽。上下交阻，逆而为厥，乃闭塞之症。病在上焦，幼科消食发散苦降，但表里之治，上气仍阻。久延慢惊，莫可救疗。处方：芦根、桑叶、滑石、梨皮、薏苡仁、通草[19]127。

6. 痰瘀痹阻 《邹先智论痰瘀》：黎某，男，51岁，2012年3月15日初诊。2009年4月于外院诊断为肺纤维化，2009~2012年肺部CT示疾病进展。现气短、胸闷，快走、上楼明显喘憋，晨起咳嗽，白黏痰，尚可咯出，咽稍干，寐可，纳可，便溏，腹冷，杵状指，双下肺可闻及爆裂音，舌红略暗，苔薄黄，脉弦小滑。诊断为肺纤维化。辨证为痰瘀痹阻，脾肾亏虚；治以软坚散结，益气养阴，方用参苓白术散合活血化瘀药加减，方药组成：旋覆花15g，海浮石20g，三棱10g，莪术10g，红景天30g，红曲6g，地黄20g，黄芪20g，百部12g，紫菀15g，前胡15g，浙贝母15g，茯苓30g，山药15g，党参15g，黄芩10g。7剂，水煎服，每日1剂，分两次服用。

2012年3月22日二诊：患者咳嗽减轻，晨起咯白黏痰，活动后喘息易作，下肢乏力，舌红略暗，苔薄黄，脉弦滑。上方去前胡、黄芩，加仙茅15g，淫羊藿15g，温补肾阳以培本。后间断中药调理1年，复查肺部CT未见进展，肺功能正常[56]109-110。

《邹先智论痰瘀》 刘某，女，66岁，2015年1月22日初诊。患者咳嗽、活动后气喘2年余。于某院诊断为肺纤维化，肺部CT显示：右肺中叶外侧、双肺下叶可见蜂窝状、磨玻璃样改变，边界模糊，双肺间质性改变。肺功能检查示：通气功能障碍，弥散性功能下降。曾服用泼尼松，效果不佳，遂停用数周。就诊时患者气短，动则喘息，咳嗽少痰，咽痛，面色晦暗，口唇轻度发绀，食可，二便调。舌质暗红，苔黄腻，脉弦。辨证为肺肾两虚，痰瘀阻络。治法：补肺益肾，活血通络。处方：黄芪20g，补骨脂15g，土鳖虫10g，穿心莲10g，南沙参15g，地龙12g，杏仁15g，紫苏子10g，菟丝子10g，浙贝母10g，石菖蒲10g，郁金10g。

此后一直以该方为基本方，随证加减调治1年，病情尚稳定。2016年1月复查示肺弥散性功能较前好转，患者活动后气喘明显减轻，可以适当从事轻体力活动，疗效满意[56]113。

7. 宗气下陷，寒饮客肺 《步入中医之门（6）·疑难病症辨治思路详解》：谢某，女，24岁，湖北襄阳人。

2015年2月17日首诊：诉1年半前开始出现胸闷、气促，在华中科技大学同济医学院附属同济医院确诊为"系统性红斑狼疮，狼疮性肺炎"，后赴中国人民解放军东部战区总医院就诊，该院予以吗替麦考酚酯胶囊（2g/d）、泼尼松（30mg/d）、他克莫司（3mg/d），病情没有得到很好控制，呈逐渐加重趋势。10余天前，患者因肺部感染病情加重，在武汉某医院，经静脉滴注激素、抗生素等治疗，病情仍未得到有效控制。通过网上预约来我院就诊。症见：无力自己行走，其兄以车推入诊室，时见面色苍白，头倾视深，答话气短而低，稍多言则气欲脱。患者诉近10天胸闷，喘息气促，咳吐白色如泡沫状痰，夜间盗冷汗，畏冷。舌质淡红，苔薄白，脉沉细无力。

西医诊断：系统性红斑狼疮，狼疮性肺炎。

中医诊断：肺痹。

病机：大气下陷，寒饮客肺。

治法：升补宗气，温肺散饮。

方药：升陷汤合苓甘五味姜辛汤。

处方：黄芪30g，白参10g，升麻5g，柴胡5g，桔梗10g，制附片3g，桂枝10g，炙甘草10g，茯苓30g，干姜6g，细辛3g，五味子10g，红景天20g，紫河车10g（吞服），地龙20g。7剂。

2015年3月3日二诊：步行就诊，患者诉服前方后胸闷、气促明显缓解，2月26日感冒发热，经用泼尼松、抗生素热未退。刻诊：发热，胸闷气短，但较首诊大有减轻，仍咳嗽，痰呈白色泡沫状，畏冷，纳差。舌质淡红，苔薄白，脉沉细。查：肺部有大量干湿性啰音。处理：收住入院。西药予美罗培南静脉滴注。中医辨证为大气下陷，寒饮内停。发热，口干，风寒有化热入里之象，予以升补大气、温肺散寒治其本，佐以清热化痰治其标。

处方：黄芪 60g，白参 10g，升麻 3g，柴胡 5g，桔梗 10g，干姜 6g，细辛 5g，五味子 10g，茯苓 30g，芦根 20g，薏苡仁 30g，红景天 25g，地龙 15g，瓜蒌皮 15g，炙甘草 10g。7 剂。

2015 年 3 月 11 日三诊：患者住院 3 日，患者热退，胸闷、气促明显减轻，气短乏力明显减轻。吗替麦考酚酯胶囊已用 1 年半，建议去中国人民解放军东部战区总医院调整免疫抑制方案。7 日患者去南京，方案调整为：停吗替麦考酚酯胶囊，服羟氯喹（0.2g/d）、他克莫司（2mg/d）、泼尼松（30mg/d）。刻诊：其咳减，痰呈白色泡沫，背起带状疱疹，灼热疼痛，二便正常。舌质淡红，苔薄白，脉沉细。

处方：黄芪 30g，白参 10g，升麻 3g，柴胡 5g，桔梗 10g，桂枝 3g，干姜 3g，细辛 3g，红景天 25g，芦根 30g，薏苡仁 30g，淫羊藿 10g，仙茅 6g，瓜蒌皮 30g，红花 10g，甘草 10g。10 剂。

2015 年 3 月 26 日四诊：患者不咳，腰部带状疱疹结痂，静息呼吸顺畅，上楼则感气短，纳可，二便正常。舌质淡红，苔薄白，脉沉细有力。

处方：黄芪 30g，白参 10g，红景天 12g，升麻 3g，柴胡 5g，桔梗 10g，桂枝 3g，淫羊藿 10g，仙茅 6g，当归 10g，瓜蒌皮 10g，干姜 3g，茯苓 15g，炙甘草 10g。14 剂。

2015 年 4 月 9 日五诊：患者近日受凉，咳嗽，咽痛，咳黄痰。舌质淡红，苔薄白，脉沉细。

处方：黄芪 30g，白参 10g，红景天 12g，桔梗 15g，黄芩 10g，瓜蒌皮 10g，浙贝母 10g，芦根 30g，薏苡仁 30g，薄荷 10g，前胡 10g，甘草 10g。10 剂。

2015 年 4 月 23 日六诊：患者已恢复工作，面色红润，气短不明显，劳甚则有轻微气短，二便可。舌质淡红，苔薄白，脉细。

处方：白参 10g，黄芪 20g，升麻 3g，柴胡 5g，桔梗 10g，桂枝 3g，防风 10g，白术 10g，淫羊藿 10g，仙茅 6g，当归 15g，红景天 10g，炙甘草 10g。15 剂。

2016 年 6 月随诊，患者仅有微量蛋白尿，病情一直很稳定[57]103-107。

8.肺肾阳虚，风寒痹阻 《实用中医风湿病学》：邱某，女，56 岁，住院日期：1972 年 12 月 30 日至 1973 年 5 月 17 日。

初诊：患者患硬皮病 7 年，日渐加重。面、颈、额部皮肤硬肿，双前臂至腕部皮肤硬肿，手指发亮，食中指尖有黄豆大之凹陷溃疡，胸背、两胁、腋下皮肤绷急，腹壁、两大腿皮肤硬肿，四肢关节活动不灵，腰脊酸痛，不出汗，气息微喘，舌淡，苔薄白，脉沉细。

诊断：皮痹，肺痹。弥散性硬皮病。

辨证：风寒痹阻，营卫不通，肺肾阳虚。

治法：祛风散寒，调和营卫，温补肺肾。

处方：麻黄 9g，桂枝 9g，当归 9g，杜红花 9g，甘草 9g，淫羊藿 15g，肉苁蓉 15g，锁阳 15g，补骨脂 15g，菝葜 30g，鹿角粉 30g（分吞）。水煎服，每日 3 次。复方当归注射液 4mL，肌内注射，每日 1 次。川楝子 60g，花椒 30g，食盐共炒焦，布包趁热熨患处。

二诊：服药 2 个月，自觉肌肤发热，胸、腋下、手背皮肤较前柔软，肢端动脉痉挛好转，身出汗，以额部出汗较多，唯关节仍酸痛。前方去锁阳、菝葜，加丹参 15g，炙地龙 9g。

又 1 个月，患者手指溃疡愈合，诸症均好转，出院门诊治疗[58]407。

9.肺气不足 《常见病中医防治·痹证防治》：梁某，女，17 岁，学生。1970 年 9 月 10 日初诊。患者 5 年前被某医院确诊为"肺不张"，服药疗效不显，特来要求耳针治疗。

症见：面色㿠白，神疲乏力，咳嗽，气短，胸闷。自诉开始发病时，乏力，逐渐上体育课不能坚持；近年来，一节课听不完即感疲劳，坐着听课亦难于坚持。舌淡，苔薄淡黄，脉细弱。

耳针治疗，取交感、神门、肺、内分泌、平喘穴（均双侧），每天针1次，10次为1个疗程。连续治疗1个疗程后，休息7天，再进行第2个疗程的治疗。从第3个疗程起，隔1天针刺1次。至第7个疗程后，每周2次，以巩固疗效。

经过2个疗程治疗后，患者症状明显减轻。经过5个月的治疗，已能参加春游。后又经过3个月的巩固治疗后，自觉无其他不适。后随其父母到山区当工人，能坚持上班工作。随访5年，疗效巩固[59] 29-30。

附录一：文献辑录

《圣济总录》 论曰风寒湿三气杂至，合而为痹，以秋遇此者为皮痹。皮痹不已，复感于邪，内舍于肺，是为肺痹。其候胸背痛甚，上气、烦满、喘而呕是也[3] 478。

《中藏经》 痹者，风寒暑湿之气中于脏腑之为也。入腑则病浅易治，入脏则病深难治。面有风痹、寒痹、湿痹、热痹、气痹，又有筋、骨、血、肉、气之五痹也。大凡风寒暑湿之邪入于心则名血痹，入于脾则名肉痹，入于肝则名筋痹，入于肺则名气痹，入于肾则名骨痹。感病则一，其治乃异[4] 45。

《诸病源候论》 秋遇痹者为皮痹，则皮肤无所知。皮痹不已，又遇邪者，则移入于肺，其状，气奔痛[5] 42-43。

《备急千金要方》 论曰，凡气极者，主肺也。肺应气，气与肺合。又曰：以秋遇病为皮痹，皮痹不已，复感于邪，内舍于肺，则寒湿之气客于六腑也。若肺有病则先发气，气上冲胸，常欲自恚[6] 372-373。

《三因极一病证方论》 三气袭入经络，入于筋脉、皮肉、肌骨，久而不已，则入五脏[7] 45。

《医学入门》 初入皮肤血脉，邪轻易治；留连筋骨，久而不痛不仁者难治；久久不愈，五痹复感三邪，入五脏，卧不起床，泻多食少，亦如中风入脏者死[8] 678-679。

《医宗必读》 皮、肉、筋、骨、脉，各有五脏之合，初病在外，久而不去，则各因其合而内舍于脏。在外者祛之犹易，入脏者攻之实难；治外者散邪为亟，治脏者养正为先[9] 266。

《黄帝内经素问注证发微》 伯言五脏皆有合，即如肾之合在骨，肝之合在筋，心之合在脉，脾之合在肌，肺之合在皮，五痹病久而不去，则内舍于其合矣。故骨痹不已，而又重感于三气，则内舍于肾；筋痹不已，而又重感于三气，则内舍于肝；脉痹不已，而又重感于三气，则内舍于心；肌痹不已，而又重感于三气，则内舍于脾；皮痹不已，而又重感于三气，则内舍于肺。所谓五脏之痹者，各以其所主之时，重感于风寒湿之三气，故使之入于五脏也[10] 275。

《明医指掌》 风湿寒邪相杂至，袭入经络因成痹。寒者痛而风者行，湿为重着不移处。或中皮脉肌骨筋，内舍心肝脾肾肺[11] 179。

《景岳全书》 此外如五脏六腑之痹，则虽以饮食居处皆能致之，然必重感于邪而内连脏气，则合而为痹矣。若欲辨其轻重，则在皮肤者轻，在筋骨者甚，在脏腑者更甚[12] 1010-1011。

《金匮翼》 风寒湿三气袭入经络，入于骨则重而不举，入于脉则血凝不流，入于筋则屈而不伸，入于肉则不仁，入于皮则寒，久不已则入五脏。烦满喘呕者肺也。上气嗌干厥胀者心也。多饮数溲，夜卧则惊者肝也。尻以代踵，脊以代头者肾也。四肢懈惰，发咳呕沫者脾也。大抵显脏症则难治矣[13] 282。

《医宗金鉴》 久病皮痹，复感于邪，见胸满而烦喘咳之证，是邪内传于肺，则为肺痹也[14] 475。

《医碥》 又谓：五痹久不愈，重感于邪，则各传其脏。如见胸满烦喘咳嗽，是皮传肺，为肺痹也。

呕吐痰涎，心下痞硬，四肢懈惰，是肌传脾，为脾痹。心烦心悸，嗌干善噫，厥气上则恐，是脉传心，为心痹。多惊善怒，胁胀，多饮，小便数，是筋传肝，为肝痹。善胀，尻以代踵，脊以代头，是骨传肾，为肾痹。痹入五脏则死矣[15]265。

《杂病源流犀烛》 而筋骨皮肉脉又各有五脏之合，苟五者受而不去，则必内舍于合，而五脏之痹起。何言之？……皮痹久，复感三气，内舍于肺，则烦满喘而呕[16]235。

《医经原旨》 舍者，邪入而居之也。时，谓气王之时，五脏各有所应也。病久不去，而复感于邪，气必更深，故内舍其合而入于脏[17]325。

《医钞类编》 此五者，亦非径入五脏也。五脏各有合病，久而不去，内舍于其合也[18]489。

《临证指南医案》 肺为呼吸之橐龠，位居最高，受脏腑上朝之清气，禀清肃之体，性主乎降，又为娇脏，不耐邪侵。凡六淫之气，一有所着，即能致病。其性恶寒恶热，恶燥恶湿，最畏火风。邪着则失其清肃降令，遂痹塞不通爽矣[19]127。

《证治针经》 肺为娇脏，不耐邪侵，清肃何为痹塞，大端不外六淫[20]58。

《潜斋简效方》 虽经言风寒湿三气杂至，合而为痹，而暑燥二气亦何尝不侵肺而为痹乎？所以病机之诸气膹郁，诸痿喘咳，喻氏谓即"生气通天论"秋伤于燥之注脚，则喘咳气逆之隶于肺痹，亦不为谬[21]499。

《黄帝内经素问注证发微》 肺主秋，亦主皮，肺气衰则三气入皮，故名之曰皮痹[10]275。

《重广补注黄帝内经素问》 酒味苦燥，内益于心，醉甚入房，故心气上胜于肺矣[22]113。

《素问吴注》 酒味辛热，益于心火，火盛而金衰，使内则肾虚，肾虚则盗母气以自养，肺益衰矣。火益实而金益衰，故见上件诸证也[23]235。

《卫生宝鉴》 《神农本草》云：酒味苦甘辛，火热有毒，主百邪毒，行百药，通血脉，厚肠胃，润皮肤，久饮伤神损寿。若耽嗜过度，其酷烈之性，挠扰于外；沉注之体，淹滞于中。百脉沸腾，七神迷乱，过伤之毒一发，耗真之病百生。故《内经》曰：因而大饮则气以逆，肺痹寒热，喘而虚惊，有积气在胸中，得之醉而使内也。酒入于胃，则络脉满而经脉虚[24]32。

《症因脉治》 [肺痹之症]即皮痹也。烦满喘呕，逆气上冲，右胁刺痛，牵引缺盆，右臂不举，痛引腋下。此肺痹之症也。[肺痹之因]或形寒饮冷，或形热饮热。肺为华盖，恶热恶寒，或悲哀动中，肺气受损，而肺痹之症作矣。[肺痹之脉]寸口脉涩，责之在肺。或见迟弦，寒饮所伤；或见洪数，乃是伤热；浮迟肺寒，沉数里热。[肺痹之治]火热伤肺者，家秘泻白散。肺气受损，肺虚液少，生脉散加二冬二母。气虚上逆，参橘煎、人参平肺散[25]407-408。

《类经》 寒热者，金火相争，金胜则寒，火胜则热也。其因醉以入房，则火必更炽，水必更亏，肾虚盗及母气，故肺病若是矣[26]121。

《黄帝内经素问集注》 "辨脉篇"曰：呼吸者，脉之头也。盖呼吸急则脉亦急，故以呼吸之喘急，以形容脉之急疾也。肺主气而虚，故脉浮，病气而不病血，病上而不病下，故脉上虚而下实也，阳气虚则善为惊骇矣。胸中为气之海，上注于肺，以司呼吸，邪积于上，则膻中之正气反虚故为虚喘也。脏真高于肺，主行荣卫阴阳，阴阳虚乘则为往来之寒热矣。酒者，熟谷之液，其气慓悍，入于胃中，则胃胀。气上逆则满于胸中，醉而使内，则气上逆，故有积气在胸中也。入房太过则伤肾，肾为本，肺为末，本伤故肺虚也[27]51-52。

《灵素节注类编》 如色白，而脉之至也，喘而浮，上虚下实者，脉之浮部虚，沉部实也，以其有积气在胸中，故心肝之气亦不舒，而为惊惕，气喘而虚，名肺痹而发寒热，是得之醉后入房，先因酒热伤肺，又为欲火伤肾，金水两伤，而成肺痹，痹者，气闭不能输布，营卫不和，故气喘而发寒热也[28]143。

《临证指南医案》 肺象空悬，气窒声音不出。舌乃心苗，热灼则舌本不展。以唇口肺微之病，乃辛热酒毒之痹[19]127。

《黄帝内经太素》 淫，过也。喘息，肺所为也。喘息过者，则肺虚邪客，故痹聚也[29]98。

《黄帝内经素问集注》 淫气而致于喘息，则肺气不藏，而痹聚在肺矣[27]169。

《全生指迷方》 肺脉有余，病皮痹，闭不通而生瘾疹。不足，病肺痹寒湿[30]18。

《辨证录》 人有咳嗽不宁，心膈窒塞，吐痰不已，上气满胀，不能下通，人以为肺痹也。肺痹之成于气虚，尽人而不知也[31]734。

《杂病源流犀烛》 总之，诸痹不已，益入内而伤脏气，然有六经应之而为有余不足者[16]236。

《杂病源流犀烛》 且因脏腑阴阳之有余不足，而外邪得以留之，此于气运之外，又有所留，为阴阳之痹也[16]236。

《重广补注黄帝内经素问》 肾水逆连于肺母故也。足少阴脉从肾上贯肝膈入肺中，故有余病皮痹隐轸，不足病肺痹也[22]504。

《类经》 少阴不余病皮痹隐轸，少阴者君火之气也，火盛则克金，皮者肺之合，故为皮痹。隐轸，即瘾疹也。不足病肺痹，火不足则金无所畏，燥邪独胜，故病为肺痹[26]319。

《素问吴注》 少阴，君火之气也。其气有余则害乎金，能令人皮部不仁而痹，或为瘾疹于皮也，不足则肺无所畏而生亢害，故病肺痹[23]347。

《黄帝内经素问直解》 "少阴"，火也。"火"，四时之夏也。少阴有余，则火气外炎，故病皮痹隐轸；少阴不足，则火所内虚，故病肺痹[32]426。

《杂病源流犀烛》 盖少阴君火之气，有余则克金，肺合皮，故瘾疹。不足则不能温金，故肺痹[16]236。

《素问经注节解》 肾水逆连于肺母故也。足少阴脉，从肾上贯肝膈，入肺中，故病如是也[33]425。

《素问悬解》 阳明有余病皮痹隐轸，不足病肺痹，滑则病肺风疝，涩则病积，时溲血。肺主皮，与阳明大肠为表里，阳明有余病皮痹隐轸，表闭而邪郁也。疹见皮里，不能透发，谓之瘾疹。不足病肺痹，气梗而不降也[34]112。

《重广补注黄帝内经素问》 喘为不足，浮者肺虚，肺不足是谓心虚，上虚则下当满实矣。以其不足，故善惊而气积胸中矣。然脉喘而浮是肺自不足，喘而虚者，是心气上乘，肺受热而气不得营，故名肺痹而外为寒热也[22]113。

《黄帝内经太素》 肺脉手太阴属金也，色白，故曰白脉。白脉，秋脉。秋脉如浮，其气来轻虚以浮，来急去散，以为平好。今虽得浮，然动如人喘，即知肺气并心，心实故惊，肺虚故有积气在于胸中，出气多嘘，名曰肺痹。亦以肺虚，故病寒热也[29]480。

《类经》 白者，肺色见也。脉喘而浮者，火乘金而病在肺也。喘为气不足，浮为肺阴虚。肺虚于上，则气不行而积于下，故上虚则为惊，下实则为积。气在胸中，喘而且虚，病为肺痹者，肺气不行而失其治节也[26]121。

《黄帝内经素问直解》 "白"，肺色也。"白脉"，合色脉以为诊也。"喘而浮"，脉体急疾而上浮也。"上虚下实"，言脉喘而浮，则有上虚下实之病。"惊"，上虚病也；"有积气在胸中"，下实病也。又曰喘而虚者，言脉喘而浮，则喘而虚也。此病名曰肺痹，而有皮毛之寒热，盖惊积，非肺脏之本病，故得之醉，而使邪气之内入也[32]82。

《素问悬解》 肺属金，其色白，白脉之至，喘而浮，是肺气之结滞也。诊曰有积气在胸中，下虚而上实，肺气不降，痞塞胸中故也。喘促而虚乏，心胆惊怯，肺病不能收敛君相二火故也。皮毛寒热，肺主皮毛，皮毛失敛，感冒风寒，故生寒热，名曰肺痹。得之醉后入房，纵欲伤精，肺气不得归宿也。肺金生水，而水中之气，乘之于肺，是为母隐子胎，纵欲伤精，亡泄水中阳气，肺气无根，故逆而上结[34]45。

《素问吴注》 白，肺之色也。脉至喘而浮，如喘息之急而又浮也。上虚，肺自虚也。下实，心在肺下而为邪，谓之实也。盖肺金不足，则心火乘其虚而克贼之。惊，心实而惊，肺受火邪，失其治节，故有积气在胸中，令人喘而虚也，是名肺痹。寒热者，金火相战，金胜则寒，火胜则热也[23]235。

《黄帝内经太素》 邪气客肺及手太阴，故烦满喘呕也[29]95。

《读素问钞》 凡痹之客五脏者，肺痹者，烦满喘呕，以脏气应息，又其脉还循胃口，故使烦满喘而呕[35]59。

《内经知要》 肺在上焦，脉循胃口，故为烦满，喘而且呕[36]56。

《张氏医通》 肺痹则肺气不清，胃热上逆，故烦喘而呕[37]181。

《黄帝内经素问集注》 肺主气而司呼吸，其脉起于中焦，还循胃口，上膈属肺，故痹则烦喘而呕[27]169。

《灵素节注类编》 肺痹者，遏其心火而多烦，肺主气而居胸，气痹，故胸满而喘，肺胃相连，故胃气亦逆，则呕也[28]277。

《黄帝内经素问直解》 肺脉起于中焦，为心之盖，故肺痹者，烦满；肺主呼吸，脉循胃口，肺痹故喘而呕[32]288-289。

《杂病源流犀烛》 盖痹既入肺，则脏气闭而不通，本气不能升举。肺职行治节，痹则上焦不通，而胃气逆，故烦满喘而呕也[16]235。

《医醇賸义》 肺痹者，烦满喘而呕。此一条明是肺胃同病。肺居至高，脉循胃口。肺气受邪，从胃而上，清肃之令不能下行，故烦满而喘。其作呕，则胃亦受邪，水谷之气不安也。桑朴汤主之[38]150。

《黄帝内经太素》 肺气微大，又得秋时寒气，故发为痹痛，前引胸，后引背输。以是阴病，故引胸背，起不用见日光也。恶，焉故反[29]516-517。

《黄帝内经灵枢注证发微》 若得脉大而微，则肺痹引于胸背，见火知畏，虽日光亦所恶也[39]30。

《类经》 若其微大，亦由肺热，故为肺痹引胸背。肺痹者，烦满喘而呕也。起畏日光，以气分火盛而阴精衰也[26]100。

《灵素节注类编》 微大者，热伤津液，肺气痹而引，胸背皆不舒，《痹论》曰：肺痹者，烦满喘而呕也，起恶日光，亦火郁之故也[28]153。

《医会元要》 大甚为胫肿，微大为肺痹引胸背（大即满指主多气少血和血气盛于下则为胫肿，微盛于上则为肺痹引胸背也），起恶日光（阴血少，故恶日光，金畏火也）[40]929。

《黄帝内经素问注证发微》 乃弗从而治之，则为肺痹之证。盖邪入于阴，则病必为痹，而肺主皮毛，故为肺痹也（《宣明五气论》云：邪入于阳则狂，邪入于阴则痹）。然肺在变动为咳，乃发咳而气上耳[10]148。

《医经原旨》 风寒自表入脏，必先于肺，盖肺合皮毛，为脏之长也。邪入于阴则痹，故肺受风寒则病为肺痹，而其变动为咳，咳为喘息，故为上气[17]266。

《灵枢·九针十二原》 五脏有疾，当取之十二原，十二原者，五脏之所以禀三百六十五节气味也。五脏有疾也，应出十二原，十二原各有所出，明知其原，睹其应，而知五脏之害矣[2]3。

《灵枢·九针十二原》 阳中之少阴，肺也，其原出于太渊，太渊二[2]3。

《灵枢·官针》 凡刺有五，以应五脏。一曰半刺；半刺者，浅内而疾发针，无针伤肉，如拔毛状，以取皮气，此肺之应也[2]22。

《备急千金要方》 善治病者，病在皮毛肌肤筋脉而治之，次治六腑，若至五脏，则半死矣[6]257。

《脉因证治》 其合而为痹也，以冬遇者，骨痹；春遇者，筋痹；夏遇者，脉痹；长夏遇者，肌痹；秋遇者，皮痹。久而不去，内舍五脏之合，待舍其合，难治矣[41]471。

《证治准绳·杂病》 痹在五脏之合者可治，其入脏者死[42]146。

《顾松园医镜》 五脏痹显，而难治矣。故经曰：其入脏者死，其留连筋骨间者疼久，其留皮肤间者易已[43]209。

《杂病源流犀烛》 此五脏之痹，各以其症显者，脏症显，便不易治，宜五痹汤各加本经药[16]235。

《医门法律》 肺为相傅之官，治节行焉，管领周身之气，无微不入，是肺痹即为气痹明矣[44]261。

《辨证录》 夫肺为相傅之官，治节出焉，统辖一身之气，无经不达，无脏不转，是气乃肺之充，而肺乃气之主也。肺病则气病，而气病则肺亦病。然则肺痹即气痹也，肺痹既为气痹，治肺痹者乌可舍气而不治乎[31]734。

《素问·五脏生成》 诸脉者皆属于目，诸髓者皆属于脑，诸筋者皆属于节，诸血者皆属于心，诸气者皆属于肺，此四肢八溪之朝夕也[1]49-50。

《中藏经》 气痹者，愁思喜怒过多，则气结于上，久而不消，则伤肺，伤气则生气渐衰，而邪气愈胜[4]46。

《杂病源流犀烛》 经又曰：淫气喘息痹聚肺，淫气忧思痹聚心，淫气溺涩痹聚肾，淫气乏竭痹聚肝，淫气饥饱痹聚脾，则不特三气入舍于其合而后成痹，即七情过用，亦能伤脏气而为病，以气淫，则燥能消阴故也[16]235。

《内经博议》 凡七情过用，则亦能伤脏气而为痹，不必三气入舍于其合也。所以然者，阴气静则神藏，躁则消亡。故气不养而上逆喘息，则痹聚在肺；忧思过用，则痹聚在心；不谨而遗热阴茎以成淋，则痹聚在肾；用力不息而致乏竭，则痹聚在肝；营卫之气不行，以致肌绝，则痹聚在脾。盖七情过用，而淫气能聚而为痹，以躁则消阴故也[45]133-134。

《临证指南医案》 肺痹，右肢麻，胁痛，咳逆喘急不得卧，二便不利，脘中痞胀。得之忧愁思虑，所以肺脏受病。宜开手太阴为治[19]127。

《临证指南医案》 天气下降则清明，地气上升则闭塞。上焦不行，下脘不通，周身气机皆阻。肺药颇投，谓肺主一身之气化也。气舒则开胃进食，不必见病治病，印定眼目[19]127。

《辨证录》 今脾胃既受风寒湿之邪，则邪亦随脾胃之气，而输之于肺，而肺乃受伤矣。况多怒而肝之气逆于肺，多欲而肾之气逆于肺，肺气受伤，而风寒湿之邪遂填塞肺窍而成痹矣[31]734。

《临证指南医案》 其实痹者，闭而不通之谓也。正气为邪所阻，脏腑经络，不能畅达，皆由气血亏损，腠理疏豁，风寒湿三气得以乘虚外袭，留滞于内，致湿痰浊血，流注凝涩而得之[19]224。

《医级》 痹久不瘥，症成痿废；痹非三气，患在痰瘀[46]101。

《类证治裁》 诸痹，风寒湿三气杂合，而犯其经络之阴也。风多则引注，寒多则掣痛，湿多则重着，良由营卫先虚，腠理不密，风寒湿乘虚内袭，正气为邪所阻，不能宣行，因而留滞，气血凝滞，久而成痹[47]269。

《辨证录》 但肺虽主气，而补气之药，不能直入于肺也，必须补脾胃之气以生肺气。然而生肺气者，止有脾胃之土，而克肺者有心焉，仇肺者有肝焉，耗肺者有肾焉。一脏腑之生，不敌众脏腑之克，此气之所以易衰，而邪之所以易入也[31]734。

《医门法律》　夫心火之明克肺金者，人之所知；而脾土之暗伤肺金者，多不及察。盖饮食入胃，必由脾而转输于肺，倘脾受寒湿，必暗随食气输之于肺，此浊气干犯清气之一端也。肝之浊气，以多怒而逆干于肺；肾之浊气，以多欲而逆干于肺。三阴之邪以渐填塞肺窍，其治节不行，而痹成矣[44]261。

《备急千金要方》　肺脉急甚为癫疾，微急为肺寒热，怠惰，咳唾血，引腰背胸，若鼻息肉不通；缓甚为多汗，微缓为痿漏风，头以下汗出不可止；大甚为胫肿，微大为肺痹，引胸背起腰内；小甚为飧泄，微小为消瘅；滑甚为息贲上气，微滑为上下出血；涩甚为呕血，微涩为鼠瘘，在颈肢腋之间，下不胜其上，其态喜酸[6]365-366。

《圣济总录》　治肺痹上下痞塞，不能息。橘皮丸方[3]478。

《圣济总录》　治肺痹复感风冷，胸胁满急。杏仁丸方[3]478。

《圣济总录》　治肺痹上气闭塞，胸中胁下支满，乍作乍止，不得饮食，唇干口燥，手足冷痛。当归汤方[3]478。

《圣济总录》　治肺痹上气发咳。五味子汤方[3]479。

《圣济总录》　治肺痹胸心满塞，上气不下。紫苏子汤方[3]479。

《严氏济生方》　大率痹病，总而言之，凡有五种，筋痹、脉痹、皮痹、骨痹、肌痹是也。筋痹之为病，应乎肝，其状夜卧则惊，饮食多，小便数；脉痹之为病，应乎心，其状血脉不流，令人萎黄，心下鼓气，卒然逆喘不通，嗌干善噫；肌痹之为病，应乎脾，其状四肢懈怠，发咳呕吐；皮痹之为病，应乎肺，其状皮肤无所知觉，气奔喘满；骨痹之为病，应乎肾，其状骨重不可举，不遂而痛且胀[48]118。

《奇效良方》　遇春得者为筋痹，中于肝则筋挛，夜卧惊恐，饮食多而小便数；遇夏得者为血痹，中于心则血脉不通，心下鼓气，暴上逆喘，嗌干喜噫；遇仲夏得者为肌痹，中于脾则四肢怠惰，发咳呕汁；遇秋得者为皮痹，中于肺则皮无所知，烦满时呕，气奔痛；遇冬而得者为骨痹，中于肾则骨重不可举，善胀，尻以代踵，脊以代头[49]655。

《医宗必读》　大而涩为痹，脉急亦为痹。肺脉微为肺痹，心脉微为心痹，右寸沉而迟涩为皮痹，左寸急不流利为血痹，右关脉举按皆无力而涩为肉痹，左关弦紧而数，浮沉有力为筋痹[9]266。

《顾松园医镜》　其论肺痹、心痹、脾痹、肝痹、肾痹者，病之所属；皮痹、脉痹、肌痹、筋痹、骨痹者，病之所在[43]209。

《证治准绳·杂病》　是肺痹而喘治法，或表之，或吐之，使气宣通而愈也[42]92。

《临证指南医案》　治肺痹以轻开上，治脾必佐温通[19]302。

《临证指南医案》　清邪在上，必用轻清气药。如苦寒治中下，上结更闭[19]127。

《临证指南医案》　今先生立法，因于风者，则用薄荷、桑叶、牛蒡之属，兼寒则用麻黄、杏仁之类。若温热之邪壅遏而痹者，则有羚羊、射干、连翘、山栀、兜铃、竹叶、沙参、浙贝母。因湿则用通草、滑石、桑皮、薏苡仁、威喜丸，因燥则梨皮、芦根、枇杷叶、紫菀，开气则蒌皮、香豉、苏子、桔梗、蔻仁。其苇茎汤，葶苈大枣汤，一切药品，总皆主乎轻浮，不用重浊气味，是所谓微辛以开之，微苦以降之，适有合乎轻清娇脏之治也[19]127-128。

《圣济总录》　治肺中风寒湿，项强头昏，胸满短气，嘘吸颤掉，言语声嘶，四肢缓弱，皮肤瘙痒。防风汤方[3]486。

《圣济总录》　治肺感外邪，皮肤瘙痒，项强背痛，四肢缓弱，冒昧昏塞，心胸短气。赤箭丸方[3]486。

《医门法律》　皮痹不已，传入于肺，则制方当以清肺气为主[44]260。

《证治针经》　盖夫肺主百脉，为病最多：苇茎汤理上焦之气壅，葶苈大枣汤法救上痹之危疴[20]58。

《普济方》　石膏汤，治肺痹[50]700。

《绛雪园古方选注》《内经》言：淫气喘息，痹聚在肺。盖谓妄行之气，随各脏之内因所主而入为痹，然而病变有不同，治法亦稍异。止就肺痹喘息咳唾、胸背痛、短气者，君以薤白，滑利通阳，臣以瓜蒌实，润下通阴，佐以白酒，熟谷之气上行药性，助其通经活络，而痹自开[51]80。

《备急千金要方》　治气极虚寒，皮痹不已，内舍于肺，寒气入客于六腑，腹胀虚满，寒冷积聚百病，大露宿丸方[6]373。

《证治准绳·类方》　加味五痹汤，治五脏痹症[42]519。

《辨证录》　连用二剂而咳嗽安，再用二剂而窒塞开矣，用十剂而诸症尽愈。或谓人参助气是矣，但多用恐助邪气，何以用之咸宜乎？不知肺气之虚以成痹，非肺气之实以成痹也。人参畏实不畏虚，况又有苏叶以治风，半夏以消湿，肉桂以祛寒，则邪何能作祟哉！而且白术、茯苓以健脾开胃，白芍以平肝，黄连、肉桂以交心肾，则肺气自宁，自然下降，正不必陈皮之助矣[31]734。

《医醇賸义》　桑朴汤，命名以桑皮泻肺、厚朴平胃为主药。用《金匮》半夏厚朴汤全方，以苏子易苏叶。彼治咽中如有炙脔，此治烦满喘而呕，皆所以利气。橘红、蒌皮、杏仁宣肺化痰，沉香、郁金、佛手和胃利气，贝母通治痰郁。其中厚朴、杏仁治喘，厚朴治满，半夏治呕，皆长沙古法。肺胃同治，先生始终不肯放松一呕字[38]150。

《要药分剂》　时珍曰：白石英入肺、大肠气分，治肺痹肺痛枯燥之病，但系石类，止可暂用，不宜久服[52]1191。

《中藏经》　宜节忧思以养气，慎怒以全真，此最为良矣[4]47。

《医宗金鉴》　痹在筋骨痛难已，留连皮脉易为功，痹久入脏中虚死，脏实不受复还生。[注]痹在筋骨则受邪深，故痛久难已。痹在皮脉则受邪浅，故易治也。凡痹病日久内传所合之脏，则为五脏之痹。若其人中虚受邪，则难治多死，其人脏实而不受邪，复还于外，则易治多生。假如久病皮痹，复感于邪，当内传肺而为肺痹，若无胸满而烦喘咳之证，则是脏实不受邪。余脏仿此[14]475。

附录二：常用方药

当归汤：当归（切，焙）、防风（去叉）、黄芪（细锉）各二两，柴胡八两（去苗），细辛（去苗叶）、麻黄（去根节，煮一二沸，掠去沫，控干）、人参各一两，杏仁五十枚（去皮尖双仁，炒黄），桂三两（去粗皮），半夏五两（汤浸去滑七遍），黄芩一两（去黑心）。上一十一味，粗捣筛。每服四钱匕，水一盏，入生姜七片，枣二枚劈破，同煎至六分，去滓温服，不计时候，日三夜二。（《圣济总录》）[3]478-479

五味子汤：五味子三两，紫苏子八两（炒），麻黄（去根节）、细辛（去苗叶）、紫菀（去苗土）、黄芩（去黑心）、甘草（炙）各二两，人参、桂（去粗皮）、当归（焙）各一两，半夏三两（汤洗去滑七遍）。上一十一味，粗捣筛。每服四钱匕，水一盏，入生姜五片，同煎至六分，去滓温服，不计时候。上气病亦单煮紫苏子及生紫苏叶，冬月煮干枝茎叶服。（《圣济总录》）[3]479

防风汤：防风（去叉）、川芎、麻黄（去根节）各一两，独活（去芦头）、桂（去粗皮）、前胡（去芦头）、五味子、附子（炮裂，去皮脐）、杏仁（汤浸，去皮尖双仁，麸炒）、人参、茯神（去木，炙）各三分，细辛（去苗叶）、甘菊花、黄芪、山茱萸、甘草（炙，锉）各半两。上一十六味，锉如麻豆。每服四钱匕，水一盏半，生姜五片，煎至八分，去滓稍热服，不拘时。（《圣济总录》）[3]486

赤箭丸：赤箭、羌活（去芦头）、细辛（去苗叶）、桂（去粗皮）、当归（锉，炒）、甘菊花、防风（去叉）、天雄（炮裂，去皮脐）、麻黄（去根节）、蔓荆实、白术、杏仁（汤浸，去皮尖双仁，炒，研）、萆薢（锉）、茯神（去木）、山茱萸、羚羊角（镑）、川芎、犀角（镑）、五加皮（锉）、五味子、阿胶（炙令燥）、人参、枫香脂（研）、天南星（炮）、白附子（炮）各半两，龙脑（研）、麝香（研）、牛黄（研）各一钱。上二十八味，捣罗二十三味极细，与研者五味拌匀炼蜜，和捣三二百杵，丸如梧桐子大。每服十五丸，荆芥汤下，不拘时。（《圣济总录》）[3] 486-487

家秘泻白散：桑白皮、地骨皮、甘草、黄芩、石膏、川连。（《症因脉治》）[25] 408

苇茎汤：苇茎二升（切，以水二斗，煮取五升，去滓），薏苡仁半升，瓜瓣半升，桃仁三十枚。上四味，㕮咀，纳苇汁中煮取二升，服一升，当有所见，吐脓血。（《备急千金要方》）[6] 382

葶苈大枣泻肺汤：葶苈三两（末之），大枣二十枚。上二味，先以水三升煮枣，取二升，去枣，纳药一枣大，煎取七合，顿服令尽，三日服一剂，可服三四剂。（《备急千金要方》）[6] 381

参橘煎：人参、橘红。二味同煎。（《症因脉治》）[25] 408-409

人参平肺散：人参、桑白皮、地骨皮、肥知母、天门冬、橘红、甘草。（《症因脉治》）[25] 409

石膏汤：石膏、麻黄（去根节，汤煮，掠去沫）、桑根白皮（锉，炒）、甘草（炙，锉）、款冬花（去梗，焙）、熟干地黄（炒）各一两，麦门冬（去心，焙）、桔梗（炒）各半两。右捣筛。每服三钱，入竹叶少许，水一盏，煎至七分去滓。温服，日三夜一。（《普济方》）[50] 700

紫苏子汤：紫苏子八两（炒），半夏五两（汤洗去滑七遍），陈橘皮（汤浸去白，焙）、桂（去粗皮）各三两，甘草（炙）、人参、白术各二两。上七味，粗捣筛。每服四钱匕，水一盏，入生姜五片，枣二枚劈，同煎至六分，去滓温服，不计时候。（《圣济总录》）[3] 479

栝楼薤白白酒汤：瓜蒌实一枚（捣），薤白半斤，白酒七升。上三味，同煮，取二升，分温再服。（《绛雪园古方选注》）[51] 79

大露宿丸：矾石（《肘后》作矾石）、干姜、桂心、皂荚、桔梗、附子各三两。上六味，末之，蜜丸。酒服如梧子大十丸，日三，渐加之。慎热及火等。（《备急千金要方》）[6] 373

杏仁丸：杏仁（汤浸，去皮尖双仁，微炒）、赤茯苓（去黑皮）、防葵各二两，吴茱萸（汤洗，焙干，炒）、陈橘皮（汤浸去白，焙）、桂（去粗皮）、防风（去叉）、泽泻各一两，白术、射干、芍药、紫苏子（微炒）、桔梗（锉，炒）、枳实（去瓤，麸炒微黄）各一两半。上一十四味，捣罗为末，炼蜜丸如梧桐子大。每服十丸，食前温酒下，渐加至三十丸，日再服。（《圣济总录》）[3] 478

助气散痹汤：甘草、半夏、干姜各一钱，桔梗、茯神各三钱，人参二钱，陈皮、紫菀各五分，花椒、黄芩各三分。水煎服。（《辨证录》）[31] 735

橘皮丸：陈橘皮（汤浸去白，焙）、桔梗（锉，炒）、干姜（炮裂）、厚朴（去粗皮，生姜汁炙）、枳实（去瓤，麸炒）、细辛（去苗叶）各三分，胡椒、蜀椒（去闭口及目，炒出汗）、乌头（炮裂，去皮尖）各二两，荜茇二两半，人参、桂（去粗皮）、附子（炮裂，去皮脐）、白茯苓（去黑皮）、前胡（去芦头）、防葵、川芎各一两，甘草（炙）、当归（切，焙）各二两，白术、吴茱萸（汤洗，焙干，炒）各一两半，大黄半两（湿纸裹，煨香熟），槟榔一两（锉），葶苈一分（隔纸炒），紫苏子二两（炒）。上二十五味，捣罗为末，炼蜜丸梧桐子大。每服十丸，温酒下日三。觉有热者，空腹服之。（《圣济总录》）[3] 478

加味五痹汤：人参、茯苓、当归（酒洗）、白芍药（煨）、川芎各一钱（肝、心、肾痹倍之），五味子十五粒，白术一钱（脾痹倍之），细辛七分，甘草五分。水二盅，姜一片，煎八分，食远服。肝痹，加酸枣仁、柴胡。心痹，加远志、茯神、麦门冬、犀角。脾痹，加厚朴、枳实、砂仁、神曲。肺痹，加半夏、紫菀、杏仁、麻黄。肾痹，加独活、官桂、杜仲、牛膝、黄芪、萆薢。（《证治准绳·类方》）[42] 519

五痹汤：人参、茯苓、当归、白芍、川芎、白术、细辛、甘草、五味子、姜。如肝、心、肾三痹，当倍用川芎。（《杂病源流犀烛》）[16] 239

生脉散：人参、麦门冬、北五味。三味同煎。(《症因脉治》)[25]408

肺痹汤：人参三钱，茯苓三钱，白术五钱，白芍五钱，苏叶二钱，半夏一钱，陈皮一钱，枳壳三分，黄连三分，肉桂三分，神曲五分。水煎服。(《辨证录》)[31]734

桑朴汤：桑皮二钱，厚朴一钱，橘红一钱，半夏一钱，茯苓二钱，沉香五分，苏子一钱五分，杏仁三钱，蒌皮二钱，贝母二钱，郁金二钱，佛手五分，姜三片。(《医醇賸义》)[38]150

本章学术精要

1. 病名与概述
（1）**病名源流** 肺痹首见于《内经》，属五脏痹之一，多由皮痹日久不愈，复感外邪内传于肺，或酒醉房劳、情志失调等直接损伤肺气所致。西医学的间质性肺炎、肺纤维化等疾病与本病相似。

（2）**疾病特点** 以呼吸系统症状为主，兼见皮肤病变。典型表现为咳喘、气急、胸闷胸痛，甚则呕恶。病情进展可累及全身气机，出现上焦闭塞、下焦不通等危候。

2. 病因病机
（1）**外邪侵袭** 风寒湿邪内侵肺脏，或从皮肤传变入肺，导致肺气痹阻，宣降失司。秋燥、暑热等邪气亦可直中肺络，形成热痹或燥痹。

（2）**情志内伤** 忧思悲怒过度，气机郁结，上逆犯肺，致肺气壅塞。《中藏经》强调"气痹"由情志失调引发，与肺痹密切相关。

（3）**痰瘀互结** 肺虚津液不布，聚湿生痰；久病入络，血行瘀滞，痰瘀交阻加重肺络痹塞，形成虚实夹杂之证。

（4）**脏腑虚损** 肺气不足或肾虚子盗母气，致肺失治节；脾胃虚弱，土不生金，营卫失调，外邪易袭。

3. 临床表现与鉴别
核心症状 咳嗽喘息，胸背引痛，烦满呕逆，呼吸急促，皮肤麻木或硬化（合并皮痹）。重者可见鼻窍干燥、声嘶、卧则喘促，甚则上下痞塞、二便不利。

（2）**辨证要点** 需与肺胀、喘证鉴别：肺痹以气机闭塞为主，多伴皮肤症状；肺胀以痰壅气逆为要；喘证多为发作性，无持续痹阻特征。

（3）**分期特点** 早期以咳喘、胸满为主；中期痰瘀痹肺，见咯痰稠黏、胸痛固定；晚期累及心肾，出现心悸、水肿、呼吸困难等危象。

4. 治法与方药
（1）**宣肺通痹** 风寒闭肺用麻黄、桂枝配杏仁、桔梗（如麻黄汤）；风热痹肺用桑叶、石膏合芦根、枇杷叶（如桑菊饮）。

（2）**化痰逐瘀** 痰热壅肺选葶苈汤加浙贝母、瓜蒌；痰瘀交阻用桃仁、红花配半夏、陈皮（如血府逐瘀汤化裁）。

（3）**补肺固本** 肺气虚用生脉散加黄芪、白术；肺肾两虚选人参蛤蚧散；脾肺不足用参苓白术散。

（4）**急救开闭** 危重证见气窒喘脱，急投葶苈大枣泻肺汤合麝香、冰片宣窍；阴阳离决者用参附汤回阳固脱。

5. 转归与调护
（1）**预后因素** 早期肺痹易治，若出现胸背剧痛、喘息不得卧、二便闭塞者为危候。西医学肺纤维化合并多脏器衰竭者预后极差。

（2）**传变规律** 肺痹失治可传肝致肝气逆乱（见胁痛呕逆），或下及肾阴（见喘咳夜甚、腰膝酸软）。《内经》强调"五脏相通，移皆有次"，需防传变。

（3）**调护要点** ①避邪护肺。秋冬防寒燥，远离烟尘；合并皮痹者需保暖避风。②饮食调摄。忌辛辣酒酪，宜百合、银耳、山药等润肺之品；喘甚者少量频饮温粥护胃气。③情志疏导。悲忧伤肺，需调节情绪，避免过度忧思。④呼吸训练。采用腹式呼吸、导引吐纳法改善肺功能，如"六字诀"中"呬"字功。

6. 学术传承

（1）**病机拓展** 清代医家提出"肺为娇脏，痹由气闭"的理论，强调气机郁滞为发病核心。叶天士从络病论治，主张"辛润通络"法，用旋覆花、当归须等药。

（2）**诊断细化** 补充"胸背皆不舒""起恶日光"等特异性体征；脉诊以右寸沉涩为主，兼滑数者多夹痰热。

7. 临证精要

（1）**分期论治** 急性期以开宣肺气为主，慎用敛肺之品；慢性期注重补肺兼祛痰瘀，如黄芪配莪术。皮肤硬化者加桂枝、鹿角胶温通卫阳。

（2）**特色用药** 麻黄去节，减轻发汗作用，专于宣肺平喘；紫菀蜜炙，增强润肺通痹之效；久病入络者，用全蝎、蜈蚣研末冲服。

肺痹属本虚标实之证，外邪、痰瘀、正虚互为因果。治疗需把握"宣通肺气，调和五脏"原则，早期截断病势，晚期扶正固本。古籍理论与西医学相结合，为肺纤维化、硬皮病肺损害等难治病提供诊疗思路，尤需关注"既病防变"与多脏同治。

参考文献

［1］未著撰人. 黄帝内经素问［M］. 北京：人民卫生出版社，2012.

［2］未著撰人. 灵枢经［M］. 北京：人民卫生出版社，2012.

［3］（宋）赵佶. 圣济总录（上册）［M］. 北京：人民卫生出版社，1982.

［4］（汉）华佗. 中藏经［M］. 北京：学苑出版社，2007.

［5］（隋）巢元方著；高文柱，沈澍农校注. 中医必读百部名著·诸病源候论［M］. 北京：华夏出版社，2008.

［6］（唐）孙思邈著；李景荣，苏礼，任娟莉，等校释. 备急千金要方校释［M］. 北京：人民卫生出版社，1998.

［7］（宋）陈无择. 三因极一病证方论［M］. 北京：中国中医药出版社，2007.

［8］（明）李梴. 医学入门［M］. 上海：上海科学技术文献出版社，1997.

［9］包来发. 李中梓医学全书·医宗必读［M］. 北京：中国中医药出版社，1999.

［10］（明）马莳. 黄帝内经素问注证发微［M］. 北京：科学技术文献出版社，1999.

［11］（明）皇甫中. 明医指掌［M］. 北京：中国中医药出版社，2006.

［12］李志庸. 张景岳医学全书·景岳全书［M］. 北京：中国中医药出版社，1999.

［13］孙中堂. 尤在泾医学全书·金匮翼［M］. 北京：中国中医药出版社，1999.

［14］（清）吴谦. 御纂医宗金鉴（武英殿版排印本）［M］. 北京：人民卫生出版社，1963.

［15］（清）何梦瑶. 医碥［M］. 北京：人民卫生出版社，1993.

［16］田思胜. 沈金鳌医学全书·杂病源流犀烛［M］. 北京：中国中医药出版社，1999.

［17］（清）薛雪. 医经原旨［M］. 上海：上海中医学院出版社，1992.

［18］（清）翁藻. 医钞类编（一）［M］. 北京：中国中医药出版社，2015.

［19］黄英志．叶天士医学全书·临证指南医案［M］．北京：中国中医药出版社，1999．

［20］（清）郭诚勋．证治针经［M］．北京：中国中医药出版社，1996．

［21］盛增秀．王孟英医学全书·潜斋简效方［M］．北京：中国中医药出版社，1999．

［22］（清）薛福辰．重广补注黄帝内经素问（影宋本）［M］．北京：学苑出版社，2008．

［23］郭君双．吴昆医学全书·素问吴注［M］．北京：中国中医药出版社，1999．

［24］（元）罗天益．卫生宝鉴［M］．北京：中国中医药出版社，2007．

［25］（明）秦景明．症因脉治［M］．上海：第二军医大学出版社，2008．

［26］李志庸．张景岳医学全书·类经［M］．北京：中国中医药出版社，1999．

［27］郑林．张志聪医学全书·黄帝内经素问集注［M］．北京：中国中医药出版社，1999．

［28］（清）章楠．灵素节注类编·医门棒喝三集［M］．杭州：浙江科学技术出版社，1986．

［29］（唐）杨上善著；李克光，郑孝昌主编．黄帝内经太素校注（上册）［M］．北京：人民卫生出版社，2003．

［30］（宋）王贶，洪遵．全生指迷方、洪氏集验方［M］．北京：人民卫生出版社，1986．

［31］柳长华．陈士铎医学全书·辨证录［M］．北京：中国中医药出版社，1999．

［32］（清）高士宗，吴昆．黄帝内经素问直解［M］．北京：学苑出版社，2001．

［33］（清）姚止庵．素问经注节解［M］．北京：人民卫生出版社，1963．

［34］孙洽熙．黄元御医学全书·素问悬解［M］．北京：中国中医药出版社，1996．

［35］（元）滑寿．读素问钞［M］．北京：人民卫生出版社，1998．

［36］包来发．李中梓医学全书·内经知要［M］．北京：中国中医药出版社，1999．

［37］张民庆，王兴华，刘华东．张璐医学全书·张氏医通［M］．北京：中国中医药出版社，1999．

［38］（清）费伯雄．医醇賸义［M］．北京：中国医药科技出版社，2018．

［39］（明）马莳．黄帝内经灵枢注证发微［M］．北京：人民卫生出版社，1994．

［40］刘炳凡，周绍明．湖湘名医典籍精华（医经卷、温病卷、诊法卷）·医会元要［M］．长沙：湖南科学技术出版社，2000．

［41］田思胜，高巧林，刘建青．朱丹溪医学全书·脉因证治［M］．北京：中国中医药出版社，2006．

［42］陆拯．王肯堂医学全书·证治准绳［M］．北京：中国中医药出版社，1999．

［43］（清）顾靖远．顾松园医镜［M］．北京：中国医药科技出版社，2014．

［44］陈熠．喻嘉言医学全书·医门法律［M］．北京：中国中医药出版社，1999．

［45］（清）罗美．内经博议［M］．北京：中国中医药出版社，2015．

［46］（清）董西园．医级［M］．北京：中国中医药出版社，2015．

［47］（清）林珮琴．类证治裁［M］．北京：人民卫生出版社，1988．

［48］（宋）严用和．重辑严氏济生方［M］．北京：中国中医药出版社，2007．

［49］（明）董宿．奇效良方（上册）［M］．天津：天津科学技术出版社，2003．

［50］（明）朱橚．普济方（第一册：方脉运气脏腑）［M］．北京：人民卫生出版社，1959．

［51］（清）王子接．绛雪园古方选注［M］．北京：中国中医药出版社，2007．

［52］田思胜．沈金鳌医学全书·要药分剂［M］．北京：中国中医药出版社，1999．

［53］（清）程文囿．程杏轩医案［M］．北京：中国医药科技出版社，2018．

［54］李刘坤．吴鞠通医学全书·吴鞠通医案［M］．北京：中国中医药出版社，1999．

［55］娄多峰．娄多峰论治痹病精华［M］．天津：天津科技翻译出版公司，1994．

［56］陈培亮，周月红，邱晓年．邹先智论痰瘀［M］．武汉：华中科技大学出版社，2021．

［57］毛以林．步入中医之门（6）·疑难病证辨治思路详解［M］．北京：中国中医药出版社，2018．

［58］王承德，沈丕安，胡荫奇．实用中医风湿病学［M］．北京：人民卫生出版社，2009．

［59］陈泽江，王平．常见病中医防治·痹证防治［M］．北京：中国古籍出版社，1987．

第二十一章　肾痹

肾痹多由骨痹不已，加之肾虚，复感外邪，内舍于肾，或虽无肾虚，但邪舍于肾经及肾之外府所致，临证以关节疼痛、骨重难举、腰背酸痛，甚则关节肿大变形、蜷屈不伸、步履艰难，并见肾虚证候为主要表现。本病与骨痹关系密切，两者可以互参。肾痹为五脏痹之一，病名最早见于《内经》，后世历代医家皆有论及，散见于各家医籍当中。西医学的类风湿关节炎、强直性脊柱炎、骨关节病、系统性红斑狼疮、痛风、大骨节病等多种疾病在发展到某一阶段时，临床表现与肾痹相类似，可参考本病辨治。

【经典原文】

《素问·五脏生成》　黑脉之至也，上坚而大，有积气在小腹与阴，名曰肾痹，得之沐浴清水而卧[1] 51-52。

《素问·痹论》　帝曰：内舍五脏六腑，何气使然？岐伯曰：五脏皆有合，病久而不去者，内舍于其合也。故骨痹不已，复感于邪，内舍于肾……所谓痹者，各以其时重感于风寒湿之气也[1] 164。

《素问·四时刺逆从论》　太阳有余病骨痹身重，不足病肾痹，滑则病肾风疝，涩则病积善时巅疾[1] 240。

《素问·痹论》　阴气者，静则神藏，躁则消亡，饮食自倍，肠胃乃伤[1] 165。

《素问·痹论》　淫气喘息，痹聚在肺；淫气忧思，痹聚在心；淫气遗溺，痹聚在肾；淫气乏竭，痹聚在肝；淫气肌绝，痹聚在脾。诸痹不已，亦益内也[1] 165-166。

《素问·痹论》　凡痹之客五脏者……肾痹者，善胀，尻以代踵，脊以代头[1] 165。

《素问·痹论》　帝曰：以针治之奈何？岐伯曰：五脏有俞，六腑有合，循脉之分，各有所发，各随其过，则病瘳也[1] 166。

《素问·痹论》　帝曰：痹，其时有死者，或疼久者，或易已者，其故何也？岐伯曰：其入脏者死，其留连筋骨间者疼久，其留皮肤间者易已[1] 166。

《金匮要略·五脏风寒积聚病脉证并治》　肾着之病，其人身体重，腰中冷，如坐水中，形如水状，反不渴，小便自利，饮食如故，病属下焦，身劳汗出，衣（一作表）里冷湿，久久得之，腰以下冷痛，腹重如带五千钱，甘姜苓术汤主之[2] 64。

【钩玄提要】

1. 病名　"肾痹"病名始见于《素问·五脏生成》，在《内经》其他篇节中亦有提及。后世诸家多从《内经》之名，如《千金翼方》曰："烦懑短气，涕唾青黑，肾痹也[3] 247。"《圣济总录》明确指出："骨痹不已，复感于邪，内舍于肾，是为肾痹[4] 479。"另外，《金匮要略》将寒湿之邪侵犯肾之外府，尚未伤及肾之精气者，称为"肾着"，从其描述的症状来看，与肾痹的表现相似。

2. 病因病机 对肾痹病因病机的认识源于《内经》，多因骨痹不已，复感外邪，内舍于肾，或起居不慎，感受寒湿，或房劳过度，肾虚精亏，或太阳不足，导致肾虚邪滞而成痹。后世医家在此基础上进行阐释，具体包括以下几个方面：

（1）**骨痹不已，复感外邪** 《内经》重视外邪在肾痹发病过程中的重要作用，如《素问·五脏生成》曰："肾痹，得之沐浴清水而卧[1]51-52。"《素问·痹论》云："风寒湿三气杂至，合而为痹也[1]164。"又云："骨痹不已，复感于邪，内舍于肾……所谓痹者，各以其时重感于风寒湿之气也[1]164。"《黄帝八十一难经》曰："久坐湿地，强力入水则伤肾[5]149。"均强调了外邪侵袭而致痹，也表明骨痹不已，复感于邪，内舍于肾，是罹患肾痹的主要途径。后世医家多从此说，如《诸病源候论》曰："骨痹不已，又遇邪者，则移入于肾……[6]43"《圣济总录》曰："骨痹不已，复感于邪，内舍于肾，是为肾痹[4]479。"又曰："肾脏中风湿，腰痛、脚膝偏枯……[4]480"《养生类纂》曰："浴冷水则生肾病之疾[7]52。"《黄帝内经素问注证发微》曰："骨痹不已，而又重感于三气，则内舍于肾[8]275。"《医宗必读》曰："皮、肉、筋、骨、脉，各有五脏之合，初病在外，久而不去，则各因其合而内舍于脏[9]266。"《内经博议》曰："五脏痹者，皮、肉、筋、骨、脉痹，不已将复感于邪，而内舍五脏，遂为五脏之痹[10]132。"《医经原旨》曰："五脏各有所应也。病久不去，而复感于邪，气必更深，故内舍其合而入于脏[11]325。"《杂病源流犀烛》曰："筋骨皮肉脉又各有五脏之合，苟五者受而不去，则必内舍于合，而五脏之痹起……骨痹久，复感三气内舍于肾……[12]235"《医宗金鉴》曰："久病骨痹，复感于邪，而见腹胀，尻以代踵，足挛不伸，脊以代头，伛偻不直之证，是邪内传于肾，则为肾痹也[13]475。"《医钞类编》认为淫邪"亦非径入五脏也。五脏各有合病，久而不去，内舍于其合也"[14]489。《金匮翼》曰："风寒湿三气袭入经络，入于骨则重而不举……久不已则入五脏……尻以代踵，脊以代头者肾也[15]282。"以上载述表明，骨痹不已，复感风寒湿等外邪，循经（俞）内传，由外向里，由浅入深，内舍于肾，可致肾痹。同时，外邪亦可直接侵袭肾经或肾之外府而致肾痹。

此外，《内经》对五体痹与季节的关系论之较详，而五脏痹由五体痹发展而来，故五脏痹与四时季节也有一定的关系。《素问·痹论》用"四时五脏阴阳"的思想方法，阐述了五脏痹的发病规律，为后世所宗。在五行中，肾与冬季相应，如《素问·六节脏象论》曰："肾者……为阴中之少阴，通于冬气[1]46。"《备急千金要方》曰："以冬遇病为骨痹，骨痹不已，复感于邪，内舍于肾……[16]420。"《黄帝内经素问注证发微》曰："肾主冬，亦主骨，肾气衰则三气入骨……[8]274"可见冬季或是肾痹的好发季节，或是加重季节。

（2）**肾虚精亏，痹聚在肾** 《内经》重视正虚在发病过程中的重要作用，《灵枢·口问》云："邪之所在，皆为不足[17]65。"后世医家承《内经》之说，从肾虚论述肾痹的病机。如《太平圣惠方》曰："肾脏劳伤，少气不足，羸瘦无力，肢节酸疼，腰脚多痛，不能久立[18]745。"《圣济总录》曰："肾脏虚乏，久感寒湿，因而成痹……[4]479""肾脏虚冷，邪气乘虚……或因房室发动[4]479。""肾脏气虚，外邪杂至……[4]480"《黄帝内经素问注证发微》云："脏腑所以成痹者，以其内伤为本，而后外邪得以乘之也[8]277。"《理虚元鉴》曰："其初起于酒色不节，精血日竭，水火俱衰，肝风、脾湿、肾虚生寒，三气合聚而为肾痹……总因倾尽真元，而筋骨日瘁也[19]37。"《症因脉治》曰："《内经》云：或远行劳倦，逢大热而渴，水不胜火，则骨枯而髓虚，或不慎房劳，精竭血燥，则筋骨失养，腰痛不举，而肾痹之症作矣[20]411-412。"《医级》曰："总由元精亏损，三气外袭，不克随感随治，以致流连成痹[21]101。"《杂病源流犀烛》曰："诸痹不已，益入内而伤脏气，然有六经应之而为有余不足者[12]236。""因脏腑阴阳之有余不足，而外邪得以留之……[12]236"《辨证录》论之最详，曰："人有下元虚寒，复感寒湿，腰肾重痛，两足无力，人以为此肾痹也，而肾痹之成，非尽由于风寒湿也。夫肾虽寒脏，而其中原自有火，有火则水不寒，而风寒湿无从而入。无奈人过于作强，将先天之水，日日奔泄，水去而火亦随流而去，使生气之原，竟成为藏冰之窟，火不能敌寒，而寒邪侵之矣。寒气直入于肾宫，以邪招邪，而风湿又相因而至，则痹症生矣[22]735。"

总之，禀赋不足，先天本虚，或后天失调，后天不能养先天，或大病久病之后，元气未复，或房劳过度、负重劳损、妇人生育过多，导致肾精亏损，皆可发为肾痹。由此可见，肾虚精亏既是发生肾痹的重要原因，也是外邪侵袭内舍其合而成痹或他病传肾的前提和基础。

（3）**太阳不足，肾虚邪滞** 此认识源于《素问·四时刺逆从论》"太阳有余病骨痹身重，不足病肾痹"[1]240，后世医家多从太阳与少阴为表里的角度进行阐释。如《黄帝内经太素》注曰："太阳虚而不足，则少阴肾气使盛，故为肾痹[23]552。"《黄帝内经素问注证发微》注曰："太阳者，足太阳膀胱经也。膀胱与肾为表里，有余则病骨痹，身重，以肾主骨。不足则病肾痹，以肾在内也[8]398。"《类经》释云："不足则肾气弱，故病为肾痹[24]319。"《素问吴注》注曰："不足则肾气怯，是为肾痹[25]347。"《内经博议》曰："不足，则本脏先受，故为肾痹。肾痹者，足缓脉缓，而精不固也[10]135。"《医经原旨》注曰："不足则肾气弱，故病为肾痹[11]333。"《素问经注节解》注曰："太阳与少阴为表里，故有余不足，皆病归于肾也[26]425。"《黄帝内经素问直解》注曰："太阳不足，则水气虚竭，故病肾痹[27]427。"《素问悬解》释曰："肾主骨，与太阳膀胱为表里，太阳有余病骨痹身重，水冷髓寒而土湿也。不足病肾痹，肾气寒冱而凝瘀也[28]112。" 总之，膀胱与肾相表里，足太阳经气不足，肾气亦虚，外邪侵袭易发生肾痹。

3. 症状与诊断 《素问·五脏生成》《素问·痹论》两篇对肾痹的症状有较为详细的记载，主要有脉上坚而大、有积气在小腹与阴、遗溺、善胀、尻以代踵、脊以代头等表现。后世所载肾痹症状多未脱离《内经》范畴，而是对其进行阐释和分析。

（1）**脉上坚而大，有积气在小腹与阴** 《素问·五脏生成》载："黑脉之至也，上坚而大，有积气在小腹与阴，名曰肾痹，得之沐浴清水而卧[1]51-52。"后世医家对此进行阐释，如《黄帝内经太素》注曰："肾脉足少阴属水色黑，故曰黑脉。黑脉，冬脉。冬脉如营，其气来沉而搏，以为平好。今黑脉至，上坚而大，即知有积气在腹中及阴中，名曰肾痹[23]481。"《黄帝内经素问注证发微》注曰："诊人之色已黑矣，及其脉之至也，尺脉之上坚而且大。当诊之日，有积气在小腹与阴器之中，名曰肾痹。斯疾也，得之沐浴冷水而卧，盖湿气伤下，必归于肾，而肾既受寒，故为积气在小腹与阴者如此[8]96。"《类经》注曰："黑者，肾色见也。上言尺之上，即尺外以候肾。肾主下焦，脉坚而且大者，肾邪有余，故主积气在小腹与阴处，因成肾痹。其得于沐浴清水而卧者，以寒湿内侵而气归同类，故病在下焦而邪居于肾[24]121-122。"《素问吴注》注曰："黑，肾色也。脉至上坚而大，肾邪有余也。故有积气在小腹与阴，是肾气不得流行，结于其部为痹也[25]235。"《灵素节注类编》注曰："如色黑，而脉之至也，上坚而大者，肾脉之上部也，故有积气在小腹与阴，名肾痹，得之沐浴清水而卧，是阴邪入于阴分阴经，凝闭阳气不能通于阴，故上部阳分之脉反坚而大，阴者，小腹下前阴，冲任经脉所行，与肝肾相通也[29]144。"

后世诸家对《内经》所载肾痹的本组症状解释大致相同。关于肾痹的脉象，"黑脉"即指肾脉，"上坚而大"是肾痹的脉象特征。"上"指尺之上，候肾；"坚而大"是因沐浴冷水，寒湿内侵，同气相求，下归于肾，病气积聚，肾气不得行所致。关于"有积气在小腹与阴"，既是对肾痹症状的描述，也包含了导致脉"上坚而大"的病机线索。小腹与前阴为肾经循行之处，寒湿内侵，肾气痹阻，故见此症。

（2）**遗溺** 关于《素问·痹论》所载"淫气遗溺，痹聚在肾"[1]165-166，《黄帝内经素问注证发微》注曰："邪气浸淫，膀胱遗溺，正以肾与膀胱为表里，惟痹聚在肾，故遗溺若是[8]277。"《黄帝内经素问集注》亦曰："淫气而致于遗溺，则肾气不藏，而痹聚在肾矣[30]170。"以上论述表明，肾与膀胱相表里，肾为邪闭，固摄无权，导致膀胱失约，故见尿频、遗尿等症。

（3）善胀，尻以代踵，脊以代头　针对《素问·痹论》所载肾痹症状"善胀，尻以代踵，脊以代头"[1]165，后世医家对其具体表现及发生机制进行阐释。《重广补注黄帝内经素问》注曰："尻以代踵，谓足挛急也。脊以代头，谓身蜷屈也[31]348。"《黄帝内经太素》注曰："邪客肾及少阴之脉，故喜胀脊曲也[23]96。"《圣济总录》释曰："盖肾者胃之关，关门不利，则胃气不行，所以善胀。筋骨拘迫，故其下挛急其上蜷屈，所以言代踵代头也[4]479。"《黄帝内经素问注证发微》释之甚详，曰："肾者胃之关也，关门不利则胃气不转，故善胀。尻腰，尻骨也。踵，足跟也。肾脉起于足小指之下，斜趋足心，出于然骨之下，循内踝之后，别入跟中，以上腨内，出腘内廉，上股内后廉，贯脊，属肾，络膀胱。其直行者，从肾上贯肝膈，入肺中。气不足而受邪，故踵本在足，而尻则伏地而不伸，其尻反以代踵也。脊本在中，而头则俯伏而不上，其脊反以代头也[8]276。"《类经》注曰："肾者胃之关，肾气痹则阴邪乘胃，故腹善胀。尻以代踵者，足挛不能伸也。脊以代头者，身偻不能直也。以肾脉入跟中，上腨内，出腘内廉，贯脊属肾，故为是病[24]314。"

清代诸家论之最详，如《素问经注节解》释曰："尻以代踵二句，语意奇妙，盖状善胀之形容也。凡人之气，上至头，下至足，运行不息，则折旋任意，俯仰自如。今邪着于肾，气闭不行，一身尽胀，但可坐而不可行，但能俯而不能仰，如踵代尻，而头以脊也。善胀之状，乃至于此。岂知肾为生气之原，肾气痹，遂令如是乎[26]176-177。"《内经博议》释曰："善胀者，阳明之气下行，肾为胃之关，痹气在肾，肾气不行，是阳明逆也，故善胀。肾为作强之官，痹则足挛而不能伸，故尻代踵；身偻而不能直，故脊代头[10]133。"《张氏医通》释曰："肾痹则胃之关门不利，故善胀。浊阴湿邪伤其阳气，所以脚挛不能伸，身偻不能直也[32]181。"《黄帝内经素问集注》释曰："肾者胃之关，关门不利，则胃气不转，故善胀也。脊椎尽处为尻，肾主骨，骨痿而不能行，故尻以代踵。阴病者不能仰，故脊以代头[30]169。"《医醇賸义》释曰："盖善胀者，乃肾中真阳不运，重阴凝结所致。尻以代踵者，缘少阴之脉斜走足心，出于然谷之下，循内踝之后，别入跟中，肾痹则两足废而不能行也。脊以代头者，乃精气耗散，天柱不振也[33]151。"《素问悬解》释曰："水寒土湿，木气不达，则生胀满，故肾痹者善胀。肾脉入跟中，上端内，贯脊入肺，肾痹则筋脉挛缩，足卷而不伸，故尻以代踵（尻，尾骶骨），身偻而不仰，故脊以代头也[28]75。"《读医随笔》曰："血滞于脏，则为积；气滞于脏，则为聚。血滞于身，则为痹；气滞于身，则为肿。肿则四肢必有废而不用者，则不废者代其职矣。脊以代头，尻以代踵，代之义也[34]319。"《灵素节注类编》释曰："三焦通主升降，而肾司下焦，肾气痹而下焦不宣，则中上两焦皆不通利，故善胀也，督脉通肾，肾痹而督脉阳气不通，跷维之脉皆不用，而两足不举，以尻代踵，督伤则天柱骨痿，头垂背曲，故脊以代头也[29]277。"

综观诸家注解，除《黄帝内经太素》解释含混外，其余各家皆有可取之处，故应合参较为全面。①"善胀"：注家多从"肾者胃之关，关门不利则胃气不转"来注解，但亦有不同见解。如《素问经注节解》认为"肾为生气之原""邪着于肾，气闭不行，一身尽胀"；《医醇賸义》认为是因"肾中真阳不运，重阴凝结"所致；《素问悬解》认为"水寒土湿，木气不达，则生胀满"；《灵素节注类编》则是从整体三焦而论，认为"三焦通主升降，而肾司下焦，肾气痹而下焦不宣，则中上两焦皆不通利，故善胀也"。②"尻以代踵，脊以代头"：尻，尾骶部之谓；踵，足跟也。"尻以代踵"，缘于足跟及腓肌拘挛、痿弱不能履地，行走困难，呈"尻则伏地而不伸"的病理体位；"脊以代头"，表现为"身偻不能直""头则俯伏而不上"，呈"头反下而脊高"的病状。对这两种病理体征的形成，注家多从足少阴肾经的循行而论，唯《灵素节注类编》是从奇经八脉而论。但究其发病机制则有两种解释：一是认为痿弱所致，如《黄帝内经素问集注》载"骨痿而不能行"，《读医随笔》提出不废者代废者之职等；二是认为拘挛所致，如《圣济总录》谓"筋骨拘迫，故其下挛急，其上蜷屈"，《素问悬解》云："肾痹则筋脉挛缩，足蜷而不伸……身偻而不仰。"

4. 治法方药　《内经》中未提及肾痹具体的治法方药，仅有对五脏痹针刺治疗的认识。《素问·痹论》确立了针刺治疗五脏痹的原则为取其俞穴，各分刺之，曰："五脏有俞，六腑有合，循脉之分，各有所发，各随其过，则病瘳也[1]166。"关于针刺治疗肾痹的具体方法，选择针刺其原穴太溪穴。《灵枢·九针十二原》曰："五脏有疾，当取之十二原，十二原者，五脏之所以禀三百六十五节气味也[17]3。"又曰："阴中之太阴，肾也，其原出于太溪，太溪二[17]3-4。"选择其原穴，体现了《内经》治疗五脏痹重视人体元气的原则。具体操作上，采取输刺法，如《灵枢·官针》所载："输刺者，直入直出，深内之至骨，以取骨痹，此肾之应也[17]22。"

5. 转归预后　关于肾痹的转归与预后，《内经》中并无明确记载，只是从五脏痹整体而论，如《素问·痹论》曰："痹……其入脏者死，其留连筋骨间者疼久，其留皮肤间者易已[1]166。"后世医家多宗其说，如《中藏经》曰："入腑则病浅易治，入脏则病深难治[35]45。"《备急千金要方》曰："善治病者，病在皮毛肌肤筋脉而治之，次治六腑，若至五脏，则半死矣[16]257。"《脉因证治》曰："久而不去，内舍五脏之合，待舍其合，难治矣[36]471。"《医学入门》曰："五痹复感三邪，入五脏，卧不起床，泻多食少，亦如中风入脏者死[37]678-679。"《证治准绳·杂病》曰："痹在五脏之合者可治，其入脏者死[38]146。"《景岳全书》曰："若欲辨其轻重，则在皮肤者轻，在筋骨者甚，在脏腑者更甚[39]1010-1011。"《医宗必读》认为："在外者祛之犹易，入脏者攻之实难[9]266。"《顾松园医镜》曰："五脏痹显，而难治矣[40]209。"《杂病源流犀烛》曰："五脏之痹，各以其症显者，脏症显，便不易治……[12]235"《金匮翼》曰："大抵显脏症则难治矣[15]282。"总之，以上诸家均强调痹病邪入脏则病重难治，预后不良。

【传承发展】

1. 病名　《症因脉治》把肾痹称为"骨痹"，其曰："即骨痹也。善胀，腰痛，遗精，小便时时变色，足挛不能伸，骨痿不能起，此肾痹之症也[20]411-412。"但文献中所提及的症状仍为《内经》中肾痹的表现，与骨痹症状并不完全相同。此外，《备急千金要方》所论骨极与肾痹相似，其曰："骨极者，主肾也，肾应骨，骨与肾合。又曰以冬遇病为骨痹，骨痹不已，复感于邪，内舍于肾……[16]420"

2. 病因病机　关于肾痹的病因病机，后世医家在《内经》的基础上有所补充和发挥，具体体现如下：

气滞痰瘀：《内经》指出气血不和是百病产生的根本，如《素问·调经论》曰："五脏之道，皆出于经隧，以行血气，血气不和，百病乃变化而生……[1]227-228"后世医家在此基础上进行发挥，阐发痹病的病机，如《中藏经》曰："痹者，闭也。五脏六腑感于邪气，乱于真气，闭而不仁，故曰闭也[35]46。"《医学入门》曰："痹者，气闭塞不通流也[37]678。"《证治准绳·杂病》曰："痹者，闭也。五脏六腑正气为邪气所闭，则痹而不仁[38]145-146。"以上论述均表明，气机闭塞是脏腑痹的重要病机。《医级》云："痹非三气，患在痰瘀[21]101。"《临证指南医案》曰："痹者，闭而不通之谓也。正气为邪所阻，脏腑经络，不能畅达，皆由气血亏损，腠理疏豁，风寒湿三气得以乘虚外袭，留滞于内，致湿痰浊血，流注凝涩而得之[41]224。"以上两家则明确指出痹病并非仅以风寒湿外邪为患，痰瘀亦是重要的病理因素。总之，骨痹日久，脏腑失调，痰瘀内生，或七情不畅，气滞血瘀，导致痰瘀夹杂，或停积于骨骼，或流窜于腰府，发为肾痹。

3. 症状与诊断　后世医家除对《内经》所载肾痹症状进行分析和阐释外，尚有部分补充和发挥。如

《千金翼方》曰："烦懑短气，涕唾青黑，肾痹也[3]247。"提到了肾痹有"烦懑短气"和"涕唾青黑"的症状。《圣济总录》载"身体冷痹不仁，手足牵强，举动艰难，或肌肉眴动，引腰脊及左右偏急，不能饮食"[4]479"腰痛、脚膝偏枯……骨节酸疼"[4]480"脚膝麻痹，腰背强直、疼痛"[4]480"脚膝缓弱，腰脊不可转侧，日加疼痹"[4]480"腰脚缓弱，顽痹不仁……腰背强痛，四肢拘急，体重无力"[4]480-481。《严氏济生方》载"骨重不可举，不遂而痛且胀"[42]118；《古今医鉴》载"手足不随而多痛"[43]1300；《内经博议》载"足挛而不能伸"[10]133"身偻而不能直"[10]133；《身经通考》载"骨痛阴痹，按之不得，胀痛……肩背项颈强痛"[44]97等论述，均详细描述了肾痹全身骨节的症状。《圣济总录》还提到了"语声謇涩，两耳虚鸣，举体乏力，面无颜色，志气不乐"[4]480"言语不利，面色菱黑，肌体羸瘦"[4]480"颜色苍黑，语音浑浊，志意不定，头目昏"[4]480-481等肾虚的相关表现。《医学入门》提出"心腹胀满"[37]678的症状，《古今医鉴》《红炉点雪》皆从之。《症因脉治》提出"小便时时变色"[20]411-412的症状。

关于肾痹的脉象特征，《诸病源候论》曰："诊其脉大而涩者，为痹；脉来急者，为痹[6]43。"《症因脉治》曰："两尺细数，或见浮大，肾脉本沉，今反躁疾，水衰火动，肾痹之脉[20]411-412。"《理虚元鉴》曰："肾痹，寸虚弱而涩，尺沉细而数[19]18。"《医灯续焰》提到："弦滑痰饮，濡细肾着[45]97。"

关于肾痹与骨痹的鉴别。肾痹为五脏痹之一，骨痹为五体痹之一，两者虽是不同的痹病，但在中医学中，骨与肾有着对应的相合关系，两者相表里，关系密切。如《素问·痿论》曰："肾主身之骨髓……[1]168"《素问·阴阳应象大论》曰："北方生寒，寒生水，水生咸，咸生肾，肾生骨髓……在体为骨，在脏为肾……[1]28"《素问·五脏生成》曰："肾之合骨也，其荣发也……[1]48"因肾痹和骨痹关系密切，有部分相同的临床表现，故后世医家有将两者相混淆者，如《症因脉治》云："即骨痹也[20]411-412。"更多医家则是把骨痹症状描述为肾痹的表现，如《严氏济生方》曰："骨痹之为病，应乎肾，其状骨重不可举，不遂而痛且胀[42]118。"《奇效良方》曰："遇冬而得者为骨痹，中于肾则骨重不可举，善胀，尻以代踵，脊以代头[46]655。"另有《顾松园医镜》曰："其论肺痹、心痹、脾痹、肝痹、肾痹者，病之所属；皮痹、脉痹、肌痹、筋痹、骨痹者，病之所在[40]209。"认为五体痹和五脏痹是相同的，只是从不同的角度来命名而已。总之，以上论述虽强调了肾痹与骨痹的密切关系，但将两者混同，就脱离了《内经》的原旨，故临床应注意鉴别。肾痹与骨痹均有肢体沉重、关节疼痛、肢体拘挛或强直等症状，但肾痹还有腰背酸痛、骨重难举、腹胀满、语謇、耳鸣、遗精、遗尿、肌体羸瘦、乏力等肾经痹阻及肾虚的表现。

4. 治法方药 《内经》中未提及肾痹具体的治法方药，仅有对五脏痹针刺治疗的认识，后世医家在肾痹的治疗方面有所发展。根据肾痹的发病特点，总归为肾虚邪实所致。肾虚者，有阴虚、阳虚之分；邪实者，有风、寒、湿、热、痰、瘀之别，故肾痹的治疗总以扶正祛邪为原则，随证变法，主要体现在以下几个方面：

（1）祛风除湿散寒，兼以补肾 本法以祛除风寒湿邪为主，兼以补肾，是以祛邪为主的治法，主要用于肾痹初期，外邪侵犯肾经的阶段。常用方剂为麻黄汤[4]481。《圣济总录》载麻黄汤"治肾虚中风湿，腰脚缓弱，顽痹不仁，颜色苍黑，语音浑浊，志意不定，头目昏，腰背强痛，四肢拘急，体重无力"[4]480-481。方中以麻黄、羌活、桂枝、防己、茵芋、防风、侧子、海桐皮、五加皮之属祛风除湿散寒，通络止痛，兼用附子、牛膝等补肾温阳散寒。

（2）温肾助阳散寒，祛风除湿通络 本法为标本兼治之法，补肾以温补肾阳为主，辅以健脾益气、温运脾阳、滋补肝肾等法，祛邪则针对风、寒、湿、热、痰、瘀诸邪，是治疗肾痹的常用治法。《辨证录》指出肾痹为"伤肾之症"，必须补肾，然临证中有补肾而腰愈痛者，是因风湿入肾而未出，此时应先祛风利湿，再大补肾中之水火，其曰："伤肾之症，治须补肾矣。然有补肾而腰愈痛者，其故何也？

盖腰脐之气未通，风湿入于肾而不得出故也。法宜先利其腰脐之气，以祛风利湿，而后大补其肾中之水火，则腰轻而可以俯仰矣[22]744。"进一步又提出祛风湿的方法，因胃为肾之关，大肠为肾之户，故可用微寒与轻散之品通过胃肠以泻风湿，其曰："肾可补而不可泻，祛风湿则伤肾，肾伤则邪欺正弱，将深居久住，而不肯遽出矣。虽然肾不可泻，而胃与大肠未尝不可泻也。泻胃与大肠之风湿，而肾之风湿自去。盖胃为肾之关，而大肠为肾之户也[22]770。""邪在骨髓，必须用气分之剂提出，在气分，使微寒之品与轻散之味以和解之，则邪易于速化。然后用补肾之药，补其肾中之水火，真水足而邪水不敢再入，真火足而邪火不能再侵也[22]770。"

常用方剂有肾着散[16]421、八风十二痹散[3]247、防风丸[4]480、茵芋散[4]480、石龙芮汤[4]480、牛膝酒[4]481、利气丹[22]735等。以上诸方多以附子、肉桂、天雄、巴戟天、补骨脂之类温肾助阳，以防风、秦艽、独活、细辛、茯苓、薏苡仁之属祛风除湿散寒，扶正与祛邪并施。《金匮要略》以甘姜苓术汤[2]64主治寒湿下侵所致"肾着"病，《备急千金要方》以该方为基础增加补肾用药，改名为肾着散，加强了其补肾力量。方中以肉桂、杜仲、牛膝、干姜、白术补肾温中，强筋壮骨，茯苓、泽泻利水祛湿。全方脾肝肾同补，以祛寒湿为要。《千金翼方》载八风十二痹散治疗八种痹病，其中包括肾痹，曰："烦懑短气，涕唾青黑，肾痹也[3]247。"除温肾助阳和祛风除湿散寒之品外，本方又加入黄芪、山药益气健脾生阳，山茱萸、五味子、白芍、葳蕤等益阴养血，菊花、白蔹、龙胆草、黄芩清热散热，厚朴、牡荆子、茯苓、远志、石菖蒲等化湿祛痰，川芎活血通痹。全方脾肝肾三脏同补，风、寒、湿、热、痰、瘀诸邪皆顾，可谓治痹之全剂。《圣济总录》载防风丸"治肾脏虚冷，邪气乘虚，身体冷痹不仁，手足牵强，举动艰难，或肌肉眴动，引腰脊及左右偏急，不能饮食"[4]479。除温肾助阳和祛风除湿散寒之品外，本方又加入白术健脾祛湿，山茱萸、白芍、熟地黄等滋阴养血，紫菀、栝楼根、半夏化痰。全方阴阳双补，祛除风寒湿外邪，更兼有化痰作用。又载茵芋散"治肾脏中风湿，腰痛、脚膝偏枯，皮肤瘙痹，语声謇涩，两耳虚鸣，举体乏力，面无颜色，志气不乐，骨节酸疼"[4]480。除温肾助阳和祛风除湿散寒之品外，本方又加入杜仲、牛膝、狗脊、当归补益肝肾，强筋壮骨，石菖蒲、麝香化痰开窍，全蝎、天麻、木香通络止痛。全方肝肾同补，除祛风寒湿外邪外，化痰通络力强，兼有开窍醒神之功。又载石龙芮汤"治肾脏气虚，外邪杂至，脚膝缓弱，腰脊不可转侧，日加疼痹"[4]480。除温肾助阳和祛风除湿散寒之品外，本方又加杜仲补肝肾，强筋骨，人参、五味子益气生津，枳壳、丹参、当归行气活血。全方肝肾同补，祛除风寒湿邪，更兼有行气活血之用。又载牛膝酒"治肾气虚冷，复感寒湿为痹"[4]481。除温肾助阳和祛风除湿散寒之品外，方中又加牛膝、杜仲补肝肾，强筋骨，石斛、麦冬、地骨皮、麻子仁滋阴清热，川芎、丹参活血化瘀。全方肝肾同补，滋阴清热之力较强。《辨证录》载利气丹治疗肾痹，除温肾助阳和祛风除湿散寒之品外，方中又加山茱萸补益肝肾，人参、白术、山药益气健脾，体现了补气生阳之意。

（3）补益肝肾，强筋壮骨，祛风除湿　本法补益肝肾与祛风除湿并施，亦为标本兼治之法。常用方剂为思仙续断丸[47]71。《普济本事方》载本方"治肝肾虚风气弱，脚膝不可践地，腰脊疼痛，风毒流疰下经，行止艰难，小便余沥"[47]71，并谓"此药补五脏内伤，调中益精凉血，坚强筋骨，益智，轻身耐老"[47]71。方中以杜仲、续断、牛膝补益肝肾，强筋壮骨；防风、五加皮、萆薢、薏苡仁祛风除湿，通络止痛。

（4）温肾助阳，兼以祛风除湿散寒　本法以补肾扶正为主，兼以祛邪，补肾以温肾助阳为基础，辅以益气养阴、温中健脾、滋补肝肾等法，主要用于肾痹病久、正虚邪恋的阶段。常用方剂有远志丸[4]479、肾痹汤[22]735、消阴来复汤[33]151等。《圣济总录》载远志丸"治肾脏虚乏，久感寒湿，因而成痹"[4]479，有"补损益气"[4]479之功。方中以肉苁蓉、巴戟天、天雄、鹿茸、肉桂、附子等温肾助阳，散寒止痛；以牛膝、续断、山茱萸、覆盆子等补益肝肾，强筋健骨；以人参、黄芪、石斛、楮实子、五味子、生地黄等益气养阴清热；辅以远志、茯苓、泽泻祛痰利湿，牡丹皮活血化瘀。全方虽正邪兼顾，但以扶正为主。《辨证录》载肾痹汤治疗肾痹，并析其方义曰："方中补水之药少而祛湿之药多，然而又无非补水也。于水中补火，则火无太炎之患，于水中祛湿，则湿无太息之忧。寒湿既去，而风安得独哉。方中又有防己之祛邪，故风寒湿尽去也[22]735。"方中以肉桂、附子补火助阳，散寒止痛；以山茱萸、杜仲补肝肾，强筋骨；以白术、石斛、地骨皮益气健脾，滋阴清热；辅以茯苓、薏苡仁、防己利水祛湿。本方于水中补火，于水中祛湿，既无补火而火太炎之患，又无祛湿而伤阴之弊。《医醇賸义》载消阴来复汤治疗肾痹，并析其方义曰："肾中之阳，命门也，督脉也。鹿茸血肉有情，善能补督脉，天柱骨督脉所主也。附子补肾阳要药，枸、菟能补八脉，故纸温肾命，益智温脾肾，当归、姜、枣和营卫，毛脊健脊足，二香温胃肠，独活、牛膝健两足[33]151。"全方以补为主，遵循"温补温通"之意。

（5）益气养血，兼以祛风除湿　本法亦是以扶正补虚为主、兼以祛邪的治法，但补虚以益气养血为基础，辅以滋补肝肾、温肾助阳等法。常用方剂为加味五痹汤[38]519。《证治准绳·类方》用加味五痹汤"治五脏痹症"[38]519。五痹汤组方以人参、当归、白芍、川芎、五味子、白术等益气养血之品为主，加黄芪、肉桂、杜仲、牛膝，补益肝肾作用更强，加独活、萆薢祛风除湿。《杂病源流犀烛》亦曰："五脏之痹……宜五痹汤[12]239 各加本经药[12]235。"

（6）温肾助阳，补益精血　《医醇賸义》指出治疗肾痹"当发肾中之阳，使重阴解散，精气来复"[33]151"痹为阴病，阴盛必伤阳，救阳不得不用温补温通，此原则也，亦定法也"[33]151。《类证治裁》云："治法总以补助真元，宣通脉络。使气血流畅，则痹自已[48]270。"《辨证录》亦认为补肾是治肾痹之本，又根据"火非水不长"的理论，提出阴阳同补的治法，其曰："法不必去邪，惟在补正。补正者，补肾中之火也。然而火非水不长，补火必须补水，但补水恐增其湿，湿旺而风寒有党，未必能遽去，为忧。孰知肾水者，火中之水也，此乃真水而非邪水也。真水衰而邪水始盛，真水盛而邪水自衰，故补真水而实足以制邪水也。况水中有火，何湿不去乎。夫最难治者，水邪也。水邪既去，风寒不治而自散矣[22]735。"以上载述表明，补肾阳是治疗肾痹的定法，而补肾阳的方法宜于水中补火。常用方剂为八味丸[20]412 加味方。《症因脉治》论治肾痹时曰："真阳不足者，八味丸料，溶鹿龟二胶为丸[20]411-412。"八味丸专注于补肾助阳，并于阴中求阳，使阳有所化，加鹿角胶、龟甲胶以补益精血。本方为单纯补肾扶正之剂，主要用于真阳不足之证。

（7）补肾填精，滋阴降火　《景岳全书》提出"治痹之法，最宜峻补其阴，使血气流行，则寒邪随去"[39]1011。《医学妙谛》亦曰："治痹之法只宜峻补真阴，宣通络脉，使气血得以流行，不得过用风燥药，以再伤真阴[49]515。"本法主要用于肾痹后期，肾虚精亏或肝肾阴虚，虚火上炎之证。常用方剂有坎离既济丸[20]392、家秘滋肾丸[20]412、家秘天地煎[20]412-413、河车封髓丹[20]412 等。《症因脉治》论治肾痹时曰："远行劳倦者，坎离丸。房劳精竭者，河车封髓丹。肾火上炎者，家秘滋肾丸……真阴不足者，家秘天地煎[20]411-412。"坎离既济丸、家秘滋肾丸、家秘天地煎三方以熟地黄、当归、白芍、麦冬之类滋阴养血填精；知母、黄柏等退虚火，共奏滋阴降火之功。唯河车封髓丹以天冬、熟地黄、人参、紫河车组方，滋阴填精，纯补无泻。

（8）益气养阴，补益肝肾　本法亦为单纯补虚之法，常用方剂为补元汤[19]52-53。《理虚元鉴》载补元汤"治肾痹"[19]52。本方以黄芪、枸杞子、生地黄、当归等益气养阴，杜仲、牛膝补益肝肾，白术、山药、茯苓健脾除湿。

（9）针灸治疗　《身经通考》取涌泉、昆仑等穴治疗肾痹，曰："邪在肾则骨痛阴痹，按之不得，胀痛，大便难，肩背项颈强痛，时眩。取之涌泉、昆仑，视有血者，尽取之[44]97。"

5. 转归预后 《内经》从五脏痹整体论其预后，强调邪入脏则病重难治，预后不良。《医宗金鉴》在此基础上提出，痹久入脏之预后好坏取决于脏气之虚实，曰："痹在筋骨痛难已，留连皮脉易为功，痹久入脏中虚死，脏实不受复还生[13]475。"并解释曰："痹在筋骨则受邪深，故痛久难已。痹在皮脉则受邪浅，故易治也。凡痹病日久内传所合之脏，则为五脏之痹。若其人中虚受邪，则难治多死，其人脏实而不受邪，复还于外，则易治多生。假如久病皮痹，复感于邪，当内传肺而为肺痹，若无胸满而烦喘咳之证，则是脏实不受邪[13]475。"

【应用示例】

1. 肾督亏虚，风寒湿痹阻 《古今医案按》：一女六岁，才发寒热一日，即腰脊中命门穴间骨节肿一块，如大馒头状，高三四寸，自此不能平身而立，绝不能下地走动。已半年，人皆谓龟背痼疾，莫能治。即以幼科治龟背古方，亦不效。孙东宿曰：此非龟背。盖龟背在上，今在下部，必初年乳母放在地上坐早之过。彼时筋骨未坚，坐久而背屈，因受风邪，不觉其渐入骨节间而生痰涎，致令骨节胀满而大，不急治之，必成痼疾。今起未久，可用万灵黑虎比天膏贴之，外以晚蚕沙醋炒绢包，于膏上热熨之，一夜熨一次，再以威灵仙为君，五加皮、乌药、红花、防风、独活水煎服。一月而消其半，骨节柔软，不复肿硬，下地行走如初矣。人皆以为神奇，后三个月，蓦不能行，问之，足膝酸软，载身不起，故不能行。予知其病去而下元虚也。用杜仲、晚蚕沙、五加皮、薏苡仁、当归、牛膝、独活、苍耳子、人参、仙茅，水煎，服二十剂，行动如故[50]187-188。

《古今医案按》 祝茹穹治一人，患心重如千斤下坠，背弯不能直，每发时疼痛难忍，眼珠直出，舌俱咬碎，无药可疗。祝曰：此必打铜锡生理，终日用力，伤于饥饱，间以欲事，或因偷情为人所惊，精不得泄。用槌则弯背，惊则心血走，不泄则肾气逆，以气裹血，渗留胞络，遂成兹证。究之，果打铜匠也。乃以麻黄、羌活各一钱，茯神、香附、归尾、赤芍各八分，甘草四分，两剂发汗而心轻。再以熟大黄三钱，赤芍、槟榔、枳实、黄柏、黄芩各一钱，两剂便通而背直；服八味地黄丸一料，而用力生理如常时矣[50]126。

《中国名老中医药专家学术经验集》第二卷：耿某，男，36岁，农民。

初诊：1991年7月16日。患者腰骶疼痛12年。1979年夏天，患者因受潮湿而引起腰骶部酸困疼痛，时轻时重。经多方治疗，虽症状有减，但始终不愈。近两年病情加重，且渐出现腰部强直、变形。来诊时，患者腰骶及双髋部疼痛，僵硬不适，影响睡眠及工作。疼痛呈持续性，夜间尤甚，每遇寒冷、潮湿、劳累则加重。全身乏力，自汗懒言。检查：胸腰段脊柱已强直，无活动度，驼背，行走如鸭步，双髋关节功能基本正常。腰及骶部压痛及叩痛较明显。X线：胸椎及腰椎骨质疏松，胸腰段后突，腰1～4椎体前缘轻度增生。椎间小关节融合。两侧骶髂关节破坏，已趋融合。双髋关节间隙变窄。舌质淡红，苔薄白，脉弦细。家族中母亲及外祖母有类似病史，现已形成弓腰驼背畸形。

诊断：肾痹（强直性脊柱炎）。

证属禀赋不足，督虚邪侵，闭阻督脉。治宜益气壮督，蠲邪通络。

处方：黄芪60g，白芍30g，桑寄生30g，狗脊30g，炒穿山甲9g（现已禁用），首乌藤30g，生地黄30g，川牛膝30g，丹参30g，木瓜30g，香附30g，甘草9g。20剂，水煎服。医嘱：适当功能锻炼。

二诊（8月26日）：上方服20剂。患者身感有力，腰骶疼痛稍减。嘱上方黄芪减至30g，生地黄改为熟地黄，加巴戟天、威灵仙各30g，香橼9g。水煎服。

三诊（11月11日）：上方服30剂。患者腰骶及髋部僵硬疼痛消失，体质较前明显增强。患者腰背较前稍直，鸭步不明显。嘱将 8 月 26 日方共为细末，每服 5g，每日 3 次，连服 6 个月。

1993 年 6 月 10 日来述，停药已 1 年余，病未再发作，已从事日常生产劳动[51] 389-390。

《娄多峰论治痹病精华》 赵某，男，35 岁，农民。

初诊：1992 年 4 月 21 日。

患者腰部、项部僵痛 9 年，加重 3 年。1983 年 4 月患者无明显原因渐见项晨僵不适，1 年后腰痛，转展不利。1986 年髋、膝亦痛，背驼，曾在某省级医院给予非甾体类药物治疗 1 年欠效。目前腰背及项、髋、膝部僵硬疼痛。痛处固定、凉痛，久坐久卧后及夜间僵硬疼痛明显。下肢麻木、全身畏寒、倦乏，情绪悲观，多梦，阳痿。

检查：平腰驼背，下肢肌肉萎缩，形瘦。腰脊和双髋活动受限明显。舌质淡暗，苔薄。脉弦滑。

实验室检查：血红蛋白 100g/L，白细胞计数 7.7×10⁹/L，中性粒细胞百分比 65.0%，淋巴细胞百分比 35.0%，血沉 36mm/h。

X 线：腰椎间小关节模糊，1～2 腰椎间搭桥。骨质疏松。双髋、双骶髂关节模糊，间隙变窄。

诊断：肾痹（强直性脊柱炎）。

证属督虚邪闭。治以壮督蠲痹通络。

处方：桑寄生 60g，狗脊 30g，首乌藤 30g，怀牛膝 20g，千年健 30g，萆薢 30g，木瓜 20g，香附 20g，甘草 6g。10 剂，水煎服。

医嘱：避寒湿、劳累，适当进行功能锻炼。

二诊（4 月 29 日）：每日服 1 剂。7 剂后患者腰项等僵硬疼痛若失。昨日因感冒，病有反复。守方继服 10 剂。

三诊（5 月 20 日）：服上方 10 剂。服至 3 剂后感冒除，10 剂后腰髋部僵硬疼痛不明显。目前患者左髋关节功能受限，下蹲不便，行走鸭步，舌脉如常。4 月 21 日方加炒穿山甲 9g（现已禁用），9 剂共为细面。每服 9g，日服 3 次，巩固疗效。

1993 年 6 月 13 日追访：患者体质大好，背尚驼，已从事正常劳动[52] 210-211。

2. 肾督不足，湿热阻滞 《娄多峰论治痹病精华》：刘某，男，19 岁，农民。

初诊：1992 年 3 月 30 日。

患者腰髋僵痛 3 年余。患者于 1988 年 12 月劳累汗出后受寒冷雨露，即日出现剧烈腰痛，2～3 个月后累及双髋关节。经某地市级医院诊断为风湿病，服用抗风湿西药（不详），效果不明显，病情逐渐加重。近半年靠服用地塞米松、吲哚美辛等药物维持。目前，患者腰及双髋、膝关节酸困疼痛，影响日常生活，局部热痛，肿胀。下蹲困难。鸭步。每遇刮风前 1 天症状加重，精神刺激、劳累、久坐、久站、久卧时疼痛加重。情绪低落，腰膝酸软无力，低热（37.1～37.8℃），目赤。舌质淡暗有瘀点，苔白滑，脉弦数滑。

化验：血红蛋白 135g/L，白细胞计数 10.6×10⁹/L，中性粒细胞百分比 68.0%，淋巴细胞百分比 32.0%，血沉 12mm/h，抗"O"（+），类风湿因子（-）。

X 线：双髋关节边缘硬化、模糊，边缘不齐。双髋关节间隙变窄，右侧明显。双侧骶髂关节破坏，边缘模糊不清。腰椎间小关节模糊。

诊断：肾痹（强直性脊柱炎）。

证属湿热滞督。腰为肾之府，系督脉所循。督虚邪闭，经脉不通，则出现腰髋疼痛。本案根据血常规高、局部热痛、肿胀、目赤、脉滑数等现象，认为邪偏湿热。治以清热祛湿，壮督蠲痹。

处方：重楼 30g，知母 30g，萆薢 20g，桑寄生 30g，独活 20g，首乌藤 30g，川牛膝 30g，木瓜

30g，甘草 9g。水煎服。

医嘱：嘱患者睡硬板床，尽量仰卧或俯卧位；适当腰部功能锻炼；勿劳累、勿受寒湿；疼痛明显时继用吲哚美辛、地塞米松临时控制，疼痛逐渐减轻。

二诊（4 月 12 日）：上方服 10 剂，自述症状无明显减轻。服上药后觉腹胀，身困欲睡。舌脉同上。嘱上方去首乌藤，继服。

三诊（5 月 29 日）：又服上方 20 剂。患者腰髋疼痛大减。下蹲较前便利，行走时双下肢已敢用力。现患者已有较大量活动（每天骑自行车 20km，已 1 周），已无明显不适。地塞米松已于两周前完全撤退。时下尚纳呆，脉弦滑，舌光红。化验：白细胞计数 9.2×10⁹/L，中性粒细胞百分比 55.0%，淋巴细胞百分比 38.0%，嗜酸性粒细胞 7.0%。嘱上方共为细末，每服 4～5g，每日 3 次，连服 2 个月。

四诊（7 月 21 日）：守法服药。患者腰髋疼痛若失，可下蹲。唯长时间行走及坐久初站时右髋部僵硬不适，吲哚美辛已撤退。舌质淡红，苔薄白，脉弦微数。为巩固疗效，嘱继按上方上法服散剂，连服 3 个月以上。

1993 年 6 月 15 日随访，病愈，已从事日常劳动[52]199-201。

《娄多峰论治痹病精华》 秦某，男，18 岁，司机。

初诊：1992 年 6 月 11 日。

患者腰髋部疼痛 3 月余。3 个月前患者出车途中出现发热，身出红斑。1 周后始感腰髋部疼痛，并逐日加剧，卧床难起。当地县医院诊为"风湿病"，用雷公藤、非甾体类药物等治疗 2 个月，效不明显。现在症：患者腰髋部疼痛明显，夜间为甚，腰部僵硬、跛行，发热 37～39℃，口渴不欲饮。

检查：弯腰双手尖距地 25cm。舌质红，苔黄腻，脉弦数。

实验室检查：血红蛋白 130g/L，白细胞计数 10×10⁹/L，中性粒细胞百分比 80.0%，淋巴细胞百分比 20.0%，血沉 30mm/h，类风湿因子（-）。

X 线：腰 3～4 椎右侧弯，胸 12～腰 1 椎间有搭桥趋势，腰椎生理弓消失。双骶髂关节模糊。

诊断：肾痹（强直性脊柱炎）。

证属湿热犯督闭络，伏着筋骨。治以清热除湿，疏督通络。

处方：虎杖 30g，重楼 30g，萆薢 30g，桑寄生 30g，独活 15g，生地黄 15g，知母 20g，木瓜 15g，川牛膝 9g，香附 20g，甘草 9g。10 剂，水煎服。

二诊（7 月 11 日）：患者服上方 10 剂后热退，腰髋部疼痛大减，行动较前便利，弯腰双手尖距地 10cm，刻下劳倦时腰髋偶有不适，舌质淡红，苔薄黄，脉弦数。余邪未清，继服上方 10 剂。

三诊（8 月 8 日）：来人述患者近 1 个月无明显不适，已从事正常劳动。嘱其注意调摄[52]201-202。

《娄多峰论治痹病精华》 张某，男，30 岁，农民。

初诊日期：1981 年 12 月 25 日。

患者左腰、胯、膝部持续疼痛 10 余年。患者症状时轻时重，久治不愈。现腰不能直起，跛行，局部酸凉沉困，伴周身乏力，不能劳动。

检查：面色少华，精神欠佳。舌质红，苔黄腻，脉结代。

实验室检查：血沉 77mm/h。

X 线：双侧骶髂关节封闭，腰椎呈竹节样改变。

诊断：肾痹（强直性脊柱炎）。

证属湿热闭督。治以清热利湿，活血育阴通络。

处方：忍冬藤 90g，萆薢 30g，生地黄 60g，薏苡仁 30g，香附 21g，败酱草 30g，桑枝 60g，丹参

30g。水煎服，嘱其连服15剂。

二诊（1982年1月16日）：患者左胯疼痛消失，腰痛也减，虽近两天气候较寒冷，患者症状未发作，但仍酸楚重着，不能直起（脊以代头）。舌质红，苔微黄，脉结代。上方加桑寄生30g。再服15剂。

三诊（2月15日）：服上药15剂，患者诸症大减。但脊柱仍有沉困感，仰卧则痛，轻微活动舒适，活动过度则痛增，两下肢沉重，负重力差。舌质、舌苔同前，偶见结脉。上方忍冬藤加至120g，继服15剂。

四诊（3月6日）：患者腰沉酸痛又减，两下肢沉重也有减，腿较前有力，但腰仍有强硬感。舌脉同上。上方加灵仙30g，继服10剂。

五诊（4月6日）：腰部强硬较前减轻，已能直立行走，脊柱两侧于活动过度时有痛感，有时波及骶髂关节部。舌脉正常。改服痹证丸，每服80粒，1日3次，连服10日。

六诊（4月16日）：患者不劳累时腰背无不适，劳累后仍难以直腰。舌脉正常。继服痹证丸，用法同前。

七诊（4月22日）：患者腰部已能挺直，精神较佳，面色有华。前天又因过度劳累，左胯及腰部稍有痛感。继服痹证丸20天，服法同上[52]202-203。

《娄多峰论治痹病精华》 李某，男，11岁，学生。

初诊：1992年7月3日。

患者右膝、髋关节疼痛、视力下降2年。患者高热，诸节肿痛1周。患者前年9月无明显原因出现全身低热、视力下降，右膝、髋关节僵痛，跛行。经我处诊为"强直性脊柱炎"，服壮督蠲痹类中药3个月，症状消失。患者未配合巩固治疗，1周前因野外露宿，次日发热38℃，汗出，全身多关节痛明显，髋、膝关节尤甚。手足关节肿胀，局部灼热，口渴多饮冷。目赤，视力模糊。患者父亲也患有该病，目前已出现腰脊强直。

检查：腕及膝、踝关节肿胀明显，局部灼热，皮色红，关节屈伸不利，下蹲受限，弯腰双手尖距地15cm。唇红，舌质淡红，苔薄黄，脉浮数。

实验室检查：血红蛋白100g/L，白细胞计数8.0×10^9/L，中性粒细胞百分比65.0%，淋巴细胞百分比35.0%，血沉56.0mm/h，抗"O"（-），类风湿因子（-）。

X线示：双侧骶髂关节边缘模糊，硬化。双髋关节间隙尚可。腰椎生理弓变直。

诊断：肾痹（强直性脊柱炎）。

患者禀赋督虚，感受风湿热邪，邪热痹络，热在气分。治以清热宣痹。

处方：生石膏90g，知母20g，忍冬藤30g，桂枝12g，透骨草30g，萆薢30g，薏苡仁12g，木瓜12g，龙胆草12g，川厚朴12g，甘草6g。6剂，水煎服。

二诊（7月13日）：来人述，患者身热、目赤、口渴，关节肿痛明显减轻，血沉33mm/h，减石膏为45g，加桑寄生30g，钻地风20g，继服6剂。

三诊（7月18日）：患者发热、肿痛若失，关节活动较便利，双手尖弯腰时距地5cm。腰、髋尚僵痛。停汤剂，改服虎潜丸（按说明书服用）以巩固疗效。

1993年6月14日追访：患者停药近半年，病未发作，视力恢复正常，已从事正常生活学习[52]203-204。

3. 肾阳亏虚，痰瘀阻络 《实用中医风湿病学》：张某，男，69岁，2003年12月23日初诊。主诉腰痛、膝关节疼痛，活动受限20年。

病史：患者 20 年前出现腰痛，膝关节疼痛、肿胀，弯腰、屈膝受限。X 线示：腰椎、双膝骨性关节炎。疼痛逐年加重，膝关节肿大变形，行走困难。平素腰膝酸软，下肢无力，怕冷怕风，四肢不温，舌淡暗体胖，舌苔白，脉沉细。

诊断：肾痹。

辨证：肾阳亏虚，痰瘀阻络。

治法：温补肾阳，活血止痛，化痰通络。

处方：炮附子 10g，肉桂 6g，熟地黄 20g，鹿角胶 10g（烊化），麻黄 6g，黄芪 20g，甘草 10g，穿山甲 6g（现已禁用），白芥子 6g，怀牛膝 20g，狗脊 15g，白芍 20g。

上方服 14 剂，患者腰膝疼痛减轻，膝关节肿胀减轻，仍感活动受限，腰膝酸软，乏力怕冷，舌淡暗体胖，舌苔白，脉沉细。上方加全蝎 6g，仙茅 10g，淫羊藿 15g，继服 20 剂后，患者疼痛进一步缓解，腰膝酸软，下肢无力均减轻，能步行 1 小时[53]413。

4. 血瘀寒凝，闭阻督脉 《娄多峰论治痹病精华》：刘某，男，23 岁，农民。

初诊：1989 年 9 月 23 日。

患者腰及髋等关节疼痛 4 年。患者 4 年前因劳累后受凉引起腰、右髋、双膝部游走性疼痛，未予重视。后在一次劳动后，患者因着凉水而导致病情加重。在当地医院按"骨质增生""类风湿病"等治疗无效。近 1 年病情明显加重，不能行走。以腰、双髋、双踝关节疼痛为著，呈固定性刺痛，终日呻吟，难眠。同时还有颈、肩、肘、腕、双指（趾）关节僵痛不适。无发热。乏力，饮食差。大小便正常。

检查：神清。强迫平卧体，检查不能合作。腰椎各方向活动受限，双侧骶髂关节叩击痛。双髋关节屈曲 50° 畸形，伸屈受限，"4"字征阳性。双坐骨结节压痛。病变局部皮肤色稍暗。化验：血沉 64mm/h，抗"O"（＋）。X 线示双侧骶髂关节破坏，边缘不整齐。腰椎间小关节模糊。双髋关节间隙变窄，股骨头有小囊性骨质吸收。

舌质暗红，苔厚微黄，脉弦细涩。

诊断：肾痹（强直性脊柱炎）。

证属血瘀寒凝，闭阻督脉。治以活血养血，散寒除湿，壮督蠲痹。

处方：当归 20g，丹参 30g，鸡血藤 30g，制乳香 9g，制没药 9g，桑寄生 30g，独活 30g，狗脊 20g，白芍 45g，炒穿山甲 12g（现已禁用），陈皮 9g，甘草 9g。水煎服，日 1 剂。

医嘱：卧床休息，适当做床上关节操；避风寒湿邪；加强营养。

二诊（10 月 25 日）：服上方 30 剂后患者疼痛大减，能下床行走数步。嘱患者继服上药 10 剂后，将上方共为细面，每服 5 ～ 6g，每日 3 次，连服 6 个月以上。

三诊（1990 年 4 月 26 日）：患者腰部、双髋等关节无明显疼痛，生活自理，能到室外散步。化验：血沉 20mm/h，抗"O"（－）。X 线示病变无明显发展，股骨头密度均匀。舌质淡红，苔薄白，脉弦。嘱上方上法继服 6 个月以上，以巩固疗效[52]214-215。

5. 肝肾亏虚，邪气痹阻 《名医类案》：齐王黄姬兄黄长卿家有酒召客，召淳于意。诸客坐，未上食，意望见王后弟宋建，告曰：君有病，往四五日，君腰胁痛，不可俯仰，又不得小溲。不亟治，病即入濡肾。及其未舍五脏，急治之。方今客肾濡，此所谓肾痹也。宋建曰：然。建故有腰脊痛，往四五日天雨，黄氏诸倩见建家京下方石，即弄之，建亦欲效之，效之不能起，即复置之，暮，腰脊痛，不得溺，至今不愈（琇按：肾为作强之官，强力伤之，脏病及腑，膀胱失气化之权，故不得溲）。建病得之好持重。所以知建病者，意见其色，太阳（膀胱）色干，肾部上及界腰以下者枯四分所，故以往四五日知其发也。意即为柔汤，使服之，十八日所而病愈[54]145-146。

《古今医案按》 卢不远治浦江张二如，病脊膂痛，难于起拜。形伛偻，楚甚。卢诊之，谓曰：此房后风入髓中，骨气不精，故屈伸不利。用龟鹿四仙胶，服三月以填骨髓，佐透冰丹二十粒，以祛肾风，遂痊愈[50]126。

《娄多峰论治痹病精华》 吴某，男，20 岁，学生。

初诊：1986 年 2 月 16 日。

患者腰部及双膝关节等疼痛 4 年。患者于 1982 年 3 月不慎撞伤右膝关节，引起局部肿痛，经治不愈。同年 6 月出现双膝关节肿痛。1984 年出现颈、腰、双髋部疼痛。经在当地拍 X 线诊为"骶髂关节类风湿关节炎"，经多方治疗效果不明显。来诊时，患者颈项部、腰骶部及双髋、膝关节疼痛，遇寒加重。患者晨起腰、颈及病变关节僵硬。行走时痛甚，跛行。头晕，目干涩。

检查：神疲，面色萎黄，形体消瘦。肤色肤温正常。跛行，下蹲困难。口唇苍淡无华。

舌质淡，苔薄白，脉弦细弱。

X 线：双骶髂关节面模糊，双髋关节间隙变窄。

诊断：肾痹（强直性脊柱炎）。

证属血不荣督，邪气闭滞。治以养血荣督，蠲邪通络。

处方：当归 20g，熟地黄 30g，首乌藤 20g，白芍 20g，玉竹 20g，薏苡仁 30g，川牛膝 20g，木瓜 15g，千年健 20g，黄芪 30g，香附 20g，甘草 9g。水煎服。

二诊（5 月 3 日）：上方服 40 剂。患者身感有力，面色红润，饮食增加。髋、膝关节疼痛大减，无跛行。患者腰部不痛，但仍有腰部酸困不适。嘱守上法继服。

三诊（7 月 26 日）：患者来信自诉又服上方 20 剂，劳累后尚有腰髋不适、酸困，余无不适。体重增加，身感有力。嘱上方共为细末，每服 3 ～ 5g，每日 3 次，连服 3 个月，以巩固疗效[52]208-209。

6. 正虚邪恋，阴虚火炽 《娄多峰论治痹病精华》：刘某，男，20 岁，学生。

初诊：1991 年 8 月 21 日。

患者腰背及髋膝僵痛 17 年余，加重 7 年。患者自 3 岁起无明显原因出现双踝、膝关节及足跟疼痛，呈间歇性发作，每次发作约 2 周至 1 个月。每年发作 1 ～ 2 次。因一般不影响生活和学习，所以未引起重视。自 13 岁起病情加重，出现持续性腰背、髋膝疼痛、僵硬。经某省级医院诊为"类风湿关节炎"，坚持服用雷公藤制剂及吲哚美辛已 7 年，虽有临时缓解疼痛的作用，但病情呈持续发展状态，近两年逐渐出现腰脊强硬。来诊时，患者腰背及骶、髋、膝关节僵硬疼痛，夜间为甚，翻身困难。伴午后低热，口渴喜凉饮，口苦、目涩、盗汗。腰膝酸软，不耐寒热。小便黄。有 3 个舅父，其中有两个腰痛、驼背。

检查：腰脊强直，活动受限。驼背，鸭步，下蹲困难。双髋关节屈曲不便，屈曲 90°。双膝关节中度肿胀，局部皮肤温度稍高。舌质红，苔薄黄，脉弦数。

化验：血红蛋白 125g/L，白细胞计数 1.2×10^9/L，中性粒细胞百分比 83.0%，淋巴细胞百分比 17.0%，血沉 18mm/h，抗"O"（－），类风湿因子（－），人类白细胞抗原 B_{27}（＋）。

X 线：腰椎向左侧弯，腰 4 ～ 5 呈竹节样改变。腰椎生理弯曲变直。双侧骶髂关节破坏，已大部分融合。双髋关节间隙变窄，边缘模糊。

诊断：肾痹（强直性脊柱炎）。

患者痹病经年，正损邪恋，阴虚火炽，灼筋闭骨。治当滋阴清热，蠲痹柔筋。

处方：白芍 60g，生地黄 30g，白花蛇舌草 30g，菝葜 45g，穿山龙 30g，川牛膝 30g，木瓜 20g，甘草 9g。水煎服。

二诊（8月29日）：服上方6剂后，患者口渴、口苦、夜间腰痛若失，潮热盗汗减轻。舌质淡红，苔薄而干，脉弦细。继服上方。

三诊（9月4日）：又服上方6剂。患者热象全消，腰背及骶、髋、膝关节僵痛大减。翻身、行走及下蹲活动较前便利。化验：白细胞计数 8.6×10^9/L，中性粒细胞百分比70.0%，淋巴细胞百分比30.0%，血沉7.0mm/h。患者近日纳呆，舌质淡红，苔薄白，脉弦细。另拟补肾壮督、蠲痹通络方药。处方：桑寄生30g，独活30g，淫羊藿20g，黄芪30g，当归30g，首乌藤30g，千年健20g，钻地风20g，川牛膝20g，木瓜20g，香附20g，甘草9g。水煎服。继服20剂。

四诊（9月25日）：患者腰背及骶、髋、膝关节僵痛消失，腰及髋关节功能较前改善，身感有力。为巩固疗效，嘱：①上方共为细末，每服3～5g，每日3次，连服3个月。②注意功能锻炼，避免过劳。

1993年7月追访，患者停药1年半，病未发作，可从事日常活动。X线示双髋关节间隙同前，关节面较前清晰[52]211-213。

7. 气阴两虚，督脉失濡　《娄多峰论治痹病精华》：张某，女，35岁，干部。

初诊：1992年6月13日。

患者腰骶部僵硬疼痛10个月。1991年7～8月，因天气炎热，患者多次游泳。8月14日前后自觉感冒，数日后突然左踝关节肿痛，体温37～37.8℃。经输液，服吲哚美辛2天，无明显效果，并出现骶部僵痛，或时有手部晨僵。当地市医院连续用地塞米松等3个月，症状不减。目前患者腰骶部及双膝疼痛，腰骶部痛甚，终日腰部僵硬，局部怕风怕冷，喜热敷。全身乏力，五心烦热，易怒，心悸，头晕，腰膝酸软。月经先期，大便时干。本人素易感冒。父患强直性脊柱炎，已残。

舌质淡红，苔薄白，脉弦细。

实验室检查：人类白细胞抗原B_{27}（+），抗"O"（+）。

X线：双侧骶髂关节硬化，边缘不整，腰椎间小关节模糊。

诊断：肾痹（强直性脊柱炎）。

患者证属气阴亏虚，督脉失濡。治以益气养阴，疏督壮骨。

处方：黄芪30g，黄精20g，白术15g，茯苓20g，石斛15g，玉竹20g，枸杞子20g，泽泻9g，枳壳9g，陈皮9g，甘草6g。10剂，水煎服。

医嘱：地塞米松用量递减。勿劳倦，勿受寒湿。

二诊（8月22日）：服上方20剂，患者腰骶部僵硬疼痛减轻，五心烦热，头晕、倦乏等症状消失。舌淡，苔薄白，脉沉细。渐减用地塞米松。改用下方：桑寄生30g，狗脊20g，首乌藤20g，熟地黄30g，骨碎补15g，千年健20g，透骨草20g，独活20g，小茴香6g，甘草6g。10剂，水煎服。

三诊（11月6日）：间服上方20剂，患者腰骶部僵硬疼痛消失，体质大好，感冒未发作。地塞米松已撤退，患者时下无明显不适。上方6剂共为细末，冲服1个月[52]213-214。

附录一：文献辑录

《千金翼方》　主风痹呕逆，不能饮食者，心痹也；咳满腹痛，气逆，唾涕白者，脾痹也；津液唾血腥臭者，肝痹也；阴痿下湿者，痿痹也；腹中雷鸣，食不消，食即气满，小便数起，胃痹也；两膝寒，不能行者，湿痹也；手不能举，肿痛而逆，骨痹也；烦懑短气，涕唾青黑，肾痹也；并悉主之方[3]247。

《圣济总录》 论曰内经谓风寒湿三气杂至，合而为痹。又曰以冬遇此者为骨痹，骨痹不已，复感于邪，内舍于肾，是为肾痹。其证善胀，尻以代踵，脊以代头。盖肾者胃之关，关门不利，则胃气不行，所以善胀。筋骨拘迫，故其下挛急其上蜷屈，所以言代踵代头也[4]479。

《素问·痹论》 黄帝问曰：痹之安生？岐伯对曰：风寒湿三气杂至，合而为痹也[1]164。

《黄帝八十一难经·第四十九难》 四十九难曰：有正经自病，有五邪所伤，何以别之？然：经言忧愁思虑则伤心；形寒饮冷则伤肺；恚怒气逆，上而不下则伤肝；饮食劳倦则伤脾；久坐湿地，强力入水则伤肾。是正经之自病也[5]149。

《诸病源候论》 冬遇痹者为骨痹，则骨重不可举，不随而痛。骨痹不已，又遇邪者，则移入于肾，其状喜胀[6]43。

《圣济总录》 治肾脏中风湿，腰痛、脚膝偏枯，皮肤痛痹，语声謇涩，两耳虚鸣，举体乏力，面无颜色，志气不乐，骨节酸疼。茵芋散方[4]480。

《养生类纂》 浴冷水则生肾痹之疾[7]52。

《黄帝内经素问注证发微》 伯言五脏皆有合，即如肾之合在骨，肝之合在筋，心之合在脉，脾之合在肌，肺之合在皮，五痹病久而不去，则内舍于其合矣。故骨痹不已，而又重感于三气，则内舍于肾；筋痹不已，而又重感于三气，则内舍于肝；脉痹不已，而又重感于三气，则内舍于心；肌痹不已，而又重感于三气，则内舍于脾；皮痹不已，而又重感于三气，则内舍于肺。所谓五脏之痹者，各以其所主之时，重感于风寒湿之三气，故使之入于五脏也[8]275。

《医宗必读》 皮、肉、筋、骨、脉，各有五脏之合，初病在外，久而不去，则各因其合而内舍于脏。在外者祛之犹易，入脏者攻之实难；治外者散邪为亟，治脏者养正为先[9]266。

《内经博议》 五脏痹者，皮、肉、筋、骨、脉痹，不已将复感于邪，而内舍五脏，遂为五脏之痹[10]132。

《医经原旨》 舍者，邪入而居之也。时，谓气王之时，五脏各有所应也。病久不去，而复感于邪，气必更深，故内舍其合而入于脏[11]325。

《杂病源流犀烛》 而筋骨皮肉脉又各有五脏之合，苟五者受而不去，则必内舍于合，而五脏之痹起。何言之？骨痹久，复感三气内舍于肾，则善胀，尻以代踵，脊以代头[12]235。

《医宗金鉴》 久病骨痹，复感于邪，而见腹胀，尻以代踵，足挛不伸，脊以代头，伛偻不直之证，是邪内传于肾，则为肾痹也[13]475。

《医钞类编》 此五者，亦非径入五脏也。五脏各有合病，久而不去，内舍于其合也[14]489。

《金匮翼》 风寒湿三气袭入经络，入于骨则重而不举，入于脉则血凝不流，入于筋则屈而不伸，入于肉则不仁，入于皮则寒，久不已则入五脏。烦满喘呕者肺也。上气嗌干厥胀者心也。多饮数溲，夜卧则惊者肝也。尻以代踵，脊以代头者肾也。四肢懈惰，发咳呕沫者脾也。大抵显脏症则难治矣[15]282。

《素问·六节脏象论》 肾者，主蛰封藏之本，精之处也，其华在发，其充在骨，为阴中之少阴，通于冬气[1]46。

《备急千金要方》 论曰，骨极者，主肾也，肾应骨，骨与肾合。又曰以冬遇病为骨痹，骨痹不已，复感于邪，内舍于肾，耳鸣，见黑色，是其候也[16]420。

《黄帝内经素问注证发微》 故冬遇此三者，则为骨痹，盖肾主冬，亦主骨，肾气衰则三气入骨，故名之曰骨痹[8]274。

《灵枢·口问》 故邪之所在，皆为不足[17]65。

《太平圣惠方》 治骨极，肾脏劳伤，少气不足，羸瘦无力，肢节酸疼，腰脚多痛，不能久立。宜服填骨髓，地黄煎丸方[18]745。

《圣济总录》 治肾脏虚乏，久感寒湿，因而成痹，补损益气。远志丸方[4]479。

《圣济总录》 治肾脏虚冷，邪气乘虚，身体冷痹不仁，手足牵强，举动艰难，或肌肉𬌗动，引腰脊及左右偏急，不能饮食。或因房室发动。防风丸方[4]479。

《圣济总录》 治肾脏气虚，外邪杂至，脚膝缓弱，腰脊不可转侧，日加疼痹。石龙芮汤方[4]480。

《黄帝内经素问注证发微》 此言脏腑所以成痹者，以其内伤为本，而后外邪得以乘之也[8]277。

《理虚元鉴》 其初起于酒色不节，精血日竭，水火俱衰，肝风、脾湿、肾虚生寒，三气合聚而为肾痹。宗筋不能束骨节、利机关，足难步履，腰背难以俯仰，坐卧难支，总因倾尽真元，而筋骨日瘁也。法宜清气安神，以养心脾之血，润燥滋血，以归肝肾之阴[19]37。

《症因脉治》 [肾痹之症] 即骨痹也。善胀，腰痛，遗精，小便时时变色，足挛不能伸，骨痿不能起，此肾痹之症也。[肾痹之因]《内经》云：或远行劳倦，逢大热而渴，水不胜火，则骨枯而髓虚。或不慎房劳，精竭血燥，则筋骨失养，腰痛不举，而肾痹之症作矣。[肾痹之脉] 两尺细数，或见浮大，肾脉本沉，今反躁疾，水衰火动，肾痹之脉。[肾痹之治] 远行劳倦者，坎离丸。房劳精竭者，河车封髓丹。肾火上炎者，家秘滋肾丸。真阳不足者，八味丸料，溶鹿龟二胶为丸。真阴不足者，家秘天地煎[20]411-412。

《医级》 《素问·痹论》以春、夏、秋、冬四季之时令，分别筋、脉、肌、皮、骨五痹之名，不过归重在胜气，故以时为论，实则随邪之所着浅深为的，不必拘泥也。总由元精亏损，三气外袭，不克随感随治，以致流连成痹[21]101。

《杂病源流犀烛》 总之，诸痹不已，益入内而伤脏气，然有六经应之而为有余不足者[12]236。

《杂病源流犀烛》 且因脏腑阴阳之有余不足，而外邪得以留之，此于气运之外，又有所留，为阴阳之痹也[12]236。

《辨证录》 人有下元虚寒，复感寒湿，腰肾重痛，两足无力，人以为此肾痹也，而肾痹之成，非尽由于风寒湿也。夫肾虽寒脏，而其中原自有火，有火则水不寒，而风寒湿无从而入。无奈人过于作强，将先天之水，日日奔泄，水去而火亦随流而去，使生气之原，竟成为藏冰之窟，火不能敌寒，而寒邪侵之矣。寒气直入于肾宫，以邪招邪，而风湿又相因而至，则痹症生矣。法不必去邪，惟在补正。补正者，补肾中之火也。然而火非水不长，补火必须补水，但补水恐增其湿，湿旺而风寒有党，未必能遽去，为忧。孰知肾水者，火中之水也，此乃真水而非邪水也。真水衰而邪水始盛，真水盛而邪水自衰，故补真水而实足以制邪水也。况水中有火，何湿不去乎。夫最难治者，水邪也。水邪既去，风寒不治而自散矣。方用肾痹汤[22]735。

《黄帝内经太素》 不足病肾痹，太阳虚而不足，则少阴肾气使盛，故为肾痹[23]552。

《黄帝内经素问注证发微》 太阳者，足太阳膀胱经也。膀胱与肾为表里，有余则病骨痹，身重，以肾主骨也。不足则病肾痹，以肾在内也[8]398。

《类经》 太阳有余病骨痹身重，太阳者寒水之气也，其合肾，其主骨，故太阳寒邪有余者，主为骨痹、为身重。不足病肾痹，不足则肾气弱，故病为肾痹[24]319。

《素问吴注》 太阳，寒水之气也，其气主骨。故有余则病骨痹，惟其骨痹，是以身重，不足则肾气怯，是为肾痹[25]347。

《内经博议》 肾气应太阳，太阳之气有余，则浸淫及骨，故为骨痹。水邪盛则作强之官弛，故身重；不足，则本脏先受，故为肾痹。肾痹者，足缓脉缓，而精不固也[10]135。

《医经原旨》 太阳有余，病骨痹，身重。太阳者，寒水之气也。其合肾，其主骨，故太阳寒邪有余者主为骨痹，为身重。不足，病肾痹。不足则肾气弱，故病为肾痹[11]333。

《素问经注节解》 太阳有余，病骨痹，身重；不足，病肾痹；太阳与少阴为表里，故有余不足，皆病归于肾也[26]425。

《黄帝内经素问直解》 "太阳"，水也。"水"，四时之冬也。太阳有余则水寒气盛，故病骨痹身重；太阳不足，则水气虚竭，故病肾痹[27]427。

《素问悬解》 肾主骨，与太阳膀胱为表里，太阳有余病骨痹身重，水冷髓寒而土湿也。不足病肾痹，肾气寒沍而凝瘀也[28]112。

《黄帝内经太素》 肾脉足少阴属水色黑，故曰黑脉。黑脉，冬脉。冬脉如营，其气来沉而搏，以为平好。今黑脉至，上坚而大，即知有积气在腹中及阴中，名曰肾痹[23]481。

《黄帝内经素问注证发微》 诊人之色已黑矣，及其脉之至也，尺脉之上坚而且大。当诊之日，有积气在小腹与阴器之中，名曰肾痹。斯疾也，得之沐浴冷水而卧，盖湿气伤下，必归于肾，而肾既受寒，故为积气在小腹与阴者如此[8]96。

《类经》 黑者，肾色见也。上言尺之上，即尺外以候肾也。肾主下焦，脉坚而且大者，肾邪有余，故主积气在小腹与阴处，因成肾痹。其得于沐浴清水而卧者，以寒湿内侵而气归同类，故病在下焦而邪居于肾[24]121-122。

《素问吴注》 黑，肾色也。脉至上坚而大，肾邪有余也。故有积气在小腹与阴，是肾气不得流行，结于其部为痹也。得之沐浴清水而卧。沐浴则湿，清水则寒，卧则气入于里，寒湿从之而入，同气相求，则归于肾也[25]235。

《灵素节注类编》 如色黑，而脉之至也，上坚而大者，肾脉之上部也，故有积气在小腹与阴，名肾痹，得之沐浴清水而卧，是阴邪入于阴分阴经，凝闭阳气不能通于阴，故上部阳分之脉反坚而大，阴者，小腹下前阴，冲任经脉所行，与肝肾相通也[29]144。

《黄帝内经素问注证发微》 邪气浸淫，膀胱遗溺，正以肾与膀胱为表里，惟痹聚在肾，故遗溺若是[8]277。

《黄帝内经素问集注》 淫气而致于遗溺，则肾气不藏，而痹聚在肾矣[30]170。

《重广补注黄帝内经素问》 肾者，胃之关，关不利，则胃气不转，故善胀也。尻以代踵，谓足挛急也。脊以代头，谓身蜷屈也。踵，足跟也。肾之脉，起于足小指之下，斜趋足心，出于然骨之下，循内踝之后，别入跟中，以上腨内，出腘内廉，上股内后廉，贯脊属肾络膀胱。其直行者，从肾上贯肝膈，入肺中。气不足而受邪，故不伸展[31]348。

《黄帝内经太素》 邪客肾及少阴之脉，故喜胀脊曲也[23]96。

《黄帝内经素问注证发微》 又以肾痹言之，肾者胃之关也，关门不利则胃气不转，故善胀。尻腰，尻骨也。踵，足跟也。肾脉起于足小指之下，斜趋足心，出于然骨之下，循内踝之后，别入跟中，以上腨内，出腘内廉，上股内后廉，贯脊，属肾，络膀胱。其直行者，从肾上贯肝膈，入肺中。气不足而受邪，故踵本在足，而尻则伏地而不伸，其尻反以代踵也。脊本在中，而头则俯伏而不上，其脊反以代头也[8]276。

《类经》 肾者胃之关，肾气痹则阴邪乘胃，故腹善胀。尻以代踵者，足挛不能伸也。脊以代头者，身偻不能直也。以肾脉入跟中，上腨内，出腘内廉，贯脊属肾，故为是病[24]314。

《素问经注节解》 尻以代踵二句，语意奇妙，盖状善胀之形容也。凡人之气，上至头，下至足，运行不息，则折旋任意，俯仰自如。今邪着于肾，气闭不行，一身尽胀，但可坐而不可行，但能俯而不能仰，如踵代尻，而头以脊也。善胀之状，乃至于此。岂知肾为生气之原，肾气痹，遂令如是乎[26]176-177。

《内经博议》 善胀者，阳明之气下行，肾为胃之关，痹气在肾，肾气不行，是阳明逆也，故善胀。肾为作强之官，痹则足挛而不能伸，故尻代踵；身偻而不能直，故脊代头[10]133。

《张氏医通》 肾痹则胃之关门不利，故善胀。浊阴湿邪伤其阳气，所以脚挛不能伸，身偻不能直也[32]181。

《黄帝内经素问集注》 肾者胃之关，关门不利，则胃气不转，故善胀也。脊椎尽处为尻，肾主骨，骨痿而不能行，故尻以代踵。阴病者不能仰，故脊以代头[30]169。

《医醇賸义》 肾痹者，善胀，尻以代踵，脊以代头。旧解谓肾为脾胃之关，肾痹则邪及脾胃，故腹善胀。尻以代踵者，足挛不能伸。脊以代头者，身偻不能直。此说近似而未畅。盖善胀者，乃肾中真阳不运，重阴凝结所致。尻以代踵者，缘少阴之脉斜走足心，出于然谷之下，循内踝之后，别入跟中，肾痹则两足废而不能行也。脊以代头者，乃精气耗散，天柱不振也。当发肾中之阳，使重阴解散，精气来复，庶几首与足渐有起色。消阴来复汤主之[33]151。

《素问悬解》 水寒土湿，木气不达，则生胀满，故肾痹者善胀。肾脉入跟中，上踹内，贯脊入肺，肾痹则筋脉挛缩，足蜷而不伸，故尻以代踵（尻，尾骶骨），身偻而不仰，故脊以代头也[28]75。

《读医随笔》 血滞于脏，则为积；气滞于脏，则为聚。血滞于身，则为痹；气滞于身，则为肿。肿则四肢必有废而不用者，则不废者代其职矣。脊以代头，尻以代踵，代之义[34]319。

《灵素节注类编》 三焦通主升降，而肾司下焦，肾气痹而下焦不宣，则中上两焦皆不通利，故善胀也，督脉通肾，肾痹而督脉阳气不通，跷维之脉皆不用，而两足不举，以尻代踵（尻音考，平声，尾骨也），督伤则天柱骨痿，头垂背曲，故脊以代头也[29]277。

《灵枢·九针十二原》 五脏有疾，当取之十二原，十二原者，五脏之所以禀三百六十五节气味也。五脏有疾也，应出十二原，十二原各有所出，明知其原，睹其应，而知五脏之害矣[17]3。

《灵枢·九针十二原》 阴中之太阴，肾也，其原出于太溪，太溪二[17]3-4。

《灵枢·官针》 凡刺有五，以应五脏……五曰输刺；输刺者，直入直出，深内之至骨，以取骨痹，此肾之应也[17]22。

《中藏经》 痹者，风寒暑湿之气中于脏腑之为也。入腑则病浅易治，入脏则病深难治。面有风痹、寒痹、湿痹、热痹、气痹，又有筋、骨、血、肉、气之五痹也。大凡风寒暑湿之邪入于心则名血痹，入于脾则名肉痹，入于肝则名筋痹，入于肺则名气痹，入于肾则名骨痹。感病则一，其治乃异[35]45。

《备急千金要方》 善治病者，病在皮毛肌肤筋脉而治之，次治六腑，若至五脏，则半死矣[16]257。

《脉因证治》 其合而为痹也，以冬遇者，骨痹；春遇者，筋痹；夏遇者，脉痹；长夏遇者，肌痹；秋遇者，皮痹。久而不去，内舍五脏之合，待舍其合，难治矣[36]471。

《医学入门》 初入皮肤血脉，邪轻易治；留连筋骨，久而不痛不仁者难治；久久不愈，五痹复感三邪，入五脏，卧不起床，泻多食少，亦如中风入脏者死[37]678-679。

《证治准绳·杂病》 痹在五脏之合者可治，其入脏者死[38]146。

《景岳全书》 此外如五脏六腑之痹，则虽以饮食居处皆能致之，然必重感于邪而内连脏气，则合而为痹矣。若欲辨其轻重，则在皮肤者轻，在筋骨者甚，在脏腑者更甚[39]1010-1011。

《顾松园医镜》 五脏痹显，而难治矣。故经曰：其入脏者死，其留连筋骨间者疼久，其留皮肤间者易已[40]209。

《杂病源流犀烛》 此五脏之痹，各以其症显者，脏症显，便不易治，宜五痹汤各加本经药[12]235。

《素问·调经论》 五脏之道，皆出于经隧，以行血气，血气不和，百病乃变化而生，是故守经隧焉[1] 227-228。

《中藏经》 痹者，闭也。五脏六腑感于邪气，乱于真气，闭而不仁，故曰闭也[35] 46。

《医学入门》 五痹皮脉肌筋骨，痹者，气闭塞不通流也[37] 678。

《证治准绳·杂病》 痹者闭也，五脏六腑正气为邪气所闭，则痹而不仁[38] 145-146。

《医级》 痹久不瘥，症成痿废；痹非三气，患在痰瘀[21] 101。

《临证指南医案》 其实痹者，闭而不通之谓也。正气为邪所阻，脏腑经络，不能畅达，皆由气血亏损，腠理疏豁，风寒湿三气得以乘虚外袭，留滞于内，致湿痰浊血，流注凝涩而得之[41] 224。

《圣济总录》 治肾脏中风，脚膝麻痹，腰背强直、疼痛，言语不利，面色萎黑，肌体羸瘦。白附子丸方[4] 480。

《圣济总录》 治肾虚中风湿，腰脚缓弱，顽痹不仁，颜色苍黑，语音浑浊，志意不定，头目昏，腰背强痛，四肢拘急，体重无力。麻黄汤方[4] 480-481。

《严氏济生方》 大率痹病，总而言之，凡有五种，筋痹、脉痹、皮痹、骨痹、肌痹是也。筋痹之为病，应乎肝，其状夜卧则惊，饮食多，小便数；脉痹之为病，应乎心，其状血脉不流，令人萎黄，心下鼓气，卒然逆喘不通，嗌干善噫；肌痹之为病，应乎脾，其状四肢懈怠，发咳呕吐；皮痹之为病，应乎肺，其状皮肤无所知觉，气奔喘满；骨痹之为病，应乎肾，其状骨重不可举，不遂而痛且胀[42] 118。

《古今医鉴》 其病在筋者，屈而不能伸，应乎肝，其证夜卧多惊，饮食少，小便数；其病在脉者，则血凝而不流，应乎心，其证令人萎黄，心下鼓暴，上气逆喘不通，嗌干善噫；其病在骨者，则重而不能举，应乎肾，其证手足不随而多痛，心腹胀满；其病在皮者，多寒，遇寒则急，遇热则纵，应乎肺，其证皮肤无所知觉，气奔喘满；其病在肌者，多不仁，应乎脾，其证四肢懈怠，发嗽呕吐，是名五痹[43] 1300。

《身经通考》 邪在肾则骨痛阴痹，按之不得，胀痛，大便难，肩背项颈强痛，时眩。取之涌泉、昆仑，视有血者，尽取之[44] 97。

《医学入门》 在骨则重不能举，尻以代踵，脊以代头，应乎肾，其症心腹胀满[37] 678。

《诸病源候论》 诊其脉大而涩者，为痹；脉来急者，为痹[6] 43。

《理虚元鉴》 肾痹，寸虚弱而涩，尺沉细而数[19] 18。

《医灯续焰》 弦滑痰饮，濡细肾着[45] 97。

《素问·痿论》 肺主身之皮毛，心主身之血脉，肝主身之筋膜，脾主身之肌肉，肾主身之骨髓，故肺热叶焦，则皮毛虚弱急薄，着则生痿躄也[1] 168。

《素问·阴阳应象大论》 北方生寒，寒生水，水生咸，咸生肾，肾生骨髓，髓生肝，肾主耳。其在天为寒，在地为水，在体为骨，在脏为肾，在色为黑，在音为羽，在声为呻，在变动为栗，在窍为耳，在味为咸，在志为恐[1] 28。

《素问·五脏生成》 肾之合骨也，其荣发也，其主脾也[1] 48。

《奇效良方》 遇春得者为筋痹，中于肝则筋挛，夜卧惊恐，饮食多而小便数；遇夏得者为血痹，中于心则血脉不通，心下鼓气，暴上逆喘，嗌干喜噫；遇仲夏得者为肌痹，中于脾则四肢怠惰，发咳呕汁；遇秋得者为皮痹，中于肺则皮无所知，烦满时呕，气奔痛；遇冬而得者为骨痹，中于肾则骨重不可举，善胀，尻以代踵，脊以代头[46] 655。

《顾松园医镜》 其论肺痹、心痹、脾痹、肝痹、肾痹者，病之所属；皮痹、脉痹、肌痹、筋痹、骨痹者，病之所在[40] 209。

《辨证录》 伤肾之症，治须补肾矣。然有补肾而腰愈痛者，其故何也？盖腰脐之气未通，风湿入于肾而不得出故也。法宜先利其腰脐之气，以祛风利湿，而后大补其肾中之水火，则腰轻而可以俯仰矣[22]744。

《辨证录》 风湿入于经络则易去，风湿入于骨髓则难祛，以骨髓属肾，肾可补而不可泻，祛风湿则伤肾，肾伤则邪欺正弱，将深居久住，而不肯遽出矣。虽然肾不可泻，而胃与大肠未尝不可泻也。泻胃与大肠之风湿，而肾之风湿自去。盖胃为肾之关，而大肠为肾之户也[22]770。

《辨证录》 然邪在骨髓，必须用气分之剂提出，在气分，使微寒之品与轻散之味以和解之，则邪易于速化。然后用补肾之药，补其肾中之水火，真水足而邪水不敢再入，真火足而邪火不能再侵也[22]770。

《圣济总录》 治肾气虚冷，复感寒湿为痹。牛膝酒方[4]481。

《普济本事方》 思仙续断丸，治肝肾虚风气弱，脚膝不可践地，腰脊疼痛，风毒流疰下经，行止艰难，小便余沥。此药补五脏内伤，调中益精凉血，坚强筋骨，益智，轻身耐老[47]71。

《辨证录》 方中补水之药少而祛湿之药多，然而又无非补水也。于水中补火，则火无太炎之患，于水中祛湿，则湿无太息之忧。寒湿既去，而风安得独哉。方中又有防己之祛邪，故风寒湿尽去也[22]735。

《医醇賸义》 肾中之阳，命门也，督脉也。鹿茸血肉有情，善能补督脉，天柱骨督脉所主也。附子补肾阳要药，枸、菟能补八脉，故纸温肾命，益智温脾肾，当归、姜、枣和营卫，毛脊健脊足，二香温胃肠，独活、牛膝健两足。痹为阴病，阴盛必伤阳，救阳不得不用温补温通，此原则也，亦定法也[33]151。

《证治准绳·类方》 加味五痹汤，治五脏痹症[38]519。

《类证治裁》 治法总以补助真元，宣通脉络。使气血流畅通，则痹自已[48]270。

《景岳全书》 然则诸痹者，皆在阴分，亦总由真阴衰弱，精血亏损，故三气得以乘之而为此诸证。经曰：邪入于阴则痹，正谓此也。是以治痹之法，最宜峻补真阴，使血气流行，则寒邪随去。若过用风湿痰滞等药而再伤阴气，必反增其病矣[39]1011。

《医学妙谛》 治痹之法只宜峻补真阴，宣通络脉，使气血得以流行，不得过用风燥药，以再伤真阴[49]515。

《医宗金鉴》 痹在筋骨痛难已，留连皮脉易为功，痹久入脏中虚死，脏实不受复还生。［注］痹在筋骨则受邪深，故痛久难已。痹在皮脉则受邪浅，故易治也。凡痹病日久内传所合之脏，则为五脏之痹。若其人中虚受邪，则难治多死，其人脏实而不受邪，复还于外，则易治多生。假如久病皮痹，复感于邪，当内传肺而为肺痹，若无胸满而烦喘咳之证，则是脏实不受邪。余脏仿此[13]475。

附录二：常用方药

麻黄汤：麻黄（去根节煎，掠去沫，焙）、羌活（去芦头）、桂（去粗皮）、附子（炮裂，去皮脐）、侧子（炮裂，去皮脐）各一两，防己、当归（锉，炒）、海桐皮、牛膝（酒浸，切，焙）、甘菊花、羚羊角（镑）、茵芋（去茎）、五加皮各三分，甘草半两（炙，锉），防风（去叉）、白术各三两。上一十六味，锉如麻豆。每服四钱匕，水一盏，入生姜五片，同煎至七分，去滓温服，不计时候。（《圣济总录》）[4]481

甘草干姜茯苓白术汤：甘草、白术各二两，干姜、茯苓各四两。上四味，以水五升，煮取三升，分温三服，腰中即温。（《金匮要略·五脏风寒积聚病脉证并治》）[2]64

肾着散：桂心三两，白术、茯苓各四两，甘草、泽泻、牛膝、干姜各二两，杜仲三两。上八味治下

筛，为粗散，一服三方寸匕，酒一升，煮五六沸，去滓顿服，日再。（《备急千金要方》）[16] 421

八风十二痹散：远志（去心）、黄芪、黄芩、白蔹、附子（炮，去皮）、龙胆、薯蓣、厚朴（炙）、蜀椒（去目及闭口者，汗）各半两，牡荆子、天雄（炮，去皮）、细辛、菊花、狗脊、山茱萸、防风、川芎、桂心各三分，五味子、巴戟天各一分，茯苓、芍药、秦艽、乌头（炮，去皮）、芫菁、菖蒲、葳蕤各一两。上二十七味捣筛为散，食后饮服方寸匕，日三，宁从少起，稍渐增之。（《千金翼方》）[3] 247

防风丸：防风（去叉）、白茯苓（去黑皮）、细辛（去苗叶）、白术、附子（炮裂，去皮脐）、桂（去粗皮）、泽泻各半两，甘草（炙，锉）、紫菀（去苗）、芍药、牛膝（去苗，酒浸，切，焙）、栝楼根各三分，山茱萸、熟干地黄（焙）、半夏（汤洗七遍去滑，焙）、独活（去芦头）、山芋各一分，黄芪三两（锉）。上一十八味，捣罗为末，炼蜜为丸，如梧桐子大。每日空腹，温酒下十丸，日再服。未差更加丸数。此药宜久服。（《圣济总录》）[4] 480

茵芋散：茵芋（去茎）、杜仲（去粗皮，炙，锉）、石南、石龙芮、羊踯躅（微炒）、麝香（研）、狗脊（去毛）、当归（锉，炒）、干蝎（微炒）、桑螵蛸（微炒）、菖蒲各半两，赤箭、独活（去芦头）、附子（炮裂，去皮脐）、天雄（炮裂，去皮脐）、甘菊花、牛膝（去苗，酒浸，切，焙）、麻黄（去根节煮，掠去沫，焙）、川芎各三分，草薢一两（锉）。上二十一味，捣罗为散。每服二钱匕，食前温酒调下，日再服。（《圣济总录》）[4] 480

石龙芮汤：石龙芮、独活（去芦头）、防风（去叉）、茯神（去木）、杜仲（去粗皮，炙，锉）、草薢、丹参、羌活（去芦头）、五味子、细辛（去苗叶）、牛膝（酒浸，切，焙）、当归（锉，炒）、人参各三分，天雄（炮裂，去皮脐）、麻黄（去根节煎，掠去沫，焙）、桂（去粗皮）各一两，枳壳半两（去瓤，麸炒）。上一十七味，锉如麻豆。每服四钱匕，水一盏，入生姜五片，同煎至六分，去滓温服，不计时候。（《圣济总录》）[4] 480

牛膝酒：牛膝、秦艽（去苗土）、川芎、防风（去叉）、桂（去粗皮）、独活（去芦头）、丹参、白茯苓（去黑皮）各二两，杜仲（去粗皮，锉，炒）、附子（炮裂，去皮脐）、石斛（去根）、干姜（炮）、麦门冬（去心）、地骨皮各一两半，五加皮五两，薏苡仁一两，大麻子半两（炒）。上一十七味，锉切如麻豆，以生绢袋盛，酒一斗浸，春夏三日，秋冬五日。每服半盏，空心温服，日再服。（《圣济总录》）[4] 481

利气丹：白术、人参、山药各一两，附子三钱，山茱萸四钱，薏仁五钱，破故纸二钱，防己三分。水煎服。（《辨证录》）[22] 735

思仙续断丸：思仙木（杜仲，去皮，锉，炒令黑）五两，五加皮、防风（去钗股）、薏苡仁、羌活（洗去土）、川续断（洗，锉，焙干）、牛膝（洗，锉，焙，酒浸一宿，再焙）各三两，草薢四两，生干地黄五两。上细末，好酒三升化青盐三两，用大木瓜半斤去皮子，以盐酒煮木瓜成膏，和杵丸如桐子大。每服五十丸，空心食前温酒盐汤下，膏子少，益以酒糊。（《普济本事方》）[47] 71

远志丸：远志（去心）、山芋、肉苁蓉（去皱皮，酒浸，切，焙）、牛膝（去苗，酒浸，切，焙）各一两，石斛（去根）、天雄（炮裂，去皮脐）、巴戟天（去心）、人参、山茱萸、泽泻、菟丝子（酒浸一宿，别捣）、茯神（去木）、覆盆子、续断、生干地黄（焙）、桂（去粗皮）、鹿茸（酒炙，去毛）、甘草（炙，锉）、附子（炮裂，去皮脐）、牡丹皮、白茯苓（去黑皮）、五味子、杜仲（去粗皮，炙，锉）各一分，蛇床子、楮实（微炒）、黄芪各一两。上二十六味，捣罗为末，炼蜜和捣数百下，丸如梧桐子大。每服空心温酒下二十丸，加至三十丸。（《圣济总录》）[4] 479

肾痹汤：白术一两，山茱萸五钱，茯苓五钱，薏仁五钱，杜仲三钱，肉桂一钱，附子五分，防己五分，石斛二钱，地骨皮五钱。水煎服。二剂而腰轻，四剂而痛止，十剂而两足有力，再十剂而痊愈。（《辨证录》）[22] 735

消阴来复汤：鹿茸一钱，附子八分，枸杞三钱，菟丝四钱，当归二钱，破故纸一钱五分，益智一钱，小茴香一钱，金毛脊二钱（去毛，切片），木香五分，独活一钱（酒炒），牛膝二钱，枣二枚，姜三片。(《医醇賸义》)[33]151

加味五痹汤：人参、茯苓、当归（酒洗）、白芍药（煨）、川芎各一钱（肝、心、肾痹倍之），五味子十五粒，白术一钱（脾痹倍之），细辛七分，甘草五分。水二盏，姜一片，煎八分，食远服。肝痹，加酸枣仁、柴胡。心痹，加远志、茯神、麦门冬、犀角。脾痹，加厚朴、枳实、砂仁、神曲。肺痹，加半夏、紫菀、杏仁、麻黄。肾痹，加独活、官桂、杜仲、牛膝、黄芪、萆薢。(《证治准绳·类方》)[38]519

五痹汤：人参、茯苓、当归、白芍、川芎、白术、细辛、甘草、五味子、姜。如肝、心、肾三痹，当倍用川芎。(《杂病源流犀烛》)[12]239

八味丸：即六味丸加肉桂、附子。(《症因脉治》)[20]412

坎离既济丸：熟地黄四两，当归三两，白芍药三两，牡丹皮三两，知母二两，天门冬四两，黄柏二两，麦门冬四两。上为细末，玄武胶、鹿角胶等分为丸。(《症因脉治》)[20]392

家秘滋肾丸：黄柏二两，知母二两，肉桂二钱。共为细末，玄武胶为丸。(《症因脉治》)[20]412

家秘天地煎：天门冬、怀地黄、知母、黄柏。四味同煎三次，去渣，冲玄武胶，收膏服。(《症因脉治》)[20]412–413

河车封髓丹：天门冬、熟地黄、人参，河车一具。(《症因脉治》)[20]412

补元汤：生地、杞子、黄芪、白术、杜仲、牛膝、山药、茯苓、当归、甘草。不拘时服。(《理虚元鉴》)[19]52–53

本章学术精要

1. 病名与概述

（1）**病名源流**　肾痹首载于《内经》，属五脏痹之一，与骨痹关系密切。西医学的强直性脊柱炎、类风湿关节炎、系统性红斑狼疮等疾病进展至关节变形、肾系受损阶段可参照本病辨治。后世医家多强调其"肾虚邪滞"的核心病机。

（2）**疾病特点**　好发于中青年，以腰脊强直、关节肿大变形、骨重难举为典型表现，伴遗精、遗尿、耳鸣等肾虚症状。晚期可致"尻以代踵，脊以代头"的脊柱畸形，活动功能严重受限。

2. 病因病机

（1）**外邪侵袭**　骨痹久病未愈，复感风寒湿邪，内传于肾。沐浴冷水、久居湿地为常见诱因，《内经》强调"重感于邪"是发病关键。

（2）**肾虚精亏**　先天禀赋不足或房劳过度，肾精耗损，骨失所养。明代医家认为，肾阳衰微致关门不利，水湿停滞。

（3）**痰瘀阻络**　久病气血不畅，湿聚成痰，血滞为瘀，痰瘀互结闭阻肾经。《医级》提出"痹非三气，患在痰瘀"的病理特点。

（4）**太阳经虚**　足太阳膀胱经气不足，表里相传累及肾脏，清代医家阐释"太阳不足病肾痹"的经络关联机制。

3. 临床表现与鉴别

（1）**核心症状**　腰脊冷痛如坐水中，关节僵硬，晨起尤甚；下肢拘急难伸，步行鸭步；伴小便频数、畏寒肢冷、面色黧黑等肾阳虚证。

（2）**辨证要点**　需与骨痹（以骨痛为主，无遗溺善胀）、肾着（仅腰冷重痛，未及脏腑）鉴别。脉象多见尺部沉细或浮大躁疾。

（3）**分期特征**　初期以腰骶僵痛为主，中期脊柱活动受限伴髋膝肿痛，晚期脊柱强直畸形、脏腑功能衰退。

4. 治法与方药

（1）**温肾散寒**　适用于肾阳亏虚证，方选肾痹汤合麻黄汤加减，强调"水中补火"的温通原则。

（2）**滋肾填精**　针对肾阴不足证，用家秘天地煎或河车封髓丹，佐牛膝、木瓜舒筋活络。

（3）**化痰逐瘀**　痰瘀痹阻者，投茵芋散配合活血药，清代医家善用麝香、穿山甲（现禁用）通窍透络。

（4）**针灸特色**　取涌泉、太溪、命门等穴，采用输刺法深达至骨，配合隔姜灸温煦督脉。

5. 转归与调护

（1）**预后因素**　单纯关节病变者经规范治疗可控制进展；合并心肺损害、肾功能异常者预后较差。强直性脊柱炎晚期致残率为 20% ～ 30%。

（2）**传变规律**　肾痹可内传肝脾致腹胀呕逆，上犯心肺引发喘咳心悸。《内经》提出"入脏者死"的警示，强调早期防治。

（3）**调护要点**　①生活管理：睡硬板床保持脊柱生理曲度，每日晨起行"飞燕式"腰背肌锻炼。②饮食禁忌：忌生冷海鲜，宜羊肉、黑豆、核桃等温肾食材，推荐杜仲猪腰汤食疗。③情志干预：采用认知行为疗法缓解焦虑抑郁，音乐疗法优选角调（对应肾脏）。④康复训练：水中太极改善关节活动度，脉冲磁疗缓解晨僵，每周 3 次为宜。

6. 学术传承与临证精要

（1）**病机拓展**　清代医家提出"督脉虚衰"理论，补充鹿茸、狗脊等壮督药。

（2）**诊断创新**　补充"腰以下冷痛如带五千钱"等特异性体征。X 线显示骶髂关节虫蚀样改变、脊柱竹节样变，成为现代诊断依据。

肾痹本质属本虚标实，肾精亏虚为发病基础，寒湿痰瘀为病理产物。治疗需恪守"补肾勿忘祛邪，祛邪慎防伤正"原则，早期温通、中期化痰、晚期填精。

参考文献

［1］未著撰人. 黄帝内经素问［M］. 北京：人民卫生出版社，2012.

［2］（汉）张仲景. 金匮要略［M］. 北京：学苑出版社，2007.

［3］（唐）孙思邈著；李景荣，苏礼，任娟莉，等校释. 千金翼方校释［M］. 北京：人民卫生出版社，1998.

［4］（宋）赵佶. 圣济总录（上册）［M］. 北京：人民卫生出版社，1982.

［5］（战国）扁鹊. 黄帝八十一难经［M］. 北京：学苑出版社，2007.

［6］（隋）巢元方著；高文柱，沈澍农校注. 中医必读百部名著·诸病源候论［M］. 北京：华夏出版社，2008.

［7］（宋）周守忠. 养生类纂［M］. 北京：中国中医药出版社，2018.

［8］（明）马莳. 黄帝内经素问注证发微［M］. 北京：科学技术文献出版社，1999.

［9］包来发. 李中梓医学全书·医宗必读［M］. 北京：中国中医药出版社，1999.

［10］（清）罗美. 内经博议［M］. 北京：中国中医药出版社，2015.

［11］（清）薛雪. 医经原旨［M］. 上海：上海中医学院出版社，1992.

［12］田思胜. 沈金鳌医学全书·杂病源流犀烛［M］. 北京：中国中医药出版社，1999.

［13］（清）吴谦. 御纂医宗金鉴（武英殿版排印本）［M］. 北京：人民卫生出版社，1963.

［14］（清）翁藻. 医钞类编（一）［M］. 北京：中国中医药出版社，2015.

［15］孙中堂. 尤在泾医学全书·金匮翼［M］. 北京：中国中医药出版社，1999.

［16］（唐）孙思邈著；李景荣，苏礼，任娟莉，等校释. 备急千金要方校释［M］. 北京：人民卫生出版社，1998.

［17］未著撰人. 灵枢经［M］. 北京：人民卫生出版社，2012.

［18］（宋）王怀隐，郑彦，陈昭遇，等. 太平圣惠方［M］. 北京：人民卫生出版社，1958.

［19］（明）汪绮石. 理虚元鉴［M］. 北京：人民卫生出版社，1988.

［20］（明）秦景明. 症因脉治［M］. 上海：第二军医大学出版社，2008.

［21］（清）董西园. 医级［M］. 北京：中国中医药出版社，2015.

［22］柳长华. 陈士铎医学全书·辨证录［M］. 北京：中国中医药出版社，1999.

［23］（唐）杨上善著；李克光，郑孝昌主编. 黄帝内经太素校注（上册）［M］. 北京：人民卫生出版社，2003.

［24］李志庸. 张景岳医学全书·类经［M］. 北京：中国中医药出版社，1999.

［25］郭君双. 吴昆医学全书·素问吴注［M］. 北京：中国中医药出版社，1999.

［26］（清）姚止庵. 素问经注节解［M］. 北京：人民卫生出版社，1963.

［27］（清）高士宗，吴昆. 黄帝内经素问直解［M］. 北京：学苑出版社，2001.

［28］孙洽熙. 黄元御医学全书·素问悬解［M］. 北京：中国中医药出版社，1996.

［29］（清）章楠. 灵素节注类编·医门棒喝三集［M］. 杭州：浙江科学技术出版社，1986.

［30］郑林. 张志聪医学全书·黄帝内经素问集注［M］. 北京：中国中医药出版社，1999.

［31］（清）薛福辰. 重广补注黄帝内经素问（影宋本）［M］. 北京：学苑出版社，2008.

［32］张民庆，王兴华，刘华东. 张璐医学全书·张氏医通［M］. 北京：中国中医药出版社，1999.

［33］（清）费伯雄. 医醇賸义［M］. 北京：中国医药科技出版社，2018.

［34］郑洪新. 周学海医学全书·读医随笔［M］. 北京：中国中医药出版社，1999.

［35］（汉）华佗. 中藏经［M］. 北京：学苑出版社，2007.

［36］田思胜，高巧林，刘建青. 朱丹溪医学全书·脉因证治［M］. 北京：中国中医药出版社，2006.

［37］（明）李梴. 医学入门［M］. 上海：上海科学技术文献出版社，1997.

［38］陆拯. 王肯堂医学全书·证治准绳［M］. 北京：中国中医药出版社，1999.

［39］李志庸. 张景岳医学全书·景岳全书［M］. 北京：中国中医药出版社，1999.

［40］（清）顾靖远. 顾松园医镜［M］. 北京：中国医药科技出版社，2014.

［41］黄英志. 叶天士医学全书·临证指南医案［M］. 北京：中国中医药出版社，1999.

［42］（宋）严用和. 重辑严氏济生方［M］. 北京：中国中医药出版社，2007.

［43］李世华，王育学. 龚廷贤医学全书·古今医鉴［M］. 北京：中国中医药出版社，1999.

［44］（清）李潆. 身经通考［M］. 北京：中医古籍出版社，1993.

［45］（明）王绍隆. 医灯续焰［M］. 北京：中国中医药出版社，2017.

［46］（明）董宿. 奇效良方（上册）［M］. 天津：天津科学技术出版社，2003.

［47］（宋）许叔微. 普济本事方［M］. 北京：中国中医药出版社，2007.

［48］（清）林珮琴. 类证治裁［M］. 北京：人民卫生出版社，1988.

［49］裘庆元. 三三医书（第二册）·医学妙谛［M］. 北京：中国医药科技出版社，2016.

［50］（清）俞震. 古今医案按［M］. 沈阳：辽宁科学技术出版社，1997.

［51］葛志宏，沙凤桐. 中国名老中医药专家学术经验集（第二卷）［M］. 贵阳：贵州科技出版社，1995.

［52］娄多峰. 娄多峰论治痹病精华［M］. 天津：天津科技翻译出版公司，1994.

［53］王承德，沈丕安，胡荫奇. 实用中医风湿病学［M］. 北京：人民卫生出版社，2009.

［54］（明）江瓘. 名医类案［M］. 上海：上海浦江教育出版社有限公司，2013.

第二十二章　历节

历节又称"历节风""白虎历节"等，多因正气不足、肝肾亏虚、阴亏血虚，或感受风、寒、湿、热等邪而引起经脉的痹阻不通所致。临床上以剧烈的肿痛遍历多个关节，甚则引起关节活动受限、骨节僵硬变形、身体羸瘦等为主要表现。关于历节的含义，学术界较公认的解释是"历节"实为"枥节"，指的是像受到了古代酷刑"枥指"一样的刑罚，从而感到周身关节剧烈疼痛。历节属于特殊痹病之一，是临床较为常见病证，相当于西医学的风湿性关节炎、类风湿关节炎、痛风、强直性脊柱炎等，因其致病危害广，并且病情迁延难愈、反复发作，严重时可丧失劳动能力，故为历代医家探讨之难题。

【经典原文】

《素问·五脏生成》　卧出而风吹之，血凝于肤者为痹[1]50。

《素问·五脏生成》　青脉之至也长而左右弹，有积气在心下支胠，名曰肝痹，得之寒湿，与疝同法，腰痛足清头痛[1]52。

《素问·脉要精微论》　帝曰：病成而变何谓？岐伯曰：风成为寒热，瘅成为消中，厥成为颠疾，久风为飧泄，脉风成为疠，病之变化，不可胜数[1]72。

《素问·脉要精微论》　按之至骨，脉气少者，腰脊痛而身有痹也[1]74。

《素问·玉机真脏论》　是故风者百病之长也，今风寒客于人，使人毫毛毕直，皮肤闭而为热，当是之时，可汗而发也；或痹不仁肿痛，当是之时，可汤熨及火灸刺而去之[1]84。

《素问·逆调论》　帝曰：人之肉苛者，虽近衣絮，犹尚苛也，是谓何疾？岐伯曰：荣气虚，卫气实也，荣气虚则不仁，卫气虚则不用，荣卫俱虚，则不仁且不用，肉如故也，人身与志不相有，曰死[1]135。

《素问·风论》　疠者，有荣气热胕，其气不清，故使其鼻柱坏而色败，皮肤疡溃，风寒客于脉而不去，名曰疠风，或名曰寒热[1]162。

《素问·痹论》　黄帝问曰：痹之安生？岐伯对曰：风寒湿三气杂至，合而为痹也。其风气胜者为行痹，寒气胜者为痛痹，湿气胜者为着痹也。帝曰：其有五者何也？岐伯曰：以冬遇此者为骨痹，以春遇此者为筋痹，以夏遇此者为脉痹，以至阴遇此者为肌痹，以秋遇此者为皮痹。帝曰：内舍五脏六腑，何气使然？岐伯曰：五脏皆有合，病久而不去者，内舍于其合也。故骨痹不已，复感于邪，内舍于肾。筋痹不已，复感于邪，内舍于肝。脉痹不已，复感于邪，内舍于心。肌痹不已，复感于邪，内舍于脾。皮痹不已，复感于邪，内舍于肺。所谓痹者，各以其时重感于风寒湿之气也[1]164。

《素问·痹论》　帝曰：荣卫之气，亦令人痹乎？岐伯曰：荣者，水谷之精气也，和调于五脏，洒陈于六腑，乃能入于脉也。故循脉上下，贯五脏，络六腑也。卫者，水谷之悍气也，其气慓疾滑利，不能入于脉也，故循皮肤之中，分肉之间，熏于肓膜，散于胸腹，逆其气则病，从其气则愈，不与风寒湿气合，故不为痹[1]166-167。

《灵枢·五变》 黄帝问于少俞曰：余闻百疾之始期也，必生于风雨寒暑，循毫毛而入腠理，或复还，或留止，或为风肿汗出，或为消瘅，或为寒热，或为留痹，或为积聚，奇邪淫溢，不可胜数，愿闻其故[2]83。

《灵枢·五变》 黄帝曰：何以候人之善病痹者？少俞答曰：粗理而肉不坚者，善病痹[2]84。

《灵枢·贼风》 卒然喜怒不节，饮食不适，寒温不时，腠理闭而不通，其开而遇风寒，则血气凝结，与故邪相袭，则为寒痹[2]101。

《灵枢·阴阳二十五人》 血气皆少而无须，感于寒湿则善痹，骨痛爪枯也[2]110。

《金匮要略·中风历节病脉证并治》 寸口脉沉而弱，沉即主骨，弱即主筋，沉即为肾，弱即为肝，汗出入水中，如水伤心，历节黄汗出，故曰历节[3]28。

《金匮要略·中风历节病脉证并治》 趺阳脉浮而滑，滑则谷气实，浮则汗自出[3]28。

《金匮要略·中风历节病脉证并治》 少阴脉浮而弱，弱则血不足，浮则为风，风血相搏，即疼痛如掣[3]29。

《金匮要略·中风历节病脉证并治》 盛人脉涩小，短气，自汗出，历节疼，不可屈伸，此皆饮酒汗出当风所致。诸肢节疼痛，身体魁羸，脚肿如脱，头眩短气，温温欲吐，桂枝芍药知母汤主之。桂枝芍药知母汤方：桂枝四两，芍药三两，甘草二两，麻黄二两，生姜五两，白术五两，知母四两，防风四两，附子二枚（炮）。上九味，以水七升，煮取二升，温服七合，日三服[3]29。

《金匮要略·中风历节病脉证并治》 味酸则伤筋，筋伤则缓，名曰泄；咸则伤骨，骨伤则痿，名曰枯，枯泄相搏，名曰断泄。荣气不通，卫不独行，荣卫俱微，三焦无所御，四属断绝，身体羸瘦，独足肿大，黄汗出，胫冷。假令发热，便为历节也[3]29-30。

《金匮要略·中风历节病脉证并治》 病历节不可屈伸，疼痛，乌头汤主之。乌头汤方：治脚气疼痛，不可屈伸。麻黄、芍药、黄芪各三两，甘草三两（炙），川乌五枚（㕮咀，以蜜二升，煎取一升，即出乌头）。上五味，㕮咀四味，以水三升，煮取一升，去滓，内蜜煎中，更煎之，服七合。不知，尽服之[3]30。

《金匮要略·痰饮咳嗽病脉证并治》 胸中有留饮，其人必短气而渴，四肢历节痛。脉沉者，有留饮[3]67。

《金匮要略·水气病脉证并治》 黄汗之病，两胫自冷；假令发热，此属历节。食已汗出，又身常暮盗汗出者，此劳气也。若汗出已反发热者，久久其身必甲错；发热不止者，必生恶疮。若身重，汗出已辄轻中者，久久必身瞤，瞤即胸中痛，又从腰以上必汗出，下无汗，腰髋弛痛，如有物在皮中状，剧者不能食，身疼重，烦躁，小便不利，此为黄汗，桂枝加黄芪汤主之[3]85。

【钩玄提要】

1.病名 "历节"一词最早见于《神农本草经》，其记载有历节痛及治疗的具体药物。如"薇衔……治风湿痹，历节痛"[4]62 "天雄……治大风，寒湿痹，历节痛"[4]81 "别羁……主风寒湿痹，身重，四肢疼酸，寒邪，历节痛"[4]87 "蔓椒……治风寒湿痹历节疼"[4]94等。《金匮要略》中首次将"历节"作为专有病名进行了描述，设有"中风历节病脉证并治"篇，指出"汗出入水中，如水伤心，历节黄汗出，故曰历节"[3]28。

2.病因病机 《内经》中虽未发现历节之名的记载，但根据其病机、症状，将其划分为"痹证"范畴，书中对痹的病因病机的描述十分详细，成为后世辨治历节病的依据。到东汉时期，张仲景对历节进行了更为深入的研究，用《金匮要略·中风历节病》中的五条原文更加全面地论述了历节的病因病机，历节的病因病机具体有以下几个方面。

（1）**正气不足**　机体正气不足，或先天禀赋不足，卫外不固，或营血亏虚，不能抵抗外邪。《素问·脉要精微论》曰："按之至骨，脉气少者，腰脊痛而身有痹也[1]74。"脉气少即为正气不足，则容易引发痹证。《灵枢·五变》曰："粗理而肉不坚者，善病痹[2]84。"说明腠理疏松之人容易感受外邪而发痹证。《灵枢·阴阳二十五人》曰："血气皆少而无须，感于寒湿则善痹，骨痛爪枯也[2]110。"说明血气不足者，受到寒湿之邪侵袭，则易发痹证。《素问·逆调论》曰："荣卫俱虚，则不仁且不用[1]135。"《素问·痹论》曰："帝曰：荣卫之气，亦令人痹乎？岐伯曰：荣者，水谷之精气也，和调于五脏，洒陈于六腑，乃能入于脉也。故循脉上下，贯五脏，络六腑也。卫者，水谷之悍气也，其气慓疾滑利，不能入于脉也，故循皮肤之中，分肉之间，熏于肓膜，散于胸腹，逆其气则病，从其气则愈，不与风寒湿气合，故不为痹[1]166-167。"可见若营卫之气功能正常，不与风寒湿气相合，则不发痹证，反之营卫之气功能失常，再加上风寒湿邪相合，则发为痹。《中藏经》曰："有历节者……历节疼痛者，因醉犯房而得之[5]19-20。"《备急千金要方》则曰："夫历节风着人，久不治者，令人骨节蹉跌[6]196。"《解围元薮》曰："历节风……皆由妄性肆欲，保养失节，感冒所致，六淫荡败，血枯气衰之故[7]29。"《诸病源候论》曰："历节风……亦有血气虚，受风邪而得之者……血气虚，则汗也，风冷搏于筋，则不可屈伸，为历节风也[8]45。"《圣济总录》曰："历节风者，由血气衰弱……诸筋无以滋养，真邪相搏，所历之节，悉皆疼痛，故谓历节风也[9]299。"又曰："气血衰弱，风毒攻注，历节疼痛[9]303。"《严氏济生方》曰："夫白虎历节病者，世有体虚之人，将理失宜，受风寒湿毒之气，使筋脉凝滞，血气不流，蕴于骨节之间，或在四肢[10]13。"《金匮翼》曰："历节风者，血气衰弱，风寒袭入关节……悉皆疼痛，故谓历节风[11]195。"可见在历节病的发生机制中，正气亏虚（肝肾不足和气血虚弱）是重要的致病因素，是发病的前提和根据，起着决定性的作用。

（2）**风、寒、湿三邪入侵**　外界风、寒、湿三气侵入人体，造成气血运行不畅，经络瘀阻而成痹。如《素问·痹论》曰："黄帝问曰：痹之安生？岐伯对曰：风寒湿三气杂至，合而为痹也……所谓痹者，各以其时重感于风寒湿之气也[1]164。"《素问·五脏生成》曰："卧出而风吹之，血凝于肤者为痹[1]50。"又曰："青脉之至也长而左右弹，有积气在心下支肤，名曰肝痹，得之寒湿，与疝同法，腰痛足清头痛[1]52。"《灵枢·贼风》曰："卒然喜怒不节，饮食不适，寒温不时，腠理闭而不通，其开而遇风寒，则血气凝结，与故邪相袭，则为寒痹[2]101。"《灵枢·阴阳二十五人》曰："感于寒湿则善痹[2]110。"《灵枢·五变》曰："黄帝问于少俞曰：余闻百疾之始期也，必生于风雨寒暑，循毫毛而入腠理，或复还，或留止，或为风肿汗出，或为消瘅，或为寒热，或为留痹[2]83。"《圣济总录》载："历节风者……为风寒所侵……真邪相搏，所历之节，悉皆疼痛[9]299。"《扁鹊心书》曰："风湿寒三气，合而为痹，走注疼痛……方书谓之白虎历节风[12]59。"《三因极一病证方论》认为："夫历节……皆以风湿寒相搏而成[13]46。"《证治要诀》载："伤湿而兼感风寒者，汗出身重，恶风喘满，骨节烦疼，状如历节风[14]44。"《古今医鉴》曰："至如白虎历节风……无非风、寒、湿三气乘之也[15]1300。"《张氏医通》曰："白虎历节，多由风寒湿气乘虚袭于经络，气血凝滞所致[16]186。"《杂病广要》明确指出："夫历节，疼痛不可屈伸……皆以风湿寒相搏而成[17]105。"《医学摘粹》曰："历节风者，风寒湿之邪，伤于筋骨者也[18]111。"《杂病源流犀烛》中则明确指出风寒湿之邪致历节的机制，其曰："白虎历节风……其原皆由风、寒、湿入于经络，致气血凝滞，津液稽留，久而怫郁、坚牢，荣卫之气阻碍难行，正邪交战，故作痛不止也[19]238。"说明风、寒、湿三气结合侵犯人体是痹的基本病因。

（3）**肝肾不足，寒湿内侵**　《金匮要略·中风历节病脉证并治》曰："寸口脉沉而弱，沉即主骨，弱即主筋，沉即为肾，弱即为肝，汗出入水中，如水伤心，历节黄汗出，故曰历节[3]28。"肾主骨，肾气不足则脉沉；肝主筋，肝血不足则脉弱。寸口脉沉而弱，则表明肝肾俱亏。肝肾亏虚为历节的形成提供了先决条件。汗出时腠理开泄、肌表疏松，此时入水中，则水湿之邪侵袭于肌肤，并流注筋骨、肌肉，伤及血脉，走窜于关节，气血运行不畅，导致全身关节遍历疼痛，甚至痛处出黄汗，则为历节。故历节疼痛主要在筋骨，肝肾不足是其发病的内在因素，水湿内侵为其诱因，内外相合，历节乃成。

（4）**胃有蕴热，复感风湿** 《金匮要略·中风历节病脉证并治》曰："趺阳脉浮而滑，滑则谷气实，浮则汗自出[3]28。"趺阳脉候胃气，脉滑为谷气实，谷气实即为胃中谷气壅实，则易生热；脉浮为风，风性疏泄，则腠理易开；里热盛而腠理开则自汗出，汗出当风或汗出入水中，内外相感，也可成历节。

（5）**阴血不足，风邪外袭** 《金匮要略·中风历节病脉证并治》曰："少阴脉浮而弱，弱则血不足，浮则为风，风血相搏，即疼痛如掣[3]29。"少阴为心、肾之脉，心主血，肾司元气，少阴脉弱为心肾阴血不足，脉浮是风邪乘虚而入，此时，营血受损，筋骨失其所养，风血相互搏结于其间，气血瘀滞，不通则痛，故关节掣痛不能屈伸。

（6）**阳虚湿盛，酒后汗出当风** 《金匮要略·中风历节病脉证并治》曰："盛人脉涩小，短气，自汗出，历节疼，不可屈伸，此皆饮酒汗出当风所致[3]29。"盛人即外形肥胖之人，一般来说其脉象不应涩小，现脉象反呈涩小，说明其虽形盛但中气虚弱，气虚卫外不固，故短气、自汗出，并且容易感受风寒湿邪。且肥胖者湿盛于内，嗜酒则更易生湿，酒后汗出当风，风邪袭入与湿气相搏，流注于筋骨关节之间，气血运行不畅，则关节疼痛不能屈伸。

（7）**过食酸咸，损伤肝肾** 《金匮要略·中风历节病脉证并治》曰："味酸则伤筋，筋伤则缓，名曰泄；咸则伤骨，骨伤则痿，名曰枯。枯泄相搏，名曰断泄。荣气不通，卫不独行，荣卫俱微，三焦无御，四属断绝，身体羸瘦，独足肿大，黄汗出，胫冷。假令发热，便为历节也[3]29-30。"肝主筋，酸入肝，过食则伤肝，肝伤则筋骨失养，迟缓不用；肾主骨，咸入肾，过食则伤肾，肾伤则精髓不生，骨失充养，骨痿软不用；营卫之气为水谷之气，彼此相互依存，三焦受气于水谷，而四肢又禀气于三焦，若营卫俱微，则三焦失常，则四属断绝，身体羸瘦；中焦不运，则湿浊下注，所以出现独足肿大；水湿郁蒸则黄汗出；阳不下达则两胫冷；湿热外达故发热。通过过食酸咸会伤筋枯髓，再次强调肝肾内伤是历节病的一个重要病机，其为本；血不足气亦虚，营不足卫亦滞，三焦气化失司，湿注关节，为其标。

由此可见，《内经》在痹病发病的机制方面尤为突出"内因论"，认为正气不足在痹病的发生中起到了非常重要的作用，是痹病产生的内在条件，在此基础上风寒湿邪乘虚而入，才发生各种痹证，此为外在因素。仲景通过五条原文指出，肝肾不足和气血亏虚是历节病发生的内因，而风寒湿邪侵袭则为发病的诱因。内因为主导，加上外邪诱发而经久不愈，最终致关节变形。

3. 症状与诊断 《金匮要略·中风历节病脉证并治》对历节的症状有较详细记载，如"寸口脉沉而弱……历节黄汗出[3]28""盛人脉涩小，短气，自汗出，历节痛，不可屈伸[3]29""诸肢节疼痛，身体尪羸，脚肿如脱，头眩短气，温温欲吐"[3]29"少阴脉浮而弱……疼痛如掣"[3]29"独足肿大，黄汗出，胫冷。假令发热，便为历节也"[3]29-30"病历节不可屈伸，疼痛"[3]30"短气而渴，四肢历节痛，脉沉"[3]67等。可见，历节的主要证候：疼痛遍历四肢的多个关节，病久会出现关节肿胀、僵硬、变形、活动受限等，脉象主要表现为脉沉、脉弱等。

后世医家多在《金匮要略》的基础上进行了阐释和分析，如《诸病源候论》曰："历节风之状，短气自汗出，历节疼痛不可忍，屈伸不得是也[8]45。"《外台秘要》载"风历节，四肢疼痛如锤锻，不可忍[20]283""历节诸风，百节酸疼不可忍"[20]283"历节风四肢疼痛犹如解落"[20]283等。《太平圣惠方》载"历节风，疼痛不可忍，肢节无力"[21]633"历节风，手脚曲戾，疼痛，心神闷乱。宜服茯神散方"[21]634"历节风，四肢疼痛不可忍"[21]634"历节风，骨节疼痛，四肢微肿，行立无力"[21]634"历节风，身体四肢无力，骨节疼痛"[21]634"历节风，四肢疼痛，筋脉不利"[21]634"历节风，筋骨肢节疼痛，久不差"[21]635"历节风，流入腰膝疼痛"[21]635"历节风疼痛，手足顽痹，行步艰难"[21]635"历节风疼痛，发歇不止"[21]636"历节诸风，百节疼痛，昼夜不可忍"[21]637等。《圣济总录》载"所历之节，悉皆疼痛，故谓历节风也，痛甚则使人短气汗出，肢节不可屈伸"[9]299"历节风，身体骨节疼痛，不可屈伸，举动不随"[9]299"历节风身体四肢，疼痛如脱落或肿，按之皮急，头眩身热闷，欲呕吐"[9]300"治历节风，周身百节疼痛，腰脚痿弱"[9]301"历节风，百骨节疼痛，昼夜不可忍"[9]301"历节风筋脉拘挛，骨节疼痛"[9]302"历节疼痛，甚者短气汗出，肢节不得屈伸"[9]302等。《三因极一病证方论》载"历节，疼痛不可屈伸，身体尪羸，其肿如脱，其痛如掣，流注骨节，短气自汗，头眩，温温欲吐"[13]46"流注腿膝，历节疼痛，如锥刀锻刺，不可名状"[13]55等。《严氏济生方》载"蕴于骨节之间，或在四肢，肉色不变"[10]13"诸风历节，令人骨节疼痛、肿满"[10]13等。《仁斋直指方论》载"历节风之状，短气自汗，头眩欲吐，手指挛曲，身体魁羸，其肿如脱，渐至摧落，其痛如掣，不能屈伸"[22]143"白虎历节，走注痒痛，不得屈伸"[22]144"历节风，骨节疼痛，挛急痹顽"[22]144"历节走注，骨节疼痛"[22]145"历节诸风，百节疼痛"[22]145"白虎历节风，游走疼痛，遍身瘙痒，状如虫啮，昼静夜剧"[22]146等。《丹溪心法》曰："四肢百节走痛是也[23]170。"《证治要诀》曰："汗出身重，恶风喘满，骨节烦疼，状如历节风[14]44。"《医学纲目》载"病历节不可屈伸，疼痛"[24]201"白虎历节，诸风疼痛，游走无定，状如虫啮，昼静夜剧，及一切手足疼痛"[24]201"历节风，四肢疼痛，如锤锻，不可忍"[24]202等。《解围元薮》曰："历节风，此症于腰膝、腿、肘、肩膊之间，麻冷酸渐，渐觉走疰，抽掣疼痛，肢节肿大，挛瘪，举足不能，其则手指、足趾节节酸痛[7]29。"《张氏医通》载"历节风毒攻注，骨节疼痛，发作不定"[16]186"四肢历节疼，其人短气脉沉"[16]186等。《金匮要略心典》曰："历节者，遇节皆痛也[25]115。"《金匮翼》曰："所历之节，悉皆疼痛，故谓历节风也[11]195。"《类证治裁》曰："手指挛曲，身体尪羸，其肿如脱，渐至摧落，其痛如掣，不可屈伸[26]281。"

4. 治法方药 经典之中关于历节的治疗，多从祛邪入手，具体治法如下：

（1）散寒除湿 《神农本草经》中最早记载可用薇衔"主风湿痹，历节痛"[4]62，用天雄"治大风，寒湿痹，历节痛，拘挛缓急"[4]81，用别羁"主风寒湿痹，身重，四肢疼酸，寒邪，历节痛"[4]87，用蔓椒"治风寒湿痹历节疼，除四肢厥气，膝痛"[4]94等。《金匮要略·中风历节病脉证并治》中记载乌头汤可治寒湿历节，曰："病历节不可屈伸，疼痛，乌头汤主之[3]30。"可见乌头汤具有温经祛寒、除湿止痛之功效。

（2）祛风除湿 《金匮要略·中风历节病脉证并治》中另一首治历节病的名方是桂枝芍药知母汤，其曰："诸肢节疼痛，身体魁羸，脚肿如脱，头眩短气，温温欲吐，桂枝芍药知母汤主之[3]29。"此方是通过祛风除湿、温经行痹、清热止痛而治疗历节病，为治疗风湿历节的祖方，为后世治疗本病开了先河，至今仍指导着中医临床治疗。

【传承发展】

1. 病名 《诸病源候论》中将"历节"首称为"历节风"，在"风病诸候"中专设"历节风候"，曰："历节风之状，短气，自汗出，历节疼痛不可忍，屈伸不得是也……风冷搏于筋，则不可屈伸，为历节风也[8]45。"《备急千金要方》曰："夫历节风着人，久不治者，令人骨节蹉跌[6]196。"不但叙述了历节风有病程长的特点，并且还指出病久患者会出现关节形状的改变。这比《金匮要略》和《诸病源候论》的描述更为准确贴切，说明孙思邈对本病曾有过相当细致的观察。

《外台秘要》提出"白虎病"之称，曰："《近效》论白虎病者……其疾昼静而夜发，发即彻髓酸疼，乍歇，其病如虎之啮，故名曰白虎之病也[20]273。"可见此病发作时肢节疼痛的程度，犹如虎咬，其病机与症状接近历节，故命之。《外台秘要》之后也有学者称"白虎历节"，如《严氏济生方》曰："夫白虎历节病者……其病昼静夜剧，其痛彻骨如虎之啮，名曰白虎之病也[10]13。"

朱丹溪最早并以他为代表的一些学者认为"痛风"是"白虎历节风"的别称。如《丹溪心法》中指出："四肢百节走痛是也，他方谓之白虎历节风证[23]170。"《医学正传》云："即今之痛风也。诸方书又谓白虎历节风，以其走痛于四肢骨节，如虎咬之状，而以其名之耳[27]212。"《医学六要》从之，曰："古之痛痹，即今之痛风也，方书又谓之白虎历节风，以其走痛于四肢，如虎咬之状，故名尔[28]217。""是名痛风。一名痛痹，又名白虎历节风[28]721。"《医门法律》曰："痛风，一名白虎历节风[29]246。"《张氏医通》中专设"痛风（历节）"进行描述。《杂病广要》曰："历节……宋人则联称为白虎历节风，又称之痛风[17]105。"《明医指掌》曰："夫痛风者，遍身骨节走痛是也，古人谓之白虎历节风[30]164。"

明清时期的许多医家认为历节属于痹证之"行痹""痛痹"。"行痹"之说，如《景岳全书》载："历节风痛，以其痛无定所，即行痹之属也[31]1011。"《证治准绳》中将"痛风走注疼痛"归为行痹一章。《张氏医通》曰："病处行而不定，走注而历节疼痛[16]181。"《医宗金鉴》认为："近世曰痛风，曰流火，曰历节风，皆行痹之俗名也[32]475。"对于"痛痹"，《杂病源流犀烛》曰："白虎历节风，痛痹之一症也。以其痛循历遍身百节，故曰历节。以其痛甚如虎咬，故曰白虎历节[19]238。"《医门法律》曰："痛风，一名白虎历节风，实即痛痹也[29]246。"《顾松园医镜》曰："痛痹者，疼痛苦楚，世称痛风，白虎历节是也[33]209。"《类证治裁》曰："《素问》谓之痛痹，《金匮》谓之历节，后世更名为白虎历节风[26]280。"《杂病广要》曰："历节即行痹、痛痹之属[17]105。"综上可知，历节初起走注疼痛不定，久甚则痛剧"如虎咬"，这两个基本病理阶段，以疼痛证候的不同形状可分别归属于行痹、痛痹两类。

《解围元薮》载："历节风，此症于腰、膝、腿、肘、肩膊之间，麻冷酸淅，渐觉走痓，抽掣疼痛，肢节肿大，挛瘪，举足不能，甚则手指、足趾节节酸痛，俗名鬼箭风[7]29。"认为历节风可俗称为鬼箭风。《类证治裁》中提出"箭风"的病名，指出："痛风，痛痹之一症也……《灵枢》谓之贼风，《素问》谓之痛痹，《金匮》谓之历节，后世更名为白虎历节风，近世俗名箭风[26]280。"但这些命名方法后世医家很少采用。

综上所述，自仲景以后到清代，历节虽历经了历节风、白虎病、白虎历节、痛风、行痹、痛痹、鬼箭风、箭风等病名的变化，但多数医家都认为本病是以遍历关节疼痛，活动受限，甚则肿大变形为主症的病证，强调了本病关节疼痛、肿大变形的特征。

2. 病因病机　历节病因何而发，历代医家在仲景理论的基础上各持己见，大大丰富和发展了历节的病因病机学说，越来越完整成熟。具体包括以下几个方面：

（1）邪毒入侵　除风、寒、湿之邪外，暑、热等亦可成为历节病致病之因。或邪气壅盛，化为毒邪，或诸邪合病，合而为毒，均能使邪毒入侵，流入四肢，致气血凝滞，痹阻关节筋脉，而致历节。

1）如风毒　《备急千金要方》云："夫历节风着人，久不治者，令人骨节蹉跌，变成癫病，不可不知。古今以来，无问贵贱，往往苦之，此是风之毒害者也[6]196。"首次提出历节风是由于"风之毒害"造成的，用毒邪的病理概念去认识历节病之发病规律，这给后世治疗本病用祛风解毒之品奠定了理论基础。《严氏济生方》曰："白虎历节病者……受风寒湿毒之气，使筋脉凝滞，血气不流，蕴于骨节之间，或在四肢[10]13。"又曰："白虎历节，风毒攻注，骨髓疼痛，发作不定[10]13。"

2）如暑邪之毒　《外台秘要》曰："《近效》论：白虎病者，大都是风寒暑湿之毒[20]273。"《太平圣惠方》记载："夫白虎风病者，是风寒暑湿之毒[21]613。"

3）如风热之邪　《医学纲目》中记载用牛蒡子散"治风热成历节，攻手指，作赤肿麻木，其则攻肩背两膝"[24]202。《普济本事方》亦载："风热成历节，攻手指，作赤肿麻木，甚则攻肩背两膝，遇暑热或大便秘即作[34]42。"均表明了风热也可为历节之病因。

4）如热毒　《备急千金要方》中提出了历节的病因之一"热毒"，记载犀角汤"治热毒流入四肢，历节肿痛方"[6]196。用邪毒理论去探究历节病，这是前人从未认识到的，为历节病在临床上的诊治提供了创新性思路。《金匮翼》亦曰："历节风者……亦有热毒流入四肢者，不可不知[11]195。"

5）如湿热之邪　《医学摘粹》曰："历节风者，风寒湿之邪，伤于筋骨者也。其证支节疼痛，足肿头眩……其经络之中，则是湿热[18]111。"可见湿热也可导致历节发作。

（2）痰饮瘀血　素体脾胃虚弱，过食生冷肥甘，或饮食自倍，致脾虚失运，痰浊内生；或外湿浸渍，内困于脾，内外相合，痰饮内停；或邪入体内，与血相搏，气血凝涩，瘀阻不通，均可痹阻经脉，而致历节；或痰瘀为患，血气不得流通关节，筋脉无以滋养，而致历节。如《诸病源候论》曰："风历关节，与血气相搏交攻，故疼痛[8]45。"《普济本事方》强调说："此病多胸膈生痰，久则赤肿，附着肢节，久而不退，遂成历风[34]42。"《圣济总录》曰："历节风者……血气凝涩，不得流通关节，诸筋无以滋养，真邪相搏，所历之节，悉皆疼痛，故谓历节风也[9]299。"又曰："风寒客搏血气，凝涩不通，历节疼痛[9]302。"《丹溪心法》载："白虎历节风证。大率有痰、风热、风湿、血虚[23]170。"《医学六要》曰："白虎历节风，有火，有痰，有湿，有血虚，有瘀血[28]721。"又曰："湿痰阴火流滞经络，或在四肢，或客腰背，痛不可当，一名白虎历节风是也[28]216。"《明医指掌》曰："白虎历节风……亦有阴湿与痰流注为痛者，有因痰与热者。盖肥人多是湿痰流注经络[30]164-165。"《古今医统大全》亦曰："历节风有痰气阻碍，历节风有风寒湿袭于关节者多……痛楚无分昼夜皆剧者，为湿痰也。痰湿胜者，则恶饮食，而时作呕吐者是也[35]593。"《类证治裁》载："其历节风……肢节刺痛，停着不移者，系瘀血阻隧[26]281。"《张氏医通》曰："三气杂至，伤于血脉之中，营卫涩滞不行，故痛[16]185-186。"

（3）内热生风　《医学传灯》曰："白虎历节风……皆由肝经血少火盛，热极生风，非是外来风邪。古今诸书，皆以风湿为言，疑误舛谬，害人不浅[36]25。"此观点力排众议，阐明古今诸书皆以风湿而言，疑误所谬，独具新意。

总之，历节的基本病机为气血运行不畅，不能濡养筋脉关节，故关节疼痛，严重者僵硬变形。本病起病缓慢，病程较长；也有部分患者起病较急，伴有高热，关节剧烈疼痛，甚则很快变形，乃至导致残疾。

3. 症状与诊断　部分医家在《金匮要略》的基础上进行了更加详细的探究，如《杂病广要》曰："先自两足踝骨痛不可忍，次日流上于膝，一二日流于髀骨，甚流至于肩，肩流于肘，肘流于后溪，或如锤锻，或如虫啮，痛不可忍，昼静夜剧[17]111-112。"又曰："两手十指，一指疼了一指疼，疼后又肿，骨头里痛，膝痛，左膝痛了右膝痛，发时多则五日，少则三日，昼轻夜重[17]107。"《丹溪心法》曰："遍身骨节疼痛，昼静夜剧，如虎啮之状[23]171。"《古今医鉴》载："至如白虎历节风，以其走痛，四肢骨节如虎咬之状[15]1300。"《张氏医通》载："历节风痛，以其痛无定所……疼痛非常，或如虎之咬[16]185。"又曰："遍身骨节疼痛，肢节如槌，昼静夜剧，如虎啮之状[16]185。"《杂病源流犀烛》曰："以其痛循历遍身百节，故曰历节。以其痛甚如虎咬，故曰白虎历节[19]238。"《类证治裁》曰："其历节风，痛无定所，遍历骨节，痛如虎啮[26]281。"

结合以上文献，可知历节除了多个关节疼痛，甚至肿胀、变形、活动受限等主要证候外，严重者还会出现疼痛昼静夜剧、剧烈如虎啮等表现。这与西医学中的急性风湿性关节炎、类风湿关节炎、痛风、大骨节病等临床表现较为相似，故临床上可参考本病辨证论治。

关于历节与风寒湿痹的鉴别。历节与风寒湿痹的病变部位都是在关节，并且均会出现关节疼痛、屈伸不利的症状。风寒湿痹常常由风、寒、湿三邪两两同行致痹，《素问·玉机真脏论》曰："风寒客于人，使人毫毛毕直，皮肤闭而为热……或痹不仁肿痛[1]84。"《儒门事亲》曰："风寒之邪，结搏皮肤之间，藏于经络之内，留而不去，或发疼痛走注[37]37。"《诸病源候论》曰："风湿痹病之状，或皮肤顽厚，或肌肉酸痛……久不瘥，入于经络，搏于阳经，亦变令身体手足不随[8]42。"《明医指掌》曰："风、寒、湿气客留于脾，手足缓弱，顽痹不仁[30]180。"可见，风寒湿痹病位多侧重于病位较浅的肌肉关节，往往持续时间不长，日久关节也多不会变形，病情相对较轻。

关于历节与白虎风的鉴别。历节与白虎风两者都可见肢体关节疼痛较甚。《医学入门》中提到："以其循历遍身，曰历节风；甚如虎咬，曰白虎风[38]676。"可见，历节是指四肢关节相继出现疼痛、活动不利，甚则僵硬变形等为主要表现的痹病，突出疼痛遍历关节。白虎风是指以四肢骨节疼痛较甚，痛如虎咬为主要特征的痹病，突出痛势较甚的特点。但《类证治裁》曰："其历节风，痛无定所，遍历骨节，痛如虎啮，又名白虎历[26]281。"故两者还可合并出现，又可称为白虎历节风。

4.治法方药　历节的病因不外乎正邪盛衰两个方面，其发生发展既非单纯的正虚所致，也并非纯粹由外邪入侵而成，而是由内外两种因素综合作用的结果，所以对于历节病的治疗，应首先分清楚此病的"邪、正、缓、急"。病邪有风、寒、暑、湿、热、毒、痰、瘀八种，正虚有肝肾不足、气血亏虚等。本病的治疗原则是急则治其标，缓则治其本，或标本兼治。一般来说，发作期以祛风、散寒、利湿、清热、通络等祛邪为主，兼以扶正；缓解期以补肝肾、益气血、健脾胃、调阴阳为主，兼以祛邪；虚实夹杂者攻补兼施。具体治法：根据虚实、寒热及病邪的偏盛，或扶正，或祛邪，或攻补兼施。总之，祛邪是治标之法，扶正是治本之道，后世医家对本病治法方药的研究主要体现在以下几个方面。

（1）祛风除湿　《类证治裁》载："肢节注痛，得捶摩而缓者，系风湿在经。灵仙除痛饮。肢节肿痛，遇阴雨而甚者，系风湿入络。虎骨丸，没药散或虎骨散[26]281。"将风湿之邪导致的历节风者分为风湿在经和风湿入络，并予以不同方药治疗。《杂病源流犀烛》有记："白虎历节风……或由风湿相搏，肢节肿痛，不可屈伸，则必疏风理湿宜大羌活汤[19]238。"《古今医鉴》中针对"感风湿，得白虎历节风症，遍身抽掣疼痛，足不能履地者二三年，百方不效，身体羸瘦"[15]1301者予神通饮治疗，服后效果佳。

（2）清除湿热　《类证治裁》载："肢节烦痛，肩背沉重者，系湿热相搏。当归拈痛散[26]281。"《医学六要》中针对湿热白虎历节风"以二陈、二术加羌活、独活、防风、秦艽等风药，以风能胜湿故也。有热，加酒连、知柏"[28]722。《医学入门》针对历节病湿热流注，肢节肿痛者，选用麻黄赤芍汤治疗，曰："（麻黄赤芍汤）……治湿热流注，肢节肿痛[38]874。"

（3）清热解暑　《杂病广要》介绍了"病有因中暑"，记载了"邓安人夏月亦病历节，痛不可忍……此因中暑而得之，合先服酒蒸黄连丸（黄连一味，酒蒸为丸）……用此药服一帖即愈"[17]106-107。提示此方效果奇佳。

（4）祛痰法　《丹溪心法》对于白虎历节风证"因于痰者，二陈汤加酒炒黄芩、羌活、苍术"[23]170为治。《杂病源流犀烛》载："痰注百节，痛无一定，久乃变成风毒，沦骨入髓，反致不移其处，则必搜邪去毒，宜虎骨散、加减虎骨散[19]239。"提出用虎骨散以搜邪去毒。又有"湿痰流注，痛及肩背，则必豁痰开结宜半夏苓术汤"[19]239等祛痰之法。《明医指掌》提到"因痰者，二陈汤加酒芩、羌活、南星、苍术、竹沥、姜汁"[30]165，并且分别记载了湿痰痛风及痰夹死血的治法，曰："湿痰痛风，酒柏、酒威灵仙、苍术、羌活、甘草、干姜、陈皮、芍药。痰夹死血，一身走痛者，控涎丹[30]165。"

（5）活血祛瘀　《太平圣惠方》中针对血脉瘀滞的白虎历节病使用虎杖散方治疗，曰："治白虎风。

血脉结滞，骨髓疼痛，发作无时。宜服虎杖散方[21]613。"《类证治裁》中用趁痛散治疗瘀血阻滞之历节风，曰："肢节刺痛，停着不移者，系瘀血阻隧，趁痛散[26]281。"《医学六要》中针对白虎历节风证属瘀血者，"宜芎、归、赤芍、桃仁、红花及大黄微利之"[28]722。《明医指掌》针对瘀血造成的肢节肿痛，使用"四物汤加桃仁、红花"[30]165，针对"寒湿相，血郁经络作痛者，麒麟竭散"[30]165。

（6）**补血法** 《丹溪心法》言："因于血虚者，用芎归之类，佐以红花、桃仁[23]170。"又言："血虚，《格致余论》详言，多用川芎、当归，佐以桃仁、红花、薄桂、威灵仙[23]170。"《医学六要》中针对白虎历节血虚者要补血滋阴，宜"四物加知、柏之类"[28]722。《明医指掌》针对血虚痛，使用"芎归汤加桃仁、红花、薄桂、威灵仙"[30]165。

（7）**针灸治疗** 《备急千金要方》中记载："夫历节风着人，久不治者……但于痛处灸三七壮，佳[6]196。"《扁鹊心书》主张外治，曰："白虎历节风……治法于痛处灸五十壮[12]59。"《针灸资生经》针灸治疗历节风，曰："飞扬、涌泉、额厌、后顶主历节汗出。飞扬治历节风，足指不得屈伸，头目眩逆气[39]274。"《扁鹊神应针灸玉龙经》中赋针灸歌，曰："历节痛风两处穴，飞扬绝骨可安痊[40]208。"

（8）**外治法** 《备急千金要方》另用卫候青膏"治百病，久风头眩……历节疼肿"[6]179，诸药"以苦酒渍一宿，以猪脂微火上煎之，三下三上膏成。病在内以酒服如半枣，以外摩之，日三"[6]179。《外台秘要》在历节病的外治法上，发展了古代的热熨法"取三年酽醋五升，热煎三五沸，切葱白三二升，煮一沸许，即笊篱漉出，布帛热裹，当病上熨之，以瘥为度"[20]274。《太平圣惠方》中提出用燕窠土丸摩痛处治疗"治白虎风，寒热发歇，骨节微肿，彻骨疼痛"[21]616。同时记载："治白虎风，疼痛彻骨髓，不可忍者。宜用葱白熨方[21]616。""治白虎风疼痛，宜用皂荚散敷之方[21]616。"《扁鹊心书》曰："白虎历节风……若轻者不必灸，用草乌末二两，白面二钱，醋调熬成稀糊，摊白布上，乘热贴患处，一宿而愈[12]59。"

5. 转归预后 《备急千金要方》曰："夫历节风着人，久不治者，令人骨节蹉跌，变成癫病，不可不知[6]196。"《古今医鉴》曰："至如白虎历节风，以其走痛，四肢骨节如虎咬之状，而以其名之耳，无非风、寒、湿三气乘之也。若饮酒当风，汗出入水，亦成斯疾，久而不已，令人骨节蹉跌[15]1300。"可知若患者素体较虚，正气不充，或感邪较重，病程缠绵难愈，或当治未治，则至历节病晚期关节就会变形、变僵，最终致残而不可逆转。所以针对此病，治疗要快速及时，以免耽误病情。

总之，历节风的转归及预后，取决于患者正气的充足与否，感邪的轻重程度，治疗及时与否，有无失治误治等多种因素。

【应用示例】

1. 正气亏虚 《续名医类案》：虞天民治一男子，四十岁，因感风湿，得白虎历节风症，遍身抽掣疼痛，足不能履地者三年，百方不效，身体羸瘦骨立，自分于死。一日梦人与木通汤服愈，遂以四物汤加木通服，不效。后以木通二两锉细，长流水煎汁顿服，服复一时许，遍身痒甚，上体发红丹如小豆大粒，举家惊惶，随手没去，出汗至腰而止，上体不痛矣。次日又如前煎服，下体又发红丹，方出汗至足底，汗干后，通身舒畅而无痛矣。一月后，人壮气复，步履如初。后以此法治数人皆验[41]379。

2. 血气虚寒，兼夹风寒湿 《全国名医验案类编》：病者：何家福之妻，年46岁，住峡山。

证候：历节挛急疼痛不可忍，屈伸不得，难以转移，发作不热，昼静夜剧。

诊断：脉左浮弦急，右沉弱，舌苔白腻。脉症合参，张仲景所谓沉即主骨，弱即主筋，浮则为风，风血相搏即疼痛如掣，历节痛不可屈伸是也。

疗法：乌头桂枝汤加减，方以乌头有麻醉性，善能麻痹神经以止痛，故用之为君；臣以黄芪托里达表，通行三焦；麻黄开皮达腠上行外通，使肢节留伏之寒湿一并外出；佐以桂枝横行手臂，牛膝下行足膝，皆有活血除痛之作用；使以芍、甘、白蜜，酸收甘润以监制之。处方：制川乌八分，生黄芪钱半，净麻黄八分，川桂枝一钱，清炙草八分，生白芍钱半，怀牛膝三钱半。上药用水2碗，白蜜1匙，煎成1碗，温服。

次诊：前方连服2剂，痛虽渐减，而屈伸不利如前，形体羸弱，颇难支持。脉仍沉弱，唯左手浮弦已减。法当通补兼施，八珍活络汤主之。处方：丽参须八分，浙茯苓三钱，全当归三钱，生地二钱（酒炒），薄桂五分，生于术钱半，清炙草六分，羌活五分，独活五分，片红花六分，制川乌三分，赤芍钱半（酒炒），川芎一钱（蜜炙）。酒、水各1碗煎服。

效果：叠服4剂，挛痛已除，手足亦可屈伸，人能支持，步履可扶杖而行。遂嘱其服史丞遇仙酒，每日2次，每服1小酒盅，旬余痊愈。

廉按：《金匮要略》分历节病因有四：一因汗出入水中，二因风血相搏，三因饮酒汗出当风，四因饮食味过酸咸。此案即风血相搏，为历节痛风之总因，男妇犯此者最多。《病源》《千金》《外台》均谓之历节风，以其痛循历节，故曰历节风，甚如虎咬，故又曰白虎历节风。初方用乌头桂枝汤，必辨明风夹寒湿，搏其血络，乃可引用。接方用八珍活络汤，亦必其人血气虚寒，始为相宜。故医者治病，必先求其受病之原因，及病者之体质，然后可对症发药，以免贻误。此为临证之第一要着[42] 66-67。

3. 气血亏虚，风寒湿热痹阻 《高社光风湿病经验辑要》：蔡某，女，38岁，已婚，汉族，初诊：2015年4月8日。

主诉：多关节肿痛10余年，加重1个月。

现病史：患者于10余年前无明确诱因出现肩、膝等关节肿胀、疼痛，就诊于当地医院，给予口服药物（具体不详，可能有激素）及理疗，症状稍有缓解，随后自行停药。1年前患者因劳累出现肩、膝等关节肿胀、疼痛，就诊于外院X线检查示：右膝退行性骨关节病。予布洛芬缓释胶囊口服治疗，症状控制后自行停药。1个月前患者无明显诱因出现全身多关节肿痛、疼痛，在某市级医院查：血常规示白细胞计数 11.18×10^9/L，血小板计数 450×10^9/L；风湿四项示：类风湿因子34.1U/mL，C反应蛋白34.1mg/L，血沉 87 mm/h，抗环瓜氨酸肽抗体（－）。给予口服药物，症状改善不明显，故来我院就诊。现主症：患者双侧肩、肘关节疼痛肿胀，伸直受限，双腕关节肿痛，双侧膝关节疼痛肿胀，全身怕风怕冷，遇寒则重，遇热则舒，伴口干，眼干，气短，乏力，纳差，夜寐差，小便尿急、尿频，大便自调。舌淡红，苔黄腻，脉细涩。

中医诊断：痹病（历节）气血亏虚，风寒湿热痹阻，虚实寒热错杂。治法：益气养血，祛风除湿，蠲痹清热。主方：乌头汤加味。处方：制川乌10g，制草乌10g，白芍20g，麻黄10g，生黄芪30g，生地黄20g，徐长卿15g，醋延胡索15g，麸炒苍术12g，黄柏12g，薏苡仁30g，川牛膝15g，防风12g，防己15g，炙甘草10g，酒乌梢蛇12g。7剂（加蜜50mL同煎），水煎服，日1剂。

二诊：2015年4月16日。患者诉双侧肩、肘关节疼痛肿痛减轻，双腕关节肿痛好转，双侧膝关节疼痛肿胀，面色萎黄，气短、乏力，口干、眼干，纳差，夜寐差，小便尿急、尿频减轻，大便自调。舌淡红，苔黄腻，脉细涩。处方：制川乌5g，制草乌5g，白芍20g，陈皮12g，生黄芪30g，生地黄20g，徐长卿15g，醋延胡索15g，麸炒苍术12g，黄柏12g，薏苡仁30g，川牛膝15g，茯苓30g，白术12g，焦山楂、焦麦芽、焦神曲各10g，酒乌梢蛇10g，炙甘草10g。7剂，水煎服，日1剂。

三诊：2015年4月24日。患者诉双侧肩、肘关节疼痛肿痛减轻，伸直仍受限；双腕关节肿痛好转，双手第2、3、4近指间关节肿痛减轻，双侧膝关节疼痛肿胀好转，趾跖关节疼痛，仍气短、乏力，口干、眼干，纳可，夜寐可，二便自调，舌淡红，苔薄黄，脉细涩。处方：黄芪 30g，五指毛桃 20g，当归 12g，徐长卿 15g，桂枝 12g，赤芍 15g，防风 10g，防己 12g，酒乌梢蛇 12g，川牛膝 15g，木瓜 15g，生石膏 20g，炙甘草 10g，白术 12g。14 剂，水煎服，日 1 剂。

治疗结果：2015 年 5 月 10 日患者诉双侧肩、肘关节无肿痛，双腕关节肿痛基本缓解，双侧膝关节偶有疼痛，纳可，夜寐安，二便自调，舌淡红，苔薄黄，脉细涩。未再服药。

按：《金匮要略·中风历节病脉证并治第五》曰："病历节不可屈伸疼痛，乌头汤主之。"本方主治寒湿历节之证。寒湿留着关节，经脉痹阻不通，气血运行不畅，是以关节剧痛、不得屈伸为特征。寒湿之邪，非乌头、麻黄则不能去；而病在关节，则又非如皮毛之邪可一汗而解，故用黄芪之补托，既助乌头温经，又防麻黄过散；因本证为急，其痛为剧，故以芍药甘草汤佐之，以活血通经，缓急止痛；白蜜甘缓，可解乌头之毒也。诸药合用，为温经散寒、除湿止痛之良剂。凡寒湿凝滞，经脉闭阻之痹证、诸痛、脚气等病，皆可运用。关节肿痛，遇寒为甚，苔白厚腻，脉象浮紧，寒湿侵袭之象，宜乌头汤，加防风、防己、徐长卿、酒乌梢蛇，以增祛风除湿、通经止痛之功。因患病日久，郁而化热，而致寒湿夹杂之证，舌红苔黄腻为湿热之证，故加四妙散以清热化湿。生地黄补益肝肾，醋延胡索行气止痛。二诊药后症减，故减制川乌、制草乌量至 5g，减麻黄、防风、防己；伴纳差，故加陈皮 12g，茯苓 30g，白术 12g，焦山楂、焦麦芽、焦神曲各 10g，以健脾化湿和胃。三诊外邪已去，正虚显现，故予黄芪桂枝五物汤加味，以益气养血，祛风通络，佐以清热。诸药合用，顽症得解[43] 115-116。

4. 湿热流注 《续名医类案》：族孙壮年患遍身筋骨疼痛，肢节肿痛，痛处如虎啮，如火燎，非三五人不能起居，呻吟不食，医投疏风之剂不应。又以乳香、没药活血止痛亦不应。诊之，六脉浮紧而数，曰：此周痹也，俗名白虎历节风，乃湿热所致。丹溪云：肿属湿，痛属火，火性速，故痛暴而猛。以生地、红花、酒芩、酒连、酒柏、秦艽、防风、羌活、独活、海桐皮、威灵仙、甘草，四帖痛减大半。再加赤芍、当归、苍耳、薏仁，去独活、秦艽，又八剂痊愈[41] 381。

5. 血虚有火 《续名医类案》：邵南桥子，壮年患遍身筋骨疼痛，肢节肿胀，痛处热如火，饮食不下，呻吟不已。其脉浮之而数，沉之而涩，曰：此似白虎历节症，而其因总不出于血虚有火。若误以为风气，投表散燥热之药，病必增剧。用生地、当归、白芍、红花、酒芩、秦艽、花粉、连翘，数剂减半，十剂全瘳[41] 382。

6. 血虚肝旺 《全国名医验案类编》：病者：张兆荣之妻，年四十一岁，住昌安门外杨港。

原因：素因血虚肝旺，暮春外感风热，与血相搏而暴发。

证候：头痛身热，肢节挛疼，不能伸缩，心烦自汗，手指微冷，夜甚于昼。

诊断：脉浮弦数，左甚于右，舌红，苔白薄滑。脉症合参，此巢元方所谓历节风之状，由风历关节与血气相搏，交击历节，痛不可忍，屈伸不得是也。

疗法：凡风搏血络瘀筋痹肢节挛痛者，当专以舒筋活络为主。故重用羚角为君，筋挛必因血不荣养，即以归、芍、川芎为臣，然恐羚角性凉，但能舒筋不能开痹，少用桂枝之辛通肢节为反佐，而使以薄荷、牛蒡、连芽桑枝者，疏风散热以缓肢节之疼痛也。处方：碎羚角钱半（先煎），当归须一钱，生赤芍钱半，川芎八分，桂枝尖三分，苏薄荷七分，炒牛蒡一钱，连芽桑枝一两。

效果：连服三剂，外用冯了性酒没透绒洋布，以搽掺诸肢节痛处，汗出溱溱，身热痛大减，手足亦能屈伸。唯神烦肢麻，溺秘少寐。即将原方去归、芎、桂枝，羚角改用八分，加淡竹茹三钱，鲜竹叶心三钱，辰砂染灯心三十支，莲子心三十支。又进三剂，夜能安眠，溺通麻除。终用炒桑枝二两，马鞭竹一两，鲜茅根一两，天津大枣四枚，每日煎服，调理而瘳。

廉按：历节痛风，因于寒者，辛温发散；因于热者，辛凉轻扬固已，但宜分辨痛状施治。如肢节挛痛，伸缩不利者，血虚液燥也，法宜滋血润燥，四物汤加首乌、木瓜、杞子、甘菊；肢节肿痛，遇阴雨更甚者，风湿入络也，法宜祛风活络，大羌活汤加小活络丹；肢节注痛，得捶摩而缓者，风湿在经也，法宜散风胜湿，灵仙除痛饮；肢节烦痛，肩背沉重者，湿热相搏也，法宜化湿泄热，当归拈痛散加减；肢节刺痛，痛着不移者，瘀血阻隧也，法宜消瘀活络，趁痛散加减；肢节热痛，夜间尤剧者，阴火灼筋也，法宜滋阴降火，四物汤合加味二妙丸；肢节木痛，身体重滞者，湿痰死血也，法宜豁痰活络，半夏苓术汤加小活络丹；肢节酸痛，短气脉沉者，留饮也，法宜蠲饮涤痰，半夏苓术汤加指迷茯苓丸；历节久痛者，邪毒停留也，法宜以毒攻毒，麝香丸与乳香停痛丸间服；历节麻痛者，气血凝滞也，法宜通气活血，千金防己汤加五灵散。此案肢节挛痛，不能伸缩，与血虚液燥症虽相同，而病由风热搏血，则原因各异，故处方用药亦自不同。可见病因不一，一者，因得之。《内经》所以治病必求于本也[42]67-69。

7. 肝血燥，风内生 《药园医案》：广西巡抚张叔丹中丞之媳，幼丹先生之夫人，先病肝气，继病肝风，延经数月之久，变成痛风历节。周身筋脉拘挛，其痛也，或在两肩，或在腕臂腿胫之节间，移徙走注不定，行则同流寇，着则为肿痛，其尤甚者，十指拘挛不能使用。邗上名医延之殆遍，气药风药遍尝无效，适予由浙请假回邗，详参四诊，遍阅诸方，不外行气祛风。其实，肝因血燥而生风，气因络空而窜痛，气愈行而愈横，风愈祛而愈烈。脉来劲急，全无和缓悠扬之态，爰订芍药甘草汤，芍用二两，草用三钱。血充则气和，肝平则风息。一剂内风定，筋急舒，再剂则指能摄而手能握矣。守服十数剂，诸苦悉释[44]24-25。

附录一：文献辑录

《神农本草经》 薇衔，味苦平。主风湿痹，历节痛，惊痫，吐舌，悸气，贼风，鼠瘘，痈肿。一名糜衔[4]62。

《神农本草经》 天雄，味辛温。主大风，寒湿痹，历节痛，拘挛，缓急，破积聚，邪气，金疮，强筋骨，轻身健行。一名白幕[4]81。

《神农本草经》 别羁，味苦，微温，主风寒湿痹，身重，四肢疼酸，寒邪，历节痛[4]87。

《神农本草经》 蔓椒，味苦温。主风寒湿痹，历节疼，除四肢厥气，膝痛。一名家椒。生川谷及邱冢间[4]94。

《中藏经》 有历节者，有癫厥者，有疼痛者，有聋瞽者，有疮癞者，有胀满者，有喘乏者，有赤白者，有青黑者，有瘙痒者，有狂妄者，皆起于风也。其脉浮虚者，自虚而得之；实大者，自实而得之；弦紧者，汗出而得之；喘乏者，饮酒而得之；癫厥者，自劳而得之；手足不随者，言语謇失者，房中而得之；瘾疹者，自痹湿而得之；历节疼痛者，因醉犯房而得之[5]19-20。

《备急千金要方》 论曰，夫历节风着人，久不治者，令人骨节蹉跌，变成癫病，不可不知。古今以来，无问贵贱，往往苦之，此是风之毒害者也。治之虽有汤药，而并不及松膏松节酒，若羁旅家贫不可急办者，宜服诸汤，犹胜不治，但于痛处灸三七壮，佳[6]196。

《解围元薮》 历节风，此症于腰、膝、腿、肘、肩膊之间，麻冷酸渐，渐觉走痊，抽掣疼痛，肢节肿大，挛瘪，举足不能，甚则手指、足趾节节酸痛，俗名鬼箭风。祷祀求神，养成大病。皆由妄性肆欲，保养失节，感冒所致。六淫荡败，血枯气衰之故[7]29。

《诸病源候论》 历节风之状，短气，自汗出，历节疼痛不可忍，屈伸不得是也。由饮酒腠理开，汗出当风所致也。亦有血气虚，受风邪而得之者。风历关节，与血气相搏交攻，故疼痛。血气虚，则汗也。风冷搏于筋，则不可屈伸，为历节风也[8]45。

《圣济总录》 历节风者，由血气衰弱，为风寒所侵，血气凝涩，不得流通，关节诸筋，无以滋养，真邪相搏，所历之节，悉皆疼痛，或昼静夜发，痛彻骨髓，谓之历节风也[9]299。

《圣济总录》 治气血衰弱，风毒攻注，历节疼痛。乳香大丸方[9]303。

《严氏济生方》 夫白虎历节病者，世有体虚之人，将理失宜，受风寒湿毒之气，使筋脉凝滞，血气不流，蕴于骨节之间，或在四肢，肉色不变，其病昼静夜剧，其痛彻骨，如虎之啮，名曰白虎之病也。痛如掣者，为寒多；肿满如脱者，为湿多；汗出者，为风多。巢氏云：饮酒当风，汗出入水，遂成斯疾，久而不愈，令人骨节蹉跌，为癫病者，诚有此理也[10]13。

《金匮翼》 历节风者，血气衰弱，风寒袭入关节，不得流通，真邪相攻，所历之节，悉皆疼痛，故谓历节风也。病甚则使人短气自汗，头眩欲吐，肢节挛曲，不可屈伸。亦有热毒流入四肢者，不可不知。历节肿痛的是湿病。由饮酒当风，或汗出入水所致。经云：湿流关节是也。夹寒者，其痛如掣；夹风者，黄汗自出。其遍身走痒，彻骨疼痛，昼静夜剧，发如虫啮者，谓之白虎历节[11]195。

《扁鹊心书》 风寒湿三气合而为痹，走注疼痛，或臂腰足膝拘挛，两肘牵急，乃寒邪凑于分肉之间也，方书谓之白虎历节风。治法于痛处灸五十壮，自愈，汤药不效，惟此法最速。若轻者不必灸，用草乌末二两、白面二钱，醋调熬成稀糊，摊白布上，乘热贴患处，一宿而愈（痹者，气血凝闭而不行，留滞于五脏之外，合而为病。又邪入于阴则为痹，故凡治痹，非温不可。方书皆作实治，然属虚者亦颇不少）[12]59。

《三因极一病证方论》 夫历节，疼痛不可屈伸，身体尪羸，其肿如脱，其痛如掣，流注骨节，短气自汗，头眩，温温欲吐者，皆以风湿寒相搏而成。其痛如掣者，为寒多；肿满如脱者，为湿多；历节黄汗出者，为风多。顾《病源》所载，饮酒当风，汗出入水，遂成斯疾。原其所因，虽涉风湿寒，又有饮酒之说，自属不内外因。亦有不能饮酒而患此者，要当推求所因，分其先后轻重为治。久而不治，令人骨节蹉跌，变为癫病，不可不知[13]46。

《证治要诀》 伤湿而兼感风寒者，汗出身重，恶风喘满，骨节烦疼，状如历节风，脐下连脚冷痹，不能屈伸，所谓风寒湿合成痹。宜防己黄芪汤、五痹汤。详五痹，用药于风湿最宜。若因浴出，未解裙衫，身上未干，忽尔熟睡，致及肾经。外肾肿痛，腰背挛曲，只以五苓散一帖，入真坏少许，下青木香丸。如此三服，脏腑才过，肿消腰直，其痛自止[14]44。

《古今医鉴》 至如白虎历节风，以其走痛，四肢骨节如虎咬之状，而以其名之耳，无非风、寒、湿三气乘之也。若饮酒当风，汗出入水，亦成斯疾，久而不已，令人骨节蹉跌[15]1300。

《张氏医通》 石顽曰：按痛风一证，《灵枢》谓之贼风，《素问》谓之痹，《金匮》名曰历节，后世更名白虎历节，多由风寒湿气乘虚袭于经络，气血凝滞所致[16]186。

《杂病广要》 夫历节，疼痛不可屈伸，身体尪羸，其肿如脱，其痛如掣，流注骨节，短气自汗，头眩温温欲吐者，皆以风湿寒相搏而成[17]105。

《医学摘粹》 历节风者，风寒湿之邪，伤于筋骨者也。其证支节疼痛，足肿头眩，短气欲吐，身羸发热，黄汗沾衣，色如檗汁。此缘饮酒，汗出当风取凉，酒气在经，为风所闭，湿邪淫，伤于筋骨。其经络之中，则是湿热。其骨髓之中，则是湿寒。以桂枝芍药知母汤主之[18]111。

《杂病源流犀烛》 白虎历节风，痛痹之一症也。以其痛循历遍身百节，故曰历节。以其痛甚如虎咬，故曰白虎历节。其原皆由风、寒、湿入于经络，致气血凝滞，津液稽留，久而怫郁、坚牢，荣卫之气阻碍难行，正邪交战，故作痛不止也。而所以致三气作患之故，则或饮酒当风，或汗出入水，或坐卧湿地，或行立寒冰，或体虚肤空，掩护不谨，而此三气，乃与血气相搏，遍历关节，遂成此症。日久不治令人骨节蹉跌，固未可轻视也。试言其症状，必短气，自汗，头眩欲吐，手指挛曲，身体尪羸，其肿如脱，渐至摧落，其痛如掣，不得屈伸，须当大作汤丸，不可拘以寻常之剂。然其方药又必各因病之原由轻重。如由血虚、血热、血瘀，则必调血行血宜趁痛散。或由风湿相搏，肢节肿痛，不可屈伸，则必疏风理湿宜大羌活汤[19]238。

《外台秘要》 又防己汤，疗风历节，四肢疼痛如锤锻，不可忍者方[20]283。

《外台秘要》 又疗历节诸风，百节酸疼不可忍方[20]283。

《外台秘要》 又松节酒，主历节风，四肢疼痛，犹如解落方[20]283。

《太平圣惠方》 治历节风，疼痛不可忍，肢节无力。宜服桂心散方[21]633。

《太平圣惠方》 治历节风，手脚曲戾，疼痛，心神闷乱。宜服茯神散方[21]634。

《太平圣惠方》 治历节风，四肢疼痛不可忍。宜服萆薢散方[21]634。

《太平圣惠方》 治历节风，骨节疼痛，四肢微肿，行立无力。宜服赤芍药散方[21]634。

《太平圣惠方》 治历节风，身体四肢无力，骨节疼痛。宜服海桐皮散方[21]634。

《太平圣惠方》 治历节风，四肢疼痛，筋脉不利。宜服肉桂散方[21]634。

《太平圣惠方》 治历节风，筋骨肢节疼痛，久不差。宜服松脂散方[21]635。

《太平圣惠方》 治历节风，流入腰膝疼痛。宜服天雄散方[21]635。

《太平圣惠方》 治历节风疼痛，手足顽痹，行步艰难。宜服淫羊藿煎方[21]635。

《太平圣惠方》 治历节风疼痛，发歇不止。宜服川乌头丸方[21]636。

《太平圣惠方》 治历节诸风，百节疼痛，昼夜不可忍方[21]637。

《圣济总录》 治历节风，身体骨节疼痛，不可屈伸，举动不随。羌活汤方[9]299。

《圣济总录》 治历节风身体四肢，疼痛如脱落或肿，按之皮急，头眩身热闷，欲呕吐。知母汤方[9]300。

《圣济总录》 治历节风，周身百节疼痛，腰脚痿弱。防风汤方[9]301。

《圣济总录》 治历节风，百骨节疼痛，昼夜不可忍。没药散方[9]301。

《圣济总录》 治历节风筋脉拘挛，骨节疼痛。古圣散方[9]302。

《圣济总录》 治风寒客搏血气，凝涩不通，历节疼痛，甚者短气汗出，肢节不得屈伸。锡兰脂丸方[9]302。

《三因极一病证方论》 川膝煎，治肝肾虚，为风寒湿毒所中，流注腿膝，历节疼痛，如锥刀锻刺，不可名状[13]55。

《严氏济生方》 诸风历节，令人骨节疼痛、肿满[10]13。

《仁斋直指方论》 历节风之状，短气自汗，头眩欲吐，手指挛曲，身体魁羸，其肿如脱，渐至摧落，其痛如掣，不能屈伸[22]143。

《仁斋直指方论》 虎骨散，治白虎历节，走注痒痛，不得屈伸[22]144。

《仁斋直指方论》 雄麝丸，治历节风，骨节疼痛，挛急痹顽[22]144。

《仁斋直指方论》 海桐皮散，治历节走注，骨节疼痛[22]145。

《仁斋直指方论》 虎骨酒，治历节诸风，百节疼痛[22]145。

《仁斋直指方论》 麝香丸，治白虎历节风，游走疼痛，遍身搔痒，状如虫啮，昼静夜剧[22]146。

《丹溪心法》 四肢百节走痛是也，他方谓之白虎历节风证。大率有痰、风热、风湿、血虚[23]170。

《医学纲目》 病历节不可屈伸，疼痛，乌头汤主之[24]201。

《医学纲目》 治白虎历节，诸风疼痛，游走无定，状如虫啮，昼静夜剧，及一切手足疼痛，麝香丸[24]201。

《医学纲目》 附子八物汤，治历节风，四肢疼痛，如锤锻，不可忍[24]202。

《张氏医通》 历节风毒攻注，骨节疼痛，发作不定，乌药顺气散，不应。五积散[16]186。

《张氏医通》 四肢历节疼，其人短气脉沉，为留饮，导痰汤加减[16]186。

《金匮要略心典》 历节者，遇节皆痛也[25]115。

《类证治裁》 其历节风，痛无定所，遍历骨节，痛如虎啮。又名白虎历节，盖痛风之甚者也。或饮酒当风，汗出浴水，因醉犯房，皆能致之。其手指挛曲，身多瘰，其肿如脱，渐至摧落，其痛如掣，不可屈伸，须大作汤丸，不可例以常剂治。乌头汤主之[26]281。

《外台秘要》《近效》论白虎病者，大都是风寒暑湿之毒，因虚所致，将摄失理，受此风邪，经脉结滞，血气不行，蓄于骨节之间，或在四肢，肉色不变，其疾昼静而夜发，发即彻髓酸疼，乍歇，其病如虎之啮，故名曰白虎之病也[20]273。

《医学正传》 夫古之所谓痛痹者，即今之痛风也。诸方书又谓白虎历节风，以其走痛于四肢骨节，如虎咬之状，而以其名名之耳[27]212。

《医学六要》 古之痛痹，即今之痛风也，方书又谓之白虎历节风，以其走痛于四肢，如虎咬之状，故名尔[28]217。

《医学六要》 平居四肢百节，或上或下，或偏于左，或偏于右，或游走不定而痛者，是名痛风。一名痛痹，又名白虎历节风。有火，有痰，有湿，有血虚，有瘀血[28]721。

《医门法律》 痛风，一名白虎历节风，实即痛痹也[29]246。

《杂病广要》 历节即行痹、痛痹之属，唐人或谓之白虎病，宋人则联称为白虎历节风，又称之痛风，而元以降，专用其名矣[17]105。

《明医指掌》 夫痛风者，遍身骨节走痛是也，古人谓之白虎历节风。大率因血受热已自沸腾，或涉冷受湿取凉，热血得寒则污浊凝涩，不得运行，所以作痛。夜痛甚者，行于阴分也。亦有阴湿与痰流注为痛者，有因痰与热者。盖肥人多是湿痰流注经络，瘦人多是血虚与热。大法以行气流湿疏风，导滞血，养新血，降阳升阴。治有先后，须验肿与不肿，及上下部分，引而导之[30]164-165。

《景岳全书》 历节风痛，以其痛无定所，即行痹之属也[31]1011。

《张氏医通》 行痹者，病处行而不定，走注历节疼痛之类，当散风为主，御寒利气，仍不可废，更须参以补血之剂，盖治风先治血，血行风自灭也[16]181。

《医宗金鉴》 近世曰痛风，曰流火，曰历节风，皆行痹之俗名也[32]475。

《顾松园医镜》 痛痹者，疼痛苦楚，世称痛风，白虎历节是也[33]209。

《类证治裁》 痛风，痛痹之一症也，其痛有常处。掣者为寒，肿者为湿，汗者为风，三气入于经络，营卫不行，正邪交战，故痛不止。《灵枢》谓之贼风，《素问》谓之痛痹，《金匮》谓之历节。后世更名白虎历节风，近世俗名箭风[26]280。

《严氏济生方》 白虎历节，风毒攻注，骨髓疼痛，发作不定[10]13。

《太平圣惠方》 夫白虎风病者，是风寒暑湿之毒，因虚所起，将摄失理，受此风邪，经脉结滞，血气不行，蓄于骨节之间，或在四肢，肉色不变，其疾昼静而夜发，即彻骨髓酸疼，其痛如虎之啮，故名曰白虎风病也[21]613。

《普济本事方》 牛蒡子散，治风热成历节，攻手指，作赤肿麻木，甚则攻肩背两膝，遇暑热或大便秘即作[34]42。

《医学纲目》 治风热成历节，攻手指，作赤肿麻木，其则攻肩背两膝，遇暑热或大便秘即作，牛蒡子散[24]202。

《备急千金要方》 治热毒流入四肢，历节肿痛方[6]196。

《普济本事方》 此病多胸膈生痰，久则赤肿，附着肢节，久而不退，遂成厉风，此孙真人所预戒也，宜早治之[34]42。

《医学六要》 三锡曰：痛风，即《内经》痛痹，上古多外感，故云三气合而为痹。今人多内伤，气血亏损，湿痰阴火流滞经络，或在四肢，或客腰背，痛不可当，一名白虎历节风是也[28]216。

《古今医统大全》 历节风有痰气阻碍，历节风有风寒湿袭于关节者多，抑或有湿痰流注，痛楚惟夜甚而昼稍轻者，为风寒胜也。痛楚无分昼夜皆剧者，为湿痰也。痰湿胜者，则恶饮食，而时作呕吐者是也[35]593。

《类证治裁》 其历节风……肢节刺痛，停着不移者，系瘀血阻隧，趁痛散[26]281。

《张氏医通》 掣者为寒，肿者为湿，汗者为风，三气杂至，伤于血脉之中，营卫涩滞不行，故痛，用虎骨、犀角、沉香、青木香、当归、羌活、桂枝、秦艽、牛膝、骨碎补、桃仁、甘草，水煎，入麝少许[16]185-186。

《医学传灯》 痛风者，遍身疼痛，昼减夜甚，痛彻筋骨，有若虎咬之状，故又名为白虎历节风。有痛而不肿者，有肿而且痛者，或头生红点，指肿如捶者，皆由肝经血少火盛，热极生风，非是外来风邪。古今诸书，皆以风湿为言，疑误舛谬，害人不浅[36]25。

《杂病广要》 有一妇人，先自两足踝骨痛不可忍，次日流上于膝，一二日流于髀骨，甚流至于肩，肩流于肘，肘流于后溪，或如锤锻，或如虫啮，痛不可忍，昼静夜剧，服诸药无效。召仆诊之，六脉紧。予曰：此真历节证也。非解散之药不能愈。但用小续命汤，二剂而效[17]111-112。

《杂病广要》 两手十指，一指疼了一指疼，疼后又肿，骨头里痛，膝痛，左膝痛了右膝痛，发时多则五日，少则三日，昼轻夜重，痛时觉热，行则痛轻，肿却重[17]107。

《丹溪心法》 遍身骨节疼痛，昼静夜剧，如虎啮之状，名曰白虎历节风，并宜加减地仙丹，或青龙丸、乳香丸等服之[23]171。

《张氏医通》《景岳全书》曰：历节风痛，以其痛无定所，即行痹之属也。《病源》云：历节风痛是气血本虚，或因饮酒腠理开，汗出当风所致，或因劳倦，调护不谨，以致三气之邪，偏历关节，与气血相搏，而疼痛非常，或如虎之咬，故又有白虎历节之名[16]185。

《张氏医通》 遍身骨节疼痛，肢节如槌，昼静夜剧，如虎啮之状，乃痛风之甚者也，必饮酒当风，汗出入水，遂成斯疾[16]185。

《儒门事亲》 诸风寒之邪，结搏皮肤之间，藏于经络之内，留而不去，或发疼痛走注，麻痹不仁，及四肢肿痒拘挛，可汗而出之[37]37。

《诸病源候论》 风湿痹病之状，或皮肤顽厚，或肌肉酸痛。风寒湿三气杂至，合而成痹。其风湿气多而寒气少者，为风湿痹也。由血气虚，则受风湿，而成此病。久不瘥，入于经络，搏于阳经，亦变令身体手足不随。其汤熨针石，别有正方[8]42。

《明医指掌》 风、寒、湿气客留于脾，手足缓弱，顽痹不仁。三痹汤、五痹汤[30]180。

《医学入门》 痛风历节分怯勇，形怯瘦者，多内因血虚有火；形肥勇者，多外因风湿生痰。以其循历遍身，曰"历节风"；甚如虎咬，曰"白虎风"。痛必夜甚者，血行于阴也[38]676。

《类证治裁》 肢节注痛，得捶摩而缓者，系风湿在经。灵仙除痛饮。肢节肿痛，遇阴雨而甚者，系风湿入络。虎骨丸、没药散或虎骨散[26]281。

《古今医鉴》 神通饮，眉批：此方治白虎历节风之剂。治感风湿，得白虎历节风症，遍身抽掣疼痛，足不能履地者二三年，百方不效，身体羸瘦，服此神效[15]1301。

《医学入门》（麻黄赤芍汤）麻黄、赤芍各一钱，防风、荆芥、羌活、独活、白芷、苍术、威灵仙、片芩、枳实，桔梗、葛根、川芎各五分，甘草、归尾、升麻各三分。下焦，加酒柏。妇人，加酒炒红花。肿多，加槟榔、泽泻。痛，加乳没。瘀血，加桃仁、大黄。水煎服。治湿热流注，肢节肿痛[38]874。

《类证治裁》 肢节烦痛，肩背沉重者，系湿热相搏。当归拈痛散[26]281。

《医学六要》 脉濡缓，或沉细，身体重着而痛者，属湿。湿热相兼，脉必沉濡带数急。以二陈、二术加羌活、独活、防风、秦艽等风药，以风能胜湿故也。有热，加酒连、知柏[28]722。

《杂病广要》 病有因中暑。邓安人夏月亦病历节，痛不可忍，诸药不效，召仆诊之，人迎与心脉虚，此因中暑而得之，合先服酒蒸黄连丸（黄连一味，酒蒸为丸）。众医莫不笑。用此药服一帖即愈。自后与人良验[17]106-107。

《杂病源流犀烛》 或由痰注百节，痛无一定，久乃变成风毒，沦骨入髓，反致不移其处，则必搜邪去毒宜虎骨散、加减虎骨散[19]239。

《杂病源流犀烛》 或由湿痰流注，痛及肩背，则必豁痰开结，宜半夏苓术汤[19]239。

《明医指掌》 因痰者，二陈汤加酒芩、羌活、南星、苍术、竹沥、姜汁。方见痰证。湿痰痛风，酒柏、酒威灵仙、苍术、羌活、甘草、干姜、陈皮、芍药。痰夹死血，一身走痛者，控涎丹[30]165。

《丹溪心法》 因于痰者，二陈汤加酒炒黄芩、羌活、苍术[23]170。

《类证治裁》 肢节刺痛，停着不移者，系瘀血阻隧，趁痛散[26]281。

《医学六要》 脉涩滞，隐隐然痛在一处不移，脉涩者，属瘀血。宜芎、归、赤芍、桃仁、红花及大黄微利之[28]722。

《太平圣惠方》 治白虎风。血脉结滞，骨髓疼痛，发作无时。宜服虎杖散方[21]613。

《明医指掌》 肢节肿痛，脉涩，死血也，四物汤加桃仁、红花[30]165。

《明医指掌》 寒湿相搏，血郁经络作痛者，麒麟竭散。麒麟竭散：血竭六钱，乳香六钱，没药六钱，白芍药六钱，当归六钱，水蛭二钱（炒焦），麝香二钱，虎胫骨五钱（酥炙）。末之，每服三钱，食前酒调下[30]165。

《丹溪心法》 因于血虚者，用芎归之类，佐以红花、桃仁[23]170。

《丹溪心法》 血虚，《格致余论》详言，多用川芎、当归，佐以桃仁、红花、薄桂、威灵仙[23]170。

《医学六要》 脉芤大，如葱管无力，四肢濡弱而痛甚于夜者，属血虚。宜补血滋阴，四物加知、柏之类[28]722。

《明医指掌》 血虚痛，芎归汤加桃仁、红花、薄桂、威灵仙，取横行手膊[30]165。

《针灸资生经》 飞扬、涌泉、领厌、后顶主历节汗出。飞扬治历节风，足指不得屈伸，头目眩逆气[39]274。

《扁鹊神应针灸玉龙经》 历节痛风两处穴，飞扬绝骨可安痊[40]208。

《备急千金要方》 卫候青膏，治百病，久风头眩，鼻塞，清涕泪出，霍乱吐逆，伤寒咽痛，脊背头项强，偏枯拘挛，或缓或急，或心腹久寒，积聚疼痛，咳逆上气，往来寒热，鼠漏瘰疬，历节疼肿，关节尽痛，男子七伤，胪胀腹满，羸瘦不能饮食，妇人生产余疾诸病，疥恶疮，痈肿阴蚀，黄疸发背，马鞍牛领疮肿方。处方如下：当归、栝楼根、干地黄、甘草、蜀椒各六两，半夏七合，桂心、川芎、细辛、附子各四两，黄芩、桔梗、天雄、藜芦、皂荚各一两半，厚术、乌头、莽草、干姜、人参、黄连、寄生、续断、戎盐各三两，黄野葛二分，生竹茹六升，巴豆二十枚，石南、杏仁各一两，猪脂三斗，苦酒一斗六升。上三十一味，㕮咀诸药，以苦酒渍一宿，以猪脂微火上煎之，三下三上膏成。病在内以酒服如半枣，在外摩之，日三[6]179。

《外台秘要》 取三年酽醋五升，热煎三五沸，切葱白三二升，煮一沸许，即笮篱滚出，布帛热裹，当病上熨之，以瘥为度[20]274。

《太平圣惠方》 治白虎风，寒热发歇，骨节微肿，彻骨疼痛。宜用燕窠土丸摩之方。处方如下：燕窠土二两，伏龙肝二两，飞罗面二两，砒黄一钱，水牛肉脯一两（炙令黄别捣罗为末）。上药，捣细罗为散，后入砒黄牛脯末等，和令匀，每将少许，以新汲水和如弹丸大，于痛处摩之，候痛止，即取药抛于热油当中[21]616。

《太平圣惠方》 治白虎风，疼痛彻骨髓，不可忍者。宜用葱白熨方。处方如下：右取酽醋五升，煎三五沸，切葱白日二升，煮一两沸即滤出，以布帛裹，热熨痛处，极效[21]616。

《太平圣惠方》 治白虎风疼痛。宜用皂荚散敷之方。处方如下：皂荚、野荞麦、白蒺藜、谷精草、五灵脂、芸薹子以上各半两。上药，捣细罗为散，用醋调涂之效[21]616。

附录二：常用方药

茵芋酒：治大风头眩重，目瞀无所见，或仆地气绝，半日乃苏，口喝噤不开，半身偏死，拘急痹痛，不能动摇，历节肿痛，骨中酸疼，手不得上头，足不得屈伸，不能蹑履，行欲倾跛，皮中动淫淫如有虫啄，疹痒，搔之生疮，甚者狂走，有此诸病，药皆主之方。处方如下：茵芋、乌头、石南、防风、蜀椒、女菱、附子、细辛、独活、卷柏、桂心、天雄、秦艽、防己各一两，踯躅二两。上十五味，㕮咀。少壮人无所熬炼，虚老人薄熬之，清酒二斗渍之，冬七日，夏三日，春秋五日。初服一合，不知，加至二合。宁从少起，日再，以微痹为度。胡洽无蜀椒、独活、卷柏，为十二味。（《备急千金要方》）[6]177

大金牙酒：治瘴疠毒气中人，风冷湿痹，口喝面戾，半身不遂，手足拘挛，历节肿痛，甚者小腹不仁，名曰脚气，无所不治方。处方如下：金牙一斤，侧子、附子、天雄、人参、苁蓉、茯苓、当归、防风、黄芪、薯蓣、细辛、桂心、草薢、葳蕤、白芷、桔梗、黄芩、远志、牡荆子、川芎、地骨皮、五加皮、杜仲、厚朴、枳实、白术各三两，独活半斤，茵芋、石南、狗脊各二两，牛膝、丹参各三两，磁石十两，薏苡仁、麦门冬各一升，生石斛八两，蒴藋四两，生地黄二升（切）。上三十九味，㕮咀，以酒八斗渍七日，温服一合，日四五夜。石药细研、别绢袋盛，共药同渍。药力和善，主治极多，凡是风虚，四体小觉有风疴者，皆须将服之。无所不治也。服者一依方合之，不得辄信人大言，浪有加减。（《备急千金要方》）[6]177

卫候青膏：当归、栝楼根、干地黄、甘草、蜀椒各六两，半夏七合，桂心、川芎、细辛、附子各四两，黄芩、桔梗、天雄、藜芦、皂荚各一两半，厚术、乌头、莽草、干姜、人参、黄连、寄生、续断、戎盐各三两，黄野葛二分，生竹茹六升，巴豆二十枚，石南、杏仁各一两，猪脂三斗，苦酒一斗六升。上三十一味，㕮咀诸药，以苦酒渍一宿，以猪脂微火上煎之，三下三上膏成。病在内以酒服如半枣，在外摩之，日三。（《备急千金要方》）[6]179

八风散：麻黄、白术各一斤，栝楼根、甘草、栾荆、天雄、白芷、防风、芍药、石膏、天门冬各十两，羌活二斤，山茱萸、食茱萸、踯躅各五升，茵芋十四两，黄芩一斤五两，附子三十枚，大黄半斤，细辛、干姜、桂心各五两，雄黄、朱砂、丹参各六两。上二十五味治下筛，酒服方寸匕，日一，三十日后，日再服。五十日知，百日瘥，一年平复，长服不已佳，先食服。（《备急千金要方》）[6]188

防己汤：治风历节，四肢疼痛，如槌锻不可忍。防己、茯苓、白术、桂心、生姜各四两，乌头七枚，人参二两，甘草三两。上八味，㕮咀，以苦酒一升、水一斗煮取三升半，一服八合，日三夜一。当觉焦热，痹忽忽然，慎勿怪也，若不觉，复合服，以觉乃止。凡用乌头皆去皮，熬令黑，乃堪用，不然至毒，人宜慎之。《翼》不用苦酒。(《备急千金要方》)[6]196

大枣汤：治历节疼痛方。大枣十五枚，黄芪四两，附子一枚，生姜二两，麻黄五两，甘草一尺。上六味，㕮咀，以水七升，煮取三升，服一升，日三服。(《备急千金要方》)[6]196

犀角汤：治热毒流入四肢，历节肿痛方。犀角二两，羚羊角一两，前胡、栀子仁、黄芩、射干各三两，大黄、升麻各四两，豉一升。上九味，㕮咀，又水九升，煮取三升，去滓，分三服。(《备急千金要方》)[6]196

松节酒：主历节风，四肢疼痛，犹如解落方。松节三十斤，细锉，水四石，煮取一石，猪椒叶三十斤，锉，煮如松节法。上二味，澄清，合渍干曲五斤，候发，以糯米四石五斗酿之，依家酿法四酘，勿令伤冷热，第一酘时下后诸药。柏子仁、天雄、萆薢、川芎各五两，防风十两，人参四两，独活十五两，秦艽六两，茵芋四两，磁石十二两(末)。上十味，㕮咀，纳饭中炊之，如常酘法，酘足讫，封头四七日，押取清。适性服之，勿至醉吐。(《备急千金要方》)[6]196-197

松膏酒：治历节风方。松膏一升，酒三升浸七日，服一合，日再，数剂愈。又方：松叶三十斤，酒二石五斗，渍三七日，服一合，日五六度。(《备急千金要方》)[6]197

羌活汤方：羌活三两(去芦头)，桂(去粗皮)、芍药、熟干地黄(焙)、葛根(锉)、麻黄(去根节煎，掠去沫，焙)各二两，甘草一两半(炙，锉)，防风(去叉)、当归(切，焙)、川芎各一两。上一十味，粗捣筛，每服五钱匕，水一盏半，酒半盏，入生姜一枣大切，同煎至一盏，去滓温服，空心日午夜卧各一。(《圣济总录》)[9]299

黄芪汤方：黄芪四两，防风(去叉)、附子(炮裂，去皮脐)各一两半，川芎一两，麻黄五两(去根节煎，掠去沫，焙)。上八味，锉如麻豆，每服五钱匕，水一盏半，入枣二枚去核，生姜一分劈碎，煎至一盏，去滓温服，空心日午夜卧各一。(《圣济总录》)[9]299

茯苓汤方：赤茯苓(去黑皮)、防风(去叉)、当归(焙)、白前、干姜(炮裂)、甘草(炙，锉)各二两，独活三两(去芦头)、远志(去心)、附子(炮裂，去皮脐)、人参各一两。上一十味，锉如麻豆，每服先用水三盏，黑豆半匙，枣二枚劈破，生姜半分，煎至一盏半，去滓入药末五钱匕，煎至一盏，去滓温服，空心日午夜卧各一。(《圣济总录》)[9]299

附子汤方：附子一两(炮裂，去皮脐)，黄芪四两，甘草半两(炙，锉)，麻黄五两(去根节煎，掠去沫，焙)，防风半两(去叉)。上五味，锉如麻豆，每服四钱匕，水一盏半，枣二枚去核，生姜一枣大劈碎同煎，至一盏，去滓温服，日二夜一。(《圣济总录》)[9]299

紫桂汤方：桂(去粗皮)、防己、赤茯苓(去黑皮)、芍药各四两，人参二两，乌头七枚(炮裂，去皮脐)，白术四两，甘草五两(炙，锉)，防风三分(去叉)，当归一两半(焙)。上一十味，锉如麻豆，每服三钱匕，水一盏，酒少许，生姜半分，同煎至七分，去滓温服，空心日午临卧各一。(《圣济总录》)[9]300

防己汤方：防己、白术各四两，桂(去粗皮)、赤茯苓(去黑皮)、人参、甘草(炙，锉)各三两，附子半两(炮裂，去皮脐)。上七味，锉如麻豆，每服四钱匕，水一盏半，生姜半分，煎至一盏，入醋少许搅匀，去滓温服，当觉身热痹，未觉加药末如前法煎，空心并二服，如人行五里再服，用热姜粥投，汗出慎外风。(《圣济总录》)[9]300

人参汤方：人参三两，白术四两，桂(去粗皮)、防己、甘草(炙，锉)各三两，乌头七枚(炮裂，去皮脐)，防风三分(去叉)，赤茯苓二两(去黑皮)。上八味，锉如麻豆，每服四钱匕，水一盏半。生姜三片，同煎至一盏，入醋少许，更煎三四沸，去滓温服，日二夜一。当觉热痹，未觉加药末并醋如前煎服，觉热痹即止。(《圣济总录》)[9]300

知母汤方：知母二两，防风（去叉）、桂（去粗皮）各三两，白术五两，芍药、甘草（炙，锉）各三两，附子二两（炮裂，去皮脐）。上七味，锉如麻豆，每服五钱匕，水二盏。生姜三片，煎至一盏，去滓温服，日三夜一。(《圣济总录》)[9]300

秦艽汤方：秦艽（去苗土）、防风（去叉）各二两，黄芪三两（锉），附子一两（炮裂，去皮脐），麻黄四两（去根节煎，掠去沫，焙），当归一两（切，焙）。上六味，锉如麻豆，每服五钱匕，水一盏半，生姜三片，同煎至一盏，去滓温服，空心并二服，临卧并二服，厚覆微出汗，慎外风。(《圣济总录》)[9]300

白术汤方：白术、防己各三两，附子半两（炮裂，去皮脐），桂（去粗皮）、人参各三两，甘草二两半（炙，锉），当归（焙）、芍药各一两。上八味，锉如麻豆，每服四钱匕，水一盏半。生姜三片，煎至一盏，入醋少许，更煎三四沸，去滓温服，当觉体中热痹，未觉加药末并醋如前煎服。(《圣济总录》)[9]301

防风汤方：防风二两（去叉），白术一两，白鲜皮二两，桂一两三分（去粗皮），黄芪二两（锉），薏苡仁三两（炒）。上六味，粗捣筛，每服四钱匕，水一盏半。生姜三片，煎至一盏，去滓温服，日三夜一。(《圣济总录》)[9]301

附子汤方：附子一两半（炮裂，去皮脐），黄芪四两，甘草半两（炙），麻黄六两（去根节煎，掠去沫，焙），防风半两（去叉），小黑豆一两（微炒）。上六味，锉如麻豆，每服三钱匕，水一盏。生姜三片，大枣一枚劈破，煎至八分，去滓温服，日三夜一。(《圣济总录》)[9]301

麝香丸方：蛴螬三枚（湿纸裹，煨熟，研），壁虎三枚（研），地龙五条（去泥，研），乳香一分（研），草乌头三枚（生，去皮），木香半两，麝香一钱（研），龙脑半钱（研）。上八味，将草乌头、木香，捣罗为末，合研匀为丸，如干入少酒煮面糊，如梧桐子大，每服三十丸，临卧乳香酒下。(《圣济总录》)[9]301

乌头丸方：乌头（烧存性）、藿香（去梗）、缩砂（炒，去皮）、白芷、甘松（去土，酒浸）、干姜（炮）各二两，川芎、天麻、当归（切，焙）各一两，雄黄一分（研）。上一十味，捣罗为末，炼蜜丸如小弹子大，空心午时临卧，茶酒任嚼下一丸。(《圣济总录》)[9]301

没药散方：没药半两（研），虎胫骨三两（酒炙）。上二味，捣研为末，每服二钱匕，温酒调下，日三服，不计时候。(《圣济总录》)[9]301

透关散方：麻黄根五两，天南星（炮）、威灵仙（去土）各半两，萆薢、当归（切，焙）、人参、天麻各一两，赤小豆半升（水浸，去皮，焙）。上八味，捣罗为末，每服半钱，或一钱匕，温酒调下，食后临卧服。(《圣济总录》)[9]301-302

古圣散方：漏芦半两（去芦头，麸炒），地龙半两（去土炒）。上二味，捣罗为末，先用生姜二两取汁，蜜二两，同煎三五沸，入好酒五合，以瓷器盛，每用七分盏，调药末一钱半匕，温服不拘时。(《圣济总录》)[9]302

趁痛丸方：草乌头三两（不去皮尖），生干地黄（焙）、天南星、半夏、天南星（姜汁浸一宿，切，焙）、白僵蚕（炒）、乌药（锉）各半两。上六味，捣罗为末，酒煮面糊，丸如梧桐子大曝干，每服五七丸，空心临卧温酒下。如颠仆肿痛，用姜汁和，酒研十数丸涂之。如卒中倒仆，以姜汁茶清研五七丸灌之，即醒。(《圣济总录》)[9]302

锡蔺脂丸方：锡蔺脂、白僵蚕（炒）、川芎、藿香叶、天南星（炮）、白芷、甘松（去土）、乳香

（研）、枫香脂（研）、骨碎补（去皮毛）各半两，乌头（新汲水浸一宿，去皮脐，切，焙干）、羌活（去芦头）、自然铜（煅，醋淬）各一两，糯米二两（炒令黑色）。上一十四味，捣研为末，煮糯米粥为丸，如梧桐子大，每服五丸至七丸细嚼，炒地黄酒下，食后临卧服。（《圣济总录》）[9]302

茯苓汤方：白茯苓（去黑皮）、防风（去叉）、人参、当归（焙）、白前、干姜（炮）、甘草（炙，锉）、远志（去心）各二两，独活三两（去芦头），附子一两（炮裂，去皮脐），大豆三合（去皮）。上一十一味，锉如麻豆，每服五钱匕，水一盏半，入生姜半分切，枣二枚劈破，同煎至七分，去滓空腹温服。（《圣济总录》）[9]302

独活散方：独活一两半（去芦头），玄参一两，生犀角二两（屑），升麻三两，恶实根半两（锉），豉二合，生干地黄半两（锉）。上七味，捣罗为散，每服三钱匕，空腹煎米饮调下，日二。（《圣济总录》）[9]302

乳香大丸方：乳香（研）、没药（研）各一两，五灵脂四两（去砂石），乌头一两半（炮裂，去皮脐）。上四味，各捣研为末，再同和匀，滴水和丸，如小弹子大，以丹砂为衣，每服一丸，研薄荷酒化下，日三服。（《圣济总录》）[9]303

躅痛丸：川乌一枚（生用），黑豆七粒（生，去皮），全蝎二七个（去毒），地龙半两（去土），麝香半钱（别研）。上为细末，用清酒糊为丸，如绿豆大。每服十五丸，加至二十丸，临卧膈空，用冷酒吞下，微汗不妨。（《严氏济生方》）[10]14

芍药知母汤：治诸肢节疼痛，身体尪羸，脚肿如脱，头眩短气，温温欲吐。桂心、知母、防风各四两，芍药、甘草（炙）、麻黄（去节）、附子（炮，去皮脐）各三两。上为锉散。每服四钱，水一盏半，姜五片，煎七分，去滓，空腹服。一法，有白术、川芎、杏仁、半夏。（《三因极一病证方论》）[13]47

乌头汤：治病历节，痛不可屈伸。乌头五枚（锉，以蜜二升，煎取一升，去乌头），甘草（炙）、麻黄（去节）、芍药、黄芪各三两。上为锉散。每服四钱，水二盏，煎至七分，去滓，投前蜜，煎一合，空腹温服。《千金》有老姜、桂心、大枣，无黄芪、麻黄，治寒疝，腹中绞痛，贼风入腹攻五脏，拘急不得转侧，叫呼发作有时，使人手足厥冷。（《三因极一病证方论》）[13]47

附子八物汤：治风历节，四肢疼痛，如槌锻不可忍。附子（炮，去皮脐）、干姜（炮）、芍药、茯苓、甘草（炙）、桂心各三两，白术四两，人参三两。上为锉散。每服四大钱，水二盏，煎七分，去滓，食前。一方，去桂心，用干地黄二两。（《三因极一病证方论》）[13]47

防己汤：防己、茯苓、白术、桂心、生姜各四分，人参二两，乌头七枚（炮），甘草三两（炙）。上八味，切，以苦酒一升，水一斗合煮，取三升半，一服八合，日三夜一，当觉热，痹忽忽然，慎勿怪也。若不觉，复合服，以觉乃止。凡用乌头皆去皮，熬令黑，乃堪用，不然至毒，人宜慎之。忌醋物、桃李、雀肉、生葱、猪肉、冷水、海藻、菘菜。《古今录验》同。（《外台秘要》）[20]283

松脂方：松脂三十斤，炼五十遍，不能五十遍，二十遍亦可用。上一味，以炼苏三升，温和松脂三升，熟搅令极调，旦空腹以酒服方寸匕，日三。数食面粥为佳。慎血腥、生冷、酢物、果子，一百日瘥。（《外台秘要》）[20]283

松节酒：松节四十斤（细锉，以水四石，煮取一石），猪椒叶四十斤（细锉，以水四石，煮取一石）。上二味，澄清，合渍干曲五斗候发，以糯米四石五斗酿之，依家酝法四酘，勿令伤冷热，第一酘时下后诸药：柏子仁五两，磁石十二两（末），独活十五两，天雄五两（炮），茵芋四两（炙），防风十两，秦艽六两，川芎五两，人参四两，萆薢五两。上十味，细切，纳饭中炊之，下酘为地，酘足讫，封头四七日，押取清，适性服之，勿令至醉吐。忌猪肉、冷水。（《外台秘要》）[20]283

本章学术精要

1. 病名与概述

（1）**病名源流**　历节最早见于《神农本草经》，属特殊痹病，以遍历关节剧痛、活动受限为特征。《金匮要略》将其列为独立病名，提出"历节黄汗""脚肿如脱"等典型表现。后世称"白虎历节""痛风"，与现代类风湿关节炎、痛风性关节炎等高度相似。

（2）**疾病特点**　本病以多关节游走性疼痛、肿胀僵硬、变形致残为核心症状，常伴发热、短气、消瘦。急性期痛如虎啮，夜重昼轻；慢性期关节畸形，肌肉萎缩，属中医疑难重症。

2. 病因病机

（1）**正气亏虚**　肝肾不足、气血两虚为发病基础。《金匮要略》强调"寸口脉沉而弱"提示肝肾亏虚；"盛人脉涩小"反映形盛气衰，卫外不固，易感外邪。

（2）**外邪侵袭**　风寒湿三气杂至为主因，尤以汗出当风、水湿浸渍为诱因。仲景指出"饮酒汗出当风"致湿郁化热，流注关节，形成湿热历节。

（3）**痰瘀阻络**　病程迁延则痰浊、瘀血内生。《诸病源候论》提出"风血相搏"致痛，《丹溪心法》补充痰热、死血为久病关键，形成恶性循环。

（4）**饮食失调**　过食酸咸损伤筋骨，《金匮要略》谓味酸伤筋，咸伤骨，导致"枯泄相搏"，营卫俱微，三焦失司。

3. 临床表现与鉴别

（1）**核心症状**　初起关节游走性疼痛，渐至固定肿胀；后期"独足肿大"，甚则"骨节蹉跌（变形）"。特征性表现为"黄汗出""疼痛如掣"，脉象多见沉弱、涩小。

（2）**分期特点**　急性期以红肿热痛、不可屈伸为主；慢性期见关节僵硬、肌肉萎缩，伴气血两虚证候。

（3）**鉴别诊断**　①行痹。痛无定处，无关节变形，病情较轻。②痛痹。寒痛显著，得温则减，少见湿热征象。③痿证。以肌萎无力为主，无关节疼痛。

4. 治法与方药

（1）**祛邪通络**　①风寒湿痹。乌头汤温经散寒，重用川乌配麻黄，蜜煎可缓毒性。②风湿热痹。桂枝芍药知母汤清热除湿，知母、芍药抑麻黄燥烈。③痰瘀阻络。活络丹化痰逐瘀，虫类药（乌梢蛇）增强通络。

（2）**扶正固本**　①气血双补。黄芪桂枝五物汤加当归、川芎，治"脉涩小，短气自汗出"。②滋补肝肾。虎骨散（现用代用品）配熟地黄、牛膝，改善骨痿筋弛。

（3）**外治特色**　①热熨法。葱白醋煎外敷，缓解急性肿痛。②膏摩法。卫候青膏（当归、蜀椒）温通经脉。③针灸。取飞扬、绝骨等穴，配合艾灸温阳。

5. 转归与调护

（1）**预后因素**　正气存亡决定转归：未累及脏腑、治疗及时者可缓解；若出现"羸瘦脱形""三焦失御"，则预后不良。古籍强调"入脏者死"，如并发心悸、喘满提示心肺受累。

（2）**传变规律**　历节可内传五脏，尤易继发"心痹""肺痹"。《素问》指出"皮痹不已，复感于邪，内舍于肺"，现代类风湿肺间质病变印证此说。

（3）**调护要点**　①避邪防复。汗出忌冷水浴，阴雨季节注意关节保暖。②饮食禁忌。限制酸咸过度，急性期禁酒及肥甘厚味。③功能锻炼。慢性期采用渐进运动，配合药浴（松节酒）维持关节活动度。④情志调理。久病抑郁者予疏肝解郁方（柴胡、白芍），防止气滞加重痰瘀。

6. 学术传承

（1）理论拓展 金元医家补充"湿热流注""痰瘀致痹"理论，明清重视"内风"因素，如《医学传灯》提出"肝经血少火盛，热极生风"病机。

（2）诊断细化 清代补充"昼静夜剧""痛如虫啮"等特异性症状，脉诊注重"浮滑为风热，沉涩属痰瘀"的鉴别。

7. 临证精要

（1）分期论治 急性期重在祛邪，慢性期攻补兼施。湿热证忌过用温燥，寒湿证慎投阴柔，强调"治风先治血"贯穿始终。

（2）毒性药物运用 川乌、附子需久煎减毒，配合蜂蜜、甘草缓和药性；虫类药宜从小剂量递增，监测肝肾功能。

历节属本虚标实、痰瘀胶结之顽疾，治疗需把握"急祛邪，缓扶正"原则，注重体质调理与病程管理。古籍"风寒湿合痹"理论指导现代分期辨治，而"久病入络"思想启示虫类药、活血剂的合理应用。未来研究应聚焦经典方剂的机制阐释，建立病证结合诊疗标准，提升中医药在风湿免疫疾病中的优势。

参考文献

［1］未著撰人. 黄帝内经素问［M］. 北京：人民卫生出版社，2012.

［2］未著撰人. 灵枢经［M］. 北京：人民卫生出版社，2012.

［3］（汉）张仲景. 金匮要略［M］. 北京：学苑出版社，2007.

［4］（清）顾观光. 神农本草经［M］. 北京：人民卫生出版社，1956.

［5］（汉）华佗. 中藏经［M］. 北京：学苑出版社，2007.

［6］（唐）孙思邈著；李景荣，苏礼，任娟莉，等校释. 备急千金要方校释［M］. 北京：人民卫生出版社，1998.

［7］（明）沈之问. 解围元薮［M］. 上海：上海科学技术出版社，1959.

［8］（隋）巢元方著；高文柱，沈澍农校注. 中医必读百部名著·诸病源候论［M］. 北京：华夏出版社，2008.

［9］（宋）赵佶. 圣济总录（上册）［M］. 北京：人民卫生出版社，1982.

［10］（宋）严用和. 重辑严氏济生方［M］. 北京：中国中医药出版社，1999.

［11］孙中堂. 尤在泾医学全书·金匮翼［M］. 北京：中国中医药出版社，1999.

［12］（宋）窦材. 扁鹊心书［M］. 北京：中医古籍出版社，1992.

［13］（宋）陈无择. 三因极一病证方论［M］. 北京：中国中医药出版社，2007.

［14］（明）戴原礼. 秘传证治要诀及类方［M］. 北京：中国中医药出版社，1998.

［15］李世华，王育学. 龚廷贤医学全书·古今医鉴［M］. 北京：中国中医药出版社，1999.

［16］张民庆，王兴华，刘华东. 张璐医学全书·张氏医通［M］. 北京：中国中医药出版社，1999.

［17］丹波元简. 杂病广要［M］. 北京：中医古籍出版社，2002.

［18］（清）庆云阁. 医学摘粹［M］. 上海：上海科学技术出版社，1983.

［19］田思胜. 沈金鳌医学全书·杂病源流犀烛［M］. 北京：中国中医药出版社，1999.

［20］（唐）王焘著；高文柱，孙中堂，黄龙祥，等校注．中医必读百部名著·外台秘要方［M］．北京：华夏出版社，2009．

［21］（宋）王怀隐，郑彦，陈昭遇，等．太平圣惠方［M］．北京：人民卫生出版社，1958．

［22］（宋）杨士瀛．仁斋直指方论［M］．福州：福建科学技术出版社，1989．

［23］田思胜，高巧林，刘建青．朱丹溪医学全书·丹溪心法［M］．北京：中国中医药出版社，2006．

［24］（明）楼英撰．医学纲目［M］．北京：中国中医药出版社，1996．

［25］孙中堂．尤在泾医学全书·金匮要略心典［M］．北京：中国中医药出版社，1999．

［26］（清）林珮琴．类证治裁［M］．北京：人民卫生出版社，1988．

［27］（明）虞抟．医学正传［M］．北京：人民卫生出版社，1965．

［28］（明）张三锡．医学六要［M］．上海：上海科学技术出版社，2005．

［29］陈熠．喻嘉言医学全书·医门法律［M］北京：中国中医药出版社，1999．

［30］（明）皇甫中．明医指掌［M］．北京：中国中医药出版社，2006．

［31］李志庸．张景岳医学全书·景岳全书［M］．北京：中国中医药出版社，1999．

［32］（清）吴谦．御纂医宗金鉴（武英殿版排印本）［M］．北京：人民卫生出版社，1963．

［33］（清）顾靖远．顾松园医镜［M］．北京：中国医药科技出版社，2014．

［34］（宋）许叔微．普济本事方［M］．北京：中国中医药出版社，2007．

［35］（明）徐春甫．古今医统大全［M］．北京：人民卫生出版社，1991．

［36］（清）陈歧．医学传灯［M］．广州：广州出版社，2004．

［37］李俊德，高文柱．中医必读百部名著（临床通用卷）·儒门事亲［M］．北京：华夏出版社，2007．

［38］（明）李梴．医学入门［M］．上海：上海科学技术文献出版社，1997．

［39］（宋）王执中．针灸资生经［M］．北京：中国医药科技出版社，2021．

［40］（元）王国瑞．扁鹊神应针灸玉龙经［M］．长沙：湖南科学技术出版社，2014．

［41］（清）魏之琇．续名医类案［M］．北京：人民卫生出版社，1997．

［42］何廉臣．全国名医验案类编［M］．太原：山西科学技术出版社，2011．

［43］高社光．高社光风湿病经验辑要［M］．北京：世界图书出版有限公司，2020．

［44］（清）杜子良．杜子良医书四种·药园医案［M］．北京：京华印书局刷印，1920．

第二十三章 血痹

血痹病是以肌肤、肢体局部麻木不仁，甚至轻微疼痛为主要症状的一种痹病。其发病原因是在营卫气血不足的基础上，感受了外界风邪，造成机体血液运行不畅，阳气痹阻。凡以血脉瘀滞为主要病证者，均应属于本病。血痹为特殊痹病之一，临床上较为常见。本病与西医学中的雷诺病、多发性神经炎、末梢神经炎、面神经麻痹、周围神经病变等疾病的临床表现相类似，可参考血痹进行辨证论治。

【经典原文】

《素问·五脏生成》 诸脉者皆属于目，诸髓者皆属于脑，诸筋者皆属于节，诸血者皆属于心，诸气者皆属于肺，此四肢八溪之朝夕也。故人卧血归于肝，肝受血而能视，足受血而能步，掌受血而能握，指受血而能摄。卧出而风吹之，血凝于肤者为痹，凝于脉者为泣，凝于足者为厥，此三者，血行而不得反其空，故为痹厥也[1]49-50。

《素问·诊要经终论》 冬刺春分，病不已，令人欲卧不能眠，眠而有见。冬刺夏分，病不愈，气上，发为诸痹。冬刺秋分，病不已，令人善渴[1]64。

《素问·脉要精微论》 夫脉者，血之府也[1]67。

《素问·三部九候论》 帝曰：其可治者奈何？岐伯曰：经病者治其经，孙络病者治其孙络血，血病身有痛者治其经络。其病者在奇邪，奇邪之脉则缪刺之。留瘦不移，节而刺之。上实下虚，切而从之，索其结络脉，刺出其血，以见通之。瞳子高者太阳不足，戴眼者太阳已绝，此决死生之要，不可不察也。手指及手外踝上五指留针[1]93。

《素问·宣明五气论》 五味所禁：辛走气，气病无多食辛；咸走血，血病无多食咸[1]103。

《素问·痹论》 黄帝问曰：痹之安生？岐伯对曰：风寒湿三气杂至，合而为痹也。其风气胜者为行痹，寒气胜者为痛痹，湿气胜者为着痹也。帝曰：其有五者何也？岐伯曰：以冬遇此者为骨痹，以春遇此者为筋痹，以夏遇此者为脉痹，以至阴遇此者为肌痹，以秋遇此者为皮痹。帝曰：内舍五脏六腑，何气使然？岐伯曰：五脏皆有合，病久而不去者，内舍于其合也。故骨痹不已，复感于邪，内舍于肾。筋痹不已，复感于邪，内舍于肝。脉痹不已，复感于邪，内舍于心。肌痹不已，复感于邪，内舍于脾。皮痹不已，复感于邪，内舍于肺。所谓痹者，各以其时重感于风寒湿之气也[1]164。

《素问·痹论》 病久入深，营卫之行涩，经络时疏，故不通，皮肤不营，故为不仁[1]167。

《素问·痹论》 痹在于骨则重，在于脉则血凝而不流，在于筋则屈不伸，在于肉则不仁，在于皮则寒，故具此五者，则不痛也。凡痹之类，逢寒则虫，逢热则纵[1]167。

《灵枢·九针论》 邪入于阴，则为血痹[2]140。

《金匮要略·血痹虚劳病脉证并治》 问曰：血痹病从何得之？师曰：夫尊荣之人骨弱肌肤盛，重因疲劳汗出，卧不时动摇，加被微风，遂得之。但以脉自微涩在寸口，关上小紧，宜针引阳气，令脉和紧去则愈。血痹阴阳俱微，或寸口关上微，尺中小紧，外证身体不仁，如风痹状，黄芪桂枝五物汤主之。黄芪桂枝五物汤方：黄芪三两，桂枝三两，芍药三两，生姜六两，大枣十二枚。上五味，以水六升，煮取二升，温服七合，日三服[3]33。

【钩玄提要】

1. 病名 "血痹"一词最早在《内经》中出现，《灵枢·九针论》曰："邪入于阴，则为血痹[2]140。"仅仅将血痹作为一个病机概念进行了描述。《神农本草经》也记载有血痹，但未予以清楚地阐明。真正把"血痹"作为一个独立疾病进行描述的医家是东汉张仲景，其在《金匮要略》中专设"血痹虚劳病脉证并治"篇，记载："问曰：血痹病从何得之？……血痹……黄芪桂枝五物汤主之[3]33。"文中将血痹作为完整的病名提出，并对血痹的病因病机及治疗方药进行了详细描述。

2. 病因病机 对血痹病因病机的探究起始于《内经》，成熟于《金匮要略》，具体如下：

（1）**营卫失调，邪入于阴** 《素问·痹论》曰："病久入深，营卫之行涩，经络时疏，故不痛，皮肤不营，故为不仁[1]167。"又曰："帝问曰：痹之安生？岐伯对曰：风寒湿三气杂至，合而为痹也[1]164。"可知，痹证的形成与外邪的侵袭，尤其是风、寒、湿三邪密切相关，同时营卫失调是痹病发生的内在因素之一，而血痹隶属于痹证，因而其发生亦与外邪入侵和营卫失调密切相关，故而《灵枢·九针论》载有"邪入于阴，则为血痹"[2]140，明确指出血痹的病因是感受"外邪"，病位在"阴分"。《诸病源候论》曰："血痹者……血为阴，邪入于血而痹，故为血痹也[4]43。"《圣济总录》曰："盖血为阴，邪入于血而痹，故谓之血痹[5]489。"《奇效良方》曰："血痹者，邪入于阴血之分[6]655。"因此，营卫失调，邪入于阴的阐释为血痹病因病机的探究奠定了基础。

（2）**内虚外实，风邪入血，阳微血滞** 《金匮要略·血痹虚劳病脉证并治》载："问曰：血痹病从何得之？师曰：夫尊荣之人骨弱肌肤盛，重因疲劳汗出，卧不时动摇，加被微风，遂得之[3]33。"指出血痹病患者多养尊处优，看似形体壮实、肌肉丰满，实则外强中干，体质极其虚弱，筋骨不坚，营卫不足，腠理不固，一遇疲劳，即汗出不止，汗出则腠理更加不固，再加之平时无事多思，睡眠欠佳，身体抵抗能力更加低下，风邪易乘虚而入，遂易引起血行痹阻，而得血痹之证。可见仲景认为血痹的病因病机为内虚外实，每遇疲劳汗出，风邪入于血，阳微血滞。隋代巢元方虽对仲景所论血痹病因病机进行了进一步解释，但并未进行深层次的发挥与补充。《诸病源候论》载："血痹者……其状，形体如被微风所吹，此由忧乐之人，骨弱肌肤盛，因劳瘦汗出，卧不时动摇，肤腠开，为风邪所侵也[4]43。"《备急千金要方》中论述了血痹："论曰：血痹病从何而得之。师曰：夫尊荣人骨弱肌肤盛，因疲劳汗出，卧不时动摇，加被微风遂得之，形如风状[7]203。"

3. 症状与诊断 《金匮要略》中提出"血痹阴阳俱微，或寸口关上微，尺中小紧，外证身体不仁，如风痹状"[3]33，并认为"脉自微涩在寸口，关上小紧"[3]33。可见，血痹是以形体、肌肤、手足麻木不仁，脉微涩，尺脉小紧等症状为主要临床表现，和风痹的症状相似，具有游走无定处的特点。

众多医家在仲景的基础上进行了阐释和分析，如《诸病源候论》指出："血痹者……其状，形体如被微风所吹……诊其脉自微涩在寸口，而关上小紧，血痹也[4]43。"《备急千金要方》指出"血痹……形如风状……但以脉自微涩，在寸口，关上紧"[7]203"游走无定处，名曰血痹"[7]204等。《千金翼方》指出"血痹血瘀"[8]30"血痹在四肢不散"[8]66"百脉开张，血痹不仁"[8]295等。《太平圣惠方》载"其状，形体如被微风所吹……诊其脉自微而涩，在寸口关上小紧者，为风血痹也[9]542-543""风血痹，皮肤不仁"[9]5433"风血痹，身体不仁"[9]543"风血痹，肌肤不仁，四肢缓弱"[9]543"风血痹，体虚，风邪入血，肌肤顽痹"[9]543"血风痹，走无定处"[9]543等。《普济方》载"血痹之状，形体肌肤如被微风所吹者是也"[10]2447"治血痹，手足麻不仁，游走无定"[10]2448等。《圣济总录》载"风血痹，皮肤不仁"[5]489-490"风血痹，阴阳俱微，寸口关上微，或尺中小紧"[5]490等。《血证论》认为血痹"身体不仁，四肢疼痛"[11]136。《医门法律》曰："其脉微涩，寸口关上小紧，紧处乃邪着之验也。然又曰寸口关上微，尺中小紧，外症身体不仁，如风痹状……又可见风性善行，随其或上或下[12]258。"《读医随笔》认为"血痹之证，散在周身脉络之中"[13]289。《张氏医通》认为"脉自微涩，而关寸小紧……阴阳俱微，而尺中小紧……身体不仁"[14]182。《杂病源流犀烛》提出："寸口关上，脉必微涩……尺中必见小紧，得如此脉，而又身体不仁，如风痹状，故知为血痹症也[15]237。"

4. 治法方药

（1）补气通阳，养血活血 《金匮要略》针对"寸口关上微，尺中小紧"的血痹之证，创立黄芪桂枝五物汤以益气补虚、温阳祛风、养血活血、通阳行痹。此方是桂枝汤去甘草，重用生姜，加黄芪组成。方中黄芪补气，桂枝通阳，阳气通行，则营卫调和，因阳气得温则通，营血得气则行，此配伍取气为血帅、气行则血行之理。本方重用生姜至六两，取其辛温宣散之性以解除风寒，并协助桂枝走表通阳宣痹；大枣协助黄芪鼓舞卫气；芍药养血活血，与桂枝相配，可通血脉，调营卫，畅血行。本方是以通为用，故去甘草之甘缓，以防恋邪，并有利于血脉通畅。诸药配伍，可和营血之涩滞，助卫气之通行。后世医家多遵从之，对临床有很大的指导意义。《医门法律》论治曰："桂枝五物汤，此乃《金匮》治血痹之方也。血痹而用桂枝汤加黄芪，以其风邪独胜，风性上行，故其痹在上也。其脉微涩，寸口关上小紧，紧处乃邪着之验也。然又曰寸口关上微，尺中小紧，外症身体不仁，如风痹状，此方主之；又可见风性善行，随其或上或下，一皆主以此方矣[12]258。"《张氏医通》认为"血痹者……黄芪桂枝五物汤，昼轻夜重加当归"[14]184，辨证加减论治本病。《杂病源流犀烛》曰："仲景书又有所谓血痹者……宜黄芪桂枝五物汤[15]236-237。"《血证论》在血痹的治疗上仍以黄芪桂枝五物汤为基本方。

（2）针引阳气 《金匮要略》中治疗血痹，轻者"脉自微涩在寸口，关上小紧"[3]33"宜针引阳气，令脉和紧去则愈"[3]33，继承了《内经》的针刺之法，用针引动阳气，令阳气通行，血行通畅，风邪得解；重者"寸口关上微，尺中小紧"[3]33，其针药并用治本病。《太平圣惠方》曰："风血痹也，急针引阳气，令脉和则愈[9]543。"《圣济总录》继承前人针药并用治疗"血痹，宜先针引阳气，后以药治之"[5]489。《张氏医通》曰："宜药通营卫，行散其痹，则紧去人安而愈矣……其针药所施，皆引风外出之法也[14]183。"《杂病源流犀烛》曰："然则仲景言血痹、胸痹二症，固均属阳虚之疾，不与他痹症相同，故于血痹谓宜针引阳气[15]237。"

【传承发展】

1. 病名 在血痹作为完整的病名出现之后，后世医家多沿用了这一病名，《中藏经》中列有"论血痹"，《诸病源候论》列有"血痹候"，《圣济总录》列有"血痹"，《备急千金要方》《千金翼方》《普济方》《医宗必读》《医门法律》《张氏医通》《杂病源流犀烛》《时方妙用》《血证论》等也论有血痹，可见，后世医家也多以"血痹"之名进行记载。

此外，血痹还有风血痹、血痹风等称谓。《太平圣惠方》中将血痹称为风血痹，曰："夫风血痹者，由体虚之人，阴邪入于血经故也。若阴邪入于血经而为痹，故为风血痹也。其状，形体如被微风所吹，皆由忧乐之人，骨弱肌肤充盛，因疲劳汗出，肤腠易开，为风邪所侵故也。诊其脉自微而涩，在寸口关上小紧者，为风血痹也[9]542-543。"其所述风血痹其实就是血痹，因此，血痹又可称为风血痹。此后《严氏济生方》中沿用此称谓："又有风血痹，阴邪入于血经故也[16]118。"血痹风一词首见于《解围元薮》，其曰:"血痹风:此症初起时常疲倦汗出,卧寐不时摇动,形体如被风吹,淫奕倦怠,或时攻击而痛,久渐发出紫块肿胀,痛极则痒,酸软而麻,痒极则痛[17]22。"可知,沈之问认为血痹风乃是血痹的一种特殊表现。此命名后世较为少见。

2. 病因病机 在经典的基础上,后世医家进行了更为详细的发挥,具体包括以下几个方面:

(1)外邪侵袭 《中藏经》曰:"大凡风寒暑湿之邪入于心则名血痹[18]45。"《圣济总录》记载:"风邪游走无定处,名曰血痹[5]491。"《张氏医通》曰:"血痹者,寒湿之邪,痹着于血分也[14]182。"《医门法律》曰:"臂痛……然既已血痹,所受风燥之累不浅[12]258。"均说明了外邪侵袭肌表,可致血痹。

(2)正气亏虚 《诸病源候论》曰:"血痹者,由体虚,邪入于阴经故也……此忧乐之人,骨弱肌肤盛,因疲劳汗出,卧不时动摇,肤腠开,为风邪所侵也[4]43。"《血证论》曰:"虚人感受外风,客于脉分,则为血痹[11]136。"《张氏医通》记载:"惟尊荣奉养之人,肌肉丰满,筋骨柔脆,素常不胜疲劳,行卧动摇;或遇微风,则能痹着为患,不必风寒湿之气杂至而为病也[14]182-183。"《解围元薮》曰:"血痹风……乃由体虚而风邪深入阴分,气血为风邪所击[17]22。"因此,素体虚弱,气虚血少,不能濡养四肢、肌肤可致血痹;或因正气亏虚,无力鼓动血行,血行壅滞,再加邪气侵袭,雪上加霜,亦致血痹。

(3)痰瘀阻络 《血证论》曰:"瘀血窜走四肢,亦发疼痛,证似血痹[11]136。"《读医随笔》曰:"血痹……血行遂不得反其故道,而为之凝涩矣……即血之所积而痹也[13]289。"《张氏医通》曰:"夫血痹者,即《内经》所谓在脉则血凝不流[14]183。"又曰:"血痹者……血凝于肤者为痹是也[14]184。"《中藏经》曰:"血痹者,饮酒过多,怀热太盛,或寒折于经络,或湿犯于荣卫,因而血抟,遂成其咎。故使人血不能荣外,气不能养内。内外已失,渐渐消削[18]47。"可见,平素饮食失宜,脾胃失调,运化不能,则聚湿生痰;或气虚血少,血行不畅,壅滞成瘀,痰瘀互结,阻滞脉络,而致血痹;更甚者正气亏虚,复感外邪,邪气凝滞则脉络不通,肌肤经络失于充养,故得此病。

因此可知,血痹病因为外邪侵袭、正气亏虚、痰瘀阻络等,概括起来无外乎"邪、虚、瘀"三个方面。血痹为本虚标实之证,本虚以气血亏虚为主,标实以风邪、寒凝、痰瘀为主。故其基本病机为气虚血少,血行不畅,肢体肌肤失于濡养。

3. 症状与诊断 在《伤寒杂病论》的基础上,后世医家对此有了更为深入的认识。

《中藏经》中曰:"血痹者……左先枯,则右不能举;右先枯,则左不能伸;上先枯,则上不能制于下;下先枯,则下不能克于上;中先枯,则不能通疏。百证千状,皆失血也。其脉,左手寸口脉结而不流利,或如断绝者是也[18]47。"《备急千金要方》指出:"人汗勿跂床悬脚,久成血痹,两足重,腰疼[7]578。"《外台秘要》从之。《普济方》载"风血痹,身体不仁肉冷[10]2448""风血痹,肌体手足痿弱,四肢拘挛"[10]2448等。《奇效良方》曰:"血痹者……其状体常如被微风所吹,骨弱劳瘦,汗出,卧则不时摇动[6]655。"《解围元薮》曰:"血痹风:此症初起时,常疲倦汗出,卧寐不时摇动,形体如被风吹,淫奕倦怠,或时攻击而痛;久渐发出紫块、肿胀,痛极则痒,酸软而麻,痒极则痛[17]22。"《证治准绳》中指出:"血痹者……其状,体常如被风所吹,骨弱劳瘦、汗出,卧则不时摇动[19]146。"《证治汇补》提出:"血痹者,邪入阴分,若被风吹,骨弱劳瘦汗出,卧则摇动[20]201。"

关于血痹的脉象,《证治准绳》记载:"左寸结不流利,为血痹[19]146。"《医宗必读》认为:"脉候:左寸急、不流利为血痹[21]266。"

因此,综合历代各医家记载的文献描述,可知道血痹除了形体、肌肤、手足麻木不仁的症状,还可出现肢体软弱、痹痛、挛急的症状;同时还会有汗出疲倦,头晕目眩,卧则不时摇动,或形寒肢冷、气短无力等症状,脉象则会出现左寸结而不流利的表现。

关于血痹与风痹的鉴别。《金匮要略》中记载:"血痹阴阳俱微……如风痹状[3]33。"《备急千金要方》

曰："风痹游走无定处，名曰血痹[7]204。"可见血痹与风痹在临床表现上十分相似。但二者又有明显区别，《金匮翼》曰："风痹云者，以阳邪而入于阴之谓也……血痹者，以血虚而风中之，亦阳邪入阴所致也。盖即风痹之症，而自风言之，则为风痹；就血言之，则为血痹耳。若其他风病而未入于阴者，则固不得谓之痹症矣[22]282。"《金匮玉函要略辑义》言："据此则风痹乃顽麻、疼痛兼有，而血痹则唯顽麻而无疼痛，历节则唯疼痛而不顽麻，三病各异[23]57。"可见血痹是以肢体局部（肌肤）麻木不仁为主，而风痹则是以肢体疼痛为主，故可鉴别。

关于血痹与脉痹的鉴别。血、脉往往关系密切，《素问·脉要精微论》曰："夫脉者，血之府也[1]67。"但两者是有区别的，《素问·痹论》曰："风寒湿三气杂至，合而为痹……以夏遇此者为脉痹[1]164。"又曰："痹……在于脉则血凝而不流[1]167。"《诸病源候论》曰："夏遇痹者为脉痹，则血凝不流，令人萎黄[4]42。"《杂病源流犀烛》曰："入于血，则凝而不流为脉痹[15]235。"《圣济总录》曰："脉痹荣卫不通，四肢疼痹[5]492。"《古今医鉴》记载："其病在脉者，则血凝而不流，应乎心，其症令人萎黄，心下鼓暴，上气逆喘不通，嗌干善噫[24]1300。"可见，脉痹病在脉，是以四肢疼痛无力为主要表现的痹病，其与血痹的病位及症状有明显区别。

4. 治法方药 后世医家对本病治法方药的研究有所发展，总体上遵循以祛邪治其标、以扶正固其本的治疗原则，针对虚实夹杂之候，则当权衡缓急，辨证施治。具体治法体现在以下几个方面：

（1）发表祛风，疏风活络 风邪侵袭于肌表，导致血脉痹阻，是血痹的常见病机，故解表、祛风、活络等祛邪治法是治疗血痹的主要治法。代表方剂为防风汤。《圣济总录》记载："治风血痹。皮肤不仁。防风汤方：防风（去叉，二两），甘草（炙锉，半两），独活（去芦头，三分），当归（切焙）、赤茯苓（去黑皮）、秦艽（去苗土）各一两，茵芋（去粗茎，半两），桂（去粗皮，三分），杏仁（汤浸，去皮尖，双仁麸炒，半两）。上九味，粗捣筛，每服四钱匕，水酒各七分，入生姜五片，煎至八分，去滓温服，不计时候[5]489-490。"《太平圣惠方》《证治准绳》均从之。

（2）活血舒筋，通络止痛 常用方剂为各种药酒，如黄芪酒、萆薢酒、茵芋酒等。《证治准绳》记载"黄芪酒一名小黄芪酒，治血痹及诸痹"[19]529。《圣济总录》中记载茵芋酒"治风血痹，肌体手足痿弱，四肢拘挛"[5]491；黄芪酒、萆薢酒等治血痹。《普济方》从之。

（3）益气补血，行气止痛 代表方剂为当归汤。《证治汇补》曰："血痹者，邪入阴分，若被风吹，骨弱劳瘦汗出，卧则摇动，宜当归汤[20]201。"组成："当归二钱，赤芍一钱五分，独活、防风、赤苓、黄芩、秦艽各一钱，甘草六分，桂心三分，生姜[20]202。"方中重用当归、赤芍，以着重理气补血。

（4）活血化瘀，通经止痛 《血证论》曰："瘀血窜走四肢，亦发疼痛，证似血痹[11]136。"故适时需要活血化瘀之药以治之，代表方剂为大黄䗪虫丸。《读医随笔》云："大黄䗪虫丸，治久病血痹，通脉生新之剂也[13]290。""仲景治血痹风气百疾，有薯蓣丸，是补其虚也；有大黄䗪虫丸，是攻其实也[13]240。"

（5）通阳补血 《医门法律》用十味锉散治疗本病："然既已血痹，所受风燥之累不浅，故取此方；养血之中，加附子之力，通其阳气，而用防风，反佐黄芪，出其分肉腠理之风也[12]258。"《解围元薮》治疗血痹风"以补旧汤、铅汞膏、二八济阳丹等剂，治之庶免变传无治"[17]22。

此外，部分本草文献还记载了治疗血痹的药物，如《千金翼方》中用代赭石治"血痹血瘀"[8]30，干地黄"逐血痹"[8]32，芍药"除血痹"[8]40，白附子治"心痛血痹"[8]51，厚朴治"气血痹"[8]55，吴茱萸"除湿血痹"[8]55，鲍鱼治"血痹在四肢不散者"[8]66，用泽兰子汤治"百脉开张，血痹不仁"[8]295等。

5. 预防调护 《备急千金要方》提出"人汗勿跂悬脚，久成血痹"[7]578，《外台秘要》也提出"人汗出次，勿跂床悬脚，久成血痹[25]342"，强调预防本病的方法。

【应用示例】

1.气血不足，风邪乘袭，血行滞涩 《李斯炽医案206例》：张某，男，40岁，干部。初诊：患者久患全身麻木，先由手背渐及四肢，颜面和舌部亦有同样感觉。并常有头痛头昏、气逆恶心、睡眠短少、手足清冷等症。经成都及天津等地有关医院检查，诊断为血管硬化及神经炎。

最近又因感冒，患者全身更觉酸楚。诊得脉缓无力，舌中见黑苔。《金匮要略》说："血痹之脉为阴阳俱微。""外症身体不仁，如风痹状。"与本案全身麻木、脉缓无力颇相类似。其受病之因，多为平时缺少劳动锻炼，身体虚衰，气血不足，偶因烦劳，汗出遇风，则更使血行滞涩，而发为此血痹之证。《内经》说："营血虚则不仁。"其舌中黑苔，亦可为阴血不足之佐证。且"血为气之母"，营血衰少，每易导致卫气之不足，故有手足清冷、脉缓无力等气虚现症。气虚则清阳不升，血虚则虚火易动，故头痛头昏；气逆恶心，睡眠短少，均为气血不足所引起。其近日更觉全身酸痛，是为新感之故。根据上述分析，本案应以培养阴血为主，佐以益气解表。拟用四物汤、肉苁蓉、沙参、玉竹、钗石斛、麦冬以培养阴血；用黄芪、甘草以补卫气；用防风、菊花、秦艽以疏解风邪。处方如下：当归9g，川芎9g，生地黄9g，白芍9g，沙参9g，玉竹9g，肉苁蓉9g，钗石斛9g，麦冬9g，黄芪9g，菊花9g，防风9g，秦艽9g，甘草3g。

二诊：服上方2剂后，患者感冒已解，舌中黑苔渐退，睡眠转好。偶尔腹中隐痛，时觉皮肤有针刺感，此气血有流畅之势。应撤去表药，加以培养气血，使血濡气煦，则诸症可望缓解。处方：当归9g，川芎9g，白芍9g，生地黄9g，山药9g，肉苁蓉9g，菟丝子9g，女贞子9g，麦冬9g，泡参9g，黄芪9g，甘草3g，牡蛎9g。7剂。

三诊：前药已见小效，患者面部麻木减轻，未反映头昏、气逆等症，仍脉弱、肢冷。阴血虽渐恢复，阳气尤觉衰微。再拟增强气血、滋养脾肾之方以观后效。处方：党参9g，白术9g，茯苓9g，当归9g，熟地黄9g，白芍9g，川芎9g，黄芪12g，制附片15g，炮姜4.5g，桂木3g，淫羊藿9g，枸杞子9g，甘草3g。7剂。

四诊：服上方后，患者麻木现象又有所减轻，未见异常反应。余症仍在，仍本前法处理。处方：党参9g，白术9g，茯苓9g，当归9g，熟地黄9g，白芍9g，川芎9g，黄芪9g，酸枣仁9g，桂木9g，制附片15g，鹿角霜6g，吴茱萸4.5g，甘草3g。6剂。

五诊：麻木症状全部减退，唯肢体尚感酸软，手足时觉清冷。近日因工作关系，睡眠较差，此为血气未充，营卫运行艰涩之故。续用上法调养，以助恢复。处方：党参15g，茯神9g，制附片15g，黄芪15g，何首乌12g，熟地黄9g，当归9g，川芎9g，枸杞子9g，菟丝子9g，肉苁蓉9g，黑芝麻9g，甘草3g。6剂。

服上方六剂后，患者诸症即告痊愈。后因气候干燥，微发咳嗽，又来就诊。脉象已柔和有力，再予养血中佐以清润之品，以收兼顾之效[26]295-296。

2.阴亏血虚，筋脉失养，经络不通 《李斯炽医案206例》：晋某，男，50岁，工人。1971年7月13日初诊。患者久患左肩臂疼痛，经服祛风湿药物及针灸治疗后，左肩臂反麻木不仁。现症饮食甚少，渴饮不多，口鼻均有热感，全身乏力，睡眠甚差。经西医检查，肝脏肿大。诊得脉象弦细而缓，舌质淡红，中心有微黄苔。

从患者左臂麻木及脉象细弦等主症观察，应属中医学"血痹"范畴。其久患左臂疼痛，应属血虚不能养筋所致。祛风燥湿等辛温药物均属劫血耗阴之品，故服之血愈伤而阴愈竭。营血不足，故左臂反觉麻木不仁；经络失养，则周身乏力；阴虚阳亢，则睡眠不安；胃阴受灼，故出现饮食甚少、渴饮不多、口鼻热感等症。其脉象弦细而缓、舌质淡红、中微黄苔，亦符合阴血衰少、虚热内生之象。此证虽属"血痹"范畴，但不能固守《金匮要略》之方，而用黄芪桂枝五物汤，盖彼兼表而此属里；彼为阴阳营卫俱虚，而此属阴血亏损化燥，如重投甘温则血将难复，病将难愈矣。拟养血益阴柔肝通络法。处方：当归9g，白芍12g，生地黄12g，制首乌12g，女贞子12g，玉竹12g，山药15g，秦艽9g，桑枝30g，海风藤9g，豨莶草9g，甘草3g。

7月20日二诊：患者服上方4剂后，诸症大减。目前患者左肩臂只感轻微麻木，并无痛感；睡眠、精神、饮食均有改善。仍觉口干鼻热，脉象浮弦，头部微昏。再本前方之意加减，增入潜阳之品。处方：当归9g，白芍12g，生地黄12g，鸡血藤12g，女贞子12g，玉竹12g，山药15g，牡蛎12g，钩藤12g，桑枝30g，豨莶草12g，丝瓜络4寸，海桐皮9g，甘草3g。

8月24日三诊：服上方4剂后，患者自觉左肩臂已不痛不麻，诸症亦减轻，即停药一月。此次来诊只感左手二指尖微痛，胃中及口鼻有热感，头部有时微昏，胸部微闷，脉象浮弦，舌质干红。仍属血虚生热、脉络痹阻之候，再用养血益阴、清热宣痹之法，以巩固之。处方：生地黄12g，白芍12g，玉竹12g，山药15g，知母12g，瓜蒌21g，薤白6g，法半夏9g，桑枝30g，丝瓜络4寸，豨莶草9g，甘草3g。

服上方4剂后，患者诸症消失，以后即停药。随访至1978年12月，据患者说，7年多来，一直未再发过此病，亦未再服其他药物，且肝脏早已恢复至正常范围[26]297-298。

3. 阴血亏虚，复感风寒湿 《张山雷医集》：徐左，血虚生内热，四肢逢节隐隐疼痛，两足已发肿，幸按之不能，犹不至遽为踝痛，然病在关节，瘳之不易。脉沉分弦数，夜热便坚，宜养液清理血络。大元地四钱，润玄参三钱，羌独活各一钱，川怀牛膝各二钱，全当归二钱，甘杞子二钱，陈木瓜二钱，川断肉二钱，炒川柏一钱五分，鸡血藤一钱五分，制首乌三钱，炒丹皮一钱五分，威灵仙一钱五分，焦栀皮二钱[27]961。

4. 肝胆火逆 《临证指南医案》：葛，嗔怒喧嚷，气火逆飞，致血痹咽痛，食物厌恶，耳前后绕肩闪刺。议解少阳。（怒动胆火）夏枯草、牡丹皮、桑叶、钩藤、山栀、地骨皮[28]303。

5. 气滞血痹 《临证指南医案》：蒋，阳微气阻，右脘痛痹，据云努力痛起。当两调气血。延胡、半夏、厚朴、橘红、桂枝木、良姜、瓜蒌皮、茯苓[28]434。

6. 阴阳俱损，营卫失度 《临证指南医案》：董，脉数色夺，久嗽经闭，寒从背起，热过无汗。此非疟邪，由乎阴阳并损，营卫循行失其常度。经云阳维为病，苦寒热矣。症属血痹成劳，为难治。痹阻气分，务宜宣通。生鹿角、川桂枝木、当归、茯苓、炙草、姜、枣。另回生丹，二服[28]488。

7. 肝气横逆，营血不调 《王旭高临证医案》：孔，病由肝气横逆，营血不调，腹中结瘕，脘胁攻痛，渐致食减内热，咳嗽痰多，当脐动跳，心悸少寐，口干肠燥，而显虚劳血痹之象。极难医治，姑仿仲景法。党参、茯苓、枣仁、乳香、没药、桃仁、当归、川贝、香附、白蜜、地鳖虫（酒炙）。

又，前方养营化瘀，下得血块两枚。腹满稍软，内热咳嗽未减。今且和营启胃，退热止咳，再望转机。西党参、茯苓、丹参、广皮、血余炭、川贝母、杏仁、当归、阿胶、地鳖虫。

又，气滞血瘀，腹满有块攻痛，内热已减，咳嗽未平。拟两和气血方法。党参、香附、郁金、茯苓、山楂肉、延胡索、当归、杏仁、阿胶、桃仁、沉香、血余炭。

又，咳嗽不止，腹仍满痛。肝肺同病，久延不已，终成劳损。桃杏仁、车前子、川贝、当归、牡丹皮、阿胶（蒲黄炒）、旋覆花、苏子、茯苓、新绛[29]102。

8. 阳气虚衰 《刘正江老中医医案医话》：2007年6月12日初诊：杨某，女，54岁。主诉：双手双足冰凉，伴双上肢麻木 3 年。

现病史：患者三年前因受凉后出现右上肢发凉，后渐出现双足发凉，伴双上肢麻木，双手不能接触凉水，受凉后症状加重。

患者平素畏寒，眼睑浮肿，夜多梦，醒后入睡难，活动或夜间醒来后出汗多。曾在某医院检查治疗，诊断：雷诺病，服药治疗效果欠佳，要求中医治疗。

检查：舌淡红，苔薄微黄，脉细滑。

辨证：患者四末发凉，显然属于寒，寒邪侵入，从皮毛而入，内着于血脉，寒性凝滞，气血因而痹阻不通，四末不得温润，而导致发凉、麻木。

再因失治，寒邪内停不去，阳气不足则畏寒，受凉后症状加重；阳虚不能制水，水湿上泛，目胞肿胀；阳虚卫表不固则汗出，动则更甚；阳虚则心神失于固护，故梦多；阳不入阴则难寐。是为阳气虚衰之血痹病。

中医诊断：血痹，阳气虚衰。西医诊断：雷诺病。

治则：益气养血，温经通络。

处方：生黄芪 30g，白术 15g，防风 10g，桂枝 12g，白芍 12g，当归 12g，生地黄 15g，木瓜 12g，柴胡 12g，生姜 10g，炙甘草 10g，大枣 5 个。6 剂，水煎服，日 1 剂。

2007 年 6 月 20 日二诊：服药 6 剂，手足发凉减轻，双上肢麻木亦改善，上方去生地黄、木瓜、柴胡，加麻黄 8g，熟附子 9g，细辛 5g，以温补阳气，发散除寒，温经通络，再服 6 剂。

2007 年 6 月 28 日三诊：患者病情明显改善，但出汗多，上方减麻黄，加淫羊藿 20g，温补肾气，散寒通痹，10 剂。药后双上肢麻木已消失，足发冷减轻。嘱注意保暖，避风寒。

感悟：本病案属于气虚血少，寒气痹阻血脉，阳气虚弱之血痹证。治疗用温阳益气养血，通经活络散寒。方用当归四逆汤、黄芪桂枝五物汤、玉屏风散合为一方，用黄芪健脾益气固表；桂枝温通阳气，合白芍调和营卫；当归、生地黄养血活血；防风疏风散寒；柴胡升提阳气，调畅气机；木瓜舒筋通络；生姜、大枣温中健脾；炙甘草益气调中。由于药物切中病机，故收效甚捷[30] 478-479。

附录一：文献辑录

《诸病源候论》 血痹者，由体虚，邪入于阴经故也。血为阴，邪入于血而痹，故为血痹也。其状，形体如被微风所吹，此由忧乐之人，骨弱肌肤盛，因劳瘦汗出，卧不时动摇，肤腠开，为风邪所侵也。诊其脉自微涩，在寸口而关上小紧，血痹也。宜可针引阳气，令脉和紧去则愈[4] 43。

《圣济总录》 论曰血痹之状，形体肌肤，如被微风所吹者是也，盖血为阴，邪入于血而痹，故谓之血痹。宜先针引阳气，后以药治之[5] 489。

《奇效良方》 血痹者，邪入于阴血之分，其状体常如被微风所吹，骨弱劳瘦，汗出，卧则不时摇动[6] 655。

《备急千金要方》 论曰，血痹病从何而得之。师曰：夫尊荣人骨弱肌肤盛，因疲劳汗出，卧不时动摇，加被微风遂得之，形如风状。《巢源》云：其状如被微风所吹。但以脉自微涩，涩在寸口，关上紧。宜针引阳气，令脉和紧去则愈[7] 203-204。

《备急千金要方》 治风痹游走无定处，名曰血痹，大易方。萆薢、薯蓣、牛膝、泽泻各二两，白术、地肤子各半两，干漆、蛴螬、天雄、狗脊、车前子各十铢，茵芋六铢，山茱萸三十铢，干地黄二两半。上十四味，末之，蜜和。酒下如梧子十丸，日三，稍稍加之[7] 204。

《千金翼方》 代赭，味苦甘寒，无毒。主鬼疰，贼风蛊毒，杀精物恶鬼，腹中毒邪气，女子赤沃漏下，带下百病，产难，胞衣不出，堕胎，养血气，除五脏血脉中热，血痹血瘀，大人小儿惊气入腹及阴痿不起。一名须丸，一名血师。生齐国山谷，赤红青色，如鸡冠有泽染爪甲不渝者良，采无时[8]30。

《千金翼方》 鲍鱼，味辛臭温，无毒。主坠堕，腿蹶，踠折，瘀血，血痹在四肢不散者，女子崩中血不止。勿令中咸[8]66。

《千金翼方》 泽兰子汤，主伤中里急，两胁挛痛，久致咳嗽，四肢寒热，小便赤黄，饮酒困卧，长风百脉开张，血痹不仁，梦寤失精，唇口干燥。奄然短气方。泽兰子、半夏（洗）、麻仁各一升，大枣二十枚（擘），糖一斤，人参、茯苓、细辛各二两，远志（去心）、桂心、龙骨、甘草（炙）各一两。上一十二味，㕮咀，以水一斗二升，煮取四升，分四服，日三夜一[8]295。

《太平圣惠方》 夫风血痹者，由体虚之人，阴邪入于血经故也。若阴邪入于血经而为痹，故为风血痹也。其状，形体如被微风所吹，皆由忧乐之人，骨弱肌肤充盛，因疲劳汗出，肤腠易开，为风邪所侵故也。诊其脉自微而涩，在寸口关上小紧者，为风血痹也[9]542-543。

《太平圣惠方》 治风血痹，皮肤不仁。宜服防风散方[9]543。

《太平圣惠方》 治风血痹，身体不仁。宜服侧子散方[9]543。

《太平圣惠方》 治风血痹，肌肤不仁，四肢缓弱。宜服麻黄散方[9]543。

《太平圣惠方》 治风血痹，体虚，风邪入血，肌肤顽痹。茵芋散方[9]543。

《太平圣惠方》 治血风痹，走无定处，及诸风痹。宜服地黄丸方[9]543。

《普济方》 夫血痹之状，形体肌肤，如被微风所吹者是也。盖血为阴，邪入于血而痹，故谓之血痹。宜先针引阳气，后以药治之。圣惠方云：夫风血痹者，由体虚之人，阴邪入于血经故也。若阴邪入于血经而为痹，故为风血痹也。其状，形体如被微风所吹，皆由忧乐之人，骨弱肌肤充盛，因疲劳汗出，肤腠易开，为风邪所侵故也。诊其脉自微而涩，在寸口关上小紧者，为风血痹也。急针引阳气，令脉和则愈[10]2447。

《普济方》 萆薢丸（出《千金方》）。治血痹，手足麻不仁，游走无定，风痹等证。萆薢（炒）、山芋、牛膝（酒浸切焙）各一两，白术半两，地肤子半两（炒），干漆（炒令烟出）、蛴螬、天雄（炮去皮脐）各三分，泽泻一两，熟干地黄一两（焙），茵芋一钱（去皮茎），狗脊半两（去毛），山茱萸一两，车前子三分（炒）。右除蛴螬研入外，捣罗为末，和令匀，炼蜜和丸，如梧桐子大。空心食前，温酒下十丸，至十五丸，日二夜一[10]2448。

《圣济总录》 治风血痹，皮肤不仁。防风汤方：防风二两（去叉），甘草半两（炙锉），独活三分（去芦头），当归（切焙）、赤茯苓（去黑皮）、秦艽（去苗土）各一两，茵芋半两（去粗茎），桂三分（去粗皮），杏仁半两（汤浸，去皮尖双仁，麸炒）。上九味，粗捣筛，每服四钱匕，水酒各七分，入生姜五片，煎至八分，去滓温服，不计时候[5]489-490。

《圣济总录》 治风血痹，阴阳俱微，寸口关上微，或尺中小紧，其状身体不仁，如贼风所中。黄芪汤方：黄芪、芍药各一两，桂三分（去粗皮）。上三味，粗捣筛。每服五钱匕，以水一盏半，枣二枚劈破，生姜一枣大拍碎，同煎至八分。去滓温服，早晨、午间、近晚各一服[5]490。

《血证论》 身体不仁，四肢疼痛，今名痛风，古曰痹证。虚人感受外风，客于脉分，则为血痹。仲景用黄芪五物汤，以桂枝入血分，行风最效。失血家血脉既虚，往往感受外风，发为痹痛，或游走不定，或滞着一处，宜黄芪五味汤，重加当归、牡丹皮、红花。如血虚火旺之人，风中兼火，外见痹证，内见便短、脉数、口渴等证，则不宜桂枝之辛温，宜四物汤加防风、柴胡、黄芩、牡丹皮、血通、秦艽、续断、羚羊角、桑寄生、玉竹、麦冬治之。血虚生风，往往而然，当归、红花、荆芥，酒水煎服。

瘀血窜走四肢，亦发疼痛，证似血痹。惟瘀血之痛，多如锥刺，脉不浮，不拘急，此略不同。另详瘀血门[11]136。

《医门法律》 痹在上，用桂枝五物汤。黄芪三两，桂枝三两，芍药三两，生姜六两，大枣十二枚。上五味，以水六升，煮取二升，温服七合，日三服。一方有人参。按：此乃《金匮》治血痹之方也。血痹而用桂枝汤加黄芪，以其风邪独胜，风性上行，故其痹在上也。其脉微涩，寸口关上小紧，紧处乃邪着之验也。然又曰寸口关上微，尺中小紧，外证身体不仁，如风痹状，此方主之，又可见风性善行，随其或上或下，一皆主以此方矣[12]258。

《读医随笔》 《金匮》论血痹曰：尊荣人，骨弱，肌丰盛，重因疲劳，汗出而卧，不时动摇，加被微风，遂得之。此即《内经》所谓厥逆、颠疾、仆击、偏枯，肥贵人则膏粱之疾也。盖尊荣肥盛，是素本气虚血滞之质矣。疲劳汗出，则气伤津耗，气不足以运血，津不足以载血矣。而又继以坐卧不动，加被微风，血行遂不得反其故道，而为之凝涩矣。凡气怯津虚之人，忽遇劳倦，即气血沸腾，旋复静息，即气血澄凝，忽驶忽停，失其常度，即不得反其故道，而瘀痹作矣。尊荣丰盛，不过为气虚血滞立影，其实农工力食之人，年岁稍高，即多此证。为其汗出衣薄，风寒屡袭而不已也。疟疾日久，多成疟母者，即血之所积而痹也。大寒大热，二气迭乘，寒至即周身血液为之结涩，热至即周身血液为之奔驶，脉络之中必有推荡不尽之渣滓，前血未净，续来之血，行至此处，必有所挂，积之日久，而癥块成矣。此即血痹之机括也。但血痹之证，散在周身脉络之中，而疟母则结聚于内膜之一处。要其痹，皆在经脉络膜，而不在肠胃，故治之总宜红花、䗪虫，曲折搜剔，不宜大黄、芒硝之直下而迅扫也。吾每于力食之人，患偏废、注痛者，率以补气破血施之，疟母则兼化冷痰，其奏效皆甚捷。此即从仲景鳖甲、䗪虫、抵当化瘀诸方中来[13]289。

《张氏医通》 《金匮》云：问曰：血痹病，从何得之？师曰：夫尊荣人骨弱肌肤盛，重因疲劳，汗出，卧不时动摇，加被微风，遂得之，但以脉自微涩在寸口，关上小紧，宜针引阳气，令脉和，紧去则愈。血痹，阴阳俱微，寸口关上微，尺中小紧，外证身体不仁，如风痹状，黄芪桂枝五物汤主之[14]182。

《杂病源流犀烛》 虽然，《内经》之言痹，固可阐而明之矣，而仲景书又有所谓血痹者，曰尊荣人骨弱，肌肤盛重，因劳瘦汗出，卧不时动摇，加被微风，遂得之，大抵此症原于质虚劳倦之故。盖以尊荣者，素安闲，故骨弱。素膏粱，故肌肤盛。一旦疲劳汗出，则气竭表虚，因而卧则神不敛，或时动摇而微风乘之。此时本气弱疲，劳又耗气，汗则阳气泄，卧则阳气伏，则外之阳气不能固闭，荣气又复动摇，风虽微而易人，故风与血相搏而成痹也。然风搏于中上二焦，寸口关上，脉必微涩。而邪之前锋，早及下焦，尺中必见小紧，得如此脉，而又身体不仁，如风痹状，故知为血痹症也。宜黄芪桂枝五物汤[15]236-237。

《张氏医通》 血痹者，邪入于阴也。经云：人卧则血归于肝，汗出而风吹之，血凝于肤者为痹是也，黄芪桂枝五物汤，昼轻夜重加当归[14]184。

《杂病源流犀烛》 然则仲景言血痹、胸痹二症，固均属阳虚之疾，不与他痹症相同，故于血痹谓宜针引阳气，于胸痹谓当全责阳虚也[15]237。

《严氏济生方》 又有风血痹，阴邪入于血经故也[16]118。

《解围元薮》 血痹风，此症初起时常疲倦汗出，卧寐不时摇动，形体如被风吹，淫奕倦怠，或时攻击而痛，久渐发出紫块肿胀，痛极则痒，酸软而麻，痒极则痛，或时穿烂臭恶，跛挛败形，日夜叫号。乃由体虚而风邪深入阴分，气血为风邪所击，肌肤弛缓，皮腠疏开，风邪暴侵，肝家受病，至心气郁，脾湿并痊，故生毒虫、蠹蚀肌肉也。以补旧汤、铅汞膏、二八济阳丹等剂，治之庶免变传无治[17]22。

《中藏经》　大凡风寒暑湿之邪入于心则名血痹[18]45。

《圣济总录》　治风邪游走无定处，名曰血痹。萆薢丸方：萆薢（锉，炒令黄）、山芋、牛膝（切焙）、泽泻各一两，白术三分，地肤子半两，山茱萸一两一分（炒），狗脊三分（细锉去毛），茵芋一分（用叶，炙过），熟干地黄二两半（焙）。右一十味，捣罗为末，炼蜜和丸，如梧桐子大，每服十丸，温酒下，不拘时，稍加至十五丸[5]491。

《张氏医通》　血痹者，寒湿之邪，痹着于血分也。辛苦劳动之人，皮腠致密，筋骨坚强，虽有风寒湿邪，莫之能客。惟尊荣奉养之人，肌肉丰满，筋骨柔脆，素常不胜疲劳，行卧动摇，或遇微风，则能痹着为患，不必风寒湿之气杂至而为病也。上条言脉自微涩，而关寸小紧，为湿痹血分，所以阳气不能外行，故宜针引阳气以和阴血。下条言阴阳俱微，而尺中小紧，为营卫俱虚，所以身体不仁，故宜药通营卫，行散其痹，则紧去人安而愈矣。夫血痹者，即《内经》所谓在脉则血凝不疏，仲景直发其所以不流之故，言血既痹，脉自微涩，然或寸或关或尺，其脉见小急之处，即风入之处也，故其针药所施，皆引风外出之法也[14]182-183。

《医门法律》　痹在臂，用十味锉散。原治中风血弱臂痛，连及筋骨，举动难支。附子（炮）、黄芪、当归、白芍药各一钱，川芎、防风、白术各七分，茯苓、肉桂各五分，熟地黄二钱（酒洗，焙干）。上水二盏，姜三片、枣二枚，食后临卧服。按：臂痛乃筋脉不舒，体盛者可去其筋脉中之风。然既已血痹，所受风燥之累不浅，故取此方。养血之中，加附子之力，通其阳气，而用防风反佐黄芪，出其分肉腠理之风也[12]258。

《中藏经》　血痹者，饮酒过多，怀热太盛。或寒折于经络，或湿犯于荣卫，因而血抟，遂成其咎。故使人血不能荣外，气不能养内，内外已失，渐渐消削。左先枯，则右不能举；右先枯，则左不能伸；上先枯，则上不能制下；下先枯，则下不能克上；中先枯，则下不能通疏。百证千状，皆失血也。其脉，左手寸口脉结而不能流利，或如断绝者是也[18]47。

《备急千金要方》　人汗勿跂床悬脚，久成血痹，两足重，腰疼[7]578。

《普济方》　芍药汤（一名侧子散出《圣惠方》）治风血痹，身体不仁，肉冷。赤芍药、侧子（炮去皮脐）、桂（去粗皮）、麻黄（去根节）、萆薢（炒）、当归（切焙）、丹砂各一两，细辛（去苗叶）、甘草（炙，锉）各半两。右锉如麻豆，每服三钱，水一盏，入生姜五片，同煎至六分，去滓温服，不计时候[10]2448。

《普济方》　茵芋酒（出《圣济总录》）治风血痹，肌体手足痿弱，四肢拘挛。茵芋（去粗皮）、附子（炮去皮脐）、天雄（炮去皮脐）、乌头（去皮脐）、秦艽（去土）、女萎、防风（去梢）、羊踯躅、防己、石南、细辛（去苗叶）、桂（去粗皮）各一两。右咬咀如麻豆，夹绢袋盛贮，以清酒五升浸之。冬七日、夏三日、秋五日、春五日，初服一合，日三，渐增[10]2448。

《证治准绳·杂病》　血痹者，邪入于阴血之分，其状，体常如被风所吹，骨弱劳瘦、汗出，卧则不时摇动，宜当归汤[19]146。

《证治汇补》　血痹者，邪入阴分，若被风吹，骨弱劳瘦汗出，卧则摇动，宜当归汤[20]201。

《证治准绳·杂病》　左寸结不流利，为血痹[19]146。

《医宗必读》　脉候：左寸急、不流利为血痹[21]266。

《金匮翼》　风痹云者，以阳邪而入于阴之谓也。故虽驱散风邪，又必兼以行血之剂。又有血痹者，以血虚而风中之，亦阳邪入阴所致也。盖即风痹之症，而自风言之，则为风痹；就血言之，则为血痹耳。若其他风病而未入于阴者，则固不得谓之痹症矣[22]282。

《金匮玉函要略辑义》　据此则风痹乃须麻、疼痛兼有，而血痹则惟顽麻而无疼痛，历节则惟疼痛而不顽麻，三病各异，岂可混同乎[23]57。

《诸病源候论》 夏遇痹者为脉痹，则血凝不流，令人萎黄[4]42。

《杂病源流犀烛》 入于血，则凝而不流为脉痹[15]235。

《圣济总录》 治脉痹荣卫不通，四肢疼痹。芍药汤方：芍药、熟干地黄（焙）、当归（切焙）各二两，防风（去叉）、秦艽（去苗土）、羌活（去芦头）、防己、川芎、白术各一两，桂（去粗皮）、甘草（炙）各三分。上一十一味，粗捣筛，每服五钱匕，以水一盏半，煎至八分，去滓温服，日二服[5]492。

《古今医鉴》 其病在脉者，则血凝而不流，应乎心，其症令人萎黄，心下鼓暴，上气逆喘不通，嗌干善噫[24]1300。

《证治准绳·类方》 黄芪酒（一名小黄芪酒）治血痹及诸痹，甚者四肢不遂，风湿寒痹，举体肿满，疼痛不仁。兼治风虚痰癖，四肢偏枯，两脚软弱，手不能上头或小腹缩痛，胁下挛急，心下有伏水，胁下有积饮，夜梦悲愁不乐，恍惚善忘，由风虚五脏受邪所致。或久坐腰痛耳聋，卒起眼眩头重，或举体肿疼，饮食恶冷，啬啬恶寒，胸中痰满，心下寒疝。及治妇人产后余疾、风虚积冷之不除者[19]529。

《圣济总录》 治风血痹，肌体手足痿弱，四肢拘挛。茵芋酒方：茵芋（去粗茎）、附子（炮裂，去皮脐）、天雄（炮裂，去皮脐）、乌头（炮裂，去皮脐）、秦艽（去苗土）、女萎、防风（去叉）、羊踯躅、防己、石南、细辛（去苗叶）、桂（去粗皮）各一两。上一十二味，㕮咀如麻豆，夹绢囊盛贮，以清酒五升浸之。冬七日、夏三日、春秋五日，初服一合，日三，渐增之[5]491。

《证治汇补》 当归汤：当归二钱，赤芍一钱五分，独活、防风、赤苓、黄芩、秦艽各一钱，甘草六分，桂心三分，生姜[20]202。

《读医随笔》 大黄䗪虫丸，治久病血痹，通脉生新之剂也[13]290。

《读医随笔》 仲景治血痹风气百疾，有薯蓣丸，是补其虚也；有大黄䗪虫丸，是攻其实也[13]240。

《千金翼方》 干地黄，味甘苦寒，无毒。主折跌绝筋伤中，逐血痹，填骨髓，长肌肉，作汤除寒热积聚，除痹，主男子五劳七伤，女子伤中，胞漏下血，破恶血，溺血，利大小肠，去胃中宿食，饱力断绝，补五脏内伤不足，通血脉，益气力，利耳目，生者尤良[8]32。

《千金翼方》 芍药，味苦酸平，微寒，有小毒。主邪气腹痛，除血痹，破坚积，寒热疝瘕，止痛，利小便，益气，通顺血脉，缓中，散恶血，逐贼血，去水气，利膀胱大小肠，消痈肿，时行寒热，中恶，腹痛腰痛。一名白术，一名余容，一名犁食，一名解仓，一名铤。生中岳川谷及丘陵，二月八月采根，曝干[8]40。

《千金翼方》 白附子，主心痛血痹，面上百病，行药势。生蜀郡，三月采[8]51。

《千金翼方》 厚朴，味苦温，大温，无毒。主中风伤寒，头痛寒热，惊悸，气血痹，死肌，去三虫，温中益气，消痰下气，疗霍乱及腹痛胀满，胃中冷逆，胸中呕不止，泄痢，淋露，除惊，去留热，心烦满，厚肠胃。一名厚皮，一名赤朴。其树名榛，其子名逐折，疗鼠瘘，明目益气。生交趾、冤句，三月、九月、十月采皮，阴干[8]55。

《千金翼方》 吴茱萸，味辛温，大热，有小毒。主温中，下气止痛，咳逆寒热，除湿血痹，逐风邪，开腠理，去痰冷，腹内绞痛，诸冷实不消，中恶心腹痛，逆气，利五脏。根杀三虫。根白皮杀蛲虫，治喉痹咳逆，止泄注，食不消，女子经产余血，疗白癣。一名藙。生上谷、川谷及冤句，九月九日采，阴干[8]55。

《外台秘要》 人汗出次，勿跂床悬脚，久成血痹，两足重，腰痛[25]342。

附录二：常用方药

黄芪桂枝五物汤方：黄芪三两，桂枝三两，芍药三两，生姜六两，大枣十二枚。上五味，以水六升，煮取二升，温服七合，日三服。(《金匮要略·血痹虚劳病脉证并治》)[3]33

干地黄丸方：生干地黄二两半（焙），五味子、桂（去粗皮）、秦艽（去苗土）、独活（去芦头）、附子（炮裂，去皮脐）、石斛（去根）各一两半，远志一两（去心），肉苁蓉（酒浸切焙）、萆薢（炒）、菟丝子（酒浸别捣）、蛇床子（炒）、牛膝（酒浸切焙）、狗脊（去毛）、桃仁（去皮尖双仁炒）各一两半，诃黎勒皮、槟榔各三两半（锉）。上一十七味，捣罗为末，炼蜜和丸，如梧桐子大。每日空心食前，温酒下二十丸。(《圣济总录》)[5]489

防风汤方：防风二两（去叉），甘草半两（炙锉），独活三分（去芦头），当归（切焙）、赤茯苓（去黑皮）、秦艽（去苗土）各一两，茵芋半两（去粗茎），桂三分（去粗皮），杏仁半两（汤浸，去皮尖双仁，麸炒）。上九味，粗捣筛。每服四钱匕，水酒各七分，入生姜五片，煎至八分，去滓温服，不计时候。(《圣济总录》)[5]489-490

萆薢丸方：萆薢（炒）、山芋、牛膝（酒浸切焙）各一两，白术半两，泽泻一两，地肤子半两（炒），干漆（炒令烟出）、蛴螬（生研）、天雄（炮裂，去皮脐）各三分，熟干地黄一两（焙），狗脊半两（去毛），茵芋一分（去粗茎），山茱萸一两，车前子三分（炒）。上一十四味，除蛴螬研入外，捣罗为末，和令匀，炼蜜和丸，如梧桐子大。空心食前，温酒下十丸，至十五丸，日二夜一。(《圣济总录》)[5]490

芍药汤方：赤芍药、侧子（炮裂，去皮脐）、桂（去粗皮）、麻黄（去根节）、萆薢（炒）、当归（切焙）、丹参各一两，细辛（去苗叶）、甘草（炙锉）各半两。上九味，锉如麻豆。每服三钱匕，水一盏，入生姜五片，同煎至六分，去滓温服，不计时候。(《圣济总录》)[5]490

黄芪汤方：黄芪（锉）、芍药各一两，桂三分（去粗皮）。上三味，粗捣筛。每服五钱匕，以水一盏半，枣二枚劈破，生姜一枣大拍碎，同煎至八分。去滓温服，早晨、午间、近晚各一服。(《圣济总录》)[5]490

黄芪酒方：黄芪、独活（去芦头）、防风（去叉）、甘草（炙）、蜀椒（去目并闭口者，炒出汗）、附子（炮裂，去皮脐）、白术、牛膝、川芎、细辛（去苗叶）各三两，干姜三两半（炮），当归（切焙）、桂（去粗皮）各二两半，葛根、秦艽（去苗土）、乌头（炮裂，去皮脐）、山茱萸各二两，大黄一两（生锉）。上一十八味，锉如麻豆，用夹绢囊盛贮，以清酒一斗浸之，春夏五日，秋冬七日。初服一合，日再夜一，渐增之，以知为度。虚弱者加苁蓉二两；下利者加女萎三两；心下有水，加茯苓二两。一方加石斛、菖蒲各二两。(《圣济总录》)[5]490

萆薢酒方：萆薢、防风（去叉）、菟丝子、杜仲（去粗皮锉炒）、黄芪、菊花、天雄（炮裂，去皮脐）、石斛（去根）、生干地黄（焙）、地骨皮、续断、金牙（煅醋淬）、石南、肉苁蓉（酒浸切焙）、蜀椒（去目及闭口者炒出汗）各一两。右一十五味，㕮咀如麻豆，夹绢囊盛贮，以无灰酒五升浸二七日。每日任性服。候减一升，即旋添酒一升，药力薄即别制，年老者亦可服。(《圣济总录》)[5]490-491

茵芋酒方：茵芋（去粗茎）、附子（炮裂，去皮脐）、天雄（炮裂，去皮脐）、乌头（炮裂，去皮脐）、秦艽（去苗土）、女萎、防风（去叉）、羊踯躅、防己、石南、细辛（去苗叶）、桂（去粗皮）各一两。右一十二味，㕮咀如麻豆，夹绢囊盛贮，以清酒五升浸之，冬七日，夏三日，春秋五日，初服一合，日三，渐增之。(《圣济总录》)[5]491

草薢丸方：草薢（锉炒令黄）、山芋、牛膝（切焙）、泽泻各一两，白术三分，地肤子半两，山茱萸一两一分（炒），狗脊三分（细锉去毛），茵芋一分（用叶，炙过），熟干地黄二两半（焙）。右一十味，捣罗为末，炼蜜和丸，如梧桐子大。每服十丸，温酒下，不拘时，稍加至十五丸。（《圣济总录》）[5]491

防风散方：防风二两（去芦头），甘草三（半）两（炙微赤锉），独活三分，当归一两，赤茯苓一两，秦艽一两（去苗），茵芋半两，桂心三分，杏仁半两（汤浸，去皮尖双仁，麸炒微黄）。上药，捣筛为散，每服四钱，以酒一中盏，入生姜半分，煎至六分，去滓，不计时候，温服。（《太平圣惠方》）[9]543

侧子散方：侧子一两（炮裂，去皮脐），赤芍药一两，桂心一两，麻黄一两（去根节），草薢一两，当归一两，丹参一两，细辛半两，甘草半两（炙微赤，锉）。上药，捣筛为散，每服四钱，以水一中盏，入生姜半分，煎至六分，去滓，不计时候，温服。（《太平圣惠方》）[9]543

麻黄散方：麻黄三分（去根节），乌蛇二两（酒浸，炙令黄，去皮骨），白术三分，茵芋三分，防风三分（去芦头），蚱蟟一（二）分（微炒去足），桂心三分，附子一两（炮裂，去皮脐），当归三分（锉微炒）。上药，捣细罗为散，每服不计时候，以豆淋酒调下一钱。（《太平圣惠方》）[9]543

茵芋散方：茵芋一两，川乌头半两（炮裂，去皮脐），天雄一两（炮裂，去皮脐），石南一两，附子一两（炮裂，去皮脐），桂心一两，秦艽一两（去苗），防风一两（去芦头），踯躅花半两（醋拌匀炒干）。上药，捣细罗为散，每服不计时候，以温酒调下一钱。（《太平圣惠方》）[9]543

地黄丸方：生干地黄一两，泽泻一两，山茱萸一两，草薢一两（锉），薯蓣一两，牛膝一两（去苗），白术三分，天雄三分（炮裂，去皮脐），蛴螬三分（炙令微黄），干漆三分（捣碎炒令烟出），狗脊三分（去毛），车前子三分，茵芋三分。上药，捣罗为末，炼蜜和捣三五百杵，丸如梧桐子大，每服不计时候，以温酒下二十丸。（《太平圣惠方》）[9]543

本章学术精要

1.病名与概述

（1）**病名源流** 血痹首见于《内经》，属特殊痹病范畴，以肌肤麻木、肢体疼痛为特征，与西医学雷诺病、末梢神经炎等疾病相似。张仲景在《金匮要略》中将其确立为独立病名，详述病因病机及治法，奠定后世辨证基础。需与风痹、脉痹鉴别：风痹以游走性疼痛为主，血痹以麻木不仁为核心；脉痹则侧重血脉凝滞伴萎黄。

（2）**疾病特点** 好发于体虚劳倦者，初期表现为局部肌肤麻木、触觉减退，甚则轻微疼痛；重者四肢末端冰冷、肤色苍白或青紫，遇寒加重。可伴汗出疲倦、头晕目眩，脉象多微涩或尺中小紧。

2.病因病机

（1）**外邪侵袭** 风寒湿邪趁虚入侵，尤以风邪为主，导致营卫失调、血行涩滞。夜间卧出受风，血凝于肤为关键诱因。

（2）**正气亏虚** 素体气血不足，尤以尊荣之人骨弱肌肤盛，劳倦汗出后腠理疏松，卫外不固，邪气内侵。

（3）**痰瘀阻络** 气虚推动无力，血行不畅成瘀；脾虚湿聚生痰，痰瘀互结阻滞脉络，加重麻木疼痛。

（4）**阳气痹阻** 阳气虚衰，温煦失职，致四肢不温，血滞不行，形成"阳微血滞"病机。

3.临床表现与鉴别

（1）**核心症状** 肌肤麻木不仁，状如虫蚁爬行，肢体末端冷痛，活动后减轻。重者手足僵硬、肤色苍白或发绀，夜间症状加剧。脉象微涩，寸口或关部脉紧。

（2）辨证要点　①与风痹鉴别：风痹疼痛游走不定，血痹以麻木为主，疼痛轻微且固定。②与脉痹鉴别：脉痹以血脉瘀阻、肤色萎黄为特征，血痹则侧重肌肤失荣。

4. 治法与方药

（1）补气通阳　代表方为黄芪桂枝五物汤，重用黄芪补气，桂枝温阳通脉，配伍芍药、生姜调和营卫，适用于气血两虚、阳微血滞证。

（2）活血化瘀　瘀血显著者用大黄䗪虫丸破血逐瘀，或当归、红花配伍，改善血行涩滞。

（3）祛风通络　风寒偏盛者选用防风汤，辅以针灸引阳气，取太渊、合谷等穴。

（4）调和营卫　营卫不和者以桂枝汤加减，汗多者加玉屏风散固表，兼痰湿者佐白附子、天南星。

5. 转归与调护

（1）预后因素　病变局限于肌肤者易治，及时温通可愈；累及血脉、内脏者预后较差。反复受寒、正气持续耗损者易转为慢性。

（2）传变规律　血痹久病可内传五脏，尤易累及心脉，出现胸闷心悸；或发展为脉痹、骨痹，形成多系统病变。

（3）调护要点　①避邪防寒：注重四肢保暖，避免冷水刺激，秋冬季节佩戴手套和鞋袜，居住环境保持干燥温暖。②饮食调养：多食当归生姜羊肉汤、黄芪粥等温补气血之品，忌食生冷瓜果及油腻碍胃食物。③情志管理：保持情绪平稳，避免因焦虑抑郁导致气机郁滞，加重血行不畅。④适度运动：每日进行太极拳、八段锦等柔和运动，促进气血流通，防止肌肉萎缩。⑤监测警示：定期检查末梢循环，若出现指端溃疡、持续性发绀，需警惕血管闭塞风险。

6. 学术传承

（1）病机深化　清代医家认为，血痹属阴分受邪，强调肝肾阴虚、虚火内扰可加重血瘀；金元时期重视痰湿与血瘀互结，丰富治疗维度。

（2）诊断创新　补充脉诊要点：左寸脉结涩提示心脉瘀阻，尺脉小紧反映肾阳不足。新增舌象诊断，如舌质紫暗为血瘀，舌淡胖为气虚。

7. 临证精要

（1）分期论治　急性期以祛邪为主，重用防风、细辛散寒；慢性期注重益气活血，黄芪可用至60g，配伍鸡血藤、地龙通络。

（2）特色疗法　采用温针疗法，于足三里、血海穴施针后加艾灸，增强温通效力；药浴以桂枝、红花煎汤熏洗，直接改善局部血运。

血痹以气血不足为本，外邪侵袭、痰瘀阻络为标，治疗需标本兼顾。经典方剂黄芪桂枝五物汤为核心，临证灵活化裁，结合针灸、外治提升疗效。注重早期干预防止传变，调护强调避寒温通与情志疏导。

参考文献

［1］未著撰人. 黄帝内经素问［M］. 北京：人民卫生出版社，2012.

［2］未著撰人. 灵枢经［M］. 北京：人民卫生出版社，2012.

［3］（汉）张仲景. 金匮要略［M］. 北京：学苑出版社，2007.

［4］（隋）巢元方著；高文柱，沈澍农校注. 中医必读百部名著·诸病源候论［M］. 北京：华夏出版社，2008.

［5］（宋）赵佶. 圣济总录（上册）［M］. 北京：人民卫生出版社，1982.

［6］（明）董宿. 奇效良方［M］. 天津：天津科学技术出版社，2003.

［7］（唐）孙思邈著；李景荣，苏礼，任娟莉，等校释. 备急千金要方校释［M］. 北京：人民卫生出版社，1998.

［8］（唐）孙思邈著；李景荣，苏礼，任娟莉，等校释. 千金翼方校释［M］. 北京：人民卫生出版社，1998.

［9］（宋）王怀隐，郑彦，陈昭遇，等. 太平圣惠方［M］. 北京：人民卫生出版社，1958.

［10］（明）朱橚. 普济方（第五册：诸疾）［M］. 北京：人民卫生出版社，1959.

［11］王咪咪，李林. 唐容川医学全书·血证论［M］. 北京：中国中医药出版社，1999.

［12］陈熠. 喻嘉言医学全书·医门法律［M］. 北京：中国中医药出版社，1999.

［13］郑洪新. 周学海医学全书·读医随笔［M］. 北京：中国中医药出版社，1999.

［14］张民庆，王兴华，刘华东. 张璐医学全书·张氏医通［M］. 北京：中国中医药出版社，1999.

［15］田思胜. 沈金鳌医学全书·杂病源流犀烛［M］. 北京：中国中医药出版社，1999.

［16］（宋）严用和. 重辑严氏济生方［M］. 北京：中国中医药出版社，1999.

［17］（明）沈之问. 解围元薮［M］. 上海：上海科学技术出版社，1959.

［18］（汉）华佗. 中藏经［M］. 北京：学苑出版社，2007.

［19］陆拯. 王肯堂医学全书·证治准绳［M］. 北京：中国中医药出版社，1999.

［20］（清）李用梓. 证治汇补［M］. 上海：上海卫生出版社，1958.

［21］包来发. 李中梓医学全书·医宗必读［M］. 北京：中国中医药出版社，1999.

［22］孙中堂. 尤在泾医学全书·金匮翼［M］. 北京：中国中医药出版社，1999.

［23］丹波元简. 金匮玉函要略辑义［M］. 北京：中国医药科技出版社，2019.

［24］李世华，王育学. 龚廷贤医学全书·古今医鉴［M］. 北京：中国中医药出版社，1999.

［25］（唐）王焘著；高文柱，孙中堂，黄龙祥，等校注. 中医必读百部名著·外台秘要方［M］. 北京：华夏出版社，2009.

［26］李斯炽. 李斯炽医案206例［M］. 北京：中国中医药出版社，2016.

［27］张寿颐. 张山雷医集（下）［M］. 北京：人民卫生出版社，1995.

［28］黄英志. 叶天士医学全书·临证指南医案［M］. 北京：中国中医药出版社，2008.

［29］（清）王旭高. 王旭高临证医案［M］. 北京：人民卫生出版社，1987.

［30］刘正江. 刘正江老中医医案医话［M］. 太原：山西科学技术出版社，2018.

第二十四章　狐惑

狐惑多由因湿邪浸淫，热毒遏郁酝酿所致，主要症状为目赤眦黑、口腔咽喉及前后二阴腐蚀溃烂。狐惑为特殊痹病之一，其病名由东汉张仲景首先提出，因此病能使人出现不同程度的精神恍惚，惑乱狐疑，故命名"狐惑"。本病好发于年轻人，尤其是男性更为多见。本病发展进程较为缓慢，常呈周期性发作，可有局部甚至全身症状。很多医家认为本病与西医学"白塞综合征"相似，是一种免疫介导的血管炎。

【经典原文】

《金匮要略·百合狐惑阴阳毒病脉证治》　百合病者，百脉一宗，悉致其病也。意欲食复不能食，常默默，欲卧不能卧，欲行不能行，欲饮食，或有美时，或有不用闻食臭时，如寒无寒，加热无热，口苦，小便赤，诸药不能治，得药则剧吐利，如有神灵者，身形如和，其脉微数[1]17。

《金匮要略·百合狐惑阴阳毒病脉证治》　狐惑之为病，状如伤寒，默默欲眠，目不得闭，卧起不安。蚀于喉为惑，蚀于阴为狐，不欲饮食，恶闻食臭，其面目乍赤，乍黑，乍白，蚀于上部则声嗄，甘草泻心汤主之，蚀于下部则咽干，苦参汤洗之；蚀于肛者，雄黄熏之[1]20-21。

《金匮要略·百合狐惑阴阳毒病脉证治》　病者脉数，无热，微烦，默默但欲卧，汗出，初得之三四日。目赤如鸠眼；七八日，目四眦黄黑。若能食者，脓已成也，赤小豆当归散主之[1]21。

【钩玄提要】

1. 病名　"狐惑"病名始见于《金匮要略》，张仲景在"辨百合狐惑阴阳毒病脉证并治"中云："狐惑之为病，状如伤寒，默默欲眠，目不得闭，卧起不安。蚀于喉为惑，蚀于阴为狐[1]20。"据研究，清代之前的学者多以"狐惑"之名对本病进行记载，如《脉经》记载"狐惑为病……蚀于喉为惑，蚀于阴为狐"[2]302。《诸病源候论》列有"伤寒狐惑候"，记载"夫狐惑二病者，是喉、阴之为病也"[3]85。《备急千金要方》列有"伤寒不发汗变成狐惑"篇。《外台秘要》列有"伤寒狐惑病方"篇。宋代《太平圣惠方》及《圣济总录》中均列有"伤寒狐惑"。《三因极一病证方论》列有"狐惑证治"。《金匮方论衍义》提到"狐惑病"。《普济方》在"伤寒门"下列有"伤寒狐惑"。另外，《景岳全书》《医门法律》《医宗金鉴》《金匮要略心典》等以"狐惑"为名记载。总之，清代以前均是按其特有的临床表现命名为"狐惑"。

2. 症状与诊断　狐惑的临床表现纷繁复杂，《金匮要略》中记载："狐惑之为病，状如伤寒，默默欲眠，目不得闭，卧起不安。蚀于喉为惑，蚀于阴为狐；不欲饮食，恶闻食臭，其面目乍赤、乍黑、乍白。蚀于上部则声嗄……蚀于下部则咽干……蚀于肛……病者脉数，无热微烦，默默但欲卧，汗出，初得之三四日，目赤如鸠眼；七八日，目四眦黑；若能食者，脓已成也[1]20。"仲景详细论述了狐惑的临床表现，为后世医家认识、研究本病奠定了坚实基础。故后世医家多从仲景之说，如《诸病源候论》中云："夫狐惑二病者……其状，默默欲眠，目瞑不得眠，卧起不安；虫食于喉咽为惑，食于阴者为狐；恶饮食，不欲闻食臭，其人面目翕赤翕黑翕白，食于上部其声嗄，食于下部其咽干[3]85。"《普济方》中指出："狐惑之病。其气如伤寒，默默欲眠，目不得闭，起卧不安。其毒在喉咽为惑病，在阴肛者为狐病。狐惑之病，并恶饮食，不欲闻食臭，其面目翕赤翕白翕黑，毒食于上者，则声喝也，一作嗄毒；毒食下部者，则干咽也[4]1341。"《普济方》中又记载："狐惑……其候默默欲眠，目不能闭，起居不安，虫蚀其喉为惑，其声嗄；虫蚀下部为狐，其咽干，狐惑之病，并恶饮食，面目乍赤乍白乍黑是其证也[4]1341。"《外台秘要》中记载："狐惑之病，其气如伤寒，默默但欲卧，目瞑不得眠，起则不安，蚀于喉咽者为惑，蚀于阴者为狐。狐惑之病，并恶饮食，不欲闻饮食臭，其面乍赤乍黑乍白，蚀于上部其声嗄，蚀于下部其咽干[5]73。"《太平圣惠方》云："夫狐惑之为病……其状，默默欲眠，虽目瞑而不得眠，起卧不安，虫蚀于咽喉为惑，蚀于阴者为狐，恶饮食，不欲闻食气，其人面目，或赤或黑或白。虫蚀于上部，其声嗄，蚀于下部其咽干[6]357。""伤寒狐惑病，脉数，汗出，微烦，默默但欲卧，三四日眼赤如鸠[6]360。""伤寒狐惑，毒蚀下部，痛痒不止[6]361。"《圣济总录》云："狐惑之病……其候皆默默欲眠，不得卧，起居不安，恶饮食，面目乍白乍黑是也[7]625。""狐惑，其脉数，无热微烦，默默但欲卧，汗出，初得之三四日眼赤，得之七八日眼眦黑[7]625。""狐惑，脉数无热，微烦目赤，但欲眠睡，咽干不能食[7]625-626。""狐惑……恶闻饮食，咽中干痛，胸胁满闷[7]626。""狐惑，目如鸠赤，面色斑纹如锦[7]626。""狐惑病，在阳曰惑，在阴曰狐，其状默默眠睡，起则不安，喉中干燥，恶闻食臭，其面或赤或白，语声微弱[7]627。""伤寒狐惑，微烦默默欲卧，毒气上攻，咽干声嗄[7]627。""伤寒狐惑……肛内生疮[7]628。"《医宗金鉴》有云："面色目眦或赤或白或黑，时时不一，喜睡目不能闭，潮热声哑，腐烂之处，秽气熏人[8]455。""狐蚀肛阴惑唇咽[8]454-455。"

大量的文献详细形象地描述了狐惑的临床表现，综合文献所述，可知狐惑的主要症状：口腔、咽部溃疡，或二阴部溃烂，或出现目赤，目肿，畏光，目痛等；常伴全身发热、疲乏，或低热，默默欲眠等伤寒之症，或表现为食欲不振，脘腹胀闷，隐痛等。根据其证候表现，西医学白塞综合征患者若有狐惑病的表现，均可参考本病辨证论治。

《金匮要略心典》论狐惑先引《金匮要略》条文论述，而后进行详细注解，对每一条条文进行了分析，记载："狐惑……默默欲眠，目不得闭，卧起不安，其躁扰之象，有似伤寒少阴热证，而实为䘌之乱其心也。不欲饮食，恶闻食臭，有似伤寒阳明实证，而实为虫之扰其胃也。其面目乍赤、乍黑、乍白者，虫之上下聚散无时，故其色变更不一，甚者脉亦大小无定也。盖虽虫病，而能使人惑乱而狐疑，故名曰狐惑。徐氏曰：蚀于喉为惑、谓热淫于上，如惑乱之气感而生蜮。蚀于阴为狐谓热淫于下，柔害而幽隐，如狐性之阴也，亦通。蚀于上部，即蚀于喉之谓，故声嗄。蚀于下部，即蚀于阴之谓，阴内属于肝，而咽门为肝胆之候出《千金》，病自下而冲上，则咽干也。至生虫之由，则赵氏所谓湿热停久，蒸腐气血而成瘀浊，于是风化所腐而成虫者当矣[9]110-111。"《医宗金鉴》亦记录为此，为后世医家进一步认识本病奠定了基础。

3.治法方药　张仲景根据发病部位及脓成与否，常用清心健脾、清热利湿之法进行内服外用治疗。

（1）清心健脾　仲景认为狐惑病口舌生疮等上焦病证与心脾积热有着密切关系。针对这种证型，《金匮要略》中云："狐惑之为病……蚀于上部则声嗄，甘草泻心汤主之[1]20。"方中生甘草为君药，补中缓急、清热和中、保胃气；干姜、人参、大枣补中益气和胃，治其本；黄芩、黄连味苦、性寒，清泻上、中二焦之热，配干姜苦降辛升，湿热之邪无处可藏；制半夏祛中焦之水邪及兼化痰湿；诸药合用，共奏清热燥湿、益气和中之功。

（2）**清热利湿** 《金匮要略》指出："病者脉数，无热，微烦，默默但欲卧，汗出，初得之三四日。目赤如鸠眼；七八日，目四眦黄黑。若能食者，脓已成也，赤小豆当归散主之[1]21。"《金匮要略论注》中对此条文有精准的阐释："然狐蜮但欲眠，此言欲卧，则昏然欲睡，乃邪独乘阴而更甚矣。药用赤小豆当归者，赤小豆善祛湿而解毒清热，当归辛散，主下焦阴分之病，故以此引豆入血分，而去其湿热毒，非补之也[10]190。"蓄热无处可释，湿毒无处可化，二者相壅，发为痈脓；赤小豆清热渗湿、排痈脓解蕴毒为主，配当归活血通络、祛瘀生新，用浆水清凉解热、调和脏腑，共奏渗湿清热、活血排脓之功。

（3）**外治法** 狐蜮的外治法主要用于二阴蚀烂的治疗。《金匮要略》有云："蚀于下部则咽干，苦参汤洗之；蚀于肛者，雄黄熏之[1]20。"苦参、雄黄皆为解毒、燥湿、杀虫之药，故用作熏洗或配合内服，可相得益彰，收效明显。《备急千金要方》治本病："食于上者泻心汤主之，食于下者苦参汤淹洗之，食于肛外者熏之，并用雄黄三片，稍置瓦瓶中，炭火烧，向肛熏之，并服汤也[11]234。""能食者脓已成也，赤小豆当归散主之[11]234。"《外台秘要》列有"伤寒论狐蜮病方四首"，其曰："蚀于上部，泻心汤主之，蚀于下部，苦参汤淹洗之，蚀于肛外者，雄黄熏之[5]73。"《金匮要略心典》论治本病，曰："甘草泻心，不特使中气运而湿热自化，抑亦苦辛杂用，足胜杀虫之任，其苦参、雄黄，则皆清燥杀虫之品，洗之熏之，就其近而治之耳[9]111。""且脓成则毒化，毒化则不特胃和而肝亦和矣，赤豆、当归，乃排脓血除湿热之良剂也[9]111。"《医宗金鉴》曰："外治之法，苦参汤、雄黄散解毒杀虫，尚属有理；内用甘草泻心汤，必传写之误也，姑存之[8]219。""若已能食，其毒已化成脓也。故以赤小豆排痈肿，当归调疡血，米浆和胃气也[8]219。"可见后世诸多医家皆从仲景之法。

总之，仲景用方之法虽方少药简，却湿、热、瘀、毒、虫诸邪兼顾，展现了内外并治、全面综合的治疗大法，为狐蜮病的早期治疗奠定了基础。

【传承发展】

1.病名 清代学者唐宗海质疑，在《金匮要略浅注补正》中指出："狐蜮二字对举，狐字着实，蜮字托空，文法先不合矣。虫蚀咽喉，何蜮之有？盖是蜮，或字之误耳……虫生暗中，故以狐或二字为名[12]391。"认为或是由于字体差异，或由于传写失误，后来出现的"蜮"乃为"或"之误作，针对此观点的争议一直持续到当前。

2.病因病机 《伤寒杂病论》未曾言明狐蜮的病因病机，但考究文中记载的证治方药，结合在临床上对各种疾病的观察，以及后世诸多医家对本病的不断探究和完善，总结出了狐蜮的基本病因病机，具体包括以下几个方面：

（1）**伤寒袭表，营卫失调** 《诸病源候论》中记载："夫狐蜮二病者……初得状如伤寒，或因伤寒而变成斯病[3]85。"《普济方》曰："伤寒不发汗，变成狐蜮之病[4]1341。"《太平圣惠方》曰："夫狐蜮之为病，初得状如伤寒，或因伤寒而变成斯疾也[6]357。""伤寒发汗不出，毒气在脏，或毒气攻于咽喉，为狐蜮证[6]358。""伤寒不经发汗，十日以上，变成狐蜮，腹胀面赤，恶闻食气[6]359。""伤寒，不经发汗，后变成狐蜮，毒气下蚀肛门，痒痛至甚，或下脓血[6]361。"《圣济总录》曰："伤寒发汗后，变成狐蜮，毒气发盛，恶闻饮食，咽中干痛，胸胁满闷[7]626。""伤寒，发汗下利不解，心中躁闷，复发壮热，大肠不通，咽中干痛，变成狐蜮[7]627。"《备急千金要方》中载"伤寒不发汗变成狐蜮病[11]234，并进行解释，列方三首。伤寒袭体，表邪不解，郁闷不出，营卫失调，而致本病；或病后毒气发盛，上攻下侵，遂发狐蜮。

（2）**湿热毒蕴，瘀血壅浊** 《诸病源候论》曰："夫狐蝨二病者……恶饮食，不欲闻食臭，其人面目翕赤翕黑翕白。食于上部其声嗄，食于下部其咽干。此皆由湿毒气所为也[3] 85。"《圣济总录》曰："伤寒狐蝨……毒气上攻，咽干声嗄[7] 627。""毒攻下部，肛内生疮[7] 628。"《医宗金鉴》曰："蝨蚀于上部之喉，故先声嗄，毒在喉也；狐蚀于下部之阴，故先咽干，毒在阴也[8] 219。""七八日四眦皆黑者，是热瘀血腐，故眦络黑也[8] 219。"《金匮要略心典》曰："狐蝨……湿热停久，蒸腐气血而成瘀浊，于是风化所腐而成虫者当矣[9] 110-111。"《金匮要略论注》曰："狐蝨……大抵皆湿热毒所为之病[10] 186。"《备急千金要方》曰："其毒在咽喉为蝨病，在阴肛者为狐病……毒蚀于上者，则声喝也；毒蚀下部者，则干咽也，此由温毒气所为[11] 234。"《金匮方论衍义》曰："狐蝨病……盖因湿热久停，蒸腐气血而成瘀浊……虫生于湿热、败气、瘀血之中，其来渐矣，遇极乃发[13] 40。"《张氏医通》曰："在狐蝨例中……全是湿热伤血……乃小肠热毒流于大肠[14] 152。"湿热久停，日久酿毒；湿热毒邪内蕴，壅阻经络，郁阻熏蒸，蒸腐气血，化为瘀浊，攻于口咽、眼及二阴，肉腐溃疡，乃发本病。

（3）**虫毒侵移，上下蚀伤** 《诸病源候论》曰："夫狐蝨……虫食于喉咽为蝨，食于阴肛为狐[3] 85。"《普济方》曰："狐蝨与湿䘌，皆虫证也……虫蚀下部为狐……虫蚀其脏为蝨[4] 1342。"《圣济总录》曰："狐蝨之病……皆虫证也，虫食其喉为蝨，使人声嗄；虫食其下部为狐，使人咽干[7] 625。""肠胃空虚，而虫为之不安，故随所食上下部，而病名狐蝨也[7] 625。"《金匮要略心典》曰："狐蝨虫病……有似伤寒阳明实证，而实为虫之扰其胃也，其面目乍赤乍黑乍白者，虫之上下聚散无时，故其色更改不一[9] 110。"《金匮方论衍义》曰："狐蝨病，笃虫蚀上下也[13] 40。"《三因极一病证方论》曰："狐蝨证者……上唇有疮，虫食其脏；下唇有疮，虫食其肛[15] 82。"湿热毒邪生浊，腐败生虫，虫毒之邪，向上熏蒸于咽喉，或向下蚀伤二阴，甚或侵入脏腑，则发为本病。

（4）**阳伤精耗，脏腑亏虚** 《普济方》曰："盖腹中有热，入食无多，肠胃空虚，故三虫求食，而食人之五脏也。"而致"不欲饮食，恶闻食臭[4] 1342"。《太平圣惠方》曰："伤寒，服冷药过多，寒气在脏，手足厥冷，爪甲稍青，踟蹰之间，变成狐蝨[6] 359。"《圣济总录》曰："此由伤寒病腹内热，饮食少，肠胃空虚，而虫为之不安，故随所食上下部，而病名狐蝨也[7] 625。"《三因极一病证方论》曰："狐蝨证者……此因大病后，肠胃空虚，三虫求食，食人五脏[15] 82。"《金匮要略方论本义》曰："狐蝨者，阴虚血热之病也[16] 52。"精伤则五脏六腑失其荣养，机体易受外淫侵袭，又无力自调，故当肠胃空虚之时，虫邪不安，侵食五脏六腑，而致本病。或素体阳气虚弱，或滥用苦寒药物，寒气在脏，中阳受损，水湿之邪日久不化；或水湿之邪郁久，累及肾阳，从而导致脾肾阳虚，阳虚运化不动，日久浸淫，而致狐蝨。或素体阴虚，误用汗、下等不当治法，更伤阴津，导致肝肾阴虚。或湿热毒邪相交壅滞，伤津耗液，肝肾阴虚，而致本病。

综上所述，狐蝨的发病阶段多为伤寒病后，此时湿热虫毒攻蚀，则瘀血壅浊，久则脏腑亏虚，尤其伤及了脾肾、肝肾。此病病位位于口咽、眼、二阴等，同时全身肢体关节也均受到影响，与肝、脾（胃）、肾、心等脏腑关系密切。本病在早期以实证多见，由于湿热虫毒攻蚀，会出现口咽、眼及二阴的溃烂，同时伴有关节的肿痛、发热；中后期多转变为虚实夹杂之证或虚证，表现为口咽、眼及二阴溃烂的反复发作或溃疡久不收口，关节痛势加剧，同时伴有五心烦热、腰膝酸软、周身乏力、头晕耳鸣、失眠多梦等虚与瘀的表现；本病发展至末期，五脏六腑均会受到损害。

3. 症状与诊断 部分后世医家在仲景记载的基础之上有些新的发现，如《普济方》中指出："其候齿无色，舌上尽白，甚者唇黑有疮，四肢沉重，忽忽喜眠，虫蚀其肛，烂见五脏则死，当数其上下唇，上唇有疮，虫蚀其脏也，下唇有疮，虫蚀其肛也[4] 1341。""其候四肢沉重，并恶饮食，默默欲眠，目不能闭，舌白齿晦，面目间赤白黑色，变易不常，虫蚀下部为狐，下唇有疮，其咽干；虫蚀其脏为蜃，上唇有疮，其声哑[4]1342。""伤寒狐蜃，默默欲眠，目不瞑，恶饮食，面目乍赤乍白乍黑，齿无色，舌上白，声嗄，咽干[4]1342-1343。""狐蜃，目赤，面色斑斑如锦纹[4]1344。""狐蜃，腹胀，面赤，恶闻食气[4]1345。""伤寒发汗，心中躁闷，复发壮热，大肠不通，咽中干痛，变成狐蜃[4]1346。"《太平圣惠方》中记载："伤寒狐蜃，病脉数者……心神烦闷，干呕[6]357。""狐蜃证，令人干呕心烦，恶闻食气[6]358。""狐蜃证，目赤，面色斑斑如锦纹[6]358。""狐蜃，六七日不解，寒热来去，胸胁满痛，默默欲睡，卧不得，不欲饮食，心烦呕逆[6]358。""狐蜃，默默欲睡，起坐不安，咽中干，心腹满，身体痛，内外似有热，烦呕不止[6]358。""狐蜃，下利……干呕肠鸣[6]359。""伤寒狐蜃病，咽喉干痛，唇口破裂，或唾脓血[6]359。""狐蜃，默默欲睡，卧则不安，咽喉干痛，口内生疮，恶闻食气，时时下痢[6]360。""狐蜃，毒气下蚀肛门，痒痛至甚，或下脓血[6]361。"《圣济总录》云："伤寒狐蜃，咽喉涩痛，唇口破，唾脓血[7]626。""狐蜃，六七日不解，寒热未去，胸胁满痛，默默欲睡卧，不欲饮食心烦善呕腹痛[7]626-627。""狐蜃，寒热无常，心中躁闷，不欲饮食[7]627。"还记载："伤寒狐蜃，神思昏闷，大便难，肌肤热[7]627-628。""狐蜃……喉咽疼痛，下利不止[7]628。""狐蜃，毒气下蚀肛门，痒甚不已，或下脓血[7]628。"《三因极一病证方论》记载："狐蜃证者，默默欲眠，目不得瞑，恶饮食，面目乍赤，乍白，乍黑，齿无色，舌上白，声嗄咽干[15]82。"

可见，除了狐蜃引起的口腔、咽部溃疡，或二阴部溃烂会反复发作，还会出现齿无色，舌上白，唇口破裂，甚则唾脓血，或伴有心胸烦闷、烦呕不止；或下利不止，甚则下脓血等，后期还可导致脏腑的严重损害。

关于狐蜃与口疮的鉴别。《诸病源候论》曰："足太阴为脾之经……则生疮，恒湿烂有汁，世谓之肥疮，亦名燕口疮[3]195。"狐蜃与口疮均会出现口中生疮的症状，但口疮没有二阴溃疡、眼部症状及神志改变等症状。

关于狐蜃与百合病的鉴别。《金匮要略·百合狐蜃阴阳毒病证治》记载："百合病者，百脉一宗，悉致其病也。意欲食复不能食，常默默，欲卧不能卧，欲行不能行，欲饮食，或有美时，或有不用闻食臭时，如寒无寒，加热无热，口苦，小便赤，诸药不能治，得药则剧吐利，如有神灵者，身形如和，其脉微数[1]17。"《圣济总录》云："阳盛之人，得之于热，乃为阳毒。阴盛之人，得之于寒，乃为阴毒，虫动则为狐蜃，坏病之甚，则为百合[7]511-512。"可见狐蜃与百合病的病机相似，二者均有默默欲眠等神情恍惚、思虑不安等神态迷乱的症状，但百合病没有口咽部、二阴部溃疡及眼部症状，故二者容易鉴别清楚。

4. 治法方药 仲景之治法，多针对本病早期，其以邪实为主，治疗主要以清热、除湿、杀虫为主；但本病发展至中后期，多为虚证或虚实夹杂之证，后世医家对本病治法方药的研究则更加全面，主要体现在以下几个方面：

（1）**清热利湿** 《脉经》中云："病人或从呼吸上蚀其咽，或从下焦蚀其肛阴。蚀上则为蜃，蚀下为狐，狐蜃病者，猪苓散主之[2]302。"《证类本草》亦云："又黄疸病及狐蜃病，并猪苓散主之。猪苓、茯苓、术等分。杵末，每服方寸匕，与水调下[17]949。"方中猪苓、茯苓、白术共用，起健脾利水、清热燥湿之功，故可选用猪苓散治疗狐蜃病。

（2）**解毒祛瘀** 《张氏医通》云："在狐蜃例中……全是湿热伤血……乃小肠热毒流于大肠[15]82。"热毒蕴结于体，伤血腐气，就会表现为咽喉干痛，口舌溃疡，眼肿红赤，羞明眵、泪多，外阴溃疡等症。对于此种证型，《圣济总录》提及了相关治疗，曰："伤寒发汗后，变成狐蜃，毒气发盛，恶闻饮食，咽中干痛，胸胁满闷，犀角汤方[7]626。"方中重用犀角，为君药，起清心凉血之功，达热毒被祛之效；黄连、木通，性苦寒，增强清热之力；半夏燥湿化痰；射干清热解毒，消痰利咽；芍药散瘀养阴，木香、枳实为辛温发散之品，达行气除满之效；最后配以人参益气；诸药共用，达清热解毒祛瘀之功。《圣济总录》中又记载："治伤寒狐惑病。桃仁汤[7] 626。"此方由桃仁、槐子和艾叶组成，方中以桃仁为主药，意在祛瘀生新，化瘀解毒，故可治之。

（3）**泻南补北** 《太平圣惠方》云："治伤寒狐惑，病脉数者，不可灸。或因火为邪，即加烦热，故血妄行于脉中，火气内盛，即心神烦闷，干呕，宜服茯神散方[6] 357。"可见，狐惑为阴虚血热之病，此病日久，终致阴阳两虚，即有心肾不交、水火不济之象，故表现为阴虚火旺之证，所以，治疗时要滋补肾阴以清虚火，清泻心火以消实火，此为泻南补北法。茯神散方中以茯神为君药，具有宁心安神之功效；黄芩、黄连清泻中上二焦之火；麦冬清热生津；知母清热解毒、养阴润燥；半夏燥湿化痰、降逆止呕；佐以人参、甘草益气和中。诸药合用，使心肾相交、水火相济，则心宁神安。

（4）**疏肝解郁** 《圣济总录》有云："治伤寒狐惑，神思昏闷，大便难，肌肤热。柴胡散方[7] 627-628。"方中以柴胡为君药，起疏肝解郁之作用，配以半夏行气散郁，赤芍清热散瘀，大黄清热泻火，槟榔行气，枳实破气除痞，诸药合用，使得肝气得舒，火热渐去，腑气则通，狐惑即解。

（5）**外治法** 《太平圣惠方》曰："治伤寒狐惑，毒蚀下部，痛痒不止，宜用熏洗方[6] 361。"熏洗方有二，方一药物组成为枳壳、苦参、槐白皮，方二药物组成为槐白皮、柳白皮、桑根白皮、桃白皮，均达到以"皮"治"皮"之效，诸药合用，共奏杀虫止痒、消肿止痛之功；熏洗之法用之，二阴痒痛得减，腐溃欲收。《太平圣惠方》又云："治伤寒狐惑，毒蚀下部，肛门如𧏾，痛痒不止方，雄黄半两……先用瓶子一个，口稍大者，内入灰上，如装香火，将雄黄之，候烟出，以瓶口当病处熏之[6] 361。"《金匮要略方论本义》中同样记载了雄黄熏方："蚀于肛者，雄黄熏之……熏之以雄黄，单取杀虫之义，以其虫近身外，可以雄黄之烈气灼之而毙，不足有干于脏腑矣[16] 53-54。"可见熏以雄黄亦可治疗狐惑之病。

【应用示例】

1. 湿热熏蒸 《高社光风湿病经验辑要》：田某，女性，51岁，工人。初诊：2013年8月26日。

主诉：反复口腔、外阴溃疡2年余，再发加重1个月。

现病史：患者于2011年前无明确诱因情况下出现外阴黏膜溃疡，就诊于当地门诊，诊断为"老年性阴道炎"。给予口服药物（具体不详）及激素外敷，症状缓解，2013年7月因下阴部溃疡就诊于威海市某医院妇科，给予局部药物（具体不详）治疗，用药后2周患者溃疡未愈合，局部仍有红肿疼痛，就诊于本院。现主症：双眼视物不清，口腔黏膜溃疡，外阴溃疡，病程中伴眼昏、口干、口腔溃疡、阴部溃疡，右踝关节疼痛，无发热、皮疹、皮下结节，无怕冷，无咽痛、腹痛、腹泻等症。纳差，夜寐差，小便黄，大便如常。

中医诊断：狐惑病（湿热熏蒸证）。

治法：清热解毒，活血利湿。

主方：自拟方。处方：白术30g，山药30g，太子参10g，白芍15g，车前子15g，麸炒苍术12g，甘草10g，陈皮15g，柴胡10g，荆芥穗15g，黄柏10g，砂仁15g，炒麦芽、炒谷芽各15g，杜仲12g，续断15g，全蝎4g。7剂，水煎服，日1剂，分两次服用。

医嘱：忌辛辣、油腻；服清淡食物，宜少食多餐；保持心情舒畅。

二诊：2013年9月2日。患者诉大小阴唇内侧三枚绿豆大小溃疡面略有缩小，红肿渐消，疼痛不明显，眼昏减轻，口干缓解，双下肢皮肤增厚硬化，右踝关节疼痛明显减轻，纳差，夜寐差，小便黄，大便如常。

主方：自拟方。处方：白术 30g，山药 30g，太子参 10g，白芍 15g，车前子 15g，麸炒苍术 12g，甘草 10g，陈皮 15g，柴胡 10g，荆芥穗 15g，黄柏 10g，砂仁 15g，炒麦芽、炒谷芽各 15g，杜仲 12g，续断 15g，茯苓 15g。7 剂，水煎服，日 1 剂，分两次服用。

三诊：2013 年 9 月 9 日。患者诉大小阴唇内侧溃疡面愈合，略有红肿，无疼痛，无眼昏、口干，双下肢皮肤增厚硬化，纳可，夜寐可，小便清，大便如常，上方 15 剂继服。

按：高社光教授指出，本病一年四季均可发生，尤以夏秋季节多见。历代医家对本病的认识基本是一致的，其病因为湿热毒气或阴虚内热，唯虫引起的见解尚属推测，在症状方面强调口、眼、外阴溃烂症，确实阐明了本病的特点。治疗上以清热解毒为主的治则及外治法的应用，也已为多数医家所肯定。本患者为湿热毒邪，交蒸上炎，搏于气血，结于脏腑，阻于经络，浸于肌肤，致水湿不化，气滞血瘀，阴虚内热。自拟方中黄柏、车前子、麸炒苍术、茯苓清利湿热以解毒，山药、太子参、荆芥穗、杜仲、续断扶正，以导湿浊下行而泄于外，使邪有出路，师古而不泥古，对本病而言，久服其方，有更好的疗效[18]125-126。

2. 阴虚湿热熏蒸 《高社光风湿病经验辑要》：裴某，男性，30 岁，工人。初诊：2013 年 7 月 1 日。

主诉：反复口腔溃疡、下肢皮下结节 9 年余。

现病史：患者于 2004 年前无明确诱因出现口腔黏膜溃疡，伴眼昏、背部皮肤毛囊炎及下肢皮下结节，就诊于邯郸市某医院，诊断为"葡萄膜炎"，给予口服药物（具体不详，含有激素），症状时轻时重，随后就诊于邯郸市某专科医院，诊断为"葡萄膜炎"，给予局部口服药物（具体不详），服药后患者症状改善，后逐渐停药。2013 年 4 月，患者因双下肢皮下结节再发，就诊于我院周围血管科，给予中药口服，效果不佳，现为求中医诊治而就诊于本科。现主症：右眼视物不清，口腔黏膜溃疡，背部皮肤毛囊炎，下肢皮下结节，双下肢多枚结节融合成片，皮肤增厚硬化，双踝肿胀疼痛，皮肤暗红，压痛（＋）。病程中伴眼昏、口干、口腔溃疡、阴部溃疡、发热、皮疹、皮下结节，无怕冷，无咽痛、腹痛、腹泻等症。纳差，夜寐差，小便黄，大便如常。

中医诊断：狐蜮病（阴虚湿热熏蒸证）。

治法：滋阴祛湿，清热解毒。

主方：双合汤加味。处方：甘草 12g，当归 12g，土茯苓 30g，赤小豆 25g，板蓝根 25g，鹿角片 25g，连翘 15g，薏苡仁 15g，酒蜂房 15g，麸炒泽泻 9g，丹参 12g，茯苓 12g，黄芩 9g，姜半夏 12g。7 剂，水煎服，日 1 剂，分两次服用。

医嘱：①平素应保持心情愉快。遇事不怒，医患之间要密切配合，病情反复时，应及时就医，坚持治疗。②宜多食清淡易于消化的食物。对辛辣、油煎、肥甘厚味、烟、酒等蕴热生湿之品应严加节制，口腔反复溃疡者不宜食鸡血及诸种蛋黄等。③生活调护。眼部病变者应少看电视、书，注意休息，戴太阳帽或墨镜，不要戴隐形眼镜，防止角膜溃疡；皮肤损害者需要勤洗澡，勤换衣服，保持皮肤清洁；生活有规律，劳逸适度，注意保暖，防止受凉受潮，防止感染，加强锻炼，提高机体抗病能力；注意保持口、咽、外阴清洁，刷牙时不宜太猛，以防损伤黏膜，外阴宜经常清洗，并保持干燥。

二诊：2013 年 7 月 8 日。患者诉右眼视物可，口腔黏膜溃疡疼痛减轻，背部皮肤毛囊炎样改变，下肢皮下结节，双下肢多枚结节融合成片，皮肤增厚硬化，双踝肿胀疼痛，皮肤暗红，压痛（－）。胃胀，纳差，夜寐可，二便自调。

主方：双合汤加味。处方：甘草 12g，当归 12g，土茯苓 30g，赤小豆 25g，板蓝根 25g，连翘 15g，薏苡仁 15g，酒蜂房 15g，麸炒泽泻 9g，丹参 12g，茯苓 12g，黄芩 9g，姜半夏 12g，厚朴 9g，麸炒枳壳 9g，醋香附 15g，白芍 12g，炙甘草 12g。7 剂，水煎服，日 1 剂，分两次服用。

三诊：2015 年 7 月 15 日。右眼视物再发不清，口腔黏膜溃疡疼痛，乏力，发热，纳差，夜寐差，考虑患者既往服用过激素，所以症状会反复。

主方：双合汤加味。处方：甘草 12g，当归 12g，土茯苓 30g，赤小豆 25g，连翘 15g，薏苡仁 15g，酒蜂房 15g，麸炒泽泻 9g，丹参 12g，茯苓 12g，黄芩 9g，姜半夏 12g，厚朴 9g，麸炒枳壳 9g，醋香附 15g，白芍 12g，炙甘草 12g。7 剂，水煎服，日 1 剂，分两次服用。

四诊：2015 年 7 月 22 日。复诊患者诉无视物不清，口腔黏膜溃疡愈合，纳可，夜寐安，二便自调。上方继服 15 剂。

按：《医宗金鉴·订正仲景全书金匮要略注》进一步阐述狐𧌴病因谓："每因伤寒病后，余毒与湿𧌴之为害也。或生斑疹之后，或生痢疾下利之后，其为患亦同也。"结合历代医家对本病的认识，根据本患者的临床表现，高社光教授认为其病因病机为患者感受湿热毒气，或湿邪内侵，郁久化热，或病久失治，或汗、吐、下太过，或长期服用苦寒药，损伤脾胃，脾虚而聚湿酿热，或阴虚之体，虚热内生，迫灼津液，变生湿热，均致湿热内蕴、阻隔经络，蒸腐气血，血脉瘀滞，结于脏腑，客于肌肤，上下相蚀而发病[18]126-128。

3. 湿热痰瘀互阻　《高社光风湿病经验辑要》：黄某，女，50 岁，农民，鸡泽县人。

初诊：2012 年 10 月 19 日。

主诉：反复发作口腔黏膜溃疡、外阴溃疡 10 年，复发 2 年。

现病史：患者 10 年前无明确诱因出现口腔黏膜溃疡，伴眼昏及双下肢皮下结节，下肢活动不利。就诊当地医院检查后诊为"眼炎、口腔溃疡"，给予局部用药与口服药物治疗，但随后出现外阴部溃疡，当地医院再予药物外洗，口腔及外阴溃疡时有再发。2 年前就诊于石家庄某医院，诊为"白塞病"，治疗月余病情未见明显改善，出现肝功能异常，经人介绍找高社光教授就诊。现主症：口腔及外阴溃疡，眼昏，结膜未充血，双下肢结节红斑为著，伴压痛，夜寐欠安，纳食差，大便干，1 次/日，已停经，体形偏瘦，察其舌暗红边有瘀点，苔薄腻，诊其脉弦涩，既往有血脂异常，未予监测，检阅实验室报告：风湿四项（－），抗核抗体 9 项（－）。

中医诊断：狐𧌴病（湿热痰瘀互阻证）。治法：化痰祛瘀。

主方：化痰祛瘀方加减。处方：姜半夏 15g，当归 9g，生地黄 9g，茯苓 9g，炒桃仁 12g，生姜 25g，赤芍 9g，川芎 6g，大枣 15g，陈皮 15g，甘草 30g，鸭跖草 12g，天名精 15g，三棱 10g，莪术 10g。14 剂，水煎服。

医嘱：调畅情志，劳逸结合，忌食辛辣油腻食物。

二诊：2012 年 11 月 3 日。服用前方后口腔内下方黏膜只剩下一绿豆大小溃疡，外阴部溃疡消失，双下肢结节红斑好转，眼昏减轻，睡眠好转，纳食可，二便如常，舌仍暗红有瘀点，苔薄白腻，脉弦涩，鉴于效果显著，以上方加减，上方去赤芍、大枣，加密蒙花 12g，草决明 12g，赤小豆 15g，以清肝明目，30 剂，水煎服，注意事项同前。

三诊：2013 年 1 月 5 日。治疗后溃疡消失，无眼昏，双下肢结节红斑基本消失，皮肤增厚硬化，肤色暗红，寐安，纳食差，二便如常，舌暗红，苔薄白，脉弦涩，治以化痰祛瘀，健脾和胃。处方：姜半夏 15g，茯苓 9g，当归 9g，生地黄 9g，炒桃仁 12g，防风 12g，麸炒薏苡仁 30g，川芎 6g，麸炒苍术 12g，陈皮 15g，甘草 30g，鸭跖草 12g，天名精 15g，三棱 10g，莪术 10g，炒麦芽、炒谷芽各 15g。14 剂，水煎服，注意事项同前。

2013 年 2 月 20 日随访，治疗后患者口腔及外阴部溃疡未再发作，双下肢结节红斑消失。肤色仍有暗红，一般状况良好，嘱患者巩固治疗。

按：白塞病以反复发作性口腔、生殖器溃疡、葡萄膜炎和皮肤损害为特征，通常称口、生殖器、眼三联征。本病属中医学"狐惑"范畴，中医学认为本病主要为感受湿热温毒，或病久失治、误治，脏腑功能失调，变生湿热、瘀血所致。高社光教授临证 30 余年，治疗疑难杂症经验丰富，以痰瘀治疗白塞病，疗效卓著。

本案患者发病已 10 年，患者有口腔及外阴部溃疡，眼部出现症状，并伴双下肢结节红斑，高社光教授认为：本病为津布失常，蒸液成痰，邪阻经络，血滞为瘀，而致痰浊与瘀血互结，阻于经络，血败肉腐化脓，经损络伤，溃疡溃破外泄，皮里膜外结块，时消时发，或时现时隐，蕴酿成病。本病反复难愈，古人有"久病必瘀""诸般怪证皆属于痰"之说，故治疗之时化痰与祛瘀同时使用。方中姜半夏、陈皮、茯苓、甘草化湿祛痰，桃仁、当归、生地黄、赤芍、川芎活血通络，鸭跖草、天名精、三棱、莪术清热解毒，活血破瘀，生姜、大枣、甘草健脾和胃，调和诸药。鉴于患者脾胃虚弱，故加用麸炒苍术、炒麦芽、炒谷芽等健脾养胃助运之品，养胃而不拒药，化痰祛瘀兼养胃，其疗效更佳[18]128-129。

4.胃气极伤，肝木乘土 《临证指南医案》：程，大病后，胃气极伤，肝木乘土，蛔欲透膈，脘胁阵痛。是土衰木克，古人以狐惑虫厥，都以胃虚少谷为训。安胃丸。人参、川椒、乌梅汤化送二钱[19]197。

5.蛔虫上攻，厥气下泛 《临证指南医案》：李，身不壮热，二便颇通。已非风寒停滞之病，因惊动肝，厥气下泛，蛔虫上攻触痛，呕吐清涎。仲景云：蛔虫厥都从惊恐得之。

人参安蛔法。

又，古人云：上升吐蛔，下降狐惑，皆胃虚少谷，肝脏厥气上干耳。既知胃中虚，客气上冲逆犯，斯镇逆安胃方，是遵古治法。人参、代赭石、乌梅肉、川椒、川楝子、茯苓。

又，人参、茯苓、炒当归、炒白芍、桂心、炙草、煨姜、南枣。

又，忽然痛再发，诊脉微细，恰值立夏之交，正气不相接续，有复厥之虑。人参、桂枝木、川楝子、炒川椒、生白芍、乌梅肉、川连、细辛[19]198。

6.阳伤精耗，脏腑亏虚 《续名医类案》：裴兆期治一贵室妇，伤寒汗下后，脉洪大而热不止，口不渴，腹不满，身无寒热，只气乏神疲，昏迷似睡，叫呼不应。医有谓伤寒兼中痰者，有谓是狐惑伤寒者，有谓腹中尚有燥屎、更须通利者，有谓是余邪未清、更须和解者。裴曰：皆非也，乃元气大虚耳。以人参五钱，炒黑干姜二钱，当归三钱，五味三十粒，不问晨夕频与之，遂身凉脉静，气爽神清而愈[20]25。

附录一：文献辑录

《脉经》 狐惑为病，其状如伤寒，默默欲眠，目不得闭，卧起不安。蚀于喉为惑，蚀于阴为狐。狐惑之病，并不欲饮食，闻食臭，其面目乍赤、乍白、乍黑。其毒蚀于上者则声喝，其毒蚀于下者，咽干。蚀于上部，泻心汤主之；蚀于下部，苦参汤淹洗之；蚀于肛者，雄黄熏之[2]302。

《诸病源候论》 夫狐惑二病者，是喉、阴之为病也。初得状如伤寒，或因伤寒而变成斯病。其状，默默欲眠，目瞑不得眠，卧起不安，虫食于喉咽为惑。食于阴者为狐。恶饮食，不欲闻食臭，其人面目翕赤翕黑翕白。食于上部其声嗄，食于下部其咽干。此皆由湿毒气所为也[3]85。

《普济方》 伤寒不发汗，变成狐惑之病。其气如伤寒，默默欲眠，目不得闭，起卧不安。其毒在喉咽为惑病，在阴肛者为狐病。狐惑之病，并恶饮食，不欲闻食臭，其面目翕赤翕白翕黑，毒食于上者，则声哑也，一作嗄；毒食下部者，则干咽也[4]1341。

《普济方》 病人默默欲眠，目不能闭，其声嗄，或咽干，此名狐惑伤寒也。狐惑与湿䘌皆虫证。初得状如伤寒，或因伤寒变成其疾。其候默默欲眠，目不能闭，起居不安，虫蚀其喉为蜃，其声嗄；虫蚀下部为狐，其咽干，狐蜃之病，并恶饮食，面目乍赤乍白乍黑是其证也[4]1341。

《外台秘要》 仲景《伤寒论》狐蜃之病，其气如伤寒，默默但欲卧，目瞑不得眠，起则不安，蚀于喉咽者为蜃，蚀于阴者为狐。狐蜃之病，并恶饮食，不欲闻饮食臭，其面乍赤乍黑乍白，蚀于上部其声嗄，蚀于下部其咽干。蚀于上部，泻心汤主之；蚀于下部，苦参汤淹洗之；蚀于肛外者，雄黄熏之[5]73。

《太平圣惠方》 夫狐蜃之为病，初得状如伤寒，或因伤寒而变成斯疾也。其状，默默欲眠，虽目瞑而不得眠，起卧不安，虫蚀于咽喉为蜃，蚀于阴者为狐，恶饮食，不欲闻食气，其人面目，或赤或黑或白。虫蚀于上部，其声嗄，蚀于下部其咽干。此皆由湿毒气之所为也[6]357。

《太平圣惠方》 治伤寒狐蜃病，脉数，汗出，微烦，默默但欲卧，三四日眼赤如鸠者。宜服此方。赤小豆三两（微炒），当归一两半（锉微炒）。上药，细罗为散，不计时候，以温水调下二钱[6]360。

《太平圣惠方》 治伤寒狐蜃，毒蚀下部，痛痒不止。宜用熏洗方[6]361。

《圣济总录》 论曰狐蜃之病，或初得状似伤寒，或因伤寒而变，皆虫证也，虫食其喉为蜃，使人生嗄，虫食其下部为狐，使人咽干，其候皆默默欲眠，不得卧，起居不安，恶饮食，面目乍白乍黑是也，此由伤寒病腹内热，饮食少，肠胃空虚，而虫为之不安，故随所食上下部，而病名狐蜃也[7]625。

《圣济总录》 治伤寒变成狐蜃，其脉数，无热微烦，默默但欲卧，汗出，初得之三四日眼赤，得之七八日目四眦黑，能食者，脓已成也。宜赤小豆当归散方[7]625。

《圣济总录》 治伤寒不发汗后变成狐蜃，脉数无热，微烦目赤，但欲眠睡，咽干不能食。黄芩汤方[7]625-626。

《圣济总录》 治伤寒发汗后，变成狐蜃，毒气发盛，恶闻饮食，咽中干痛，胸胁满闷。犀角汤方[7]626。

《圣济总录》 治伤寒阴阳不和，变成狐蜃，目如鸠赤，面色斑纹如锦。木通汤方[7]626。

《圣济总录》 治伤寒不发汗，变成狐蜃病，在阳曰蜃，在阴曰狐，其状默默眠睡，起则不安，喉中干燥，恶闻食臭，其面或赤或白，语声微弱。先宜服此薰草汤方[7]627。

《圣济总录》 治伤寒狐蜃，微烦默默欲卧，毒气上攻，咽干声嗄，下触湿蜃，或便脓血。雄黄丸方[7]627。

《圣济总录》 治伤寒狐蜃，毒攻下部，肛内生疮。熏洗四皮汤方[7]628。

《医宗金鉴》 狐蜃，牙疳、下疳等疮之古名也，近时惟以疳呼之。下疳即狐也，蚀烂肛阴；牙疳即蜃也，蚀咽腐龈，脱牙穿腮破唇。毒因伤寒病后，余毒与湿蜃之为害也。或生斑疹之后，或生癖疾下痢之后，其为患亦同也。其证则面色目眦或赤或白或黑，时时不一，喜睡目不能闭，潮热声哑，腐烂之处，秽气熏人。若胃壮能食，堪受攻病重药，或病之势缓，治多全也[8]455。

《医宗金鉴》 古名狐蜃近名疳，狐蚀肛阴蜃唇咽，病后余毒斑疹后，癖疾痢后也同然，面眦赤白黑不一，目不能闭喜贪眠，潮热声哑腐秽气，能食堪药治多全[8]454-455。

《金匮要略心典》 狐蜃，虫病，即巢氏所谓蜃病也。默默欲眠，目不得闭，卧起不安，其躁扰之象，有似伤寒少阴热证，而实为蜃之乱其心也。不欲饮食，恶闻食臭，有似伤寒阳明实证，而实为虫之扰其胃也。其面目乍赤、乍黑、乍白者，虫之上下聚散无时，故其色变更不一，甚者脉亦大小无定也。盖虽虫病，而能使人惑乱而狐疑，故名曰狐蜃。徐氏曰：蚀于喉为蜃，谓热淫于上，如惑乱之气感而生虮。蚀于阴为狐谓热淫于下，柔害而幽隐，如狐性之阴也，亦通。蚀于上部，即蚀于喉之谓，故声嗄。蚀于下部，即蚀于阴之谓，阴内属于肝，而咽门为肝胆之候出《千金》，病自下而冲上，则咽干也。至生虫之由，则赵氏所谓湿热停久，蒸腐气血而成瘀浊，于是风化所腐而成虫者当矣。甘草泻心，不特使中气运而湿热自化，抑亦苦辛杂用，足胜杀虫之任。其苦参、雄黄则皆清燥杀虫之品，洗之熏之，就其近而治之耳[9]110-111。

《金匮要略论注》 然狐惑但欲眠，此言欲卧，则昏然欲睡，乃邪独乘阴而更甚矣。药用赤小豆当归者，赤小豆善祛湿而解毒清热，当归辛散，主下焦阴分之病，故以此引豆入血分，而去其湿热毒，非补之也[10]190。

《备急千金要方》 论曰，狐惑之病，其气如伤寒，默默欲眠，目不得闭，起卧不安。其毒在喉咽为惑病；在阴肛者为狐病。狐惑之病，并恶食饮，不欲食闻食臭，其面目翕赤翕白翕黑。毒蚀于上者，则声喝也（一作嗄）；毒蚀下部者，则干咽也。此由温毒气所为。食于上者，泻心汤主之。蚀于下者，苦参汤淹洗之。蚀于肛外者，熏之，并用雄黄三片，稍置瓦瓶中，炭火烧，向肛熏之，并服汤也。

治狐惑汤方：黄连、薰草各四两。上二味，㕮咀，白醋浆一斗，渍之一宿，煮取二升，分为三服[11]234。

《备急千金要方》 其人脉数，无热微烦，默默但欲卧，汗出。初得之三四日，眼赤如鸠眼；得之七八日，其四眦黄黑。能食者，脓已成也，赤小豆当归散主之方，以赤小豆三升，渍之令生芽足，乃复干之，加当归三两为末，浆水服方寸匕，日三即愈[11]234。

《金匮要略心典》 脉数微烦，默默但欲卧，热盛于里也；无热汗出，病不在表也；三四日目赤如鸠眼者，肝脏血中之热，随经上注于目也。经热如此，脏热可知，其为蓄热不去，将成痈肿无疑。至七八日目四眦黑，赤色极而变黑，则痈尤甚矣。夫肝与胃，互为胜负者也，肝方有热，势必以其热侵及于胃，而肝既成痈，胃即以其热并之于肝，故曰：若能食者，知脓已成也。且脓成则毒化，毒化则不特胃和而肝亦和矣。赤豆、当归乃排脓血除湿热之良剂也[9]111。

《医宗金鉴》 外治之法，苦参汤、雄黄散解毒杀虫，尚属有理；内用甘草泻心汤，必传写之误也，姑存之[8]219。

《医宗金鉴》 若已能食，其毒已化成脓也。故以赤小豆排痈肿，当归调疡血，米浆和胃气也[8]219。

《金匮要略浅注补正》 别家注有言泻心汤不能杀虫，疑是误写，不知乌梅丸用姜连，亦是治虫妙药，则知泻心汤必能治虫。盖虫因肝风内动而生，用姜之辛助金平木，用连之苦泻火息风，风木之虫，自然消灭，况余药补土自然肝木平矣。此方原治痞满，予亲见狐惑证胸腹痞满者，投此立效，可知仲景之方无不贯通，真神方也。按此段亦有错处，则在一蜮字。狐蜮二字对举，狐字着实，蜮字托空，文法先不合矣。虫蚀咽喉，何蜮之有？盖是蜮，蜮字之误耳。蜮字，篆文似蜮，传写滋误，诗注蜮短狐，含沙射人影则病，故诗曰为鬼为蜮，则不可得，言其暗中害人也。虫生暗中，故以狐蜮二字为名，后人于此等字，尚未考明，安能解仲景之义哉[12]391？

《太平圣惠方》 治伤寒发汗不出，毒气在脏，或毒气攻于咽喉，为狐惑证。令人干呕心烦，恶闻食气，不得睡卧。宜服此方。黄连二两（去须），薰草三两。上药，细锉，以醋浆水二大盏，渍之一宿，煮取一大盏，去滓，分为三服，不计时候温服[6]358。

《太平圣惠方》 治伤寒不经发汗，十日以上，变成狐惑，腹胀面赤，恶闻食气。宜服羚羊角散方[6]359。

《太平圣惠方》 伤寒，不经发汗，后变成狐惑，毒气下蚀肛门，痒痛至甚，或下脓血。宜服此方。槟榔半两（末），杏仁一两（汤浸，去皮尖，别研如膏），朱砂一分（细研）。上药，都研令匀，用黑糖和丸，如枣核大，先用椿根槐白皮各二两，以水一斗，煎十余沸，去滓，重洗，然后将药内肛门中，一日一易之[6]361。

《圣济总录》 治伤寒发汗下利不解，心中躁闷，复发壮热，大肠不通，咽中干痛，变成狐蜜。皂荚丸方[7]627。

《金匮方论衍义》 狐蜜病，蠹虫蚀上下也。世谓风中有虫，凡虫自风生固矣。然风，阳也，独阳不生，必有所凭而后化；盖因湿热久停，蒸腐气血而成瘀浊，于是风化所腐为虫矣。设风不由湿热，而从寒凉者，肃杀之气，纵然腐物，虫亦不化也，由是知此病也。虫生于湿热、败气、瘀血之中，其来渐矣，遇极乃发，非若伤寒一日而暴病者也[13]40。

《金匮要略论注》 狐蜜虫也，虫非狐蜜，而因病以名之，欲人因名思意也。大抵皆湿热毒所为之病[10]186。

《张氏医通》 下血先血后便，此近血也，赤小豆当归散主之。

此方在狐蜜例中，治脉数无热微烦，默默但欲卧，汗出，初得之三四日，目赤如鸠眼，七八日目四眦黑，全是湿热伤血，菀化为脓之候。此先血后便，乃小肠热毒流于大肠，为火克金之象，故亦主此方。以赤小豆之清热利水为君，且浸令芽出以发越蕴积之毒，使丙丁之火，疾趋水道而降，佐以当归司统握之权，使血有所归，而不至于散漫也。《千金》用伏龙肝汤，即治先便后血之黄土汤中除去术、附，加干姜、牛膝、地榆、发灰，与《金匮》主治则有寒热之殊，不可不辨。可见治血，但使归经，不必论其远近也[14]152。

《医宗金鉴》 蜜蚀于上部之喉，故先声嗄，毒在喉也；狐蚀于下部之阴，故先咽干，毒在阴也[8]219。

《医宗金鉴》 七八日四眦皆黑者，是热瘀血腐，故眦络黑也[8]219。

《三因极一病证方论》 狐蜜证者，默默欲眠，目不得瞑，恶饮食，面目乍赤、乍白、乍黑，齿无色，舌上白，声嗄咽干。此因大病后，肠胃空虚，三虫求食，食人五脏。食其喉，则为蜜，其声嗄；食下部，则为狐，其咽干。当看上唇有疮，虫食其脏；下唇有疮，虫食其肛[15]82。

《普济方》 狐蜜与湿瓥，皆虫证也。状如伤寒，多因伤寒下利变坏成之。盖腹中有热，入食无多，肠胃空虚，故三虫求食，而食人之五脏也。其候四肢沉重，并恶饮食，默默欲眠，目不能闭，舌白齿晦，面目间赤白黑色，变易不常，虫蚀下部为狐，下唇有疮，其咽干；虫蚀其脏为蜜，上唇有疮，其声哑[4]1342。

《太平圣惠方》 治伤寒，服冷药过多，寒气在脏，手足厥冷，爪甲稍青，踟蹰之间，变成狐蜜。宜服木通散方[6]359。

《金匮要略方论本义》 狐蜜病，虫病也。虫因热生，热因虚生，然则狐蜜者，阴虚血热之病也。狐性多疑，狐蜜即疑惑也。心主血，阴虚则血耗而热生，血热则心烦而病作[16]52。

《普济方》 其候齿无色，舌上尽白，甚者唇黑有疮，四肢沉重，忽忽喜眠，虫蚀其肛，烂见五脏则死，当数其上下唇，上唇有疮，虫蚀其脏也，下唇有疮，虫蚀其肛也[4]1341。

《普济方》 桃仁汤，治伤寒狐蜜，默默欲眠，目不瞑，恶饮食，面目乍赤乍白乍黑，齿无色，舌上白，声哽，咽干。此因大病后，肠胃空虚，三焦虫求食，蚀人五脏。蚀其喉则为蜜，其声嗄；蚀下部则为狐，咽干。当看上唇有疮，虫食其脏；下唇有疮，虫食其肛[4]1342-1343。

《普济方》 黄连散，治伤寒毒气未散，欲变为狐蜜，目赤，面色斑斑如锦纹[4]1344。

《普济方》 羚羊角散出圣惠方。治伤寒不经发汗，十日以上，变成狐蜜，腹胀，面赤，恶闻食气[4]1345。

《普济方》 治伤寒发汗，心中躁闷，复发壮热，大肠不通，咽中干痛，变成狐蜜方。出圣惠方[4]1346。

《太平圣惠方》　治伤寒狐蜃，病脉数者，不可灸。或因火为邪，即加烦热，故血妄行于脉中，火气内盛，即心神烦闷，干呕。宜服茯神散方[6]357。

《太平圣惠方》　治伤寒毒气未散，欲变入狐蜃证，目赤，面色斑斑如锦纹。宜服黄连散方[6]358。

《太平圣惠方》　治伤寒不经发汗，变成狐蜃，六七日不解，寒热来去，胸胁满痛，默默欲睡，卧不得，不欲饮食，心烦呕逆。宜服前胡散方[6]358。

《太平圣惠方》　治伤寒不经发汗，变成狐蜃，默默欲睡，起坐不安，咽中干，心腹满，身体痛，内外似有热，烦呕不止。宜服赤芍药散方[6]358。

《太平圣惠方》　治伤寒不经发汗，变成狐蜃，下利，腹中愊坚，干呕肠鸣。宜服半夏散方[6]359。

《太平圣惠方》　治伤寒狐蜃病，咽喉干痛，唇口破裂，或唾脓血者。宜服知母散方[6]359。

《太平圣惠方》　治伤寒不解，变成狐蜃，默默欲睡，卧则不安，咽喉干痛，口内生疮，恶闻食气，时时下痢。宜服龟甲散方[6]360。

《圣济总录》　治伤寒狐蜃，咽喉涩痛，唇口破，唾脓血。知母汤方[7]626。

《圣济总录》　治伤寒不发汗成狐蜃，六七日不解，寒热未去，胸胁满痛，默默欲睡卧，不欲食，心烦善呕腹痛。前胡汤方[7]626-627。

《圣济总录》　治伤寒发汗不解，变成狐蜃，寒热无常，心中燥闷，不欲饮食。半夏汤方[7]627。

《圣济总录》　治伤寒狐蜃，神思昏闷，大便难，肌肤热。柴胡散方[7]627-628。

《圣济总录》　治伤寒不发汗，变成狐蜃，毒气上攻，喉咽疼痛，下利不止。地榆汤方[7]628。

《圣济总录》　治伤寒不发汗，变成狐蜃，毒气下触肛门，痒甚不已，或下脓血。槟榔丸方[7]628。

《诸病源候论》　足太阴为脾之经，其气通于口。足阳明为胃之经，手阳明为大肠之经，此二经脉并夹于口。其腑脏虚，为风邪湿热所乘，气发于脉，与津液相搏，则生疮，恒湿烂有汁，世谓之肥疮，亦名燕口疮[3]195。

《圣济总录》　阳盛之人，得之于热，乃为阳毒。阴盛之人，得之于寒，乃为阴毒，虫动则为狐蜃，坏病之甚，则为百合[7]511-512。

《脉经》　病人或从呼吸上蚀其咽，或从下焦蚀其肛阴。蚀上为蜃，蚀下为狐，狐蜃病者，猪苓散主之[2]302。

《证类本草》　又黄疸病及狐蜃病，并猪苓散主之。猪苓、茯苓、术等分。杵末，每服方寸匕，与水调下[18]949。

《圣济总录》　治伤寒狐蜃䘌病。桃仁汤方[7]626。

《太平圣惠方》　治伤寒狐蜃，毒蚀下部，肛门如䘌。痛痒不止方。雄黄半两，上药，先用瓶子一个，口稍大者，内入灰上，如装香火，将雄黄烧之，候烟出，以瓶口当病处熏之[6]361。

《金匮要略方论本义》　蚀于肛者，雄黄熏之。雄黄熏方。上一味为末，筒瓦二枚合之，烧，向肛熏之。《脉经》云：病人或从呼吸上蚀其咽，或从下焦蚀其肛阴。蚀上为蜃，蚀下为狐。狐蜃病者，猪苓散主之。（批）猪苓散入阴分散热之方，为血热生虫者主治也。

按：再或生于极阴而蚀于下部之肛门，亦邪热之气必由大便下泄，虫随生于其间而蚀于其间。熏之以雄黄，单取杀虫之义，以其虫近身外，可以雄黄之烈气灼之而毙，不足有干于脏腑矣[16]53-54。

附录二：常用方药

甘草泻心汤方：甘草四两（炙），黄芩（去黑心）、人参、干姜（炮）各三两，黄连一两（去须），半夏二两（汤洗去滑七遍，曝干）。右六味，㕮咀如麻豆大，每服五钱匕，水一盏半，生姜二枣大拍碎，煎取八分，去滓温服，日再。（《圣济总录》）[7] 628

赤小豆当归散：赤小豆一升（水浸令芽生，焙干），当归一两（切焙）。上二味，捣罗为细散，每服二钱匕，浆水一盏，煎五七沸，和滓温服，不拘时。（《圣济总录》）[7] 625

羚羊角汤：羚羊角（镑）、大腹（并皮子用，锉）、柴胡（去苗）、朴硝各半两，葳蕤三分，石膏（碎）、桑根白皮（锉）各一两。上七味，粗捣筛，每服五钱匕，水一盏半，煎至八分，去滓温服，不拘时。（《圣济总录》）[7] 625

黄芩汤方：黄芩（去黑心）、射干各一两，黄连三分（去须，炒），甘草（炙，锉）、前胡（去芦头）、青竹茹、知母（焙）各半两。上七味，粗捣筛，每服五钱匕，水一盏半，煎至八分，去滓，食后温服。（《圣济总录》）[7] 625, 626

犀角汤方：犀角三分（镑），黄连（去须，炒）、芍药、木通（锉）、木香、枳实（去瓤，麸炒）、射干、人参、半夏（汤洗七遍，炒干）各半两。上九味，粗捣筛，每服五钱匕，水一盏半，生姜一枣大拍碎，煎至八分，去滓，食前温服。（《圣济总录》）[7] 626

桃仁汤方：桃仁（去皮尖双仁，炒）、槐子、艾各一两。右三味，㕮咀如麻豆大，每服五钱匕，水一盏半，枣三枚劈破，煎至八分，去滓温服。（《圣济总录》）[7] 626

知母汤方：知母一两（焙），石膏二两，黄芩（去黑心）、甘草（炙，锉）各三分。上四味，粗捣筛，每服五钱匕，水一盏半，糯米一匙，煎至八分，去滓，食前温服。（《圣济总录》）[7] 626

黄连犀角汤方：黄连半两（去须），犀角一两（镑，如无，以升麻代之），乌梅七枚，木香一分。上四味，㕮咀如麻豆大，每服三钱匕，水一盏，煎至六分，去滓温服。（《圣济总录》）[7] 626

木通汤方：木通一两（锉），吴茱萸（汤洗三遍，炒干）、桂（去粗皮）、细辛（去苗叶）各半两，甘草三分（锉，炙）。上五味，粗捣筛，每服五钱匕，水一盏半，枣二枚劈破，葱白五寸，煎至八分，去滓，食前温服。（《圣济总录》）[7] 626

前胡汤方：前胡一两（去芦头），半夏一两（汤洗七遍，炒干），黄芩（去黑心）、甘草（炙，锉）各三分，人参一两。上五味，粗捣筛，每服五钱匕，水一盏半，生姜一枣大拍碎，枣三枚劈破，煎至八分，去滓，空心温服。（《圣济总录》）[7] 626-627

半夏汤方：半夏（汤洗七遍，炒干）、木通（锉）、桃仁（汤浸，去皮尖双仁，炒）、附子（炮裂，去皮脐）、桂（去粗皮）、葛根、枳壳（去瓤，麸炒）、黄芩（去黑心）各半两，羚羊角一分（镑），升麻一分半，麻黄三分（去根节）。上一十一味，锉如麻豆，每服五钱匕，水一盏半，生姜一枣大拍碎，煎至八分，去滓温服。（《圣济总录》）[7] 627

薰草汤方：零陵香、黄连（去须，炒）各一两。上二味，锉如麻豆大，分二服，每服用浆水二盏，浸药一宿，煎至一盏去滓，食前温服，日再。（《圣济总录》）[7] 627

雄黄导气散方：雄黄（研）、青葙子、苦参、黄连各半两，桃仁一分（去皮尖双仁，炒，研）。上五味，捣研为散，以生艾捣汁和如枣子大，绵裹导下部，萹蓄汁和更佳，冬月无艾，只用散绵裹亦得。（《圣济总录》）[7] 627

皂荚丸方：皂荚二挺（去皮子，慢火炙黑），大黄半两（生用），槟榔（锉）、木香各一分。上四味，捣罗为末，炼蜜和三五百杵，丸如梧桐子大，每服二十丸，生姜茶清下，不拘时，日再。（《圣济总录》）[7] 627

雄黄丸方：雄黄（研）、当归（锉，炒）各三分，芦荟（研）、麝香（研）各一分，槟榔半两（锉）。上五味，捣研为末，煮面糊和丸，如梧桐子大，每服十五丸至二十丸，食前温粥饮下，日三。（《圣济总

录》》[7] 627

柴胡散方：柴胡（去苗）、大黄（锉，炒）、赤芍药、槟榔（锉）、枳实（麸炒，去瓤）各一两，半夏半两（姜汁浸令透，焙）。上六味，捣罗为散，每服二钱匕，浓煎苦楝根汤调下，米饮亦得。（《圣济总录》》[7] 627-628

地榆汤方：地榆、黄连（去须）、木香各半两，白术一分半，甘草（炙，锉）、阿胶（炙燥）各一分。上六味，粗捣筛，每服五钱匕，水一盏半，生姜一枣大拍碎，煎至八分，去滓，食前温服。（《圣济总录》》[7] 628

撩膈汤方：苦参一两，甘草半两（生用）。上二味，细锉，用浆水一盏半，煎至八分去滓，五更初服，良久即吐。（《圣济总录》》[7] 628

熏洗四皮汤方：槐白皮、柳白皮、桑白皮、桃白皮。上四味，等分，各细锉，每用四两，以浆水一斗，煎至七升去滓，熏洗下部。（《圣济总录》》[7] 628

槟榔丸方：槟榔半两（生，捣末），杏仁四十九粒（汤浸，去皮尖双仁，研），丹砂半两（别研），麝香一钱（研）。上四味，同研匀细，用糖和丸，如枣核大，先用椿根、槐白皮各二两，以水一斗煎十余沸，熏洗肛门后，将药纳之。（《圣济总录》》[7] 628

雄黄熏方：雄黄半两（研）。上一味，先用瓶一只，口稍大者，入灰半瓶，灰上放火，将雄黄烧之，候烟出，坐瓶口熏之。（《圣济总录》》[7] 628

茯神散方：茯神一两，半夏三分（汤洗七遍去滑），黄芩一两，人参一两（去芦头），麦门冬一两（去心，焙），黄连一两（去须），甘草三分（炙微赤，锉），知母三分。上药，粗罗为散，每服五钱，以水一大盏，入生姜半分，枣三枚，青竹茹半斤（分），煎至六分，去滓，不计时候温服。（《太平圣惠方》》[6] 357-358

黄连散方：黄连半两（去须），木通半两，犀角三分（屑），川升麻二分，黄芩半两，大青半两，茯神半两，甘草半两（炙微赤，锉），百合三分。上药，捣筛为散，每服五钱，以水一大盏，入生姜半分，竹叶二七片，煎至五分，去滓，不计时候温服之。（《太平圣惠方》》[6] 358

前胡散方：前胡三两（去芦头），半夏一两（汤洗七遍去滑），黄芩三分，人参一两（去芦头），甘草三分（炙微赤，锉），当归一两（锉，微炒）。上药，捣筛为散，每服五钱，以水一大盏，入生姜半分，枣三枚，煎至五分，去滓，不计时候温服。

又方，人参一两（去芦头），陈橘皮一两（汤浸，去白瓤，焙），枳壳三分（麸炒微黄，去瓤），当归三分（锉，微炒），赤芍药三分，半夏三分（汤洗七遍去滑），前胡三分（去芦头）。上药，捣筛为散，每服五钱，以水一大盏，入生姜半分，煎至五分，去滓，不计时候温服。（《太平圣惠方》》[6] 358

赤芍药散方：赤芍药一两，枳实三分（麸炒微黄），半夏半两（汤洗七遍去滑），黄芩半两，前胡一两（去芦头），甘草半两（炙微赤，锉）。上药，捣筛为散，每服五钱，以水一大盏，入生姜半分，枣三枚，煎至五分，去滓，不计时候温服。

又方，薰草一两，黄连一两（去须），黄芩三分，石膏二两，葛根一两（锉），柴胡一两（去苗）。上药，捣筛为散，每服五钱，以水一大盏，入生姜半分，枣二枚，煎至五分，去滓，不计时候温服之。（《太平圣惠方》》[6] 358-359

羚羊角散方：羚羊角半两（屑），木通一两，桑根白皮一两（锉），大腹皮半两（锉），柴胡半两（去苗），石膏一两，川朴半两（消）。上药，捣筛为散，每服五钱，以水一大盏，煎至五分，去滓，不计时候温服。（《太平圣惠方》》[6] 359

半夏散方：半夏一两（汤洗七遍去滑），黄芩三分，人参三分（去芦头），干姜三分（炮裂，锉），黄连三分（去须，微炒），甘草半两（炙微赤，锉）。上药，捣筛为散，每服五钱，以水一中盏，入生姜半分，煎至六分，去滓，不计时候温服。（《太平圣惠方》）[6]359

知母散方：知母一两，石膏二两，甘草三分（炙微赤，锉），黄芩三分。上药，捣筛为散，每服五钱，以水一大盏，入糯米一百粒，煎至五分，去滓，不计时候温服。

又方，茅根一两（锉），子芩三分，羚羊角半两（屑），石膏一两，甘草半两（炙微赤，锉）。上药，捣筛为散，每服五钱，以水一大盏，入竹叶二七片，煎至五分，去滓，不计时候温服。（《太平圣惠方》）[6]359

木通散方：木通一两（锉），吴茱萸半两（汤洗七遍，焙干，微炒），桂心一两，细辛半两，甘草三分（炙微赤，锉）。上药，捣筛为散，每服五钱，以水一大盏，入枣三枚，葱白二茎，煎至五分，去滓，不计时候，温温频服。

又方，附子三分（炮裂，去皮脐），白术三分，桂心半两，吴茱萸半两（汤洗七遍，焙干，微炒），细辛一分，木通三分（锉）。上药，捣筛为散，每服五钱，以水一大盏，入生姜半分，煎至五分，去滓，不计时候温服。

又方，干姜半两（炮裂，锉），甘草半两（炙微赤，锉），附子半两（炮裂，去皮脐），细辛三分，桂心三分，白术三分。上药，捣筛为散，每服五钱，以水一大盏，入豉五十粒，葱白三茎，生姜半分，煎至五分，去滓，不计时候温服。（《太平圣惠方》）[6]360

鳖甲散方：鳖甲三二分（盐醋炙令黄，去裙襕），川升麻半两，葳蕤、黄连（去须）、当归（锉，微炒）、赤芍药、桂心、犀角屑、贝齿、茯神、秦艽（去苗）、甘草（炙微赤，锉），以上十味各一斤（分），柴胡半两（去苗），麻黄半两（去根节），人参半两（去芦头）。上药，细罗为散，每服不计时候，以粥饮调下二钱。（《太平圣惠方》）[6]360

熏洗方：枳壳二两，苦参三两，槐白皮二两。上药，都细锉，用水一斗，煎取七升，去滓，熏洗下部。

又方，槐白皮、柳白皮、桑根白皮、桃白皮，以上各一两。上药，都细锉，用水二斗，煎取一斗，去滓，熏洗下部。（《太平圣惠方》）[6]361

本章学术精要

1. 病名与概述

（1）**病名源流**　狐𧏾病名首见于东汉张仲景《金匮要略》，以精神恍惚、口眼生殖器溃烂为特征，与西医学白塞综合征高度相似。本病需与口疮、百合病鉴别：口疮无二阴溃疡及眼部症状；百合病虽有心神不宁，但无皮肤黏膜损害。

（2）**疾病特点**　好发于青壮年男性，病程缓慢且呈周期性发作。核心表现为口腔、眼、外阴至少两处溃疡，伴发热、关节痛等全身症状。病情轻重不一，轻者仅局部溃烂，重者可累及脏腑，出现消化道出血、血管炎等严重并发症。

2. 病因病机

（1）**湿热毒蕴**　外感湿邪或饮食不节，湿热内蕴，郁久化毒，腐蚀黏膜，发为溃烂。《诸病源候论》强调"湿毒气所为"，湿热上攻则咽喉溃烂，下注则二阴蚀伤。

（2）**脏腑虚损**　素体脾肾不足，或久病伤阴，虚火内生。脾虚失运则湿浊内生，肾阴亏虚则虚火上炎，加重黏膜损伤。有医家认为，"肠胃空虚，三虫求食"，致虫蚀为病。

（3）**痰瘀互结**　湿热久羁，炼液成痰，阻滞气血，形成痰瘀胶结。痰瘀阻络则溃疡反复难愈，伴关节肿痛、皮肤结节。《张氏医通》提出"小肠热毒流于大肠"致血瘀络损。

（4）**虫毒蚀伤**　湿热腐浊生虫，虫毒窜动致面目色泽乍变，溃疡此起彼伏，与现代感染免疫机制相关。

3. 临床表现与鉴别

（1）**核心症状**　口腔颊黏膜、舌缘多发溃疡，外阴部糜烂，眼部虹膜炎或葡萄膜炎。急性期伴发热、关节痛，慢性期见皮肤结节性红斑、毛囊炎。重症可见消化道溃疡、血管栓塞。

（2）**辨证要点**　需区分湿热毒盛（溃疡红肿痛剧）、阴虚火旺（溃疡色淡反复）、脾肾阳虚（溃疡久不收口）三型。舌诊以红绛苔黄腻、淡红少苔、淡胖齿痕为鉴别要点。

（3）**分期特点**　活动期以湿热毒炽为主，缓解期多气阴两虚，慢性迁延期常见痰瘀互结。

4. 治法与方药

（1）**清热利湿**　急性期用甘草泻心汤清热燥湿，配合苦参汤外洗。热毒炽盛加犀角、板蓝根；眼症突出加密蒙花、决明子。

（2）**滋阴降火**　缓解期选用知母、麦冬、生地黄滋阴，佐赤小豆、当归活血排脓。阴虚湿热者用赤小豆当归散合六味地黄丸化裁。

（3）**化痰祛瘀**　慢性期以桃仁、红花活血，半夏、陈皮化痰。痰瘀胶着加三棱、莪术破血，结节坚硬配蜂房、全蝎通络。

（4）**外治法**　雄黄熏肛治肛门溃疡，槐皮煎汤坐浴治疗外阴糜烂。黏膜修复期用珍珠粉、冰硼散外敷促愈。

5. 转归与调护　①预后因素。局限性预后良好，系统性伴血管、神经受累者易致残。早期规范治疗可降低失明、肠穿孔风险。《医宗金鉴》强调"能食堪药治多全"，提示营养状态为预后关键。②传变规律。初起皮肤黏膜受损，久则内传肝脾，出现肝功能异常、蛋白尿；重者邪陷心包，致脑膜炎、精神异常。③调护要点。忌食辛辣海鲜，发作期予流质饮食；保持口腔、外阴清洁，避免感染；调节情志，减少应激诱发。食疗推荐赤小豆粥、百合银耳羹滋阴利湿。

6. 学术传承

（1）**病机拓展**　金元医家补充"虫因风化"理论，清代注重"肝脾失调"致湿热内生。现代提出免疫紊乱、微血管病变与"毒瘀络损"的相关性。

（2）**诊断细化**　补充脉诊特征：活动期脉滑数，缓解期细涩，重证见促结代脉。引入口腔黏膜微循环观察、针刺反应试验等辅助诊断。

7. 临证精要

（1）**分期论治**　活动期重在"清、利"，缓解期侧重"养、通"。口腔溃疡重用甘草（30g 以上），外阴溃烂必加土茯苓、蛇床子。

（2）**特色用药**　顽固性溃疡加鹿角片温阳托毒，血管炎加丹参、水蛭改善循环，眼炎急性期用野菊花、青葙子煎汤熏洗。

狐惑属湿热毒瘀交织、正虚邪恋之证，外感湿热、虫毒蚀伤、痰瘀互结、脏腑虚损互为病机关键。治疗当分期论治，急性期清利湿热解毒，慢性期滋阴化痰通络，结合外治熏洗与情志调摄综合干预。

参考文献

［1］（汉）张仲景. 金匮要略［M］. 北京：人民卫生出版社，2007.

［2］（晋）王叔和著；沈炎南主编. 脉经校注［M］. 北京：人民卫生出版社，1991.

［3］（隋）巢元方著；高文柱，沈澍农校注. 中医必读百部名著·诸病源候论［M］. 北京：华夏出版社，2008.

［4］（明）朱橚. 普济方（第三册：诸疾）［M］. 北京：人民卫生出版社，1959.

［5］（唐）王焘著；高文柱，孙中堂，黄龙祥，等校注. 中医必读百部名著·外台秘要方［M］. 北京：华夏出版社，2009.

［6］（宋）王怀隐，郑彦，陈昭遇，等. 太平圣惠方［M］. 北京：人民卫生出版社，1958.

［7］（宋）赵佶. 圣济总录（上册）［M］. 北京：人民卫生出版社，1982.

［8］（清）吴谦. 御纂医宗金鉴（武英殿版排印本）［M］. 北京：人民卫生出版社，1963.

［9］孙中堂. 尤在泾医学全书·金匮要略心典［M］. 北京：中国中医药出版社，1999.

［10］（清）徐彬. 金匮要略论注［M］. 长沙：湖南科学技术出版社，2014.

［11］（唐）孙思邈著；李景荣，苏礼，任娟莉，等校释. 备急千金要方校释［M］. 北京：人民卫生出版社，1998.

［12］王咪咪，李林. 唐容川医学全书·金匮要略浅注补正［M］. 北京：中国中医药出版社，1999.

［13］（元）赵以德. 金匮方论衍义［M］. 北京：中医古籍出版社，2012.

［14］张民庆，王兴华，刘华东. 张璐医学全书·张氏医通［M］. 北京：中国中医药出版社，1999.

［15］（宋）陈无择. 三因极一病证方论［M］. 北京：中国中医药出版社，2007.

［16］（清）魏荔彤. 金匮要略方论本义［M］. 北京：人民卫生出版社，1997.

［17］（宋）唐慎微. 证类本草（中）［M］. 北京：中国医药科技出版社，2021.

［18］高社光. 高社光风湿病经验辑要［M］. 北京：世界图书出版有限公司，2020.

［19］黄英志. 叶天士医学全书·临证指南医案［M］. 北京：中国中医药出版社，2008.

［20］（清）魏之琇. 续名医类案［M］. 北京：人民卫生出版社，1997.

第二十五章 颈痹

颈痹是由于正虚感受风寒湿邪，或劳损，或外伤等致病因素作用于颈部，使局部经络气血运行不畅，脉络受阻，或局部肌肉筋骨失养，引起的头颈部疼痛，活动不利，甚则肩背疼痛，或上肢一侧或两侧麻木疼痛，或头晕、目眩，或下肢无力、沉酸，步态不稳，甚至肌肉萎缩等临床症状错综复杂的一种病证。常见于西医学的颈椎病。发病无季节性，男女性别无明显差异。

【经典原文】

《素问·刺热》 苦渴数饮，身热，热争则项痛而强[1] 128。

《素问·痹论》 岐伯对曰：风寒湿三气杂至，合而为痹也。其风气胜者为行痹，寒气胜者为痛痹，湿气胜者为着痹也[1] 164。

《素问·骨空论》 大风颈项痛，刺风府，风府在上椎[1] 216。

《素问·缪刺论》 邪客于足太阳之络，令人头项肩痛。刺足小指爪甲上与肉交者，各一痏，立已。不已，刺外踝下三痏，左取右，右取左，如食顷已[1] 235。

《素问·至真要大论》 湿淫所胜……病冲头痛，目似脱，项似拔[1] 344。

《素问·至真要大论》 腰脊头项痛，时眩，大便难[1] 346。

《素问·至真要大论》 太阴之胜，火气内郁，疮疡于中，流散于外，病在胠胁，甚则心痛，热格，头痛、喉痹、项强[1] 349。

《素问·至真要大论》 少阴司天，客胜则鼽嚏颈项强，肩背瞀热，头痛少气，发热耳聋目瞑，甚则胕肿血溢，疮疡咳喘[1] 355。

《素问·至真要大论》 岐伯曰：诸风掉眩，皆属于肝……诸痉项强，皆属于湿[1] 363。

《灵枢·杂病》 项痛不可俯仰[2] 61。

《灵枢·经脉》 是动则病冲头痛，目似脱，项如拔，脊痛，腰似折，髀不可以曲，腘如结，腨如裂，是为踝厥[2] 32。

《灵枢·经筋》 其病小指支，跟肿痛，腘挛，脊反折，项筋急，肩不举，腋支，缺盆中纽痛，不可左右摇。治在燔针劫刺，以知为数，以痛为输，名曰仲春痹也[2] 42。

《灵枢·五邪》 邪在肾，则病骨痛阴痹。阴痹者，按之而不得，腹胀，腰痛，大便难，肩背颈项痛，时眩[2] 53。

《伤寒论·辨脉法》 阳中于邪，必发热、头痛、项强、颈挛、腰痛、胫酸，所为阳中雾露之气，故曰清邪中上。浊邪中下，阴气为栗，足膝逆冷，便溺妄出，表气微虚，里气微急，三焦相溷，内外不通，上焦怫郁，脏气相熏，口烂食断也[3] 5。

《伤寒论·辨痉湿暍脉证治》 病身热足寒，颈项强急，恶寒，时头热面赤，目脉赤，独头面摇，卒口噤，背反张者，痉病也[3] 22。

《伤寒论·辨太阳病脉证并治》 服桂枝汤，或下之，头项强痛，发热无汗，心下满痛，小便不利者，桂枝汤去桂加茯苓白术汤主之[3]24。

《伤寒论·辨太阳病脉证并治》 太阳之为病，脉浮，头项强痛而恶寒[3]25。

《伤寒论·辨太阳病脉证并治》 得病六七日，脉迟浮弱，恶风寒，手足温，医二三下之，不能食，而胁下满痛，面目及身黄，颈项强，小便难者，与柴胡汤。后必下重，本渴饮水而呕者，柴胡汤不中与也。食谷者哕。伤寒四五日，身热恶风，颈项强，胁下满，手足温而渴者，小柴胡汤主之[3]52。

《伤寒论·辨不可下病脉证并治》 伤寒，发热头痛，微汗出，发汗则不识人；熏之则喘，不得小便，心腹满；下之则短气，小便难，头痛背强；加温针则衄[3]146。

《伤寒论·辨太阳病脉证并治》 太阳少阳并病，心下硬，颈项强而眩者，当刺大椎、肺俞、肝俞，慎勿下之[3]63。

《伤寒论·辨太阳病脉证并治》 结胸者，项亦强，如柔痉状者，下之则和，宜大陷胸丸[3]64。

《伤寒论·辨太阳病脉证并治》 太阳与少阳并病，头项强痛，或眩冒，时如结胸，心下痞硬者，当刺大椎第一间、肺俞、肝俞，慎不可发汗，发汗则谵语。脉弦，五日谵语不止，当刺期门[3]67。

【钩玄提要】

1. 病名 中医古代医籍文献中并无"颈痹"之名，多以"项痛""项僵""颈项痛"等症状的描述出现在各论著之中。最早在《阴阳十一脉灸经》中有"项痛"的记载，"足钜阳之脉……其所产病头痛，耳聋，项痛"[4]7。《内经》中有关于项痛、项强、颈项痛、颈项强痛等词的记载，如"腰脊头项痛，时眩，大便难"[1]346 "太阴之胜……头痛喉痹项强"[1]349 "大风颈项痛，刺风府"[1]216。《伤寒论》之太阳病篇亦记载有"太阳之为病，脉浮，头项强痛而恶寒"[3]25。

2. 病因病机 本病在经典原文中基本都是以症状出现，但根据相关条文可以分析出本病的病因病机。《素问·至真要大论》曰："诸痉项强，皆属于湿[1]363。"又曰："湿淫所胜……病冲头痛，目似脱，项似拔[1]344。"《伤寒论》中论述曰："太阳之为病，脉浮，头项强痛而恶寒[3]25。"即为风、湿之邪侵犯颈项或太阳经，阻滞颈项经络而致颈痹。

3. 症状与诊断 《阴阳十一脉灸经》论述足太阳膀胱经病证时说："足钜阳之脉……出于项上，上头角……是动则痛冲头痛，目似脱，项似拔，脊痛，腰似折，髀不可以运……其所产病头痛，耳聋，项痛，枕强，疟，背痛，腰痛[4]7。"《素问·至真要大论》《素问·刺腰痛》《素问·骨空论》《素问·刺热》《灵枢·杂病》《灵枢·五邪》《灵枢·经筋》《素问·至真要大论》中主要对颈痹的症状有记载，有"目似脱，项似拔"[1]344 "腰脊头项痛，时眩"[1]346 "头痛喉痹项强"[1]349 "腰痛，引项脊尻背如重状"[1]155 "大风颈项痛"[1]216 "热争则项痛而强"[1]128 "项痛不可俯仰……不可以顾"[2]61 "肩背颈项痛，时眩"[2]53 "手太阳之筋……绕肩胛引颈而痛"[2]44 "阴痹者，按之不得，腰脊头项痛，时眩，大便难"[1]346 等表现。《伤寒论》记录因太阳中风而引发的"头项强痛而恶寒"[3]25。

4. 治法方药 在《阴阳十一脉灸经》《内经》和《伤寒论》中关于颈痹的治疗，以针刺或者药物治疗足太阳经脉为主。

（1）以按足太阳经脉论治 《阴阳十一脉灸经》曰："项似拔，脊痛，腰似折……是钜阳之脉主治[4]7。"指出足太阳经脉对本病的发生起着重要作用，提出了按足太阳经脉论治，创以经脉论治本病之先河。

（2）以经脉论治为主，明确穴位与针刺方法 《内经》中提出了针刺治疗本病的穴位和方法，如

《素问·缪刺论》曰："邪客于足太阳之络，令人拘挛背急，引胁而痛，刺之从项始，数脊椎夹脊，按疾之应手如痛，刺之旁三痏，立已[1]238。"《素问·刺腰痛》曰："足太阳脉令人腰痛，引项脊尻背如重状，刺其郄中。太阳正经出血，春无见血[1]155。"《素问·骨空论》曰："大风颈项痛，刺风府[1]216。"《灵枢·杂病》曰："项痛不可俯仰，刺足太阳，不可以顾，刺手太阳也[2]61。"《灵枢·五邪》曰："阴痹者，按之而不得，腹胀腰痛，大便难，肩背颈项痛，时眩。取之涌泉、昆仑，视有血者尽取之[2]53。"《备急千金要方》中提出："针灸之功，过半于汤药[5]615。"用针灸治疗该病。《证治准绳》详论《内经》针灸治疗本病："刺灸项颈痛有二：其一取足手太阳，治项后痛。经云：足太阳之脉，是动则病项如拔，视虚、盛、寒、热、陷下取之。又云：项痛不可俯仰，刺足太阳。不可以顾，刺手太阳。又云：大风项颈痛，刺风府。风府在上椎。又云：邪客于足太阳之络，令人头项肩痛，刺足小指爪甲上与肉交者各一，立已。不已则刺外踝下三，左取右，右取左，如食顷是也。其二取足、手阳明，治颈前痛。经云：足阳明之脉，所生病者，颈肿。又云：手阳明之脉，是动则病颈肿。皆视盛、虚、寒、热、陷下取之也[6]130。"

（3）**《伤寒论》对外感颈项痛的经典药物论治**　"头项强痛而恶寒"[3]25者，桂枝汤主之；若"无汗恶风葛根汤主之"[3]34"反汗出恶风者，桂枝加葛根汤主之"[3]24。其理论和方药一直沿用至今。

【传承发展】

1. 病名　《内经》《伤寒论》之后，"颈痹"之名并未出现，多还是以"项强""头项痛""颈项痛"等症状的描述出现在各论著之中。《太平圣惠方》中关于项强也记载："伤风项强，耳鼻俱塞[7]164。"其后《针灸甲乙经》曰："头项痛，咽肿不可咽[8]260。"《妇人大全良方》中专门列有"颈项强痛方论"，曰："颈项强急，腰身反张如中风状[9]122。"

"颈痛"是本病最主要的症状，该词曾最早见于《针灸甲乙经》，曰："肩痛不能自举，汗不出，颈痛[8]260。"其后较少见，直到《证治要诀》中再次出现："颈痛，非是风邪，即是气挫，亦有落枕而成痛者[10]67。"颈痹虽然以颈痛为最主要症状，但还包括颈强、颈肿不适等，并不能以一概全。民间还将此病称为"颈肩风"，但这多为民间俗称。

2. 病因病机　本病早期以实证为主，六淫之邪侵犯颈项，或外伤劳损，阻滞颈项经络而致痹。还有就是日久病邪入里，涉及脏腑，肝肾亏虚，颈筋脉失养，多为虚证或虚实夹杂之证。具体包括以下几个方面：

（1）**感受外邪**　外感六淫均可引起本病，但以风寒湿邪为主，如居处潮湿之地，复感风寒，或风寒湿合邪，邪客足太阳膀胱经脉，循经上犯颈项，经络气血运行不利，脉络阻滞而致痹；或外感风热，风热夹痰，凝于颈项，阻滞经脉，而致颈痹。如《太平圣惠方》曰："伤风项强，耳鼻俱塞[7]164。"《妇人大全良方》曰："夫颈项之处，乃属足太阳膀胱之经……先因感风，又感寒湿，致令外证发热恶寒，与伤寒相似。颈项强急，腰身反张如中风状，瘈疭口噤，其身体几几[9]122。"《东垣试效方》曰："足太阳膀胱之脉，所过还出别下项，循肩膊内，夹脊抵腰中，故为病者项如拔，夹脊痛，腰似折，髀不可以曲，是经气虚，则邪客之，痛病生矣[11]493。"《证治准绳》云："颈项强急之证，多由邪客三阳经也，寒搏则筋急，风搏则筋弛，左多属血，右多属痰。颈项强急，发热恶寒，脉浮而紧。此风寒客于三阳经也[6]130。"《百代医宗》曰："若感风寒湿气，则发热恶寒，颈项强急，腰背反张[12]59。"《证治汇补》曰："肩背头项不可回顾者，风入太阳而气郁也[13]205。"《杂病源流犀烛》曰："凡颈项强痛，肝肾膀胱病也，三经受风寒湿邪，则项强[14]509。"

（2）**痰瘀气滞** 长期低头工作，或睡姿不良、头枕过度偏转，或颈部猛然扭闪、搬重物或攀高等用力过猛，使颈项部肌肉受伤，气血不畅，脉络瘀阻，颈部小关节紊乱错缝，发生疼痛及功能障碍；或跌仆、坠堕等外来暴力，致骨断筋伤，脉络破损，气血凝滞，闭阻不通，为肿为痛而为本病；或饮食不节，或嗜食肥甘，损伤脾胃，脾胃虚弱，水湿内停，聚湿为痰，痰浊上阻颈项，阻遏气血而致痹；或足太阳膀胱经脉郁滞不行，气郁气滞而致本病。如《三因极一病证方论》曰："凡人忽胸背、手脚、颈项、腰膝隐痛不可忍，连筋骨牵引钩痛，坐卧不宁，时时走易不定……此是痰涎伏在心膈上下变为疾[15]256。"《妇人大全良方》强调曰："又有挫枕转项不得者……项背筋脉拘急[9]123。"《仁斋直指方论》曰："酒家之癖，多为项肿臂痛，盖热在上焦不能清利，故酝酿日久，生痰涎，聚饮气，流入于项臂之间，不肿则痛耳[16]460。"《内外伤辨惑论》曰："脊痛项强，腰似折，项似拔者，此足太阳经不通行[17]20。"《证治要诀》曰："颈痛……独在颈者，非是风邪，即是气挫，亦有落枕而成痛者[10]68。"《证治准绳》曰："人多有挫闪，及久坐并失枕，而致项强不可转移[6]130。"《医学入门》曰："痰热客太阳，颈项强[18]676。"《傅青主男科》论"胸背、手足、颈项、腰膝痛"时曰："筋骨牵引，坐卧不得，时时走易不定，此是痰涎伏在心膈上下。或令人头痛，夜间喉中如锯声，口流涎唾，手足重，腿冷[19]96。"《冯氏锦囊秘录》曰："有闪挫及失枕而项强痛者[20]200。"《医碥》论有"项强痛"，曰："多由风寒邪客三阳，亦有痰滞、湿停、血虚、闪挫、久坐、失枕所致[21]338。"

（3）**肝肾亏虚** 年老肾衰，或房事不节，肾气衰弱，久而及肝，肝藏血主筋，肾主骨生髓，上通于脑，肝肾亏虚，骨弱髓空，颈筋失养，致颈项骨肉酸痛；或缺乏锻炼，身体衰弱，肝肾不足，复受外邪，致经络不畅，气血凝滞，痹阻不通；或先天不足，肾精虚少，骨髓化源不足，气血运行不利，而为先天畸形，发为本病。如《证治准绳》曰："肝血虚而筋燥，颈项强急[6]2077。"又曰："按人多有挫闪，及久坐失枕，而致项强不可转移者，皆由肾虚不能生肝，肝虚无以养筋，故机关不利[6]130。"《冯氏锦囊秘录》亦曰："有闪挫及失枕而项强痛者，皆由肾虚不能荣筋也[20]200。"《不居集》："虚劳之人，精不化气，气不化精，先天之真元不足则周身之道路不通，阻碍气血不能营养经络而为痛也。是故水不养木而胁痛，精血衰少而腰痛，真阴竭绝而骨痛，机关不利而颈痛，骨髓空虚而脊背痛，三阴亏损而腿膝痛，此皆非外邪有余，实由肝肾不足所致也[22]609。"《杂病源流犀烛》曰："颈项强痛……肝血虚，肝火旺，亦筋燥强急[14]509。"

综上所述，颈痹病因多为感受外邪、劳损外伤、肝肾亏虚等，基本病机是颈部经脉痹阻，筋骨失养；其病位在颈部，可连及肩、臂，与肝、脾、肾等脏腑关系密切。病性有虚有实，急性发病多由外邪、外伤引起，多属实证，表现为经络闭阻，气滞血瘀，痰瘀交阻；久病迁延、素体虚弱或内伤所致，多属虚证，表现为肝肾亏虚。

3. 症状与诊断 历代医家对该病的阐述，根据经络辨证大致可分为：

（1）**太阳经相关病证** 《千金翼方》曰："皮肤筋痛，项骨相牵引无常处[23]247。"《太平圣惠方》载"伤风项强，耳鼻俱塞"[7]164。《针灸资生经》载"寒热风痹，项痛肩背急"[24]158。《圣济总录》载"项背硬强"[25]487"项强背痛"[25]486"项强头昏"[25]486"背项拘急"[25]2448等症。《证治准绳》曰："筋燥，颈项强急，或腰背反张，或四肢拳挛，或颈项等处结核[6]2077。"《妇人大全良方》曰："百节酸疼，脑昏目痛，鼻塞声重，项背拘急[9]123。"《东垣试效方》《医学纲目》："巨阳（太阳）虚，则腰背头项痛。足太阳膀胱之脉，所过还出别下项，循肩膊内，夹脊抵腰中，故为病者项如拔，夹脊痛，腰似折，髀不可以曲，是经气虚，则邪客之，痛病生矣[11]493。"《赤水玄珠》《古今医统大全》《奇效良方》曰："肩背痛不可回顾者，此太阳气郁而不行，或脊痛项强，腰似折，项似拔者，此足太阳经不通[26]289。"《证治准绳》《医学发明》《张氏医通》《类证治裁》描述有"脊痛项强，腰似折，项似拔"[6]130。《证治准绳》曰："颈项强急，发热恶寒，脉浮而紧，此风寒客三阳经也[6]130。"《素问·刺腰痛》曰："足太阳脉令人腰痛，引项脊尻背如重状[1]155。"

（2）痛痹 《证治准绳》曰："风湿客于肾经，血脉凝滞，腰背肿痛，不能转侧，皮肤不仁，偏身麻木，上项、头目虚肿，耳内常鸣，下注腰膝，重痛无力，步行艰难[6]147。"

（3）其他 《针灸甲乙经》曰："颈痛……颈项肩背痛……颈肿不可以顾，头项急痛……头项痛，咽肿不可咽[8]260。"《证治准绳》和《三因极一病证方论》有"忽胸背、手脚、颈项、腰膝隐痛不可忍，连筋骨牵引钩痛"[6]147的记载。《妇人大全良方》详论曰："颈项强急，腰身反张如中风状，瘈疭口噤，其身体几几。古人以强直为痉，其脉沉迟弦细。新产血虚多汗出，喜中风，亦有此症[9]123。"《证治准绳》在"诸痛门"中，首次以疼痛部位为目，详论"颈项强痛"，曰："东风生于春，病在肝，在颈项。诸痉项强，皆属于湿[6]130。"《证治准绳》《医钞类编》有"血脉凝滞，腰背肿疼……上项、头目虚肿，耳内常鸣"[6]147的描述。《世医得效方》《杂病广要》有"颈项强直，或半身偏疼，或复麻痹"[27]18的记载。《证治准绳杂病》载"项强不可转移"[6]130。《丹溪治法心要》载"项强，不能回顾，动则微痛"[28]371。《医学入门》载"颈项强，动则微痛"[19]676。《古今医鉴》载"头项强急，筋痛"[29]1272。《明医指掌》载"项背拘急，或重或痛，举体艰难"[30]184。《证治准绳》曰："颈项强急，发热恶寒，脉浮而紧，此风寒客三阳经也……颈项强急，动则微痛，脉弦而数实、右为甚，作痰热客三阳经。""颈项强急，动则微痛，脉弦而涩，左为甚，作血虚邪客太阳、阳明经……颈项强急，寒热往来，或呕吐，或胁痛……颈项强急，腰似折，项似拔。""项筋肿急难伸……项背不能转侧……足阳明之脉，所生病者，颈肿。""手阳明之脉，是动则病颈肿[6]130。"《证治汇补》载"腰项不能俯仰"[13]4"肩背头项不可回顾"[13]205等。《杂病源流犀烛》载"颈项强痛"[14]509。《类证治裁》曰："项脊常热而痛者，阴虚也……常寒而痛者，阳虚也[31]356。"《百代医宗》承《妇人大全良方》之说论述"颈项强痛"，曰："妇人颈项因怒，寒热作渴，左目涩小，头颈动掉[12]60。"

综合历代文献所述，太阳经的相关病证可以见到颈痹的主要症状，还有在《内经》和《卫生宝鉴》中提到阴痹能见到腰脊头项痛，其他著作中未有明确的辨证分型。颈痹的主要症状是颈项疼痛、僵硬，甚则活动不利，兼见眩晕、头重、目痛、肩臂疼痛、麻木、活动受限、四肢拘急及腰背反张，或呕吐，或胁痛等症状。脉象表现为浮而紧、弦而涩、沉迟弦细等。

（4）颈痹与肩痹的鉴别 颈痹和肩痹均可见颈肩疼痛。肩痹是以疼痛夜甚，甚至因痛甚而不能入睡，肩部活动受限为特点，但无颈部放射痛及麻木感，且与颈部活动无关。颈痹疼痛主要在颈部，可伴有麻木、僵硬，甚则转侧不利等。两者病位不同，但功能相关，联系密切，病变时易合并出现，常兼夹为病。如《针灸甲乙经》曰："肩痛不能自举，汗不出，颈痛[8]260。"《赤水玄珠》曰："肩背痛不可回顾者，此太阳气郁而不行，或脊痛项强，腰似折，项似拔[26]289。"

（5）颈痹与落枕的鉴别 两者皆可见颈部痉挛疼痛、活动不利。落枕多于起床后突然发病，多因卧姿不良，枕头不当，外伤或感邪等所致，以颈部痉挛、疼痛，头偏向一侧，活动受限等为主要表现，患处可有肌紧张及压痛，轻者数日可愈；颈痹以颈部疼痛、麻木、僵硬，甚则转侧不利为特点。落枕若治疗不及时或迁延不愈，或反复发作，可发展成颈痹。如《素问·骨空论》曰："失枕在肩上横骨间[1]216。"《妇人大全良方》载："颈项强急……其身体几几。""又有挫枕转项不得者……项背筋脉拘急[9]123。"

（6）颈痹与经筋痹的鉴别 颈痹和经筋痹皆可见颈部疼痛，甚则僵硬。颈部经筋痹可触及皮下有硬结，并伴有明显压痛，且能感觉出僵硬、疼痛的具体部位，其疼痛多在经筋走行之上，全身症状不明显。而颈痹乃为整个颈部疼痛，多为僵痛、刺痛、沉痛、酸痛，同时亦伴有肩臂手指放射样麻木疼痛、头晕耳鸣、颈部活动不利等表现。

4. 治法方药 历代医家对颈痹的治法方药皆有阐述，《证治准绳》详细辨治"颈项痛"[6]130，将其分为风、寒、湿、痰饮、气血等进行论治。治疗应分清虚实辨证论治。初感外邪，邪盛正实，经络痹阻，气滞血瘀，治疗应以活血理气通络为基本原则。久病迁延或体虚之人，邪少正虚，多肝肾不足，气血衰少，治疗应重视滋养肝肾，补益气血，同时通络理气以祛邪。配合熨、熏、洗、敷、贴、摩、导引等其他外治法。主要体现在以下几个方面：

（1）**祛风除湿止痛** 感受外邪，尤其是风寒湿邪是导致本病的首要病机，故须祛风除湿止痛。如羚羊角散、防风汤、木瓜煎、渗湿汤、蠲痹汤、羌活胜湿汤、追风散、驱邪汤、柴胡葛根汤等。《太平圣惠方》中用羚羊角散治"四肢拘急，头项强直，爪甲多青，胁肋胀痛"[7]185。《圣济总录》用海桐皮汤治"背项拘急，骨节酸痛"[25]248，防风汤治"项强头错"[25]486，赤箭丸治"项强背痛"[25]486，天麻散治"项背强硬"[25]487。《普济本事方》用木瓜煎"治筋急项强，不可转侧"[32]11。《杨氏家藏方》《杂病广要》用渗湿汤"治肤腠不密，易冒风湿，身体烦疼，不能屈伸，多汗恶风，头目昏重，项背强急"[33]67；蠲痹汤"治风湿相搏，身体烦疼，项臂痛重"[33]68。《东垣试效方》曰："羌活一钱，独活半钱，防风半钱，此三味，必关手足太阳证，脊痛项强，不可回顾，腰似折，项似拔者用[11]441。"《医学入门》提出："脊痛项强，腰似折，项似拔者，此足太阳经不通行，以羌活胜湿汤主之[18]20。"《证治准绳》《寿世保元》《张氏医通》《类证治裁》中都有类似描述。《妇人大全良方》曰："颈项强急……若因鼾睡失枕而致，用三五七散、追风散。""若因被风吹，头目昏眩，太阳并脑俱痛，项背筋脉拘急，可与蝎附散、都梁丸。许太学治项筋强痛，不可转侧者，以木瓜煎[9]123。"用"追风散治年深日近偏正头疼……心胸烦热，百节酸疼，脑昏目痛，鼻塞声重，项背拘急"[9]123。《证治要诀》提出："颈痛，非是风邪，即是气挫，亦有落枕而成痛者，并宜和气饮，食后服[10]68。"《兰室秘藏》中用苍术复煎散"治寒湿相合，脑右痛，恶寒，项筋脊骨强"[34]65。《世医得效方》《杂病广要》用五积散治"风寒湿气交互为病，颈项强直"[27]18。《古今医鉴》用回首散"治头项强急，筋痛，或挫枕转项不得者"[29]1272。《证治准绳》曰："颈项强急，发热恶寒，脉浮而紧。此风寒客于三阳经也，宜驱邪汤。""颈项强急，动则微痛，脉弦而涩，左为甚，作血虚邪客太阳、阳明经治，宜疏风滋血汤；颈项强急，寒热往来，或呕吐，或胁痛，宜小柴胡汤、升麻防荆汤。""颈项强急，腰似折，项似拔，加味胜湿汤[6]130。"《赤水玄珠》用通气防风汤治"肩背痛不可回顾者……或脊痛项强，腰似折，项似拔者"[26]289，并用防风饮子"治痹证，项筋急痛，诸药不效者"[26]290。《杂病源流犀烛》曰："颈项强痛……风热胜，宜加味小柴胡汤……有感冒项强或痛者，宜驱邪汤……有项急不得转侧者，宜木瓜煎……有腮项相连肿痛，发热便闭者，宜防风通圣散……有伤寒后，项前后肿痛，身热者，宜柴胡葛根汤[14]509。"

（2）**化痰除湿止痛** 除感受外邪，饮食不节，或太阳经经气不利，导致痰浊上阻颈项，阻遏气血而成痹，当化痰除湿，通利太阳经经气。方用控涎丹、二陈汤加减、消风豁痰汤、羌独败毒散、羌活胜湿汤等。《三因极一病证方论》用控涎丹治"凡人忽患胸背、手脚、颈项、腰膝隐痛不可忍，连筋骨牵引钓痛，坐卧不宁，时时走易不定……此是痰涎伏在心膈上下"[16]256。《傅青主男科》用控涎丹治"筋骨牵引，坐卧不得，时时走易不定，此是痰涎伏在心膈上下。或令人头痛，夜间喉中如锯声，口流涎唾，手足重，腿冷"[19]96。《杂病源流犀烛》《丹溪治法心要》《医学入门》有"有项强不能回顾，动则脑痛，脉弦数实者，是痰热客太阳经，宜二陈汤加酒炒黄芩、羌活、红花"[14]509。《证治准绳》曰："颈项强急，动则微痛，脉弦而数实、右为甚，作痰热客三阳经治，宜消风豁痰汤。""精神短少，不得睡，项筋肿急难伸，禁甘温，宜苦寒，养神汤主之[6]130。"《症因脉治》曰："腰痛引颈脊尻背，太阳经也，宜羌独败毒散加白芷、苍术[35]106。"《医碥》用加味胜湿汤治湿盛颈项强痛，消风豁痰汤治痰盛项强痛[22]338。《杂病源流犀烛》曰："颈项强痛，湿胜，宜加味逍遥散；有痰盛项痛者，宜治风豁痰汤；有湿胜项痛者，宜加味胜湿汤；有腮项相连肿痛，发热便闭者，宜防风通圣散；有伤寒后，项前后肿痛，身热者，宜柴胡葛根汤[14]509。"《类证治裁》曰："太阳经脊痛项强，腰似折，项似拔（羌活胜湿汤）[31]356。"

（3）活血化瘀止痛 长时间的劳损或外伤，导致颈项部脉络瘀阻，气血凝滞，不通为痛，故须活血化瘀止痛，可用活血应痛丸或和气饮。《卫生宝鉴》用活血应痛丸治疗"风湿为病，血脉凝滞，腰背重疼，身体麻木，头目虚肿，下注脚膝肿痛，行履艰难"[36]181。《证治要诀》《证治准绳》曰："颈痛，非是风邪，即是气挫，亦有落枕而成痛者，并宜和气饮，食后服[10]68。"

（4）滋补肝肾 年老体弱，或房事不节，导致肝肾亏虚，颈筋失养而疼痛，以补益肝肾为主，可用方有六味地黄丸、椒附散、加味钩藤及加味逍遥、疏风滋血汤、首乌汤等。《证治准绳》《证治要诀》曰："按人多有挫闪，及久坐失枕，而致项强不可转移者，皆由肾虚不能生肝，肝虚无以养筋，故机关不利，宜六味地黄丸常服[6]130。"《冯氏锦囊秘录》曰："有闪挫及失枕而项强痛者，皆由肾虚不能荣筋也，六味地黄汤加秦艽[20]200。"《本事方》用椒附散治"肾气上攻，项背不能转侧"[32]29。《兰室秘藏》用缓筋汤治疗"项颈皆急痛"[34]64。《百代医宗》认为："妇人颈项因怒，寒热作渴，左目紧小，头颈动掉，四肢抽搐，遍身疼痛，此血虚肝热也，用加味钩藤及加味逍遥数剂而稍愈，用八珍汤而收功[12]60。"《医碥》用疏风滋血汤治头项痛血虚火盛筋燥[21]338。《杂病源流犀烛》曰："颈项强痛……肝血虚，肝火旺，亦筋燥强急，宜首乌汤。""有常惯项痛者，宜六味丸，间服和气饮；有肾气上攻，项筋连背痛，不可转侧者，宜椒附散[14]509。"《类证治裁》曰："项脊常热而痛者，阴虚也。六味丸加鹿茸。常寒而痛者，阳虚也。八味丸加鹿茸[31]356。"

（5）针灸治疗 《内经》中提出了针刺治疗本病的穴位和方法，其后《脉经》"以药薄熨之，摩以风膏，灸诸治风穴"[37]51治疗本病。《针灸甲乙经》提出"肩痛不能自举，汗不出，颈痛，阳池主之""颈项肩背痛，臂瘘痹不仁，天井主之""肘臂腕中痛，颈肿不可以顾，头项急痛，眩，淫泺，肩胛小指痛，前谷主之""臂不可举，头项痛，咽肿不可咽，前谷主之"[8]260。《针灸甲乙经》首次将针灸学理论与腧穴学相结合治疗本病。《针灸资生经》曰："消泺，治寒热风痹，项痛肩背急[24]158。""京骨，治筋挛楚酸，髀枢痛，颈项强，腰脊不可俯仰[24]219。"《证治准绳》详论《内经》针灸治疗本病："刺灸项颈痛有二：其一取足手太阳，治项后痛。经云：足太阳之脉，是动则病项如拔，视虚、盛、寒、热、陷下取之。又云：项痛不可俯仰，刺足太阳。不可以顾，刺手太阳。又云：大风项颈痛，刺风府。风府在上椎。又云：邪客于足太阳之络，令人头项肩痛，刺足小指爪甲上与肉交者各一，立已。不已则刺外踝下三，左取右，右取左，如食顷是也。其二取足、手阳明，治颈前痛。经云：足阳明之脉，所生病者，颈肿。又云：手阳明之脉，是动则病颈肿。皆视盛、虚、寒、热、陷下取之也[6]130。"

（6）其他疗法 历代典籍还记载了大量的外治法，有熨、熏、洗、敷、贴、摩、导引等方法。如《诸病源候论》中除主张用汤、熨、针、石、补养宣导治疗颈痹外，特别强调用养生导引法治疗本病，对本病的临床功能锻炼具有重要指导意义。《千金翼方》中用八风十二痹散治"皮肤筋痛，项骨相牵引无常处"[23]247。《外台秘要》引《延年方》用牡丹膏治"项强痛，头风瘙，疹痒，风肿"[38]312。《仙授理伤续断秘方》中采用拔伸、捺正等方法帮助复位。《太平圣惠方》用摩风神验膏治"伤风项强，耳鼻俱塞"[7]164；羚羊角散治"四肢拘急，头项强直，爪甲多青，胁肋胀痛"[7]185。《圣济总录》用海桐皮汤治"背项拘急，骨节酸痛"[25]24448，防风汤治"项强头昏"[25]486，赤箭丸治"项强背痛"[25]486，天麻散治"项背硬强"[25]487。《普济本事方》用木瓜煎"治筋急项强，不可转侧"[32]11。

5. 转归预后 颈痹为慢性病，病程较长，易反复发作，其转归预后多与发病病因、体质强弱、证候类型、病程等多种因素相关。凡感受外邪新病，表现为太阳经输不利或经络痹阻等证候，病情大多轻且浅，预后较好。若因颈部外伤、长期劳损，或素体虚弱，或虽因外邪侵袭，但失治误治者，病情反复发作，颈痹由轻到重，颈痹迁延，甚至内及脏腑，出现气滞血瘀、痰瘀痹阻或肝肾不足等证候，治疗应标本兼顾，亦可控制疾病发展。临床出现眩晕加重，甚至血压升高，吞咽困难，视力、听力障碍等症状；或下肢瘫痪，二便异常，严重影响患者生活能力，预后较差。如《黄帝素问宣明论方》曰："治着痹留注不去，四肢麻，拘挛浮肿[39]21。"《证治汇补》引丹溪之语曰："腰项不能俯仰，手足不能屈伸。其邪在经隧而痛，易治；若举动即痛者，是无血以养筋，名曰筋枯，不治[13]4。"

【应用示例】

1. 风湿痹阻 《刘渡舟临证验案精选》：丁某，女，39岁。

初诊：1993年4月28日。

病史：患者患颈部关节疼痛数年，现颈项后背酸痛重着，不可回顾，上臂屈伸不利，腰部酸困，手脚冰凉。每遇阴天下雨则症状加重，痛不可忍。带下量多，色白，黏腻。口不渴，时有恶心，厌油腻，小便短黄，大便溏薄。曾服用"芬必得"等药物，当时痛减，过后疼痛如故。舌苔白厚而腻，脉沉。证属风湿相搏，郁于太阳经。治当祛风胜湿，以通太阳之气，用羌活胜湿汤加味。处方：炙甘草3g，蔓荆子10g，藁本6g，羌活10g，独活10g，川芎10g，防风10g，桂枝6g，生姜6g。二诊：服5剂，项背之痛即止，带下减少，仍舌苔白腻，小便短黄。转方用胃苓汤。处方：苍术6g，厚朴10g，陈皮10g，生姜10g，茯苓30g，猪苓20g，桂枝10g，白术10g，泽泻15g。药服3剂，诸症皆愈。

按语：本案为风湿侵犯太阳经脉，经气不利之证。太阳经包括足太阳膀胱经和手太阳小肠经。膀胱经"其直者，从巅入络脑，还出别下项，循肩膊内，夹脊抵腰，入循膂，络肾属膀胱"。湿伤太阳，经气不利，故见颈项疼痛，连及腰背，湿邪循经入腑，气化不行，则见小便短涩。湿性重着黏腻，故疼痛伴有疲沉困重感，以及带下黏腻，舌苔厚腻等症。治应祛除太阳经之风湿，方用羌活胜湿汤加桂[40]647。

2. 痰热客太阳 《丹溪治法心要》：一男子项强，不能回顾，动则微痛，诊其脉弦而数实，右手为甚，作痰热客太阳经治，以二陈汤加黄芩、羌活、红花服之，后二日愈[28]371。

3. 风湿热痹阻脉络 《临证指南医案》：陆，风火上郁，项肿咽痛。薄荷、连翘、射干、牛蒡子、马勃、绿豆皮[41]261。

附录一：文献辑录

《阴阳十一脉灸经》钜阳脉：系于踵外踝娄中，出郄中，上穿臀，出厌中，夹脊，出于项，上头角，下颜，夹齃，系目内廉。是动则病：冲头，目似脱，项似伐，胸痛，腰似折，脾不可以运，郄如结，腨如裂，此为踵蹶，是钜阳脉主治。其所产病：头痛，耳聋，项痛，耳强，疟，背痛，腰痛，尻痛，痔，郄痛，腨痛，足小指痹，为十二病[4]7。

《素问·至真要大论》太阴司天，湿淫所胜，则沉阴且布，雨变枯槁，胕肿骨痛，阴痹。阴痹者，按之不得，腰脊头项痛、时眩、大便难，阴气不用，饥不欲食，咳唾则有血，心如悬。病本于肾，太溪绝，死不治[1]346。

《素问·至真要大论》太阴之胜，火气内郁，疮疡于中，流散于外，病在胠胁，甚则心痛，热格，头痛、喉痹、项强[1]349。

《素问·骨空论》大风颈项痛，刺风府，风府在上椎[1]216。

《伤寒论·辨太阳病脉证并治法上》 太阳之为病，脉浮，头项强痛而恶寒[3]25。

《素问·至真要大论》 诸风掉眩，皆属于肝。诸寒收引，皆属于肾。诸气膹郁，皆属于肺。诸湿肿满，皆属于脾。诸热瞀瘈，皆属于火。诸痛痒疮，皆属于心。诸厥固泄，皆属于下。诸痿喘呕，皆属于上。诸禁鼓栗，如丧神守，皆属于火。诸痉项强，皆属于湿[1]363。

《素问·至真要大论》 岁太阴在泉，草乃早荣，湿淫所胜，则埃昏岩谷，黄反见黑，至阴之交。民病饮积心痛，耳聋，浑浑焞焞，溢肿喉痹，阴病血见，少腹痛肿，不得小便，病冲头痛，目似脱，项似拔，腰似折，髀不可以曲，腘如结，腨如别[1]344。

《素问·刺腰痛》 足太阳脉令人腰痛，引项脊尻背如重状，刺其郄中。太阳正经出血，春无见血[1]155。

《素问·刺热》 肾热病者，先腰痛胻酸，苦渴数饮，身热。热争则项痛而强，胻寒且酸，足下热，不欲言。其逆则项痛员员澹澹然。戊己甚，壬癸大汗，气逆则戊己死。刺足少阴太阳，诸汗者，至其所胜日汗出也[1]128。

《灵枢·杂病》 项痛，不可俯仰，刺足太阳；不可以顾，刺手太阳也[2]61。

《灵枢·五邪》 邪在肾，则病骨痛，阴痹。阴痹者，按之而不得，腹胀，腰痛，大便难，肩背颈项痛，时眩。取之涌泉、昆仑，视有血者尽取之[2]53。

《灵枢·经筋》 手太阳之筋，起于小指之上，结于腕，上循臂内廉，结于肘内锐骨之后，弹之应小指之上，入结于腋下；其支者，后走腋后廉，上绕肩胛，循颈出走太阳之前，结于耳后完骨；其支者，入耳中；直者，出耳上，下结于颔，上属目外眦。其病小指支肘内锐骨后廉痛，循臂阴，入腋下，腋下痛，腋后廉痛，绕肩胛引颈而痛[2]44。

《素问·缪刺论》 邪客于足太阳之络，令人拘挛背急，引胁而痛，刺之从项始数脊椎夹脊，按疾之应手如痛，刺之旁三痏，立已[1]238。

《备急千金要方》 汤药攻其内，针灸攻其外，则病无所逃矣。方知针灸之功，过半于汤药矣。然去圣久远，学徒蒙昧，孔穴出入，莫测经源，济弱扶危，临事多惑[5]615。

《证治准绳·杂病》 刺灸项颈痛有二：其一取足手太阳，治项后痛。经云：足太阳之脉，是动则病项如拔，视虚、盛、寒、热、陷下取之。又云：项痛不可俯仰，刺足太阳。不可以顾，刺手太阳。又云：大风项颈痛，刺风府。风府在上椎。又云：邪客于足太阳之络，令人头项肩痛，刺足小指爪甲上与肉交者各一，立已。不已则刺外踝下三，左取右，右取左，如食顷是也。其二取足、手阳明，治颈前痛。经云：足阳明之脉，所生病者，颈肿。又云：手阳明之脉，是动则病颈肿。皆视盛、虚、寒、热、陷下取之也[6]130。

《百代医宗》 若感风寒湿气，则发热恶寒，颈项强急，腰背反张[12]59。

《伤寒论·辨太阳病脉证并治》 太阳病，项背强几几，无汗，恶风，葛根汤主之[3]34。

《伤寒论·辨太阳病脉证并治》 太阳病，项背强几几，反汗出恶风者，桂枝加葛根汤主之[3]24。

《针灸甲乙经》 肩痛不能自举，汗不出，颈痛，阳池主之。肘中濡濡，臂内廉痛，不可及头，外关主之。肘痛引肩，不可屈伸，振寒热，颈项肩背痛，臂痿痹不仁，天井主之。《千金》云：肩内麻木。肩不可举，不能带衣，清冷渊主之。肘臂腕中痛，颈肿不可以顾，头项急痛，眩，淫泺，肩胛小指痛，前谷主之。肩痛不可自带衣，臂腕外侧痛，不举，阳谷主之。臂不可举，头项痛，咽肿不可咽，前谷主之。肩痛欲折，臑如拔，手不能自上下，养老主之。肩背头痛时眩，涌泉主之[8]260。

《妇人大全良方》 夫颈项之处，乃属足太阳膀胱之经。又许太学云是足少阴肾之经，盖肾与膀胱为表里故也。以感外邪论之，则有太阳经，先因感风，又感寒湿，致令外证发热恶寒，与伤寒相似。颈项强急，腰身反张如中风状，瘛疭口噤，其身体几几。古人以强直为痓，其脉沉迟弦细。新产血虚多汗出，喜中风，亦有此证[9]122。

《秘传证治要诀及类方·秘传证治要诀》 作劳失力头痛，见本门。身体痛证。颈痛，因头痛牵引致痛者，当于头痛诸证中求药。若别无处，独在颈者，非是风邪，即是气挫，亦有落枕而成痛者，并宜和气饮，食后服[10]67。

《东垣试效方》 足太阳膀胱之脉，所过还出别下项，循肩膊内，夹脊抵腰中，故为病者项如拔，夹脊痛，腰似折，髀不可以曲，是经气虚，则邪客之，痛病生矣[11]493。

《证治汇补》 肩背头项不可回顾者，风入太阳而气郁也[13]205。

《杂病源流犀烛》 颈项强痛，肝肾膀胱病也。三经感受风寒湿邪，则项强风热胜宜加味小柴胡汤，湿胜宜加味逍遥散……有感冒项强或痛者宜驱邪汤。有痰盛项痛者，宜治风豁痰汤；有湿胜项痛者宜加味胜湿汤；有项急不得转侧者，宜木瓜煎……有腮项相连肿痛，发热便闭者，宜防风通圣散……有伤寒后，项前后肿痛，身热者，宜柴胡葛根汤[14]509。

《三因极一病证方论》 凡人忽胸背、手脚、颈项、腰膝隐痛不可忍，连筋骨牵引钩痛，坐卧不宁，时时走易不定……此是痰涎伏在心膈上下变为疾[15]256。

《妇人大全良方》 又有挫枕转项不得者，与三七散、追风散，仍与急风散搽项上。若因被风吹，头目昏眩，太阳并脑俱痛，项背筋脉拘急[9]123。

《内外伤辨惑论》 脊痛项强，腰似折，项似拔者，此足太阳经不通行，以羌活胜湿汤主之[17]20。

《秘传证治要诀及类方·秘传证治要诀》 颈痛……独在颈者，非是风邪，即是气挫，亦有落枕而成痛者，并宜和气饮，食后服[10]68。

《医学入门》 痰热客太阳，颈项强，动则微痛者，加酒芩、羌活、红花[18]676。

《傅青主男科》 筋骨牵引，坐卧不得，时时走易不定，此是痰涎伏在心膈上下。或令人头痛，夜间喉中如锯声，口流涎唾，手足重，腿冷[19]96。

《仁斋直指方论》 酒家之癖，多为项肿臂痛，盖热在上焦不能清利，故酝酿日久，生痰涎，聚饮气，流入于项臂之间，不肿则痛耳[16]460。

《太平圣惠方》 伤风项强，耳鼻俱塞[7]164。

《证治准绳·女科》 筋燥，颈项强急，或腰背反张，或四肢拳挛，或颈项等处结核[6]2077。

《冯氏锦囊秘录》 邪客三阳则痛，寒搏则筋急，风搏则筋弛，左属血，右多属痰，丹溪治一人，项强痛甚，不可以回顾，作痰客太阳经治之，用二陈汤，加酒芩、羌活、红花，服二剂而愈。有闪挫及失枕而项强痛者，皆由肾虚，不能荣筋也，六味地黄汤加秦艽[20]200。

《医碥》 多由风寒邪客三阳，亦有痰滞、湿停、血虚、闪挫、久坐、失枕所致[21]338。

《不居集·上集》 虚劳之人，精不化气，气不化精，先天之真元不足则周身之道路不通，阻碍气血不能营养经络而为痛也。是故水不养木而胁痛，精血衰少而腰痛，真阴竭绝而骨痛，机关不利而颈痛，骨髓空虚而脊背痛，三阴亏损而腿膝痛，此皆非外邪有余，实由肝肾不足所致也[22]609。

《千金翼方》 皮肤筋痛，项骨相牵引无常处[23]247。

《针灸资生经》 寒热风痹，项痛肩背急[24]158。

《圣济总录》 治皮痹肌肉不仁，心胸气促，项背硬强。天麻散方[25]487。

《圣济总录》 治肺感外邪，皮肤痛痹，项强背痛，四肢缓弱，冒昧昏塞，心胸短气。赤箭丸方[25]486。

《圣济总录》 治肺中风寒湿，项强头昏，胸满短气，嘘吸颤掉，言语声嘶，四肢缓弱，皮肤痛痹。

防风汤方[25]486。

《圣济总录》 治妇人血风攻注，四肢无力劳倦，头目昏眩，背项拘急，骨节酸痛。海桐皮汤方[25]2448。

《妇人大全良方》 百节酸疼，脑昏目痛，鼻塞声重，项背拘急[9]123。

《东垣试效方》 巨阳（太阳）虚，则腰背头项痛。足太阳膀胱之脉，所过还出别下项，循肩膊内，夹脊抵腰中，故为病者项如拔，夹脊痛，腰似折，髀不可以曲，是经气虚，则邪客之，痛病生矣[11]493。

《证治准绳·杂病》 脊痛项强，腰似折，项似拔[6]130。

《证治汇补》 腰项不能俯仰，手足不能屈伸。其邪在经隧而痛，易治。若举动即痛者，是无血以养筋，名曰筋枯不治[13]4。

《赤水玄珠》 肩背痛不可回顾者，此太阳气郁而不行，或脊痛项强，腰似折，项似拔者，此足太阳经不通[26]289。

《证治准绳·杂病》 颈项强急，发热恶寒，脉浮而紧，此风寒客三阳经也[6]130。

《证治准绳·杂病》 风湿客于肾经，血脉凝滞，腰背肿痛，不能转侧，皮肤不仁，偏身麻木，上项、头目虚肿，耳内常鸣，下注腰膝，重痛无力，步行艰难[6]147。

《证治准绳·杂病》 忽胸背、手脚、颈项、腰膝隐痛不可忍，连筋骨牵引钩痛[6]147。

《证治准绳·杂病》 东风生于春，病在肝，在颈项。诸痉项强，皆属于湿[6]130。

《世医得效方》 颈项强直，或半身偏疼，或复麻痹[27]18。

《丹溪治法心要》 项强，不能回顾，动则微痛[28]371。

《医学入门》 颈项强，动则微痛[18]676。

《古今医鉴》 头项强急，筋痛[29]1272。

《明医指掌》 项背拘急，或重或痛，举体艰难[30]184。

《证治准绳·杂病》 颈项强急，发热恶寒，脉浮而紧，此风寒客三阳经也……颈项强急，动则微痛，脉弦而数实、右为甚，作痰热客三阳经……颈项强急，动则微痛，脉弦而涩，左为甚，作血虚邪客太阳、阳明经……颈项强急，寒热往来，或呕吐，或胁痛……颈项强急，腰似折，项似拔……项筋肿急难伸……项背不能转侧……足阳明之脉，所生病者，颈肿。手阳明之脉，是动则病颈肿[6]130。

《症因脉治》 腰痛引颈脊尻背，太阳经也，宜羌独败毒散加白芷、苍术[35]106。

《类证治裁》 项脊常热而痛者，阴虚也。六味丸加鹿茸。常寒而痛者，阳虚也。八味丸加鹿茸[31]356。

《百代医宗》 妇人颈项因怒，寒热作渴，左目紧小，头颈动掉，四肢抽搐，遍身疼痛，此血虚肝热也，用加味钩藤及加味逍遥数剂而稍愈，用八珍汤而收功[12]60。

《素问·骨空论》 失枕在肩上横骨间，折使揄臂齐肘正，灸脊中[1]216。

《妇人大全良方》 颈项强急……又有挫枕转项不得者，用三五七散、追风散，仍与急风散搽项上。若因被风吹，头目昏眩，太阳并脑俱痛，项背筋脉拘急，可与蝎附散、都梁丸。许太学治项筋强痛，不可转侧者，以木瓜煎[9]123。

《太平圣惠方》 四肢拘急，头项强直，爪甲多青，胁肋胀痛[7]185。

《普济本事方》 木瓜煎，治筋急项强，不可转侧[32]11。

《杨氏家藏方》 渗湿汤，治肤腠不密，易冒风湿，身体烦疼，不能屈伸，多汗恶风，头目昏重，项背强急[33]67。

《杨氏家藏方》 蠲痹汤，治风湿相搏，身体烦疼，项臂痛重[33]68。

《东垣试效方》 羌活一钱，独活半钱，防风半钱。此三味，必关手足太阳证，脊痛项强，不可回顾，腰似折，项似拔者用[11]441。

《兰室秘藏》 苍术复煎散，治寒湿相合，脑痛恶寒，项筋脊骨强[34]65。

《世医得效方》 风寒湿气交互为病，颈项强直[27]18。

《古今医鉴》 回首散，治头项强急，筋痛，或挫枕转项不得者[29]1272。

《证治准绳·杂病》 颈项强急，发热恶寒，脉浮而紧。此风寒客于三阳经也，宜驱邪汤……颈项强急，动则微痛，脉弦而涩，左为甚，作血虚邪客太阳、阳明经治，宜疏风滋血汤；颈项强急，寒热往来，或呕吐，或胁痛，宜小柴胡汤、升麻防荆汤。颈项强急，腰似折，项似拔，加味胜湿汤[6]130。

《赤水玄珠》 通气防风汤，肩背痛不可回顾者……或脊痛项强，腰似折，项似拔者[26]289。

《赤水玄珠》 防风饮子，治痹证，项筋急痛，诸药不效者[26]290。

《三因极一病证方论》 凡人忽患胸背、手脚、颈项、腰膝隐痛不可忍，连筋骨，牵引钓痛，坐卧不宁，时时走易不定……此是痰涎伏在心膈上下[15]256。

《杂病源流犀烛》 有项强不能回顾，动则脑痛，脉弦数实者，是痰热客太阳经，宜二陈汤加酒炒黄芩、羌活、红花[14]509。

《证治准绳·杂病》 颈项强急，动则微痛，脉弦而数实、右为甚，作痰热客三阳经治，宜消风豁痰汤……精神短少，不得睡，项筋肿急难伸，禁甘温，宜苦寒，养神汤主之[6]130。

《医碥》 痰盛者，消风豁痰汤。湿盛者，加味胜湿汤。血虚火盛筋燥者，项强急[21]338。

《类证治裁》 太阳经脊痛项强，腰似折，项似拔，羌活胜湿汤[31]356。

《卫生宝鉴》 活血应痛丸，治风湿为病，血脉凝滞，腰背重疼，身体麻木，头目虚肿，下注脚膝肿痛，行履艰难[36]181。

《普济本事方》 椒附散，治肾气上攻，项背不能转侧[32]29。

《兰室秘藏》 缓筋汤，治两目如火肿痛，两足及伏兔筋骨痛，膝少力，身重腰痛，夜恶寒，痰嗽，颈项皆急痛，目外眵，目丝急，食不下[34]64。

《脉经》 以药薄熨之，摩以风膏，灸诸治风穴[37]51。

《外台秘要》 项强痛，头风搔，疹痒，风肿[38]312。

《黄帝素问宣明论方》 治着痹留注不去，四肢麻，拘挛浮肿[39]21。

附录二：常用方药

二陈汤：茯苓、陈皮、半夏、甘草。（《杂病源流犀烛》）[14]514

八风十二痹散：细辛、巴戟、黄芪、礜石（烧）、厚朴（炙）、白蔹、桂心、黄芩、牡荆、山茱萸、白术、女萎、菊花、人参、天雄（炮，去皮）、防风、萆薢、石斛、蜀椒（汗，去目闭口者）各一两，川芎、龙胆、芍药、苁蓉各半两，紫菀、秦艽、茯苓、菖蒲、乌头（炮，去皮）、干姜各一两，附子（炮，去皮）、薯蓣、五味子各一两半，桔梗、远志各二两半，去心，上三十四味捣筛为散，酒服方寸匕，日二，稍增至二匕，主万病。（《千金翼方》）[23]247

八味丸：（阳虚）六味地黄丸加桂心一两，名七味地黄丸，此再加附子一两。（《类证治裁》）[3]110

八珍汤：没药、乳香、代赭石、穿山甲（生用）各三钱，羌活、草乌（生用）各五钱，全蝎二十个（米炒），川乌一两（生用，不去皮尖）。右为梧桐子丸，温酒下。（《百代医宗》）[12]29

三五七散：山茱萸、干姜（炮）、茯苓（去皮）各三斤，附子三十五个（炮，去皮脐），细辛一斤八

两，防风四斤（去芦）。右为细末，每服二钱，温酒调下，食前。（《妇人大全良方》）[9] 123

大陷胸丸：大黄半斤，葶苈半升（熬），芒硝半升，杏仁半升（去皮尖，熬黑）。上四味，捣筛二味，内杏仁、芒硝，合研如脂，和散。取如弹丸一枚，别捣甘遂末一钱匕，白蜜二合，水二升，煮取一升，温顿服之，一宿乃下，如不下，更服，取下为效，禁如药法。（《伤寒论·辨太阳病脉证并治》）[3] 64

小柴胡汤：柴胡半斤，黄芩三两，人参三两，半夏半升（洗），甘草（炙）、生姜（切）各三两，大枣十三枚（擘）。上七味，以水一斗二升，煮取六升，去滓，再煎，取三升。温服一升，日三服。（《伤寒论·辨太阳病脉证并治》）[3] 52

天麻散：天麻、附子（炮裂，去皮脐）、麻黄（去根节）、白花蛇肉（酥拌炒）、防风（去叉）、细辛（去苗叶）、川芎、菖蒲、荆芥穗、黄芪（锉）、桑根白皮（锉）、蒺藜子（炒去角）、杏仁（汤浸，去皮尖双仁，麸炒）、牛黄（研）、麝香（研）各一分。上一十五味，捣罗十二味为散，与研者三味，拌匀再罗，每服一钱匕，薄荷酒调下，不拘时。（《圣济总录》）[25] 487

木瓜煎：（筋急）木瓜一个（去瓤），没药一两（研细，纳木瓜中，两半紧扎，饭上蒸三四次，研烂）。地黄汁、酒下三匙。（《杂病源流犀烛》）[14] 513

木瓜煎：宣州木瓜两个（取盖，去瓤），没药二两（研），乳香一分（乳钵坐水盆中，研），上二味纳木瓜中，用盖子合了，竹签定之，饭上蒸三四次，烂研，成膏子。每服三五匙，地黄酒化下。生地黄汁半盏，无灰上酝二盏和之，用八分一盏热暖化膏。（《普济本事方》）[32] 11

五积散：白芷一两半，陈皮三两（去白），厚朴三两（去粗皮，切，姜汁炒干），桔梗六两（去芦），枳壳三两（去穰），川芎、甘草（炙）、白茯苓（去皮）各一两半，苍术十二两（米泔浸，去皮，切，炒赤），当归一两半（去芦尾），麻黄三两（去根节），杨芍药一两半，干姜二两（燃），半夏一两半（汤洗七次），肉桂一两半（去粗皮）。右除白芷、肉桂二味为散另入外，一十三味同为锉散，慢火炒令色转，摊冷，次入肉桂、白芷令匀。每服三钱。水一盏半，入生姜三片，煎至一中盏，去滓稍热服。（《世医得效方》）[27] 18

升麻防荆汤：柴胡、黄芩、半夏（姜制）、甘草、防风、荆芥、羌活、独活、葛根、升麻、赤芍。上生姜、薄荷煎服。无汗加麻黄，有汗加桂枝。（《证治准绳·类方》）[6] 503

六味丸：（肾虚）熟地黄八两（酒蒸，晒），萸肉、山药各四两，茯苓、牡丹皮、泽泻各三两。蜜丸。（《类证治裁》）[31] 10

六味丸：（瘰瘤）地黄、山药、山萸、牡丹皮、茯苓、泽泻。（《杂病源流犀烛》）[14] 517

六味地黄丸：熟地黄八两（杵膏），山萸肉、干山药各四两，牡丹皮、白茯苓、泽泻各三两。上各另为末，和地黄膏，加炼蜜丸，桐子大。每服七八十丸，空心食前滚汤下。（《证治准绳·类方》）[6] 401

六味地黄汤：熟地黄八两（酒煮，杵膏），山茱萸（酒润，去核，炒）、干山药（炒黄）各四两，牡丹皮（酒洗，微炒）、白茯苓（人乳制，焙）、泽泻（淡盐酒拌炒）各一两。为末，蜜丸，如桐子大，空心淡盐汤下四钱。（《冯氏锦囊秘录》）[20] 347

加味胜湿汤：（湿盛）羌活、独活、藁本、防风、川芎、苍术、甘草、荆芥、黄柏、蔓荆子。（《杂病源流犀烛》）[14] 512

加味胜湿汤：羌活、独活、藁本、防风、蔓荆子、川芎、苍术（泔浸，炒）、黄柏（酒炒）、荆芥、甘草（炙）。右生姜煎服。（《医碥》）[21] 714

加味逍遥散：（湿胜）白芍、白术各一钱、麦冬、茯苓、生地各六分，甘草、桔梗各二分，当归、地骨皮各八分，山栀、黄柏各三分。此方兼治外症，潮热虚甚者。（《杂病源流犀烛》）[14] 512

回首散：用乌药顺气散，方见中风门，加羌活、独活、木瓜［当归、川芎、白芍药、生地黄、紫苏、陈皮、香附、乌药、枳壳、砂仁、桔梗、黄芩、半夏、防风、地龙（焙干）、甘草各一两，乳香、没药、沉香各五钱〕。三味为末，入煎熟药内同服。上药㕮咀，生姜三片，枣二枚，水煎温服。（《古今医鉴》）[29] 1272

防风汤：防风（去叉）、川芎、麻黄（去根节）各一两，独活（去芦头）、桂（去粗皮）、前胡（去芦头）、五味子、附子（炮裂，去皮脐）、杏仁（汤浸，去皮尖双仁，麸炒）、人参、茯神（去木，炙）各三分，细辛（去苗叶）、甘菊花、黄芪、山茱萸、甘草（炙，锉）各半两。上一十六味，锉如麻豆，每服四钱匕，水一盏半，生姜五片，煎至八分，去滓稍热服，不拘时。（《圣济总录》）[25] 486

防风饮子：黄芪、附子、甘草、苍术、陈皮、羌活、防风、桔梗各等分。每服五钱，姜一片，水煎。（《赤水玄珠》）[26] 290

防风通圣散：（项肿）防风、白芍、薄荷、川芎、山栀、桔梗、黄芩、白术、荆芥、当归、麻黄、连翘、滑石、石膏、甘草、芒硝、酒大黄。（《杂病源流犀烛》）[14] 513

赤箭丸：赤箭、羌活（去芦头）、细辛（去芦头）、桂（去粗皮）、当归（锉，炒）、甘菊花、防风（去叉）、天雄（炮裂，去皮脐）、麻黄（去根节）、蔓荆实、白术、杏仁（汤浸，去皮尖双仁，炒，研）、草薢（锉）、茯神（去木）、山茱萸、羚羊角（镑）、川芎、犀角（镑）、五加皮（锉）、五味子、阿胶（炙令燥）、人参、枫香脂（研）、天南星（炮）、白附子（炮）各半两，龙脑（研）、麝香（研）、牛黄（研）各一钱。上二十八味，捣罗二十三味极细，与研者五味拌匀炼蜜，和捣三二百杵，丸如梧桐子大，每服十五丸，荆芥汤下，不拘时。（《圣济总录》）[25] 487

苍术复煎散：红花一分，黄柏三分，柴胡、藁本、泽泻、白术、升麻各五分，羌活一钱，苍术四两。水二碗，煎二盏，去渣入药。上药㕮咀，先煎苍术汤二大盏，复煎前项药至一大盏，稍热，空心服，取微汗为效，忌酒湿面。（《兰室秘藏》）[34] 65

牡丹膏：牡丹皮、当归、川芎、防风、升麻、防己、芒硝各六分，芍药、细辛、干蓝、犀角屑、漏芦、蒴藋、零陵香各四分，杏仁（去双仁皮尖，碎）、栀子仁、黄芩、大黄、青木香各三分，竹沥二升。上二十味，切，以竹沥渍一宿，醍醐三升半，煎于火上三下三上，候芍药黄膏成，绞去滓，以摩病上。（《外台秘要》）[38] 312

羌独败毒散：羌活、独活、防风、荆芥、川芎、柴胡、前胡、甘草、苍术、白芷。（《症因脉治》）[38] 107

羌活胜湿汤：（风湿）羌活、独活各一钱，川芎、藁本、防风、甘草各五分，蔓荆子三分。（《类证治裁》）[31] 47

羌活胜湿汤：羌活、独活各一钱，藁本、防风、甘草（炙）、川芎各五分，蔓荆子三分。上药㕮咀，都作一服，水二盏，煎至一盏，去粗，大温服，空心食前。（《内外伤辨惑论》）[17] 20

驱邪汤：（感冒）升麻、桂枝、杏仁、甘草、羌活、防风、独活、川芎、藁本、葛根、柴胡、白芷、生姜。（《杂病源流犀烛》）[14] 512

驱邪汤《会编》：麻黄、桂枝、杏仁、甘草、防风、羌活、独活、川芎、藁本、柴胡、葛根、白芷、升麻。上生姜、薄荷水煎服。又方，多加紫金藤。（《证治准绳·类方》）[6] 503

和气饮：干姜、升麻、枳壳、桔梗、苍术、陈皮、半夏、茯苓、甘草、当归、白芍、白芷、大黄各一钱，干姜三分。加姜、灯心，水煎服。（《秘传证治要诀及类方·证治要诀类方》）[10] 177

和气饮：升麻和气散（《和剂》）干姜半钱，干葛一两，大黄半两（蒸），熟枳壳半钱，桔梗、熟苍术、升麻各一两，芍药七钱半，陈皮、甘草各一两半，当归、熟半夏、白芷、茯苓各二钱。每服四钱，水一盏，姜三片，灯心十茎，煎七分，食前温服。（《证治准绳·类方》）[6] 433

和气饮:（肾逆）干姜一分，葛根、升麻各二钱，熟大黄、枳壳各一钱半，桔梗、苍术各一钱，白芍七分，甘草八分，当归、半夏、白芷、茯苓各四分，小茴五分，川椒十五粒。(《杂病源流犀烛》)[14]532

治风豁痰汤:（痰盛）黄芩、红花、茯苓、独活、葛根、半夏、羌活、陈皮、甘草、防风、白芷、柴胡、升麻、生姜。(《杂病源流犀烛》)[14]512

追风散:川乌（炮，去皮脐尖）、防风（去芦）、石膏（煅）、川芎、甘草（炙）、荆芥穗、白僵蚕（炒去丝）各一两，天南星（炮）、羌活、天麻、地龙、白附子（炮）、全蝎（去尾针）、白芷各半两，草乌（炮，去皮脐尖）、没药（研）、乳香（研）、雄黄（研）各一分。右为细末，每服半钱。入好茶少许同调，食后及临卧服。常服清头目、利咽膈，消风化痰。(《妇人大全良方》)[9]123

养神汤东垣:黄芪一钱，人参三分，甘草七分，苍术五分，白术三分，柴胡四钱，升麻四钱，归身五分，麦芽五分，木香一分，川芎三分，半夏七分，橘皮一钱，黄连五分，黄芩二分（酒浸），黄柏一分。哎咀，每服五钱，水二盏，煎去渣，稍热服，无时。(《证治准绳·类方》)[6]503

首乌汤:（肝虚）首乌五钱，牛膝三钱，萆薢、泽泻、甘草各一钱。(《杂病源流犀烛》)[14]512

活血应痛丸:狗脊六两半，苍术十两，香附十二两，陈皮九两，没药一两二钱，威灵仙三两，草乌头二两半。上七味为末，酒糊丸桐子大，每服二三十丸，温酒或熟水任下，不以时。(《卫生宝鉴》)[36]181

都梁丸:香白芷。择大块白色新洁者，先以棕刷去尘土，用沸汤泡洗四五次，为细末，炼蜜丸如弹子大。每服一丸，多用荆芥点蜡茶细嚼下，食后常服；只干嚼下亦可，都无所忌。此药大治中风眩晕，妇人产前产后乍伤风邪，头目昏重及血风头痛，服之令人目明。凡浴沐后服一二粒尤佳。暴寒乍暖，神思不清，伤寒头目昏晕，并宜服之。(《妇人大全良方》)[9]124

桂枝去桂加茯苓白术汤:芍药三两，甘草二两（炙），生姜（切）、白术、茯苓各三两，大枣十二枚（擘）。上六味，以水八升，煮取三升，去滓，温服一升，小便利则愈。本云：桂枝汤，今去桂枝，加茯苓、白术。(《伤寒论·辨太阳病脉证并治》)[3]32

桂枝加葛根汤:葛根四两，麻黄三两（去节），芍药二两，生姜三两（切），甘草二两（炙），大枣十二枚（擘），桂枝二两（去皮）。上七味，以水一斗，先煮麻黄、葛根，减二升，去上沫，内诸药，煮取三升，去滓。温服一升，覆取微似汗，不须啜粥。余如桂枝法将息及禁忌。臣亿等谨按：仲景本论，太阳中风自汗用桂枝，伤寒无汗用麻黄，今证云汗出恶风，而方中有麻黄，恐非本意也。第三卷有葛根汤证云无汗恶风，正与此方同，是合用麻黄也。此云桂枝加葛根汤，恐是桂枝中但加葛根耳。(《伤寒论·辨太阳病脉证并治》)[3]28

桂枝汤:桂枝三两（去皮），芍药三两，甘草二两（炙），生姜三两（切），大枣十二枚（擘）。上五味，哎咀三味，以水七升，微火煮取三升，去滓。适寒温，服一升。服已须臾，啜热稀粥一升余，以助药力，温覆令一时许，遍身漐漐微似有汗者益佳，不可令如水流漓，病必不除。若一服汗出病差，停后服，不必尽剂。若不汗，更服，依前法；又不汗，后服小促役其间。半日许，令三服尽；若病重者，一日一夜服，周时观之。服一剂尽，病证犹在者，更作服；若汗不出者，乃服至二三剂。禁生冷、黏滑、肉面、五辛、酒酪、臭恶等物。(《伤寒论·辨太阳病脉证并治》)[3]27

柴胡汤:柴胡半斤，黄芩三两，芍药三两，半夏半升（洗），生姜五两（切），枳实四枚（炙），大枣十二枚（擘）。上七味，以水一斗二升，煮取六升，去滓，再煎，温服一升，日三服。一方，加大黄二两，若不加，恐不为大柴胡汤。(《伤寒论·辨太阳病脉证并治》)[3]53

柴胡葛根汤:（伤寒）柴胡、葛根、花粉、桔梗、连翘、黄芩、石膏、升麻、甘草、牛蒡子。(《杂

病源流犀烛》》[14] 513

逍遥散：当归一钱，白芍一钱，白术一钱二分，赤茯苓、柴胡各二钱，甘草二分，薄荷八分。右切，一剂，煎服。(《百代医宗》)[12] 21

消风豁痰汤：黄芩（酒炒）、羌活、红花、半夏（姜制）、陈皮、白茯苓、甘草、独活、防风、白芷、葛根、柴胡、升麻。右生姜煎服。(《医碥》)[21] 714

消风豁痰汤：黄芩（酒炒）、羌活、红花、半夏（姜制）、陈皮、白茯苓、甘草、独活、防风、白芷、葛根、柴胡、升麻。上生姜煎服。又方，多加紫金藤。(《证治准绳·类方》)[6] 503

海桐皮汤：海桐皮（锉）、桂（去粗皮）、木香、天麻、人参、羌活（去芦头）、独活（去芦头）、牛膝（酒浸，切，焙）、金毛狗脊（煨去毛）、石斛（去根）、黄芪（锉）、防风（去叉）、鳖甲（去裙襕，醋浸，炙）、萆薢、麻黄（去根节）各三分。上一十五味，粗捣筛，每服三钱匕，水一盏，加生姜二片，煎至七分，去滓稍热服。如伤风冷，头疼壮热，入葱白煎，并两服，出汗愈。(《圣济总录》)[25] 2448

通气防风汤：羌活、独活各一钱，藁本、防风、甘草各五分，川芎、蔓荆子各三分。水煎服。(《赤水玄珠》)[26] 289

控涎丹：甘遂、大戟、白芥子各等分。糊丸，梧桐子大。每服五至十丸，姜汤送服。(《傅青主男科》)[19] 96

控涎丹：甘遂（去心）、紫大戟（去皮）、白芥子（真者）各等分。上为末，煮糊丸如梧子大，晒干，食后临卧，淡姜汤或熟水下，五七丸至十丸。如疾猛气实，加丸数不妨，其效如神。(《三因极一病证方论》)[15] 256

羚羊角散：羚羊角屑一两，五加皮一两，防风三分（去芦头），酸枣仁一两（微炒），赤茯苓三分，当归三分，桂心三分，桃仁三分（汤浸，去皮尖双仁，麸炒微黄），枳实半两（麸炒微黄），川芎三分，槟榔三分，甘草半两（炙微赤，锉）。上药，捣筛为散。每服四钱，以水一中盏，入生姜半分，煎至六分，去滓，不计时候温服。(《太平圣惠方》)[7] 185

渗湿汤：白术四两，附子（炮裂，去皮脐）、干姜（炮）、白芍药、白茯苓（去皮）、人参（去芦头）、甘草（炙）。(《杨氏家藏方》)[33] 67

葛根汤：葛根四两，麻黄三两（去节），桂枝二两（去皮），生姜三两（切），甘草二两（炙），芍药二两，大枣十二枚（擘）。上七味，以水一斗，先煮麻黄、葛根，减二升，去白沫，内诸药，煮取三升，去滓。温服一升，覆取微似汗。余如桂枝法将息及禁忌。(《伤寒论·辨太阳病脉证并治》)[3] 40

椒附散：（筋痛）附子一个（六钱以上者，炮，研，每用二钱），川椒二十粒，姜七片。水煎去渣，入盐少许。(《杂病源流犀烛》)[14] 513

椒附散：大附子一枚（六钱以上者，炮，去皮脐，末之，上每末二大钱），好川椒二十粒。用白面填满，水一盏半，生姜七片，同煎至七分，去椒入盐，通口空心服。治肾气上攻，项背不能转侧，于虚寒者为宜。(《普济本事方》)[32] 29

疏风滋血汤：当归、川芎、白芍药、熟地黄、羌活、独活、红花、牛膝、防风、白芷、葛根、升麻、甘草、柴胡、桃仁。上生姜煎服。又方，多加紫金藤。(《证治准绳·类方》)[6] 503

疏风滋血汤：当归、川芎、白芍药、熟地黄、羌活、独活、红花、牛膝、防风、白芷、葛根、升麻、甘草、柴胡、桃仁。右生姜煎服。(《医碥》)[21] 714

缓筋汤：熟地黄一分，生甘草、柴胡、红花、炙甘草、苏木、独活各二分，藁本、升麻、黄芩、草豆蔻仁、酒黄柏、生地黄、当归身、麻黄各三分，羌活三钱，苍术五分。上为粗末，都作一服，水二大盏，煎至一盏，去渣，食远服之。(《兰室秘藏》)[34] 64

蝎附散：附子（炮，去皮脐）、川乌（炮，去皮尖）、麻黄（去节）、僵蚕（炒）、南星、防风各三钱，雄黄、朱砂、全蝎各钱半，白芷、藁本各半两。右为细末，每服半钱。葱茶调下，食后服。孕妇不可服。（《妇人大全良方》）[9]124

摩风神验膏：硫黄三两（细研），雄黄三两（细研），朱砂三两（细研），附子四两（生，去皮脐），天雄四两（生，去皮脐），人参三两（去芦头），当归三两，细辛三两，防风三两（去芦头），白芷三两，桂心三两，干姜三两，川芎三两，川椒三两（去目及闭口者），独活三两，菖蒲三两，川大黄三两，藁本三两，白术三两，吴茱萸三两，松脂半斤（后入）。上药，细锉，以酒浸一复时，然后别取生地黄半斤，捣绞取汁，同入猪脂中，以慢火煎之，取药味尽为度，以绵滤去滓，后下松脂、雄黄、硫黄、朱砂等，以柳枝不住手搅，至膏凝，收于瓮合中。病在内即以酒服弹子大，病在外即取弹子大，热炙手摩之。（《太平圣惠方》）[7]164

蠲痹汤：当归（去土，酒浸一宿）、羌活（去芦头）、姜黄、白芍药、黄芪蜜炙、防风（去芦头）各一两半，甘草半两（炙）。上药㕮咀，每服半两，水二盏，生姜五片，同煎至一盏，去滓温服，不拘时候。（《杨氏家藏方》）[33]68

本章学术精要

1. 病名与概述

（1）**病名源流**　中医古代文献中无"颈痹"专名，多以"项痛""项强""颈项痛"等症状描述散见于《内经》《伤寒论》等典籍。《阴阳十一脉灸经》首次记载"项痛"，《灵枢》详述颈项强痛特点，至《妇人大全良方》专列"颈项强痛方论"。该病对应西医学颈椎病范畴，涵盖颈型、神经根型、椎动脉型等多种类型。需与肩痹、落枕鉴别：肩痹以肩部活动受限为主，落枕属急性发作；颈痹以颈部僵痛伴上肢麻木、眩晕为特征。

（2）**疾病特点**　本病多发于长期伏案、中老年群体，男性略多于女性。核心表现为颈部疼痛僵硬、转侧不利，可放射至肩臂，伴头晕目眩、上肢麻木。重证可见步态不稳、肌肉萎缩。病程呈渐进性，早期多实证，后期虚实夹杂，与肝、肾、脾关系密切。

2. 病因病机

（1）**外邪侵袭**　风寒湿邪侵袭太阳经为主因，《伤寒论》强调"头项强痛而恶寒"属太阳病特征。雾露湿邪阻滞经络，气血运行不畅，如《素问》云"湿淫所胜……项似拔"。风热夹痰上壅颈项亦为常见病机。

（2）**劳损外伤**　长期姿势不良致气血瘀滞，《证治准绳》指出"挫闪……失枕"致项强；暴力损伤致骨错筋伤，如《仙授理伤续断秘方》载颈部复位手法。

（3）**痰瘀气滞**　脾虚生湿成痰，阻遏气机，《三因极一病证方论》谓"痰涎伏膈"致颈项牵引痛；气滞血瘀加重脉络闭塞，出现刺痛、固定痛。

（4）**肝肾亏虚**　年老肾衰或房劳伤精，骨髓失充，《证治准绳》强调"肾虚不能生肝，肝虚无以养筋"，多见颈部酸软、仰俯无力。

3. 症状与诊断

（1）**核心症状**　颈部僵痛如板，活动受限；肩臂放射痛伴手指麻木；眩晕耳鸣与体位相关；重者下肢痿软、二便异常。太阳经证见项背强痛、恶寒，脉浮；痰瘀证见刺痛夜甚、舌紫暗；肝肾虚证见腰膝酸软、脉沉细。

（2）**辨证要点**　太阳经证：痛连肩背，遇寒加重；少阳经证：偏头痛目眩，口苦脉弦；督脉证：脊柱强直，俯仰困难。需结合 X 线、MRI 明确椎体退变程度。

（3）**鉴别诊断**　肩痹：痛点局限肩关节，无神经放射痛；落枕：突发颈肌痉挛，5 ～ 7 日自愈；痉病：项背强直伴角弓反张，属危急重症。

4. 治法与方药

（1）**祛邪通络**　风寒用桂枝加葛根汤；风热用小柴胡汤；湿盛选羌活胜湿汤。《圣济总录》防风汤治项强头昏，现代多用葛根素注射液改善血供。

（2）**化痰逐瘀**　痰阻用导痰汤合木瓜煎；血瘀用身痛逐瘀汤。《赤水玄珠》通气防风汤治肩背拘急，配合颈复康颗粒活血通络。

（3）**补益肝肾**　肾虚用六味地黄丸加鹿茸；肝血虚用四物汤合木瓜。《冯氏锦囊》倡六味地黄汤加秦艽治肾虚项强。

（4）**针灸特色**　取风池、天柱、大椎等穴，配合温针灸。《针灸资生经》载京骨穴治项强，现代多用刃针松解颈夹脊穴。推拿采用旋转复位法，配合中药熏蒸。

5. 转归与调护

（1）**预后因素**　单纯颈痛易治，3 个月内多缓解；神经根型需综合治疗；脊髓型预后差，易致残疾。古籍强调"邪客太阳易祛，入督伤髓难医"。

（2）**传变规律**　太阳经邪传少阳则现偏头痛；内陷督脉致脊柱变形；肝肾虚极可发为骨痿。《证治汇补》警示"举动即痛者……筋枯不治"。

（3）**急性期处理**　神经根水肿期用甘露醇脱水，配合颈托制动。慢性期注重功能锻炼，推荐"米字操"改善活动度。

（4）**调护要点**　避风寒：围巾护项，忌直吹空调；调姿势：电脑屏与眼同高，定时活动；食疗方：葛根薏仁粥通络除湿；情志：疏导焦虑防气机郁滞。功能锻炼推荐"抗阻仰头训练"，每日 3 组，每组 10 次。

6. 学术传承

（1）**诊断拓展**　清代补充"颈筋结块"体征，对应现代颈韧带钙化；《医学入门》载颈强目赤辨少阳郁火，指导椎动脉型诊疗。

（2）**治法创新**　金元医家创"通督升阳"法，用鹿角胶、狗脊温养督脉；叶天士提出柔肝舒筋治颈僵，现代衍化出芍药甘草汤合全蝎粉方案。

7. 临证精要

（1）**分期论治**　急性期重祛邪：风寒用麻黄附子细辛汤，湿热用四妙散；缓解期强肝肾：杜仲、桑寄生炖汤食疗；后遗症期注气血：补中益气汤防肌肉萎缩。

（2）**外治优选**　急性疼痛用复方南星止痛膏外贴；慢性僵硬用温经通络散热敷。

（3）**康复要点**　睡眠选圆柱形药枕（内含葛根、威灵仙等），维持颈椎生理曲度；游泳锻炼尤宜蛙式，忌打羽毛球时猛力仰头。

颈痹诊疗需把握"经筋并治"原则，外治松解肌肉痉挛，内服调节肝肾气血。现代结合影像学精准定位病变节段，传统刺络拔罐改善局部循环，形成"辨经 – 辨病 – 辨证"三维体系。预防强调"未病先防"，避免长期屈颈，建立正确颈部力学使用模式。

参考文献

［1］未著撰人. 黄帝内经素问［M］. 北京：人民卫生出版社，2012.

［2］未著撰人. 灵枢经［M］. 北京：人民卫生出版社，2012.

［3］（汉）张仲景. 伤寒论［M］. 北京：学苑出版社，2007.

［4］王旭东，陈丽云，梁尚华. 中国针灸大成（经典卷）·阴阳十一脉灸经［M］. 长沙：湖南科学技术出版社，2020.

［5］（唐）孙思邈著；李景荣，苏礼，任娟莉，等校释. 备急千金要方校释［M］. 北京：人民卫生出版社，1998.

［6］陆拯. 王肯堂医学全书·证治准绳［M］. 北京：中国中医药出版社，1999.

［7］（宋）王怀隐，郑彦，陈昭遇，等. 太平圣惠方校注［M］. 郑州：河南科学技术出版社，2015.

［8］（晋）皇甫谧. 针灸甲乙经［M］. 北京：学苑出版社，2007.

［9］（宋）陈自明. 妇人大全良方［M］. 北京：人民卫生出版社，1992.

［10］（明）戴原礼. 秘传证治要诀及类方［M］. 北京：中国中医药出版社，1998.

［11］（金）李东垣. 东垣医集·东垣试效方［M］. 北京：人民卫生出版社，1993.

［12］（明）涂绅. 百代医宗［M］. 北京：中医古籍出版社，1993.

［13］（清）李用梓. 证治汇补［M］. 上海：上海卫生出版社，1958.

［14］田思胜. 沈金鳌医学全书·杂病源流犀烛［M］. 北京：中国中医药出版社，1999.

［15］（宋）陈无择. 三因极一病证方论［M］. 北京：中国中医药出版社，2007.

［16］（宋）杨士瀛. 仁斋直指方论［M］. 福州：福建科学技术出版社，1989.

［17］（金）李杲. 内外伤辨惑论［M］. 北京：中国中医药出版社，2007.

［18］（明）李梴. 医学入门［M］. 上海：上海科学技术文献出版社，1997.

［19］（清）傅山. 傅青主男科［M］. 福州：福建科学技术出版社，1984.

［20］田思胜. 冯兆张医学全书·冯氏锦囊秘录［M］. 北京：中国中医药出版社，1999.

［21］（清）何梦瑶. 医碥［M］. 北京：人民卫生出版社，1993.

［22］（清）吴澄. 不居集［M］. 北京：人民卫生出版社，1998.

［23］（唐）孙思邈著；李景荣，苏礼，任娟莉，等校释. 千金翼方校释［M］. 北京：人民卫生出版社，1998.

［24］（宋）王执中. 针灸资生经［M］. 上海：上海科学技术出版社，1959.

［25］（宋）赵佶. 圣济总录［M］. 北京：人民卫生出版社，1982.

［26］韩学杰. 孙一奎医学全书·赤水玄珠［M］. 北京：中国中医药出版社，1999.

［27］（元）危亦林. 世医得效方［M］. 北京：人民卫生出版社，1990.

［28］田思胜，高巧林，刘建青. 朱丹溪医学全书·丹溪治法心要［M］. 北京：中国中医药出版社，2006.

［29］李世华，王育学. 龚廷贤医学全书·古今医鉴［M］. 北京：中国中医药出版社，1999.

［30］（明）皇甫中. 明医指掌［M］. 北京：人民卫生出版社，1982.

［31］（清）林珮琴. 类证治裁［M］. 北京：人民卫生出版社，1988.

［32］（宋）许叔微. 普济本事方［M］. 北京：中国中医药出版社，2007.

［33］（宋）杨倓. 杨氏家藏方［M］. 北京：人民卫生出版社，1988.

［34］（金）李东垣. 兰室秘藏［M］. 北京：中国中医药出版社，2007.

［35］（明）秦景明. 症因脉治［M］. 上海：上海卫生出版社，1958.

［36］（元）罗天益. 卫生宝鉴［M］. 北京：中国中医药出版社，2007.

［37］（晋）王叔和著；沈炎南主编. 脉经校注［M］. 北京：人民卫生出版社，1991.

［38］（唐）王焘著；高文柱，孙中堂，黄龙祥，等校注. 中医必读百部名著·外台秘要方［M］. 北京：华夏出版社，2009.

［39］（金）刘完素. 黄帝素问宣明论方［M］. 北京：中国中医药出版社，2007.

［40］胡荫奇，常志遂. 痹病古今名家验案全析［M］. 北京：科学技术文献出版社，2003.

［41］黄英志. 叶天士医学全书·临证指南医案［M］. 北京：中国中医药出版社，1999.

第二十六章　肩痹

肩痹又称"漏肩风""露肩风""冻结肩""肩凝证"，因多发于 50 岁左右的人，又称为"五十肩"。本病多由年老体弱，肝肾亏损，气血不足，筋失濡养，关节失于滑利，或风湿邪乘虚侵入，寒凝经脉，或外伤闪挫，局部瘀血，经络闭阻，筋脉关节失荣等所致。以肩部疼痛、酸沉、活动受限为其主要临床表现。在西医学中，肩痹类似于肩周炎、肩关节损伤。

【经典原文】

《素问·痹论》 岐伯对曰：风寒湿三气杂至，合而为痹也。其风气胜者为行痹，寒气胜者为痛痹，湿气胜者为着痹也[1]164。

《素问·缪刺论》 邪客于足太阳之络，令人头项肩痛[1]235。

《灵枢·经脉》曰：气盛有余，则肩背痛风寒，汗出中风，小便数而欠。气虚则肩背痛寒，少气不足以息，溺色变[2]29。

《灵枢·经筋》 其病小趾支，跟肿痛，腘挛，脊反折，项筋急，肩不举，腋支，缺盆中纽痛，不可左右摇。治在燔针劫刺，以知为数，以痛为输，名曰仲春痹也[2]42。

《灵枢·经筋》 手太阳之筋……绕肩胛引颈而痛[2]44。

《灵枢·经筋》 手阳明之筋……其支者，绕肩胛，夹脊，直者，从肩髃上颈……其病当所过者，支痛及转筋，肩不举[2]45。

《灵枢·五邪》 邪在肾，则病骨痛，阴痹。阴痹者，按之而不得，腹胀腰痛，大便难，肩背颈项痛，时眩[2]53。

【钩玄提要】

1. 病名　在古代文献中，肩痹多以症状出现于各论著之中，最早在《阴阳十一脉灸经》中有"肩似脱"[3]7 的描述。《内经》论述本病有"肩痛"[1]235"肩背痛"[2]29"肩不举"[2]42 等，如"邪客于足太阳之络，令人头项肩痛"[1]235。

2. 病因病机　《内经》中论述该病的病因主要有外因和内因。

（1）**外因**　《灵枢》中论述其外因为风寒湿邪或外伤闪挫，曰："气盛有余，则肩背痛，风寒汗出中风[2]29。"《诸病源候论》曰："邪客于足太阳之络，令人肩背拘急也[4]64。"《针灸资生经》曰："中年每遇寒月，肩上多冷[5]197。"《医学入门》曰："风湿多侵乎上，肩背麻木[6]678。"《赤水玄珠》曰："有因湿热肩背沉重而痛[7]289。"《疡科心得集》曰："漏肩风，肩髃酸楚，或疼痛漫肿，亦因风寒湿阻络而发[8]277。"

（2）**内因**　《灵枢·经脉》中论述内因为正气亏虚，曰："气虚则肩背痛寒，少气不足以息，溺色变[2]29。"《备急千金要方》曰："虚则肩背寒栗，气不足以息[9]658。"《针灸资生经》曰："劳气失精，肩臂痛不得上头[5]198。"《证治准绳》曰："气不足以息而肩背痛[10]144。"《针灸甲乙经》中阐释本病的发生内因是正气亏虚，肝肾不足，筋骨失荣而退变。

3. 症状与诊断 《阴阳十一脉灸经》对本病描述："颔肿痛，不可以顾，肩似脱，臑似折[3]7。"《灵枢·经筋》曰："手太阳之筋……绕肩胛引颈而痛[2]44。""手阳明之筋……其支者，绕肩胛，夹脊，直者，从肩髃上颈……其病当所过者，支痛及转筋，肩不举[2]45。"又曰："其病小趾支跟肿痛，腘挛，脊反折，项筋急，肩不举，腋支缺盆中纽痛，不可左右摇[2]42。"《灵枢·五邪》曰："邪在肾，则病骨痛，阴痹。阴痹者，按之而不得，腹胀，腰痛，大便难，肩背颈项痛，时眩[2]53。"

肩痹和颈痹均可见颈肩疼痛，如《针灸甲乙经》曰："肩痛不能自举，汗不出，颈痛[11]260。"两者可相互夹杂为病。

4. 治法方药 《内经》论治本病主要在针刺方面，提出了针刺的穴位和方法，但未提及内服方药。如《素问·缪刺论》曰："邪客于足太阳之络，令人头项肩痛，刺足小指爪甲上与肉交者各一痏，立已。不已则刺外踝下三痏，左取右，右取左，如食顷已[1]235。"《灵枢·五邪》曰："肩背颈项痛，时眩。取之涌泉、昆仑，视有血者尽取之[2]53。"可见当时以循经选穴为主。

【传承发展】

1. 病名 《针灸甲乙经》明确提出"肩痛"之名，"肩痛不能自举，汗不出"[11]260。除此之外，根据疼痛的具体部位不同，《针灸甲乙经》等论有"肩背痛"[11]260；《备急千金要方》《针灸资生经》等论有"肩臂疼"[9]658；《备急千金要方》《经历杂论》论有"肩胛内廉痛"[9]658；《杂病源流犀烛》有"肩前痛""肩后痛"等[12]499。《针灸资生经》首次提出了"肩痹"之名，"肩外俞治肩痹"[5]197。《备急千金要方》《针灸甲乙经》《针灸资生经》论有"肩胛周痹"[9]658。《针灸甲乙经》还论有"肩背痛""肩痛"[11]260"肩背痹痛"[11]259等。《针灸资生经》还有"肩痹痛"等[5]197。本病还被称作"漏肩风"，也称"露肩风"[13]181，最早作为症状见于《惠直堂经验方》。《疡科心得集》首次作为病名论述，曰："漏肩风，肩骱酸楚，或疼痛肿，亦因风寒湿阻络而发[8]277。"另有"肩凝症""肩凝风"之称，肩凝症见于《中医伤科学》，简称"肩凝"，又称"肩凝风"[14]252，是肩痹的别称，《痹证论》则称为"肩凝风"[15]68。

2. 病因病机 临床上多虚实夹杂，初病以实证为主，久病多以虚证为主。后世医家在此基础上进行阐释和发挥，具体包括以下几个方面：

（1）感受外邪 平素调护不慎，如睡时露肩，或正虚卫外不固，感受外邪，邪留筋骨经脉，气血不通，不通则痛，而致痹。《杂病源流犀烛》曰："有湿伤肾，肾不生肝，肝风夹湿，走注四肢肩髃者[12]237。"《症因脉治》曰："外感肩背之因……又有肺素有热，风寒外束皮毛。肺热不得泄越，而肩背肺俞作痛，此寒邪伤肺也。外感肩背痛之脉，右寸洪数，肺经热壅，火邪所伤；脉浮而紧，表有寒邪，风寒外束[16]102。"《类证治裁》曰："肺受风热，而肩背痛[17]352。"又曰："伤湿而肩背重痛[17]353。"

（2）痰瘀气滞 肩部长期劳损，或扭闪，使肩部肌肉受伤，脉络瘀阻，闭阻不通，而发为本病。或情志不畅，肝气失于疏泄，气郁气滞，而致肩部经脉郁滞不行。或肝郁化火，灼津成痰；或饮食不节，嗜食肥甘，损伤脾胃，痰湿内生，上阻肩背而致痹。如《针灸甲乙经》曰："肩背痹不举，血瘀肩中，不能动摇[11]259。"《针灸资生经》曰："因折伤，手腕捉物不得，肩臂痛不举[5]198。"《内外伤辨惑论》曰："肩背痛不可回顾，此手太阳气郁而不行[18]23。"《证治要诀》曰："有肾气不循故道，气逆夹背而上，致肩背作痛[19]72。""痰饮流入四肢，令人肩背酸痛[19]83。""其人素有痰饮，流注肩背作痛[19]71。"《赤水玄珠》曰："肺中有痰，流注肩背，皆能作胀疼[7]289。"《傅青主男科》曰："两臂肩膊痛，此手经之病，肝气之郁也[20]95。"《症因脉治》曰："内伤肩背痛之因……肺热叶焦，复有触发，则肺气怫郁而作痛[16]103。"又曰："内伤肩背痛之脉……寸口脉盛，按之数实，气壅肺实[16]104。"《医学心悟》曰："风邪痰气互相鼓煽，痰饮随风走入经络而肩臂肿痛[21]164。"《类证治裁》曰："痰饮流入四肢，肩背手臂酸痛软痹[17]353。"

（3）正气亏虚　先天禀赋不足，或年老体虚，或劳损过度，或房事不节，肾气衰弱，久而及肝，肝藏血主筋，肾藏精主骨生髓，肝肾亏虚，骨弱髓空，肩部筋骨失于濡养，不荣则痛；或素乏锻炼，肺气不足，身体衰弱，复受外邪，致经络不舒，气血凝滞而致本病。如《证治准绳》曰："有素虚人及病后心膈间痛，或牵引乳胁，或走注肩背[10]144。"《症因脉治》曰："内伤肩背痛之因，元气素亏，又复伤损，则肺气不足而作痛[16]103。"《临证指南医案》曰："背为阳明之腑，阳明有亏，不能束筋骨，利机关。""劳倦伤阳，脉络凝塞，肩臂作痛[22]251。"《金匮翼》曰："臂痛连及筋骨，上支肩胛，举动难支，由血弱而风中之也[23]284。"《类证治裁》曰："肺气虚则肩背寒[17]352。""阳明脉衰，肩胛筋缓，不举而痛[17]353。"

综上所述，肩痹内因为正气亏虚，如年老体弱，肺气不足，肝肾亏损，筋失濡养，关节失于滑利；外因以感受外邪、劳损多见，如风寒侵入，寒凝经脉，或外伤闪挫，局部瘀血，经络痹阻，但概括起来不外"虚邪瘀"。基本病机是肩部经脉痹阻，筋骨失养。病位在肩部，可涉及颈、背、臂等，与肝、肾、肺等脏腑关系密切。病性总属本虚标实之证。急性发病外伤、外感引起的急性病证，多属实证；正气亏虚、肝肾不足的久病，多属虚证。

3. 症状与诊断　后世医家在《阴阳十一脉灸经》和《内经》的基础上进行阐述并发挥。《针灸甲乙经》首次设专篇论述本病，描述的相关症状有"肩胛周痹"[11]259"肩中热"[11]259"肩不可举，不能带衣"[11]260"肩痛欲折""肩背髀痛"[11]259"肩肿不得顾"[11]259"肩背痹不举"[11]259"肩重不举"[11]259"肩胛甲痛"[11]259"肩痛不可举，引缺盆痛"[11]259"肩肿引缺盆""肩肘中痛"[11]259"肩肘节酸重""肩痛不能自举"[11]260"肘痛引肩，不可屈伸，振寒热，颈项肩背痛"[11]260"肩胛小指痛"[11]260"肩痛不可自带衣"[11]260"肩背头痛时眩"[11]260等。《针灸资生经》中也有"肩痹痛"[5]197的专门论述，并与《针灸甲乙经》有很多相同的描述，除此之外，还有"肩臂痛不得上头"[5]11"肩重不举"[5]10"臂痛""肩中热"[5]10"臂内廉痛""肩引胸臂挛急，手臂不得举而至肩""肩臂痛不举"[5]10"肩臂不举不得带衣"[5]11"肩欲折，臂如拔""厥逆肩臂不举""肩臂不得屈伸而痛""臂不及头""臂重痛肘挛""臂痛不能举"[5]11等。《备急千金要方》中有"肩胛周痹"[9]658"肩中热"[9]657"肩不可举，不能带衣"[9]658"肩痛欲折"[9]658"肩重痛不举"[9]657"肩痛，痿痹不仁"[9]657"肩肿不能顾"[9]657"肩中痛，不能动摇"[9]657"肩臂酸重""肩重臂痛""肩胛痛而寒至肘""肩腋前痛与胸相引""肩背寒痉，肩胛内廉痛"[9]658等描述。《诸病源候论》描述有"肩背拘急"[4]64。《仙授理伤续断秘方》载"肩背疼痛"[24]12"肩部四肢疼痛"[24]13。《圣济总录》载"肩膊胸背疼痛"[25]247。《医学启源》中描述有"肩背沉重"[26]117。《东垣试效方》和《医学纲目》中云："足太阳膀胱之脉，所过还出别下项，循肩膊内，夹脊抵腰中，故为病者项如拔，夹脊痛，腰似折，髀不可以曲，是经气虚，则邪客之，痛病生矣[18]493。"除此之外，《东垣试效方》还描述有"肩背痛不可回顾"[18]23。《医学入门》《证治汇补》载有"肩背麻木"[6]678"肩背不得倾侧"[6]173等。《医学入门》还描述有"肩忽痛"[6]676。《赤水玄珠》描述有"肩背沉重而痛"[7]289。《丹溪手镜》中关于脉诊的内容中有对本病的描述："脉促上紧者，肩背痛；沉而滑者，肩膂痛[27]294。"《傅青主男科》在"腰腿肩背手足疼痛门"论有"两臂肩膊痛""肩背酸痛""左肩髃肌肉疼痛""肩背胛卵痛"[20]25等。《青囊全集》载有"肩臂肘痛"[28]380。《证治汇补》论述本病："肩背头项不可回顾者，风入太阳而气郁也[29]205。《临证指南医案》载有"肩臂作痛""肩臂作痛""右肩痛麻"[22]251等。《金匮翼》载有"臂痛连及筋骨，上支肩胛，举动难支"[23]284。《疡科心得集》载有"漏肩风，肩髃酸楚，或疼痛漫肿"[8]277。《类证治裁》曰："肺病者，喘咳逆气，肩背痛汗出。又曰：肺盛有余，则肩背痛，风寒汗出，中风，小便数而欠；气虚则肩背寒，少气不足以息，溺色变[17]352。"并有"肩背手臂作痛"[17]353"肩背寒"[17]352"肩背重痛"[17]353"肩背冷痛"[17]353"肩胛筋缓，不举而痛"[17]353"肩背手臂酸痛软痹"[17]352等描述。

历代医家对肩痹的证候进行了丰富而形象的描述。综合文献所述，肩痹的主要症状有肩部肌肉筋骨疼痛、酸沉、麻木和功能障碍等，可涉及颈、项、背、臂等部位。

该病当与以下疾病进行鉴别：

（1）颈痹　两者病位相近，均可见颈肩疼痛。肩痹是以疼痛夜甚，甚至因痛甚而不能入睡，肩部活动受限为特点，但无颈痹放射痛及麻木感，且与颈部活动无关。颈痹疼痛主要在颈部，可伴有麻木、僵硬，甚则转侧不利等。两者病位不同，但功能相关，联系密切，病变时易合并出现，常兼夹为病。《赤水玄珠》曰："肩背痛不可回顾者，此太阳气郁而不行，或脊痛项强，腰似折，项似拔[7]289。"

（2）臂痹　两者均可表现为肩臂疼痛而不能上举。臂痹疼痛位于整个上下臂，大多不放射至肩部，双臂可同时发生。但肩痹疼痛部位多在肩关节及周围软组织，疼痛多为钝痛，无阵发性加剧，很少双侧同时发生，当外展上肢时可出现耸肩现象。两者病位相近，功能相关，联系密切，病变时易合并出现。如《阴阳十一脉灸经》载有"肩似脱，臑似折"[3]7。《针灸甲乙经》载有"肩背痹痛，臂不举"[13]259。《针灸资生经》载有"肩欲折，臂如拔，臂痛不能自上下"[5]198。《金匮翼》曰："臂痹者，臂痛连及筋骨，上支肩胛，举动难支[23]284。"因此，两者应注意区分。

（3）经筋痹　两者皆可表现为肩部肌肉疼痛，活动不利。肩部经筋痹可触及皮下有硬结，并伴有明显压痛，且能感觉出最僵硬、疼痛的具体部位，病变部位较局限，常位于经筋走行上，而肩痹疼痛多为强痛、刺痛、沉痛、酸痛，可连及肩背、颈肩，病变部位广泛，可伴发肩部经筋痹。

4. 治法方药　历代医家对肩痹的治法方药主要是从治风、治湿、治瘀、治虚等入手，主要体现在以下几个方面：

（1）**疏风除湿止痛**　《东垣试效方》指出："肩背痛不可回顾，此手太阳气郁而不行，以风药散之[18]23。"《医学心悟》《傅青主男科》以"风痰"论治"两臂肩膊痛"[21]164。治疗此类肩痹，有薏苡仁散、苍术复煎散、防风汤、和气饮、羌活散等方药。《太平惠民和剂局方》用人参顺气散治"肩背拘急"[30]67。《普济本事方》《医学纲目》《证治准绳》用牛蒡子散"治风热成历节，攻手指，作赤肿麻木，甚则攻肩背两膝"[31]42；用薏苡仁散治"湿伤肾，肾不养肝，肝自生风，遂成风湿，流注四肢筋骨，或入左肩髃肌肉疼痛，渐入左指中"[21]494。《杨氏家藏方》用蠲痹汤治肩肘痹痛[32]40。《东垣试效方》用苍术复煎散治"寒湿相合，脑户痛，恶寒，项筋脊强，肩背胛眇痛"[18]494。《证治要诀》曰："有肾气不循故道，气逆夹背而上，致肩背作痛，宜和气饮[19]72。"《医学入门》用小柴胡汤加减治疗"肩忽痛者""肩背痛因食积者，单龟板为丸，姜汤下"；四物汤等加减治疗"肩腿痛者"[6]676。《赤水玄珠》曰："有肾气不循故道，气逆夹背而上，致肩背作痛，宜和气饮加盐炒小茴香少许[7]289。"《证治准绳》用防风汤治疗"风寒汗出肩背痛中风"，认为"风寒汗出而肩背痛，小便数者，既以泻风热之药通肺气之壅"[10]144。《寿世保元》用迎气防风汤治"肩背痛，汗出，小便数而少，风热乘肺，肺气郁甚也，当泻风热则愈"；用御寒膏治"冷痹痛"[33]646。《青囊全集》用桑枝秦艽汤"治肩臂肘痛"[28]380。《张氏医通》曰："湿气伤肾，肾不生肝，肝风夹湿，流走四肢，肩髃疼痛，拘急浮肿，金匮乌头汤加羌活、官桂，服后啜热粥助其作汗乃解[34]184。"《医学心悟》曰："肩背痛，古方主以茯苓丸[21]164。"《类证治裁》曰：

如肺受风热，而肩背痛，羌活散[17]352。""伤湿而肩背重痛者，当归拈痛汤。寒饮伏结，肩背冷痛者，白术附子汤[17]353。"

（2）清热利湿止痛　常用方剂有当归拈痛汤、星香散、加味控涎丹、导痰汤、豁痰汤、四妙煎等。《医学启源》用当归拈痛汤治"肩背沉重"[26]117。《证治要诀》曰："其人素有痰饮流注，肩背作痛，宜星香散[19]71。"《济阳纲目》用加味控涎丹治"肩背臂痛"[35]1069。《赤水玄珠》曰："有因湿热肩背沉重而痛者，宜当归拈痛汤；有痰饮流注，肩背作痛，宜星香散，或导痰汤[7]289。"《证治准绳》曰："湿热相搏，肩背沉重而疼者，当归拈痛汤[10]144。"又曰："湿热相搏，肩背沉重疼痛，上热胸膈不利，遍身疼痛，宜拈痛汤[10]145。"《类证治裁》《丹台玉案》用当归拈痛散治湿热为病，肢节烦疼，肩背沉重等[17]44。《寿世保元》用豁痰汤治"脉洪而大，脉促上紧者，肩背痛，沉而滑者，痰痛也"[33]645。《类证治裁》曰："素有痰饮，流注肩背手臂作痛者，导痰汤……痰饮流注四肢，肩背手臂酸痛软痹者，导痰汤加姜、炒白术、姜黄、木香[17]353。"《症因脉治》曰："外感肩背痛之治，若火邪伤肺，当用家秘泻白汤、清燥清肺饮。肺素有热，风寒外束肌表者，羌防泻白散[16]102。"

（3）活血化瘀止痛　肩部长期劳损，或扭闪，使肩部肌肉受伤，脉络瘀阻，闭阻不通，而发为本病。可用方剂有当归散、仙人杖浸酒、五灵脂散、身痛逐瘀汤等。《仙授理伤续断秘方》中用小红丸、麻丸子、当归散、乳香散治劳伤筋骨、肩背疼痛。《圣济总录》用仙人杖浸酒治"肩膊胸背疼痛"[25]247。《医林改错》用身痛逐瘀汤治"肩痛，臂痛，腰疼，腿疼，或周身疼痛"[36]57。

（4）益气补血止痛　正气亏虚，肩部筋骨失于濡养而发疼痛；或复感外邪，致经络不舒，而致本病，当益气补血止痛。《证治要诀》曰："有本体虚及病后心膈间痛，或牵引乳胁，或走注肩背，此乃元气上逆，当引使归元，不可复下[19]72。"可用方有黄芪茯神汤、四君子汤、补中益气汤、四物汤、八珍汤等。《三因极一病证方论》用黄芪茯神汤"治心虚夹寒，心胸中痛，两胁连肩背"[37]94。《证治准绳》认为："则寒热气不足以息而肩背痛，小便遗失者，当以人参、黄芪之属，补肺气之虚不言可知也[10]144。"《症因脉治》曰："内伤肩背痛之治。气怯神清，脉大而虚，四君子汤、补中益气汤；喘急气逆，不得安卧，六脉躁盛，重则葶苈泻肺汤，轻则《家秘》泻白散；久痛不愈，气血有伤者，四物汤、八珍汤加秦艽、川续断、钩藤、羌活；膏粱积热，口燥唇焦，六脉沉数者，《家秘》泻白散；木火刑金，左关脉数者，泻白各半汤[16]104。"《临证指南医案》曰："劳倦伤阳，脉络凝塞，肩臂作痛者，以辛甘为君，佐以循经入络之品。阳明气衰，厥阴风动，右肩痛麻者，用枸杞、归身、黄芪、羚角、桑枝膏，为阳明、厥阴营气两虚主治[22]251。"《类证治裁》曰："因于气滞者，乌药顺气散。因于血虚者，四物汤加秦艽、姜黄。因营虚络脉失养，风动筋急者，舒筋汤。阳明脉衰，肩胛筋缓，不举而痛，宜调补络脉。生芪、于术、当归、防风根、姜黄、桑枝、甘杞子、橘络[17]353。"

（5）分经论治　肩部循行经脉较多，根据疼痛部位所属的经脉进行分经论治。方药中用的有通气防风汤、泻青赤汤、羌活胜湿汤等。《赤水玄珠》曰："肩背痛不可回顾者，此太阳气郁而不行，或脊痛项强，腰似折，项似拔者，此足太阳经不道，二者俱宜通气防风汤[7]289。"《杂病源流犀烛》根据疼痛部位进行经络辨证论治，曰："肩前属大肠经，故肩前痛为大肠经病，盖肩端两骨及前臑，皆大肠脉所贯，风热乘肺，肺气郁甚，肺先病，当泻风通肺气宜防风、羌活、升麻、柴胡、蔻仁、陈皮、桑皮、贝母。若面白气虚，必兼补宜加人参、黄芪。肩后属小肠经，故肩后痛为小肠经病，以小肠中感受风热，气郁不行，故致此，宜羌活、防风、藁本、木通、蔓荆子。若心血虚，必养血，宜当归、熟地[12]499。"用泻青赤汤、胃风汤、续命煮散、抑肝导赤汤、天仙藤散等治疗本病；对于"走注四肢肩髃者，宜薏苡仁散"[12]237。《类证治裁》曰："肩背痛，不可回顾，此手太阳经气郁不行，宜风药散之。防风通气散。肩背痛，脊强，腰似折，项似拔，此足太阳经气郁不行。羌活胜湿汤[17]352。"

（6）针灸治疗　肩痹在《内经》中有关治疗的记载即为针灸，后世医家对此更是进行了发展。《针灸甲乙经》曰："肩痛不可举，天容及秉风主之。肩背髀痛，臂不举，寒热凄索，肩井主之。肩肿不得顾，气舍主之。肩背髀不举，血瘀肩中，不能动摇，巨骨主之。肩中热，指臂痛，肩髃主之。肩重不举，臂痛，肩髎主之。肩重肘臂痛，不可举，天宗主之。肩胛甲痛，而寒至肘，肩外俞主之。肩胛周痹，曲垣主之。肩痛不可举，引缺盆痛，云门主之。肘痛，尺泽主之。臂瘦引口中，寒，颔肿，肩肿引缺盆，商阳主之。肩肘中痛，难屈伸，手不可举腕重急，曲池主之。肩肘节酸重，臂痛，不可屈伸，肘髎主之[11]259。肩痛不能自举，汗不出，颈痛，阳池主之。肘中濯濯，臂内廉痛，不可及头，外关主之。肘痛引肩，不可屈伸，振寒热，颈项肩背痛，臂瘘痹不仁，天井主之。《千金》云：肩内麻木。肩不可举，不能带衣，清冷渊主之。肘臂腕中痛，颈肿不可以顾，头项急痛，眩，淫泺，肩胛小指痛，前谷主之。肩痛不可自带衣，臂腕外侧痛，不举，阳谷主之。臂不可举，头项痛，咽肿不可咽，前谷主之。肩痛欲折，臑如拔，手不能自上下，养老主之。肩背头痛时眩，涌泉主之[11]260。"这是首次系统用针灸治疗本病。《备急千金要方》曰："气舍，主肩肿不能顾。天井，主肩痛，瘘痹不仁，肩不可屈伸，肩肉麻木。曲池、天髎，主肩重痛不举。肩贞、关冲、肩髃，主肩中热，头不可以顾。巨骨，主肩中痛，不能动摇[9]657。支沟、关冲，主肩臂酸重。清冷泉、阳谷，主肩不举，不得带衣。天宗，主肩重臂痛。肩外俞、主肩胛痛而寒至肘。曲垣，主肩胛周痹。涌泉，主肩背颈项痛。后溪，主肩臑痛。腕骨，主肩臂疼。养老、天柱，主肩痛欲折。涌泉，主肩背颈项痛。天髎、缺盆、神道、大杼、天突、水道、巨骨，主肩背痛。前腋，主肩腋前痛与胸相引。膈输、譩嘻、京门、尺泽，主肩背寒痉，肩胛内廉痛。前腋，主肩腋前痛，与胸相引。列缺，主肩背寒栗，少气不足以息，寒厥，交两手而瞀。凡实则肩背热，背汗出，四肢暴肿。虚则肩背寒栗，气不足以息[9]658。"《针灸资生经》曰："曲池疗肘臂偏细。肩髃疗臂细无力酸疼、臂冷而缓。臂臑、肩髃疗臂细无力，手不得向头。少海、乳根、听宫疗臂疼。中渚、支正、肘胶疗肘臂酸痛，间使疗臂肿痛，屈伸难。肩髎疗肩重不举，臂痛。扁骨即肩髃疗肩中热，指臂痛。乳根治臂肿。太渊治臂内廉痛。居髎治腰引小腹痛，肩引胸臂挛急，手臂不得举而至肩。臂臑、肘髎治臂痛不举。听宫治臂痛。孔最治臂厥痛，可针。阳谷治臂腕外侧痛不举。液门、前谷治臂不得举。阳池治因折伤手腕，捉物不得，肩臂痛不举。极泉治臂肘厥寒。清冷渊治臑从肩臂不举，不得带衣。养老治肩欲折，臂如拔，臂痛不能自上下。臑腧治臂酸无力。章门治厥逆，肩臂不举。巨骨治肩臂不得屈伸而痛。臑会治臂痛不能举，气肿疼痛。肩髃治手臂挛急。尺泽、肩贞治风痹，手臂不举。合谷治瘘臂。阳溪治臂不举。天宗、五里等治臂痛。后溪治臂急。窍阴等、腕骨治臂不伸。附分治臂不仁并肘。巨骨、前谷主臂不举。尺泽、关冲、外关、窍阴主臂不及头。前腋主臂挛急，手不上举。神门、少海主臂挛，颜色焦枯，劳气失精，肩臂痛不得上头，肩髃百壮。液门主臂痛。肩髃、天宗、阳谷主臂痛。前谷、后溪、阳溪主臂重痛，肘挛。太泉、经渠主臂内廉痛。腕骨、曲池、前谷、阳谷主臂腕急，腕外侧痛脱如拔。腕骨、天宗主肩臂痛疼。列缺主手臂身热。后溪、三里、曲池疗臂痛[5]198。"《医学举要》曰："若外邪为患，当从太阳经治。冲气上攻，当从少阴经治[38]22。"肩痹伴发肩部经筋痹者，应兼顾治疗。

（7）其他疗法　一些外治法、导引术对治疗肩痹也有很好的作用。如《诸病源候论》主张用汤熨针石、补养宣导治疗肩痹，其曰："清旦初起，以左右手交互从头上挽两耳举[4]90。"又曰："正坐，以两手交背后[4]122。"古代医家特别重视导引术对本病的治疗，对现代的功能锻炼具有重要指导意义。《古今医鉴》用保婴百中膏"治跌仆伤损，手足肩背"[39]1353。《惠直堂经验方》用紫金膏治"漏肩风"[16]181等。《医学从众录》用见睍膏治"漏肩风"[40]704。

本病病因为痰浊、瘀血、气滞、外邪侵袭，但本以脏腑气血亏虚为主。总的治则是扶正兼祛邪，通络止痛。除了祛风散邪、活血祛痰疏郁、滋补肝肾、益气扶正等，随证选用。还可以运用经络辨证论治。

5. 转归预后 肩痹为慢性病，病程较长，易反复发作，其转归预后多与病因、体质强弱、证候类型、病程长短等多种因素相关。病初期以实证多见，多为感受外邪、劳损引起，病情多轻浅，通过积极治疗，预后较好。若治疗不及时或治疗、配合不当，则病情易反复发作，迁延不愈，可遗留肩关节功能障碍，则预后差。如《针灸资生经》曰："两肩头冷疼，尤不可忽，予屡见将中风人，臂骨脱臼，不与肩相连接，多有治不愈者[5]197。"

【应用示例】

1. 风寒湿痹 《清代名医医话精华》：族妇右臂痛，手不能举，此为肢痹。用舒筋汤：片姜黄、当归、羌活、炙草、姜渣、海桐皮、炙桂枝。四五服为瘳。凡筋得寒则急，得热则纵，软短为拘，弛长为痿。风寒湿三气杂至，合而成痹。风胜为行痹，寒胜为痛痹，湿胜为着痹。宜逐风寒湿兼通络。如臂痛服舒筋汤，必腋下漐漐汗出，则邪不滞于筋节而拘急舒矣。如气虚加参、芪；血虚加芍、地；病在肩背加羌活、狗脊、鹿胶；病在腰脊加杜仲、独活、沙苑子；病在臂指加姜黄、桂枝；病在骨节加油松节虎骨、牛膝；病在下部加牛膝、薏苡仁、五加皮、皮胫骨；病在经络加桑寄生、威灵仙、钩藤；久而不痊，必有湿痰败血壅滞经络，加桂心、胆星、川乌、地龙、红花、桃仁以搜逐之[41]274。

《清代名医医话精华》 张某，五旬外，左臂素患肿痛，因涉江受风，一夜全身麻痹，脉虚濡。此真气虚而风湿为病，乃痹中根萌也。经曰：营虚则不仁，卫虚则不用。营卫失调，邪气乘虚袭入经络，蠲痹汤主之。数服而效。《准绳》云：凡风痹偏枯，未有不因真气不周而病者。治疗用黄芪为君，人参、归、芍为臣，桂枝、钩藤、荆芥、竹沥、姜汁为佐，徒杂乌、附、羌活以涸营而耗卫，未之能愈也。严氏蠲痹汤，用黄芪、炙草以实卫，当归、白芍活血以调营，羌、防除湿疏风，姜黄理血中滞气，入手足而祛寒湿，用酒和服，专借以行药力也[41]274。

2. 痰瘀互结，风邪侵袭 《清代名医医话精华》：汪，杭州，六月六日。左手肩髃筋骨机关不利；拘急而痛，上举即感困难，反折亦复不便。《经》旨：诸筋皆属于肝，屈而不伸者其病在筋。仲景则言：但臂不遂者为痹。脉弦滑数。盖为风邪所袭，痰凝瘀结，以致机关不利也。片姜黄钱半，仙鹤草三钱，忍冬藤三钱，威灵仙钱半，抱木茯神三钱，红花八分，络石藤三钱，天仙藤钱半，白蒺藜三钱，伸筋草二钱（酒炒），宣木瓜一钱二分，大豆卷三钱，十大功劳钱半，桑寄生三钱，路路通四枚（去刺）。二诊：九月十二日。左臂肩髃拘痛较舒，机关已利，上举、反折均适；向有咳嗽痰多，深秋气候渐寒，行将见甚，久恐趋喘。脉濡滑微弦。更从两太阴调理可也。于术钱半（蒸），茯苓三钱，法半夏钱半，生薏苡仁三钱，金钗石斛二钱，白蒺藜三钱，玉苏子二钱（炙），杏仁三钱（去皮尖，杵），威灵仙钱半，左秦艽钱半，仙鹤草二钱，紫菀钱半，款冬花钱半（炙），十大功劳叶钱半[41]273。

《章次公医案》 镇江朱润梅，两臂掣痛，不能高举，并不得屈伸；臂上肌肉时而绽起，时而皱瘪，欲以手掌重压，方觉舒适；晨起穿衣，痛苦万状如此者已历一年。疏方如下：蕲蛇30g，白芍60g，川芎30g，熟地黄60g，露蜂房2g，蝎尾15g，木瓜60g，炙僵蚕60g，海风藤60g，全当归60g，豨莶草60g，千年健60g，嫩桑枝60g。上药共研细末，以阿胶180g，烊化成浆，和蜜为丸如梧桐子大。每早晚各服9g。此方服3料后痊愈，一如常人。据先生经验，蕲蛇治风湿病在腰部者最佳[41]276。

3. 气血不足，经脉失养 《孙文垣医案》：吴江孙行人痛风。吴江孙质庵老先生行人，时患痛风，两手自肩髃及曲池，以至手梢，两足自膝及跟尻，肿痛更甚，痛处热，饮食少，请告南还，而伏蓐者三年。里有吴君九宜者，沈考功西席也。见予起后渠疾，因语行人逆予。诊其脉，皆弦细而数，面青肌瘦，大小腿肉皆削。予与言：此病得之禀气弱，下虚多内，以伤其阴也。在燕地又多寒。经云：气主煦之，血主濡之。今阴血虚，则筋失养，故营不营于中；气为寒束，百骸拘挛，故卫不卫于外。营卫不行，故肢节肿而痛，痛而热，病名周痹是也。治当养血舒筋，疏湿润燥，使经络通畅，则肿消热退，而痛止矣。痛止，即以大补阴血之剂实其下元，则腿肉复生。稍愈之后，愿加珍重，年余始可出户。行人闻而喜曰：果如公言，是起白骨而肉之也。吾即未药，病似半去，惟公命剂。予先以五加皮、苍术、黄柏、苍耳子、当归、红花、薏苡仁、羌活、防风、秦艽、紫荆皮。服之二十剂，而筋渐舒，肿渐消，痛减大半[42]110。

《临证指南医案》 肩臂背痛。邹五旬又四，阳明脉衰，肩胛筋缓，不举而痛。治当通补脉络，莫进攻风。生黄芪、于术、当归、防风根、姜黄、桑枝[22]250。

附录一：文献辑录

《阴阳十一脉灸经》 肩脉：起于耳后，下肩，出臑外廉，出臂外，腕上，乘手背。是动则病：颔肿痛，不可以顾，肩似脱，臑似折，是肩脉主治。其所产病：颔痛，喉痹，臂痛，肘外痛，为四病[3]7。

《素问·缪刺论》 邪客于足太阳之络，令人头项肩痛，刺足小指爪甲上与肉交者各一痏，立已。不已则刺外踝下三痏，左取右，右取左，如食顷已[1]235。

《灵枢·经脉》 气盛有余，则肩背痛风寒，汗出中风，小便数而欠。气虚则肩背痛寒，少气不足以息，溺色变[2]29。

《灵枢·经筋》 其病小趾支，跟肿痛，腘挛，脊反折，项筋急，肩不举，腋支，缺盆中纽痛，不可左右摇。治在燔针劫刺，以知为数，以痛为输，名曰仲春痹也[2]42。

《诸病源候论》 邪客于足太阳之络，令人肩背拘急也[4]64。

《针灸资生经》 中年每遇寒月，肩上多冷[5]197。

《医学入门》 风湿多侵乎上，肩背麻木[6]678。

《赤水玄珠》 有因湿热肩背沉重而痛者，当归拈痛汤……有痰饮流注，肩背作痛，宜星香散，或导痰汤。有肾气不循故道，气逆夹背而上，致肩背作痛，宜和气饮加盐炒小茴香少许[7]289。

《疡科心得集》 漏肩风，肩髃酸楚，或疼痛漫肿，亦因风寒湿阻络而发[8]277。

《备急千金要方》 气舍主肩肿不得顾。涌泉主肩背颈项痛。曲池、天髎主肩重痛不举。腕骨主肩臂疼。天井主肩痛痿痹不仁，不可屈伸，肩肉麻木。肩贞、关冲、肩髎主肩中热，头不可以顾。巨骨主肩中痛，不能动摇。后溪主肩痛。支沟关冲主肩臂酸重。天宗主肩重臂痛。阳谷清冷渊主肩不举，不能带衣。肩外俞主肩胛痛而寒至肘。曲垣主肩胛周痹。养老、天柱主肩痛欲折，天髎、缺盆、神道、大杼、天突、水道、巨骨主肩背痛。前腋主肩腋前痛与胸相引。膈俞、京门、尺泽主肩背寒痉，肩胛内廉痛。列缺主肩背寒栗……凡实则肩背热，背汗出，四肢暴肿。虚则肩背寒栗，气不足以息[9]657-658。

《针灸资生经》 劳气失精，肩臂痛不得上头[5]198。

《证治准绳·杂病》 风寒汗出而肩背痛，小便数而欠者，风热乘其肺，使肺气郁甚也，当泻风热以通气，防风汤主之。按：风寒汗出而肩背痛，小便数者。既以泻风热之药，通肺气之壅，则寒热气不足以息而肩背痛。小便遗失者，当以人参、黄芪之属，补肺气之虚，不言可知也。湿热相搏，肩背沉重而疼者，当归拈痛汤[10]144。

《灵枢·经筋》 手太阳之筋……绕肩胛引颈而痛[2]44。

《灵枢·经筋》 手阳明之筋……其支者，绕肩胛，夹脊，直者，从肩髃上颈……其病当所过者，支痛及转筋，肩不举[2]45。

《灵枢·五邪》 邪在肾，则病骨痛，阴痹。阴痹者，按之而不得，腹胀腰痛，大便难，肩背颈项痛，时眩。取之涌泉、昆仑，视有血者尽取之[2]53。

《针灸甲乙经》 肩痛不能自举，汗不出，颈痛，阳池主之。肘中濡濡，臂内廉痛，不可及头，外关主之。肘痛引肩，不可屈伸，振寒热，颈项肩背痛，臂痿痹不仁，天井主之。《千金》云：肩内麻木。肩不可举，不能带衣，清冷渊主之。肘臂腕中痛，颈肿不可以顾，头项急痛，眩，淫泺，肩胛小指痛，前谷主之。肩痛不可自带衣，臂腕外侧痛，不举，阳谷主之。臂不可举，头项痛，咽肿不可咽，前谷主之。肩痛欲折，臑如拔，手不能自上下，养老主之。肩背头痛时眩，涌泉主之[11]260。

《杂病源流犀烛》 肩前属大肠经，故肩前痛为大肠经病，盖肩端两骨及前臑，皆大肠脉所贯，风热乘肺，肺气郁甚，肺先病，当泻风通肺气宜防风、羌活、升麻、柴胡、蔻仁、陈皮、桑皮、贝母。若面白气虚，必兼补宜加人参、黄芪。肩后属小肠经，故肩后痛为小肠经病，以小肠中感受风热，气郁不行，故致此，宜羌活、防风、藁本、木通、蔓荆子。若心血虚，必养血，宜当归、熟地[12]499。

《针灸资生经》 肩外俞治肩痹[5]197。

《针灸甲乙经》 肩痛不可举，天容及秉风主之。肩背髀痛，臂不举，寒热凄索，肩井主之。肩肿不得顾，气舍主之。肩背髀不举，血瘀肩中，不能动摇，巨骨主之。肩中热，指臂痛，肩髃主之。肩重不举，臂痛，肩髎主之。肩重肘臂痛，不可举，天宗主之。肩胛甲痛，而寒至肘，肩外俞主之。肩胛周痹，曲垣主之。肩痛不可举，引缺盆痛，云门主之。肘痛，尺泽主之。臂痿引口中，寒，颔肿，肩肿引缺盆，商阳主之。肩肘中痛，难屈伸，手不可举腕重急，曲池主之。肩肘节酸重，臂痛，不可屈伸，肘髎主之[11]259。

《惠直堂经验方》 紫金膏，治风寒湿气痞积，漏肩风，鹤膝风，瘴气，跌打损伤，夹棍棒疮，神效[13]181。

《痹证论》 肩凝风[15]68。

《杂病源流犀烛》 有湿伤肾，肾不生肝，肝风夹湿，走注四肢肩髃者，宜薏苡仁散[12]237。

《症因脉治》 外感肩背痛之因……肺素有热，风寒外束皮毛。肺热不得泄越，而肩背肺俞作痛，此寒邪伤肺也。外感肩背痛之脉，右寸洪数，肺经热壅，火邪所伤；脉浮而紧，表有寒邪，风寒外束[16]102。

《类证治裁》 肺受风热，而肩背痛，羌活散[17]352。

《类证治裁》 伤湿而肩背重痛者，当归拈痛汤。寒饮伏结，肩背冷痛者，白术附子汤[17]353。

《针灸资生经》 因折伤，手腕捉物不得，肩臂痛不举[5]198。

《东垣医集·东垣试效方》 肩背痛不可回顾，此手太阳气郁而不行。以风药散之[18]23。

《秘传证治要诀及类方·秘传证治要诀》 有肾气不循故道，气逆夹背而上，致肩背作痛，宜和气饮[19]72。

《秘传证治要诀及类方·秘传证治要诀》 痰饮流入四肢，令人肩背酸痛[19]83。

《秘传证治要诀及类方·秘传证治要诀》 其人素有痰饮，流注肩背作痛，宜星香散[19]71。

《赤水玄珠》 肺中有痰，流注肩背，皆能作胀疼[7]289。

《傅青主男科》 两臂肩膊痛，此手经之病，肝气之郁也[20]95。

《症因脉治》 内伤肩背痛之因，元气素亏，又复伤损，则肺气不足而作痛；肺热叶焦，复有触发，则肺气怫郁而作痛[16]103。

《症因脉治》 内伤肩背痛之脉……寸口脉盛，按之数实，气壅肺实[16]104。

《医学心悟》 风邪痰气互相鼓煽，痰饮随风走入经络而肩臂肿痛[21]164。

《类证治裁》 痰饮流入四肢，肩背手臂酸痛软痹者，导痰汤加姜、炒白术、姜黄、木香[17]353。

《证治准绳·杂病》 有素虚人及病后心膈间痛，或牵引乳胁，或走注肩背[10]144。

《临证指南医案》 背为阳明之腑，阳明有亏，不能束筋骨，利机关[22]251。

《临证指南医案》 劳倦伤阳，脉络凝塞，肩臂作痛[22]251。

《针灸资生经》 肩欲折，臂如拔，臂痛不能自上下[5]198。

《金匮翼》 臂痹者，臂痛连及筋骨，上支肩胛，举动难支，由血弱而风中之也[23]284。

《类证治裁》 肺气虚则肩背寒[17]352。

《类证治裁》 阳明脉衰，肩胛筋缓，不举而痛[17]353。

《针灸资生经》 曲池疗肘臂偏细。肩髃疗臂细无力酸疼、臂冷而缓。臂臑、肩髃疗臂细无力，手不得向头。少海、乳根、听宫疗臂疼。中渚、支正、肘胶疗肘臂酸痛，间使疗臂肿痛，屈伸难。肩髎疗肩重不举，臂痛。扁骨即肩髃疗肩中热，指臂痛。乳根治臂肿。太渊治臂内廉痛。居髎治腰引小腹痛，肩引胸臂挛急，手臂不得举而至肩。臂臑、肘髎治臂痛不举。听宫治臂痛。孔最治臂厥痛，可针。阳谷治臂腕外侧痛不举。液门、前谷治臂不得举。阳池治因折伤手腕，捉物不得，肩臂痛不举。极泉治臂肘厥寒。清冷渊治臑从肩臂不举，不得带衣。养老治肩欲折，臂如拔，臂痛不能自上下。臑腧治臂酸无力。章门治厥逆，肩臂不举。巨骨治肩臂不得屈伸而痛。臑会治臂痛不能举，气肿痉痛。肩髃治手臂挛急。尺泽、肩贞治风痹，手臂不举。合谷治痿臂。阳溪治臂不举。天宗、五里等治臂痛。后溪治臂急。窍阴等、腕骨治臂不伸。附分治臂不仁并肘。巨骨、前谷主臂不举。尺泽、关冲、外关、窍阴主臂不及头。前腋主臂挛急，手不上举。神门、少海主臂挛。颜色焦枯，劳气失精，肩臂痛不得上头，肩髃百壮。液门主臂痛。肩髃、天宗、阳谷主臂痛。前谷、后溪、阳溪主臂重痛，肘挛。太泉、经渠主臂内廉痛。腕骨、曲池、前谷、阳谷主臂腕急，腕外侧痛脱如拔。腕骨、天宗主肩臂痛疼。列缺主手臂身热。后溪、三里、曲池疗臂痛[5]198。

《仙授理伤续断秘方》 劳伤筋骨，肩背疼痛，四肢疲乏，动用无力[24]12。

《仙授理伤续断秘方》 劳役所损，肩部四肢疼痛[24]13。

《圣济总录》 上冲，肩膊胸背疼痛，妇人产后中风，仙人杖浸酒方[25]247。

《医学启源》 当归拈痛汤，治湿热为病，肢节烦痛，肩背沉重，胸膈不利，遍身疼，下注于胫，肿痛不可忍[26]117。

《东垣试效方》 足太阳膀胱之脉，所过还出别下项，循肩膊内，夹脊抵腰中，故为病者项如拔，夹脊痛，腰似折，髀不可以曲，是经气虚，则邪客之，痛病生矣[18]493。

《医学入门》 七节外一寸半，灸五壮。主喉痹胸胁痛，肩背不得倾侧，心痛，痰饮，吐逆汗出，寒热骨痛，虚胀支满，痰疟痃癖气块，膈上痛，身常湿，不食[6]173。

《医学入门》 肩忽痛者，小柴胡汤去半夏，加防风、当归、生地、大黄、黄连、滑石。肩背痛因食积者，单龟板为丸，姜汤下。肩腿痛者，用龟板一两，侧柏叶、香附各五钱，白芥子、凌霄花各一钱半，为末，酒糊丸，四物汤加甘草、陈皮煎汤下[6]676。

《丹溪手镜》 脉促上紧者，肩背痛；沉而滑者，肩膂痛[27]294。

《青囊全集秘旨》 肩臂肘痛，桑枝秦艽汤[28]380。

《证治汇补》 肩背头项不可回顾者，风入太阳而气郁也[29]205。

《临证指南医案》 劳倦伤阳，脉络凝塞，肩臂作痛者，以辛甘为君，佐以循经入络之品。阳明气衰，厥阴风动，右肩痛麻者，用枸杞、归身、黄芪、羚角、桑枝膏，为阳明、厥阴营气两虚主治[22]251。

《类证治裁》 肺病者，喘咳逆气，肩背痛汗出。又曰：肺盛有余，则肩背痛，风寒汗出，中风，小便数而欠；气虚则肩背寒，少气不足以息，溺色变[17]352。

《类证治裁》 肩背冷痛者，白术附子汤。素有痰饮，流注肩背手臂作痛者，导痰汤[17]353。

《太平惠民和剂局方》 治丈夫、妇人风虚气弱，荣卫不和，肢节疼痛，身体沉重，头目旋晕，肩背拘急，手足冷麻，半身不遂，口眼㖞斜，痰涎不利，言语謇涩；或脾胃不和，心腹刺痛，胸膈痞满，倦怠少力，霍乱转筋，吐泻不止，胎前产后，并宜服之[30]67。

《普济本事方》 治风热成历节，攻手指，作赤肿麻木，甚则攻肩背两膝[31]42。

《普济本事方》 湿伤肾，肾不养肝，肝自生风，遂成风湿，流注四肢筋骨，或入左肩髃肌肉疼痛，渐入左指中[31]40。

《杨氏家藏方》 蠲痹汤，治风湿相搏，身体烦疼，项臂痛重[32]68。

《东垣试效方》 寒湿相合，脑户痛，恶寒，项筋脊强，肩背胛卵痛[18]494。

《寿世保元》 肩背痛，汗出，小便数而少，风热乘肺，肺气郁甚也，当泻风热则愈[33]646。

《寿世保元》 又治腰痛，及一切冷痹痛[33]646。

《张氏医通》 湿气伤肾，肾不生肝，肝风夹湿，流走四肢，肩髃疼痛，拘急浮肿，金匮乌头汤加羌活、官桂，服后啜热粥助其作汗乃解[34]184。

《医学心悟》 肩背痛，古方主以茯苓丸[21]164。

《济阳纲目》 加味控涎丹治肩背臂痛如神[35]1069。

《证治准绳·杂病》 湿热相搏，肩背沉重疼痛，上热胸膈不利，遍身疼痛，宜拈痛汤[10]145。

《类证治裁》 肩背沉重，肢节烦疼，或遍身痛，脚膝肿痛，属外因湿热，当归拈痛饮[17]44。

《寿世保元》 脉洪而大，脉促上紧者，肩背痛，沉而滑者，痰痛也[33]645。

《症因脉治》 外感肩背痛之治，若火邪伤肺，当用家秘泻白汤、清燥清肺饮。肺素有热，风寒外束肌表者，羌防泻白散[16]102。

《医林改错》 肩痛，臂痛，腰疼，腿疼，或周身疼痛[36]57。

《秘传证治要诀及类方·秘传证治要诀》 有本体虚及病后心膈间痛，或牵引乳胁，或走注肩背，此乃元气上逆，当引使归元，不可复下[19]72。

《三因极一病证方论》 治心虚夹寒，心胸中痛，两胁连肩背[37]94。

《症因脉治》 内伤肩背痛之治。气怯神清，脉大而虚，四君子汤、补中益气汤；喘急气逆，不得安卧，六脉躁盛，重则葶苈泻肺汤，轻则《家秘》泻白散；久痛不愈，气血有伤者，四物汤、八珍汤加秦艽、川续断、钩藤、羌活；膏粱积热，口燥唇焦，六脉沉数者，《家秘》泻白散；木火刑金，左关脉数者，泻白各半汤[16]104。

《类证治裁》 因于气滞者，乌药顺气散。因于血虚者，四物汤加秦艽、姜黄。因营虚络脉失养，风动筋急者，舒筋汤。阳明脉衰，肩胛筋缓，不举而痛，宜调补络脉。生芪、于术、当归、防风根、姜黄、桑枝、甘杞子、橘络[17]353。

《赤水玄珠》 肩背痛不可回顾者，此太阳气郁而不行，或脊痛项强，腰似折，项似拔，此足太阳经不道，二者俱宜通气防风汤[7]289。

《类证治裁》 肩背痛，不可回顾，此手太阳经气郁不行，宜风药散之。防风通气散。肩背痛，脊强，腰似折，项似拔，此足太阳经气郁不行。羌活胜湿汤[17]352。

《医学举要》 若外邪为患，当从太阳经治。冲气上攻，当从少阴经治[38]22。

《诸病源候论》 清旦初起，以左右手交互从头上挽两耳举[4]90。

《诸病源候论》 正坐，以两手交背后[4] 122。

《古今医鉴》 治跌仆伤损手足肩背[47] 1353。

《医学从众录》 专治风寒湿骨节痛，历节痛风，痿痹麻木不仁，鹤膝风、偏头风、漏肩风等症，并治跌仆闪挫等伤，阴证无名肿毒，已破烂者勿贴，小儿孕妇勿贴[48] 704。

《针灸资生经》 两肩头冷疼，尤不可忽，予屡见将中风人，臂骨脱臼，不与肩相连接，多有治不愈者[5] 197。

附录二：常用方药

人参顺气散：干姜、人参各一两，川芎、甘草（炙）、苦梗（去芦）、厚朴（去粗皮，姜汁制）、白术、陈皮（洗，去白）、白芷、麻黄（去节）各四两，干葛三两半（去粗皮）。右为细末，每服二钱，水一盏，姜三片，枣一枚，薄荷五七叶。同煎八分，不拘时。（《太平惠民和剂局方》）[30] 67

八珍汤：即四君子汤加四物汤。（《症因脉治》）[16] 105

小红丸：乌头一个，何首乌、苍术、蛇床子、五灵脂、牛膝、赤小豆、白胶香、当归各一两，乳香二钱。上为末，好酒煮糊为丸如绿豆大。每服三十丸，温酒送下。（《仙授理伤续断秘方》）[24] 13

小柴胡汤：柴胡三钱，黄芩二钱，人参一钱，半夏一钱，甘草四分，姜三片，枣二枚。水煎，去渣，澄清温服，则能入胆。（《医学入门》）[6] 617

天仙藤散：天仙藤、白芷梢、白术、羌活各三钱，片姜黄六钱，半夏五钱。每末五钱，加姜五片，煎服。（《杂病源流犀烛》）[12] 504

见睍膏：活短头发二两（晒干，用壮年人剃下者），大黄、灵仙、雄鼠粪各一两，川乌、草乌、刘寄奴各八钱，土鳖二十个（大者），羌活、独活、红花、当归、蛇床子、苍术、生南星、生半夏、白芥子、桃仁各一两。上十八味，俱切碎。樟脑冰一两，甘松、山奈、花椒、猪牙皂、山甲（炙，研）、荜茇，以上各三钱，不必去油，同乳香炙热，同众药研细。乳香、白芷各五钱。上十味，研极细末。鲜烟叶汁一斤，松香六两收，晒干，鲜商陆根汁一斤，松香六两收，鲜闹羊花汁半斤，松香三两收，鲜艾叶汁半斤，松香三两收，白凤仙花汁半斤，松香三两收，生姜汁半斤，松香三两收，韭汁半斤，松香三两收，葱汁半斤，松香三两收，大蒜四两，松香二两收，用足秤，秤麻油三斤四两，先将头发入油，熬至半炷香，再将前药入油，熬至焦黄色，不可太枯，即滤去渣，入前松香熬化，再将丝绵滤渣，再熬至油面起核桃花纹，先加入极细密陀僧四两，再徐徐加入西疏黄末一斤，投此二味时，务须慢慢洒入，不可太多太骤，以滴水成珠，离火待温，然后接入细药搅匀，瓷器收贮，熬时须用桑枝不住手搅，青布摊贴，每张净药重四钱，临时加肉桂末五厘，细辛末二厘。（《医学从众录》）[40] 704

牛蒡子散：牛蒡子三两（隔纸炒），新豆豉（炒）、羌活（去芦）各一两，干生地黄二两半，黄芪一两半（蜜炙）。上为细末，汤调二钱服，空心食前，日三服。此病多胸膈生痰，久则赤肿，附着肢节，久而不退，遂成厉风，此孙真人所预戒也，宜早治之。（《普济本事方》）[31] 42

乌药顺气散：麻黄、枳壳、桔梗、乌药、僵蚕、白芷、陈皮、干姜、川芎、甘草。（《类证治裁》）[17] 11

四君子汤：人参、白术、茯苓、甘草。（《症因脉治》）[16] 104

四物汤：生地、当归、白芍、山栀、牡丹皮、贝母、知母、黄柏、陈皮、白术、甘草、玄参、麦门冬各等分。水煎服。（《医学入门》）[6] 527

四物汤：地、芍、归、芎。（《类证治裁》）[17] 354

四物汤：熟地黄、白芍药、当归、川芎。(《症因脉治》)[16]105

仙人杖浸酒：仙人杖根一斤四两（刮洗，去土皮，锉，枸杞根白皮是也）。上一味，用生绢囊贮，以酒二斗浸七日，每日温饮一盏，至两盏，不拘时。酒欲尽，再入五升，依前浸服，兼治一切热毒风。(《圣济总录》)[25]247

白术附子汤：术、附、草、姜。(《类证治裁》)[17]288

加味控涎丹：甘遂（去心）、紫大戟（去皮）、白芥子（真者）、木鳖子各一两，桂五钱。上为末，糊丸梧桐子大，临卧淡姜汤或热水下五七丸至十丸。(《济阳纲目》)[35]1069

当归拈痛汤：二术、二苓、人参、羌活、葛根、升麻、当归、知母、苦参、防风、茵陈。(《类证治裁》)[17]47

当归拈痛汤：羌活半两，防风三钱（二味为君），升麻一钱，葛根二钱，白术一钱，苍术三钱，当归身三钱，人参二钱，甘草五钱，苦参二钱（酒浸），黄芩一钱（炒），知母三钱（酒洗），茵陈五钱（酒炒），猪苓三钱，泽泻三钱。上锉如麻豆大，每服一两。水二盏半，先以水拌湿，候少时，煎至一盏，去渣，温服，待少时，美膳压之。(《医学启源》)[26]118

当归散：泽兰十两，川当归十两，芍药五两，白芷五两，川芎五两，肉桂五两（去粗皮），川续断十两，牛膝十两，川乌三两，川椒三两，桔梗四两，甘草四两，白杨皮（不用亦可），细辛五两。以上俱要净称。上为细末，每服二钱，热酒调下，不拘时候。(《仙授理伤续断秘方》)[24]13

导痰汤：二陈汤再加胆南星、枳实。(《类证治裁》)[17]11

防风汤：防风半两，栀子七枚，升麻一两，石膏三两（研），麻黄七钱半（去节），官桂半两（去皮），木通一两二钱半。上药㕮咀，每服三钱，水一盏，煎七分，去滓，空心温服，日再。(《证治准绳·类方》)[10]716

防风通气散：羌、防、荆、栀、术、归、芍、芎、翘、薄荷各五钱，桔梗、黄芩、石膏各一两，甘草、滑石各二两。每服八钱，加姜、葱，水煎。(《类证治裁》)[17]354

抑肝导赤汤：钩藤、当归、白术、茯苓、木通、柴胡、川芎、羌活、防风、山栀、生地、生草、炙草。(《杂病源流犀烛》)[12]504

苍术复煎散：苍术四两（水二碗，煎至一大盏，去滓，再入下项药），羌活一钱，升麻、柴胡、藁本、泽泻、白术各半钱，黄皮三分，红花少许。上锉如麻豆大，先煎苍术汤二盏，复煎下项药，至一大盏，去滓温服，空心服之，取微汗为效。忌酒与湿面类。(《东垣试效方》)[18]494

身痛逐瘀汤：秦艽一钱，川芎二钱，桃仁三钱，红花三钱，甘草二钱，羌活一钱，没药二钱，当归三钱，灵脂二钱（炒），香附一钱，牛膝三钱，地龙二钱（去土）。(《医林改错》)[36]57

迎气防风汤：防风、羌活、陈皮、人参、甘草各五分，藁本、青皮各三分，白豆蔻、黄柏各二分，升麻四分，柴胡、黄芪（蜜水炒）各一钱。上锉一剂，水煎，食后温服。如面白脱色气短者，不可服。(《寿世保元》)[33]646

御寒膏：用生姜八两，取自然汁，入牛膝三两，乳香、没药末各一钱五分，铜勺内煎化，就移在滚水内炖，以柳条搅，令成膏，又入花椒来少许，再搅匀，用皮纸，将纸作壳子，视痛处阔狭，贴患处，用鞋烘热熨之。候五七日脱下，或起小痕，不妨。(《寿世保元》)[33]646

羌防泻白散：即泻白散加羌活、防风。(《症因脉治》)[16]103

羌活胜湿汤：羌活、独活各一钱，川芎、藁本、防风、甘草各五分，蔓荆子三分。(《类证治裁》)[17]354

羌活散：羌、防、辛、芎、枳、菊、芩、苓、草、蔓荆、前胡、石膏、加姜煎。(《类证治裁》)[17]352

补中益气汤：人参、白术、黄芪、当归、陈皮、甘草、升麻、柴胡。（《症因脉治》）[16]104

和气饮：干姜、升麻、枳壳、桔梗、苍术、陈皮、半夏、茯苓、甘草、当归、白芍、白芷、大黄各一钱，干姜三分。加姜、灯心，水煎服。（《秘传证治要诀及类方·证治要诀类方》）[19]177

金匮乌头汤：麻黄六钱（去节），黄芪（姜汁和，蜜炙）、芍药（酒炒）各三钱，甘草一钱（炙），川乌头一枚。咬咀，以蜜一升，煎取五合，即出乌头，上除乌头，咬咀四味，以水三升，煮取一升，去滓，内蜜煎中更煎之，分二服；不知，尽服之。（《张氏医通》）[34]184

乳香散：肉桂三两，干姜三两，牛膝四两，羌活四两，白芷二两，川芎四两，细辛四两，姜黄四两，骨碎补六两，当归六两，芍药四两，草乌四两，苍术二两，桔梗十两，赤小豆一升，乳香半斤，没药五两，何首乌十四两，木鳖六两（去壳，麸炒）。乳、没别研。一方去木鳖，加海桐皮，上焙碾为末，续入乳、没末，和汤使调服如前。（《仙授理伤续断秘方》）[24]13

泻白各半汤：桑白皮、地骨皮、甘草、胆草、山栀、黄芩，加青黛冲服。（《症因脉治》）[16]105

泻青赤汤：龙胆草、青黛、羌活、防风、山栀、生地、黄芩、黄连、木通、甘草，加大黄亦可。（《杂病源流犀烛》）[12]504

茯苓丸：茯苓、半夏（姜汁炒）各二两，风化硝、枳壳（面炒）各五钱。姜汁糊丸，如桐子大。每服二三十丸，淡姜汤下。（《医学心悟》）[21]164

星香汤：南星八钱，木香一钱。每服四钱，水一盏，姜十片，煎七分，不拘时服温用。（《秘传证治要诀及类方·证治要诀类方》）[19]147

胃风汤：白芷、葛根、藁本、黄柏、麻黄、升麻、苍术、当归、柴胡、羌活、草蔻、蔓荆子、姜、枣。（《杂病源流犀烛》）[12]504

保婴百中膏：沥青二斤半，威灵仙一两，蓖麻子一百二十枚（去壳，研），黄蜡二两，乳香一两（另研），没药一两（另研），真麻油（夏二两，春秋三两，冬四两），木鳖子二十八个（去壳，切碎，研）。上先将沥青同威灵仙下锅熬化，以槐柳枝搅匀，须慢慢滴入水中，不粘手、拔如金丝状方可。如硬再旋加油少许，如软，加沥青。试得如法，却下乳香、没药末，起锅在灰上，再用柳条搅数百次；又以粗布滤膏在水盆内，拔扯如金丝，频换水浸二日，却用小铫盛顿。如落马坠车，于破伤疼痛处，火上炙热，贴透骨肉为验。连换热水数次浴之，则热血聚处即消。小儿疳癖，贴患处；泻痢，贴肚上；咳嗽，贴背心上。（《古今医鉴》）[39]1353

家秘泻白汤：桑白皮、地骨皮、粉甘草、黄芩、石膏、黄连。（《症因脉治》）[16]102

家秘泻白散：桑白皮、地骨皮、甘草、黄芩、石膏、川黄连。（《症因脉治》）[16]105

通气防风汤：羌活、独活各一钱，藁本、防风、甘草各五分，川芎、蔓荆子各三分。水煎服。（《赤水玄珠》）[7]290

桑枝秦艽汤：鲜桑枝尖每岁一寸，秦艽三钱，明麻一钱五分，广皮一钱，当归三钱，川芎一钱，羌活节三节，小桂枝二钱，桔梗二钱，甘草一钱，皂角刺二钱。（《青囊全集秘旨》）[28]380

黄芪茯神汤：黄芪、茯神、远志（去心，姜汁淹炒）、紫河车、酸枣仁（炒）各等分。上锉散。每服四大钱，水盏半，姜三片，枣一个，煎七分，去滓，食前服。（《三因极一病证方论》）[37]94

麻丸子：川当归、桔梗（名布萝卜）、牛膝（不用酒浸）各半两，骨碎补二两（去毛），川乌（不见火，切作片子，醋煮），川芎一斤，百草霜一斤，草乌一斤（用山矾灰汁浸），木鳖子（去油壳）、赤芍药各半斤，乌豆一升（浸酒煮，焙干），金毛狗脊（去尾）。上为末，酒煮面糊为丸如梧子大。每服五十丸，温酒下，妇人艾醋汤下。（《仙授理伤续断秘方》）[24]16

清肺汤：桔梗、黄芩、山栀、连翘、天花粉、玄参、薄荷、甘草。（《症因脉治》）[16]103

续命煮散：独活、人参、葛根、生地、远志、防风、当归、细辛、白芍、川芎、半夏、甘草、荆芥、肉桂，汗多加牡蛎。(《杂病源流犀烛》)[12] 505

葶苈泻肺汤：葶苈子、大枣肉。(《症因脉治》)[16] 104

紫金膏：松香十二斤（溶化倾在地上，候冷取起，为末，筛过听用），另用白芷、麻黄、川乌、草乌各六两，吴茱萸三两，威灵仙四两，闹羊花六两，胡椒四两，附子三两。水三十碗，煎汁十碗，听用。再以生姜六斤，葱六斤，取汁听用。将前汁合一处，先入汁四五碗，候沸入松香末，徐徐再入汁，以干为度。另锅煎麻油三十六两，如冬月加三两，熬至滴水不散。俟冷入前松香内搅匀。然后加入矾红一斤，乳香（去油）、没药（去油）、肉桂、五灵脂（炒）、木香（不见火）各二两。共为末，入前膏内，搅匀摊贴。(《惠直堂经验方》)[13] 181

舒筋汤：姜黄四两，草、羌各一两，归、术、赤芍、海桐皮各二两。每服五钱，姜水煎。(《类证治裁》)[17] 354

薏苡仁散：薏苡仁、川芎、当归、干姜、肉桂、川乌、羌活、独活、麻黄、防风、白术、甘草。(《杂病源流犀烛》)[12] 240

薏苡仁散：薏苡仁一两，当归（洗，去芦，薄切，焙干）、小川芎、干姜（炮）、甘草（炙）、官桂（去粗皮，不见火）、川乌（炮，去皮尖）、防风（去钗股）、茵芋（去梗，锉，炒用）、人参（去芦）、羌活（去芦）、白术、麻黄（去根节）、独活（黄色如鬼眼者，洗去芦，焙，秤）各半两。上为细末，每服二钱，空心临卧温酒调下，日三服。(《普济本事方》)[31] 40

豁痰汤：半夏（制）、栀子（炒）、陈皮、海铜皮、枳壳各八分，桔梗、赤芍、苍术（制）、香附各七分，茯苓六分（去皮），川芎、姜黄各五分，甘草二分。上锉一剂，生姜煎服。如痛甚，头剂加朴硝二钱。(《寿世保元》)[33] 645

蠲痹汤：当归（去土，酒浸一宿）、羌活（去芦头）、姜黄、白芍药、黄芪（蜜炙）、防风（去芦头）各一两半，甘草半两（炙）。上药㕮咀，每服半两，水二盏，生姜五片，同煎至一盏，去滓温服，不拘时候。(《杨氏家藏方》)[32] 68

本章学术精要

1. 病名与概述

（1）**病名源流**　肩痹在中医学中又称"漏肩风""五十肩"等，首载于《内经》，以肩部疼痛、活动受限为核心表现。西医学中对应肩周炎、肩关节损伤等疾病。历代文献中对其症状描述多样，如《针灸甲乙经》提出"肩痛""肩背痹痛"等名称，《针灸资生经》首次明确"肩痹"病名。

（2）**疾病特点**　本病多发于 50 岁左右人群，以肩部酸沉疼痛、夜间加重、活动障碍为特征，可伴颈背牵连症状。病程迁延，易反复发作，严重者导致肩关节僵硬，功能丧失。

2. 病因病机

（1）**外邪侵袭**　风寒湿邪侵袭为主要外因，尤以寒邪凝滞经脉、湿邪黏着为甚。《内经》强调"风寒湿三气杂至"致痹，秋冬季或体虚卫外不固时易发。

（2）**正气亏虚**　年老肝肾不足、气血亏虚为内因根本，导致筋脉失养，如《灵枢》指出"气虚则肩背痛寒"。劳损、外伤会加重局部气血瘀滞，形成虚实夹杂之证。

（3）**痰瘀气滞**　久病致痰湿内生，或外伤致瘀血阻络，痰瘀互结加重经脉闭阻。如《证治要诀》提出"痰饮流入四肢"致肩臂酸痛，《医林改错》强调血瘀为痛症关键。

3. 临床表现与鉴别

（1）**核心症状**　肩部钝痛或刺痛，夜间尤甚，活动受限（上举、外旋、后伸困难），局部畏寒，肌肉萎缩。重证可见肩部僵硬如冻结，生活自理困难。

（2）**鉴别要点**　需与颈痹（疼痛放射至上肢）、臂痹（双侧对称发病）、经筋痹（局限筋结压痛）区分。肩痹以单侧肩关节功能障碍为主，无神经根压迫体征。

4. 治法与方药

（1）**疏风除湿**　风寒湿盛用蠲痹汤、薏苡仁散；风热袭络选牛蒡子散。

（2）**化痰活血**　痰瘀阻络用导痰汤合身痛逐瘀汤；外伤血瘀选乳香散、小红丸。

（3）**补益气血**　气血两虚用八珍汤；肝肾不足选独活寄生汤。

（4）**分经论治**　手太阳经痛取后溪、天宗；手阳明经痛选合谷、曲池，配合温针、艾灸。

（5）**特色疗法**　强调功能锻炼，如"两手交背"导引法；外敷紫金膏活血通络。

5. 转归与调护

（1）**预后因素**　病程短、及时治疗者易恢复；年老体弱、迁延不愈者易遗留关节畸形。文献提示"肩冷痛"可能为中风先兆，需重视早期干预。

（2）**传变规律**　初起在经，久病入络，可内传肺脏致咳喘，或转为痿证。《临证指南医案》指出"阳明脉衰"者易筋缓不举。

（3）**调护要点**　①避邪保暖。避免肩部受寒，睡眠护肩，忌卧湿地。②功能锻炼。渐进式肩关节活动（爬墙、甩手），配合热敷、药浴。③饮食调理。忌生冷，宜当归生姜羊肉汤温经；痰湿体质用薏苡仁粥健脾。④情志疏导。消除焦虑情绪，避免气机郁滞加重疼痛。⑤治疗配合。急性期制动配合轻柔按摩；慢性期坚持针灸与药物联合治疗。

6. 学术传承

（1）**病机拓展**　金元医家补充"肝郁气滞"致肩痛理论，清代发展"阳明经虚"学说，完善了脏腑－经络－气血整体观。

（2）**诊断细化**　补充"肩胛内廉痛""肩臂不举"等特异性体征，形成经络辨证体系。

7. 临证精要

（1）**分期论治**　急性期重在祛邪通络，用羌活、姜黄；慢性期以补虚为主，重用黄芪、白术。顽固疼痛加虫类药（如全蝎、地龙等）搜风通络。

（2）**特色组合**　肩髃配阳陵泉舒筋活络，条口透承山治活动受限。

（3）**禁忌提醒**　慎用粗暴手法，避免继发损伤；阴虚火旺者忌过用温燥。

肩痹属本虚标实之证，外邪、正虚、痰瘀互为因果。治疗需分期辨治，结合局部取穴与整体调补，强调"动"与"静"结合的治疗理念。古籍理论为现代肩周炎诊疗提供核心框架，尤需关注早期功能锻炼对预后的决定性作用。

参考文献

［1］未著撰人. 黄帝内经素问［M］. 北京：人民卫生出版社，2012.

［2］未著撰人. 灵枢经［M］. 北京：人民卫生出版社，1994.

［3］王旭东，陈丽云，梁尚华. 中国针灸大成（经典卷）·阴阳十一脉灸经［M］. 长沙：湖南科学技术出版社，2020.

［4］（隋）巢元方著；高文柱，沈澍农校注．中医必读百部名著·诸病源候论［M］．北京：华夏出版社，2008.

［5］（宋）王执中．针灸资生经［M］．北京：中国医药科技出版社，2021.

［6］（明）李梴．医学入门［M］．上海：上海科学技术文献出版社，1997.

［7］韩学杰．孙一奎医学全书·赤水玄珠［M］．北京：中国中医药出版社，1999.

［8］田代华．中医必读百部名著（外科卷）·疡科心得集［M］．北京：华夏出版社，2007.

［9］（唐）孙思邈著；李景荣，苏礼，任娟莉，等校释．备急千金要方校释［M］．北京：人民卫生出版社，1998.

［10］陆拯．王肯堂医学全书·证治准绳［M］．北京：中国中医药出版，1999.

［11］（晋）皇甫谧．针灸甲乙经［M］．北京：学苑出版社，2007.

［12］田思胜．沈金鳌医学全书·杂病源流犀烛［M］．北京：中国中医药出版社，1999.

［13］（清）陶承熹．惠直堂经验方［M］．北京：中医古籍出版社，1994.

［14］王和鸣．中医伤科学［M］．北京：中国中医药出版社，2002.

［15］李志铭．痹证论［M］．广州：广东科技出版社，1987.

［16］（明）秦景明．症因脉治［M］．上海：上海卫生出版社，1958.

［17］（清）林珮琴．类证治裁［M］．北京：人民卫生出版社，1988.

［18］（金）李东垣．东垣医集·东垣试效方［M］．北京：人民卫生出版社，1993.

［19］（明）戴原礼．秘传证治要诀及类方［M］．北京：中国中医药出版社，1998.

［20］（清）傅山．傅青主男科［M］．福州：福建科学技术出版社，1984.

［21］（清）程国彭．医学心悟［M］．北京：人民卫生出版社，2006.

［22］黄英志．叶天士医学全书·临证指南医案［M］．北京：中国中医药出版社，1999.

［23］孙中堂．尤在泾医学全书·金匮翼［M］．北京：中国中医药出版社，1999.

［24］胡晓峰．中医必读百部名著（伤科卷）·仙授理伤续断秘方［M］．北京：华夏出版社，2008.

［25］（宋）赵佶．圣济总录［M］．北京：人民卫生出版社，1982.

［26］（金）张元素．医学启源［M］．北京：中国中医药出版社，2007.

［27］田思胜，高巧林，刘建青．朱丹溪医学全书·丹溪手镜［M］．北京：中国中医药出版社，2006.

［28］刘炳凡，周绍明．湖湘名医典籍精华（外科卷、针灸卷、五官科卷）［M］．长沙：湖南科学技术出版社，2000.

［29］（清）李用梓．证治汇补［M］．上海：上海卫生出版社，1958.

［30］（宋）太平惠民和剂局．太平惠民和剂局方［M］．北京：中国中医药出版社，1996.

［31］（宋）许叔微．普济本事方［M］．北京：中国中医药出版社，2007.

［32］（宋）杨倓．杨氏家藏方［M］．北京：人民卫生出版社，1988.

［33］李世华，王育学．龚廷贤医学全书·寿世保元［M］．北京：中国中医药出版社，1999.

［34］张民庆，王兴华，刘华东．张璐医学全书·张氏医通［M］．北京：中国中医药出版社，1999.

［35］苏礼．武之望医学全书·济阳纲目［M］．北京：中国中医药出版社，1999.

［36］（清）王清任．医林改错［M］．北京：人民卫生出版社，1991.

［37］（宋）陈无择．三因极一病证方论［M］．北京：中国中医药出版社，2007.

［38］曹炳章．中国医学大成（二十二）·医学举要［M］．上海：上海科学技术出版社，1990.

［39］李世华，王育学．龚廷贤医学全书·古今医鉴［M］．北京：中国中医药出版社，1999.

［40］林慧光．陈修园医学全书·医学从众录［M］．北京：中国中医药出版社，1999.

［41］胡荫奇，常志遂．痹病古今名家验案全析［M］．北京：科学技术文献出版社，2003.

［42］韩学杰．孙一奎医学全书·孙文垣医案［M］．北京：中国中医药出版社，1999.

第二十七章　腰痹

腰痹是以腰部或下腰部疼痛、重着、麻木，甚则俯仰不便，或连及一侧，或双侧下肢为主要症状的一类病证。多因肾虚不足，外邪杂至，而引起经脉气血痹阻不通所致，因其病位在腰，故名腰痹。可见于西医学的腰椎间盘突出症、急慢性腰肌劳损、第三腰椎横突综合征、骨质疏松等以腰痛为主要症状的病症，也可见于肾炎、妊娠腰痛、产后腰痛等。

【经典原文】

《素问·五脏生成》　青脉之至也，长而左右弹，有积气在心下，支胠，名曰肝痹，得之寒湿，与疝同法，腰痛足清头痛[1] 52。

《素问·脉要精微论》　腰者肾之府……当病折腰[1] 68-71。

《素问·刺热》　热争则腰痛，不可用俯仰，腹满泄，两颔痛。甲乙甚，戊己大汗；气逆则甲乙死，刺足太阴阳明……肾热病者，先腰痛胻酸，苦渴数饮，身热[1] 128。

《素问·刺疟》　足太阳之疟，令人腰痛头重，寒从背起，先寒后热，熇熇暍暍然，热止汗出，难已，刺郄中出血……足厥阴之疟，令人腰痛少腹满，小便不利如癃状，非癃也。数便，意恐惧，气不足，腹中悒悒，刺足厥阴……肾疟者，令人洒洒然，腰脊痛，婉转大便难，目眴眴然，手足寒[1] 142-144。

《素问·痹论》　岐伯对曰：风寒湿三气杂至，合而为痹也。其风气胜者为行痹，寒气胜者为痛痹，湿气胜者为着痹也[1] 164。

《素问·厥论》　厥阴厥逆，挛腰痛虚满，前闭谵言，治主病者[1] 172。

《素问·刺要论》　刺筋无伤骨，骨伤则内动肾，肾动则冬病胀，腰痛[1] 187。

《素问·骨空论》　腰痛不可以转摇，急引阴卵，刺八髎与痛上，八髎在腰尻分间[1] 217。

《素问·缪刺论》　邪客于足太阴之络，令人腰痛，引少腹控眇，不可以仰息，刺腰尻之解，两胂之上，是腰俞，以月死生为痏数，发针立已，左刺右，右刺左[1] 238-239。

《素问·刺腰痛》　足太阳脉令人腰痛，引项脊尻背如重状，刺其郄中。太阳正经出血，春无见血。少阳令人腰痛，如以针刺其皮中，循循然不可以俯仰，不可以顾。刺少阳成骨之端出血，成骨在膝外廉之骨独起者，夏无出血。阳明令人腰痛，不可以顾，顾如有见者，善悲。刺阳明于骨前三痏，上下和之出血，秋无见血。足少阴令人腰痛，痛引脊内廉。刺少阴于内踝上二痏。春无见血，出血太多，不可复也。厥阴之脉令人腰痛，腰中如张弓弩弦。刺厥阴之脉，在腨踵鱼腹之外，循之累累然，乃刺之。其病令人善言默默然不慧，刺之三痏。解脉令人腰痛，痛引肩，目䀮䀮然，时遗溲。刺解脉，在膝筋肉分间郄外廉之横脉出血，血变而止。解脉令人腰痛如引带，常如折腰状，善恐。刺解脉，在郄中结络如黍米，刺之血射，以黑见赤血而已。同阴之脉令人腰痛，痛如小锤居其中，怫然肿。刺同阴之脉在外踝上绝骨之端，为三痏。阳维之脉令人腰痛，痛上怫然肿。刺阳维之脉，脉与太阳合端下间，去地一尺所。衡络之脉令人腰痛，不可以俯仰，仰则恐仆，得之举重伤腰，衡络绝，恶血归之。刺之在郄阳、筋之间，上郄数寸，衡居为二痏出血。会阴之脉令人腰痛，痛上漯漯然汗出。汗干令人欲饮，饮已欲走。刺直肠之脉上三痏，在跷上郄下五寸横居，视其盛者出血。飞阳之脉令人腰痛，痛上怫怫然，甚则悲以恐。刺飞阳之脉，在内踝上五寸，少阴之前，与阴维之会。昌阳之脉令人腰痛，痛引膺，目䀮䀮然，甚则反折，舌卷不能言。刺内筋为二痏。在内踝上大筋前太阴后，上踝二寸所。散脉令人腰痛而热，热甚生烦，腰下如有横木居其中，甚则遗溲。刺散脉在膝前骨肉分间，络外廉，束脉为三痏。肉里之脉令人腰痛，不可以咳，咳则筋缩急。刺肉里之脉，为二痏，在太阳之外，少阳绝骨之后。腰痛夹脊而痛至头，几几然，目䀮䀮然僵仆，刺足太阳郄中出血。腰痛上寒，刺足太阳阳明；上热刺足厥阴；不可以俯仰，刺足少阳；中热而喘，刺足中出血。腰痛，上寒不可顾，刺足阳明；上热，刺足太阴；中热而喘，刺足少阴。大便难，刺足少阴；少腹满，刺足厥阴。如折不可以俯仰，不可举，刺足太阳；引脊内廉，刺足少阴。腰痛引少腹控䏚，不可以仰息；刺腰尻交者，两髁胂上，以月生死为痏数，发针立已，左取右，右取左[1]155-160。

《素问·病能论》 岐伯曰：冬诊之，右脉固为沉紧，此应四时，左脉浮而迟，此逆四时，在左当主病在肾，颇关在肺，当腰痛也。帝曰：何以言之？岐伯曰：少阴脉贯肾络肺，今得肺脉，肾为之病，故肾为腰痛之病也[1]174-175。

《素问·六元正纪大论》 水火寒热持于气交，而为病始也。热病生于上，清病生于下，寒热凌犯而争于中，民病咳喘，血溢血泄，鼽嚏目赤，眦疡，寒厥入胃，心痛、腰痛、腹大、嗌干、肿上……厥阴所至为支痛，少阴所至为惊惑，恶寒战栗，谵妄，太阴所至为积满，少阳所至惊躁，瞀昧暴病，阳明所至为鼽，尻阴股膝髀腨骱足病，太阳所至为腰痛，病之常也[1]319-336。

《素问·至真要大论》 阳明司天，燥淫所胜，则木乃晚荣，草乃晚生，筋骨内变。民病左胠胁痛，寒清于中，感而疟，大凉革候，咳、腹中鸣，注泄鹜溏，名木敛生，菀于下，草焦上首，心胁暴痛，不可反侧，嗌干面尘腰痛，丈夫㿉疝，妇人少腹痛，目昧眦，疡疮痤痈，蛰虫来见，病本于肝。太冲绝，死不治……少阴在泉，客胜则腰痛，尻股膝髀腨骱足痛，瞀热以酸，胕肿不能久立，溲便变。主胜则厥气上行，心痛发热，膈中，众痹皆作，发于胠胁，魄汗不藏，四逆而起[1]347-355。

《灵枢·经脉》 是动则病冲头痛，目似脱，项如拔，脊痛，腰似折，髀不可以曲，腘如结，踹（腨）如裂，是为踝厥……足少阴之别，名曰大钟。当踝后绕跟，别走太阳；其别者，并经上走于心包下，外贯腰脊。其病气逆则烦闷，实则闭癃，虚则腰痛[2]29。

《灵枢·五邪》 邪在肾，则病骨痛，阴痹。阴痹者，按之而不得，腹胀，腰痛，大便难，肩背颈项痛，时眩[2]53。

《灵枢·杂病》 腰痛，痛上寒，取足太阳阳明；痛上热，取足厥阴；不可以俯仰，取足少阳[2]61。

《灵枢·本脏》 肾小，则脏安难伤；肾大，则善病腰痛，不可以俯仰，易伤以邪[2]86。

《伤寒论·辨脉法》 阳中于邪，必发热、头痛、项强、颈挛、腰痛、胫酸，所为阳中雾露之气，故曰清邪中上。浊邪中下，阴气为栗，足膝逆冷，便溺妄出，表气微虚，里气微急，三焦相溷，内外不通，上焦怫郁，脏气相熏，口烂食断也[3]5。

《伤寒论·辨太阳病脉证并治》 脉浮，宜以汗解，用火灸之，邪无从出，因火而盛，病从腰以下必重而痹，名火逆也[3]56。

《伤寒论·辨不可下病脉证并治》 伤寒，发热头痛，微汗。发汗则不识人；熏之则喘，不得小便，心腹满；下之则短气，小便难，头痛背强；加温针则衄[3]146。

《金匮要略·脏腑经络先后病脉证》 师曰：病人脉浮者在前，其病在表；浮者在后，其病在里，腰痛背强不能行，必短气而极也[4]5。

《金匮要略·血痹虚劳病脉证并治》 虚劳腰痛，少腹拘急，小便不利者，八味肾气丸主之[4]36。

《金匮要略·五脏风寒积聚病脉证并治》 肾着之病，其人身体重，腰中冷，如坐水中，形如水状，反不渴，小便自利，饮食如故，病属下焦，身劳汗出，衣（一作表）里冷湿，久久得之，腰以下冷痛，腹重如带五千钱，甘姜苓术汤主之[4]64。

《金匮要略·水气病脉证并治》 肾水者，其腹大，脐肿腰痛，不得溺，阴下湿如牛鼻上汗，其足逆冷，面反瘦[4]81。

【钩玄提要】

1. 病名 古代医籍中多以"腰痛"为名论述。如早于《内经》的《阴阳十一脉灸经》就有"腰痛"[5]7描述。《内经》最早提出"腰痛"病名，《素问·刺腰痛》中专门论治腰痛，其曰："足太阳脉令人腰痛，引项脊尻背如重状[1]155。"被后世所宗。《金匮要略》提出了"肾着"[4]64病名，成为"肾着腰痛"之名来源。

2. 病因病机 《素问·脉要精微论》曰："腰者肾之府，转摇不能，肾将惫矣[1]68。"《灵枢·本脏》曰："肾大，则善病腰痛，不可以俯仰，易伤以邪[2]86。"《素问·刺腰痛》曰："衡络之脉令人腰痛，不可以俯仰，仰则恐仆，得之举重伤腰，衡络绝，恶血归之[1]157。"《内经》中腰痹的致病因素是肾虚和血瘀。多因肾虚腰府失养，外邪杂至引发腰痛。跌仆闪挫引起气血痹阻，不通则痛。

3. 症状与诊断 《素问·五脏生成》载"腰痛足清头痛"[1]52。《素问·刺腰痛》中描述较为详细。

（1）根据经脉所属，描述不同的腰痛症状 如《素问·刺腰痛》曰："足太阳脉令人腰痛，引项脊尻背如重状[1]155。""少阳令人腰痛，如以针刺其皮中，循循然不可以俯仰，不可以顾[1]155。""阳明令人腰痛，不可以顾，顾如有见者，善悲[1]155。""足少阴令人腰痛，痛引脊内廉[1]156。""厥阴之脉令人腰痛，腰中如张弓弩弦[1]156。"

（2）根据经脉的状态及所在的部位，描述不同的腰痛症状 如《素问·刺腰痛》曰："解脉令人腰痛，痛引肩，目䀮䀮然，时遗溲[1]156。""解脉令人腰痛如引带，常如折腰状，善恐[1]156。""同阴之脉令人腰痛，痛如小锤居其中，怫然肿[1]157。""阳维之脉令人腰痛，痛上怫然肿[1]157。""衡络之脉令人腰痛，不可以俯仰，仰则恐仆[1]157。""会阴之脉令人腰痛，痛上漯漯然汗出，汗干令人欲饮，饮已欲走[1]157。""飞阳之脉令人腰痛，痛上怫怫然，甚则悲以恐[1]158。""昌阳之脉令人腰痛，痛引膺，目䀮䀮然，甚则反折，舌卷不能言[1]158。""散脉令人腰痛而热，热甚生烦，腰下如有横木居其中，甚则遗溲[1]158。""肉里之脉令人腰痛，不可以咳，咳则筋缩急[1]158。"

（3）腰痛兼有他证 如《素问·刺腰痛》载"腰痛夹脊而痛至头几几然，目䀮䀮欲僵仆"[1]158 "腰痛，上寒不可顾"[1]159 "腰痛引少腹控䏚，不可以仰息"[1]159等。后世《针灸甲乙经》《三因极一病证方论》《东垣试效方》《杂病广要》《医学正传》《医学纲目》《类经》《症因脉治》中也有相同描述。《金匮要略》载"腰痛背强不能行"[4]5 "身体重，腰中冷，如坐水中，形如水状，反不渴，小便自利，饮食如故……腰以下冷痛，腹重如带五千钱"[4]64等。《素问·刺腰痛》曰："足太阳脉令人腰痛，引项脊尻背如重状[1]155。"可见，腰痹与骶痹可以同时出现，兼夹为病。

4. 治法方药 早在《阴阳十一脉灸经》中就提出了按钜阳经脉论治本病。《内经》论治本病主要在针刺方面，在《素问·刺腰痛》中详细地论治了本病，其曰："足太阳脉令人腰痛……刺其郄中。太阳正经出血，春无见血；少阳令人腰痛……刺少阳成骨之端出血，成骨在膝外廉之骨独起者，夏无出血；阳明令人腰痛……刺阳明于前三痏，上下和之出血，秋无见血；足少阴令人腰痛……刺少阴于内踝上二痛，春无见血，出血太多，不可复也；厥阴之脉令人腰痛……刺厥阴之脉，在腨踵鱼腹之外，循之累累然，乃刺之，其病令人善言默默然不慧，刺之三痏；解脉令人腰痛……刺解脉，在膝筋肉分间郄外廉之横脉出血，血变而止；解脉令人腰痛……刺解脉，在郄中结络如黍米，刺之血射以黑，见赤血而已；同阴之脉令人腰痛……刺同阴之脉，在外踝上绝骨之端，为三痏；阳维之脉令人腰痛……刺阳维之脉，脉与太阳合腨下间，去地一尺所；衡络之脉令人腰痛……刺之在郄阳筋之间，上郄数寸，衡居为二痏出血；会阴之脉令人腰痛……刺直阳之脉上三痏，在跷上郄下五寸横居，视其盛者出血；飞阳之脉令人腰痛……刺飞阳之脉，在内踝上二寸，少阴之前与阴维之会；昌阳之脉令人腰痛……刺内筋为二痏。在内踝上大筋前、太阴后，上踝二寸所；散脉令人腰痛而热……刺散脉，在膝前骨肉分间，络外廉束脉，为三痏；肉里之脉令人腰痛……刺肉里之脉为二痏，在太阳之外，少阳绝骨之后[1]155-160。"《素问·刺疟》曰："足太阳之疟，令人腰痛……刺郄中出血[1]142。"又曰："足厥阴之疟，令人腰痛……刺足厥阴[1]143。"《灵枢·五邪》曰："腹胀腰痛……取之涌泉、昆仑，视有血者尽取之[2]53。"《针灸资生经》曰："涌泉，主腰痛，大便难[6]217。"

《金匮要略》最早提出该病的方药治疗，曰："虚劳腰痛……八味肾气丸主之[4]36。""肾着之病……甘姜苓术汤主之[4]64。"既有针对虚性腰痛的治疗，也有对于实性腰痛的治疗。《张氏医通》论腰软曰："湿气袭于少阳经络之中，则为肾着，金匮用甘姜苓术汤，后世更名为肾着汤；或渗湿汤选用[7]176。"《金匮翼》曰："湿冷腰痛者，坐卧湿冷，久久得之，《金匮》所谓肾着是也……肾着汤主之[8]275。"

【传承发展】

1. 病名　古代医籍中关于腰痹的论述颇为丰富，《诸病源候论》以"腰背病诸候"[9]64为专卷论述腰痛。除"腰痛""肾着"以外，《针灸资生经》曰："肺俞，治腰背强痛[6]216。"《普济方》也论及"腰脚冷痹"[10]2466。唐宋以后历代医家更是把腰痛单独成篇进行论述，明清医家对本病论述更为丰富。《医级》最早提出"腰痹"之名[11]100，曰："痹之为病随所着而命名，故有胸痹、腰痹之论[11]100。"《医林改错》首次明确把腰痛归为痹病论述，曰："凡肩痛、臂痛、腰疼、腿疼，或周身疼痛，总名曰痹症[12]57。"现代《痹证治验》对腰部痹痛等统称为"腰部痹证"[13]78。

2. 病因病机　腰痹的致病因素有内因和外因。正气虚弱和肾气不足是内因；感受外邪，劳损外伤及产后是外因。《仁斋直指方论》曰："盖诸经皆贯于肾，而络于腰脊。肾气一虚，凡冲风、受湿、伤冷、蓄热、血沥、气滞、水积、堕伤，与夫失志作劳，种种腰痛，叠见而层出也[14]484。"《圣济总录》曰："腰者一身之要，屈伸俯仰，无不由之；或风寒所客，或肾气伤损，使筋脉拘急，动摇转侧不得，故腰痛也[15]1481。"后世医家对此有不同的阐释和发挥，具体包括以下几个方面：

（1）感受外邪　久居冷湿之地，或涉水冒雨，或劳作当风等，均可致风寒湿等邪入侵，留着腰部，致腰部经脉阻滞，而致痹；或长夏之际，湿热交蒸，或寒湿蕴积日久，化生湿热，阻遏经脉，伤及腰府，亦发腰痹。如《诸病源候论》曰："肾主腰脚，肾经虚损，风冷乘之，故腰痛也。又，邪客于足太阴之络，令人腰痛引少腹，不可以仰息[9]64。"《太平惠民和剂局方》曰："肾经不足，风冷乘之，腰痛如折，引背膂仰俯不利[16]267。"《景岳全书》曰："腰痛之表证，凡风寒湿滞之邪，伤于太阳少阴之经者，皆是也；若风寒在经，其证必有寒热，其脉必见紧数，其来必骤，其痛必拘急兼酸，而多连脊背[17]1197。"《圣济总录》曰："风寒着腰，风痹腰痛[15]1481。"《证治要诀》曰："盖肾属水，久坐水湿处，或为雨露所着，湿流入肾经，以致腰痛[18]74。"《证治准绳》曰："腰痛……夫邪者是风热湿燥寒，皆能为病[19]141。"《景岳全书》曰："湿滞在经而腰痛者，或以雨水，或以湿衣，或以坐卧湿地[17]1197。"

（2）**肾督亏虚** 先天禀赋不足，或劳累过度，或久病体虚，或年老体衰，或劳欲过度，致肾督亏虚，肝肾不足，无以濡养腰部肌肉、筋脉、关节，不荣则痛，而致本病。如《妇人大全良方》曰："夫腰痛者，皆有肾气虚弱，卧冷湿地，当风所得[20]126。"《严氏济生方》曰："肾系于腰，多因嗜欲过度，劳伤肾经，肾脏既虚，喜怒忧思，风寒湿毒，得以伤之，遂致腰痛[21]115。"《东垣试效方》曰："有房室劳伤，肾虚腰痛者，是阳气虚弱，不能运动故也[22]493。"《医方考》曰："肾，坎象也，水火并焉。水衰则阳光独治，而令肾热；火衰，则阴翳袭之，而令肾寒；水火俱衰，则土气乘之，而邪实于肾，均之令腰痛也[23]128。"《景岳全书》曰："腰痛之虚证十居八九[17]1197。"《张氏医通》曰："腰酸悉属房劳肾虚[7]176。"《不居集》曰："虚劳之人，精不化气，气不化精，先天之真元不足则周身之道路不通，阻碍气血不能营养经络而为痛也。是故水不养木而胁痛，精血衰少而腰痛……此皆非外邪有余，实由肝肾不足所致也[24]609。"《医学衷中参西录》曰："肾虚者，其督脉必虚，是以腰痛。""凡人之腰痛，皆脊梁处作痛，此实督脉主之[25]588。"

（3）**痰瘀气滞** 跌仆闪挫，劳损外伤，损伤经脉气血，瘀血内阻；或长期体位不正，腰部用力不当，屏气闪挫；或郁怒伤肝，气滞血瘀，腰部筋脉痹阻；或经气不利，郁而不通，而致本病；或因手术长期卧床导致气机痹阻；或外感邪气，或脏腑气化紊乱，致水液输布失常，聚湿为痰；痰瘀互结，阻滞腰部，伤筋败骨，而致腰痛不愈，屈伸不利，甚则强直或畸形。如《诸病源候论》曰："臂腰者，谓卒然伤损于腰而致痛也，此由损血搏于背脊所为[9]65。"《三因极一病证方论》曰："打仆腰痛，恶血蓄瘀，痛不可忍[26]266。"又曰："坠堕闪肭，腰痛不能屈伸[26]265。"《严氏济生方》曰："又有坠下闪肭，气凝血滞，亦致腰痛[21]115。"《证治准绳》曰："郁怒伤肝，则诸筋纵弛；忧思伤脾，则胃气不行，二者又能为腰痛之冠。"又曰："郁怒伤肝，发为腰痛[19]143。"《仁斋直指方论》曰："腰间如水为伤冷，发渴便闭为蓄热，血沥转则如锥之所刺，气滞则郁阕而不伸[14]484。"

（4）**妊娠产后** 肾主胞胎，腰为肾之府；产后劳伤肾气，胞络受损，正气虚弱，若骤受外邪侵袭，邪气客于腰，故出现腰痛；或寒冷邪气流滞腰部，久病未愈，之后怀孕分娩，损伤胞络而出现腰痹。如《诸病源候论》曰："肾主腰脚，因劳损伤动，其经虚，则风冷乘之，故腰痛；妇人肾以系胞，妊娠而腰痛甚者，多堕胎也[9]265。"又曰："肾主腰脚，而妇人以肾系胞，产则劳伤，肾气损动，胞络虚；未平复，面风冷客之，冷气乘腰者，则令腰痛也[9]274。"《圣济总录》曰："产后肾气不足，或恶露所出未尽，遇风寒客搏，皆令气脉凝滞，留注于腰，邪正相击，故令腰痛[15]2658。"

（5）**虚实夹杂** 临床中还常见本虚标实之证，肾虚为本，感受风寒湿热等邪及跌仆闪挫等为标。如《医林绳墨》曰："大抵腰痛之症，因于劳损而肾虚者甚多，因于湿热痰积而伤肾者亦有，因于外感闪肭瘀血等症者，虽有不多，在治者临证之时，宜详审之[27]67。"《明医指掌》曰："腰痛多缘肾气虚，冲风郁热总因之；天阴痛作知归湿，寒湿疼时见热除；闪挫板疼难俯仰，日轻夜重血多瘀；或因肾着并劳役，水积仍兼气不舒[28]166。"《百代医宗》曰："腰痛而不已者，是肾虚也[29]19。"又曰："有湿作腰痛者，遇天阴而发也[29]19。"《景岳全书》曰："腰痛证凡悠悠戚戚屡发不已者，肾之虚也。遇阴雨或久坐而重者，湿也。遇诸寒而痛或喜暖而恶寒者，寒也。遇诸热而痛及喜寒而恶热者，热也。郁怒而痛者，气之滞也。忧愁思虑而痛者，气之虚也。劳动即痛者，肝肾之衰也[17]1197。"《医学心悟》曰："腰痛拘急，牵引腿足，脉浮弦者，风也；腰冷如冰，喜得热手熨，脉沉迟，或紧者，寒也……腰痛如坐水中，身体沉重，腰间如带重物，脉濡细者，湿也……若腰重疼痛，腰间发热，痿软无力，脉弦数者，湿热也……若因闪挫跌仆，瘀积于内，转侧如刀锥之刺，大便黑色，脉涩，或芤者，瘀血也……走注刺痛，忽聚忽散，脉弦急者，气滞也……腰间肿，按之濡软不痛脉滑者，痰也……腰痛似脱，重按稍止脉细弱无力者，虚也……然肾虚之中，又须分辨寒热二证，如脉虚软无力，溺清便溏，腰间冷痛，此为阳虚……若脉细数无力，便结溺赤，虚火时炎，此肾气热，髓减骨枯，恐成骨痿，斯为阴虚[30]165。"《证治汇补》曰："腰为肾府，乃精气所藏，有生之根蒂也。假令作强伎巧之官，谨其闭蛰封藏之本，则州都之地，真气布护，虽六气苛毒，勿之能害。惟以欲竭其精，以耗散其真，则肾气虚伤，膀胱之腑安能独足，所以作痛[31]375。"《辨证录》设"腰痛门"[32]744，按病因病机分为六则：一则房劳力役，又感风湿；二则肾虚无火；三则膀胱水闭，水入肾宫；四则病后脾湿，又误服补肾之药，湿入肾宫；五则跌打闪挫；六则露宿感犯寒湿之气。《张氏医通》列有"腰痛（腰酸腰软腰胯痛）"，曰："腰痛尚有寒湿伤损之异，腰酸悉属房劳肾虚[7]176。"《冯氏锦囊秘录》列有"方脉腰痛合参"，曰："腰痛者，有肾虚，有湿热，有痰，有气滞，有跌仆瘀血[33]238。"进行辨证论述。《症因脉治》在"腰痛总论"中以外感内伤分类，列有症因脉治，详细论述，曰："内经论腰痛，诸条不一。其曰太阳所至为腰痛，少阳腰痛如针刺，阳明腰痛不可顾，此数者，乃论外感腰痛也。其曰用力举重，入房过度，转摇不能，肾将惫矣，此论内伤腰痛也。今立外感三条，以该六气，内伤五条，以该七情[34]106。"《医学从众录》《类证治裁》从之。《金匮翼》列有风虚腰痛、湿冷腰痛、湿热腰痛、肾虚腰痛、食积腰痛、瘀血腰痛等。《杂病广要》大量引用前人之说论述腰痛。

综上所述，本病多因肾虚腰府失养，外邪杂至或腰部受损而引起气血痹阻，不通不荣所致。肾虚是本病的发病关键，感受风寒湿热等邪及跌仆闪挫等，是发病诱因。如《严氏济生方》曰："夫腰痛者属乎肾也，多因劳役伤肾，肾脏气虚，风寒冷湿，得以袭之，患郁忧思，得以伤之，皆致腰痛[21]115。"《赤水玄珠》曰："腰痛有肾虚，有湿热，有痰，有气滞，有跌仆瘀血[35]108。"《医学心悟》曰："腰痛，有风、有寒、有湿、有热、有瘀血、有气滞、有痰饮，皆标也，肾虚其本也[32]165。"概括起来，其病因不外"虚邪瘀"。腰痹病位在腰部，严重者可涉及腰背、腰骶及下肢，与肾肝脾等脏腑等关系密切。本病的基本病机是腰部经脉失养，气血瘀滞。病性有虚有实，总属本虚标实之证。

3. 症状与诊断　历代医家在《内经》和《伤寒论》的基础上，对腰痹的症状有较为详细的记载，辨证分型主要分为正虚和邪实两大类，其主症主要是腰痛不可俯仰、不得反侧，冷痛如坐水中，沉痛，动举艰难，腰软等症状，兼见痛连项背、头痛、小水不利、痛引足膝等。实证脉多弦实、脉紧，虚证脉多细、沉、无力。具体阐释如下：

《诸病源候论》载"腰痛不得俯仰"[9]65"身重腰冷，腹重如带五千钱，如坐于水，形状如水，不渴，小便自利，饮食如故"[9]65等。《三因极一病证方论》《备急千金要方》《太平惠民和剂局方》《针灸资生经》《普济方》载"腰痛如折"[26]265。《济生方》《备急千金要方》《针灸资生经》《杨氏家藏方》《普济方》载"腰痛不可俯仰"[21]115。《备急千金要方》《针灸资生经》《普济方》载"腰痛脊急""腰痛不可以顾""腰痛不能举""腰痛夹脊至头几几然""腰痛如锤，居中肿痛"[36]658"腰痛不得俯仰者"[36]422等。《圣济总录》《外台秘要》载"论曰腰者一身之要，屈伸俯仰，无不由之"[15]1481"动摇转侧不得"[15]1481等。《圣济总录》《太平圣惠方》《普济方》载"腰痛强直，不能舒展"[15]1487"腰痛强直，不得俯仰"[15]1486等。《三因极一病证方论》《太平圣惠方》《圣济总录》《普济方》《丹溪治法心要》《证治准绳》《杂病广要》载"腰痛不可忍"[26]263。《普济方》《太平圣惠方》《针灸资生经》载"腰痛不得俯仰"[10]1699。《普济方》《太平圣惠方》载"腰间疼痛，坐卧不安"[10]1695"腰痛连腿膝"[10]1695"腰痛疼，俯仰不得"[10]1700"腰痛急强如板硬，俯仰不得"[10]1701"腰疼痛不止"[10]1706"腰中冷痛"[10]1707"肾腰疼痛不可忍"[10]1709"五种腰痛不止"[10]1691等。《太平圣惠方》载"风湿腰痛，连腿膝"[37]102"风湿腰痛，行立不得"[37]102"肾脏风湿气腰痛，痛连胫中及骨髓疼痛"[37]104"久腰痛"[37]105"腰间久痛，不任行立"[37]105"腰久痛，不可转侧"[37]107"腰痛急，强如板硬，俯仰不得"[37]110"腰间疼痛，俯仰不得"[37]112"身体冷，从腰以下痛重"[37]112"肾着腰痛，连腿膝不利"[37]113"腰疼痛，不能转动"[37]115"腰痛，痛引腹中，如锥刀所刺"[37]320"产后腰痛，不能转侧，壮热汗出，身体急强"[37]320等。《太平惠民和剂局方》载"身重腰冷，如坐水中……腰下重疼"[16]75"肾虚腰痛如折，起坐艰难，俯仰不利，转侧不能"[17]175等。《圣济总录》《普济方》中载"腰痛强直，筋脉急，不可俯仰"[15]1487"产后腰痛不可忍"[15]2658"产后气血瘀滞，腰重痛"[15]2658"产后腰重痛，不可转侧"[15]2659"产后腰痛沉重，举动艰难"[15]2659等。《圣济总录》中载"腰痛动转艰难"[15]1482"腰痛强直，不得屈伸"[15]1487"肾虚劳逸腰卒痛"[15]1484等。《东垣试效方》《针灸资生经》《普济方》《古今医鉴》《辨证录》中载"腰痛不能转侧"[22]493。《普济方》《针灸资生经》中载"腰痛不得立方"[10]1673"腰痛不能俯仰"[10]1699"脐腰重痛，不可转侧"[10]1671"治腰膝痛不可忍"[10]1673"腰痛……不能远行久立"[10]1669"腰胁胀闷"[10]1707等。《针灸资生经》《普济方》《类证治裁》中载"腰溶溶如坐水中"[6]215。《针灸资生经》中载"腰痛不能举"[6]217"腰如冷水"[6]216"腰痛不可俯仰"[6]217"腰重痛，不可转"[6]217"腰重如石，难举动"[6]216等。《三因极一病证方论》《普济方》中载"腰痛者，伛偻肿重"[26]263。《三因极一病证方论》中载"腰痛不能屈伸"[26]265"身重，腰冷如水洗状"[26]264等。《妇人大全良方》中载"腰痛拘挛"[20]126。《济生方》中载"腰肿冷痛""腰痛如掣""腰痛不可屈伸"[21]116等。《卫生宝鉴》《普济方》中载"妊娠腰痛如折"[38]227。《百代医宗》《丹溪心法》《医学正传》《古今医鉴》中载"腰曲不能伸""肾虚腰痛者，其脉必大，不能转侧"[29]19"腰冷如冰，饮食如故，小便自利"[29]19等。《证治要诀》《丹溪心法》中载"湿腰痛，如坐水中"[18]74。《丹溪心法》中载"身重腰冷，如坐水中，不渴"[39]183。《证治要诀》中载"风伤而腰疼者，或左或右，痛无常处，牵引两足"[18]74"腰痛特甚，不可转侧，如缠五六贯重"[18]43等。《普济方》《丹溪摘玄》《古今医统大全》《医学纲目》《证治准绳》《辨证录》中载"腰痛如折，沉重如山"[10]513。《普济方》中载"腰以下冷，如水中行，状如水不渴，小便自利，饮食如故"[10]1669"腰痛不能屈伸"[10]1670"气滞腰疼"[10]1673"腰痛牵引足膝"[10]1673"腰痛不可转侧，如锥刀所刺"[10]1675"闪朒腰痛，不可转侧，痛不可忍"[10]1676"治腰痛方，风湿转动不得"[10]1678"腰痛，不能转侧"[10]1678"腰脊痛疼，或当风卧，湿冷入头中，不速治，流入腿膝，为偏枯冷痹缓弱"[10]1680"令人腰痛，痛引小腹，不可以仰息"[10]1688"腰痛，动转艰难"[10]1690等。《医学正传》中载"腰以下冷痛而重"[40]191"腰痛难以俯仰"[40]194等。《古今医鉴》中载"腰以下冷痛如带五千钱""肾虚腰痛，久则寒冷"[41]1292等。《医方考》中载"腰冷如冰"[23]129。《明医指掌》中载"肾虚腰痛，腰痛悠悠不已"[28]166"肾着腰痛，肾着者，腰冷重痛，如带五千钱者，其饮食如故""湿热腰痛，板疼不能俯仰，小便赤，大便泄，或走注痛"[28]168等。《证治准绳》《景岳全书》中载"腰痛不可屈伸"[19]515。《证治准绳》中载"腰痛，其脉必带缓，遇天阴或久坐必发，身体必带沉重"[19]142。《百代医宗》中载"腰痛而不已"[29]19"腰体不能伸""腰软而不能作强"[29]19等。《景岳全书》中载"湿滞腰痛而小水不利"[17]1197"腰痛不可忍，至求自尽，其甚可知"[17]1198等。《辨证录》《济阴纲目》中载"腰痛不可转侧"[32]746。《医宗必读》中载"感寒而痛，其脉必紧，腰间如冰，得热则减，得寒则增""腰痛身重，脉缓，天阴必发""腰肢痿弱，脚膝酸软，脉或大或细，按之无力，痛亦攸攸隐隐而不甚"[42]233等。《傅青主男科》中载"腰，痛而不能俯"[43]93"腰，痛而不能直"[43]94等。《辨证录》中载"两腰重如带三千文，不能俯仰""动则腰痛，自觉其中空虚无着者，乃肾虚腰痛也"[32]744"腰痛不能转"[32]746"腰痛，日重夜轻，小水艰涩，饮食如故""腰痛如折，久而成为伛偻"[32]745等。《症因脉治》中载"风湿腰痛之症，发热恶风，自汗身重，腰背重痛，不能转侧"[34]106"寒湿腰痛之症，头痛身痛，无汗拘紧腰痛，不能转侧"[34]108"湿热腰痛之症，内热烦热，自汗口渴，二便赤涩，酸痛沉重"[34]111"内伤腰痛之症，日轻夜重，痛定一处，不能转侧，此沥血停蓄之症"[34]113"腰间重滞，一片如冰，得热则减，得寒愈甚，此痰注作痛之症"[34]113"腰软常痛"[34]36等。《医学心悟》中载"腰痛拘急，牵引腿足""腰冷如冰""腰痛如坐水中，身体沉重，腰间如带重物""腰重疼痛，腰间发热，痿软无力""腰痛似脱""腰间冷痛"[30]165等。《类证治裁》中载"伤寒腰冷如冰，脉必紧，得热则减"[44]355"气滞腰痛，脉沉弦，或结伏""肝气失畅，卧觉腰痛，频欲转侧，晓起则止"[44]355"老人虚人肾亏腰痛，不能转侧""腰软"[44]356等。

该病当与以下疾病进行鉴别：

（1）**背痹**　两者均可出现腰背部疼痛。背痹是以背部疼痛、沉重，甚则转侧不利为主要表现，病位主要在背部，可涉及腰部等。腰痹是以腰部疼痛、重着、麻木甚则屈伸不利为主要表现，病位主要在腰部，可涉及背部等。两者不难鉴别。两者病位相近，腰背相连，功能相关，联系密切，因此，病变时易合并出现，常兼夹为病。《备急千金要方》曰："腰背相引而痛[36]285。"《太平惠民和剂局方》曰："腰痛如折，引背膂俯仰不利[16]267。"《针灸资生经》曰："腰痛不得俯仰，寒热膜胀，引背不得息[6]216。"《明医指掌》曰："腰痛……或引背痛[28]166。"

（2）**骶痹**　两者均可出现腰骶（尻）疼痛。腰痹是以腰部疼痛、重着、麻木，甚则屈伸不利，或连及一侧，或双侧下肢为主要表现，病位在腰部，可涉及骶部及下肢。骶痹是以骶部疼痛、酸沉为主要表现，病位在骶（尻）部，可连及腰、臀腿。两者不难鉴别。两者病位相近，腰骶相连，功能相关，联系密切，因而病变时易合并出现，常兼夹为病。如《素问·刺腰痛》曰："足太阳脉令人腰痛，引项脊尻背如重状[1]155。"

（3）**脊痹**　两者均可表现为"腰脊背相引痛"之腰脊疼痛等症状。脊痹之疼痛乃脊部督脉疼痛、僵硬、沉重，且"尻以代踵，脊以代头"是脊痹重症的主要表现；腰痹主要以腰部或下腰部疼痛、重着、麻木，甚则屈伸不利，或连及一侧，或双侧下肢为主要表现，其重者可会出现腰部前屈、后伸、侧弯等功能障碍及畸形等。两者不难鉴别，两者病位虽然不同，但在生理部位上，腰又是脊的一部分，因而病变时易合并出现，如《圣济总录》曰："腰痛牵引背脊，不可俯仰[15]1481。"《症因脉治》曰："腰痛引项脊尻背，太阳经也[34]106。"腰痹进一步发展可为脊痹，腰痹有时可能是脊痹的早期表现，因此，临证时要仔细诊察。

（4）**肾痹**　两者均可表现为腰部疼痛。肾痹多由骨痹不已，加之肾气亏虚，复感外邪，内舍于肾所致，临床表现为关节疼痛，四肢拘挛，骨重不举，腰背酸痛，甚者出现"尻以代踵，脊以代头"，以及肾系证候为主，病变部位在肾在骨，受累部位广泛；而腰痹主要以腰部症状为主，严重者涉及相邻部位及下肢，部位较肾痹局限。且肾痹是由骨痹发展而来，并伴有骨痹的临床症状，起病多由四肢关节开始，与腰痹之初起即以腰部疼痛为主表现不同，其病史及初发症状为其鉴别要点。但由于两者发病都与肾督亏虚相关，因此，发病可有部分相同症状。部分腰痹可进一步发展为肾痹。

（5）**经筋痹**　两者皆可表现为腰部疼痛。腰部经筋痹病位较局限，疼痛常位于经筋循行上，有明确压痛点、条索结节等阳性体征，且无放射性疼痛，关节少有破坏，全身症状不明显；腰痹为腰部或下腰部疼痛，多为冷痛、热痛、胀痛、刺痛、酸痛、空痛，连及一侧或双侧下肢，但亦可伴发腰部经筋痹。

4. 治法方药　《证治汇补》曰："治惟补肾为先，而后随邪之所见者以施治，标急则治标，本急则治本，初痛宜疏邪滞，理经隧；久痛宜补真元，养血气[31]376。"《医学心悟》曰："大抵腰痛，悉属肾虚，既夹邪气，必须祛邪，如无外邪，则惟补肾而已。然肾虚之中，又须分辨寒热二证[30]165。"《医林绳墨》论治腰痛曰："内伤所治之法，然当补肾为先，清痰理气次之，行血清热又次之，至以负重伤损，瘀血蓄而不行，闪肭折挫，血气凝滞，着而成病者，又当以破血调气可也。除此之外，理宜滋阴固肾为主[27]67。"又曰："腰痛之症……大率肾家之病，必以四物为主[27]68。"《医学从众录》曰："腰溶溶如坐水中，须用针灸之法[45]696。"《冯氏锦囊秘录》曰："腰痛者，有属湿者……初宜微表，后兼分利[33]239。"《金匮翼》曰："食积腰痛者……疏瀹其源，澄清其流，此大法也[8]276。"后世医家对腰痹的治法方药发展是很丰富的，总体治疗当分清虚实，标本同治。主要体现在以下几个方面：

（1）**散寒除湿，温经通络**　寒湿之邪侵袭腰部，导致腰部重着冷痛，可用方有渗湿汤、甘草散、桂心散、肾着汤、生附汤、麻黄苍术汤、五积散、苍术复煎散等。《太平惠民和剂局方》用渗湿汤"治寒湿所伤，身重腰冷……腰下重疼"[16]75。《太平圣惠方》列有甘草散、桂心散、牛膝散、磁石散等治疗肾着腰痛。《三因极一病证方论》用肾着汤"治肾虚伤湿，停着为病，身重，腰冷如水洗状，不渴，小便自利，食饮如故，腰以下冷痛，重如带五千钱"[26]264。《济生方》载"附术汤治湿伤肾经，腰肿冷痛"[21]116"五积散治寒伤肾经，腰痛不可俯仰"[21]116。《仁斋直指方论》用生附汤治受湿腰痛[14]485。《东垣试效方》用麻黄苍术汤"治寒湿所客，身体沉重腰痛"[22]496，川芎肉桂汤"治露居卧寒湿地，腰痛不能转侧"[22]494。《丹溪心法》曰："寒湿腰痛……五积散加吴茱萸半钱，杜仲一钱[39]183。""湿腰痛……宜渗湿汤；不效，宜肾着汤[39]183。"《景岳全书》曰："湿滞在经而腰痛者……宜不换金正气散、平胃散之类主之；若湿而兼虚者，宜独活寄生汤主之；若湿滞腰痛，而小水不利者，宜胃苓汤或五苓散加苍术主之[17]1197。"《医学正传》承《局方》用补骨脂丸、五积散治寒湿腰痛；承东垣用苍术复煎散治寒湿腰痛。《证治要诀》曰："寒腰痛，见热则减，见寒则增，宜五积散，每服加吴茱萸半钱[18]74。"《明医指掌》曰："肾着腰痛……宜疏湿热则自已，肾着汤；不已，服牛膝酒最妙[28]168。"《证治准绳》曰："风湿腰痛，独活寄生汤。寒湿腰痛，五积散加桃仁、川芎，肉桂汤，麻黄苍术汤，并摩腰膏[19]142。"《医宗必读》曰："感寒而痛，其脉必紧，腰间如冰，得热则减，得寒则增，五积散去桔梗，加吴茱萸，或姜附汤加肉桂、杜仲，外用摩腰膏[42]233。"《辨证录》用轻腰汤、术桂汤治寒湿腰痛不能转。《医学从众录》曰："《经》曰太阳所至为腰痛，太阳、膀胱也，主外感而言，如五积散及桂枝汤加白术附子之类，皆可治之[45]696。"《症因脉治》曰："寒湿腰痛之治：太阳寒湿，羌活败毒散加苍术；少阴寒湿，独活苍术汤；少阳寒湿，柴胡苍术汤；厥阴寒湿，四逆汤加柴胡、独活；阳明寒湿，苍术白芷汤；太阴寒湿，济生术附汤，渗湿汤，未效，用五苓散分利小便[34]109。"《医学心悟》曰："腰痛如坐水中，身体沉重，腰间如带重物，脉濡细者，湿也，苍白二陈汤加独活主之[30]165。"《类证治裁》曰："伤湿……腰溶溶如坐水中，宜茯苓皮、木防己、晚蚕沙、滑石、厚朴、萆薢、薏苡、渗湿汤、肾着汤[44]3565。""腰软湿袭经络者，肾着汤[44]356。"《杂病广要》引《三因极一病证方论》用五积散治感寒湿腰痛。

（2）**发散风寒，通络止痛**　风寒外束，腰痛拘急，或可见痛无定处，可用方有七生丸、小续命汤、独活寄生汤、加味青娥丸、神应丸、逍遥散加防己、防风苍术汤等。《太平惠民和剂局方》用七生丸治风痛腰痛。《妇人大全良方》曰："风腰痛，宜小续命汤加桃仁、杜仲煎服[20]126。"《证治要诀》曰："风伤而腰疼者……宜五积散，每服加防风半钱，或加全蝎三个尤好；小续命汤，独活寄生汤，皆可选用[18]74。"《古今医鉴》用加味青娥丸治腰痛"风寒乘之，血气相搏为痛"[41]1292。《证治准绳》曰："神应丸治肾经不足，风冷乘之，腰痛如折……风寒客搏，皆令腰痛[19]516。"《医学心悟》曰："腰冷如冰，喜得热手熨，脉沉迟，或紧者，寒也，并用独活汤主之[30]165。"《傅青主男科》曰："腰痛，痛而不能直者，风寒也，方用逍遥散加防己二钱，一剂可愈；若日久者，当加杜仲一两，改白术二钱，酒煎服，十剂而愈[43]94。"《百代医宗》曰："风伤肾而腰痛者……宜用独活寄生汤[29]19。"《杂病源流犀烛》用防风苍术汤"治因风腰痛，左右无定处，牵引两足，脉浮"[46]537。《傅青主男科》曰："腰痛，痛而不能俯者，湿气也，方用：柴胡、泽泻、猪苓、白芥子各一钱，防己二钱，白术、甘草各五钱，肉桂三分，山药三钱[43]93。"

（3）**祛风利湿，通络止痛**　可用方有独活散、巴戟散、羌活汤、五加皮汤、萆薢酒、羚羊角汤、趁痛散、独活寄生汤等。《太平圣惠方》列有独活散、巴戟散、天雄丸、神验虎骨丸、椒红丸、四神丹、黑豆浸酒等治疗风湿腰痛。《圣济总录》有羌活汤、羌活丸、五加皮汤、地黄汤、独活酒、萆薢酒、羚羊角汤等治疗风湿腰痛。《杨氏家藏方》用趁痛散治风湿腰痛[47]75。《明医指掌》曰："风湿腰痛，牛膝酒[28]169。"《证治准绳》曰："风湿腰痛，独活寄生汤[19]142。"

（4）**祛湿化痰通络**　素体痰湿内盛，复感外湿，流注肾经而至腰部冷痛重着。可用方有《丹溪心法》曰："湿痰腰痛，大便泄。龟板一两（炙），苍术、椿皮、滑石各半两，白芍（酒炒）、香附各四钱，上为末，糊丸[39]182。"《症因脉治》："痰涎停注者，南星二陈汤加海石、香附[34]114。"《医部全录》用禹功散、清湿散治伤湿腰痛；用龟樗丸治湿痰腰痛。《医学心悟》曰："腰间肿，按之濡软不痛，脉滑者，痰也，二陈汤加白术、萆薢、白芥子、竹沥、姜汁主之[30]165。"《石室秘录》用解湿仙丹："治湿气入于两腰子……致腰痛而不能下俯[48]333。"《傅青主男科》曰："腰痛，痛而不能俯者，湿气也，方用：柴胡、泽泻、猪苓、白芥子各一钱，防己二钱，白术、甘草各五钱，肉桂三分，山药三钱[43]93。"

（5）**祛风散热**　腰痛而热，兼见风热证，可用方剂有甘豆汤、小续命汤、小柴胡汤等。如《仁斋直指方论》用"甘豆汤治内蓄风热，入肾，腰痛，大小便不通[14]486。"《明医指掌》曰："风热腰痛……小续命汤，或独活寄生汤[28]169。"《张氏医通》曰："内蓄风热痛者，脉必洪数，口渴便闭，小柴胡去半夏，加羌活、续断、黑豆；若大便闭者，先用大柴胡微利之[7]176。"

（6）**清利湿热，通络止痛**　外感湿热或寒湿化热致腰部热痛，当以苍术汤、二妙丸、七味苍柏散等清利湿热止痛。如《三因极一病证方论》用牛膝酒治湿热腰痛；朱丹溪用苍术汤治湿热腰痛[49]367。《医学入门》用七味苍柏散治湿热腰痛[50]894。《明医指掌》曰："湿热腰痛……二妙丸或健步丸[28]168。"《证治准绳》曰："湿热腰痛，苍术汤、独活汤、羌活汤[19]142。"《症因脉治》曰："湿热腰痛之治，左尺沉数者，羌独冲和汤；左尺细数者，独活二妙丸；左关沉数者，柴独苍术汤；左关细数者，柴胡芍药汤；右关沉数者，芷葛二妙丸；右关细数者，防独神术汤[34]111。"《医学心悟》曰："若腰重疼痛，腰间发热，痿软无力，脉弦数者，湿热也，恐成痿症，前方加黄柏主之[30]165。"《医宗金鉴》用苍柏散治腰痛"湿热热注足[51]509"。《杂病源流犀烛》曰："雾露清邪中于上焦，名曰洁阳，令人发热头痛，项强颈挛，腰痛胫酸，宜九味羌活汤、藿香正气散[46]292。"

（7）**健脾利湿化痰**　《金匮翼》曰："食积腰痛者，食滞于脾而气传于肾也。夫肾受脾之精而藏焉者也，若食不消则所输于肾者，非精微之气，为陈腐之气矣，而肾受之，乱气伤精，能无痛乎[8]276。"故针对此类腰痛，当以健脾利湿、化痰补肾为主。常用方有神曲酒合青娥丸、四物汤合二陈汤、轻腰汤、宽腰汤等。如《辨证录》论治腰痛的特点是每方必用白术，认为白术善能利湿，而又通腰脐之气。对于"两腰重如带三千文，不能俯仰者"[32]744，方先用轻腰汤，后用三圣汤，或术桂汤；"腰痛，日重夜轻，小水艰涩，饮食如故者"[32]745，方用宽腰汤治之，或术桂加泽泻汤；"大病之后，腰痛如折，久而成为伛偻者"[32]745，方用起伛汤或芪术防桂汤等。《医学正传》引丹溪云："有因醉饱入房太甚，而酒食之积乘虚流入于本经，致腰痛难以俯仰，四物汤合二陈汤加麦、神曲、杜仲、黄柏、官桂、砂仁、葛花、桔梗之类[40]194。"《金匮翼》用神曲酒、青娥丸治疗食积腰痛。

（8）**疏肝行气止痛**　肝气不疏，气滞腹胁，除腰腹部胀痛、窜痛外，还可见不能久立久行。常用方剂有复元通气散、小七香丸、木香调气散、柴胡疏肝散等。如《太平惠民和剂局方》用复元通气散治一切气滞腰痛。《严氏济生方》曰："小七香丸治郁怒忧思，或因闪肭颠仆，一切气滞腰痛[21]116。"《妇人大全良方》曰："气滞腰痛，如神保丸、黑牵牛、茴香、橘核必有功也[20]126。"《仁斋直指方论》用"调肝散，治郁怒伤肝，发为腰痛"[14]487。《明医指掌》曰："气滞腰痛，木香调气散；因郁怒忧思，气不舒而痛，枳壳汤或小七香丸[28]169。"《张氏医通》曰："肝气不条达，睡至黎明，觉则腰痛……宜柴胡疏肝散；或二妙散加柴胡、防风，即东垣苍术汤[7]176。"《症因脉治》曰："怒气郁结者，柴胡清肝饮加木香、独活[34]114。"

（9）活血化瘀，理气止痛 瘀血腰痛痛处固定，夜间尤甚，常用方剂有熟大黄汤、庵䕡丸、沉麝丸、四物汤桃仁、调荣活络饮、当归丸等。如《三因极一病证方论》用熟大黄汤"治坠堕闪肭，腰痛不能屈伸"[26]265。《严氏济生方》曰："庵䕡丸治坠堕闪肭，血气凝滞腰痛[21]116。""小七香丸治郁怒忧思，或因闪肭颠仆，一切气滞腰痛[21]116。"《仁斋直指方论》用苏沈沉麝丸治血沥腰痛[14]486。《丹溪心法》曰："闪挫腰痛，宜复元通气散，酒调服，或五积散加牵牛头末一钱，或桃仁七枚[39]183。"《医学正传》用加味四物汤（元戎）治瘀血腰痛；用川芎肉桂汤（东垣）治"瘀血在足太阳、足少阴、足少阳三经腰痛"[40]193；用如神散（《三因极一病证方论》）治挫闪腰痛。《证治要诀》曰："沥血腰痛，桃仁酒，调黑神散[18]74。"《古今医鉴》曰："瘀血腰痛，以四物汤加桃仁、红花、酒苏木[41]1292。"并用立安散治闪挫腰痛和气滞腰痛。《本草纲目》用神曲酒治闪挫腰痛。《明医指掌》曰："闪挫腰痛……或济生庵䕡丸[28]169。""气滞腰痛，木香调气散[28]169。"《证治准绳》用调荣活络饮治失力腰闪[19]514；如神汤一名舒筋汤治男妇腰痛，闪肭血滞[19]516。人参顺气散《良方》治气滞腰痛[19]514；药棋子《本事》治腰痛气滞者[19]516。《症因脉治》曰："内伤腰痛之治……瘀血停滞者，调荣活络饮、四物桃仁汤、红花桃仁汤[34]114。"《张氏医通》论腰软曰："两腰偻废，乃热邪深入，血脉久闭之故，桃核承气多用肉桂，少加熟附行经[7]176。"《证治汇补》用调荣活络散治瘀血腰痛。《医部全录》用一粒金丹治瘀血腰痛。《顾松园医镜》用黑牛续地饮治瘀血腰痛[52]229。《金匮翼》用茴香酒、《和剂》复元通气散治瘀血腰痛[8]276。

（10）补肾壮腰止痛 腰为肾之府，肾精亏虚，腰膝酸软而痛。也可因阳虚失于温养，或因阴虚失于滋润，导致肾虚腰痛。常用方剂有六味丸、八味丸、石斛丸、苁蓉丸、寄生散、青娥丸、神应丸、十补丸等。如《济生方》曰："二至丸治老人、虚弱人，肾气虚损，腰痛不可屈伸[21]116。"《医学从众录》曰："又曰腰者肾之府，转摇不动，肾将惫矣，主内伤而言，水虚用六味丸，火衰用八味丸[45]696。"《圣济总录》列有羊肾汤、远志丸、阳起石丸、苁蓉獭肝丸、猪肝丸、杜仲丸等治疗虚劳腰痛方剂。《太平惠民和剂局方》用青娥丸治肾虚腰痛如折。《妇人大全良方》用青娥丸、神应丸治疗虚损腰痛；"房劳腰痛者，青娥丸、十补丸"。《普济本事方》用麋茸丸治肾虚腰痛，不能转侧。《三因极一病证方论》用青娥丸、安肾丸治肾虚腰痛。《东垣试效方》曰："肾虚腰痛者……宜肾气丸、鹿茸茴香丸类，以补阳之不足也[22]493。"《丹溪心法》承《严氏济生方》曰："肾虚腰痛，转侧不能，以大建中汤加川椒十粒，仍以茴香盐炒为末，破开猪腰子，作薄片，勿令断，层层散药末，水纸裹煨熟，细嚼，酒吃下[39]183。"《证治要诀》曰："妇人血过多及素患血虚致腰痛者，当益其血。""杜仲酒，治肾虚腰痛[18]74。"《医学正传》曰："凡因房劳辛苦而腰痛者，四物汤加知母、黄柏、五味子、杜仲之类，吞补肾丸或大补阴丸[40]194。"并用补肾丸（丹溪）治肾虚腰痛。《古今医鉴》用壮本丹、加味青娥丸、立安散治肾虚腰痛。《医方考》用青娥丸加黄柏知母方治肾虚腰痛。《明医指掌》曰："肾虚腰痛……青娥丸或摩腰膏，独活寄生汤、丹溪补阴丸、安肾丸、立安丸选而用之[28]166。"《本草纲目》曰："棠梂子、鹿茸（炙）等分，为末，蜜丸梧桐子大，每服百丸，日二服[53]780。"《景岳全书》用补髓丹治肾虚，腰痛不可屈伸。《临证指南医案》曰："有老年腰痛者，他人但撮几味通用补肾药以治，先生独想及奇经之脉，隶于肝肾，用血肉有情之品，鹿角、当归、苁蓉、薄桂、小茴，以温养下焦[54]253。"《寿世保元》用补中益气汤治元气虚弱腰痛，用补肾汤治肾虚腰痛[55]643。《万病回春》用补阴汤治肾虚腰痛[56]368。《类证治裁》曰："老人虚人肾亏腰痛，不能转侧，宜二至丸或立安丸[44]356。"《证治汇补》曰："虚腰痛多用磁石者，取其引肺金之气下达肾中，可使大气周流也[31]377。"《症因脉治》曰："内伤腰痛之治……血虚者，四物芁活汤……真阳不足者，金匮肾气丸、河车膏合青娥丸[34]114。"《医学心悟》曰："腰痛似脱，重按稍止，脉细弱无力者，虚也，六君子汤加杜仲、续断主之[30]165。"《百代医宗》曰："肾虚腰痛者……宜加味虎潜丸、青娥丸之类[29]19。"《辨证录》用补虚利腰汤、实腰汤治肾虚腰痛。《医部全录》用三才封髓丹治肾阴虚败腰痛[57]189；左归丸"治肾虚腰痛，真阴不足"；右归丸"治肾虚腰痛，真阳不足"；杜仲丸、补肾汤、局方安肾丸治肾虚腰痛；滋肾丸治肾阴不足腰痛。《金匮翼》用无比山药丸治肾虚腰痛[8]276。

治疗妇人妊娠腰痛的常用方剂：《太平圣惠方》有五加皮散、杜仲散、大腹皮散、当归散、续断丸等治疗妊娠腰痛；《妇人大全良方》用当归散等治疗妊娠腰痛；元代罗天益《卫生宝鉴》用圣酒方"治妊娠腰痛如折"[38]227。

治疗妇人产后腰痛的常用方剂：《太平圣惠方》列有牛膝散、赤芍药散、杜仲散、败酱散、当归散、没药散、淫羊藿散等治疗产后腰痛方。《圣济总录》列有川芎汤、芍药汤、附子丸、丹参丸、续断饮、牡丹汤、熟干地黄散、人参汤、当归黄芪汤等治疗产后腰痛方。《妇人大全良方》用大豆酒、生地黄汤、桃仁汤、五香连翘汤等治疗产后腰痛。《类编朱氏集验医方》用双俱散治产后腰痛[58]141。《校注妇人良方》用如神汤治产后腰痛[59]960。

（11）分经论治 《症因脉治》曰："腰痛引项脊尻背，太阳经也，宜羌独败毒散，加白芷、苍术。腰痛引脊内廉，少阴经痛也，宜独活秦艽汤。腰痛如锥刺皮中，少阳经痛也，宜柴胡独活汤。腰痛如张弓弦，厥阴痛也，宜柴胡芍药汤。腰痛不可顾，如有见，善悲者，阳明经痛也，白芷独活汤。腰以下如横木居其中，太阴经痛也，苍独肾着汤[34]106。"

（12）针灸治疗 《备急千金要方》在肾脏方中专门列有治疗"腰痛"针灸法七首。在针灸部分列有"腰脊病"，曰："腰俞、膀胱俞、长强、气冲、上髎、下髎、居髎主腰痛；志室、京门主腰痛脊急[36]658。""三里、阴市、阳辅、蠡沟主腰痛不可以顾[36]658。""阳辅主腰痛如锤[36]658。""束骨、飞扬、承筋主腰痛如折[36]658。""申脉、太冲、阳跷主腰痛不能举[36]658。""委中主腰痛夹脊至头几几然[36]658。""委阳、殷门主腰痛得俯不得仰；太白、阴陵泉、行间主腰痛不可俯仰[36]658。"《针灸资生经》载"申脉治腰痛不能举[6]215""地机疗腰痛不可俯仰[6]215""阳辅治腰溶溶如坐水中[6]215""胞肓治腰痛[6]216""秩边治腰痛不能俯仰[6]216""委中治腰重不举体[6]216""阴陵泉、大肠俞治腰痛[6]216""阳辅治腰如坐水；明下、阴市疗腰如冷水[6]216""京门治腰痛不得俯仰""肝俞疗腰痛肩疼；肾俞、气海俞、中膂俞疗腰痛；关元俞、膀胱俞疗风劳腰痛""肾俞疗腰痛不可俯仰，转侧难；腰俞疗腰疼不能久立……腰重如石难举动[6]216""京门主腰痛不可久立[6]217""章门、次髎治腰痛不得转[6]219""下昆仑疗腰疼[6]215""风池治腰伛偻引项筋无力不收；肺俞治腰强；束骨治腰如折如结[6]218等。《东垣试效方》曰："腰痛上寒，取足太阳阳明；腰痛上热，取足厥阴；不可以俯仰，取足少阳……假令足太阳人腰痛，引项脊尻背如重状，刺其郄中太阳二经出血[22]493。"《丹溪心法》论治腰痛，曰："腰曲不能伸者，针人中[39]182。""血滞于下，委中穴刺出血，妙，仍灸肾俞、昆仑，尤佳[39]183。"《针灸大成》曰："肾虚腰痛，肾俞、委中、太溪、白环俞[60]463。"《景岳全书》曰："灸腰痛不可俯仰……随年壮灸之；肾俞三壮或七壮，昆仑三壮，委中刺出血治脚腰肿痛[17]1198。"

（13）其他治疗 历代医家除内服药物和针灸外，还运用导引、敷贴、外搽、熏洗、热熨、热敷等外治法及食疗等治疗腰痹。如《诸病源候论》主张用汤熨针石、补养宣导治疗腰痹，曰："其汤熨针石，别有正方，补养宣导，今附于后[9]64。"特别强调养生方导引法对腰痹的治疗，如其曰："一手向上极势，手掌四方转回，一手向下努之，合手掌努指，侧身欹形，转身向似看，手掌向上，心气向下，散适，知气下缘上，始极势，左右上下四七亦然，去……腰脊痛闷[9]64。"《丹溪心法》中朱丹溪用摩腰膏外治虚人腰痛[39]183。《太平圣惠方》云："腰脚疼痛，宜以食治之也[37]248。"强调食疗治疗，如用牛膝叶粥治风湿腰痛，羊肾馄饨方治肾虚腰痛，石斛浸酒、虎骨浸酒等治疗风气功腰疼痛。《圣济总录》用食羊蜜方治腰痛，羊髓粥"治腰痛，脚膝无力"[15]3093，枸杞羊肾粥"治阳气衰，腰脚疼痛，五劳七伤"[15]3094等。食盐、干姜、杏仁同研匀，以绵裹内腰间，治疗冷腰痛。饮食治疗在腰痹治疗中具有重要作用。另外，外治法如《外台秘要》用延年疗腰痛熨法，疗腰痛大豆熨法治风湿腰痛；《太平圣惠方》载川乌头捣细为散，以酽醋调涂患处，治风冷腰痛；《本草纲目》载用黄狗皮做成毯子，令病者覆盖之或卧之，或裹腰痛处，以治腰痛；《杂病广要》载肉桂、吴茱萸、生姜、葱头、花椒共炒热，以绢帕包裹，熨痛处，治腰冷痛。

治疗本病当分清虚实，辨证论治。初病未久，邪盛正实，以祛邪活络为原则；虚证者，以补肾壮腰为主，兼调气养血；虚实夹杂者，当扶正兼祛邪。此外，腰痹可有腰部关节错缝，需配合手法矫正复位治疗。本病治疗应重视针灸、推拿、外治、运动等疗法。

5. 转归预后 腰痹为慢性病，病程较长，易反复发作。腰痹的转归及预后与发病原因、素体强弱等因素有关。腰痹外感、内伤均可引发，若得到及时正确治疗，一般预后良好；若治疗不及时或不当，或调摄失宜，则病情迁延，日久不愈；如病久伤及筋骨，致腰部畸形、强直，或内舍脏腑，则预后较差。《医学正传》曰："凡腰痛时时失精，饮食减少，其脉沉滑而迟，此为可治[40]191。"《丹溪心法》曰："腰痛……人有痛，面上忽见红点者，多死[39]182。"《证治汇补》《医学入门》也承丹溪曰："面上忽见红点，人中黑者死[33]376。"《医宗金鉴》论腰痛曰："面忽红黑定难医。"并注曰："凡患腰痛极甚，而面色忽红忽黑，是为心肾交争，难治之证也[51]509。"《东垣试效方》曰："膏粱之人，久服阳药，醉以入房，损其真阴肾气热，肾气热则腰脊痛而不能举，久则髓减骨枯，骨枯发为骨痿[22]493。"《张氏医通》曰："两腰偻废……但痛者可治；偻废而不痛者，不可治也。""若肾惫及盛怒伤志，则腰失强，不能转摇者死[7]176。"

【应用示例】

1. 肾阳虚腰痛 《普济本事方》：戊戌年八月，淮南大水，城下浸灌者连月。予忽脏腑不调，腹中如水吼者数日，调治得愈，自此腰痛不可屈折，虽颊面亦相妨，服遍药不效，如是凡三月余。后思之，此必水气阴盛，肾经感此而得，乃灸肾俞三七壮，服此药瘥。麋茸川丸方：舶上茴香半两（炒香），菟丝子一两（酒浸，曝干，用纸条子同碾，取末），麋茸一两（酥炙黄，燎去毛，无即以鹿茸代）。上为末，以羊肾二对，法酒煮烂去膜，研如泥，和丸如梧桐子大，阴干。如肾膏少，入酒糊佐之。每服三五十丸，温酒盐汤下[61]30。

《张氏医通》 石顽治沈云步媳，常有腰疼带下之疾，或时劳动，日晡便有微热，诊其两尺皆弦，而右寸关虚濡少力，此手足太阴气衰，敷化之令不及也。合用异功散加当归、丹皮调补胃中营气，兼杜仲以壮关节，泽泻以利州都，则腰疼带下受其益矣。江苏总藩张公，严冬腰腹疼重，甲夜延石顽诊候，脉得沉滑而驶，遂取导痰兼五苓之制，一剂而腹痛止，三啜而腰弛纵自如，未尝用腰腹痛之药也[7]176。

2. 肾虚湿着腰痛 《清代名医医案精华》：经云：腰半以下，肾所主见。肾虚湿着，太阳经气不司流行，阳明主润宗筋，以束骨而利机关，湿流经隧，太阳、阳明开阖不利，以致下体重着，腰脊如束，二便欠利，阴晦之日尤甚，脉沉小滑。虚中夹湿，的确无疑。拘羌两年，难冀速效。络中之病，药力难以直达，拟和营又宣通络脉，徐徐调治。处方：苍术、当归、川牛膝、薏苡仁、丹参、草、五加皮、续断、防己、郁金、丝瓜络、桑枝[62]285。

《临证医案笔记》 查梅航廉访，年逾七旬，腰痛不能俯仰、转侧，脉虚沉细。乃高年真阳不足，精血亏损，肾气衰惫，致寒湿风气乘虚袭之。当进大营煎加熟附、鹿茸、羊肾一枚，用血肉有情之品，温养下焦，外用摩腰膏治之自效羊肾，细切，去脂膜，入药汤煮熟，次入韭白、盐花、椒、姜、酱醋作羹，空腹食之。附子尖二钱半，乌头尖二钱半，南星二钱半，朱砂钱半，雄黄钱半，樟脑钱半，丁香钱半，干姜一钱，麝香五粒，共为细末，蜜丸龙眼大。每用一丸，生姜汁化开如厚粥，火上烘热，放掌上摩腰中，候药尽即烘绵裹衣紧，腰热如火，间二日用一丸。近有人专用此治形体之病，凡虚人老人，颇有效验，其术甚行，腹中病也可摩[62]286。

《王仲奇医案》 汪，永安街，三月十六日。肾亏髓减，作强弗强，腰脊作酸，寝或汗出，左足跗暨内踝微肿，脉濡弦。务宜慎摄，否则难愈。生于术二钱，茯苓三钱，川桂枝钱半，鹿衔草三钱，续断二钱（炒），白蒺藜三钱，海桐皮三钱，忍冬藤三钱，鸡血藤二钱，川革三钱，石楠叶二钱，十大功劳三钱。

二诊：三月二十一日，肾亏，作强弗强，排泄不力，腰脊酸，腿肢作酸，左足跗暨内踝仍肿，卧起则面部颈间浮肿，头眩，卧下自觉有热气上升，脉弦滑。浮肿仍有加剧之势，幸勿疏忽。生于术二钱，茯苓四钱，川桂枝钱半，白蒺藜三钱，海桐皮三钱，广皮钱半，佩兰三钱，左牡蛎三钱（煅，先煎），桑白皮钱半（炙），陈赤豆四钱，路路通八枚（去刺）。

三诊：三月二十六日，颈间浮肿已退，面亦清爽，卧下热升已见平静，惟左足跗暨内踝肿仍未消，腰脊腿肢酸痛，小溲赤，躁急善怒，脉濡滑而弦。证药相安，仍以强肾、通隧可也。生于术二钱，茯苓三钱，川桂枝钱半，白蒺藜三钱，左牡蛎三钱（煅，先煎），泽泻三钱（炒），续断二钱（炒），栝楼根三钱，路路通八枚（去刺），忍冬藤三钱，海桐皮三钱，陈赤豆四钱[62]297。

3. 肝肾不足，痰湿阻络 《张聿青医案》：席左，痛胀退而复甚，腰脊作酸，大便不调，痰湿之闭阻虽开，而肝肾之络暗损。宜舍标治本，而通和奇脉。处方：干苁蓉二钱，川桂枝三分，甘杞子三钱，橘络叶各一钱五分，杜仲三钱，柏子霜三钱，酒炒当归二钱，炒萸肉一钱五分，盐水炒菟丝子三钱，酒炒白芍一钱五分。

二诊：通手奇脉，脉症相安，惟腰府仍然作酸，大便涩滞。营络不和，前法进退。处方：干苁蓉三钱，川桂枝四分，柏子霜三钱，粉归身二钱，川断肉三钱，火麻仁三钱，甘杞子三钱，酒炒白芍二钱，盐水炒厚杜仲三钱，酒炒怀牛膝三钱。

三诊：脉症相安，腰府作酸，还是络虚气滞。效方扩充。处方：川桂枝四分，甘杞子三钱，炒萸肉一钱五分，酒炒当归身二钱，柏子霜三钱，火麻仁三钱，干苁蓉三钱，盐水炒菟丝子三钱，酒炒杭白芍一钱五分，盐水炒补骨脂三钱。

四诊：腰痛作酸递减，痰带灰黑，肾寒肺热。前法参以化痰。处方：厚杜仲三钱，菟丝子三钱，广橘红一钱，海蛤粉三钱，川桂枝四分，火麻仁三钱，甘杞子三钱，干苁蓉二钱，炒竹茹一钱，酒炒怀牛膝三钱，竹沥半夏一钱五分。

五诊：肝肾空虚，络气不宣，腰酸气阻，痰带灰黑。再益肝肾而宣络气。处方：厚杜仲三钱，甘杞子三钱，柏子霜三钱，白茯苓三钱，干苁蓉三钱，海蛤粉三钱，冬瓜子三钱，橘红络各一钱，制香附二钱（打），旋覆花二钱（包）。

六诊：肝肾不足，湿痰有余，时分时开时阻，络隧因而不宣。再调气化痰，以宣络隧。处方：制香附二钱，炒枳壳一钱，半夏一钱五分，旋覆花一钱五分，橘红络各一钱，海蛤粉三钱，杜仲三钱，越鞠丸三钱（先服）[63]333。

《张聿青医案》 席左，每至寅卯之交，辄腹中胀满，蔓及腰脊，髀关亦觉重着作痛。脉沉而滑，苔白腻浊。此肝气夹痰内阻，用太无神术散法。苍术，陈皮，藿香，香附，赤苓，白苓，川朴，甘草，菖蒲，薏仁，炒枳壳。

二诊：胀满大退，然髀关仍然作痛。湿滞渐开，络痹未宣，再宣络而理湿邪。草薢，茯苓，独活，防己，菖蒲，薏仁，秦艽，桂枝，藿香，桑寄生，平胃丸。

三诊：胀满已舒，髀关作痛亦减，然身重力乏气短。病渐退，气渐虚，调理之品，恐助邪势，且缓补救。桂枝，汉防己，生薏仁，郁金，橘皮络，川萆薢，秦艽，白茯苓，杜仲。

四诊：髀关尾脊作痛稍减，其痛尾脊为甚，还是湿痰所阻。苍术，制半夏，陈皮，薏仁，泽泻，黄柏，川桂枝，茯苓，猪苓，萆薢。

五诊：尾脊作痛，而腰脊髀关经脉牵制，步履不便。脉象沉郁，重按滞滑。湿痰留络，恐成痹证。制半夏二钱，左秦艽一钱五分，建泽泻一钱五分，生薏仁四钱，川萆薢二钱，白茯苓三钱，橘皮一钱，橘络一钱，丝瓜络一钱，酒炒。指迷茯苓丸三钱，先服。

六诊：腰脊髀关牵掣已舒，腹中又复胀满。络气已宣，而气湿究未得出。再理湿化痰，开郁行滞。制半夏，茯苓，生薏仁，橘皮，橘络，制香附，川萆薢，泽泻，木猪苓，左秦艽。越鞠丸。

七诊：气滞已宣，胀满已退，而腰府仍觉不舒，还是湿阻络隧，再和中理湿。制半夏一钱五分，薏仁四钱，旋覆花二钱，风化硝八分，建泽泻一钱五分，川萆薢二钱，真新绛五分，青葱管二茎，左秦艽一钱五分，乌药二钱，白茯苓三钱。

八诊：尾脊作痛递减，左腰脊气觉滞坠，再流化湿滞，以宣络气。制香附，半夏，茯苓，枳壳，焦苍术，广皮，川萆薢，薏仁，泽泻。二妙丸[72]434。

《张聿青医案》 孙右，腰脊、髀关、腿股俱觉作痛，肩臂难以举动。脉象弦滑。血虚肝风入络，络热则机关为之不利，不易图治也。酒炒桑寄生三钱，左秦艽一钱五分，川桂枝五分，木防己二钱，光杏仁三钱，煨石膏四钱，生甘草五分，生薏仁四钱，萆薢二钱，酒炒桑枝五钱。

二诊：宣络以清蕴热，仍难步履，腰脊、髀关酸多痛少。病从血崩之后，由渐而来。属血虚奇脉纲维失护。再通补奇脉，而益肝肾。酒炒白归身二钱，盐水炒菟丝子三钱，干苁蓉二钱，酒炒怀牛膝三钱，盐水炒潼沙苑三钱，金毛脊四钱，甘杞子三钱，厚杜仲三钱，淫羊藿二钱。

三诊：证属相安。是肝肾空虚，纲维失护。效方进退。干苁蓉二钱，杜仲三钱，生蒺藜三钱，甘杞子三钱，炒萸肉一钱五分，盐水炒菟丝子三钱，酒炒怀牛膝三钱，酒炒白归身二钱，酒炒桑寄生三钱，海风藤三钱。

四诊：来函云舌苔光剥已润，腰脊、髀关酸多痛少，胸背作痛。从调摄肝肾之中，参以祛风宣络。干苁蓉二钱，厚杜仲三钱，酒炒桑寄生三钱，白茯苓三钱，酥炙虎胫骨四钱，酒炒怀牛膝三钱，粉萆薢一钱五分，甘杞子三钱，木防己二钱，左秦艽一钱五分，川独活一钱，海风藤三钱[72]438。

《张聿青医案》 洪左，湿热淋浊之后，髀关不时作痛，遍身作痒，脉象滑数。湿热流入络隧，恐成痿痹。酒炒桑寄生三钱，白蒺藜（去刺、炒）三钱，独活一钱，川萆薢二钱，汉防己一钱五分，淫羊藿一钱五分，左秦艽一钱五分，生薏仁四钱，建泽泻一钱五分。

二诊：髀关仍然作痛，步履不健，肌肤作痒。肝肾虚而湿热阻络，不能欲速图功。酒炒汉防己一钱五分，川萆薢二钱，酒炒怀牛膝三钱，川桂枝三分，防风一钱，当归三钱，白蒺藜（去刺、炒）三钱，生薏仁三钱，羌活一钱，独活一钱。二妙丸二钱，开水先下。

三诊：脉证相安，然屈伸行动，髀关仍痛。风寒湿阻络未宣。汉防己一钱五分，川萆薢二钱，酒炒怀牛膝三钱，独活一钱，左秦艽一钱五分，生蒺藜三钱，酒炒全当归二钱，木瓜一钱，酒炒红花一钱，淫羊藿一钱五分，桑寄生三钱，生薏仁三钱，陈松节一两（劈）[63]432。

《孙文垣医案》 李坦渠老先生令子室，十月发寒热起，一日一发，咳嗽，心痛，腰亦痛。至次年正月十七日，始间日一发，肌肉大瘦，喉疼，汗出如雨，白带如注，饮食减少，百试而汗不止。延予为诊。其脉右手软弱，左手散乱，此汗多而脉不敛，病势至此，危之甚矣。书云火热似疟，此病之谓欤？以黄芪二钱，白芍一钱五分，粉草、阿胶各一钱，鳖甲三钱，桂枝五分，乌梅一个，水煎服。其夜汗止。次早诊之，左脉已敛，神气亦回。前方加何首乌、石斛、牡蛎。其日寒热亦不发，饮食稍加，骎骎然有幽谷回春之象[64]132。

4. 气虚血瘀腰痛 《古今医案按》：丹溪治徐质夫，年六十余，因坠马，腰疼不可转侧。六脉散大，重取则弦小而长，稍坚。朱以为恶血虽有，未可驱逐，且以补接为先。遂令煎苏木、人参、黄芪、川芎、当归、陈皮、甘草，服至半月后，散大渐敛，食亦进，遂与热大黄汤调下自然铜等药，一月而安。

俞震按：跌伤有瘀，似宜先逐瘀而后补。丹溪则以之年老且脉散大，反先补而后逐瘀，是其学问之高也。昧者必以为补住恶血，惧不敢补，则尽力逐之。瘀终不去而变端起矣。损伤且然，况内病乎？观此案及叶先生治痢疾案，而知补助邪气，补助恶血之为谬谈也，大抵元气果虚，则补药惟元气受之，而或邪或瘀，不相干涉。或元气不虚，则补药为邪助长，为瘀增痛，诚非所宜。要在能辨其虚与不虚耳[65]124。

《丁甘仁医案》 腰痛偏左如折，起坐不得，痛甚则四肢震动，形瘦骨立，食少神疲，延一月余。诊脉虚弦而浮，浮为风象，弦为肝旺。七秩之年，气血必虚，久坐电风入肾，气虚不能托邪外出，血虚无以流通脉络，故腰痛若此之甚也。拙拟大剂玉屏风，改散为饮。生黄芪五钱，青防风五钱，生白术三钱，生甘草六分，全当归二钱，大白芍二钱，厚杜仲三钱，广木香五分，陈广皮一钱。此方服后，一剂知，二剂已。方中木香、陈皮二味，止痛须理气之意也。（孙济万志）[66]102

5. 气滞血瘀腰痛 《临床心得选集》：忆昔有一陈姓商人，因腰痛邀余往诊。询其病之起因，答称五日前因携重伛偻登楼，入晚即觉腰痛，不可以转侧俯仰。自以为年近六旬，肾亏不胜所致。乃自购杜仲、胡桃等，每日浓煎饮服。连续四天，痛不稍减。余抚其痛处，不许重按。诊其脉沉涩，视其面色带青。因思《素问·腰痛论》有"举重伤腰，冲络绝，恶血归之"之文，故处方用归尾、红花、桃仁、川续断、延胡索、香附、乳香、没药、鹿角片。浓煎后，于药汁中加黄酒一小杯饮服，冀其血行而瘀化。另以麻黄、桂枝、防风、羌活煎汤，用毛巾浸湿绞干，乘热熨于腰脊痛处，使太阳之脉络得以和畅。如法施治，连续三日而瘥[62]288。

6. 寒湿外袭，瘀血痹阻 《古今医案按》：东垣治一人，露宿寒湿之地，腰痛不能转侧。胁搐急，作痛月余。《腰痛论》云：皆足太阳、足少阴血络有凝血作痛，间有一二证属少阳胆经外络脉病，皆去血络之凝，乃愈。经云：冬三月禁针，只宜服药通其经络，破血络中败血。以汉防己、防风各三分，炒曲、独活各五分，川芎、柴胡、肉桂、当归、炙草、苍术各一钱，羌活一钱五分，桃仁五粒，酒煎服愈。

俞震按：此条虽云去血络中瘀血，其实温寒胜湿之药为多，治其得病之因也[66]124。

《方氏脉症正宗》 一人年三十岁，病腰痛甚，伸而不能屈，拾地中物件跪而就之，已六年矣。向佣工于人，空乏苦楚，延医十辈，无一效焉。慕余名求治，诊得六脉迟而无力，此病虽是因挫闪而起，本受风寒凝结不散耳。阅服其方，治腰之品遍嗜，余将何药治之乎？惟以针法，病者从之，将针刺入人中，则昏倒于地，冷汗淋漓，不知人事，观者数十辈，心皆惊骇。过一时许，气转方苏，问之：何以昏沉？答曰：无他害，惟周身麻木。移时立起，行走如常，全无病形，以手摩腰之痛处，则不知其所矣。仍以委中穴各一针，于今十年之后不发矣。针灸之功径捷于大方者，不可不兼知也[65]287。

7. 瘀血腰痛 《古今医案按》：祝茹穹治张修甫，腰痛重坠，如负千金。惟行房时不见重，服补肾等丸总不效。祝曰：腰者肾之府，肾气虚，斯病腰。然何以行房时不见重？必瘀血滞之也。故行房时肾摇而血行，行即不瘀，遂不见其重也。以黄柏、知母、乌药、青皮、桃仁、红花、苏木、穿山甲、木通各一钱，甘草五分，姜、枣煎，二剂而愈。俞震按：瘀血腰痛，古人原有治法。而想到行房时肾摇血即不瘀，岂非明哲乎？然行瘀多用肉桂，此反用知柏者，岂于脉中见相火之强耶[65]125。

《寓意草》 张令施弟伤寒坏证，两腰偻废，彻夜痛叫，百治不效。脉亦平顺无患，其痛则比前大减。曰：病非死证，但恐成废人矣。此证之可转移处，全在痛如刀刺，尚有邪正互争之象。若全不痛，则邪正混为一家，相安于无事矣。今痛觉大减，实有可虑。病者曰：此身既废，命安从活？不如速死。欲为救全，而无治法。谛思良久，谓热邪入两腰，血脉久闭，不能复出，止有攻散一法。而邪入既久，正气全虚，攻之必不应。乃以桃仁承气汤，多加肉桂、附子，二大剂与服，服后既能强起，再仿前意为丸，服至旬余全安。此非昔人之已试，一时之权宜也，然有自来矣。仲景于结胸证，有附子泻心汤一法，原是附子与大黄同用。但在上之证气多，故以此法泻心。然在下之证多血，独不可仿其意，而合桃仁、肉桂，以散腰间血结乎！后江古生乃弟伤寒，两腰偻废痛楚，不劳思索，径用此法，二剂而愈[62] 284。

8. 瘀毒腰痛　《古今医案按》：孙东宿曰：吴东星冒暑应试，落第而怏怏，因成疟。自中秋延至十月，疟虽止而腰痛甚，且白浊，咳嗽，肌肉大削。药剂乱投，如大羌活汤、地黄汤、连、柏、桂、附、参、茸等皆用过，痛剧欲死，叫撼四邻。予脉之，左弦细，右滑大，俱六至，口渴眼赤。予知其昔患杨梅疮余毒尚伏经络。适因疟后，气血不足，旧毒感动，故痛而暴也。以归、芍、甘草、牛膝、薏苡仁、木通、白鲜皮、钩藤，用土茯苓四两，煎汤代水煎药。数服而痛止嗽缓。乃以酒后犯房，次日腰如束缚，足面亦痛，左眼赤，小水短，足底有火，从两胯直冲其上，痛不可言。予上方去木通、白鲜皮、土茯苓，加石斛、红花、生地、黄柏，调理三日，证无进退，时值祁寒①，因大便燥结，误听人用元明粉，一日夜服至两许，便仍不行，而腰痛愈猛。两足挛缩，气息奄奄，面色青惨，自觉危急。诊之，六脉俱伏，痛使然也。予曰：君证虽热，便虽燥，但病不在肠胃，而在经络筋骨间，徒泻肠胃何益？且闭藏之月，误泻则阳气亏乏，来春无发生根本矣。今四肢拘缩、腰胯痛极者，由天寒而经络凝涩也，寒主收敛，法当温散寒邪之标，使痛定然后复治其本。乃用桂心、杜仲、炙甘草、苍术、破故纸、五加皮，连与二剂，痛定而四肢柔和，饮食始进。予曰：标病已去，顾今严寒，不可治本，须俟春和，为君拔去病根。渠不信，任他医用滋阴降火，久而无效。至次年三月，予乃以煨肾散②二进，大泻五六度，四肢冰冷，举家大恐。予曰：病从此去矣。改进理脾药数帖，神气始转，腰胯柔和，可下床举步矣。盖此系杨梅疮余毒伏于经络，岂补剂所能去哉。予故先为疏通湿热，方用补剂收功也。后仍以威灵仙末子二钱，入猪腰子内煨熟食之，又泻一二度，病根尽拔。改用熟地归、芍、薏苡仁、牛膝、黄柏、丹参、龟板，调理全安。

注释：①祁寒：严寒，极冷。②煨肾散：出自《御药院方》卷六，药物组成：甘遂半两，木香一两。用法：共为细末，每服用药二钱，以猪腰子一只，薄开，去筋膜，掺药在内淹匀，用荷叶裹定，外用湿纸五重，以麻缕街定，更用水蘸过，干湿所得，于武火内煨熟，纸干为度，临卧细嚼，用温酒送下，当下黄水。主治：肾经积水不散，流于经络，腿膝挛急肿闷，往来疼痛。

俞震按：此案病情反复，孙公能随其病机曲折以赴之，就所录者已有七次，治法惟始终汇载，方知其中间有效有不效，而终抵于效，乃可垂为模范。苟逸其半而存其半，则不知来路之渊源，未明结局之成败，何以评骘其是非乎。因不禁慨然于《临证指南》也[65] 125。

9. 湿热腰痛　《勉斋医话》：村农邵某之妻，患腰痛已历十年之久，卧则不能转侧，坐起以后托住稍可，偶或步行，状甚伛偻。丙寅夏，余自杭旋里，其邻人姜某，为伊介绍，而乞诊焉。脉之六部滞涩不调，重按略有实象。其人素乏生育，云生女已十岁矣，嗣后遂患腰痛，当初以为痛势较轻，漫不介意，近则下午辄患昏沉，直至天明始退。视其苔，厚腻如积粉。余曰：汝病非虚，乃湿郁也。盖腰为肾府，湿郁伤肾，脏病及腑，腰痛之作，端由此故。又上午乃阳气行令，下午乃阴浊用事，湿热蕴于肾经，肾为至阴之脏，藏志之所在也。今为湿热所蕴，而派氤氲之邪蒙其神志，虽欲作强，其可得乎？至于处治之法，亦当从根本解决，不可执着"腰痛"二字，横亘于胸而生掣肘。遂与通关滋肾丸三钱，余皆利湿化浊之品。及来转方，云已稍可，仍以原方出入加减，三服后，苔全部化净，脉亦较起，而昏沉之象无矣。后以通补奇经，调理而愈[62]289。

《王仲奇医案》　左。遗泄之后，风湿之邪乘精气之隙中于经隧，由腰髀酸痛渐及四肢，两足膝膑痛肿，不能行动，左手臂及小指、无名指骨骱肿而紫赤，溺数赤热，欲解不利。皆湿邪化热之象，所谓经热则痹也。颊车拘急，非特湿热不攘，而内风亦甚，诚恐由痹而致痿厥。大旨以宣通经隧、清湿热、息内风治之。金钗石斛，刺蒺藜，茯神木，怀牛膝（炒），川萆薢，川黄柏（炒），宣木瓜酒（炒），鹿衔草，全当归，大豆卷，十大功劳，虎潜丸早晨盐水送。

二诊：腰酸，右髀仍痛，怀得人扶掖或可稍行数步，颊车开合较舒，左手臂及小指、无名指骨骱肿而紫赤稍退，是经隧筋骨渐获宣利之征。清晨精自走泄，解溲余沥不清，亦无非腑有湿热，脏阴失坚使然。守原意为之。金钗石斛，刺蒺藜，野茯神，怀牛膝（炒），川杜仲，川萆薢，川黄柏（炒），木瓜酒（炒），菟丝子，远志肉（炒），大豆卷，石菖蒲，虎潜丸早晨盐水送。

三诊：大凡邪中于经则痹，邪中于络则痿。今痛肿已愈大半，亦得自由行动，惟上阶下级仍颇困难，颊车开合较舒，然未如常，所以言语微涩，腿髀仍痛，精自走泄。经隧未尽宣，脏真未复原，缓图可以获瘳。金钗石斛，刺蒺藜，野茯神，怀牛膝（炒），白麻骨，木瓜酒（炒），川萆薢，川黄柏（炒），金毛狗脊（炙），大豆卷，没药（制），远志肉（炙），川杜仲，虎潜丸早晨盐水送。

四诊：大毒治病十去其六，小毒治病十去其七。今行动已渐恢复自由，惟筋骨机关仍未完全流利，所以腰、髀、腓腨、足心、筋骨间犹掣痛不舒。治法以养其精血，祛其湿热，则大略无误矣。淡苁蓉，川杜仲，川萆薢，怀牛膝（炒），金毛狗脊（炒去毛），金钗石斛，沙苑蒺藜，宣木瓜酒（炒），桑椹，续断（炒），川黄柏（炒），冬青子，虎潜丸早晨盐水送。

五诊：肝肾为精血总司，阳明为筋骨总会。今病已递减，精血未充，筋骨未和，当以柔剂缓图，乃望奏绩。首乌（制），淡苁蓉，川杜仲，川萆薢，黄精（制），全当归，白蒺藜，宣木瓜酒（炒），远志（炒黑），川黄柏（炒），怀牛膝（炒）。

六诊：据述肩胛犹然作痛，左手筋骨不甚舒展，手背浮肿，无名指及小指仍屈曲不伸，颊车开合欠利，腰髀足膝酸痛，行动亦未复常，足阳明经络之中仍有湿热留邪，先用阳明流畅气血方。川桂枝，全当归，白蒺藜，怀牛膝（酒炒），大豆卷，片姜黄，海桐皮，野茯神，川萆薢，木防己，宣木瓜（酒炒），真虎骨（生捣），研细末分冲。

七诊：据云肩胛疼痛见愈，左手指节浮肿色紫黑较前退，但仍屈曲不伸，颊车开合亦未利，腰髀膝膑间仍酸痛。盖湿热混处气血经隧之中，搜逐甚难，更以通补兼施，惟通则留邪可拔耳。全当归，虎骨（生捣），怀牛膝盐（水炒），宣木瓜（酒炒），金钗石斛，野茯苓，白蒺藜，鲜鸡子黄（拌煮炒去刺），川桂枝，川杜仲（炒去丝），川萆薢，汉防己，海桐皮，片姜黄，明天麻，钩藤，金毛脊（炒去毛）。上药制为末，用陈绍兴酒煮黑大豆汁泛丸，每早晚开水送三至四钱[62]295。

10. 真热假寒腰痛　李士材曰：徽州太学方鲁儒，精神困倦，腰膝异痛不可忍，皆曰肾主腰膝而用桂、附，绵延两月，愈觉四肢痿软，腰膝寒冷。遂恣服热药，了无疑惧。比予视之，脉伏于下，极重按之，振指有力。因思阳证似阴，乃火热过极，反兼胜己之化，小便当赤，必畏沸汤，询之果然。乃以黄柏三钱，龙胆草二钱，芩、连、栀子各一钱五分，加生姜七片为向导，乘热顿饮。移时便觉腰间畅快，三剂而痛若失矣。用人参固本丸，日服二两，一月而痊安。

俞震按：此与景岳治董翁腰痛相同。但张案则脉洪滑而小水不通，故用大分清饮，倍加黄柏、胆草，小水通而腰痛顿止[65]125。

附录一：文献辑录

《阴阳十一脉灸经》 钜阳脉：系于踵外踝娄中，出郄中，上穿臀，出厌中，夹脊，出于项，上头角，下颜，夹鼽，系目内廉。是动则病：冲头，目似脱，项似伐，胸痛，腰似折，脾不可以运，郄如结，腨如裂，此为踵蹶，是钜阳脉主治。其所产病：头痛，耳聋，项痛，耳强，疟，背痛，腰痛，尻痛，痔，郄痛，腨痛，足小指痹，为十二病[5]7。

《素问·刺腰痛》 足太阳脉令人腰痛，引项脊尻背如重状[1]155。

《素问·脉要精微论》 腰者肾之府，转摇不能，肾将惫矣[1]68。

《灵枢经·本脏》 肾大，则善病腰痛，不可以俯仰，易伤以邪[2]86。

《素问·刺腰痛》 衡络之脉令人腰痛，不可以俯仰，仰则恐仆，得之举重伤腰，衡络绝，恶血归之[1]157。

《素问·五脏生成》 青脉之至也，长而左右弹，有积气在心下，支胠，名曰肝痹，得之寒湿，与疝同法，腰痛足清头痛[1]52。

《素问·刺腰痛》 少阳令人腰痛，如以针刺其皮中，循循然不可以俯仰，不可以顾[1]155。

《素问·刺腰痛》 阳明令人腰痛，不可以顾，顾如有见者，善悲[1]155。

《素问·刺腰痛》 足少阴令人腰痛，痛引脊内廉[1]156。

《素问·刺腰痛》 厥阴之脉令人腰痛，腰中如张弓弩弦[1]156。

《素问·刺腰痛》 解脉令人腰痛，痛引肩，目䀮䀮然，时遗溲[1]156。

《素问·刺腰痛》 解脉令人腰痛如引带，常如折腰状，善恐[1]156。

《素问·刺腰痛》 同阴之脉令人腰痛，痛如小锤居其中，怫然肿[1]157。

《素问·刺腰痛》 阳维之脉令人腰痛，痛上怫然肿[1]157。

《素问·刺腰痛》 衡络之脉令人腰痛，不可以俯仰，仰则恐仆[1]157。

《素问·刺腰痛》 会阴之脉令人腰痛，痛上漯漯然汗出，汗干令人欲饮，饮已欲走[1]157。

《素问·刺腰痛》 飞阳之脉令人腰痛，痛上怫怫然，甚则悲以恐[1]158。

《素问·刺腰痛》 昌阳之脉令人腰痛，痛引膺，目䀮䀮然，甚则反折，舌卷不能言[1]158。

《素问·刺腰痛》 散脉令人腰痛而热，热甚生烦，腰下如有横木居其中，甚则遗溲[1]158。

《素问·刺腰痛》 肉里之脉令人腰痛，不可以咳，咳则筋缩急[1]158。

《素问·刺腰痛》 腰痛夹脊而痛至头几几然，目䀮䀮欲僵仆[1]158。

《素问·刺腰痛》 腰痛，上寒不可顾[1]159。

《素问·刺腰痛》 腰痛，引少腹控䏚，不可以仰息[1]159。

《金匮要略·脏腑经络先后病脉证》 师曰：病人脉浮者在前，其病在表；浮者在后，其病在里，腰痛背强不能行，必短气而极也[4]5。

《金匮要略·五脏风寒积聚病脉证并治》 肾着之病，其人身体重，腰中冷，如坐水中，形如水状，反不渴，小便自利，饮食如故，病属下焦，身劳汗出，衣（一作表）里冷湿，久久得之，腰以下冷痛，腹重如带五千钱，甘姜苓术汤主之[4]64。

《素问·刺腰痛》 足太阳脉令人腰痛，引项脊尻背如重状，刺其郄中。太阳正经出血，春无见血。少阳令人腰痛，如以针刺其皮中，循循然不可以俯仰，不可以顾。刺少阳成骨之端出血，成骨在膝外廉之骨独起者，夏无出血。阳明令人腰痛，不可以顾，顾如有见者，善悲。刺阳明于骺前三痏，上下和之出血，秋无见血。足少阴令人腰痛，痛引脊内廉。刺少阴于内踝上二痏。春无见血，出血太多，不可复也。厥阴之脉令人腰痛，腰中如张弓弩弦。刺厥阴之脉，在腨踵鱼腹之外，循之累累然，乃刺之。其病令人善言默默然不慧，刺之三痏。解脉令人腰痛，痛引肩，目䀮䀮然，时遗溲。刺解脉，在膝筋肉分间郄外廉之横脉出血，血变而止。解脉令人腰痛如引带，常如折腰状，善恐。刺解脉，在郄中结络如黍米，刺之血射，以黑见赤血而已。同阴之脉令人腰痛，痛如小锤居其中，怫然肿。刺同阴之脉在外踝上绝骨之端，为三痏。阳维之脉令人腰痛，痛上怫然肿。刺阳维之脉，脉与太阳合腨下间，去地一尺所。衡络之脉令人腰痛，不可以俯仰，仰则恐仆，得之举重伤腰，衡络绝，恶血归之。刺之在郄阳、筋之间，上郄数寸，衡居为二痏出血。会阴之脉令人腰痛，痛上漯漯然汗出。汗干令人欲饮，饮已欲走。刺直肠之脉上三痏，在跷上郄下五寸横居，视其盛者出血。飞阳之脉令人腰痛，痛上怫怫然，甚则悲以恐。刺飞阳之脉，在内踝上五寸，少阴之前，与阴维之会。昌阳之脉令人腰痛，痛引膺，目䀮䀮然，甚则反折，舌卷不能言。刺内筋为二痏，在内踝上大筋前太阴后，上踝二寸所。散脉令人腰痛而热，热甚生烦，腰下如有横木居其中，甚则遗溲。刺散脉在膝前骨肉分间，络外廉，束脉为三痏。肉里之脉令人腰痛，不可以咳，咳则筋缩急。刺肉里之脉，为二痏，在太阳之外，少阳绝骨之后。腰痛夹脊而痛至头，几几然，目䀮䀮然僵仆，刺足太阳郄中出血。腰痛上寒，刺足太阳阳明；上热刺足厥阴；不可以俯仰，刺足少阳；中热而喘，刺足中出血。腰痛，上寒不可顾，刺足阳明；上热，刺足太阴；中热而喘，刺足少阴。大便难，刺足少阴；少腹满，刺足厥阴。如折不可以俯仰，不可举，刺足太阳；引脊内廉，刺足少阴。腰痛引少腹控䏚，不可以仰息；刺腰尻交者，两髁胂上，以月生死为痏数，发针立已，左取右，右取左[1] 155-160。

《素问·刺疟》 足太阳之疟，令人腰痛头重，寒从背起，先寒后热，熇熇喝喝然，热止汗出，难已，刺郄中出血……足厥阴之疟，令人腰痛少腹满，小便不利如癃状，非癃也。数便，意恐惧，气不足，腹中悒悒，刺足厥阴……肾疟者，令人洒洒然，腰脊痛，婉转大便难，目眴眴然，手足寒[1] 142-144。

《灵枢·五邪》 腹胀腰痛……取之涌泉、昆仑，视有血者尽取之[2] 53。

《针灸甲乙经》 涌泉，主腰痛，大便难[6] 217。

《金匮要略·血痹虚劳病脉证并治》 虚劳腰痛，少腹拘急，小便不利者，八味肾气丸主之[4] 36。

《张氏医通》 湿气袭于少阳经络之中，则为肾着，金匮用甘姜苓术汤，后世更名为肾着汤；或渗湿汤选用[7] 176。

《金匮翼》 湿冷腰痛者，坐卧湿冷，久久得之，《金匮》所谓肾着是也……肾着汤主之[8] 275。

《诸病源候论》 腰背病诸候[9] 64。

《针灸资生经》 肺俞，治腰强[6] 216。

《普济方》 腰脚冷痹[10] 2466。

《医级》 痹之为病随所着而命名，故有胸痹、腰痹之论[11] 100。

《医林改错》 凡肩痛、臂痛、腰疼、腿疼，或周身疼痛，总名曰痹症[12] 57。

《痹证治验》 腰部痹证，习惯称腰痛[13] 78。

《仁斋直指方论》 盖诸经皆贯于肾，而络于腰脊。肾气一虚，凡冲风、受湿、伤冷、蓄热、血沥、气滞、水积、堕伤，与夫失志作劳，种种腰痛，叠见而层出也[14] 484。

《圣济总录》 腰者一身之要，屈伸俯仰，无不由之；或风寒所客，或肾气伤损，使筋脉拘急，动摇转侧不得，故腰痛也[15] 1481。

《诸病源候论》 肾主腰脚，肾经虚损，风冷乘之，故腰痛也。又，邪客于足太阴之络，令人腰痛引少腹，不可以仰息[9] 64。

《太平惠民和剂局方》 肾经不足，风冷乘之，腰痛如折，引背膂仰俯不利[16]267。

《景岳全书》 腰痛之表证，凡风寒湿滞之邪，伤于太阳少阴之经者，皆是也；若风寒在经，其证必有寒热，其脉必见紧数，其来必骤，其痛必拘急兼酸，而多连脊背[17]1197。

《圣济总录》 风寒着腰，风痹腰痛[15]1481。

《秘传证治要诀及类方·秘传证治要诀》 盖肾属水，久坐水湿处，或为雨露所着，湿流入肾经，以致腰痛[18]74。

《证治准绳·杂病》 腰痛……夫邪者是风热湿燥寒，皆能为病[19]141。

《景岳全书》 湿滞在经而腰痛者，或以雨水，或以湿衣，或以坐卧湿地[17]1197。

《妇人大全良方》 夫腰痛者，皆有肾气虚弱，卧冷湿地，当风所得[20]126。

《严氏济生方》 肾系于腰，因嗜欲过度，劳伤肾经，肾脏既虚，喜怒忧思，风寒湿毒，得以伤之，遂致腰痛[21]115。

《东垣试效方》 有房室劳伤，肾虚腰痛者，是阳气虚弱，不能运动故也。肾虚腰痛者……宜肾气丸、鹿茸茴香丸类，以补阳之不足也。经言腰者肾之府，转摇不能，肾将败矣。宜肾气丸、鹿茸茴香丸类，以补阳之不足也。如膏粱之人，久服阳药，醉以入房，损其真阴，肾气热，肾气热则腰脊痛而不能举，久则髓减骨枯，骨枯发为骨痿……腰痛上寒，取足太阳阳明；腰痛上热，取足厥阴；不可以俯仰，取足少阳……假令足太阳人腰痛，引项脊尻背如重状，刺其郄中太阳二经出血……露居卧寒湿地，腰痛不能转侧[22]493。

《医方考》 肾，坎象也，水火并焉。水衰则阳光独治，而令肾热；火衰，则阴翳袭之，而令肾寒；水火俱衰，则土气乘之，而邪实于肾，均之令腰痛也[23]128。

《景岳全书》 腰痛之虚证十居八九[17]1197。

《张氏医通》 腰酸悉属房劳肾虚[7]176。

《不居集》 虚劳之人，精不化气，气不化精，先天之真元不足则周身之道路不通，阻碍气血不能营养经络而为痛也。是故水不养木而胁痛，精血衰少而腰痛……此皆非外邪有余，实由肝肾不足所致也[24]609。

《医学衷中参西录》 肾虚者，其督脉必虚，是以腰痛。凡人之腰痛，皆脊梁处作痛，此实督脉主之[25]588。

《诸病源候论》 臀腰者，谓卒然伤损于腰而致痛也，此由损血搏于背脊所为[9]65。

《三因极一病证方论》 打仆腰痛，恶血蓄瘀，痛不可忍[26]266。

《三因极一病证方论》 坠堕闪朒，腰痛不能屈伸[26]265。

《严氏济生方》 又有坠下闪朒，气凝血滞，亦致腰痛[21]115。

《证治准绳·杂病》 郁怒伤肝，则诸筋纵弛；忧思伤脾，则胃气不行，二者又能为腰痛之冠，故并及之。郁怒伤肝，发为腰痛[19]143。

《仁斋直指方论》 腰间如水为伤冷，发渴便闭为蓄热，血沥转则如锥之所刺，气滞则郁闷而不伸[14]484。

《诸病源候论》 肾主腰脚，因劳损伤动，其经虚，则风冷乘之，故腰痛。妇人肾以系胞，妊娠而腰痛甚者，多堕胎也[9]265。

《诸病源候论》 肾主腰脚，而妇人以肾系胞，产则劳伤，肾气损动，胞络虚；未平复，面风冷客之，冷气乘腰者，则令腰痛也[9]274。

《圣济总录》 产后肾气不足，或恶露所出未尽，遇风寒客搏，皆令气脉凝滞，留注于腰，邪正相击，故令腰痛[15]2658。

《医林绳墨》 大抵腰痛之症，因于劳损而肾虚者甚多，因于湿热痰积而伤肾者亦有，因于外感闪肭瘀血等症者，虽有不多，在治者临证之时，宜详审之[27]67。

《明医指掌》 腰痛多缘肾气虚，冲风郁热总因之；天阴痛作知归湿，寒湿疼时见热除；闪挫板疼难俯仰，日轻夜重血多瘀；或因肾着并劳役，水积仍兼气不舒[28]166。

《百代医宗》 腰痛而不已者，是肾虚也[29]19。

《百代医宗》 有湿作腰痛者，遇天阴而发也[29]19。

《景岳全书》 腰痛证凡悠悠戚戚屡发不已者，肾之虚也。遇阴雨或久坐而重者，湿也。遇诸寒而痛或喜暖而恶寒者，寒也。遇诸热而痛及喜寒而恶热者，热也。郁怒而痛者，气之滞也。忧愁思虑而痛者，气之虚也。劳动即痛者，肝肾之衰也[17]1197。

《医学心悟》 腰痛拘急，牵引腿足，脉浮弦者，风也；腰冷如冰，喜得热手熨，脉沉迟，或紧者，寒也……腰痛如坐水中，身体沉重，腰间如带重物，脉濡细者，湿也……若腰重疼痛，腰间发热，痿软无力，脉弦数者，湿热也……若因闪挫跌仆，瘀积于内，转侧如刀锥之刺，大便黑色，脉涩，或芤者，瘀血也……走注刺痛，忽聚忽散，脉弦急者，气滞也……腰间肿，按之濡软不痛脉滑者，痰也……腰痛似脱，重按稍止脉细弱无力者，虚也……然肾虚之中，又须分辨寒热二证，如脉虚软无力，溺清便溏，腰间冷痛，此为阳虚……若脉细数无力，便结溺赤，虚火时炎，此肾气热，髓减骨枯，恐成骨痿，斯为阴虚[30]165。

《证治汇补》 腰为肾府，乃精气所藏，有生之根蒂也。假令作强伎巧之官，谨其闭蛰封藏之本，则州都之地，真气布护，虽六气苛毒，勿之能害。惟以欲竭其精，以耗散其真，则肾气虚伤，膀胱之腑安能独足，所以作痛[31]375。

《张氏医通》 腰痛尚有寒湿伤损之异，腰酸悉属房劳肾虚[7]176。

《冯氏锦囊秘录》 腰痛者，有肾虚，有湿热，有痰，有气滞，有跌仆瘀血[33]238。

《症因脉治》 内经论腰痛，诸条不一。其曰太阳所至为腰痛，少阳腰痛如针刺，阳明腰痛不可顾，此数者，乃论外感腰痛也。其曰用力举重，入房过度，转摇不能，肾将惫矣，此论内伤腰痛也。今立外感三条，以该六气，内伤五条，以该七情[34]106。

《严氏济生方》 夫腰痛者属乎肾也，多因劳役伤肾，肾脏气虚，风寒冷湿，得以袭之，恚郁忧思，得以伤之，皆致腰痛[21]115。

《赤水玄珠》 腰痛有肾虚，有湿热，有痰，有气滞，有跌仆瘀血[35]108。

《医学心悟》 腰痛，有风、有寒、有湿、有热、有瘀血、有气滞、有痰饮，皆标也，肾虚其本也[30]165。

《诸病源候论》 腰痛不得俯仰[9]65。

《诸病源候论》 身重腰冷，腹重如带五千钱，如坐于水，形状如水，不渴，小便自利，饮食如故[9]65。

《三因极一病证方论》 腰痛如折[26]265。

《严氏济生方》 腰痛不可俯仰[21]115。

《备急千金要方》 志室、京门，主腰痛脊急。三里、阴市、阳辅、蠡沟，主腰痛不可以顾。束骨、飞扬、承筋，主腰痛如折。申脉、太冲、阳跷，主腰痛不能举。昆仑，主脊强背尻骨重。合阳，主腰脊痛引腹。委中，主腰痛夹脊至头几几然。凡腰脚重痛，于此刺出血。久痼宿疹皆立已。委阳、殷门，主腰痛得俯不得仰。扶承，主腰脊股臀尻阴寒痛。涌泉，主腰脊相引如解。大钟，主腰脊痛。阳谷，主脊内廉痛。阳辅主腰痛如锤，居中肿痛不可咳，咳则筋缩急，诸节痛上下无常，寒热[36]658。

《备急千金要方》 腰痛不得俯仰者[36]422。

《圣济总录》 论曰腰者一身之要，屈伸俯仰，无不由之[15]1481。

《圣济总录》 动摇转侧不得[15]1481。

《圣济总录》 腰痛强直，不能舒展[15]1487。

《圣济总录》 腰痛强直，不得俯仰[15]1486。

《三因极一病证方论》 腰痛不可忍[26]263。

《普济方》 腰痛不得俯仰[10]1699。

《普济方》 腰间疼痛，坐卧不安[10]1695。

《普济方》 腰痛连腿膝[10]1695。

《普济方》 腰痛疼，俯仰不得[10]1700。

《普济方》 腰痛急强如板硬，俯仰不得[10]1701。

《普济方》 腰疼痛不止[10]1706。

《普济方》 腰中冷痛[10]1707。

《普济方》 肾腰疼痛不可忍[10]1709。

《普济方》 五种腰痛不止[10]1691。

《太平圣惠方》 风湿腰痛，连腿膝，顽痹不能运动[37]102。

《太平圣惠方》 风湿腰痛，行立不得[37]102。

《太平圣惠方》 肾脏风湿气腰痛，痛连胫中及骨髓疼痛[37]104。

《太平圣惠方》 夫久腰痛者，皆由伤于肾气所为也[37]105。

《太平圣惠方》 腰间久痛，不任行立[37]105。

《太平圣惠方》 腰久痛，不可转侧[37]107。

《太平圣惠方》 腰痛急，强如板硬，俯仰不得[37]110。

《太平圣惠方》 腰间疼痛，俯仰不得[37]112。

《太平圣惠方》 身体冷，从腰以下痛重[37]112。

《太平圣惠方》 肾着腰痛，连腿膝不利[37]113。

《太平圣惠方》 腰疼痛，不能转动[37]115。

《太平圣惠方》 腰痛，痛引腹中，如锥刀所刺[37]320。

《太平圣惠方》 产后腰痛，不能转侧，壮热汗出，身体急强[37]320。

《太平惠民和剂局方》 身重腰冷，如坐水中……腰下重疼[16]75。

《太平惠民和剂局方》 肾虚腰痛如折，起坐艰难，俯仰不利，转侧不能[16]175。

《圣济总录》 腰痛强直，筋脉急，不可俯仰[15]1487。

《圣济总录》 产后腰痛不可忍[15]2658。

《圣济总录》 产后气血瘀滞，腰重痛[15]2658。

《圣济总录》 产后腰重痛，不可转侧[15]2659。

《圣济总录》 产后腰痛沉重，举动艰难[15]2659。

《圣济总录》 腰痛动转艰难[15]1482。

《圣济总录》 腰痛强直，不得屈伸[15]1487。

《圣济总录》 肾虚劳逸腰卒痛[15]1484。

《普济方》 腰痛不得立方[10]1673。

《普济方》 脐腰重痛，不可转侧[10]1671。

《普济方》 治腰膝痛不可忍[10]1673。

《普济方》 腰痛……不能远行久立[10]1669。

《普济方》 腰胁胀闷[10]1707。

《针灸资生经》 阳辅治腰溶溶如坐水中[6]215。

《针灸资生经》 腰痛不能举[6]217。

《针灸资生经》 腰如冷水[6]216。

《针灸资生经》 腰痛不可俯仰[6]217。

《针灸资生经》 腰重痛，不可转 6]217。

《针灸资生经》 腰重如石，难举动[6]216。

《三因极一病证方论》 腰痛者，伛偻肿重[26]263。

《三因极一病证方论》 身重，腰冷如水洗状[26]264。

《妇人大全良方》 腰冷作痛，身重不渴，小便自利，饮食如故，因劳汗出，腰痠胁痛，或坠堕血滞，或房劳精竭，皆属内外因也[20]126。

《严氏济生方》 腰肿冷痛……腰痛如掣……腰痛不可屈伸[21]116。

《卫生宝鉴》 圣酒方治妊娠腰痛如折[38]227。

《百代医宗》 腰曲不能伸[29]19。

《百代医宗》 肾虚腰痛者，其脉必大，不能转侧[29]19。

《百代医宗》 腰冷如冰，饮食如故，小便自利[29]19。

《秘传证治要诀及类方·秘传证治要诀》 湿腰痛，如坐水中[18]74。

《丹溪心法》 身重腰冷，如坐水中，不渴[39]183。

《秘传证治要诀及类方·秘传证治要诀》 风伤而腰疼者或左或右，痛无常处，牵引两足[18]74。

《秘传证治要诀及类方·秘传证治要诀》 腰痛特甚，不可转侧，如缠五六贯重[18]43。

《证治准绳·类方》 腰痛如折，沉重如山[19]513。

《普济方》 腰以下冷，如水中行，状如水不渴，小便自利，饮食如故[10]1669。

《普济方》 腰痛不能屈伸[10]1670。

《普济方》 气滞腰疼[10]1673。

《普济方》 腰痛牵引足膝[10]1673。

《普济方》 腰痛不可转侧，如锥刀所刺[10]1675。

《普济方》 闪肭腰痛，不可转侧，痛不可忍[10]1676。

《普济方》 治腰痛方，风湿转动不得[10]1678。

《普济方》 腰痛，不能转侧[10]1678。

《普济方》 腰脊痛疼，或当风卧，湿冷入头中，不速治，流入腿膝，为偏枯冷痹缓弱[10]1680。

《普济方》 令人腰痛，痛引小腹，不可以仰息[10]1688。

《普济方》 腰痛，动转艰难[10]1690。

《医学正传》 腰以下冷痛而重[40]191。

《医学正传》 腰痛难以俯仰[40]194。

《古今医鉴》 腰以下冷痛如带五千钱。肾虚腰痛，久则寒冷[41]1292。

《医方考》 腰冷如冰[23]129。

《明医指掌》 肾虚腰痛，腰痛悠悠不已[28]166。

《明医指掌》 肾着腰痛，肾着者，腰冷重痛，如带五千钱者，其饮食如故[28]168。

《明医指掌》 湿热腰痛，板疼不能俯仰，小便赤，大便泄，或走注痛[28]168。

《证治准绳·类方》 腰痛不可屈伸[19]515。

《证治准绳·杂病》 腰痛，其脉必带缓，遇天阴或久坐必发，身体必带沉重[19]142。

《百代医宗》 腰痛而不已[29]19。

《百代医宗》 腰体不能伸[29]19。

《百代医宗》 腰软而不能作强[29]19。

《景岳全书》 湿滞腰痛，而小水不利[17]1197。

《景岳全书》 腰痛不可忍，至求自尽，其甚可知[17]1198。

《辨证录》 腰痛不可转侧[32]746。

《医宗必读》 感寒而痛，其脉必紧，腰间如冰，得热则减，得寒则增[42]233。

《医宗必读》 腰痛身重，脉缓，天阴必发[42]233。

《医宗必读》 腰肢痿弱，脚膝酸软，脉或大或细，按之无力，痛亦攸攸隐隐而不甚[42]233。

《傅青主男科》 腰痛，痛而不能俯[43]93。

《傅青主男科》 腰痛，痛而不能直[43]94。

《辨证录》 两腰重如带三千文，不能俯仰[32]744。

《辨证录》 动则腰痛，自觉其中空虚无着者，乃肾虚腰痛也[32]744。

《辨证录》 腰痛，日重夜轻，小水艰涩，饮食如故[32]745。

《辨证录》 大病之后，腰痛如折，久而成为伛偻[32]745。

《症因脉治》 风湿腰痛之症，发热恶风，自汗身重，腰背重痛，不能转侧[34]106。

《症因脉治》 寒湿腰痛之症，头痛身痛，无汗拘紧腰痛，不能转侧[34]108。

《症因脉治》 湿热腰痛之症，内热烦热，自汗口渴，二便赤涩，酸痛沉重[34]106。

《症因脉治》 内伤腰痛之症，日轻夜重，痛定一处，不能转侧，此沥血停蓄之症[34]113。

《症因脉治》 腰间重滞，一片如冰，得热则减，得寒愈甚，此痰注作痛之症[34]113。

《症因脉治》 腰软常痛[34]36。

《类证治裁》 伤寒腰冷如冰，脉必紧，得热则减[44]355。

《类证治裁》 气滞腰痛，脉沉弦，或结伏[44]355。

《类证治裁》 肝气失畅，卧觉腰痛，频欲转侧，晓起则止[44]355。

《类证治裁》 老人虚人肾亏腰痛，不能转侧[44]356。

《类证治裁》 腰软湿袭经络[44]356。

《备急千金要方》 腰背相引而痛[36]285。

《针灸资生经》 腰痛不得俯仰，寒热膜胀，引背不得息[6]216。

《明医指掌》 腰痛……或引背痛[29]166。

《素问·刺腰痛》 足太阳脉令人腰痛，引项脊尻背如重状[1]155。

《症因脉治》 腰痛引项脊尻背，太阳经也[34]106。

《证治汇补》 治惟补肾为先，而后随邪之所见者以施治，标急则治标，本急则治本，初痛宜疏邪滞，理经隧；久痛宜补真元，养血气[31]376。

《医学心悟》 大抵腰痛，悉属肾虚，既夹邪气，必须祛邪，如无外邪，则惟补肾而已。然肾虚之中，又须分辨寒热二证[30]165。

《医林绳墨》 内伤所治之法，然当补肾为先，清痰理气次之，行血清热又次之，至以负重伤损，瘀血蓄而不行，闪朒折挫，血气凝滞，着而成病者，又当以破血调气可也。除此之外，理宜滋阴固肾为主[27]67。

《医林绳墨》 腰痛之症……大率肾家之病，必以四物为主[27]68。

《医学从众录》 腰溶溶如坐水中，须用针灸之法[45]696。

《冯氏锦囊秘录》 腰痛者，有属湿者……初宜微表，后兼分利[33]239。

《金匮翼》 食积腰痛者……疏瀹其源，澄清其流，此大法也[8]276。

《三因极一病证方论》 治肾虚伤湿，停着为病，身重，腰冷如水洗状，不渴，小便自利，食饮如故，腰以下冷痛，重如带五千钱[26]264。

《严氏济生方》 附术汤治湿伤肾经，腰肿冷痛……五积散治寒伤肾经，腰痛不可俯仰[21]116。

《仁斋直指方论》 生附汤治受湿腰痛[14]485。

《东垣试效方》 治寒湿所客，身体沉重腰痛[22]496。

《丹溪心法》 寒湿腰痛，见热则减，见寒则增，宜五积散加吴茱萸半钱，杜仲一钱[39]183。

《丹溪心法》 湿腰痛，如坐水中，或为风湿雨露所着，湿流入肾经，以致腰痛，宜渗湿汤；不效，宜肾着汤[39]183。

《景岳全书》 湿滞在经而腰痛者……宜不换金正气散、平胃散之类主之；若湿而兼虚者，宜独活寄生汤主之；若湿滞腰痛，而小水不利者，宜胃苓汤或五苓散加苍术主之[17]1197。

《秘传证治要诀及类方·秘传证治要诀》 寒腰痛，见热则减，见寒则增，宜五积散，每服加吴茱萸半钱[18]74。

《明医指掌》 肾着腰痛……宜疏湿热则自已，肾着汤；不已，服牛膝酒最妙[28]168。

《证治准绳·杂病》 风湿腰痛，独活寄生汤。寒湿腰痛，五积散加桃仁、川芎，肉桂汤，麻黄苍术汤，并摩腰膏[19]142。

《医宗必读》 感寒而痛，其脉必紧，腰间如冰，得热则减，得寒则增，五积散去桔梗，加吴茱萸，或姜附汤加肉桂、杜仲，外用摩腰膏[42]233。

《医学从众录》《经》曰太阳所至为腰痛，太阳、膀胱也，主外感而言，如五积散及桂枝汤加白术附子之类，皆可治之[45]696。

《症因脉治》 寒湿腰痛之治：太阳寒湿，羌活败毒散加苍术；少阴寒湿，独活苍术汤；少阳寒湿，柴胡苍术汤；厥阴寒湿，四逆汤加柴胡、独活；阳明寒湿，苍术白芷汤；太阴寒湿，济生术附汤，渗湿汤，未效，用五苓散分利小便[34]109。

《医学心悟》 腰痛如坐水中，身体沉重，腰间如带重物，脉濡细者，湿也，苍白二陈汤加独活主之[30]165。

《类证治裁》 伤湿……腰溶溶如坐水中，宜茯苓皮、木防己、晚蚕沙、滑石、厚朴、萆薢、薏苡、渗湿汤、肾着汤[44]355。

《类证治裁》 腰软湿袭经络者，肾着汤[44]356。

《妇人大全良方》 风腰痛，宜小续命汤加桃仁、杜仲煎服[59]126。

《秘传证治要诀及类方·秘传证治要诀》 风伤而腰疼者……宜五积散，每服加防风半钱，或加全蝎三个尤好；小续命汤，独活寄生汤，皆可选用[18]74。

《古今医鉴》 风寒乘之，血气相搏为痛[41]1292。

《证治准绳·类方》 神应丸治肾经不足，风冷乘之，腰痛如折……风寒客搏，皆令腰痛[19]516。

《医学心悟》 腰冷如冰，喜得热手熨，脉沉迟，或紧者，寒也，并用独活汤主之[30]165。

《傅青主男科》 腰痛，痛而不能直者，风寒也，方用逍遥散加防己二钱，一剂可愈；若日久者，当加杜仲一两，改白术二钱，酒煎服，十剂而愈[43]94。

《百代医宗》 风伤肾而腰痛者……宜用独活寄生汤[29]19。

《杂病源流犀烛》 治因风腰痛，左右无定处，牵引两足，脉浮[46]537。

《傅青主男科》 腰痛，痛而不能俯者，湿气也，方用：柴胡、泽泻、猪苓、白芥子各一钱，防己二钱，白术、甘草各五钱，肉桂三分，山药三钱[43]93。

《明医指掌》 风湿腰痛，牛膝酒[28]169。

《证治准绳·杂病》 风湿腰痛，独活寄生汤[19]142。

《丹溪心法》 湿痰腰痛，大便泄。龟板一两（炙），苍术、椿皮、滑石各半两，白芍（酒炒）、香附各四钱，上为末，糊丸[39]182。

《症因脉治》 痰涎停注者，南星二陈汤加海石、香附[34]114。

《医学心悟》 腰间肿，按之濡软不痛，脉滑者，痰也，二陈汤加白术、萆薢、白芥子、竹沥、姜汁主之[30]165。

《石室秘录》 湿气入于两腰子，致腰痛而不能下俯[14]333。

《仁斋直指方论》 甘豆汤治内蓄风热入肾，腰痛，大小便不通[14]486。

《明医指掌》 风热腰痛……小续命汤，或独活寄生汤[28]169。

《张氏医通》 内蓄风热痛者，脉必洪数，口渴便闭，小柴胡去半夏，加羌活、续断、黑豆；若大便闭者，先用大柴胡微利之[7]176。

《明医指掌》 湿热腰痛……二妙丸或健步丸[28]168。

《证治准绳·杂病》 湿热腰痛，苍术汤、独活汤、羌活汤[19]142。

《症因脉治》 湿热腰痛之治，左尺沉数者，羌独冲和汤；左尺细数者，独活二妙丸；左关沉数者，柴独苍术汤；左关细数者，柴胡芍药汤；右关沉数者，芷葛二妙丸；右关细数者，防独神术汤[34]111。

《医学心悟》 若腰重疼痛，腰间发热，痿软无力，脉弦数者，湿热也，恐成痿症，前方加黄柏主之[30]165。

《医宗金鉴》 湿热热注足苍柏[51]509。

《杂病源流犀烛》 雾露清邪中于上焦，名曰洁阳，令人发热头痛，项强颈挛，腰痛胫酸，宜九味羌活汤、藿香正气散[46]292。

《金匮翼》 食积腰痛者，食滞于脾而气传于肾也。夫肾受脾之精而藏焉者也，若食不消则所输于肾者，非精微之气，为陈腐之气矣，而肾受之，乱气伤精，能无痛乎[8]276。

《医学正传》 有因醉饱入房太甚，而酒食之积乘虚流入于本经，致腰痛难以俯仰，四物汤合二陈汤加麦、神曲、杜仲、黄柏、官桂、砂仁、葛花、桔梗之类[40]194。

《严氏济生方》 小七香丸治郁怒忧思，或因闪肭颠仆，一切气滞腰痛[21]116。

《妇人大全良方》 气滞腰痛，如神保丸、黑牵牛、茴香、橘核必有功也[20]126。

《仁斋直指方论》 调肝散，治郁怒伤肝，发为腰痛[14]487。

《明医指掌》 气滞腰痛，木香调气散；因郁怒忧思，气不舒而痛，枳壳汤或小七香丸[28]169。

《张氏医通》 肝气不条达，睡至黎明，觉则腰痛……宜柴胡疏肝散；或二妙散加柴胡、防风，即东垣苍术汤[7]176。

《症因脉治》 怒气郁结者，柴胡清肝饮加木香、独活[34]114。

《三因极一病证方论》 治坠堕闪肭，腰痛不能屈伸[26]265。

《严氏济生方》 庵䕡丸治坠堕闪肭，血气凝滞腰痛[21]116。

《仁斋直指方论》 苏沈沉麝丸，治血沥腰痛[14]486。

《丹溪心法》 闪挫腰痛，宜复元通气散，酒调服，或五积散加牵牛头末一钱，或桃仁七枚[39]183。

《医学正传》 川芎肉桂汤（东垣）治瘀血在足太阳、足少阴、足少阳三经腰痛[40]193。

《秘传证治要诀及类方·秘传证治要诀》 沥血腰痛，桃仁酒，调黑神散[18]74。

《古今医鉴》 瘀血腰痛，以四物汤加桃仁、红花、酒苏木[41]1292。

《明医指掌》 闪挫腰痛……或济生庵䕡丸[28]169。

《证治准绳·类方》 调荣活络饮治失力腰闪[19]514。

《证治准绳·类方》 如神汤（一名舒筋汤）治男妇腰痛，闪肭血滞[19]516。

《证治准绳·类方》 人参顺气散（《良方》）治气滞腰痛[19]514。

《证治准绳·类方》 药棋子（《本事》）治腰痛气滞者[19]516。

《症因脉治》 内伤腰痛之治……瘀血停滞者，调荣活络饮、四物桃仁汤、红花桃仁汤[34]114。

《张氏医通》 两腰偻废，乃热邪深入，血脉久闭之故，桃核承气多用肉桂，少加熟附行经[7]176。

《金匮翼》 瘀血腰痛[8]276。

《严氏济生方》 二至丸治老人、虚弱人，肾气虚损，腰痛不可屈伸[21]116。

《医学从众录》 又曰腰者肾之府，转摇不动，肾将惫矣，主内伤而言，水虚用六味丸，火衰用八味丸[45]696。

《丹溪心法》 肾虚腰痛，转侧不能，以大建中汤加川椒十粒，仍以茴香盐炒为末，破开猪腰子，作薄片，勿令断，层层散药末，水纸裹煨熟，细嚼，酒吃下[39]183。

《秘传证治要诀及类方·秘传证治要诀》 妇人血过多及素患血虚致腰痛者，当益其血[18]74。

《秘传证治要诀及类方·秘传证治要诀》 杜仲酒，治肾虚腰痛[18]74。

《医学正传》 凡因房劳辛苦而腰痛者，四物汤加知母、黄柏、五味子、杜仲之类，吞补肾丸或大补阴丸[40]194。

《明医指掌》 肾虚腰痛……青娥丸或摩腰膏，独活寄生汤、丹溪补阴丸、安肾丸、立安丸选而用之[28]166。

《本草纲目》 棠梂子、鹿茸（炙）等分，为末，蜜丸梧桐子大，每服百丸，日二服[53]166。

《临证指南医案》 有老年腰痛者，他人但撮几味通用补肾药以治，先生独想及奇经之脉，隶于肝肾，用血肉有情之品，鹿角、当归、苁蓉、薄桂、小茴，以温养下焦[54]253。

《寿世保元》 一论元气虚弱，腰痛白浊，以补中益气汤[55]643。

《寿世保元》 一论常常腰痛，肾虚也，此方主之。补肾汤[55]643。

《万病回春》 补阴汤治肾虚腰痛[56]368。

《类证治裁》 老人虚人肾亏腰痛，不能转侧，宜二至丸或立安丸[44]356。

《证治汇补》 虚腰痛多用磁石者，取其引肺金之气下达肾中，可使大气周流也[31]377。

《症因脉治》 内伤腰痛之治……血虚者，四物芎活汤……真阳不足者，金匮肾气丸、河车膏合青娥丸[34]114。

《医学心悟》 腰痛似脱，重按稍止，脉细弱无力者，虚也，六君子汤加杜仲、续断主之[30]165。

《百代医宗》 肾虚腰痛者……宜加味虎潜丸、青娥丸之类[29]19。

《类编朱氏集验医方》 双俱散，治产后腰痛[58]141。

《校注妇人良方》 治产后风邪头眩，腰痛不可转侧[59]960。

《症因脉治》 腰痛引项脊尻背，太阳经也，宜羌独败毒散，加白芷、苍术。腰痛引脊内廉，少阴经痛也，宜独活秦艽汤。腰痛如锥刺皮中，少阳经痛也，宜柴胡独活汤。腰痛如张弓弦，厥阴痛也，宜柴胡芍药汤。腰痛不可顾，如有见，善悲者，阳明经痛也，白芷独活汤。腰以下如横木居其中，太阴经痛也，苍独肾着汤[34]106。

《备急千金要方》 腰俞、膀胱俞、长强、气冲、上髎、下髎、居髎主腰痛[36]658。

《备急千金要方》 太白、行间、阴陵泉主腰痛不可俯仰[36]658。

《针灸资生经》 申脉治腰痛不能举，足胻寒，不能久立，坐如在舟车中[6]215。

《针灸资生经》 地机疗腰痛不可俯仰，足痹痛，屈伸难[6]215。

《针灸资生经》 胞肓治腰痛恶寒，小腹坚急，癃闭，下重不得，小便涩痛，腰背卒痛。秩边治腰痛不能俯仰，小便赤涩，腰尻重不能举。委中治腰重不举体[6]216。

《针灸资生经》 阴陵泉、大肠俞治腰痛[6]216。

《针灸资生经》 阳辅治腰如坐水见膝痛。《明下》：阴市疗腰如冷水[6]216。

《针灸资生经》 京门治腰痛不得俯仰，寒热膜胀，引背不得息。肝俞疗腰痛肩疼。肾俞、气海俞、中膂俞疗腰痛。关元俞、膀胱俞疗风劳腰痛[6]216。

《针灸资生经》 肾俞疗腰痛不可俯仰，转侧难。腰俞疗腰疼不能久立，腰以下至足不仁，坐起难，腰脊急强，不可俯仰，腰重如石难举动[6]216。

《针灸资生经》 京门主腰痛不可久立[6]217。

《针灸资生经》 章门、次髎治腰痛不得转[6]219。

《针灸资生经》 下昆仑疗腰疼，偏风半身不遂，脚重痛不得履地[6]215。

《针灸资生经》 风池治腰伛偻引项筋无力不收。肺俞治腰强。束骨治腰如折，腨如结[6]218。

《丹溪心法》 腰曲不能伸者，针人中[339]182。

《丹溪心法》 血滞于下，委中穴刺出血，妙，仍灸肾俞、昆仑，尤佳[39]183。

《针灸大成》 肾虚腰痛，肾俞、委中、太溪、白环俞[60]463。

《景岳全书》 灸腰痛不可俯仰……随年壮灸之；肾俞三壮或七壮，昆仑三壮，委中刺出血治脚腰肿痛[17]1198。

《诸病源候论》 其汤熨针石，别有正方，补养宣导，今附于后[9]64。

《诸病源候论》 一手向上极势，手掌四方转回，一手向下努之，合手掌努指，侧身欹形，转身似看，手掌向上，心气向下，散适，知气下缘上，始极势，左右上下四七亦然，去……腰脊痛闷[9]64。

《太平圣惠方》 腰脚疼痛，宜以食治之也[37]248。

《圣济总录》 治腰痛，脚膝无力。羊髓粥方[15]3093。

《圣济总录》 治阳气衰，腰脚疼痛，五劳七伤[15]3094。

《医学正传》 凡腰痛时时失精，饮食减少，其脉沉滑而迟，此为可治[40]191。

《丹溪心法》 腰痛……人有痛，面上忽见红点者，多死[39]182。

《证治汇补》 面上忽见红点，人中黑者死[31]377。

《医宗金鉴》 面忽红黑定难医[51]509。

《医宗金鉴》 凡患腰痛极甚，而面色忽红忽黑，是为心肾交争，难治之证也[51]509。

《张氏医通》 两腰偻废……但痛者可治；偻废而不痛者，不可治也[7]176。

《张氏医通》 若肾惫及盛怒伤志，则腰失强，不能转摇者死[7]176。

附录二：常用方药

二至丸：桂、附、杜仲、骨脂、鹿茸、鹿角胶、麋茸、青盐、糊丸。(《类证治裁》)[44]358

二至丸：鹿角二两（镑），麋角二两（镑），附子一两（炮，去皮脐），桂心一两（不见火），补骨脂一两（炒），杜仲一两（去皮，锉，炒丝断），鹿茸一两（酒蒸，焙），青盐半两（别研）。上为细末，酒糊为丸，如梧桐子大。每服七十丸，空心用胡桃肉细嚼，以盐酒、盐汤任下。恶热药者，去附子，加肉苁蓉一两。(《严氏济生方》)[21]116

二陈汤：陈皮、茯苓、半夏（姜汁炒）、甘草（炙）各一钱五分，姜一片，大枣二枚。水煎服。(《医学心悟》)[30]128

二陈汤：陈皮一钱（白），半夏二钱（汤泡七次），茯苓一钱，甘草五分。上细切，作一服，加生姜三片，水一盏，煎至七分，温服。(《医学正传》)[40]91

二妙丸：川黄柏四两（酒炒），苍术四两（米泔浸，炒）。末之，酒调下，或为丸，白汤送下二三钱。(《明医指掌》)[28]168

七生丸：地龙（去土）、五灵脂（去石）、松脂（去木）、荆芥（去枝梗）、川乌（炮，去皮脐）、天南星（炮）各一两，草乌二两（炮，去皮尖）。右为细末，醋煮面糊为丸，如梧桐子大。每服五丸至七丸，茶酒任下。(《太平惠民和剂局方》)[16]39

七味苍柏散：苍术、黄柏、杜仲、故纸、川芎、当归、白术各一钱。水煎服。(《医学入门》)[50]894

人参汤：人参、当归（切）、附子（炮裂，去皮脐）、厚朴（去粗皮，生姜汁炙）、槟榔（生，锉）、桂（去粗皮）、甘草（炙）、鬼箭羽各一两，干姜（炮）、木香各半两。上一十味，锉如麻豆大，每服三钱匕，水一盏，煎至七分，去滓温服，不拘时候。(《圣济总录》)[15]1659

人参顺气散：人参、川芎、桔梗、白术、白芷、陈皮、枳壳、麻黄（去节）、乌药、白姜（炮）、甘草（炙）各一钱。水二盏，煎至一盏，或为细末，食前用甘草汤调服。一方，加五加皮一钱。(《证治准绳·类方》)[19]514

八味肾气丸：干地黄八两，山药、山茱萸各四两，泽泻、牡丹皮、茯苓各三两，桂枝、附子（炮）各一两。上八味，末之，炼蜜和丸梧子大，酒下十五丸，加至二十五丸，日再服。(《金匮要略·血痹虚劳病脉证并治》)[4]36

九味羌活汤：藿香、白芷、茯苓、紫苏、厚朴、白术、陈皮、桔梗、半夏、甘草、大腹皮。(《杂病源流犀烛》)[46]293

三圣汤：杜仲一两，白术五钱，山茱萸四钱。水煎服。(《辨证录》)[32]746

大豆酒：大豆五升（炒令烟出）。以酒一升投之，密盖令温，去豆，服一升，日夜数服。卧取微汗，避风。亦有加羌活者，亦佳。(《妇人大全良方》)[20]540

大补阴丸：黄柏（盐酒拌，新瓦上炒褐色）、知母（去毛，酒拌湿炒）各四两，熟地黄（须用怀庆者佳，酒洗，焙干用）、龟板（酥炙黄）各六两。上为细末，猪脊骨髓和炼蜜为丸，如梧桐子大，每服五十丸，空心姜盐汤下。(《医学正传》)[40]156

大建中汤：黄芪、当归、桂心、芍药各二钱，人参、甘草各一钱，半夏、黑附（炮，去皮）各二钱半。上药㕮咀，每服五钱，水二盏，姜三片，枣二枚，煎，食前服。(《丹溪心法》)[39]192

大柴胡汤：小柴胡汤去人参、甘草，加芍药、枳实各一钱，大黄二钱。（《张氏医通》）[7]521

大腹皮散：大腹皮一两（铿），郁李仁一两（汤浸，去皮尖，微炒），泽泻一两。上药，捣筛为散。每服四钱，以水一中盏，入生姜半分，煎至六分，去滓，不计时候温服。（《太平圣惠方》）[37]196

小七香丸：丁香一两二钱，香附一两（炒），甘草一两，蓬莪术二钱，砂仁二钱（炒），甘松八钱，益智仁六钱。末之，蒸饼糊丸如绿豆大，每二三十丸，米饮下。（《明医指掌》）[28]167

小七香丸：甘松（炒）八十两，益智仁（炒）六十两，香附子（炒去毛）、丁香皮、甘草（炒）各一百二十两，蓬莪术（煨，乘热碎）、缩砂仁各二十两，上为末，水蒸饼为丸，如绿豆大。每服二十丸，温酒、姜汤、熟水任下。上一帖，作二服，橘仁一钱，盐少许，水一盏，煎至七分，放温送下，空心服。（《严氏济生方》）[21]116

小柴胡汤：柴胡三钱，黄芩、人参、甘草（炙）各一钱，半夏二钱，生姜五片，大枣四枚。水煎，去滓，温服。（《张氏医通》）[7]520

小续命汤：防己、肉桂（去粗皮）、黄芩、杏仁（去皮尖，炒）、白芍药、甘草（炙）、川芎、麻黄（去根）、人参（净）各一两，防风一两半（净），附子五钱（炮，去皮脐）。每服三钱，水一盏，姜五片，煎一盏，食前稍热服。加枣一枚尤好。（《秘传证治要诀及类方·证治要诀类方》）[18]74

小续命汤：麻黄（去节）、人参（去芦）、黄芩（去腐）、川芎、芍药（酒炒）、甘草（炙）、杏仁（去皮尖，麸炒）、防己（去皮）、桂枝（净，炒）、防风（去芦）各一钱，附子五分（炮，去皮脐）。上㕮咀，生姜三片，水二盏，煎至一盏，通口服。（《明医指掌》）[28]28

小续命汤：麻黄（制，可去），加葛根、桂心、甘草各半两，防风三钱，芍药、白术、人参、川芎、附子、防己、黄芩各一分。上药㕮咀，每服五钱。水一盏半，煎至一盏，去滓，取八厘清汁，入生姜汁再煎一二沸，温服，日三服，夜二服。（《妇人大全良方》）[20]126

川芎肉桂汤（东垣）：汉防己、防风（去芦）各三钱，神曲（炒）、独活各五分，川芎、柴胡、肉桂、当归梢、甘草（炙）、苍术各一钱，羌活一钱五分，桃仁五个（去皮尖，另研细）。上细切，作一服，好酒三盏，煎至一盏，去渣稍热服，食远。（《医学正传》）[40]191

川芎肉桂汤：羌活一钱半，独活半钱，柴胡、肉桂、桃仁（去皮尖，研）、当归尾、苍术、炙甘草各一钱，炒曲半钱，防风三分，汉防己二分（酒制），川芎一钱。右㕮咀，都作一服，好酒三大盏，煎至一大盏，去滓温服。早饭后午饭前，数服良愈，宜温暖处服之。（《东垣试效方》）[7]494

川芎肉桂汤：羌活一钱半，柴胡一钱，独活五分，肉桂、苍术各一钱，防风、汉防己各三分，桃仁五枚（去皮，另研如泥），归梢、甘草（炙）、川芎各一钱，炒曲五分。上药㕮咀，水、酒煎，去渣，食远热水二大盏，生姜五片，同煎至七分，服。（《证治准绳·类方》）[19]512

天雄丸：天雄一两（炮裂，去皮脐），独活三分，杜仲一两半（去皱皮，炙微黄，铿），附子一两（炮裂，去皮脐），牛膝一两半（去苗），干漆三分（捣碎，炒令烟出），桂心一两，没药三分，巴戟一分，鹿茸一两（去毛，涂酥，炙微黄），蝉壳一两（酒浸，晒干），虎胫骨三分（酒浸，炙微黄），草薢一两（铿），乳香三分，蚱蟟三分（微炒），天麻一两，白花蛇二两（酒浸，去皮骨，炙微黄），狗脊三分，川乌头三分（炮裂，去皮脐），当归三分（铿，微炒），川芎三分，地龙一两（微炒），朱砂三分（细研，水飞过），败龟一两（涂醋，炙令黄），麝香半两（细研）。上药，捣罗为末，入研了药令匀，炼蜜和捣五七百杵，丸如梧桐子大。每于食前，以温酒下三十丸。（《太平圣惠方》）[37]103

无比山药丸：赤石脂（煅）、茯苓（去皮木）、山茱萸（去核）、巴戟（去心）、牛膝（酒浸）、熟干地黄（酒浸）、泽泻各一两，菟丝（酒浸）、杜仲（去皮，切，姜汁炒）、山药各三两，五味子六两，肉苁蓉四两（酒浸）。蜜丸梧子大，每服三十丸，空心温酒，或盐汤下。（《金匮翼》）[8]276

木香调气散：丁香二两，檀香二两，木香二两，白豆蔻仁二两，藿香叶一两，甘草一两，砂仁三两。上末之，每服二钱，入盐少许，沸汤点服。（《明医指掌》）[28] 166

五加皮汤：五加皮（锉）、芍药、萆薢、桂（去粗皮）、芦根（切）、杜仲（去粗皮，切，炒）各半两。上六味，粗捣筛，每服二钱匕，水一盏，煎至七分，去滓温服不拘时。（《圣济总录》）[15] 1486

五加皮散：五加皮二两，杜仲四两（去粗皮，炙微黄，锉），萆薢三两（锉），阿胶二两（捣碎，炒令黄燥），狗脊二两（去毛），防风二两（去芦头），川芎二两，杏仁二两（汤浸，去皮尖双仁，麸炒微黄），细辛二两。上药，捣筛为散。每服四钱，以水一中盏，入生姜半分，煎至六分，去滓，不计时候温服。（《太平圣惠方》）[37] 102

五苓散：白术、猪苓、茯苓各七钱半，肉桂五钱，泽泻一两二钱半。古法为细末，每服二钱，白汤调下，日三服。今法以水煎服。（《景岳全书》）[17] 1640

五苓散：白术（生）、茯苓、猪苓各一钱，泽泻三钱，桂一钱。上五味，为散，白饮和服方寸匕，日三服，或生料煎服，温覆取微似汗。（《张氏医通》）[7] 544

五苓散：白茯苓、猪苓、泽泻、白术、肉桂。（《症因脉治》）[34] 111

五香连翘汤：木香、沉香、丁香、乳香、麝香、升麻、独活、桑寄生、连翘、木通各二两。上为粗散，每服五钱。水二盏，入竹沥少许，搅停，去滓温服。（《妇人大全良方》）[20] 540

五积散：川芎、苍术、桔梗、橘皮、枳壳各七分，白芷、官桂、人参各五分，厚朴、芍药、茯苓、当归、干姜、麻黄、半夏各八分，甘草五分（炙）。水二盅，姜三片，葱白三茎，煎八分服。（《医宗必读》）[42] 178

五积散：五积散上除肉桂、枳壳为粗末，仍十三味，慢火炒令色转，摊冷，次入桂、枳壳令匀。每服三钱，加后项药同煎。白芷、川芎、甘草、茯苓、当归、肉桂、白芍药、半夏各二两，陈皮、枳壳、麻黄、苍术二十四两，干姜（炮）四两，桔梗十二两，厚朴四两，加姜、葱，水煎，热服。胃寒用煨姜。夹气加吴茱萸。调经催生，入艾、醋服。（《秘传证治要诀及类方·证治要诀类方》）[18] 181

五积散：五积散即苍术、陈皮、厚朴、甘草、半夏、茯苓、麻黄、官桂、枳壳、桔梗、当归、川芎、白芍、干姜、白芷也。表重用桂，阴寒肢冷加附子，腹痛呕逆加吴茱萸，有汗除去麻黄加桂枝，气虚加人参、白术，除去枳、桔，妇人经痛加艾叶，醋煎服之。（《医学从众录》）[45] 696

五积散：白芷、川芎、甘草（炙）、茯苓（去皮）、当归（去芦）、肉桂（去粗皮）、芍药、半夏（汤洗七次）各三两，陈皮（去白）、枳壳（去瓤，炒）、麻黄（去根节）各六两，苍术二十四两（米泔浸，去皮），干姜四两（炮），桔梗十二两（去芦头），厚朴四两（去粗皮）。上除肉桂、枳壳二味别为粗末外，一十三味同为粗末，慢火炒令色转，摊冷，次入桂、枳壳末令匀。每服三钱，水一盏半，入生姜三片，煎至一中盏，去滓，稍热服。（《严氏济生方》）[21] 9

五积散：白芷、川芎、桔梗、芍药、陈皮、厚朴（姜制，炒）、茯苓（去皮）、甘草、麻黄、干姜（炮）、官桂、川归、半夏（汤洗七次，去皮脐）、苍术（米泔浸五七日）、枳壳各五分。上细切，作一服，加生姜三片，水二盏，煎至一盏，温服。（《医学正传》）[40] 191

五积散：白芷一两半，陈皮三两，厚朴二两（姜制），桔梗六两，枳壳三两，川芎、甘草（炙）、茯苓各一两半，桂、芍药、半夏（泡）各两半，当归一两半，麻黄三两（去节），干姜三两，苍术十一两（米泔浸，去皮）。上药㕮咀，每服四钱，水一盏，姜三片，葱白三茎，煎至七分，热服。胃寒用煨姜，夹气加茱萸，妇人调经催产入艾醋。（《丹溪心法》）[49] 165

不换金正气散：苍术（米泔浸，炒）、厚朴（姜汁炒）各四两，橘红三两，炙甘草、半夏（制）、藿香各二两，人参、木香（湿纸裹，煨）、白茯苓各一两。上每服一两，姜、枣水煎服。（《景岳全

书》》[17] 1626

牛膝叶粥：牛膝叶一斤（切），米三合。上于豉汁中相和，煮作粥，调和盐酱，空服食之。(《太平圣惠方》》[37] 284

牛膝酒：牛膝、川芎、羌活、地骨皮、五加皮、薏苡仁各一两，甘草、生地黄十两，海桐皮二两。上为锉散。帛裹入无灰酒二斗浸，冬二七日，夏月分数服，旋浸三五宿，每服一杯，日三四杯，长令酒气不绝为佳。一法，入杜仲一两，炒丝断入。(《三因极一病证方论》》[26] 264

牛膝酒：地骨皮一两，五加皮一两，薏苡仁一两，川芎一两，甘草一两，生地黄一两，海桐皮一两，川牛膝一两，羌活一两。锉一大剂，浸酒，日饮三次。(《明医指掌》》[28] 168

牛膝散：牛膝一两（去苗），川芎半两，当归半两（锉，微炒），赤芍药三分，川大黄一两（锉碎，微炒），桂心三分，羚羊角屑半两，桃仁半两（汤浸，去皮尖双仁，麸炒微黄），刘寄奴半两。上药，捣筛为散。每服四钱，以水一中盏，煎至五分，次入酒二合，更煎三二沸，去滓，每于食前温服。(《太平圣惠方》》[37] 319

牛膝散：牛膝三分（去苗），牡丹半两，桂心半两，泽泻半分，槟榔一两。上药，捣筛为散。每服四钱，以水一中盏，煎至五分，次入酒二合，更煎三两沸，去滓，每于食前温服。(《太平圣惠方》》[37] 113

丹参丸：丹参（锉）、续断、当归（切，炒）、桂（去粗皮）、牛膝（去苗，酒浸，切，焙）、鬼箭羽（锉）各一两，琥珀（研）、没药（用醋少许化开）各半两。上八味，除没药外，并捣罗为末，入没药拌匀，再用炼蜜和丸，如梧桐子大，每服三十丸，温酒下，不拘时候。(《圣济总录》》[15] 1658

丹溪补阴丸：黄柏四两（酒炒），龟板四两（酥炙），知母四两（酒炒），熟地黄六两（酒浸）。末之，蜜丸梧子大，空心淡盐汤下。(《明医指掌》》[28] 167

六君子汤：人参、茯苓、白术（陈土炒）、陈皮（去白）、甘草（炙）、半夏（汤泡七次）各一钱，生姜五分，大枣二枚。水煎服。(《医学心悟》》[30] 131

巴戟散：巴戟三分，五加皮半两，萆薢三分（锉），牛膝三分（去苗），石斛三分（去根，锉），防风半两（去芦头），白茯苓三分，附子一两（炮裂，去皮脐），桂心三分。上药，捣粗罗为散。每服四钱，以水一中盏，煎至五分，次入酒一合，更煎三两沸，去滓，每于食前温服。(《太平圣惠方》》[37] 103

双俱散：石菖蒲一两，当归半两。右为末，每服三钱，热酒调下，空心。(《类编朱氏集验医方》》[58] 141

甘豆汤：黑豆二合，甘草二钱。上生姜七片，井水煎汁服。(《仁斋直指方论》》[14] 392

甘草散：甘草一两（炙微赤，锉），干姜一两（炮裂，锉），白术三两，白茯苓三两，当归二两。上药，捣粗罗为散。每服四钱，以水一中盏，煎至六分，去滓，每于食前温服。(《太平圣惠方》》[37] 112

甘姜苓术汤：甘草、白术各二两，干姜、茯苓各四两。上四味，以水五升，煮取三升，分温三服，腰中即温。(《金匮要略·五脏风寒积聚病脉证并治》》[4] 64

术桂加泽泻汤：白术一两，泽泻三钱，肉桂五分。水煎服。一剂即通。(《辨证录》》[32] 746

术桂汤：白术三两，肉桂三分。水煎服。二剂痊愈，不再发。(《辨证录》》[32] 744

石斛浸酒：石斛五两（去根），牛膝五两（去苗），五加皮二两，羌活二两，防风二两（去芦头），附子三两（炮裂，去皮脐），天麻三两，海桐皮二两，木香二两，桂心二两，虎胫骨五两（涂酥，炙令微黄），川芎二两，甘菊花二两，川椒二两（去目及闭口者）。上药，细锉，以生绢袋盛，用好酒三斗，以瓷瓮子盛，密封头，浸经七日后开取。每日三度温饮一小盏，每取却一盏，即添一盏，直候药味稍薄，即更换之。(《太平圣惠方》》[37] 160

平胃散：厚朴（姜制炒）、陈皮（去白）各五两，苍术八两（去皮，泔浸，炒），炙甘草三两，本方加人参、茯苓各二两，即名参苓平胃散。上为末，每服二钱，水一盏，姜三片，枣二枚，煎七分。去渣温服。或去姜枣，入盐一小捻，单以沸汤点服亦可。如小便不利，加茯苓、泽泻。如饮食不化，加神曲、麦芽、枳实。如胃中气痛，加木香、枳实或枳壳。如脾胃困倦，加人参、黄芪。如有痰，加半夏。如便硬腹胀，加大黄、芒硝。如脉大内热，加黄连、黄芩。（《景岳全书》）[17]1625

东垣苍术汤：二妙散加柴胡、防风。（《张氏医通》）[7]176

四物羌活汤：当归、白芍药、川芎、生地、秦艽、独活。（《症因脉治》）[34]115

四物汤：当归、川芎、芍药、地黄。上锉一剂，水煎温服。（《古今医鉴》）[41]1305

四物汤：当归、川芎、细芍药、熟地黄。上细切，等分，水煎服。（《医学正传》）[40]344

四物桃仁汤：当归尾、赤芍药、川芎、怀生地、桃仁、独活、香附。（《症因脉治》）[34]115

四逆汤：炙甘草、熟附子、干姜、葱白。（《症因脉治》）[34]110

四神丹：硇砂二两，阳起石二两，白矾五两，太阴玄精六两。上件药，捣罗为末，入瓷瓶子内，以纸筋盐泥固济，候干，先以小火逼令热彻，后以火秤烧之，待火耗，即取罐子，候冷取药，于地上铺好黄土，用纸衬盆，合一宿，出火毒了，研如粉，以水浸蒸饼和丸，如梧桐子大。每日空心，以盐汤下十五丸，酒下亦得，妇人醋汤下。（《太平圣惠方》）[37]104

生地黄汤：生地黄汁一升，芍药、甘草各二两，丹参四两，蜜一合，生姜汁半合。上切，以水三升，煮取一升，去滓；内地黄汁、蜜、姜汁，微水煎一二沸，一服三合，日二夜三。利一二行，中间进食，与药更进服。（《妇人大全良方》）[20]540

生附汤：附子一分（生），苍术（炒）、杜仲（姜制，炒）各半两，生干姜、白术、茯苓、牛膝（酒浸，焙）、厚朴（制）、甘草（炙）各一分。上锉，每三钱，姜四片，枣二枚，食前煎服。（《仁斋直指方论》）[14]485

淫羊藿散：淫羊藿三分，牛膝三分（去苗），鬼箭羽半两，当归三分（锉，微炒），地龙半两（炒令黄），没药一两，桂心半两，威灵仙半两，骨碎补半两。上药，捣细罗为散。每于食前，以温酒调下二钱。（《太平圣惠方》）[37]320

白芷独活汤：白芷、独活、防风、苍术、秦艽、干葛。（《症因脉治》）[34]108

立安丸：牛膝、杜仲、故纸各四两，黄柏、茴香各二两。蜜丸，每服五钱，空心盐酒汤下。（《类证治裁》）[44]358

立安丸：牛膝四两（去芦），杜仲四两（盐炒），破故子四两（炒），黄柏二两（酒炒），大茴香二两（炒）。末之，蜜丸，淡盐汤送下。（《明医指掌》）[28]167

立安散：当归一两，官桂一两，延胡索一两（炒），杜仲一两（姜炒），小茴一两（炒），木香五钱，牵牛一钱（半生半熟）。上为末，每服二匙，空心陈酒调下。一方，去牵牛，以酒煎服。（《古今医鉴》）[41]1292

加味四物汤（元戎）：本方加桃仁泥、酒红花二味煎服。（《医学正传》）[40]193

加味青娥丸：杜仲十二个（姜汁浸，炒），破故纸十二两（水淘，芝麻同炒变色，去芝麻，瓦上烘干，为末），沉香六两，胡桃六两（去皮膜，另研），没药（另研）、乳香（另研）各六两。上为末，用肉苁蓉十二两，酒浸成膏，和剂捣千余杵，丸如梧桐子大。每服三十丸，空心温酒，或盐汤任下。（《古今医鉴》）[41]1292

加味虎潜丸：人参、白芍、黄柏（坚厚者佳）、黄芪、当归、山药各二两，锁阳、苁蓉（干而色淡者，酥炙黄色）、枸杞子、虎胫骨（酒浸一日，酥炙黄）、龟板（酥制）、五味子、破故纸（炒黄）各七钱半，牛膝一两（酒洗），熟地四两。上为末，和猪骨髓捣丸梧桐子大，每服一百丸温酒送下，如干加蜜丸。（《百代医宗》）[29]19

圣酒方：蔓荆子不以多少。上为末，每服二钱，浓煎葱白汤调下，食前，日三服。（《卫生宝鉴》）[38]227

地黄汤：熟干地黄一两一分（焙），芍药、甘草（炙，锉）、麻黄（去根节）各半两，桂（去粗皮）、瓜蒌实、葛根（锉）、独活（去芦头）、防风（去叉）各三分。上九味，粗捣筛，每服三钱匕，水一盏，煎至七分，去滓温服不拘时。（《圣济总录》）[15]1486

芍药汤：赤芍药、延胡索、当归（切，炒）、枳壳（去瓤，麸炒）、牛膝（去苗，酒浸，炒）、石斛（去根）、附子（炮裂，去皮脐）各一两。上七味，锉如麻豆大，每服三钱匕，水一盏，入生姜三片，枣二枚（擘破），同煎至七分，去滓温服，不拘时候。（《圣济总录》）[15]1658

川芎汤：川芎、牛膝（去苗，酒浸，切，焙）、当归（切，焙）、萆薢（锉）、桂（去粗皮）、桃仁（汤去皮尖双仁，炒）、芍药各一两。上七味，粗捣筛，每服三钱匕，水一盏，入生姜三片，枣二枚（擘破），同煎至七分，去滓温服，不拘时候。（《圣济总录》）[15]1658

当归黄芪汤：当归（锉，焙）、黄芪（细锉）、芍药各二两，生姜五两（切，焙）。上四味，粗捣筛，分作八服，每服水二盏半，煎至一盏，去滓温服。（《圣济总录》）[15]1659

当归散：当归、丁香、川芎各三两，青橘皮二两，吴茱萸半两（去梗，浸泡三次，炒黑）。上为细末，无时，温酒调一钱。（《妇人大全良方》）[20]370

当归散：当归一两（锉，微炒），阿胶一两（捣碎，炒令黄燥），甘草一两（炙微赤，锉）。上药，捣筛为散。每服四钱，以水一中盏，入葱白七寸，煎至六分，去滓，不计时候温服。（《太平圣惠方》）[37]196

当归散：当归一两（锉，微炒），骨碎补一两，牛膝一两（去苗），赤芍药一两，桃仁一两（汤浸，去皮尖双仁，麸炒微黄），琥珀一两，川芎一两。上药，捣细罗为散。每于食前，以豆淋酒调下二钱。（《太平圣惠方》）[37]320

壮本丹：杜仲一两（酒炒），肉苁蓉五钱（酒洗），巴戟五钱（酒浸，去骨），破故纸一两（盐水炒），茴香一两，青盐五钱。上为末，将猪腰子分开，入药在内，缝住，纸包煨熟。每一个一服，用黄酒送下。（《古今医鉴》）[41]1292

羊肾汤：羊肾细切一具，磁石二两（煅，醋淬七遍），黄芪一两（锉），桂三分（去粗皮），干姜一两（炮），白术二两，白茯苓一两（去黑皮）。上七味，除羊肾外，粗捣筛，每服五钱匕，水一盏半，先煎羊肾至一盏，下药煎至七分，去滓空腹温服，夜卧再服。（《圣济总录》）[15]1507

羊肾馄饨方：五味子、山茱萸、干姜（炮裂）、川椒（去目及闭口者，微炒去汗）、桂心各一两。上药，捣细罗为散，每日取羊肾一对，去脂膜细切，入散两钱，木白内杵如泥，作馅用，和面捻作馄饨，以水熟煮，和汁食之。（《太平圣惠方》）[37]249

羊髓粥：羊髓三合，羊脊骨一具（椎碎），米五合。上三味，以水五升，煮骨取二升，去骨着米，入五味煮粥，熟入羊髓搅，空腹食之。（《圣济总录》）[15]3094

安肾丸：补骨脂（炒）、葫芦巴（炒）、茴香（炒）、川楝（炒）、续断（炒）各三两，桃仁（麸炒，去皮尖，别研）、杏仁（如上法）、山药（炒，切）、茯苓各二两。上为末，蜜丸如梧子大，盐汤五十丸，空心服。（《三因极一病证方论》）[26]265

安肾丸：茴香三两（炒），川楝三两（炒），破故子三两（炒），续断三两，葫芦巴三两，桃仁二两，杏仁二两（炒），干山药二两，白茯苓二两。末之，蜜丸桐子大，盐汤下。（《明医指掌》）[28]167

导痰散：二陈汤加南星、枳实。(《张氏医通》)[7]530

异功散：四君子汤加橘皮（略去白），为散，每服三四钱，如生姜一片，水煎，去滓服。(《张氏医通》)[7]531

阳起石丸：阳起石一两（飞过），远志（去心）、山芋、巴戟天（去心）、附子二两（炮裂，去皮脐），龙骨一两（研），肉苁蓉四两（酒浸，切，焙），蛇床子三两，牛膝（酒浸，切，焙）、杜仲（去粗皮，炙）、赤石脂、牡蛎（煨）各二两，石斛（去根）、黄芪（锉）、续断、五味子、菟丝子（酒浸，别捣）、地骨皮、五加皮（锉）、萆薢、卷柏各二两。上二十一味，为细末，炼蜜和丸，如梧桐子大，每服二十丸，温酒下，空心食前服。(《圣济总录》)[15]1508

防风苍术汤：防风、苍术、桔梗、陈皮、桃仁、白芷、川芎、当归、枳壳、厚朴。(《杂病源流犀烛》)[46]537

防独神术汤：白术、黄柏、防风、独活。(《症因脉治》)[36]109

如神汤：延胡索（微炒），当归、桂心各等分。上细末，每服二钱，不拘时，温酒调服。一方，加杜仲，或加桃仁、牛膝、续断亦可。(《证治准绳·类方》)[19]516

如神汤：即生料五积散加桃仁，逐败血，祛风湿。(《校注妇人良方》)[59]960

如神散（《三因极一病证方论》）：川归、肉桂、延胡索（杵碎，炒）各等分。上为细末，每服二钱，热酒调下。或细切，酒煎亦可。(《医学正传》)[40]191

红花桃仁汤：大黄、枳壳、厚朴、桃仁、红花、赤芍药、当归尾。(《症因脉治》)[34]115

远志丸：远志（去心）、桂（去粗皮）、杜仲（去粗皮，炙）、枳壳（去瓤，麸炒）、白茯苓（去黑皮）各半两，熟干地黄（焙）、菟丝子（酒浸一宿，别捣）各一两。上七味，除菟丝子外，捣罗为末、和匀，炼蜜和丸，如梧桐子大，每服三十丸，空腹温酒下。(《圣济总录》)[15]1507

赤芍药散：赤芍药三分，延胡索半两，桂心半两，川芎半两，当归半两（锉，微炒），牡丹半两，枳壳半两（麸炒微黄，去瓤），牛膝二两（去苗），川大黄二两（锉，微炒），桃仁半两（汤浸，去皮尖双仁，麸炒微黄）。上药，捣筛为散。每服四钱，以水二大盏，入生姜半分，煎至五分，次入酒二合，更煎三二沸，去滓，每于食前温服。(《太平圣惠方》)[37]319

芷葛二妙丸：苍术、黄柏、白芷、葛根、秦艽、独活。(《症因脉治》)[34]109

苁蓉獭肝丸：肉苁蓉二两（酒浸，切，焙），獭肝一具（酥炙），柴胡（去苗）、秦艽（去苗土）、当归（切，焙）、石斛（去根）、白茯苓（去黑皮）、泽泻、附子（炮裂，去皮脐）各一两半，远志（去心）、巴戟天（去心）各二两，蒺藜子（炒去角）、熟干地黄（焙）、厚朴（去粗皮，生姜汁炙）、五味子（炒）、桂（去粗皮）、桃仁（去皮尖双仁，炒）、丁香、木香、山芋、芍药、陈橘皮（浸，去白，焙）、赤石脂（研）、槟榔（锉）、白术（炒）、干姜（炮）、郁李仁（汤去皮尖，研）、甘草（炙，锉）、牡丹皮、蜀椒（去目并合口者，炒出汗）、山茱萸、川芎、牡蛎（煅，研）、人参各一两，黄芪二两半（锉，炒）。上三十五味，捣罗为末，炼蜜和丸，如梧桐子大，每服四十丸，空心酒下。(《圣济总录》)[15]1509

苍术白芷汤：苍术、白芷、防风、干葛、升麻、干姜、甘草、独活。(《症因脉治》)[34]110

苍术汤：苍术、黄柏、柴胡、防风、附子、杜仲、川芎、肉桂。作汤服之。(《丹溪治法心要》)[39]367

苍术汤：苍术五钱（祛湿止痛），柴胡三钱（行经），防风一钱半（祛风胜湿），黄柏一钱半（始得之时，寒也，久不愈，寒化为热，除热止痛）。水二盅，煎至一盅，空心食前服。(《证治准绳·类方》)[19]513

苍术复煎散：红花一分，黄柏三分，柴胡（去芦）、藁本、泽泻、白术、升麻各五分，羌活一钱，苍术四两。上细切。先以苍术一味，用水三大盏，煎至二盏，去渣入前药，复煎至一盏，去渣空心稍热服，取微汗为效，忌酒及湿面。（《医学正传》）[40]191

苍白二陈汤：即二陈汤加苍术、白术各一钱。（《医学心悟》卷三）[30]132

苍柏散：苍术、黄柏、牛膝、杜仲、防己、木瓜、川芎。（《医宗金鉴》）[51]509

苍独肾着汤：白术、白茯苓、干葛、苍术、独活、防风。（《症因脉治》）[34]108

芪术防桂汤：白术四两，黄芪二两，防己一钱，肉桂一钱。水煎服。十剂轻，二十剂愈。（《辨证录》）[32]746

杜仲丸：杜仲（去粗皮，炙）、桂（去粗皮）、白茯苓（去黑皮）、枳壳（去瓤，麸炒）各一两半，菟丝子二两（酒浸一宿，别捣），干姜半两（炮），远志二两（去心）。右七味，捣罗为末，炼蜜和丸，如梧桐子大，每服三十丸，食前温酒或枣汤下。（《圣济总录》）[15]1510

杜仲散：杜仲一两（去粗皮，炙微黄，锉），五加皮一两，当归一两（锉，微炒），赤芍药一两，川芎一两，人参一两（去芦头），萆薢一两（锉）。上药，捣粗罗为散。每服四钱，以水一中盏，煎至六分，去滓，不计时候温服。（《太平圣惠方》）[37]196

杜仲散：杜仲一两（去粗皮，炙微黄，锉），熟干地黄一两，桂心半两，附子一两（炮裂，去皮脐），五味子三分，续断半两，石斛一两（去根苗），当归三分（锉，微炒），川芎三分，萆薢一两（锉），牛膝半两（去苗），木香一两。上药，捣筛为散。每服四钱，以水一中盏，入生姜半分，枣三枚，煎至六分，去滓，每于食前温服。（《太平圣惠方》）[37]320

牡丹汤：牡丹皮、柴胡（去苗）、犀角（镑）、杜仲（去粗皮，锉，炒）、当归（切，焙）、桂（去粗皮）、枳壳（去瓤，麸炒）、槟榔（煨，锉）、丹参、桔梗（锉，炒）、郁李仁（汤去皮尖）各一两。上一十一味，粗捣筛，每服三钱匕，水一盏，煎至七分，去滓温服，不拘时候。（《圣济总录》）[15]1659

羌独冲和汤：羌活、黄芩、生地、荆芥、川芎、葛根、甘草。（《症因脉治》）[34]109

羌独败毒散：羌活、独活、防风、荆芥、川芎、柴胡、前胡、甘草、苍术、白芷。（《症因脉治》）[34]107

羌活丸：羌活（去芦头）、五加皮（锉）、杜仲（去粗皮，切，炒）、干姜（炮）、桂（去粗皮）各三分，巴戟天（去心）、附子（炮裂，去皮脐）各一两，牛膝一两半（酒浸，切，焙）。上八味，捣罗为末，炼蜜丸如梧桐子大，每服三十丸，温酒下不拘时。（《圣济总录》）[15]1486

羌活汤：羌活三钱，防风一钱半，甘草生熟各半钱，草豆蔻、黄柏、葛根各五分，砂仁一钱，陈皮六分，知母二钱半，黄芪二钱，苍术、升麻、独活、柴胡各一钱。上为粗末，作二服，水二盏，煎至一盏，去渣，空心服。（《证治准绳·类方》）[19]513

羌活汤：羌活（去芦头）、桂（去粗皮）各一两，附子（炮裂，去皮脐）、当归（切，焙）、防风（去叉）、牛膝（酒浸，切，焙）各三分。上六味，㕮咀如麻豆大，每服二钱匕，水一盏，煎至七分，去滓温服不拘时。（《圣济总录》）[15]1486

羌活败毒散：羌活、独活、前胡、川芎、防风、荆芥、甘草、苍术。（《症因脉治》卷一）[34]109

没药散：没药一两，牛膝一两（去苗），桂心一两，琥珀一两，赤芍药一两，庵蔺子一两，当归半两（锉，微炒），桃仁一两（汤浸，去皮尖双仁，麸炒微黄），狗脊一两（去毛）。上药，捣细罗为散。每服食前，以温酒调下二钱。（《太平圣惠方》）[37]320

沉麝丸：血竭、没药、沉香、辰砂各一分，木香、麝香各半分。上生为末，瓷器熬，生甘草膏丸如皂子大。每一丸，姜盐汤嚼下。产后血痛、气痛并主之，亦治脾痛。（《仁斋直指方论》）[14]705

补中益气汤：补中益气黄芪参，陈皮白术当归兼，柴胡升麻甘草伴，形劳虚损喘皆痊。（八味）

（《寿世保元》）[55]156

补阴汤：当归、白芍（酒炒）、生地黄、熟地黄、陈皮、茴香（盐、酒炒）、故纸（酒炒）、牛膝（去芦，酒洗）、杜仲（去粗皮，酒炒）、茯苓（去皮）各一钱，人参五分，黄柏（去粗皮，酒炒）、知母（酒炒）各七分，甘草三分（炙）。上锉一剂，枣二枚。水煎，不拘时服。痛甚大者加乳香、砂仁、沉香，去芍药、生地、陈皮。如常服合丸药，俱为细末，炼蜜为丸，如梧桐子大。每服五十丸，清心米汤下，酒亦可。（《万病回春》）[56]368

补肾丸（丹溪）：黄柏、龟板各二两，杜仲（各依前制）、牛膝、陈皮各二两，干姜五钱（冬加），五味子二钱（冬用一两）。上为细末，姜汁糊或酒糊为丸服，温酒或白汤空心下。（《医学正传》）[40]157

补肾汤：当归（酒洗）、白芍（酒炒）、生地黄、熟地黄、陈皮、小茴香（盐酒炒）、破故纸（酒炒）、牛膝（去芦，酒洗）、杜仲（去粗皮，酒炒）、白茯苓（去皮）各一钱，人参五分，黄柏（去皮，酒洗）、知母（酒炒）各七分，甘草三分（炙）。上锉一剂，枣二枚，水煎服。痛甚者，加乳香、砂仁、沉香，去白芍、生地、陈皮。如常服，合丸药，俱为细末，炼蜜为丸，如梧桐子大，每服五十丸，米汤下，酒下亦可。（《寿世保元》）[55]643

补骨脂丸：草薢四两（一两用童便浸，一两用米泔浸，一两用盐汤浸，一两用酒浸，各使一昼夜），杜仲四两（炒丝断），补骨脂三两（炒香），胡桃肉八两（浸去油腻，另研如泥）。上以前三味共研为细末，不犯铁器，入胡桃肉，用木杵捣千余下，以糯米糊为丸，秋冬以炼蜜为丸，如梧桐子大，每服五十丸，空心温酒下，干物压之。（《医学正传》）[40]191

补虚利腰汤：熟地一两，杜仲五钱，破故纸一钱，白术五钱。水煎服。连服四剂自愈。熟地补肾水也，得白术则利腰脐，而熟地不腻，杜仲、破故补火以止腰痛者也，得熟地则润泽而不至干燥，调剂相宜，故取效最捷耳。（《辨证录》）[32]746

补髓丹：杜仲十两，补骨脂十两（用芝麻五两同炒，以芝麻黑色无声为度，去麻不用），鹿茸四两（燎去毛，酒浸制）。右为末，用胡桃肉三十个，浸去皮，捣为膏，入面少许，煮糊为丸，桐子大。每服百丸，温酒、盐汤任下。（《景岳全书》）[17]1620

附子丸：附子（炮裂，去皮脐）、人参、当归（切，焙）、熟干地黄（焙）、桂（去粗皮）、延胡索、威灵仙（去苗土）各一两。上七味，捣罗为末，炼蜜为丸，如弹子大，每服一丸，细嚼温酒下，胡桃茶亦得，不拘时候。（《圣济总录》）[15]1658

附术汤：附子（炮，去皮脐）、白术各一两，杜仲（去皮，锉，炒去丝）。上药㕮咀，每服四钱，水一盏半，生姜七片，煎至七分，去滓，温服，空心食前。（《严氏济生方》）[21]116

青娥丸：杜仲一斤（炒），生姜十两（炒），破故纸一斤（炒）。上为末，用胡桃肉一百二十个，汤浸去皮，研成膏，入少熟蜜。丸如梧子大，每服五十丸，盐酒、盐汤任下，食前服。（《三因极一病证方论》）[26]265

青娥丸：补骨脂四两（即破故丝，四川者佳，净洗，酒浸少刻，隔纸炒香为度），草薢四两（真正者，切片，分四处，一用炒，一用童尿便炒，一用米泔炒，一用酒炒，俱晒干），杜仲四两（姜汁炒去丝），黄柏四两（蜜炒），胡桃肉八两（去皮），知母三两（蜜炒），牛胶四两（酒炒）。上为末。（《百代医宗》）[29]19

青娥丸：胡桃二十个（去皮、膜），蒜四两（熬膏），破故纸八两（酒浸，炒），杜仲十六两（去皮，姜汁浸，炒）。上为细末，蒜膏为丸。每服三十丸，空心温酒下，妇人淡醋汤下。（《太平惠民和剂局方》）[16]175

青娥丸：破故纸四两（炒香），杜仲八两（净，姜汁炒），胡桃肉十两。上为末，酒糊丸梧子大，每

三五十丸，空心温酒送下，蜜丸亦可。《百一》补髓丹有鹿茸二两，没药一两。治疗食积腰痛。（《金匮翼》）[8] 276

青娥丸：杜仲一斤（姜炒），破故纸半斤（炒），胡桃肉二十个（末之），大蒜四两（捣为膏）。和丸如梧桐子大，每三十丸，空心温酒送下，或用酒糊为丸。（《明医指掌》）[28] 167

虎骨浸酒：虎胫骨半斤（涂酥，炙微黄），熟干地黄二两，石斛（去根）、独活、防风（去芦头）、牛膝（去苗）、丹参、桂心、当归、萆薢、川芎、酸枣仁（微炒）、山茱萸、淫羊藿、五加皮、附子（炮裂，去皮脐）、骨碎补（去毛）、川椒（去目及闭口者，微炒去汗）、白蒺藜（微炒去刺）各一两，乌蛇一条（重半斤者，酒浸，去皮骨，涂酥，炙微黄）。上药，细锉，以生绢袋盛，以好酒三斗，于瓷瓮中浸之，密封经七日后，每日空心，日午近晚各温饮一盏，常令醺醺，以差为度。忌生冷、油腻、猪鸡、黏滑物。（《太平圣惠方》）[37] 160

肾着汤：炮姜、茯苓、白术、甘草。如溺赤便溏，加苍术、陈皮、丁香。（《类证治裁》）[44] 355

肾着汤：干姜（炮）、茯苓各四两。一法茯苓、白术四两，干姜、甘草二两，甘草（炙）、白术各二两。上为锉散。每服四大钱，水一盏半，煎七分，空腹冷服。又治体虚自汗，甚效。（《三因极一病证方论》卷十三）[26] 264

肾着汤：白茯苓四两，白术四两，干姜二两，甘草二两（炙）。每锉四钱，水二盏，空心煎服。（《明医指掌》）[28] 168

肾着汤：苍术、白术、甘草（炙）各一两，茯苓、干姜（炮）各一两，橘红、丁香各二钱半。上每服五钱，水一盅，生姜三片，枣一枚，煎服。（《丹溪心法》）[39] 183

败酱散：败酱一两，桂心一两，川芎一两，当归一两（锉，微炒），延胡索一两。上药，捣筛为散。每服四钱，以水一中盏，煎至五分，次入酒二合，更煎二三沸，去滓，每于食前温服。（《太平圣惠方》）[37] 320

金匮肾气丸：即六味丸加熟附子、肉桂、车前子。（《症因脉治》）[34] 109

河车膏合青娥丸：补骨脂四两（炒研），杜仲四两（姜水炒），煮烂河车一具，打为丸。痛甚，加独活、秦艽。（《症因脉治》）[34] 109。

实腰汤：杜仲一两，白术二两，熟地一两，山茱萸四钱，肉桂一钱。水煎服。十剂痊愈。（《辨证录》）[32] 746

茴香酒：破故纸（炒香）、茴香（炒香）、辣桂等分。上为末，每服二钱，热酒调，食前。（《金匮翼》）[8] 276

南星二陈汤：胆星、熟半夏、白茯苓、橘红、甘草、海石、香附。（《症因脉治》）[34] 116

药棋子：黑牵牛不拘多少，以新瓦火烧赤，便以牵牛倒在瓦上，自然一半生一半熟，不得搅动，取头末一两，入硫黄一分，同研匀，分三服。每用白面一匙，水和捏如棋子样，五更初用水一盏煮熟送下，痛住即止；未住，明日五更再服。（《证治准绳·类方》）[19] 516

枳壳汤：枳壳五两（炒），甘草二两（生用）。末之，葱白汤下。（《明医指掌》）[28] 167

枸杞羊肾粥：枸杞叶一斤，羊肾一对（细切），米三合，葱白十四枚。上四味细切，加五味煮粥如常法，空腹食。（《圣济总录》）[15] 3094

轻腰汤：白术一两，薏仁一两，茯苓五钱，防己五分。水煎服。连服二剂而腰轻矣。（《辨证录》）[32] 744

胃苓汤：陈皮、厚朴、甘草、苍术、白术、茯苓、泽泻、猪苓、肉桂各等分。每服五六钱，姜五片，枣二枚，水煎服。（《景岳全书》）[17] 1641

复元通气散：茴香、穿山甲（蛤粉炒）各二两，白牵牛、延胡索、甘草（炒）、陈皮各一两，木香一两半。上为末，每服一钱，热酒调服。（《丹溪心法》）[39]192

复元通气散：舶上茴香（炒）、穿山甲（蛤粉炒）各二两，延胡索（醋炒）、白牵牛（炒）、甘草（炙）、陈皮（去白）各一两，南木香一两半。上为末，每服一钱，热酒调下，食前。（《金匮翼》）[8]276

复元通气散：舶上茴香（炒）、穿山甲（锉，蛤粉炒，去粉）各二两，南木香一两半（不见火），延胡索（擦去皮）、白牵牛（炒，取末）、陈皮（去白）、甘草（炒）各一两。上为细末，每服一大钱，热酒调。（《太平惠民和剂局方》）[16]197

食羊蜜方：熟羊脂、熟牛髓、白蜜、熟猪脂各五两，生姜汁一合，生地黄汁五两。右六味，先以猪羊脂煎一沸，次下牛髓，又煎一沸，次下白蜜生姜地黄汁，微火煎，不住手搅，膏成，贮密器中，每服一匙许，空腹温酒调下，羹粥中服之亦得。若食素者，以酥代脂髓，加麦门冬汁。若不能食或多风者，加白术。（《圣济总录》）[15]3094

独活二妙丸：独活二两（蒸，晒），黄柏二两（炒）。（《症因脉治》）[34]109

独活汤：羌活二钱，防风、独活、肉桂各三钱，甘草二钱（炙），当归尾五钱，桃仁五十粒，连翘五钱，汉防己、黄柏（酒浸）各一两，泽泻、大黄（煨）各三钱。上药㕮咀，每服五钱，如麻头大，酒半盏，水一盏，去渣热服。（《证治准绳·类方》）[19]513

独活汤：独活、桑寄生、防风、秦艽、威灵仙、牛膝、茯苓各一钱，桂心五分，细辛、甘草（炙）各三分，当归、金毛狗脊各二钱。（《医学心悟》）[30]165

独活苍术汤：独活、苍术、防风、细辛、川芎、甘草。（《症因脉治》）[34]109

独活秦艽汤：独活、秦艽、防风、川芎、苍术。（《症因脉治》）[34]107

独活酒：独活半两（去芦头），杜仲一两（去粗皮），当归（切，焙）、川芎、熟干地黄（焙）各一两半，丹参一两。上六味，细锉，用好酒五升，于净瓶内浸密封，重汤煮两时许，取出候冷，旋暖不拘时饮之，常令微醉。（《圣济总录》）[15]1486

独活寄生汤：独活一钱，杜仲（炒）、细辛、桑寄生、人参、当归、川芎、芍药、茯苓、牛膝、甘草、桂心、熟地黄、防风、秦艽。水一盅半，姜三片，煎七分。空心服。（《景岳全书》）[17]1648

独活寄生汤：独活一钱，桑寄生一钱，杜仲一钱半（盐水炒，去丝），细辛一钱，牛膝一钱（去芦），秦艽一钱（去芦），白茯苓八分（去皮），桂心六分，川芎八分，防风八分（去芦），白芍药八分（酒炒），甘草七分（炙），人参一钱二分，当归钱半（酒洗），熟地黄二钱（酒洗）。上锉，一剂，水二盅，煎至八分，空心热服。（《明医指掌》）[28]167

独活寄生汤：独活三两，桑寄生（如无，以续断代）、细辛、牛膝（酒浸）、秦艽、茯苓、白芍药、川芎、防风（去芦）、甘草（炙）、桂心（不见火）、人参、熟地黄、当归、杜仲（炒断丝）各二两。每服四钱，水煎温服。（《秘传证治要诀及类方·证治要诀类方》）[18]74

独活寄生汤：独活、桑寄生（如无，以川续断代）、杜仲（去皮，切，炒去丝）、牛膝、细辛、秦艽、茯苓、桂心、防风、川芎、人参各一钱半，甘草、当归、芍药、干地黄各一钱。水二大盏，生姜五片，同煎至七分，食前服。（《证治准绳·类方》）[19]512

独活寄生汤：桑寄生、羌活、独活、杜仲、细辛、桂心、川芎、防风、甘草、人参、熟地黄、当归各五分，牛膝、秦艽、茯苓、白芍各五分。上切一剂，白水煎服。（《百代医宗》）[29]22

独活散：独活一两，黄芪半两（锉），防风三分（去芦头），白鲜皮半两，茯神一两，川芎半两，羚羊角屑半两，桂心三分，酸枣仁一两（微炒），当归半两（锉，微炒），附子一两（炮裂，去皮脐）。上药，捣粗罗为散。每服四钱，以水一中盏，煎至六分，去滓，每于食前稍热服。（《太平圣惠方》）[37]102

济生术附汤：白术、熟附子、杜仲、干姜。（《症因脉治》）[34]110

济生庵蔺丸：庵蔺子半两，没药二钱五分，乳香二钱五分，补骨脂五钱，藏灵仙半两，杜仲半两（炒），当归半两（酒洗）。末之，酒糊丸如梧子大，每七十丸，空心淡盐汤下。（《明医指掌》）[28]169

神曲酒：陈旧神曲一块，烧通红，淬老酒，去神曲，通口吞青娥丸，两服顿愈。（《金匮翼》）[8]276

神曲酒：神曲，闪挫，煅红，淬酒服。（《本草纲目》）[53]137

神应丸：威灵仙、桂心、当归各二两。上细末，酒煮面糊丸，梧子大。每服二三十丸，食前用温酒或茴香汤下，妇人桂心下。（《证治准绳·类方》）[19]516

神保丸：木香、胡椒各一分，干蝎七个（全者），巴豆十个（去心、皮，别研）。（《妇人大全良方》）[20]126

神验虎骨丸：虎胫骨一两（涂酥，炙微黄），桑寄生一两，黄芪三分（锉），枳壳三分（麸炒微黄，去瓤），牛膝一两（去苗），白茯苓一两，熟干地黄一两，石南一两，桂心一两，防风三分（去芦头），羌活三分，酸枣仁三分（微炒），当归三分（锉，微炒）。上药，捣罗为末，炼蜜和捣三二百杵，丸如梧桐子大。每于食前，以温酒下三十丸。（《太平圣惠方》）[37]103

起伛汤：薏仁三两，白术二两，黄芪一两，防风三分，附子一分。水煎服。日用一剂，服一月而腰轻，服两月而腰可伸矣，服三月而痊愈。此方利湿而又不耗气，气旺则水湿自消，加入防风、附子于芪、术之中，有鬼神不测之机，相畏而相使，建功实奇。万不可疑药剂之大，而少减其品味。（《辨证录》）[32]746

桂心散：桂心一两半，白术二两，赤茯苓二两，甘草一两（炙微赤，锉），泽泻一两，牛膝一两（去苗），干姜一两（炮裂，锉），杜仲一两半（去皴皮，炙微黄，锉）。上药，捣粗罗为散。每服四钱，以水一中盏，煎至六分，去滓，每于食前温服。（《太平圣惠方》）[37]113

桂枝汤：桂枝三两（去皮），芍药三两，甘草二两（炙），生姜三两（切），大枣十二枚（擘）。上五味，㕮咀三味，以水七升，微火煮取三升，去滓，适寒温，服一升。（《医学从众录》）[45]696

桃仁汤：桃仁（去皮尖）、苏木、生地黄各半两，虻虫（去足翅，炒）、水蛭（炒）各三十个。上为粗末，每服三钱。水一盏，煎至六分，去滓温服，无时候。（《妇人大全良方》）[20]540

桃核承气汤：小承气汤去厚朴、枳实。方中大黄酒浸，加芒硝三合，甘草二钱。（《张氏医通》）[7]540

柴胡芍药汤：白芍药、独活、防风、川芎、苍术、青皮、钩藤。（《症因脉治》）[34]107

柴胡芍药汤：柴胡、白芍药、青皮、钩藤、香附、山栀、乌药、独活。（《症因脉治》）[34]109

柴胡苍术汤：柴胡、苍术、川芎、防风、广皮、甘草、独活。（《症因脉治》）[34]109

柴胡独活汤：柴胡、独活、防风、川芎、苍术、青皮、甘草。（《症因脉治》）[34]107

柴胡清肝饮：柴胡、黄芩、山栀、白芍药、青皮、枳壳。（《症因脉治》）[34]114

柴胡疏肝散：柴胡、橘皮（醋炒）各二钱，川芎（童便浸，切）、芍药、枳壳（炒）各钱半，甘草五分（炙），香附钱半（醋炒），山栀一钱（姜汁炒黑），煨姜一片。水煎，食前温服。吐血，加童子小便半盏。（《张氏医通》）[7]447

柴独苍术汤：柴胡、独活、苍术、防风、黄柏、黄芩。（《症因脉治》）[34]109

健步丸：羌活半两（去芦），柴胡半两，滑石半两（炒），甘草半两（炙），栝楼根半两，防风三钱（去芦），泽泻三钱（去毛），防己一两（酒洗），川乌三钱，苦参五钱（酒洗），肉桂一钱。末之，酒糊丸如桐子大，每七十丸，煎愈风汤吞下。末之，大蒜四两，捣为膏，和丸如梧桐子大，每三十丸，空心温酒送下，或用酒糊为丸。（《明医指掌》）[28]168

宽腰汤：车前子三钱，薏仁五钱，白术五钱，茯苓五钱，肉桂一分。水煎服。一剂而膀胱之水大泄，二剂而腰痛顿宽也。夫车前、茯苓以利膀胱之水，薏仁、白术以利腰脐之气，则膀胱与肾气内外相通。又得肉桂之气，尤易引肾气而外达于小肠，从阴器而尽泄，腰痛有不速愈。（《辨证录》）[32]746

调肝散：半夏三分（制），辣桂、宣木瓜、当归、川芎、牛膝、好细辛各二分，石菖蒲、酸枣仁（荡去皮，微炒）、甘草（炙）各一分。上锉细。每三钱，姜五片，枣二枚，煎服。（《仁斋直指方论》）[14]487

调荣活络饮：川大黄、当归条、川牛膝（去芦，酒洗）、杏仁（去皮，研如泥）各二钱，赤芍药、红花、羌活、怀生地黄（酒洗）各一钱，川芎一钱半，桂枝三分。水一盏半，煎至八分，食前温服。（《证治准绳·类方》）[19]514

调荣活络饮：当归尾、红花、桃仁、赤芍药、大黄、独活、牛膝、秦艽、桂枝。（《症因脉治》）[44]114

调荣活络散：大黄、当归梢、牛膝、杏仁各二钱，赤芍、红花、羌活、桃仁各一钱，川芎、桂枝各三分，香附一钱半。水煎服。（《证治汇补》）[31]377

调黑神散：黑豆（炒）、熟地黄、当归、白芍药、蒲黄、肉桂、干姜（炮）、甘草。上为末，每服二钱，酒童便各半盏，调服。（《秘传证治要诀及类方·证治要诀类方》）[18]189

庵䕡丸：庵䕡子半两，没药二钱半（别研），乳香一钱半（别研），杜仲（去粗皮，锉，炒令丝断）、补骨脂（炒）、威灵仙（洗，去芦）、官桂（不见火）、川当归（去芦，酒润，切，焙）各半两。上为细末，酒糊为丸，如梧桐子大。每服七十丸，空心食前，盐酒、盐汤任下。（《严氏济生方》）[21]116

萆薢酒：萆薢、杜仲（去粗皮，炙）各三两，枸杞根皮五两（洗）。右三味，细锉，用好酒五升，于净瓶内浸密封，重汤煮两时许，取出候冷，旋暖不拘时饮之，常令微醉。（《圣济总录》）[15]1486

猪肝丸：猪肝一具（去膜，切，以米醋二斗，煮令极烂），柴胡（去苗）、泽泻、槟榔、炮附子（炮裂，去皮）、熟干地黄（焙）、当归（炙，锉）各二两，蜀椒（去目及闭口者，炒出汗）、桃仁（去皮尖，双仁，炒合黄，研）、蒺藜子（炒去角）、牛膝（酒浸，切，焙）、木香、秦艽（去苗土）、桂（去粗皮）、芜荑仁（炒）、干姜（炮）、黄连（去须，炒）各一两。右一十七味，除肝外，捣罗为末，取肝入砂盆内研烂，同药末入臼内，捣三五千下，滴余醋并熟蜜和拌，众手丸如梧桐子大，每服四十丸，温酒下。（《圣济总录》）[15]1510

黄柏知母方：破故纸（酒浸少时，略炒）、川萆薢（童便浸一宿）、杜仲（姜汁炒断丝）、黄柏（盐水炒）、知母（酒炒）、牛膝（去芦）各四两，胡桃肉八两（去皮，炮）。蜜丸。（《医方考》）[23]128

麻黄苍术汤：麻黄、泽泻、炒曲、白茯苓、橘皮各一钱，半夏、桂枝、草豆蔻、猪苓各半钱，黄芪三钱，杏仁十个，苍术、甘草（炙）各二钱。上作一服，水二盏，煎一盏，食前服。（《证治准绳·类方》）[19]513

麻黄苍术汤：麻黄一钱，桂枝半钱，杏仁十个，草豆蔻半钱，半夏半钱，炒曲一钱，苍术二钱，橘皮一钱，泽泻一钱，白茯苓一钱，猪苓半钱，黄芪三分，炙甘草两分。上药㕮咀，如麻豆大。作一服，水二盏，煎至一盏，去滓，稍热服，食前。（《东垣试效方》）[22]496

羚羊角汤：羚羊角（镑）、羌活（去芦头）、牛膝（酒浸，切，焙）各一两，升麻、酸枣仁、芍药各一两半，防风二两（去叉），栀子仁五枚，虎胫骨酒二两。右九味，粗捣筛，每服五钱匕，水一盏半，煎至一盏，去滓，食前温服。（《圣济总录》）[15]1486

渗湿汤：干姜（炮）、茯苓各四两，甘草（炙）、白术各二两。上药㕮咀，每服五钱，水煎，空心服。（《丹溪心法》）[39]183

渗湿汤：白术、干姜、白茯苓、橘红、苍术、丁香、甘草。（《症因脉治》）[34]110

渗湿汤：苍术、白术、甘草（炙）各一两，茯苓（去皮）、干姜（炮）各二两，橘红、丁香各一分。（《太平惠民和剂局方》）[16]267

渗湿汤：苍术、白术、茯苓、炮姜、丁香、橘红、炙草。（《类证治裁》）[44]355

续断丸：续断一两，杜仲一两（去粗皮，炙微黄，锉），川芎半两，独活半两，狗脊三分，五加皮三分，草薢三分（锉），赤芍药二分，薯蓣三分，诃黎勒皮三分。上药，捣罗为末，炼蜜和捣三二百杵，丸如梧桐子大。每服不计时候，以温酒下三十丸。（《太平圣惠方》）[37]197

续断饮：续断、芍药、桂（去粗皮）、生干地黄（焙）、黄芪（细锉）、川芎、黄芩（去黑心）、当归（切，炒）各一两。上八味，粗捣筛，每服三钱匕，水一盏，煎至七分，去滓温服，不拘时候。（《圣济总录》）[15]1659

趁痛散：没药一两（细研），杜仲一两半（炒断丝），延胡索一两，当归一两（洗，焙），肉桂（去粗皮）一两，草薢一两。上为细末，每服三钱，温酒调下，空心。（《杨氏家藏方》）[47]75

椒红丸：川椒五两（微炒去汗，取红），磁石三两（烧，醋淬七遍，捣碎细研，水飞过），白蒺藜一两（微炒，去刺），附子三两（炮裂，去皮脐），巴戟二两，硫黄二两（细研），厚朴三两（去粗皮，涂生姜汁，炙令香熟），怀香子二两（微炒），盐花二两。上药，捣罗为末，以羊肾三对，尽去筋膜，细研，用好酒二升相和，于银锅内，熬成膏，和前药末捣三五百杵，丸如梧桐子大。每日空心，以温酒下三十丸，晚食前再服。（《太平圣惠方》）[37]103

黑牛续地饮：黑豆、牛膝（生用）。续断、生地均主补肾，又能行瘀。当归、延胡活血利气。丹皮、赤芍凉血行瘀。（《顾松园医镜》）[52]229

黑豆浸酒：黑豆五合（炒令熟），熟干地黄三两，杜仲二两（去粗皮，炙微黄），枸杞子一两，羌活一两，牛膝三两（去苗），淫羊藿三分，当归一两，石斛二两（去根），侧子二两（炮裂，去皮脐），茵芋二两，白茯苓一两，防风三分（去芦头），川椒一两（去目及闭口者，微炒去汗），桂心一两，川芎三分，白术三分，五加皮一两，酸枣仁一两（微炒）。上药，并细锉，用生绢袋盛，以酒二斗浸，密封，经七日后开，每于食前，暖一中盏服之。（《太平圣惠方》）[37]104

解湿仙丹：柴胡一钱，防己二钱，泽泻一钱，猪苓一钱，肉桂三分，白术五钱，甘草五分，山药三钱，白芥子一钱。水煎服。（《石室秘录》）[14]333

煨肾散：甘遂半两，木香一两。用法：共为细末，每服用药二钱，以猪腰子一只，薄开，去筋膜，掺药在内淹匀，用荷叶裹定，外用湿纸五重，以麻缕缠定，更用水蘸过，干湿所得，于武火内煨熟，纸干为度，临卧细嚼，用温酒送下，当下黄水。（《御药院方》）[65]125

磁石散：磁石一两（捣碎，水淘去赤水），沉香半两，山茱萸半两，黄芪半两（锉），桂心半两，五味子半两，熟干地黄半两，肉苁蓉半两（酒浸一宿，刮去皱皮，炙干），附子半两（炮裂，去皮脐），草薢半两（锉），白茯苓半两，牛膝半两（去苗），人参半两（去芦头）。上药，捣粗罗为散。每服四钱，以水一中盏，入生姜半分，枣三枚，煎至六分，去滓，每于食前温服。（《太平圣惠方》）[37]102

熟干地黄散：熟干地黄二两（焙），当归一两半（切，炒），吴茱萸半两（汤洗，焙干，炒），细辛三分（去苗叶），甘草（炙，锉）、芍药各一两。右六味，捣罗为散，每服二钱匕，温酒调下，不拘时候。（《圣济总录》）[15]1659

熟大黄汤：大黄（切如豆大）、生姜（切）各半两。上同炒令焦黄，以水一大盏，浸一宿。五更去滓顿服，天明所下如鸡肝者，即恶物出。（《三因极一病证方论》）[26]265

摩腰膏：附子尖、乌头尖、南星各二钱半，雄黄一钱，樟脑、丁香、干姜、吴茱萸各一钱半，朱砂一钱，麝香五粒（大者）。上为末，蜜丸如龙眼大，每服一丸，姜汁化开，如粥厚，火上顿热，置掌中，

摩腰上。候药尽粘腰上，烘绵衣包缚定，随即觉热如火，日易一次。(《丹溪心法》)[39]183

摩腰膏：附子尖、乌头尖、南星各二钱半，朱砂、雄黄、樟脑、丁香各一钱半，干姜一钱，麝香五粒（大者，小则加之）。上为末，蜜丸如龙眼大。每一丸，用生姜汁化开如厚粥，火上烘热，放掌上摩腰中，候药尽贴腰上，即烘绵衣缚定，腰热如火，间二日用一丸。(《证治准绳·类方》)[19]513

摩腰膏：附子尖、乌头尖、南星各二钱半，朱砂、雄黄、樟脑、丁香各一钱半，干姜一钱，麝香五分。为细末，蜜丸，龙眼大，每一丸，用生姜汁化开，如厚粥，火上烘热，放掌上摩腰中，候药尽，贴腰上，即烘棉衣裹紧，腰热如火，间二日用一丸。(《医宗必读》)[42]234

摩腰膏：附尖二钱五分，乌头二钱五分，天南星二钱五分，朱砂一钱，干姜一钱，雄黄一钱五分，樟脑一钱五分，丁香一钱五分，麝香半分。末之，姜汁调，烘热，摩腰上。(《明医指掌》)[28]167

麋茸川丸方：舶上茴香半两（炒香），菟丝子一两（酒浸，曝干，用纸条子同碾，取末），麋茸一两（酥炙黄，燎去毛，无即以鹿茸代）。上为末，以羊肾二对，法酒煮烂去膜，研如泥，和丸如梧桐子大，阴干。如肾膏少，入酒糊佐之。每服三五十丸，温酒盐汤下。(《普济本事方》)[61]30

麋茸丸：麋茸一两（酥炙黄，燎去毛，无即以鹿茸代），舶上茴香半两（炒香），菟丝子一两（酒浸，曝干，用纸条子同碾，取末）。上为末，以羊肾二对，法酒煮烂去膜，研如泥，和丸如梧子大，阴干，如肾膏少，入酒糊佐之。每服三五十丸，温酒盐汤下。(《普济本事方》)[61]30

藿香正气散：羌活、白芷、细辛、生地、防风、苍术、甘草、川芎、黄芩、姜。(《杂病源流犀烛》)[46]293

本章学术精要

1. 病名与概述

（1）**病名源流**　腰痹首载于《内经》，以腰部疼痛、重着、麻木为主症，涵盖西医学腰椎间盘突出症、腰肌劳损、骨质疏松等疾病。古代多称"腰痛"，《金匮要略》提出"肾着"证名，后世逐步完善分类，明清明确归入痹病范畴。

（2）**疾病特点**　病位在腰，可累及下肢，表现为俯仰不利、活动受限，病程反复。与肾虚密切相关，常兼夹外邪侵袭或跌仆损伤，形成本虚标实之证。

2. 病因病机

（1）**外邪侵袭**　风寒湿三气杂至，阻滞腰部经脉，气血不通则痛。秋令寒湿、久居湿地为常见诱因。

（2）**肾虚为本**　《内经》强调"腰者肾之府"，房劳过度、年老体衰致肾精亏虚，腰府失养，不荣则痛。

（3）**跌仆瘀血**　外伤劳损致气血瘀滞，《素问》指出"恶血归之"为关键病机，瘀血阻络加重病情。

（4）**痰湿阻滞**　脾虚生湿，痰浊流注腰部，与寒、热、瘀互结，形成复杂证候。

3. 临床表现与鉴别

（1）**核心症状**　腰部冷痛、酸重、刺痛，活动受限，夜间痛甚。实证见痛处固定、拒按；虚证见隐痛、遇劳加重。重证可伴下肢麻木、二便异常。

（2）**辨证分型**　寒湿型见腰冷如冰；湿热型伴灼热、尿赤；瘀血型痛如锥刺；肾虚型酸软空痛。

（3）**鉴别诊断**　需与骶痹（骶部疼痛）、脊痹（脊柱僵直）、肾痹（多关节受累）鉴别，腰痹以局部症状为主，少有全身畸形。

4. 治法与方药

（1）**散寒除湿** 寒湿腰痛用肾着汤，风湿盛者选独活寄生汤。

（2）**清热利湿** 湿热证用二妙丸加味，或苍术汤配合针灸委中放血。

（3）**活血化瘀** 跌仆损伤用复元活血汤，久痛入络加虫类药，如土鳖虫、全蝎。

（4）**补肾壮腰** 肾阳虚用右归丸，肾阴虚选左归丸，虚中夹瘀者青娥丸合桃红四物汤。

（5）**针灸特色** 取肾俞、命门、委中、昆仑等穴，寒证加灸，瘀血证刺络拔罐。

5. 转归与调护

（1）**预后因素** 单纯腰痛易治，累及下肢神经或内脏者预后较差。《医宗金鉴》指出"面忽红黑"为危候，提示心肾交争。

（2）**传变规律** 初病在经，久病入络，肾虚者可发展至骨痿；寒湿不祛易转为痰瘀互结。

（3）**调护要点** ①避邪防伤。避免久坐湿地、腰部负重，急性期制动，慢性期加强腰背肌锻炼。②食疗养生。肾虚者常食核桃、黑豆；瘀血证用山楂、玫瑰花代茶；湿热证忌肥甘，宜薏苡仁粥。③情志疏导。郁怒伤肝加重气滞腰痛，需调节情绪，配合逍遥散类方疏肝。④康复训练。采用五禽戏"鹿戏"舒缓腰部，或八段锦"两手攀足固肾腰"动作。

6. 学术传承

（1）**理论拓展** 金元医家补充"痰瘀致痹"理论，朱丹溪创摩腰膏外治；清代王清任强调"气虚血瘀"，创身痛逐瘀汤。

（2）**诊断细化** 《症因脉治》分经论治，太阳腰痛引项背，少阳痛如针刺，少阴痛引脊内廉，指导精准取穴用药。

7. 临证精要

（1）**分期论治** 急性期以"通"为主，重用牛膝、延胡索；缓解期以"补"为要，注重脾肾双补，黄芪、杜仲常用。

（2）**特色疗法** 药熨法（如吴茱萸、粗盐炒热外敷）、膏摩法（如冬青膏配合推拿）可迅速缓解肌痉挛。

（3）**截断防变** 久痛伴下肢麻木者，及早用马钱子粉（0.3g/d）通络，防止神经不可逆损伤。

腰痹治疗需把握"肾虚为本，邪瘀为标"的核心病机，急性期祛邪不忘固本，慢性期补肾兼顾通络。古籍理论结合现代诊疗技术，形成内服外治、针药并用的综合方案，对延缓疾病进展、改善生活质量具有重要价值。

参考文献

［1］未著撰人. 黄帝内经素问［M］. 北京：人民卫生出版社，2012.

［2］未著撰人. 灵枢经［M］. 北京：人民卫生出版社，1994.

［3］（汉）张仲景. 伤寒论［M］. 北京：学苑出版社，2007.

［4］（汉）张仲景. 金匮要略［M］. 北京：学苑出版社，2007.

［5］王旭东，陈丽云，梁尚华. 中国针灸大成（经典卷）·阴阳十一脉灸经［M］. 长沙：湖南科学技术出版社，2020.

［6］（宋）王执中. 针灸资生经［M］. 北京：中国医药科技出版社，2021.

［7］张民庆，王兴华，刘华东. 张璐医学全书·张氏医通［M］. 北京：中国中医药出版社，1999.

［8］孙中堂. 尤在泾医学全书·金匮翼［M］. 北京：中国中医药出版社，1999.

［9］（隋）巢元方著；高文柱，沈澍农校注. 中医必读百部名著·诸病源候论［M］. 北京：华夏出版社，2008.

［10］（明）朱橚. 普济方［M］. 北京：人民卫生出版社，1959.

［11］（清）董西园. 医级［M］. 北京：中国中医药出版社，2015.

［12］（清）王清任. 医林改错［M］. 北京：人民卫生出版社，1991.

［13］娄多峰. 痹证治验［M］. 郑州：河南科学技术出版社，1983.

［14］（宋）杨士瀛. 仁斋直指方论［M］. 福州：福建科学技术出版社，1989.

［15］（宋）赵佶. 圣济总录［M］. 北京：人民卫生出版社，1982.

［16］（宋）太平惠民和剂局. 太平惠民和剂局方［M］. 北京：中国中医药出版社，1996.

［17］李志庸. 张景岳医学全书·景岳全书［M］. 北京：中国中医药出版社，1999.

［18］（明）戴原礼. 秘传证治要诀及类方［M］. 北京：中国中医药出版社，1998.

［19］陆拯. 王肯堂医学全书·证治准绳［M］. 北京：中国中医药出版社，1999.

［20］（宋）陈自明. 妇人大全良方［M］. 北京：人民卫生出版社，1992.

［21］（宋）严用和. 重辑严氏济生方［M］. 北京：中国中医药出版社，2007.

［22］（金）李东垣. 东垣医集·东垣试效方［M］. 北京：人民卫生出版社，1993.

［23］郭君双. 吴昆医学全书·医方考［M］. 北京：中国中医药出版社，1999.

［24］（清）吴澄. 不居集［M］. 北京：人民卫生出版社，1998.

［25］张锡纯. 医学衷中参西录［M］. 石家庄：河北科学技术出版社，2016.

［26］（宋）陈无择. 三因极一病证方论［M］. 北京：中国中医药出版社，2007.

［27］（明）方谷. 医林绳墨［M］. 北京：中国中医药出版社，2015.

［28］（明）皇甫中. 明医指掌［M］. 北京：人民卫生出版社，1982.

［29］（明）涂绅. 百代医宗［M］. 北京：中医古籍出版社，1993.

［30］（清）程国彭. 医学心悟［M］. 北京：人民卫生出版社，2006.

［31］（清）李用梓. 证治汇补［M］. 上海：上海卫生出版社，1958.

［32］柳长华. 陈士铎医学全书·辨证录［M］. 北京：中国中医药出版社，1999.

［33］田思胜. 冯兆张医学全书·冯氏锦囊秘录［M］. 北京：中国中医药出版社，1999.

［34］（明）秦景明. 症因脉治［M］. 上海：上海卫生出版社，1958.

［35］韩学杰. 孙一奎医学全书·赤水玄珠［M］. 北京：中国中医药出版社，1999.

［36］（唐）孙思邈著；李景荣，苏礼，任娟莉，等校释. 备急千金要方校释［M］. 北京：人民卫生出版社，1998.

［37］（宋）王怀隐，郑彦，陈昭遇，等. 太平圣惠方［M］. 北京：人民卫生出版社，1958.

［38］（元）罗天益. 卫生宝鉴［M］. 北京：中国中医药出版社，2007.

［39］田思胜，高巧林，刘建青. 朱丹溪医学全书·丹溪心法［M］. 北京：中国中医药出版社，2006.

［40］（明）虞抟. 医学正传［M］. 北京：人民卫生出版社，1965.

［41］李世华，王育学. 龚廷贤医学全书·古今医鉴［M］. 北京：中国中医药出版社，1999.

［42］包来发. 李中梓医学全书·医宗必读［M］. 北京：中国中医药出版社，1999.

［43］（清）傅山. 傅青主男科［M］. 福州：福建科学技术出版社，1984.

［44］（清）林珮琴. 类证治裁［M］. 北京：人民卫生出版社，1988.

［45］林慧光. 陈修园医学全书·医学从众录［M］. 北京：中国中医药出版社，1999.

［46］田思胜. 沈金鳌医学全书·杂病源流犀烛［M］. 北京：中国中医药出版社，1999.

［47］（宋）杨倓. 杨氏家藏方［M］. 北京：人民卫生出版社，1988.

［48］柳长华. 陈士铎医学全书·石室秘录［M］. 北京：中国中医药出版社，1999.

［49］田思胜，高巧林，刘建青. 朱丹溪医学全书·丹溪治法心要［M］. 北京：中国中医药出版社，2006.

［50］（明）李梴. 医学入门［M］. 上海：上海科学技术出版社，1997.

［51］（清）吴谦. 御纂医宗金鉴（武英殿版排印本）［M］. 北京：人民卫生出版社，1963.

［52］（清）顾靖远. 顾松园医镜［M］. 郑州：河南人民出版社，1961.

［53］（明）李时珍著；夏魁周，张向群，王国辰，等校注. 李时珍医学全书·本草纲目［M］. 北京：中国中医药出版社，1996.

［54］黄英志. 叶天士医学全书·临证指南医案［M］. 北京：中国中医药出版社，1999.

［55］李世华，王育学. 龚廷贤医学全书·寿世保元［M］. 北京：中国中医药出版社，1999.

［56］李世华，王育学. 龚廷贤医学全书·万病回春［M］. 北京：中国中医药出版社，1999.

［57］（清）陈梦雷. 医部全录［M］. 北京：人民卫生出版社，1988.

［58］（宋）朱佐. 类编朱氏集验医方［M］. 北京：人民卫生出版社，1983.

［59］盛维忠. 薛立斋医学全书·校注妇人良方［M］. 北京：中国中医药出版社，1999.

［60］（明）杨继洲. 针灸大成［M］. 北京：中医古籍出版社，1998.

［61］（宋）许叔微. 普济本事方［M］. 北京：中国中医药出版社，2007.

［62］胡荫奇，常志遂. 痹病古今名家验案全析［M］. 北京：科学技术文献出版社，2003.

［63］（清）张聿青. 张聿青医案［M］. 上海：上海科学技术出版社，1963.

［64］韩学杰. 孙一奎医学全书·孙文垣医案［M］. 北京：中国中医药出版社，1999.

［65］（清）俞震. 古今医案按［M］. 沈阳：辽宁科学技术出版社，1997.

［66］（清）丁甘仁. 丁甘仁医案［M］. 北京：人民卫生出版社，2007.

第二十八章　膝痹

膝痹以膝关节变形、肿大疼痛，肌肉枯细，下肢形如鹤膝之状为特征，故又名膝游风、游膝风、膝眼风、鹤膝风、膝眼毒、膝疡等。膝痹由调摄失宜，足三阴经亏损，风寒之邪乘虚而引起，以致肌肉日瘦，肢体挛痛，久则膝大而腿细，如鹤之膝。本病多发于体力劳动者、肥胖者、年老者及长期站立工作者，常因感受外邪及劳损外伤而诱发加重。本病是一种慢性消耗性疾病，属于中医学"痹病"范畴。在西医学常表现为膝骨性关节炎、风湿性关节炎、骨结核、骨膜炎等骨关节疾病。

【经典原文】

《素问·脉要精微论》　膝者筋之府，屈伸不能，行则偻附，筋将惫矣；骨者髓之府，不能久立，行则振掉，骨将惫矣[1]68。

《素问·脏气法时论》　肺病者，喘咳逆气，肩背痛，汗出，尻阴股膝髀腨胻足皆痛，虚则少气不能报息，耳聋嗌干，取其经，太阴足太阳之外厥阴内血者[1]100。

《素问·痹论》　岐伯对曰：风寒湿三气杂至，合而为痹也。其风气胜者为行痹，寒气胜者为痛痹，湿气胜者为着痹也[1]164。

《素问·骨空论》　蹇膝伸不屈，治其楗。坐而膝痛，治其机。立而暑解，治其骸关。膝痛，痛及拇指治其腘[1]218。

《素问·骨空论》　坐而膝痛如物隐者，治其关。膝痛不可屈伸，治其背内[1]219。

《素问·气交变大论》　岁水不及，湿乃大行，长气反用……腰股痛发，腘腨股膝不便[1]279。

《素问·至真要大论》　少阴在泉，客胜则腰痛，尻股膝髀腨胻足病[1]355。

《素问·至真要大论》　太阳在泉，寒复内余，则腰尻肿，屈伸不利，股胫足膝中痛[1]355。

《灵枢·经脉》　是主血所生病者，狂疟温淫，汗出，鼽衄，口㖞，唇胗，颈肿，喉痹，大腹水肿，膝膑肿痛，循膺乳、气冲、股、伏兔、骭外廉、足跗上皆痛，中趾不用，气盛则身以前皆热，其有余于胃，则消谷善饥，溺色黄[2]30。

《灵枢·杂病》　膝中痛，取犊鼻，以圆利针，发而间之，针大如牦，刺膝无疑[2]61。

【钩玄提要】

1.病名　关于膝痹，最早在《阴阳十一脉灸经》中就有"[膝外廉]痛"的描述[3]7。《内经》论述本病有"膝伸不屈"[1]218"坐而膝痛"[1]218等表现，如《素问·骨空论》曰："膝痛不可屈伸[1]218。"

2.病因病机　《素问·气交变大论》曰："岁水不及，湿乃大行，长气反用……腰股痛发，腘腨股膝不便[1]279。"《素问·至真要大论》曰："少阴在泉，客胜则腰痛，尻股膝髀腨胻足病[1]355。"又曰："太阳在泉，寒复内余，则……股胫足膝中痛[1]355。"《内经》分析为外感湿热，浸淫于膝，湿热痹阻，导致筋骨肌肉关节失养，而致本病。

3. 症状与诊断 在《内经》之前，《阴阳十一脉灸经》对本病就有描述："［少］阳（脉）……［膝外廉］痛，振寒[3]7。"是现存最早的对本病的文献论述。《内经》也有对本病的论述，如《素问·骨空论》中载"膝痛不可屈伸"[1]219"膝伸不屈"[1]218"坐而膝痛"[1]218"膝痛，痛及拇指"[1]218"坐而膝痛如物隐者"[1]219等。《素问·至真要大论》中载"尻股膝髀腨胻足病"[1]355"股胫足膝中痛"[1]355等。《素问·脉要精微论》曰："膝者筋之府，屈伸不能，行则偻附，筋将惫矣；骨者髓之府，不能久立，行则振掉，骨将惫矣[1]68。"

4. 治法方药 《内经》最早提出针刺治疗本病，针对不同的病证，各有其针刺之道，《素问·骨空论》曰："寒膝伸不屈，治其楗。坐而膝痛，治其机。立而暑解，治其骸关。膝痛，痛及拇指，治其腘。坐而膝痛如物隐者，治其关。膝痛不可屈伸，治其背内[1]218-219。"《灵枢·杂病》曰："膝中痛，取犊鼻，以圆利针，发而间之，针大如氂，刺膝无疑[2]61。"但未提及内服方药。《类经》对《素问·骨空论》中描写膝痛的内容进行详细诠释，对"寒膝伸不屈，治其楗"阐释为："寒膝，膝痛而举动艰难也；伸不屈，能伸不能屈也；股骨曰楗。治其楗者，谓治其膝辅骨之上，前阴横骨之下，盖指股中足阳明髀关等穴也。"对"坐而膝痛，治其机"阐释为："夹臀两旁骨缝之动处曰机，即足少阳之环跳穴也。"对"立而暑解，治其骸关"阐释为："因立暑中而支体散解不收者，当治其骸关，谓足少阳之阳关穴也。"对"膝痛，痛及拇指，治其腘"阐释为："拇指，小拇指也，足太阳经所出，故当治其腘，即委中穴也。"对"坐而膝痛如物隐者，治其关"阐释为："腘上为关，关者膝后之骨解也。"对"膝痛不可屈伸，治其背内"阐释为："背内，足太阳经之大杼穴也[4]420。"《针灸甲乙经》承《内经》曰："膝内廉痛引髌，不可屈伸，连腹引咽喉痛，膝关主之。""膝不能屈伸，不可以行，梁丘主之。膝寒痹不仁，不可屈伸，髀关主之。""膝外廉痛，不可屈伸，胫痹不仁，阳关主之。髀痹引膝股外廉痛，不仁，筋急，阳陵泉主之[5]249。"

【传承发展】

1. 病名 膝痹在古代文献中多以症状出现。如《诸病源候论》论有"虚劳膝冷候"[6]61"历节风"[6]45"鹤节候"[6]303。《备急千金要方》在针灸部分列有"膝病"，如"光明主膝痛胫热不能行""膝肿，内踝前痛"[7]660。《针灸资生经》列有"膝痛"[8]213"脚膝痛"[8]212"膝重"[8]214等，如"承山疗膝重"[8]214，后世医家也常以此症状作为本病之名。《普济方》《圣济总录》《针灸大成》等根据疼痛部位，论有"脚膝痛"[9]1667。《妇人大全良方》《傅青主男科》等根据疼痛部位，论有"腰膝痛"[10]78。《古今医鉴》《不居集》等根据疼痛部位，论有"腿膝痛"[11]1302。明清医家对本病论述更为详细。如《普济方》在针灸部分也论有"膝痛"[9]2317"脚膝痛"[9]1667。《证治准绳》中对膝关节肿大者称之为"鹤膝风"[12]1278。《证治汇补》列有"腰膝门"[13]380。现代《娄多峰论治痹病精华》中最早提出膝痹之名，《中国风湿病学》首次完善"膝痹"之理法方药。

2. 病因病机 膝痹发生也是以内因、外因为主。内因为肝肾不足，气血亏虚，《诸病源候论》中分析以此为主；外因以感受外邪、劳损外伤等为主，《素问》分析为外感湿热，浸淫于膝，湿热痹阻，导致筋骨肌肉关节失养，而致本病。具体分析如下：

（1）感受外邪 气运太过或不及，风寒湿热等外邪侵袭；或居住潮湿之地，冒雨涉水，感受风寒湿等邪，客于膝部筋骨肌肉，邪瘀痹阻，发为本病。或外感湿热，浸淫于膝，湿热痹阻，导致筋骨肌肉关节失养，而致本病。如《中藏经》曰："邪气妄入……下流腰膝[14]49。"《备急千金要方》曰："肾气虚弱，卧冷湿地当风所得也，不时速治，喜流入脚膝[7]198。"《博济方》曰："风冷气流疰，脚膝疼痛[15]10。"《圣济总录》曰："肾主腰脚，其经为寒邪冷气所客，注于腰脚，则膝胫髀胯腰脊冷痛[16]1490。"《太平惠民和剂局方》曰："风湿流注经络间……脚膝疼痛，不能步履[17]29。"又曰："寒湿所伤……腿膝或肿[17]75。"《中藏经》曰："邪气妄入，则上冲心舌。上冲心舌，则为不语；中犯脾胃，则为不充；下流腰膝，则为不遂[14]49。"《扁鹊心书》曰："风寒湿三气合而为痹，走注疼痛，或臂腰足膝拘挛[18]59。"《三因极一病证方论》曰："坐卧湿地，或为雨露所袭……腿膝或肿[19]87。"《杨氏家藏方》曰："风寒湿痹，客搏经络……脚膝无力，筋骨疼痛[20]65。"《严氏济生方》曰："风冷邪湿，留滞下焦，足膝拘挛，肿满疼痛[21]5。"《东垣试效方》曰："寒湿相合……膝膑痛无力，行步身沉重[22]494。"《丹溪心法》中指出："四肢百节走痛是也，他方谓之白虎历节风证。大率有痰、风热、风湿、血虚[23]170。"《薛立斋全书》曰："妇人鹤膝风症，因胎产经行失调，或郁怒亏损脾肝，而为外邪所伤[24]1000。"《解围元薮》认为"鼓槌风……由感冒、雨露、劳倦、卧湿、恣食、生冷、丧败气血，风湿无制，邪伤荣卫"而致[25]21。《古今医统大全》曰："鹤膝风……皆不过风寒湿之流注而为病也[26]598。"《证治准绳》曰："鹤膝风，一名鼓槌风，起于中湿……或伤寒余毒，不能发散，风寒湿气结于经络，血脉不流，以致筋愈缩而股愈瘦[12]1278。"《外科启玄》曰："鹤膝风痛，日夜难禁，皆起于风寒湿虚是也[27]106。"《万病回春》曰："风湿相搏，腰膝疼痛[28]374。"《景岳全书》曰："鹤膝风……总不过风寒湿三气流注之为病也[29]1514。"《简明医彀》曰："鹤膝风……由风寒湿气流注也[30]92。"《证治汇补》曰："寒湿多侵于下，脚腿木重，足膝疼酸[13]199。"《辨证录》曰："鹤膝之症有二，一本于水湿之入骨，一本于风湿之入骨也[31]918。"《医门法律》中所言："鹤膝风者，即风寒湿之痹于膝者也[32]245。"《张氏医通》曰："妇人鹤膝风证，因胎产经行失调，或郁怒亏损肝脾，而为外感所伤[33]193。"《医宗金鉴》曰："鹤膝风肿生于膝，上下枯细三阴虚，风寒湿邪乘虚入，痛寒挛风筋缓湿[34]850。"《时方妙用》认为鹤膝风"为风寒湿三气合痹于膝而成[35]910"。《疡科心得集》曰："凡人骤感风寒暑湿，膝中即觉疼痛，三五日后，腿足不得屈伸，寒热间作，膝之内外皆肿，色微红，焮热光亮，股形渐觉细小[36]274。"《疡医大全》载："王肯堂曰：两膝肿痛，股渐小，曰鹤膝风，一名鼓槌风。起于中湿，或因痢后，脚弱缓痛，不能行履，名曰痢风。或伤寒余毒，不能发散，风寒湿气结于经络，血脉不流，以致筋愈缩而股愈瘦[37]960……张真人曰：此病乃立而行房，风湿侵于两膝，故成此疾[37]961。"

（2）痰瘀气滞　劳损外伤、久行久站等，使膝部筋骨关节过度负重、劳损，可使气血运行涩滞，痰浊瘀血停滞于膝，发为本病。或外邪久滞，瘀而不去，气滞血瘀；或痰饮内停，留滞经脉，膝部经脉闭阻，而致本病。《太平圣惠方》曰："伤折后，或人脚膝腰胯，被冷风攻击疼痛，行李不得[38]228。"《圣济总录》曰："历节风者，由血气衰弱，为风寒所侵，血气凝涩，不得流通关节，诸筋无以滋养，真邪相搏，所历之节，悉皆疼痛，故为历节风也[16]299。"《三因极一病证方论》云："胸背、手脚、颈项、腰膝隐痛不可忍，连筋骨牵引钩痛……此是痰涎伏在心膈上下变为疾[12]147。"《杨氏家藏方》曰："气滞，血脉凝涩，筋脉拘挛，肢节腰膝强痛，行履艰难[20]11。"《证治准绳》曰："支饮者……膝冷成痹[12]146。"《傅青主男科》曰："胸背手足颈项腰膝痛，筋骨牵引……此是痰涎伏在心膈上下[39]96。"《薛立斋医学全书》曰："妇人鹤膝风症，因胎产经行失调，或郁怒亏损脾肝[24]1000。"《证治准绳》曰："鹤膝风……或伤寒余毒，不能发散，风寒湿气结于经络，血脉不流，以致筋愈缩而股愈瘦[12]1278。"《景岳全书》曰："鹤膝风……然肿痛者，必有邪滞[29]1514。"又曰："左膝肿大……气滞而不行，故膝愈大而腿愈细，名曰鹤膝风[29]1515。"《张氏医通》曰："妇人鹤膝风，因郁怒致损肝脾，而为外感所伤；或先肢体筋挛，继而膝渐大，腿渐细，如鹤膝之状[33]193。"《疡医大全》曰："鼓槌鹤膝起于中湿，盖足膝属肝，肝有风寒湿气，则血脉阻滞不能流行，注膝成病[37]961。"《证治汇补》曰："髀枢左右一点痛起，延至膝骭肿大，恶寒，夜剧者，痰也[13]205。"《医学正传》曰："寒湿及清痰流注经络，腰膝背胁疼痛[40]194。"《杂病源流犀烛》曰："受三气兼夹痰涎宿饮，故……膝冷成痹也[41]238。"

（3）正气亏虚　先天禀赋不足，或房事不节，或年老体虚，致肝肾不足。肝主筋藏血，肾主骨充髓，膝为筋之府，肝血盛，肾精足，则筋骨坚；肝肾亏虚，筋骨失养，可致本病。或平素体虚，或产后久病等，致气血亏虚；或饮食内伤，脾运失健，气血生化乏源，则膝部筋骨关节失养；或受外邪，邪留于膝，皆可发为膝痹。如《诸病源候论》曰："肾虚受风寒，故令膝冷也[6]61。""历节风之状，短气，自汗出，历节疼痛不可忍，屈伸不得是也[6]45。""小儿禀生血气不足，即肌肉不充，肢体柴瘦，骨节皆露，如鹤之脚节也[6]303。"《普济方》曰："肾脏气虚，外邪杂至，脚膝缓弱[9]2439。"《千金翼方》曰："骨极令人酸削，齿不坚牢，不能动作，厥逆，黄疸消渴，痈肿疽发，膝重疼痛[42]224。"《外台秘要》曰："肾气虚弱，卧冷湿地，当风所得，不时瘥，久久流入脚膝[43]344。"《太平圣惠方》曰："肾气不足，体重无力，腰背强痛，脚膝酸疼[38]222。""脏腑虚弱……腰膝疼痹[38]271。""夫虚劳膝冷者，此由肾气弱，骨髓虚，为风冷所搏故也[38]318。"《是斋百一选方》曰："患痢之后，足履痿弱，遂成鹤膝风[44]54。"《圣济总录》曰："肾脏气虚，外邪杂至，脚膝缓弱[16]480。"又曰："内经谓腰者肾之府，转摇不能，肾将惫矣，膝者筋之府，屈伸不能，行则偻附，筋将惫矣，盖肾主腰，肝主筋，筋聚于膝。若肾脏虚损，肝元伤惫，则筋骨受病，故腰膝为之不利[16]3053。"《太平惠民和剂局方》曰："肾经虚弱，腰膝沉重[17]173。"《三因极一病证方论》曰："肝肾脏虚，风湿进袭，流注腿膝，行步艰难[19]55。"《奇效良方》曰："肝肾俱虚，精血不足，足膝酸疼[45]687。"《古今医统大全》曰："肾气衰弱，脾肾肝三经受风寒湿，停于腿膝[26]582。"《医学入门》曰："肝虚为四气所袭，手足顽麻，脚膝无力[46]898。"《医方考》曰："肾气虚弱，肝脾之气袭之，令人腰膝作痛[47]129。"《外科发挥》曰："三阴之气不足，风邪乘之，两膝作痛，久则膝大，腿愈细，因名曰鹤膝风[24]108。"《解围元薮》曰："皆由妄性肆欲，保养失节，感冒所致……多发于肘、膝、臀、胻之间，人唤为鹤膝风[25]29。"《外科正宗》曰："鹤膝风，乃足三阴亏损之症[48]118。"《医门法律》曰："小儿鹤膝风……盖小儿非必为风寒湿所痹，多因先天所禀，肾气衰薄，随寒凝聚于腰膝而不解[32]245。"《辨证录》曰："鹤膝之风……凡人行房，必劳其筋骨，至于精泄之后，则髓必空虚，髓空则骨空，邪即乘其虚空而直入矣[31]918。"《医学心悟》曰："患痹日久，腿足枯细，膝头肿大，名曰鹤膝风。此三阴本亏，寒邪袭于经络，遂成斯症[49]167。"《张氏医通》曰："膝痛无有不因肝肾虚者，虚则风寒湿气袭之[33]179。"《不居集》曰："三阴亏损而腿膝痛，此皆非外邪有余，实由肝肾不足所致也[50]610。"《医宗金鉴》曰："小儿禀赋不充盈，肌肉削瘦少峥嵘，膝骨外露如鹤膝，多缘肾弱髓难生，血脉不荣筋挛缩，膝贮风涎时作疼[34]634。"《医法圆通》曰："按膝肿痛一证……因阳虚者，由其素秉不足，阴邪寒湿丛生，流入下焦关节屈伸之处；或胃阳不足，过于饮酒，酒湿之邪，流入关节，阻滞不行，而膝肿痛[32]309。"《疡医大全》曰："膝间肿痛不消，防成鹤膝风，以膝肿如鹤足胫细，脉多弦紧是也。乃三阴经虚寒湿流注为患[37]961。"

综上所述，膝痹发病由人体肝肾不足，气血亏虚，感受外邪，外力损伤，劳逸不当等原因所致。基本病机为膝部筋骨肌肉关节失养，外邪痹阻或瘀血痹阻。本病病位在膝部，与肝脾肾等脏腑关系密切。病性多为本虚标实，虚以肝肾不足、气血亏虚为主；实以外邪痹阻、瘀血阻滞为主；若肝肾不足，气血亏虚，复受外伤或外邪侵袭，常为本虚标实之证。

3.症状与诊断　后代医家多在《内经》基础上进行阐述，并有所发挥。《针灸甲乙经》中论有"膝内廉痛引髌，不可屈伸"[5]249"膝外廉痛"[5]249"膝寒痹不仁，不可屈伸"[5]249。《诸病源候论》论有"膝冷脚疼"[6]62。《太平圣惠方》论有"腰膝酸痛"[38]222"脚膝腰胯，被冷风攻击疼痛，行李不得"[38]228"腰膝疼痹"[38]271"脚膝筋脉不利"[38]165等。《圣济总录》中载"腰膝无力疼痛"[16]3053"脚膝酸疼"[16]3056 "腰膝积冷酸疼"[16]3057 "腰膝痹痛"[16]499 "周痹肢体脚膝无力"[16]499 "膝冷疼"[16]501
等。《备急千金要方》中载 "两膝挛痛" "膝肿，内踝前痛" "膝股重" "筋挛，膝不得屈伸" "膝中痛
不仁" "膝上伏兔中寒" "膝寒不仁" "膝痛胫热不能行" "膝内廉痛引膑，不可屈伸"[7]660 等。《千金翼
方》中载 "膝重疼痛，浮肿如水状"[42]224。《外台秘要》中载 "脚膝，冷痹"[43]344。《太平惠民和剂局
方》中载 "脚膝重痛少力"[17]30 "膝胫不能屈伸"[17]198 "腿膝酸疼"[17]71。《针灸资生经》论有 "胫麻
膝痛"[8]213 "腿膝酸痛"[8]213 "膝内廉痛"[8]213 "腿酸膝重"[8]213 "膝股内外廉痛不仁"[8]213 "膝痛如锥，
不得屈伸"[8]214 "膝痛不得屈伸"[8]214 "膝中痛不仁"[8]214 "膝股内痛"[8]214 "膝胫内廉痛"[8]214 "膝冷
痛不已"[8]214 "膝不得屈伸"[8]213 "膝寒不仁，痹痿，不屈伸"[8]213 "膝伸不得屈"[8]214 "膝痿痛"[8]214
等。《三因极一病证方论》中载 "腰、腘、腨、股、膝痛不便"[19]95。《杨氏家藏方》中载 "腿膝疼
痛"[20]80 "腿膝麻痹、冷疼"[20]68 "脚膝沉重，疼痛肿满"[20]69 "肢节腰膝强痛"[20]11 等。《鸡峰普济
方》中载 "脚膝生疮"[51]23 "腿膝疼痛"[51]13 "脚膝寒痹"[51]11 等。《儒门事亲》论有 "屈膝有声"[52]94
和 "膝胻跛行"[52]104，形象地描述两膝为患，屈伸时可有摩擦音。《儒门事亲》还论有 "病两膝膑屈伸
有声剥剥然，或以为骨鸣"[52]94。《普济方》承《圣济总录》曰："寒气多谓之冷痹，其证令人脚膝酸痛，
行履艰难，四肢麻顽[9]2413。" 并列有 "肝风毒流注入脚膝筋脉疼痛" "水气脚膝浮肿"[9]2629 "补虚理腰
膝"[9]3426 "腰膝走注疼痛如虎啮" "脚膝缓弱"[9]2439 "膝痛"[9]2317 "脚膝痛"[9]1667 等与本病相关。《脾胃
论》中载 "膝下筋急"[53]93。《类编朱氏集验医方》中载 "足膝，筋骨内疼痛"[54]23。《东垣试效方》中
载 "腰膝无力，沉痛"[22]496。《御药院方》中载 "脚膝，或肿或痛"[55]103 "脚膝痹弱"[55]102 等。《傅青主
男科》中载 "胸背手足颈项腰膝痛"[39]96。《神应经》中载 "两膝红肿疼痛"[56]63。《奇效良方》中载 "足
膝酸疼，步履不随"[45]687。《名医类案》中载 "膝肿痛"[57]588。《医方考》中载 "腰膝作痛"[47]129 "腰膝
实而作痛"[47]129 等。《明医指掌》中载 "脚膝肿痛，行步艰难，腰膝、臂髀大骨痛"[58]194。《万病回春》
中载 "脚膝酸软疼痛"[28]374。《针灸大成》中载 "股膝内痛"[59]437 "腿膝酸疼"[59]437 "膝胻股肿"[59]437
等。《证治准绳》中载 "膝痛，左膝痛了右膝痛，发时多则五日，少则三日，昼轻夜重，痛时觉热，行
则痛轻肿却重"[12]146 "膝膑痛"[12]147 等。《冯氏锦囊秘录》曰："肝肾虚热，风湿内攻，腰膝作痛，冷痹
无力，屈伸不便。肾，水脏也，虚则寒湿之气凑之，故腰膝作实而痛"[60]263。《证治汇补》中载 "足膝
疼酸"[13]199。《张氏医通》中载 "膝胫之痛"[33]179。《医学正传》中载 "腰膝背胁疼痛"[40]194。《杂病源
流犀烛》中载 "腿股膝膑胫足病"[41]564。《伤科补要》中载 "腰胯膝腿疼痛"[61]58。《医学妙谛》中载 "膝
腿足痛"[62]236 "足膝肿痛"[62]237 等。《类证治裁》中载 "其膝痛在筋，则屈不能伸而肿"[63]356 "膝胫痹
弱重痛"[63]356 等。《奇方类编》中载 "脚膝疼痛"[64]45。《类证治裁》承《张氏医通》在 "腰脊腿足痛论
治"[63]354 中论有本病。《杂病广要》也承《张氏医通》论述膝痹。《古今名医临证金鉴》中现代吕继端
论有腰膝足跟疼痛，此为肝脾肾三经相合之处，酸软乏力为阳虚精亏，痛甚为肾经虚热，或肾络亏虚，
肾脉失养[65]193。

历代医家从不同角度对膝痹的表现进行了描述。综合文献所述，膝痹的主要症状：单膝或两膝局部
疼痛、肿胀，伴有沉重无力、麻木、不仁、骨鸣、屈伸不利等。

该病应当与以下疾病进行鉴别：

（1）**腿痹** 两者都可表现为膝部疼痛，活动不利。膝痹病位主要在膝部，可为单膝或双膝疼痛、肿
胀、活动不利等，而无其他部位不适；腿痹乃为整个腿部下肢疼痛肿胀、酸困麻木，甚则肌肉萎缩。故
两者明显不同。但在部位上，膝是腿的一部分，功能相关，联系密切，因而病变时易合并出现。有时膝
痹可表现为腿痹的一部分，部分膝痹可进一步发展为腿痹。因此，两者应注意区分。

（2）**痢后风** 两者皆可见膝部疼痛、肿胀、屈伸不利等症状；但痢后风有泻痢病史，以腰膝酸软，

下肢关节疼痛、肿胀，甚则行走困难为主要表现；膝痹则无泻痢病史，除膝部疼痛、肿胀外，可伴有骨鸣、僵硬等，病位以膝部为主。两者较易鉴别。

（3）经筋痹　膝痹与经筋痹两者皆可见膝部疼痛、屈伸不利等。膝部经筋痹病位较为局限，常位于经筋循行之上，具有明显的压痛点、条索、团块等阳性体征，关节少有破坏；膝痹病位为整个膝部。故两者不难鉴别，但膝痹亦可伴发膝部经筋痹。

4.治法方药　后世医家在《内经》治疗该病的基础上有所承袭，如《张氏医通》辨证论治本病，曰："身半以下者，湿中之也。故治膝胫之病，又须以祛湿为主[33]179。"《神农本草经》载牛膝主"膝痛不可屈"[66]29 等。《黄帝素问宣明论方》用一粒金丹"治腰膝走注疼痛如虎啮"[67]130。《疡科心得集》论治鹤膝风实邪轻证，"通其经络，祛其湿热，散其风寒"[36]274 "若发之缓者……必当以桂附治之"[36]274。《类证治裁》列有"鹤膝风论治"[63]299，曰："治在活血荣筋，兼理风湿[63]299。"膝痹治疗，当辨虚实、病邪，辨证论治。病初，邪盛正实者，当以祛邪活血通络为原则；久病，邪少正虚者，当以滋补肝肾、益气养血、蠲痹通络为原则。由于本病病位在膝，故治疗时应注意加用补肝肾、壮筋骨及膝部的引经药。后世医家对膝痹的治法方药有所发展，主要体现在以下几个方面：

（1）**温经散寒，除湿通络**　寒湿之邪阻滞于膝，可见膝部冷痛、重着、肿胀，故须散寒除湿，常用方有巴戟天酒、渗湿汤、大防风汤、戊戌酒、青囊酒、千金独活寄生汤等。如《圣济总录》用巴戟天酒、牛膝散、巨胜浸酒、牛膝大豆酒治腰膝疼痛等。《太平惠民和剂局方》用治"寒湿所伤……腰膝或肿"[17]75。《鸡峰普济方》用牛蒡子酒"治脚膝寒痹"[51]11。《外科发挥》用大防风汤治"鹤膝风，乃败证也，非此方不能治"[24]108。《医学入门》治疗鹤膝风"寒热者，五积交加散，加乌药、僵蚕；已溃者，独活寄生汤、大防风汤"[46]845。《外科正宗》论治鹤膝风曰："初起寒热作痛时，便用五积散加牛膝、红花发汗散寒，通行经络，或万灵丹发汗亦可[48]117……重者兼灸膝眼二穴，敷以琥珀膏，亦可渐渐取效。又如以上之法俱不效者，终成痼疾，不必强药消之，只宜先天大造丸、史国公药酒每常服之，终年亦可转重就轻，移步行履，尚可图也[53]118。"《景岳全书》论治鹤膝风曰："寒胜者，宜三气饮、五积散，或大防风汤之类主之[29]1514。"李时珍《本草纲目》用戊戌酒[68]1149 治腰膝冷痛。《万病回春》用青囊酒治"腰膝疼痛"[28]374。《证治准绳》用茯苓汤治疗支饮所致"膝冷成痹"[12]146；用活血应痛丸治风湿下注，脚膝重痛少力。陈士铎《辨证录》用真火汤治"脚膝疼痛，行步艰难"[31]733。《张氏医通》曰："因卧湿地，流入脚膝，痹弱疼重，千金独活寄生汤[33]179。"《医学正传》用五积散治"腰膝背胁疼痛"[40]194。《时方妙用》治疗鹤膝风曰："初起，发热头痛，宜五积散[35]910。"

（2）**祛风除湿，通经止痛**　可用方剂有三圣丸、金粉丸、羌活饮、抱龙丸、苍术复煎散等。如《养老奉亲书》用三圣丸治"腰膝冷痛"[69]384。《博济方》用金粉丸治"脚膝疼痛"[15]10。《圣济总录》羌活饮治"膝冷疼"[16]505。《太平惠民和剂局方》用七圣散治"脚膝疼痛，不能步履"[17]29。《三因极一病证方论》用抱龙丸治"风湿进袭，流注腿膝"[19]55。在《东垣试效方》中用苍术复煎散治膝髌痛无力。《解围元薮》对于鼓槌风"以神仙换骨丹、独圣丹、枣灵丹等药治之"[25]21；鹤膝风"宜以定风散、驻车丸、救苦回生丹选之"[25]29。《医学入门》治疗鹤膝风"已溃者，独活寄生汤、大防风汤"[46]845。《景岳全书》论治鹤膝风曰："湿胜者，宜五苓散、理中汤之类主之[29]1514。"《简明医彀》论治鹤膝风以羌活、防风、白芷等为主方，曰："瘀血加桃仁、漏芦；筋挛加木瓜、秦艽、威灵仙；痛甚加乳、没，研细调服[30]92。"《万氏家抄方》用打老儿丸治"腰膝疼痛"[70]73。《傅青主男科》用控涎丹治"胸背手足颈项腰膝痛"[39]96。《惠直堂经验方》用秘传豆黄丸"治湿痹膝痛"[71]25。《杂病源流犀烛》用除湿汤治腿股、膝髌、胫足病之因于湿者；牛菟丸"腰膝疼痛，或顽麻无力"[41]537。《辨证录》治疗鹤膝风重用黄芪……湿证者，方用散膝汤和薏术防桑汤。《冯氏锦囊秘录》辨证论治小儿鹤膝曰："若焮肿色赤而作脓者，为外因可治……属外因者，以荆防为主[60]140。"《类证治裁》列有"鹤膝风论治"[63]299，曰："若系风湿，换骨丹、散膝汤；若侵水湿，蒸膝汤[63]300。"

（3）**清热利湿，通络止痛**　湿热交阻于膝部，可见膝部肿大、重着、疼痛，当清热利湿通络。可用方有开结导饮丸、苍龟丸、二妙苍柏散、保阴煎、大秦艽汤、桐皮薏仁酒等。《医学入门》治疗鹤膝风"夹湿热者，苍龟丸、二妙苍柏散"[46]845。《景岳全书》论治鹤膝风曰："热胜者，宜保阴煎，大秦艽汤之类主之[29]1514。"《证治准绳》承《医学纲目》用和血散痛汤治"膝痛，左膝痛了右膝痛"[12]146。《外科大成》用加味二妙散"治膝肿初起者"[72]195。《张氏医通》曰："大抵痛在筋者，多夹风热，则屈不伸而肿，二妙散加羌、防、升、柴[33]179。"《时方妙用》治疗鹤膝风曰："鹤膝风有赤热焮肿者，二妙散、桂枝芍药知母汤[35]910。"

（4）**活血化瘀，通络止痛**　多由跌仆损伤所致，痛处固定，刺痛明显，故须活血通络。常用方有如神汤、舒筋汤、乳香没药丸、步利丸等。如《证治准绳》曰："腰膝痛者，寄生汤、养肾散；瘀血滞者，如神汤、舒筋汤"[12]2081。《御药院方》用乳香没药丸治"脚膝或肿或痛"[55]103。《古今医鉴》用乳香定痛丸治"腿膝痛，及筋骨风"[11]1302。《鸡峰普济方》用独活汤治"腿膝疼痛"[51]13，黄芪煎治"脚膝酸痛"[51]14，海桐皮酒治"脚膝行立不得"[51]16。

（5）**补气养血，滋补肝肾，强筋壮骨**　久病或体虚之人，气血不足，肝肾亏虚，使膝部筋骨关节失于濡养，膝部酸软无力。常用方有独活寄生汤、独活续断汤、倍力丸、木瓜煎丸、乌头煎丸、虎骨酒、八珍汤、十全大补汤等。《备急千金要方》运用独活寄生汤治疗"肾气虚弱，卧冷湿地当风所得之，不时速治，喜流入脚膝"[7]198等。《外台秘要》用独活续断汤治"肾气虚弱，卧冷湿地……久久流入脚膝"[43]344。《太平圣惠方》列有川椒丸、补益干漆丸、石斛丸等"治虚劳膝冷方"[38]318。淋熨虎骨汤治"脚膝腰胯，被冷风攻击疼痛，行李不得"[41]228；雄黄摩风膏治"脚膝筋脉不利"[41]165；肉苁蓉丸"治虚损，暖下元，益精髓，利腰膝"[41]262。《圣济总录》列有木瓜煎丸、虎骨酒、乌头煎丸等"补虚理腰膝"[16]3053。其中，用木瓜煎丸治肝肾虚损，腰膝无力疼痛；虎骨酒温养肝肾，调顺气血，理皮肤不仁；另用附子散治"周痹肢体脚膝无力"[16]499。《普济本事方》用地黄丸"祛风湿，壮脚膝"[73]70；虎骨酒治"腿膝冷麻"[72]71等。《太平惠民和剂局方》用思仙续断丸治"腿膝酸疼，艰于步履"[17]173。《三因极一病证方论》用金液丹治"脚膝疼痛"[19]141"川膝煎治肝肾虚，为风寒湿毒所中，流注腿膝，历节疼痛"[19]55。《杨氏家藏方》用健步丸治"腿膝麻痹、冷疼"[20]68；轻脚丸治"一切脚膝沉重，疼痛肿满"[20]69；鹭鸶藤散"治腿膝疼痛"[20]80等。《外科枢要》详细辨证论治鹤膝风曰："若伤于脾胃者，补中益气汤为主。伤于肝肾者，六味丸为主。若欲其作脓，或溃后，十全大补汤为主。皆佐以大防风汤。初起须以葱熨，可以内消[24]260。"对于中气不足者，补中益气汤加五味子；阳气不升者，补中益气汤加蔓荆子；阴血虚弱者，四物汤加味；阳气虚弱者，十全大补汤；脾胃虚痞者，四君子汤；脾胃虚弱者，六君子汤；气血俱虚者，八珍汤；无根虚火者，十全大补汤；五脏虚损者，六味丸；肾气冷败者，八味丸；血虚发燥者，当归补血汤；并认为若肿高赤痛者易治，漫肿不赤痛者难治，二三月溃而脓稠者易治，半载后溃而脓清者难治；设用攻伐，已损元气，尤为难治也。《御药院方》用补阴丹治"脚膝痹弱"[55]102。《外科发挥》治疗鹤膝风曰："愈后尤宜谨调摄，更服还少丹，或加桂，以行地黄之滞；若脾胃虚寒之人，宜服八味丸[24]108。"《医学入门》治疗鹤膝风"阴虚形瘦发热者，肾气丸"[46]845。《医学入门》治疗"妇人月经不调，发热口渴，两膝肿痛者，肾气丸、苍龟丸、逍遥散加牛膝、杜仲、黄柏"[46]845"鹤膝痛者，五积散加松节、杉节"[46]677。《景岳全书》论治鹤膝风曰："必宜以养气滋血为主……若以阳气不足，而败及四肢者，非右归丸、理阴煎及八味地黄丸之类不可[29]1514。"《奇效良方》亦用加味四斤丸治"足膝酸疼"[45]687。《本草纲目》用五加皮酒治腰膝酸痛。《医方考》用独活寄生汤治"腰膝作痛"[47]129。《万病回春》用二十四味飞步散治"脚膝酸软疼痛"[28]374。《景岳全书》用大营煎治"腰膝筋骨疼痛"[29]1581。《张氏医通》曰:"大抵痛在筋者……兼阴虚者则热而不肿,虎潜丸,或二妙加牛膝、肉桂"[33]179,并用巴戟天汤治"脚膝疼痛,行步艰难[33]458。"《伤科补要》用健步虎潜丸治"腰胯膝腿疼痛"[61]58。《奇方类编》用五加皮酒治"脚膝疼痛"[64]45。《辨证录》治疗鹤膝风重用黄芪,并强调肾精之虚者,方用蒸膝汤和加味芪桂汤;《张氏医通》辨证论治鹤膝风曰:"治宜祛风顺气,活血壮筋。十全大补加杜仲、牛膝、羌活;或五积散加松节;血少虚寒而痛者,四物加荆芥、牛膝,送活络丹;气血流动,更服八味丸加鹿茸、牛膝调理[33]193。"《冯氏锦囊秘录》辨证论治小儿鹤膝曰:"若肿硬色白不作脓者,是属本性难疗……属本性者,以六味加鹿茸补其精血[60]140。"《医学心悟》论治鹤膝风曰:"宜服虎骨胶丸,外贴普救万全膏[49]167。"《医宗金鉴》曰:"小儿鹤膝风……须先服大防风汤,继以补肾地黄丸治之[34]634。"又曰:"初肿如绵……宜服五积散汗之;次服万灵丹温散之,外敷回阳玉龙膏,常服换骨丹或蚰蜒丸,以驱其邪。若日久不消,势欲溃者,宜服独活寄生汤,或大防风汤补而温之,痛甚加乳香[34]850。"《时方妙用》治疗鹤膝风曰:"若久病,为足三阴虚,宜十全大补汤加附子、牛膝、杜仲、防风、羌活主之[35]910。"

（6）**针灸治疗** 《备急千金要方》中载"阳辅、阳交、阳陵泉主髀枢膝骨痹不仁"[7]659"风市主两膝挛痛"[7]660"太冲主膝内踝前痛""中封主少气身重湿,膝肿,内踝前痛;梁丘、曲泉、阳关、主筋挛,膝不得屈伸,不可以行"[7]660"解溪、条口、丘墟、太白主膝股肿"[7]660"侠溪、阳关主膝外廉痛"[7]660"犊鼻主膝不仁,难跪"[7]660"合阳主膝股重"[7]660"阴市、伏兔主膝中寒"[7]660"光明主膝痛胫热不能行"[7]660等。《针灸玉龙经》针灸治疗本病曰:"红肿名为鹤膝风,阳陵二穴便宜攻;阴陵亦是神通穴,针到方知有俊功[74]88。"《针灸资生经》中载"委中治膝不得屈伸,取其经血立愈"[8]214"风市疗胫麻膝痛"[8]213"三阴交疗膝内廉痛"[8]213"承山疗脚酸膝重[8]214、阳陵泉疗膝股内外廉痛不仁"[8]213"曲泉、梁丘、阳关主筋挛,膝不可屈伸"[8]213"阴谷治膝痛如锥"[8]214"阳陵泉治膝伸不得屈"[8]214"京骨治膝痛不得屈伸"[8]214"三阴交治膝股内痛,交信治膝胫内廉痛"[8]214"膝眼疗膝冷痛不已[8]214;伏兔疗膝冷,丰隆疗腿膝酸痹"[8]214"三里主膝痿痛"[8]214等。《神应经》中载"膝胻股肿,委中、三里、阳辅、解溪、承山"[56]62"两膝红肿疼痛,膝关、委中、三里、阴市"[56]63等。《针灸大成》中载"股膝内痛:委中、三里、三阴交"[59]437"腿膝酸疼:环跳、阳陵、丘墟"[59]437"脚膝痛:委中、三里、曲泉、阳陵、风市、昆仑、解溪"[59]437等。

（7）**其他治疗** 《诸病源候论》主张用汤熨针石、补养宣导治疗本病,如其云:"养生方导引法云:两手反向拓席,一足跪,坐上。一足屈如,仰面。看气道众处散适,极势振四七。左右亦然。始两足向前双踏,极势二七,去胸腹病、膝冷脐闷[6]62。"《摄生众妙方》用治湿神效火龙膏外治"腰膝重痛"[75]66。

5.转归预后 本病的转归预后与患者体质、正气强弱、感邪深浅、病程久暂等密切相关,而且病程较长,易反复发作。本病初期外邪或瘀血痹阻胶着,若治疗及时,则预后较好;久则以肝肾不足、气血亏虚等为主,此时常为虚证或虚实夹杂之证,并迁延反复,但若调治适当,仍可不影响工作和生活;本病病位在膝,若护理不当,如过早负重或久行等,可致本病反复难愈,甚则有少数患者呈严重进行性关节损害,而最终导致膝关节畸形和功能障碍,则预后较差。《医学心悟》强调若"失此不治"则可致人残废[49]167。《医宗金鉴》则认为本病晚期"系外证中之败证也,收功甚难"[34]850。《疡科心得集》曰:"若误用寒凉,必成废疾,或挛曲偏枯,或痿弱不起[36]274。"

【应用示例】

1. 风湿为痹 《孙文垣医案》：程绍溪中年患鹤膝风。程绍溪，中年患鹤膝风症，两腿及脚肚、内外臁肉尽削，两膝肿大，乃酒后纵欲所致。经治苏、松、嘉、湖、杭、严六府，视为痼疾。且四肢脓疥连片，淫烂淹膡，臭恶难近。自分必死，家人以渠病久，医药破家，今则衣食不抵，无门求生矣。渠有亲为予邻家，偶言及渠病之异，家道之窘，予闻恻然。邻素知予不以窘异为惮，恳为一看，予携仲子泰来同往。令渠沐手诊之，左寸关浮数，右寸短弱，两尺沉微，此气虚血热之候，法当大补气血壮其筋骨，犹可冀生。病者闻言，命家人子媳罗拜于地请药。予曰：病热已痼，非百日不见功，盖补血无速效，日浸月润，渐而濡之，关节通利，骨正筋柔，腿肉自生。初以龟板、薏苡仁各三钱，苍耳子、五加皮、头二蚕沙、节节香各一钱，当归、人参、黄芪、苍术、杜仲、黄柏各八分，红花五分。水煎服之，十剂而疮疥渐稀、精神稍长。再以薏苡仁、五加皮、龟板各二钱，节节香、苍耳子、地黄、丹参、苍术、黄柏、何首乌各一钱，人参、当归各八分，红花、木通各五分。三十帖，足可倚杖而行，腿肉渐生，疮疥尽愈，膝肿消去其六。后以虎潜丸加鹿角胶、何首乌、金毛狗脊、节节香、牛膝，用龟板胶为丸，服三月，腿肉复完。出之苫上，苫人啧啧称奇。悉录其方以布[76]173。

《续名医类案》 鹤膝风。朱丹溪治一丈人，年七十岁，患脚膝病稍肿，此血虚而夹湿热也。用生地、当归头、白芍、苍术、炒柏、川芎、桂、木通，水煎，食前热服[57]586。

《古今医案按》 鹤膝风。州守张天泽，左膝肿痛，胸膈痞满，饮食少思，时作呕，头眩痰壅，日晡殊倦。用葱熨法，及六君加炮姜，诸症顿退，饮食稍进。用补中益气加蔓荆子，头目清爽，肢体康健。间与大防风汤十余剂、补中益气三十余剂而消[77]128。

《古今医案按》 膝痛。徐可豫治吴兴沈中刚内子，膝肿痛，右先剧，以热熨则攻左，熨左攻右，俱熨则雷鸣上胸，已而背悉若受万棰者。独元首弗及。发则面黛色，脉罔辨，昏作旦辍，曰尪弱甚，医望色辄却，谓弗救。徐视脉竟，曰：是湿淫所中，继复惊伤胆，疾虽剧，可治。即令以帛缠胸少间，探咽喉间，涌青白涎沫几斗许。涌定，徐曰：今兹疾发，至腹则弗上面，面弗青矣。至昏膝痛，仍加熨，鸣果弗及胸止，三鼓已定，皆如徐言。越三昏，不复作，遂痊[76]128。

2. 肝肾亏虚 《程杏轩医案》：周司马痹风病后足膝软弱。前患痹风，调治小愈。案牍劳形，元虚未复，腰膂虽能转侧，足膝尚觉软弱，肝肾真元下亏，八脉不司约束。参归地，仅可益其气血，未能通及八脉。古人治奇经精髓之伤，金用血肉有情，岂诸草木根，可同日而语。推之腰为肾府，膝为筋府，转摇不能，行则振掉，不求自强功夫，恐难弥缝其阙。恬澹虚无，御神持满。庶几松柏之姿，老而益劲也。拟河车、鹿茸、虎胫骨、虎膝骨、牛骨髓、猪骨髓、羊骨髓、阿胶、海参之属[78]325。

附录一：文献辑录

《阴阳十一脉灸经》 少阳脉：系于外踝之前廉，上出鱼股之外，出胁上，出耳前。是动则病：心与胁痛，不可以反侧，甚则无膏，足外反，此为阳厥，是少阳脉主治。其所产病：口痛，颈痛，头颈痛，胁痛，疟，汗出，节尽痛，髀外廉痛，鱼股痛，膝外廉痛，振寒，足中指踝痹，为十二病[3]7。

《素问·骨空论》 蹇膝伸不屈，治其楗。坐而膝痛，治其机。立而暑解，治其骸关。膝痛，痛及拇指，治其腘[1]218。

《素问·骨空论》 坐而膝痛如物隐者，治其关。膝痛不可屈伸，治其背内[1]219。

《素问·气交变大论》 岁水不及，湿乃大行，长气反用……腰股痛发，腘腨股膝不便[1]279。

《素问·至真要大论》 少阴在泉，客胜则腰痛，尻股膝髀腨胻足病[1]355。

《素问·至真要大论》 太阳在泉，寒复内余，则腰尻肿，屈伸不利，股胫足膝中痛[1]355。

《素问·脉要精微论》 膝者筋之府，屈伸不能，行则偻附，筋将惫矣；骨者髓之府，不能久立，行则振掉，骨将惫矣[1]68。

《灵枢·杂病》 膝中痛，取犊鼻，以圆利针，发而间之，针大如氂，刺膝无疑[2]61。

《类经》 蹇膝伸不屈，治其楗。《素问》骨空论。蹇膝，膝痛而举动艰难也。伸不屈，能伸不能屈也。股骨曰楗。治其楗者，谓治其膝辅骨之上，前阴横骨之下，盖指股中足阳明髀关等穴也。此下楗、机、关、腘等义，见经络类十九。楗音健。坐而膝痛，治其机。侠臀两旁骨缝之动处曰机，即足少阳之环跳穴也。立而暑解，治其骸关。因立暑中而支体散解不收者，当治其骸关，谓足少阳之阳关穴也。骸音鞋。膝痛，痛及拇指，治其腘。拇指，小拇指也，足太阳经所出，故当治其腘，即委中穴也。拇音母。腘音国。坐而膝痛如物隐者，治其关。腘上为关，关者膝后之骨解也。膝痛不可屈伸，治其背内。背内，足太阳经之大杼穴也[4]420。

《针灸甲乙经》 膝内廉痛引髌，不可屈伸，连腹引咽喉痛，膝关主之[5]249。

《针灸甲乙经》 膝不能屈伸，不可以行，梁丘主之。膝寒痹不仁，不可屈伸，髀关主之[5]249。

《针灸甲乙经》 膝外廉痛，不可屈伸，胫痹不仁，阳关主之。髀痹引膝股外廉痛，不仁，筋急，阳陵泉主之[5]249。

《诸病源候论》 虚劳膝冷候[6]61。

《诸病源候论》 历节风[6]45。

《诸病源候论》 鹤节候[6]303。

《备急千金要方》 光明主膝痛胫热不能行[7]660。

《备急千金要方》 膝肿，内踝前痛[7]660。

《针灸资生经》 膝痛[8]213。

《针灸资生经》 脚膝痛[8]212。

《针灸资生经》 承山疗膝重[8]214。

《普济方》 治气滞风壅，手臂脚膝痛[9]1667。

《妇人大全良方》 益荣卫，滋气血。经脉不调，心忪倦乏，腰膝疼痛[10]78。

《古今医鉴》 治诸风，遍身骨节疼痛，或腿膝痛，及筋骨风[11]1302。

《普济方》 男子冷气，腰疼膝痛[9]2317。

《证治准绳·疡医》 鹤膝风[12]1278。

《证治汇补》 腰膝门[13]380。

《中藏经》 邪气妄入，则上冲心舌。上冲心舌，则为不语；中犯脾胃，则为不充；下流腰膝，则为不遂[14]49。

《备急千金要方》 肾气虚弱，卧冷湿地当风所得也，不时速治，喜流入脚膝[7]198。

《博济方》 风冷气流注，脚膝疼痛[15]10。

《圣济总录》 肾主腰脚，其经为寒邪冷气所客，注于腰脚，则膝胫髀胯腰脊冷痛[16]1490。

《太平惠民和剂局方》 风湿流注经络间，肢节缓纵不随；脚膝疼痛，不能步履[17]29。

《太平惠民和剂局方》 寒湿所伤……腰膝或肿[17]75。

《扁鹊心书》 风寒湿三气合而为痹，走注疼痛，或臂腰足膝拘挛[18]59。

《三因极一病证方论》 坐卧湿地，或为雨露所袭……腿膝或肿[19]87。

《杨氏家藏方》 风寒湿痹，客搏经络……脚膝无力，筋骨疼痛[21]65。

《严氏济生方》 风冷邪湿，留滞下焦，足膝拘挛，肿满疼痛[21]5。

《东垣试效方》 寒湿相合……膝膑痛，无力行步[22]494。

《丹溪心法》 四肢百节走痛是也，他方谓之白虎历节风证。大率有痰、风热、风湿、血虚[24]170。

《薛立斋全书》 妇人鹤膝风症，因胎产经行失调，或郁怒亏损脾肝，而为外邪所伤[24]1000。

《解围元薮》 鼓槌风……由感冒、雨露、劳倦、卧湿、恣食、生冷、丧败气血，风湿无制，邪伤荣卫[25]21。

《古今医统大全》 鹤膝风……皆不过风寒湿之流注而为病也[26]598。

《证治准绳·疡医》 鹤膝风，一名鼓槌风，起于中湿……或伤寒余毒，不能发散，风寒湿气结于经络，血脉不流，以致筋愈缩而股愈瘦[12]1278。

《外科启玄》 鹤膝风痛，日夜难禁，皆起于风寒湿虚是也[27]106。

《万病回春》 风湿相搏，腰膝疼痛[28]374。

《景岳全书》 鹤膝风……总不过风寒湿三气流注之为病也[29]1514。

《简明医彀》 鹤膝风……由风寒湿气流注也[30]92。

《证治汇补》 寒湿多侵于下，脚腿木重，足膝疼酸[13]199。

《辨证录》 鹤膝之症有二，一本于水湿之入骨，一本于风湿之入骨也[31]918。

《医门法律》 鹤膝风者，即风寒湿之痹于膝者也[32]245。

《张氏医通》 妇人鹤膝风证，因胎产经行失调，或郁怒亏损肝脾，而为外感所伤[33]193。

《医宗金鉴》 鹤膝风肿生于膝，上下枯细三阴虚，风寒湿邪乘虚入，痛寒挛风筋缓湿[34]850。

《时方妙用》 为风寒湿三气合痹于膝而成[35]910。

《疡科心得集》 凡人骤感风寒暑湿，膝中即觉疼痛，三五日后，腿足不得屈伸，寒热间作，膝之内外皆肿，色微红，热光亮，股形渐觉细小[36]274。

《疡医大全》 王肯堂曰：两膝肿痛，股渐小，曰鹤膝风，一名鼓槌风。起于中湿，或因痢后，脚弱缓痛，不能行履，名曰痢风。或伤寒余毒，不能发散，风寒湿气结于经络，血脉不流，以致筋愈缩而股愈瘦[37]960。

《疡医大全》 张真人曰：此病乃立而行房，风湿侵于两膝，故成此疾[37]961。

《医法圆通》 按膝肿痛一证，有由外感寒湿之邪，闭塞关节者，有阳虚者，有阴虚者[40]308。

《太平圣惠方》 伤折后，或人脚膝腰胯，被冷风攻击疼痛，行李不得[38]228。

《圣济总录》 历节风者，由血气衰弱，为风寒所侵，血气凝涩，不得流通关节，诸筋无以滋养，真邪相搏，所历之节，悉皆疼痛，故为历节风也[16]299。

《证治准绳·杂病》 胸背、手脚、颈项、腰膝隐痛不可忍，连筋骨牵引钩痛……此是痰涎伏在心膈上下变为疾[12]147。

《杨氏家藏方》 气滞，血脉凝涩，筋脉拘挛，肢节腰膝强痛，行履艰难[20]11。

《证治准绳·杂病》 支饮者……膝冷成痹[12]146。

《傅青主男科》 胸背手足颈项腰膝痛，筋骨牵引……此是痰涎伏在心膈上下[39]96。

《证治准绳·疡医》 鹤膝风……或伤寒余毒，不能发散，风寒湿气结于经络，血脉不流，以致筋愈缩而股愈瘦[12]1278。

《景岳全书》 鹤膝风……然肿痛者，必有邪滞[29]1515。

《景岳全书》 左膝肿大……气滞而不行，故膝愈大而腿愈细，名曰鹤膝风[29]1514。

《张氏医通》 妇人鹤膝风，因郁怒致损肝脾，而为外感所伤；或先肢体筋挛，继而膝渐大，腿渐细，如鹤膝之状[33]193。

《疡医大全》 鼓槌鹤膝起于中湿，盖足膝属肝，肝有风寒湿气，则血脉阻滞不能流行，注膝成病[37]961。

《证治汇补》 髀枢左右一点痛起，延至膝骭肿大，恶寒，夜剧者，痰也[13]205。

《医学正传》 寒湿及清痰流注经络，腰膝背胁疼痛[40]194。

《杂病源流犀烛》 受三气兼夹痰涎宿饮，故……膝冷成痹也[41]238。

《诸病源候论》 肾虚受风寒，故令膝冷也[6]61。

《诸病源候论》 历节风之状，短气，自汗出，历节疼痛不可忍，屈伸不得是也[6]45。

《诸病源候论》 小儿禀生血气不足，即肌肉不充，肢体柴瘦，骨节皆露，如鹤之脚节也[6]303。

《普济方》 肾脏气虚，外邪杂至，脚膝缓弱[9]2439。

《千金翼方》 骨极令人酸削，齿不坚劳，不能动作，厥逆，黄疸消渴，痈肿疽发，膝重疼痛[42]224。

《外台秘要》 肾气虚弱，卧冷湿地，当风所得，不时瘥，久久流入脚膝[43]344。

《太平圣惠方》 肾气不足，体重无力，腰背强痛，脚膝酸疼[38]222。

《太平圣惠方》 脏腑虚弱……腰膝疼痹[38]271。

《太平圣惠方》 夫虚劳膝冷者，此由肾气弱，骨髓虚，为风冷所搏故也[38]318。

《是斋百一选方》 患痢之后，足履痪弱，遂成鹤膝风[44]54。

《圣济总录》 肾脏气虚，外邪杂至，脚膝缓弱[16]480。

《圣济总录》 内经谓腰者肾之府，转摇不能，肾将惫矣，膝者筋之府，屈伸不能，行则偻附，筋将惫矣，盖肾主腰，肝主筋，筋聚于膝。若肾脏虚损，肝元伤惫，则筋骨受病，故腰膝为之不利[16]3053。

《太平惠民和剂局方》 肾经虚弱，腰膝沉重[17]173。

《三因极一病证方论》 肝肾脏虚，风湿进袭，流注腿膝，行步艰难[19]55。

《奇效良方》 肝肾俱虚，精血不足，足膝酸疼[45]687。

《古今医统大全》 肾气衰弱，脾肾肝三经受风寒湿，停于腿膝[26]582。

《医学入门》 肝虚为四气所袭，手足顽麻，脚膝无力[46]898。

《医方考》 肾气虚弱，肝脾之气袭之，令人腰膝作痛[47]129。

《薛立斋医学全书·外科发挥》 三阴之气不足，风邪乘之，两膝作痛，久则膝大，腿愈细，因名曰鹤膝风[24]108。

《解围元薮》 皆由妄性肆欲，保养失节，感冒所致……多发于肘、膝、臀、胛之间，人唤为鹤膝风[25]29。

《外科正宗》 鹤膝风，乃足三阴亏损之症[48]118。

《医门法律》 小儿鹤膝风……盖小儿非必为风寒湿所痹，多因先天所禀，肾气衰薄，随寒凝聚于腰膝而不解[32]245。

《辨证录》 鹤膝之风……凡人行房，必劳其筋骨，至于精泄之后，则髓必空虚，髓空则骨空，邪即乘其虚空而直入矣[31]918。

《医学心悟》 患痹日久，腿足枯细，膝头肿大，名曰鹤膝风。此三阴本亏，寒邪袭于经络，遂成斯症[49]167。

《张氏医通》 膝痛无有不因肝肾虚者，虚则风寒湿气袭之[33]179。

《不居集》 三阴亏损而腿膝痛，此皆非外邪有余，实由肝肾不足所致也[50]610。

《医宗金鉴》 小儿禀赋不充盈，肌肉削瘦少峥嵘，膝骨外露如鹤膝，多缘肾弱髓难生，血脉不荣筋挛缩，膝贮风涎时作疼[34]634。

《医法圆通》 按膝肿痛一证……因阳虚者，由其素秉不足，阴邪寒湿丛生，流入下焦关节屈伸之处；或胃阳不足，过于饮酒，酒湿之邪，流入关节，阻滞不行，而膝肿痛[40]309。

《疡医大全》 膝间肿痛不消，防成鹤膝风，以膝肿如鹤足胫细，脉多弦紧是也。乃三阴经虚寒湿流注为患[37]961。

《诸病源候论》 去肾内冷气，膝冷脚疼[6]62。

《太平圣惠方》 脚膝筋脉不利[38]165。

《圣济总录》 腰膝无力疼痛[16]3053。

《圣济总录》 脚膝酸疼[16]3056。

《圣济总录》 腰膝积冷酸疼[16]3057。

《圣济总录》 腰膝痹痛[16]499。

《圣济总录》 周痹肢体脚膝无力[16]499。

《圣济总录》 膝冷疼[16]501。

《备急千金要方》 风市主两膝挛痛，引胁拘急，躺躄，或青或焦或枯，或瘛如腐木[7]660。

《备急千金要方》 合阳主膝股重[7]660。

《备急千金要方》 犊鼻主膝中痛不仁。梁丘曲泉阳关主筋挛，膝不得屈伸，不可以行。阴市主膝上伏兔中寒。髀关主膝寒不仁，痿痹不得屈伸[7]660。

《备急千金要方》 光明主膝痛胫热不能行，手足偏小。膝关主膝内廉痛引膑，不可屈伸，连腹引喉咽痛[7]660。

《千金翼方》 膝重疼痛，浮肿如水状[42]224。

《外台秘要》 脚膝，冷痹[43]344。

《太平惠民和剂局方》 脚膝重痛少力[17]30。

《太平惠民和剂局方》 膝胫不能屈伸[17]198。

《太平惠民和剂局方》 腿膝酸疼[17]71。

《针灸资生经》 风市疗胫麻膝痛[8]213。

《针灸资生经》 三里疗四肢肿满，腿膝酸痛[8]213。

《针灸资生经》 三阴交疗膝内廉痛，小便不利，身重，足痿不能行[8]213。

《针灸资生经》 承山疗腿酸膝重[8]213。

《针灸资生经》 阳陵泉疗膝股内外廉痛不仁，屈伸难[8]213。

《针灸资生经》 阴谷治膝痛如锥，不得屈伸[8]214。

《针灸资生经》 京骨治膝痛不得屈伸[8]214。

《针灸资生经》 犊鼻治膝中痛不仁，难跪起，膝膑肿，不溃可治，溃者不治[8]214。

《针灸资生经》 三阴交治膝股内痛[8]214。

《针灸资生经》 交信治膝胫内廉痛[8]214。

《针灸资生经》 膝眼疗膝冷痛不已[8]214。

《针灸资生经》 阳关主筋挛，膝不得屈伸，不可行[8]213。

《针灸资生经》 髀关疗膝寒不仁，痹痿不屈伸[8]213。

《针灸资生经》　阳陵泉治膝伸不得屈，冷脚不仁，偏风半身不遂，脚冷无血色[8]214。

《针灸资生经》　三里主膝痿痛[8]214。

《三因极一病证方论》　腰、胭、腨、股、膝痛不便[19]95。

《杨氏家藏方》　腿膝疼痛[20]80。

《杨氏家藏方》　腿膝麻痹、冷疼[20]68。

《杨氏家藏方》　脚膝沉重，疼痛肿满[20]69。

《鸡峰普济方》　脚膝生疮紫黑久不瘥[51]23。

《鸡峰普济方》　腿膝疼痛[51]13。

《鸡峰普济方》　脚膝寒痹[51]11。

《儒门事亲》　屈膝有声[52]94。

《儒门事亲》　膝胻跛行[52]104。

《儒门事亲》　病两膝膑屈伸有声剥剥然，或以为骨鸣[52]94。

《普济方》　寒气多谓之冷痹，其证令人脚膝酸痛，行履艰难，四肢麻顽[9]2413。

《普济方》　肝风毒流注入脚膝筋脉疼痛[9]。

《普济方》　水气脚膝浮肿[9]2629。

《普济方》　补虚理腰膝[9]3426。

《普济方》　腰膝走注疼痛如虎啮[9]。

《脾胃论》　膝下筋急[53]93。

《类编朱氏集验医方》　足膝，筋骨内疼痛[54]23。

《东垣试效方》　腰膝无力，沉痛[22]496。

《御药院方》　脚膝，或肿或痛[55]103。

《御药院方》　脚膝痹弱[55]102。

《神应经》　两膝红肿疼痛[56]63。

《奇效良方》　足膝酸疼，步履不随[45]687。

《名医类案》　膝肿痛[57]588。

《医方考》　腰膝实而作痛[47]129。

《明医指掌》　脚膝肿痛，行步艰难，腰膝、臂髀大骨痛[58]194。

《万病回春》　脚膝酸软疼痛[28]374。

《针灸大成》　股膝内痛[59]437。

《针灸大成》　腿膝酸疼[59]437。

《针灸大成》　膝胻股肿[59]437。

《证治准绳·杂病》　膝痛，左膝痛了右膝痛，发时多则五日，少则三日，昼轻夜重，痛时觉热，行则痛轻肿却重[12]146。

《证治准绳·杂病》　膝膑痛无力行步[12]147。

《冯氏锦囊秘录》　肝肾虚热，风湿内攻，腰膝作痛，冷痹无力，屈伸不便。肾，水脏也，虚则寒湿之气凑之，故腰膝作实而痛[60]263。

《张氏医通》　膝胫之痛[33]179。

《杂病源流犀烛》　腿股膝膑胫足病[41]564。

《伤科补要》　腰胯膝腿疼痛[61]58。

《医学妙谛》 膝腿足痛[62]235。

《医学妙谛》 足膝肿痛[62]237。

《类证治裁》 其膝痛在筋，则屈不能伸而肿[63]356。

《类证治裁》 膝胫痹弱重痛[63]356。

《奇方类编》 腰膝疼痛[64]45。

《类证治裁》 腰脊腿足痛论治[63]354。

《古今名医临证金鉴》 腰膝足跟疼痛，此为肝脾肾三经相合之处，酸软乏力为阳虚精亏，痛甚为肾经虚热，或肾络亏虚，肾脉失养[65]193。

《张氏医通》 身半以下者，湿中之也。故治膝胫之病，又须以祛湿为主[33]179。

《神农本草经》 牛膝主膝痛不可屈伸[66]29。

《黄帝素问宣明论方》 治腰膝走注疼痛如虎啮[67]130。

《疡科心得集》 通其经络，祛其湿热，散其风寒[36]274。

《疡科心得集》 若发之缓者……必当以桂附治之[36]274。

《类证治裁》 鹤膝风论治[63]299。

《类证治裁》 治在活血荣筋，兼理风湿[63]299。

《薛立斋医学全书·外科发挥》 鹤膝风，乃败证也，非此方不能治[24]108。

《医学入门》 寒热者，五积交加散，加乌药、僵蚕；已溃者，独活寄生汤、大防风汤[46]845。

《外科正宗》 初起寒热作痛时，便用五积散加牛膝、红花发汗散寒，通行经络，或万灵丹发汗亦可[48]117。

《外科正宗》 重者兼灸膝眼二穴，敷以琥珀膏，亦可渐渐取效。又如以上之法俱不效者，终成痼疾，不必强药消之，只宜先天大造丸、史国公药酒每常服之，终年亦可转重就轻，移步行履，尚可图也[48]118。

《景岳全书》 寒胜者，宜三气饮、五积散，或大防风汤之类主之[29]1514。

《辨证录》 脚膝疼痛，行步艰难[31]733。

《张氏医通》 因卧湿地，流入脚膝，痹弱疼重，千金独活寄生汤[33]179。

《时方妙用》 初起，发热头痛，宜五积散[35]910。

《养老奉亲书》 腰膝冷痛[69]384。

《解围元薮》 以神仙换骨丹、独圣丹、枣灵丹等药治之[25]21。

《解围元薮》 宜以定风散、驻车丸、救苦回生丹选之[25]29。

《景岳全书》 湿胜者，宜五苓散、理中汤之类主之[29]1514。

《简明医彀》 瘀血加桃仁、漏芦；筋挛加木瓜、秦艽、威灵仙；痛甚加乳、没，研细调服[30]92。

《万氏家抄方》 腰膝疼痛[70]73。

《惠直堂经验方》 治湿痹膝痛[71]25。

《杂病源流犀烛》 腰膝疼痛，或顽麻无力[41]537。

《冯氏锦囊秘录》 若焮肿色赤而作脓者，为外因可治……属外因者，以荆防为主[60]140。

《类证治裁》 若系风湿，换骨丹、散膝汤；若侵水湿，蒸膝汤[63]300。

《医学入门》 夹湿热者，苍龟丸、二妙苍柏散[46]845。

《景岳全书》 热胜者，宜保阴煎，大秦艽汤之类主之[29]1514。

《外科大成》 治膝肿初起者[72]195。

《张氏医通》 大抵痛在筋者，多夹风热，则屈不伸而肿，二妙散加羌、防、升、柴[33]179。

《时方妙用》 鹤膝风有赤热焮肿者，二妙散、桂枝芍药知母汤[35]910。

《证治准绳》 腰膝痛者，寄生汤、养肾散；瘀血滞者，如神汤、舒筋汤[12]2081。

《鸡峰普济方》 脚膝酸痛[51]14。

《鸡峰普济方》 脚膝行立不得[51]16。

《太平圣惠方》 脚膝筋脉不利[38]165。

《太平圣惠方》 治虚损，暖下元，益精髓，利腰膝[38]262。

《普济本事方》 祛风湿，壮脚膝[73]70。

《普济本事方》 腿膝冷麻[73]71。

《太平惠民和剂局方》 腿膝酸疼，艰于步履[17]173。

《三因极一病证方论》 脚膝疼痛[19]141。

《三因极一病证方论》 川膝煎治肝肾虚，为风寒湿毒所中，流注腿膝，历节疼痛[19]55。

《薛立斋医学全书·外科枢要》 若伤于脾胃者，补中益气汤为主；伤于肝肾者，六味丸为主；若欲其作脓，或溃后，十全大补汤为主，皆佐以大防风汤；初起须以葱熨，可以内消[24]260。

《薛立斋医学全书·外科发挥》 愈后尤宜谨调摄，更服还少丹，或加桂，以行地黄之滞；若脾胃虚寒之人，宜服八味丸[24]108。

《医学入门》 阴虚形瘦发热者，肾气丸[46]845。

《医学入门》 妇人月经不调，发热口渴，两膝肿痛者、肾气丸、苍龟丸、逍遥散加牛膝、杜仲、黄柏[51]845。

《医学入门》 鹤膝痛者，五积散加松节、杉节[46]677。

《景岳全书》 必宜以养气滋血为主……若以阳气不足，而败及四肢者，非右归丸、理阴煎及八味地黄丸之类不可[29]1514。

《景岳全书》 腰膝筋骨疼痛[29]1581。

《张氏医通》 大抵痛在筋者……兼阴虚者则热而不肿，虎潜丸，或二妙散加牛膝、肉桂[33]179。

《张氏医通》 脚膝疼痛，行步艰难[33]458。

《张氏医通》 治宜祛风顺气，活血壮筋。十全大补加杜仲、牛膝、羌活；或五积散加松节；血少虚寒而痛者，四物加荆芥、牛膝，送活络丹；气血流动，更服八味丸加鹿茸、牛膝调理[33]193。

《冯氏锦囊秘录》 若肿硬色白不作脓者，是属本性难疗……属本性者，以六味加鹿茸补其精血[60]140。

《医学心悟》 宜服虎骨胶丸，外贴普救万全膏[49]167。

《医宗金鉴》 小儿鹤膝风……须先服大防风汤，继以补肾地黄丸治之[34]634。

《医宗金鉴》 初肿如绵……宜服五积散汗之；次服万灵丹温散之，外敷回阳玉龙膏，常服换骨丹或蚺蛇丸，以驱其邪。若日久不消，势欲溃者，宜服独活寄生汤，或大防风汤补而温之，痛甚加乳香[34]850。

《时方妙用》 若久病，为足三阴虚，宜十全大补汤加附子、牛膝、杜仲、防风、羌活主之[35]910。

《备急千金要方》 阳辅、阳交、阳陵泉主髀枢膝骨痹不仁[7]659。

《备急千金要方》 中封主少气身重湿，膝肿，内踝前痛。太冲主膝内踝前痛。解溪、条口、丘墟、太白主膝股肿，胻酸转筋[7]660。

《备急千金要方》 侠溪、阳关主膝外廉痛[7]660。

《备急千金要方》 犊鼻主膝不仁，难跪[7]660。

《针灸玉龙经》 红肿名为鹤膝风，阳陵二穴便宜攻；阴陵亦是神通穴，针到方知有俊功[73]88。

《针灸资生经》 委中治膝不得屈伸，取其经血立愈[8]212。

《针灸资生经》 曲泉、梁丘、阳关主筋挛，膝不得屈伸，不可行[8]213。

《针灸资生经》 伏兔疗膝冷[8]214。

《针灸资生经》 丰隆疗腿膝酸痹[8]214。

《神应经》 膝胻股肿：委中，三里，阳辅，解溪，承山[56]62。

《神应经》 两膝红肿疼痛：膝关，委中，三里，阴市[56]63。

《针灸大成》 股膝内痛：委中，三里，三阴交[59]437。

《针灸大成》 腿膝酸疼：环跳，阳陵，丘墟[59]437。

《针灸大成》 脚膝痛：委中，三里，曲泉，阳陵，风市，昆仑，解溪[59]437。

《诸病源候论》 养生方导引法云：两手反向拓席，一足跪，坐上。一足屈如，仰面。看气道众处散适，极势振四七。左右亦然。始两足向前双踏，极势二七，去胸腹病、膝冷脐闷[6]62。

《摄生众妙方》 腰膝重痛[75]66。

《医学心悟》 失此不治[49]167。

《医宗金鉴》 系外证中之败证也，收功甚难[34]850。

《疡科心得集》 若误用寒凉，必成废疾。或挛曲偏枯，或痿弱不起[36]274。

附录二：常用方药

一粒金丹：草乌头、五灵脂各一斤，木鳖子四两，白胶香半斤，地龙四两（去土，炒），细墨一两，乳香一两，当归二两（焙），没药二两，麝香一钱。上为末，再研一千下，糯米面糊和丸，如桐子大，每服一丸至二丸，温酒下。吃药罢，遍身微汗者验。（《黄帝素问宣明论方》）[67]130

二十四味飞步散：当归、白芷、赤芍、牛膝（酒洗）、杜仲（姜汁炒）、木瓜、茯苓（去皮）、骨碎补、乌梅、何首乌、川续断、破故纸、小茴香（盐水炒）、独活、桑寄生、五加皮、苍术（米泔浸）、陈皮、防风（去芦）、天麻各一两，川芎、槟榔、半夏（姜汁炒）各五钱，甘草三钱。上锉生姜三片，水煎热入酒一半，空心服。或用好酒五壶，煮前药服之亦可。忌生冷。（《万病回春》）[28]374

二妙散：大补丸改用姜汁制数次。净加茅山苍术去皮，切，麻油拌炒，净等分为散，姜汁调，每日空心温酒送二钱。本方加肉桂名三妙散。（《张氏医通》）[33]547

二妙散：黄柏、苍术（去皮，盐水炒）。水煎服。（《陈修园医学全书·医学从众录》）[35]704

二妙散：黄柏除热，苍术除湿，二妙药也。（《医学入门》）[46]69

十全大补汤：气血双补、十补不一泻法。（《时方歌括》）[35]933

十全大补汤：即八珍汤加黄芪、肉桂。（《薛立斋医学全书·外科枢要》）[24]289

十全大补汤：保元汤加白术、茯苓、熟地黄、当归、川芎、白芍、肉桂、姜、枣。按：和剂十全大补，虽本保元，而实四君、四物、黄建中三方合成。因饮食劳倦，而致烦热，肌肉消瘦者宜之；若房劳伤精，思虑伤神，阴虚火旺，咳嗽失血者误用，反致阴火上乘，转增其剧也。又古方十全大补无黄、肉桂，多沉香、木香，此则专开脾胃之郁尔。（《张氏医通》）[33]535

七圣散：续断、独活、防风、杜仲、萆薢、牛膝（酒浸一宿）、甘草等分。上修事净，焙干半两，为细末，每服二钱，温酒调下。（《太平惠民和剂局方》）[17]29

八味丸：即肾气丸每料加肉桂一两，附子一两。其附子每日用新童便数碗，浸五六日，切作四块，再如前浸数日，以草纸包裹，将水湿纸，炮半日，去皮脐尖，切作大片。如有白星，再用火炙，以无白星为度。一两。凡用俱要照此法炮过，方宜用。方见肺痈门。每服五十丸，空心盐汤下。（《薛立斋医学全书·外科发挥》）[24]109

八味丸：熟地黄八两，山萸肉、干山药（微焙）各四两，牡丹皮、白茯苓（去皮）、白泽泻（去毛）各三两，附子（童便浸，煮，去皮脐，切）、肉桂（去粗皮，勿见火）各一两。上八味，为末，炼白蜜丸，梧子大，每服五七十丸，空心淡盐汤，临卧时温酒下，以美膳压之。（《张氏医通》）[33]527

八味地黄丸：即前六味地黄丸加肉桂、制附子各一两。（《景岳全书》）[29]1618

八珍汤：即四君四物合方。（《薛立斋医学全书·外科枢要》）[24]289

三气饮：当归、枸杞、杜仲各二钱，熟地三钱或五钱，牛膝、茯苓、芍药酒炒、肉桂各一钱，北细辛（或代以独活）、白芷、炙甘草各一钱，附子随宜一二钱。水二盅，加生姜三片，煎服。如气虚者，加人参、白术随宜。风寒胜者，加麻黄一二钱。此饮亦可浸酒，大约每药一斤，可用烧酒六七升，浸十余日，徐徐服之。（《景岳全书》）[29]1594

三圣丸：威灵仙五两（净洗，去土，焙干称），干姜二两（炮制），乌头二两（炮制，去皮脐，称）。上件为末，煮枣肉为丸，如梧子大。每服十五丸至二十丸，温姜汤下。（《养老奉亲书》）[69]384

大防风汤：人参、白术、防风、羌活各二钱，黄芪一钱，熟地黄、杜仲各二钱，官桂、甘草（炙）各五分，白芍、牛膝、附子各一钱，川芎钱半。水煎服。一方有当归，无官桂，加姜。（《景岳全书》）[29]1615

大防风汤：人参、白术（土炒）、茯苓、甘草（炙）、熟地黄、当归身、白芍药（炒）、川芎、黄芪（蜜炙）、羌活、防风、附子（制）、杜仲、牛膝。引用姜、枣，水煎服。（《医宗金鉴》卷五十五）[34]634

大防风汤：人参二钱，防风、白术（土炒）、黄芪、牛膝、杜仲、当归、熟地黄、白芍（酒炒）、川芎、羌活、甘草、附子（制）各一钱。生姜三片，水二盅，煎八分，食前服。（《医宗金鉴》）[34]845

大防风汤：附子一钱（炮），白术（炒）、羌活、人参各二钱，川芎一钱五分，防风二钱，甘草一钱（炙），牛膝一钱（酒浸），当归二钱（酒拌），黄芪二钱（炙），白芍药二钱（炒），杜仲三钱（姜制），熟地黄二钱（用生者，酒拌，蒸半日，忌铁器）。作一剂，水二盅，姜三片，煎八分，空心服。愈后尤宜谨调摄，更服还少丹，或加桂以行地黄之滞。若脾胃虚寒之人，宜服八味丸。（《薛立斋医学全书·外科发挥》）[24]108

大秦艽汤：当归、芍药、白术、生地、熟地黄、川芎、甘草、茯苓、防风、白芷、独活、羌活、黄芩各七分，秦艽、石膏各一钱，细辛五分，春夏加知母一钱。水二盅，煎一盅。温服。如遇天阴，加生姜七片。如心下痞，加枳实五分。按：此汤自河间、东垣而下，俱用为中风之要药。夫既无六经之外证，而胡为用羌、辛、防、芷等药？既内无便尿之阻隔，而何用石膏、秦艽、黄芩之类？其为风寒痛痹而血虚有火者，乃宜此方耳。（《景岳全书》）[29]1646

大营煎：当归二三钱，或五钱，熟地三五七钱，枸杞二钱，炙甘草一二钱，杜仲二钱，牛膝一钱半，肉桂一二钱。水二盅，煎七分。食远温服。如寒滞在经，气血不能流通，筋骨疼痛之甚者，必加制附子一二钱方效。如滞浊腹痛者，加故纸一钱炒用。如气虚者，加人参、白术。中气虚寒呕恶者，加炒焦干姜一二钱。（《景岳全书》）[29]1581

万灵丹：茅山苍术八两，麻黄、羌活、荆芥、防风、细辛、川乌（汤泡，去皮）、草乌（汤泡，去皮）、川芎、石斛、全蝎、当归、甘草、天麻、何首乌各一钱，雄黄六钱。上十六味，为细末，炼蜜为丸，重三钱，朱砂为衣，瓷罐收贮。视年岁老壮，病势缓急，斟酌用之。如恶疮初起二三日间，或痈疽已成至十日前后，未出脓者，状若伤寒，头痛烦渴，拘急恶寒，肢体疼痛，恶心呕吐，四肢沉重，恍惚闷乱，皮肤壮热，及伤寒四时感冒，传变疫证，恶寒身热，俱宜服之。用葱白九枝，煎汤调服一丸，盖被出汗为效。如汗迟以葱汤催之，其汗必出，如淋如洗，令其自收，不可露风，患者自快，疮未成者即消，已成者即高肿溃脓。如病无表里相兼，不必发散，只用热酒化服。（又按）此方原载诸风瘫痪门中，今移录于此者，盖疮疡皆起于荣卫不调，气血凝滞，始生痈肿。此药专能发散，又能顺气搜风，通行经络，所谓结者开之也。经云：汗之则疮已，正与此相合也。服后当避风，忌冷物，戒房事，如妇人有孕者勿服。（《医宗金鉴》）[34] 727

万灵丹：茅术八两，全蝎、石斛、明天麻、当归、甘草炙、川芎、羌活、荆芥、防风、麻黄、北细辛、川乌（汤泡，去皮）、草乌（汤泡，去皮尖）、何首乌各一两，明雄黄六钱。上为细末，炼蜜丸弹子大，每药一两分作四丸、一两作六丸、一两作九丸三等做下，以备年岁老壮、病势缓急取用。预用朱砂六钱，研细为衣，瓷罐收贮。如恶疮初起二三日之间，或痈疽已成至十朝前后，但未出脓者，状若伤寒，头疼烦渴，拘急恶寒，肢体疼痛，恶心呕吐，四肢沉重，恍惚闷乱，坐卧不宁，皮肤壮热。又治伤寒四时感冒，传变疫证，但恶寒身热表证未尽者，俱宜之。用连须大葱白九枝，煎汤一茶盅，将药一丸乘热化开，通口服尽，被盖出汗为效。如服后汗迟，再用葱白汤催之，后必汗如淋洗，渐渐退下覆盖衣物，其汗自收自敛，患者自然爽快，其病如失。但病未成者，随即消去；已成者，随即高肿溃脓。如诸疾无表证相兼，不必发散者，只用热酒化服。此方原载于诸风瘫痪门，予每用之发散疮毒，其功甚捷，故移录于此。详观此方，治肿疡甚效者何也？凡疮皆起于荣卫不调，气血凝滞，乃生痈肿。观此药性专发散，又能顺气搜风，通行经络，所谓结者开之，况疮毒又乃日积月累结聚所发，苟非甘温辛热发泄，以汗疏通，安能得效。所谓发散不远热，正合此方之意无谬也，服后避风，当食稀粥，忌冷物、房事，孕妇勿服。（《外科正宗》）[48] 62

千金独活寄生汤：四物汤加独活、桑寄生、杜仲、牛膝、细辛、秦艽、茯苓、桂心、防风、人参、甘草。《古今录验》无寄生，有续断；《肘后》无寄生、人参、甘草、当归，有附子。产后腹痛不得转动，及腰脚挛痛，不得屈伸，痹弱者，宜服此汤。（《张氏医通》）[33] 533

川椒丸：川椒一两（去目及闭口者，微炒去汗），菟丝子二两（酒浸三日，曝干，别捣为末），桂心三分，牛膝一两半（去苗），续断一两，鹿茸二两（去毛，涂酥，炙微黄），肉苁蓉一两（酒浸一宿，刮去皱皮，炙干），附子一两（炮裂，去皮脐），山茱萸一两，蛇床子一两，远志三分（去心），防风三分（去芦头）。上药，捣罗为末，炼蜜和捣三二百杵，丸如梧桐子大。每服食前以温酒下三十丸。（《太平圣惠方》）[38] 318

川膝煎：大乌头十个（端正者，槌破，以纸袋盛，用乌豆一斗藉覆，蒸一日取出，去豆不用，去皮尖），牛膝二两（去芦，穰干）。上二味，并不得见铜铁器及火与日，木臼捣碎牛膝，同入石磨中磨为末，酒糊丸，梧子大。每服四十丸，用无灰酒一瓶，中样木瓜一个，切作片，入瓶中，煨木瓜烂为度，用此酒下，不拘时候。然肝气恶铁，忌则有之；不见火日，此好事者妄忌，且如乌头、牛膝，采时岂一向阴干也。（《三因极一病证方论》）[19] 55

木瓜煎丸：木瓜三枚（宣州大者，切开顶，去瓤，作瓮子，入硇砂末，用新罐子盛，蒸加稀饧，烂研），硇砂半两（水煎成霜），羌活（去芦头）、菊花（蒸）、地骨皮、骨碎补、牛膝（酒浸，切，焙）、吴茱萸（汤浸，焙，炒）各二两，胡椒、荜澄茄、诃黎勒（煨，去核）、桂（去粗皮）、葫芦巴、补骨脂（炒）、巴戟天、人参各一两，干姜（炮）、甘草（炙）各半两。右一十八味，杵一十六味为末，以木瓜硇砂膏和匀，入熟蜜少许，捣三千杵，丸如梧桐子大，每服二十丸，空心夜卧温酒下，每二日加一粒，至四十丸止。（《圣济总录》）[16] 3053

五加皮酒：五加皮八两，杜仲三两（炒），当归三两，生地三两，地骨皮二两，牛膝三两，火酒五十斤，坛内煮过。（《奇方类编》）[64]45

　　五加皮酒：用五加根皮洗净，去骨、茎、叶，亦可以水煎汁，和曲酿米酒成，时时饮之。亦可煮酒饮。加远志为使更良。一方：加木瓜煮酒服。（《本草纲目》）[68]925

　　五苓散：白术、猪苓、茯苓各七钱半，肉桂五钱，泽泻一两二钱半。古法为细末，每服二钱，白汤调下，日三服。今法以水煎服。（《景岳全书》）[29]1640

　　五积交加散：即五积散合人参败毒散，治寒湿身体重痛，腰脚酸疼。如寒胜者，只用生料五积散；甚者，加附子；夏月；去干姜、肉桂，加黄连；如天时暄热，或春分后，虽无汗，亦去麻黄，换紫苏叶；如肚腹胀满不快，或便闭，去参，加山楂、神曲、枳实；如潮热或肌热加柴胡、干葛。（《医学入门》）[46]581

　　五积散：平胃散加麻黄、桂枝、炮姜、半夏、茯苓、枳壳、桔梗、白芍、当归、川芎、白芷。每服四五钱，生姜三片，葱白三茎，水煎，去滓热服，温覆取微汗。（《张氏医通》）[33]529

　　五积散：白芷、川芎、桔梗、芍药、陈皮、厚朴（姜制，炒）、茯苓（去皮）、甘草、麻黄、干姜（炮）、官桂、川归、半夏（汤洗七次，去皮脐）、苍术（米泔浸五七日）、枳壳各五分。上细切，作一服，加生姜三片，水二盏，煎至一盏，温服。（《医学正传》）[40]194

　　五积散：当归、麻黄、苍术、陈皮各一钱、厚朴（制）、干姜（炮）、芍药、枳壳各八分、半夏（炮）、白芷各七分，桔梗、甘草（炙）、茯苓、肉桂、人参各五分，川芎四分。水二盅，姜三片，葱白三茎，煎八分。不拘时服。（《景岳全书》）[29]1675

　　五积散：苍术二钱（炒），陈皮、桔梗、川芎、当归、白芍各一钱，麻黄、枳壳（麸炒）、桂心、干姜、厚朴各八分，白芷、半夏（制）、甘草（生）、茯苓各四分。引姜一片，水二盅，煎八分，不拘时服。头痛恶寒者，加速须葱头三个，盖卧汗出甚效。（《医宗金鉴》）[34]819

　　五积散：苍术二钱，陈皮、桔梗、川芎、当归、白芍各一钱，麻黄、枳壳、桂心、干姜、厚朴各六分，白芷、半夏、甘草、茯苓各四分。姜三片，水二盅，煎八分，不拘时服。头痛恶寒者，加连须葱头三根，盖汗为效。下部加木瓜、牛膝。（《外科正宗》）[48]119

　　五积散：局方五积散神奇，归芍参芎用更奇，橘芷夏苓姜桂草，麻苍枳朴与陈皮。当归、麻黄、苍术、陈皮各一钱，厚朴、干姜、芍药、枳壳各八分，半夏、白芷各七分，桔梗、炙草、茯苓、肉桂、人参各五分，川芎四分。水二盅，姜三片，葱白三茎，煎八分温服。（《时方歌括》）[35]943

　　巨胜浸酒：巨胜一升半（炒），薏苡仁半升（炒），生干地黄二两。右三味，锉令匀细，生绢囊贮，以酒二斗浸，春夏三五日，秋冬六七日，每服五合，空心临卧温服。（《圣济总录》）[16]505

　　牛菟丸：牛膝、菟丝子各一两。同入银器内，酒浸一寸五分，晒为末，将原酒煮糊丸，空心，酒下。（《杂病源流犀烛》）[41]540

　　牛蒡子酒：牛蒡子、茵芋各十两，白茯苓、杜若、干姜各四两，枸杞子、石斛、牛膝、侧子各七两，川椒五两，大豆二合，麻子一合。右为粗末，以夹绢袋盛安瓷瓶子中，以好酒二十升，浸二七日，空心饮之，量人气禀，饮了于夹幕及不见风处坐。（《鸡峰普济方》）[51]11

　　牛膝大豆浸酒：牛膝一斤（酒浸，切，焙），大豆一斤（紧小者，炒熟），生地黄一斤（洗，切）。上三味，拌匀，同蒸一馏倾出，绢囊贮，以酒三斗浸经宿，每服三合至五合，空心日午夜卧温服。（《圣济总录》）[16]505

　　牛膝散：牛膝一两（酒浸，切，焙），桂半两（去粗皮），山茱萸一两。上三味，捣罗为散，每服空心温酒，调下二钱匕，日再服。（《圣济总录》）[16]500

乌头煎丸：乌头五两（换水浸令透软，去皮脐，细切，用好酒三升，熬烂，更细研成膏），木瓜三枚（下面剜去瓤核，将熟艾捣末，入在木瓜内，填实，蒸熟，烂研），海桐皮（锉）、牛膝（去苗，酒浸，切，焙）、羌活（去芦头）、巴戟天（去心）、肉苁蓉（酒浸，切，焙）各一两半，青盐（研）、青橘皮（去白，焙）、藿香子（炒）、狗脊毛、萆薢各二两。上一十二味，捣罗十味为末，入前二味膏中和匀，丸如梧桐子大，每服三十丸，空心温酒盐汤任下。（《圣济总录》）[16]3053

六君子汤：即前方加陈皮、半夏。（《薛立斋医学全书·外科枢要》）[24]289

六味丸：熟地黄八两（用生者，自制），山茱萸（去核，酒浸，蒸）、山药各四两，牡丹皮、茯苓（去皮）、泽泻（蒸）各三两。上地黄杵膏，余为末，蜜丸桐子大，每服七八十丸，滚汤下。（《薛立斋医学全书·外科枢要》）[24]289

六味地黄汤：熟地黄八两（酒煮，杵膏），山茱萸（酒润，去核，炒）、干山药（炒黄）各四两，牡丹皮（酒洗，微炒）、白茯苓（人乳制，焙）、泽泻（淡盐酒拌，炒）各一两。为末，蜜丸，如桐子大，空心淡盐汤下四钱。（《冯氏锦囊秘录》）[60]347

巴戟天汤：巴戟天二钱（去心），附子（炮）、五加皮（酒洗）、石斛、甘草（炙）、茯苓、当归各一钱，牛膝（酒炒）、川萆薢（盐酒炒）各钱半，肉桂、防风、防己（酒洗）各五分，生姜三片，水煎。空心温服。（《张氏医通》）[33]458

巴戟天酒：巴戟天三两（去心），五加皮二两，萆薢、牛膝（酒浸，切，焙）、石斛（去根）、甘草（炙）各一两半，防风（去叉）、白茯苓（去黑皮）各一两三分，附子二两（炮裂，去皮脐）。上九味，咬咀如麻豆，每服五钱匕，生姜三片，水一盏半，煎至一盏，去滓，空心温服。（《圣济总录》）[16]500

打老儿丸：石菖蒲（去须毛，嫩桑枝条拌蒸，晒干，不犯铁器）、干山药（蒸出晒干）、川牛膝（去头，用黄精自然汁浸，漉出，酒浸一宿；若无黄精，酒浸三日，漉出，细锉，焙干）、远志（去心，甘草汤浸一宿）、巴戟（去心，枸杞子汤浸一宿，漉出，酒浸一伏时，菊花同焙令黄，去菊花）、续断（去筋，酒浸一伏时，焙干）、五味子（蜜浸蒸，从巳至申，又以浆水浸一宿，焙干）、楮实子（水浸三日，去浮者，晒干，酒浸一伏时，漉出蒸，从巳至亥，焙干）、杜仲（去皮，酥蜜炒去丝）、山茱萸（取肉，暖火焙干）、茯神（去皮心，捣细，于水盆内搅，去浮者）、熟地（瓷锅柳木甑蒸之，摊令气歇，拌酒再蒸，晒干，勿犯铜铁器）、小茴香（酒浸一宿，炒）、肉苁蓉（酒浸一宿，刷去沙土浮甲，劈破中心，去白膜）、枸杞子。右为细末，各等分，酒糊丸，如梧桐子大。每服三十丸，空心温酒送下，或白汤送下亦可。服五日便觉身轻，十日精神爽快，二十日语言响亮，手足便利，一年白发转黑，行步如飞，久远服之，百病消除，面如童子。（《万氏家抄方》）[70]73

右归丸：大怀熟八两，山药四两（炒），山茱萸三两（微炒），枸杞四两（微炒），鹿角胶四两（炒珠），菟丝子四两（制），杜仲四两（姜汤炒），当归三两（便溏勿用），肉桂二两（渐可加至四两），制附子自二两渐可加至五六两。上丸法如前，或丸如弹子大。每嚼服二三丸。以滚白汤送下，其效尤速。如阳衰气虚，必加人参以为之主，或二三两，或五六两，随人虚实，以为增减。盖人参之功，随阳药则入阳分，随阴药则入阴分，欲补命门之阳，非加人参不能捷效。如阳虚精滑，或带浊便溏，加补骨脂酒炒三两。如飧泄肾泄不止，加北五味子三两，肉豆蔻三两，面炒去油用。如饮食减少，或不易化，或呕恶吞酸，皆脾胃虚寒之证，加干姜三四两，炒黄用。如腹痛不止，加吴茱萸二两，汤泡半日，炒用。如腰膝酸痛，加胡桃肉连皮四两。如阴虚阳痿，加巴戟肉四两，肉苁蓉三两，或加黄狗外肾一二付，以酒煮烂捣入之。（《景岳全书》）[29]1580

石斛丸：石斛一两（去根节），黄芪三分（锉），桂心三分，白茯苓一两，山茱萸一两，薯蓣一两，牛膝一两半（去苗），木香三分，附子一两（炮裂，去皮脐），羌活三分，巴戟一两，桂心一两，菟丝子一两（酒浸三日，曝干，别捣为末）。上药，捣罗为末，炼蜜和捣三五百杵，丸如梧桐子大。每服空心以温酒下三十丸，晚食前再服。(《太平圣惠方》)[38]319

戊戌酒：用黄犬肉一只，煮一伏时，捣如泥，和汁拌炊糯米三斗，入曲如常酿酒。候熟，每旦空心饮之。(《本草纲目》)[68]1149

四君子汤：人参、白术、茯苓各二钱，甘草一钱（炙）。上姜、枣，水煎服。(《薛立斋医学全书·外科枢要》)[24]289

四物汤：当归、熟地黄各三钱，芍药二钱，川芎一钱五分。(《薛立斋医学全书·外科枢要》)[24]289

四物汤：熟地黄二钱，当归身一钱，白芍药钱半，川芎八分。上四味，水煎，温服。肥盛多湿痰及呕逆少食便溏者禁用。(《张氏医通》)[33]532

加味二妙散：黄柏七分，苍术、归尾、赤芍、桃仁、南星、牛膝、胆草各一钱，黄芩、连翘、羌活各五分，红花、木通、甘草各三分，金银花二钱。用水二盅，煎八分，加姜汁二匙，食前服。(《外科大成》)[72]195

加味四斤丸：虎胫骨一两（酥炙），肉苁蓉（酒浸，焙）、乳香（另研）、没药（另研）各半两，川乌一两（炮，去皮脐），牛膝一两半（酒浸），天麻一斤，木瓜一斤（去瓤蒸）。上为细末，入木瓜膏和酒糊，杵烂为丸，如梧桐子大。每服七十丸，空心用温酒或盐汤送下。(《奇效良方》)[45]687

加味芪桂汤：黄芪三两，肉桂三钱，破故纸二钱，牛膝三钱。水煎服。服必有大汗如雨，二服愈。(《辨证录》)[31]918

地黄丸：熟干地黄一两（酒洒，九蒸九曝，焙干），牛膝（洗，锉，焙，酒浸一宿，再焙）、石斛（洗去根）各三分，肉苁蓉（水洗，酒浸，切片，焙）、茵芋（去梗，锉，炒）、防风（去钗股）、川芎（洗）、五味子（拣）、桂心（不见火）、附子（炮，去皮脐）、薏苡仁（炒）各半两。上为末，炼蜜丸如桐子大。每服三四十丸，酒吞下，空心食前。(《普济本事方》)[73]70

当归补血汤：当归三钱，黄芪一两（炙）。上水煎服。(《薛立斋医学全书·外科枢要》)[24]290

回阳玉龙膏：军姜三两（炒），肉桂五钱，赤芍三钱（炒），南星一两，草乌三两（炒），白芷一两。上六味制毕，共为细末，热酒调敷。(《医宗金鉴》)[34]729

肉苁蓉丸：肉苁蓉（酒浸一宿，刮去皴皮，炙干）、蛇床子、远志（去心）、五味子、防风（去芦头）、附子（炮裂，去皮脐）、菟丝子（酒浸三日，曝干，别捣为末）、巴戟、杜仲（去粗皮，炙微黄，锉）。上药，各一两，捣罗为末，炼蜜和丸，如梧桐子大。每日空心，以温酒下三十丸，盐汤下亦得，渐加至四十丸为度。(《太平圣惠方》)[38]262

先天大造丸：紫河车一具（酒煮，捣膏），熟地黄四两（酒煮，捣膏），归身、茯苓、人参、枸杞、菟丝子、肉苁蓉（酒洗，捣膏）、黄精、白术、何首乌（去皮，用黑豆同蒸，捣膏）、川牛膝、仙茅（浸去赤汁，蒸熟去皮，捣膏）各二两，骨碎补（去毛，微炒）、川巴戟（去骨）、破故纸（炒）、远志（去心，炒）各一两，木香、青盐各五钱，丁香三钱，黑枣肉二两。上为细末，炼蜜丸如桐子大，每服七十丸，空心温酒送下。此方非独流注成漏者，又补一切气血虚羸，劳伤内损，乃男妇久无嗣息，并有奇功。(《外科正宗》)[48]114

苍术复煎散：苍术四两（水二碗，煎至一大盏，去滓，再入下项药），羌活一钱，升麻、柴胡、藁本、泽泻、白术各半钱，黄皮三分，红花少许。上锉如麻豆大，先煎苍术汤二盏，复煎下项药，至一大盏，去滓温服，空心服之，取微汗为效。忌酒与湿面类。(《东垣试效方》)[3]494

苍龟丸：苍术、龟板、白芍各二两半，黄柏五钱。为末，粥丸。四物汤加陈皮、甘草煎汤下。治痫后脚弱渐小。一方加黄芩五钱。(《医学入门》)[46]885

还少丹：肉苁蓉（去甲，酒浸）、远志（去心，甘草汤泡去骨）、茴香（炒）、巴戟（去心）、枸杞子、山药、牛膝、熟地黄（为膏）、石菖蒲、杜仲、五味子、白茯苓、楮实子、山茱萸各等分。上为末，用红枣肉同蜜为丸，桐子大。每服七十丸，温酒送下，每日三服，白汤送下。（《薛立斋医学全书·外科枢要》）[24]295

羌活饮：羌活一两半（去芦头），防风二两（去叉），五加皮一两（锉），赤芍药二两，薏苡仁一两，羚羊角三分（镑），槟榔一枚（鸡心者，焙），磁石五两（火煅，醋淬）。右八味，粗捣筛，每服五钱匕，水一盏半，入生姜五片，煎至一盏，去滓，空心温服。（《圣济总录》）[16]505

补中益气汤：黄芪、人参、白术、甘草（炙）各一钱五分，当归一钱，陈皮五分，升麻、柴胡各三分。上姜枣水煎，空心午前服。（《薛立斋医学全书·外科枢要》）[24]289

补阴丹：磁石三两（紧者，烧赤，醋淬七次，水飞过，晒干称），鹿茸三两（去毛，酥炙），生干地黄八两，石斛三两，泽泻三两，官桂一两半（去粗皮），杜仲二两（细切，炒去丝），山茱萸三两（生用）。上件八味除磁石外，捣罗细末，后入磁石末同研匀，炼蜜和丸，如梧桐子大。每服五十丸，温酒送下，或盐汤送下亦得，空心食前，日进一服。服两月觉功，一百日见效。（《御药院方》）[55]102

补肾地黄丸：熟地黄一两五钱，山萸肉一两，怀山药（炒）、茯苓各八钱，牡丹皮、泽泻各五钱，牛膝八钱，鹿茸五钱（酥炙）。上为细末，炼蜜丸如梧桐子大。每服二钱，用盐汤下。（《医宗金鉴》）[34]633

补益干漆丸：干漆一两（捣碎，炒令烟出），续断一两，熟干地黄一两，牛膝一两半（去苗），桂心一两，山茱萸一两，附子一两（炮裂，去皮脐），泽泻一两，杜仲一两半（去粗皮，炙微黄，锉），狗脊一两半，菟丝子二两（酒浸三日，曝干，别捣为末），肉苁蓉一两（酒浸一宿，刮去皱皮，炙干）。上药，捣罗为末，炼蜜和捣三五百杵，丸如梧桐子大。每服空心以暖酒下三十丸，晚食前再服。（《太平圣惠方》）[38]318

附子散：附子（炮裂，去皮脐），狗脊（去毛）各一分，山芋、熟干地黄（焙）、黄芪（去土，生用）、桂（去粗皮）、天雄（炮裂，去皮脐）、山茱萸、秦艽（去苗土）、干漆（酒炒令烟出）、防风（去叉）、甘草（炙）各半两，白蔹一两。右一十三味，捣罗为散，每服一钱匕，空心温酒调下，日二夜一，渐加至一钱半匕，服之一月愈。（《圣济总录》）[16]499

青囊酒：苍术（米泔浸，炒）、乌药、牛膝（去芦）、杜仲（姜汁炒）各二两，陈皮、厚朴（姜汁炒）、当归、枳壳（去瓤，麸炒）、独活、槟榔、木瓜各一两，川芎、白芍、桔梗（去芦）、白芷、茯苓（去皮）、半夏（姜汁炒）、麻黄、肉桂、防己、甘草各一两。上锉，以麻布袋盛之，用酒三斗，将药悬坛内，密封坛口，锅内煮一时久，然后取出，过三日后，去药，随量饮之。渣晒干为末，酒糊为丸，如梧桐子大。每服七八十丸，空心酒送下。（《万病回春》）[28]374

抱龙丸：赤小豆四两（略炒），五灵脂、白胶香、破故纸（炒）、狗脊（火去毛）、木鳖子（去壳）、海桐皮、威灵仙、地龙炒、草乌（米泔浸三日，净洗，去皮尖）。上各一两为末，酒糊为丸，如梧子大，辰砂为衣。每服五十丸，空心盐酒任下。（《三因极一病证方论》）[19]55

枣灵丹：丢子一斤半，防风、荆芥、牛蒡子、苦参、首乌、风藤各三两，桔梗、枳壳、川乌、草乌、香附、大黄、黄芩、木贼草、白附子、角刺、两头尖、白芷、槟榔、乌药、石膏、薄荷、滑石、山栀、芒硝、葶苈、木通、木香、没药、胡黄连、车前子、黄柏各一两，甘草、蒺藜、羌活、天麻、白术、柴胡、菖蒲、藿香、蔓荆子、天花粉、僵蚕、厚朴、陈皮、藁本、威灵仙、远志、麻黄、枸杞、甘菊、蝉壳、血竭、乳香各二两，胡麻四两，梧桐皮泪、黄连、花蕊石、辛夷、麝香、青皮各五钱，牛黄一钱，冰片五分。上为末，枣肉为丸，如绿豆大，每服五七十丸，春白汤、夏茶、秋盐汤、冬酒送下。

忌油腻生冷。(《解围元薮》)[25]87

虎骨胶丸：虎骨二斤（锉碎，洗净），嫩桑枝、金毛狗脊（去毛）、白菊花（去蒂）各十两，秦艽二两。煎水，熬虎骨成胶，收起如蜜样，和药为丸，如不足量加炼蜜。大熟地四两，当归三两，牛膝、山药、茯苓、杜仲、枸杞、续断、桑寄生各二两，熟附子七钱，浓肉桂五钱（去皮，不见火），丹皮、泽泻八钱，人参二两（贫者以黄芪四两代之）。上为末，以虎骨胶为丸。每早开水下三钱。(《医学心悟》)[49]168

虎骨酒：虎骨一具，胫骨二茎，用酥涂炙黄、捶碎，同无灰酒三斗，密封七日，空心晚食温之，随意饮。(《普济本事方》)[73]71

虎骨酒：虎胫骨一两（酥炙），黄芪（锉）、桔梗（炒）、酸枣仁（炒）、茯神（去木）、羌活（去芦头）、石菖蒲（米泔浸一宿，切，焙）、远志（去心）、川芎、牛膝（酒浸一宿，切，焙）、肉苁蓉（酒浸一宿，切，焙）、熟干地黄（焙）、附子（生去皮脐，以新汲水浸半日，又破作两片，换水浸一日，焙干）、萆薢、石斛（去根）各一两，防风（去叉）、羚羊角（镑）各半两。右一十七味，锉细，以生绢袋盛，入醇酒一斗浸之，密封瓶口，春夏三日，秋冬七日，每服温饮一盏，日二。如服尽，添酒五升浸之。又服尽，取滓焙干为末，每服一钱匕，酒调下。或以蜜丸如梧桐子大，每服三十丸，空心温酒下。(《圣济总录》)[16]3053

虎潜丸：大补丸三两，加龟板、熟地各三两，知母、牛膝各二两，白芍药、锁阳、虎胫骨、当归身各一两五钱，炮姜半两，醇酒为丸，清晨淡盐汤下三钱。痿而厥冷，加熟附子半枚。虎体阴性，刚而好动，故欲其潜，使补阴药咸随其性，潜伏不动，得以振刚劲之力，则下体受荫矣。其膝胫乃筋骨结聚，功力最优，若用掌骨各随患之前后左右取用，不必拘于左前为善也。(《张氏医通》)[33]547

肾气丸：山药、山茱萸各四两，茯苓、泽泻、牡丹皮各三两，生地八两，如心气不足及有瘀血，加牡丹皮至八两；如淋漓血肿加泽泻至八两；如脾胃弱加山药至八两；如遗精头昏加山茱萸至八两；如痰火盛及小水不清，加茯苓至八两；如肾无邪水，有遗漏者，去泽泻、茯苓，加茯神三两，益智、五味子、麦门冬各二两。为末，蜜丸梧子大。每五十丸，空心白汤温酒下（有痰姜汤下）。治少年水亏火旺，肾气久虚，瘦弱无力，盗汗发热，五脏齐损，遗精便血，淋浊等证。及妇人气血虚无子，闭经潮热，咳红烦渴，能收精养气，伐火导水，使机关利而脾土健实。一方，加知母、黄柏，治阴虚大潮渴。如中寒少食易泄者，去知、柏，加砂仁、炒黑干姜、北五味子。(《医学入门》)[46]927

和血散痛汤：羌活身、升麻、麻黄（去节）各一钱半，桃仁十个，柴胡二钱，红花一分，当归身一分，防风一钱，甘草二分（炙），独活五分，猪苓五分，黄柏一钱，防己六分，知母一钱（酒），黄连二分（酒）。上分作四服，每服水一大盏，煎至一半，去渣，空心热服。(《证治准绳·类方》)[12]521

金粉丸：川乌头一两（每个擘开作两片），牛膝一两（去苗，酒浸，细切之），何首乌一两（擘破）。上三味用大豆一斗，淘拣净，先入一半在甀内，次下此三味在内，更用余大豆盖之，蒸可半日许，取出药，于筛子内阴干，为末；别入地黄，金粉一两拌和匀，以酒煮面糊为丸，如梧桐子大。(《博济方》)[15]10

金液丹：硫黄一十斤，先飞炼，去砂石秤，研为末，用瓷合盛，以水和赤石脂封口，盐泥固济，晒干，地内先埋一小罐子，盛水令满，安合子在上，用泥固济讫，慢火养七日七夜，候足加顿火一煅，候冷取出。上研为细末。每一两用炊饼一两，汤浸握去水脉，为丸如梧子大。每服三十丸，多至百丸，温米饮下，空心服之。又治伤寒阴证，身冷脉微，手足厥逆，或吐或利，自汗不止，或小便不禁，不拘丸数。并服，得身热脉出为度。(《三因极一病证方论》)[19]141

乳香没药丸：乳香（研）、没药（研）、骨碎补（去毛）、威灵仙（去土）、缩砂仁、白附子、甜瓜子、牛膝（酒浸一宿）、当归（去芦头）、干木瓜、地龙（去土）、木鳖子各一两，白牵牛三两（微炒）。上件一十三味同为细末，酒面糊为丸，如梧桐子大。每服二十丸，温水木瓜汤下，湿酒亦可，不拘时候服。（《御药院方》）[55]103

乳香定痛丸：眉批：此方治诸痛，宜对症用之。治诸风，遍身骨节疼痛，或腿膝痛，及筋骨风。苍术二两（米泔浸），川乌一两（炮，去皮），当归一两，川芎一两，乳香、没药各三钱，丁香五钱。上为末，枣肉为丸，如梧子大。每服五六十丸，陈酒送下。妇人湿痰流注，肩背臂腰胁疼痛，日夜不止，行步不得。陈皮、半夏（姜制）、茯苓、当归、川芎、白芷、乌药、官桂、枳壳、防己、苍术、防风、独活、木香、香附、贝母、甘草各等分。上锉一剂，同姜煎服。一妇人患四肢骨节疼痛，呕吐心痛，胁胀遍身浮肿，经年不愈。五积散全料，加羌活、独活、柴胡、前胡。（《古今医鉴》）[11]1302

定风散：苍术四两，草乌二两，杏仁一两一钱（去皮尖），当归、牛膝各四钱，乳香、没药各一钱。以生姜、胡葱捣自然汁各一碗，浸苍术，待苍术泛白晒干，又加去节麻黄末一两，每服三四分，酒下，重者五六分。其病根从元府汗中泄，尽愈。（《解围元薮》）[25]99

驻车丸：独活、川乌、沙参、生地黄、蒺藜、白芷、木瓜、海桐皮各五钱，米仁、羌活、防风、细辛、甘草节、牛膝各一两。右为末，用五加皮浸酒煎汁为糊，丸如梧桐子大，每服七十丸，酒送下。（《解围元薮》）[25]93

茯苓汤：半夏（汤泡七次）、赤茯苓、橘红各二钱，枳壳（麸炒）、桔梗（去芦）、甘草（炙）各一钱，水二盅，姜五片，煎八分，不拘时服。（《证治准绳·类方》）[12]518

轻脚丸：川乌头五两（炮，去皮脐），木瓜二枚，牛膝七钱（去芦头，酒浸一宿），巴戟七钱（紫色者，酒浸一宿），青盐、肉苁蓉（酒浸，细锉，焙干）、天麻（去苗）各一两，海桐皮一两半，防风一两半（去芦头），甘草半两（炙），金毛狗脊半两（去毛），草薢二两。上药先将木瓜用竹刀切下盖子，剜去子，却填熟艾末令满，将盖子盖定，用竹签签住，入饭甑内蒸烂，先将乌头末同木瓜研匀，次将诸药为细末，同和为丸，如梧桐子大。（《杨氏家藏方》）[20]69

思仙续断丸：木瓜三两（去瓤），续断、草薢各六两，牛膝（洗，去芦，酒浸一宿，焙）、薏苡仁各四两，川乌（炮，去皮脐）、防风（去芦叉）、杜仲（去皮芦，炒）、续断各二两。右为末，醋糊丸。每服三十至五十丸，空心，食前，温酒盐汤任下。（《太平惠民和剂局方》）[17]29

保阴煎：生地、熟地、芍药各二钱，山药、川断、黄芩、黄柏各一钱五分，生甘草一钱。水煎温服。如小便多热，或兼怒火动血者，加焦栀子一二钱。如夜热者，加地骨皮一钱五分；肺热多汗者，加麦冬、枣仁；血热甚者，加黄连一钱五分；血虚血滞、筋骨肿痛者，加当归二三钱。如气滞而痛，去熟地，加陈皮、青皮、香附之属。如血脱、血滑及便血久不止者，加地榆一二钱，或乌梅一个，或百药煎一二钱，文蛤亦可。如少年或血气正盛者，不必用熟地、山药。如肢节、筋骨疼痛或肿者，加秦艽、丹皮各一二钱。（《景岳全书》）[29]1589

独圣丹：蓖麻子肉二两（碎者不用），黄连二两。同贮瓶内，加水浸之，春五、夏三、秋七、冬九日取出，每晨朝东南方，以瓶中水一钟，吞蓖麻一粒，渐加至四五粒。若微泄无妨，如手指足趾节间肿疼诸病即愈。戒食动风辛辣毒物。（《解围元薮》）[25]104

独活汤：独活、丹参、细辛、五加皮、牛膝、川芎、白僵蚕各半两，桑白皮一两半，麻黄一两，杏仁、甘草各三分。右为粗末，每服三钱，水一盏，煎至八分，去滓，温服，不以时候。（《鸡峰普济方》）[51]13

独活寄生汤：独活、细辛、牛膝、桑寄生（如无，用续断）、秦艽、茯苓、桂心、白芍药（酒炒）、人参、防风、熟地黄、杜仲（姜汁炒断丝）、川芎（酒洗）、当归（酒洗）、甘草各三两。每服五钱。

（《医方考》）[47]129

独活寄生汤：独活、桑寄生（如无真者，以川续断代之）、人参、茯苓、川芎（酒洗）、防风、桂心、杜仲（姜汁炒，去丝）、牛膝、秦艽、细辛各一钱五分，当归（酒洗）、白芍（酒炒）、熟地黄、甘草各一钱，生姜五片，水二盅，煎七分，食前服。（《医宗金鉴》）[34]850

独活寄生汤：独活三两，寄生（《古今录验》用续断）、杜仲、牛膝、细辛、秦艽、茯苓、桂心、防风、川芎、人参、甘草、当归、芍药、干地黄各二两。上十五味，㕮咀，以水一斗，煮取三升，分三服，温身勿冷也。喜虚下利者，除干地黄服汤，取蒴藋叶火燎，厚安席上，及热眠上，冷复燎之。冬月取根，春取茎叶，卧之佳。其余薄熨不及蒴藋蒸也，诸处风湿亦用此法。新产竟便患腹痛不得转动，及腰脚挛痛，不得屈伸，痹弱者，宜服此汤，除风消血也。《肘后》有附子一枚（大者），无寄生、人参、甘草、当归。（《备急千金要方》）[7]198

独活续断汤：独活三两，续断二两、杜仲二两，桂心二两，防风二两，川芎三两，牛膝二两，细辛二两，秦艽三两，茯苓二两，人参二两，当归二两，芍药二两（白者），干地黄三两，甘草三两（炙）。上十五味切，以水一斗，煮取三升，分三服，温将息，勿取冷，宜用蒴藋叶火燎，厚安床上，及热卧上，冷即易之。冬月取根捣用，事须熬之。忌芜荑、生葱、生菜、海藻、菘菜、酢物。（《外台秘要》）[43]344

活血应痛丸：狗脊六两（去毛），苍术十两（米泔浸一宿），香附十二两（炒），陈皮九两，没药一两二钱，草乌二两半（炮），威灵仙三两。上为细末，酒煮面糊为丸，如桐子大。每服十五丸，温酒或热汤送下，不拘时候。常服和血脉，壮筋骨，使气脉宣通。忌桃、李、雀、鸽诸血物。（《证治准绳·类方》）[12]524

活络丹：川乌头（炮）、地龙（去土，炮，研）、南星（炮）各三两，乳香、没药（酒研飞，澄定，晒干）各一两二钱。上五味为末，酒曲糊丸，如弹子大，干透蜡护，临服剖开，空腹，荆芥汤或陈酒或四物汤化下。痛处色红肿者勿用。（《张氏医通》）[33]456

神仙换骨丹：大黄、白芷、槐花、川芎、防己各一两、乳香、没药、木香、沉香各三钱，苍术二两，细辛、苦参各一两五钱，紫萍三两，麝香五分，草乌五钱（炒三钱，生三钱，炒黑，共一两一钱）。右为末，用去节麻黄八两煎膏，加蜜丸弹子大，约重二钱，朱砂为衣，每服一丸。临卧葱酒磨服，避风。又一方，去苍、麝，加当归、防风、花蛇。（《解围元薮》）[25]82

神效火龙膏：生姜自然汁二瓯（用大铁勺熬作一瓯），牛皮胶明亮者二两（用一盏水熬化），麝香真正者二钱（研细）。上将胶汁倾入姜汁内再煎，待稠黏将麝香末搅入，俟温暖适宜，却量手足湿痛处长短阔窄，均匀摊开冷定，自不粘贴衣被，不必用油纸，七八日后渐次脱去，如前法再熬贴，不过六七次自愈。（《摄生众妙方》）[75]66

除湿汤：半夏、苍术、厚朴、藿香、陈皮、甘草、白术、茯苓、木瓜、槟榔、白芷、姜、枣。（《杂病源流犀烛》）[41]574

换骨丹：当归一两，虎胫骨一具（酥炙），羌、防、独、草薢各二两，秦艽、牛膝、蚕沙、杞子、油松节各五两，白茄根八两，苍术四两，龟板一两，用无灰酒一坛浸，服尽，将药晒干，研末糊丸，酒下。（《类证治裁》）[63]301

换骨丹：苍术四两，枸杞二两五钱，茄根二两（洗），当归、牛膝、败龟板、防风、秦艽、独活、草薢、羌活、蚕沙、松节、虎骨（酥制）各一两，共用酒浸，晒干，研为细末，酒糊为丸，如梧桐子大。每服三钱，食前白滚水送下。（《医宗金鉴》）[34]850

真火汤：白术五钱，巴戟天一两，附子一钱，防风一钱，牛膝三钱，石斛三钱，草薢二钱，茯苓三钱。水煎服。连服四剂而皮肉温矣，又服四剂而骨热矣，再服四剂脚膝之痛去，更服四剂而步履无艰难之态矣。方中用巴戟天为君，补火仍是补水之药，而辅佐之味，又彼此得宜，不用肉桂、当归之品温其血分，实有意义。盖补气则生精最速，生精既速，则温髓亦速矣。若一入血分之药，则沾濡迟滞，欲速而不达矣。萆薢原忌防风，使之相畏而相使，更复相宜，所以同群而共济也。（《辨证录》）[31]733

桂枝芍药知母汤：桂枝四两，芍药三两，甘草、麻黄、附子各二两，白术、知母、防风各四两，生姜五两。上九味，以水七升，先煮麻黄减二升，去上沫，内诸药同煎取二升，温服七合，日三服。（《金匮方歌括》）[35]320

逍遥散：当归、芍药、茯苓、白术、柴胡、甘草各一钱，牡丹、炒山栀各七分。水煎服。治脾胃血虚，有热生痈；或遍身瘙痒烦热，肢体作痛，头目昏重；或怔忡颊赤，口燥咽干，口舌生疮，耳内作痛；或发热盗汗，食少嗜卧；或胸乳腹胀，小便不利；或手足少阳火盛，内热晡热，月经不调，寒热往来；或胁乳肿痛，耳下结核等症。如头目不清，加川芎五分，蔓荆子七分。（《医学入门》）[46]967

秘传豆黄丸：黑豆一斗浸透，甑上蒸熟铺席上，用荷叶或蒿，覆如造酱法，七日黄透，取出晒干，去黄为末，入炼猪油为丸，或加蜜少许，服百丸神验。（《惠直堂经验方》）[71]25

健步丸：石南叶、天南星（炮裂）、羌活（去芦头）、天麻（去苗）、薏苡仁、防风（去芦头）、续断、萆薢、黄芪（去芦头）、当归（去芦头，洗，焙）各一两，石斛（去苗）、牛膝（切碎，酒浸一宿，焙干）各二两，干木瓜四两，威灵仙一两，自然铜一两（烧红，醋淬，碎研）。上药为细末，酒煮面糊为丸如梧桐子大。每服五十丸，温酒或木瓜汤下，空心、食前。（《杨氏家藏方》）[20]68

健步虎潜丸：龟胶（蛤粉炒成珠）、鹿角胶（制同上）、虎胫骨（酥油炙）、何首乌（黑豆拌，蒸晒各九次）、川牛膝（酒洗，晒干）、杜仲（姜汁炒断丝）、锁阳、威灵仙（酒洗）、当归（酒洗，晒干）各二两，黄柏（酒洗，晒干，盐水拌少许，酒炒）、人参（去芦）、羌活、白芍（微炒）、云白术（土炒）各一两，熟地二两，大川附子一两五钱，童便、盐水各一碗，生姜一两（切片），同煮一日，令极熟，水干再添，盐水煮毕，取出剥皮切片，又换净水，入川黄连五钱、甘草五钱同煮，长香三炷取出，晒干如琥珀色明亮可用。上药共为细末，炼蜜和丸如桐子大，每服三钱，空心淡盐汤送下，冬日淡黄酒送下。（《伤科补要》）[61]58

海桐皮酒：海桐皮、五加皮、独活、防风、枳壳、杜仲、牛膝、薏苡仁各三两，生熟地黄二两。上药咬咀，以绵裹，用无灰酒二升，春浸七日，秋二七日。空心温服一盏，常令酒气相接，勿令大醉，重者不过二剂。（《鸡峰普济方》）[51]16

理中汤：人参、白术（炒）、干姜（炒）、炙甘草各三两。上四味，捣筛为末，蜜丸，鸡黄大。以沸汤数合和一丸研碎，温服之，日三四，夜二服；腹中未热，益至三四丸。然不及汤，汤法以四物依数切，用水八升，煮取三升，去渣，温服一升，日三服。原论加减法，详在霍乱门述古条中。宾按：上方两数，乃汉时权度，今后世所用，惟每味数钱，而甘草半之，酌宜可也。（《景岳全书》）[29]1699

理阴煎：熟地三五七钱（或一二两），当归二三钱（或五七钱），炙甘草一二钱，干姜一二三钱（炒黄色），或加肉桂一二钱。水二盅，煎七八分。热服。（《景岳全书》）[29]1592

控涎丹：《三因极一病证方论》方。其组成：甘遂、大戟、白芥子各等分，糊丸，梧桐子大。每服五至十丸，姜汤运服。功能祛痰逐饮。（《傅青主男科》）[39]96

黄芪煎：黄芪十斤，乌药十五斤，地龙四十两，赤小豆十斤，杜蒺藜五斤，防风十斤，川乌头四十两，川楝子十斤，陈橘皮十斤，茴香十斤。右为细末，酒煮面糊丸，如梧桐大。每服三十丸，空心木瓜汤下。重校定此方分两，多可改斤作两，贵易合也。（《鸡峰普济方》）[51]14

救苦回生丹：乳香、没药、当归、川芎各一两五钱，五灵脂、檀香、松香、自然铜（醋煅）、威灵仙各一两，虎骨（炙）、地龙、草乌各五钱，天麻七钱，全蝎、麝香各三钱，荆芥、白芷、苦参各一两二钱，番木鳖三十个（炙），冰片三分，京墨一块，黑豆二合（炒），闹羊花五钱，僵蚕六钱。右为末，糯米饭丸如龙眼大，朱砂为衣，金箔飞裹，薄荷酒磨下一丸，如昏迷则病愈。若妇人血晕经闭，胎衣不下，用炒焦黑豆，淋酒服之如神。（《解围元薮》）[25] 83

淋熨虎骨汤：虎胫骨二两，松木节十两，樟木节十两，川椒一两（去目），桑根白皮二两（锉），五加皮二两，白矾二两。上药，捣筛为散，每度用药三两，以水一斗，煎十余沸，渐渐用淋疗痛处，立效。（《太平圣惠方》）[38] 228

渗湿汤：苍术、白术、甘草（炙）各一两，茯苓（去皮）、干姜（炮）各二两，橘红、丁香各一分。上药㕮咀，每服四钱，水一盏半，枣一枚，姜三片，煎七分，食前温服。（《太平惠民和剂局方》）[17] 75

琥珀膏：琥珀一两，木通、桂心、当归、白芷、防风、松脂、朱砂、木鳖肉、蓖麻肉各五钱，丁香、木香各三钱，麻油二斤二两，黄丹十四两（飞，炒）。先用琥珀、丁香、桂心、朱砂、木香为细末，其余切片，浸油内七日，入锅内慢火熬至群药焦黄为度；绢滤净油，徐下黄丹；以柳枝手搅，候至膏成，滴入水中，软硬得中，掇下锅来，以盆顿稳；搅至烟尽，方下群药搅匀，瓷器盛之，临取少许摊贴。（《外科正宗》）[48] 95

散膝汤：黄芪五两，防风三钱，肉桂五钱，茯苓一两。水煎服，取汗。（《类证治裁》）[63] 301

散膝汤：黄芪五两，防风三钱，肉桂五钱，茯苓一两。水煎服。服后亦拥被而卧，听其出汗，不必惊惶，汗出愈多，去病愈速。（《辨证录》）[31] 918

雄黄摩风膏：雄黄半两（细研）、硫黄二两（细研）、朱砂半两（细研）、鬼箭羽、犀角屑、侧子（生，去皮脐）、羚羊角屑、鹿角胶、附子（生，去皮脐）、踯躅、川乌头（生，去皮脐）、木香、汉防己、牛膝（去苗）、细辛各二两，虎胫骨六两，石斛（去根）、败龟、菖蒲各五两，熟干地黄、沙参（去芦头）、薯蓣、巴戟、川芎、续断、杜若、当归、秦艽（去苗）、狗脊、萆薢、茵芋、白蔹、桂心、杜仲（去粗皮）、川椒（去目）、天雄（生，去皮脐）各一两。上药，细锉，以炼了腊月猪脂六斤，内铛中，同诸药，以文火煎，自早至午，候药味尽，用新布绞去滓，更以绵滤，净拭铛，更煎炼，然入硫黄、雄黄、朱砂等，以柳木蓖搅匀，候凝，收于瓷器中，但有痛处，先用膏摩三二百遍，后涂膏于故帛上贴之，如内有风毒，即空心，以温酒下如弹子大。（《太平圣惠方》）[38] 165

蜘蛛丸：蜘蛛（全蝎生者）一个，白芷、桂心、安息香、阿魏（以上各用童便、酒炒熟）、威灵仙、白附子（童便、酒炒）、当归、羌活、桃仁（童便、酒炒）、牛膝、北漏芦、地骨皮、白芍（酒炒）各一两，乳香、没药（二味用童便、酒炒）各七钱五分。共研末，炼蜜为丸，桐子大。每服三钱，空心温酒送下。（《医宗金鉴》）[34] 851

普救万全膏：藿香、白芷、当归尾、贝母、大枫子、木香、白蔹、乌药、生地、萝卜子、丁香、白及、僵蚕、细辛、蓖麻子、檀香、秦艽、蜂房、防风、五加皮、苦参、肉桂、蝉蜕、丁皮、白鲜皮、羌活、桂枝、全蝎、赤芍、高良姜、元参、南星、鳖甲、荆芥、两头尖、独活、苏木、枳壳、连翘、威灵仙、桃仁、牛膝、红花、续断、花百头、杏仁、苍术、艾绒、藁本、骨碎补、川芎、黄芩、麻黄、甘草、黑山栀、川乌、附子、牙皂、半夏、草乌、紫荆皮、青风藤各一两五钱，大黄三两，蜈蚣三十五条，蛇蜕五条，槐枝、桃枝、柳枝、桑枝、楝枝、榆枝、楮枝各三十五寸，男人血余三两。以上俱浸油内，真麻油十五斤，用二十两秤称，松香一百斤，棕皮滤净，百草霜十斤，细研筛过，冬浸九宿，春秋七宿，夏五宿，分数次入锅，文武火熬，以药枯油黑，滴水成珠为度，滤去渣，重称，每药油十二两，下滤净片子松香四斤，同熬至滴水不散，每锅下百草霜细末六两，勿住手搅，俟火候成，则倾入水缸中，以棒搅和成块，用两人扯拔数次，磁钵收贮，治一切风寒湿气、疮疽等症，其效如神。又法，治疮

疽，用血丹收，更妙，每油一斤，用丹六两。（《医学心悟》）[49]168

蒸膝汤：生芪八两，石斛、薏苡各二两，肉桂二钱。水煎二碗，先服一碗，覆被取汗，再服汗透，二剂痊愈。（《类证治裁》）[63]301

蒸膝汤：生黄芪八两，金钗石斛二两，薏仁二两，肉桂三钱。水煎二碗，先服一碗，即拥被而卧，觉身中有汗意，再服第二碗，必两足如火之热，切戒不可坐起，任其出汗，至汗出到涌泉之下，始可缓缓去被，否则万万不可去也。一剂病去大半，再剂病痊愈。（《辨证录》）[31]918

薏术防桑汤：防风三钱，桑叶二两，陈皮一钱，破故纸二钱，薏仁一两，白术一两。水煎服。亦必出大汗而愈，只消一剂也。（《辨证录》）[31]918

鹭鸶藤散：鹭鸶藤、苏方木。上药各等分，吹咀，入淀粉少许。每用一两，水五碗，煎数沸，乘热先蒸，候通手即洗。（《杨氏家藏方》）[20]81

本章学术精要

1. 病名与概述

（1）**病名源流**　膝痹以膝关节变形、肿大疼痛及下肢肌肉萎缩为特征，属中医学"痹病"范畴。古籍中又称"鹤膝风""膝眼风"等，与西医学膝骨性关节炎、风湿性关节炎等疾病相关。该病最早见于《内经》，强调"膝者筋之府"的生理定位，后世医家结合临床表现进一步细化命名。

（2）**疾病特点**　本病多见于体力劳动者、肥胖者及老年人，常因外感风寒湿邪或劳损诱发。典型表现为膝关节肿大如鹤膝，伴屈伸不利、肌肉枯细。病程呈慢性进展，晚期可致关节畸形，严重影响活动功能。

2. 病因病机

（1）**外邪侵袭**　风寒湿三气杂至为发病主因，《内经》指出"岁水不及，湿乃大行"致膝部气血痹阻。秋令寒湿偏盛，易袭膝部筋脉，导致营卫运行涩滞。

（2）**正气亏虚**　肝肾不足、气血亏虚为内在基础。《诸病源候论》强调"肾虚受风寒"致膝冷，《圣济总录》提出"肝元伤惫"致筋骨失养。年老体衰或房劳过度，使精血不能濡养关节。

（3）**痰瘀气滞**　久病入络或外伤劳损，致痰浊瘀血阻滞膝部。《证治准绳》记载"风寒湿气结于经络，血脉不流"形成鹤膝风，《景岳全书》指出"气滞而不行"致膝肿腿细。

3. 临床表现与鉴别

（1）**核心症状**　初期膝关节游走性疼痛，遇寒加重；中期关节肿大变形，屈伸受限；晚期肌肉萎缩，形如鹤膝。可伴晨僵、骨摩擦音及下肢沉重感。

（2）**辨证要点**　需与腿痹、痢后风鉴别：腿痹疼痛范围涉及整个下肢；痢后风有泻痢病史伴腰膝酸软；膝痹病变局限于膝关节，以骨节变形为特征。

（3）**分期特点**　急性期以红肿热痛为主，慢性期见关节僵硬畸形。脏腑受累者可见腰膝酸冷、夜尿频数等肾虚证候。

4. 治法与方药

（1）**温经散寒**　寒湿痹阻者用大防风汤温阳散寒，《外科正宗》推荐五积散加牛膝发汗通络。阳虚甚者配合艾灸膝眼穴。

（2）**祛风除湿**　风湿偏盛者选用独活寄生汤，《万病回春》青囊酒可增强祛湿之力。湿热证加二妙散（苍术、黄柏）。

（3）**补益肝肾**　肝肾亏虚者用虎潜丸滋阴壮骨，《奇效良方》加味四斤丸填补精髓。气血两虚证可配合十全大补汤。

（4）**化痰活血**　痰瘀互结者用乳香没药丸活血定痛，《医林改错》身痛逐瘀汤加减改善血瘀证。

（5）**针灸疗法**　取犊鼻、阳陵泉等穴，配合委中刺络放血。

5. 转归与调护

（1）**预后因素**　局限性膝痹及时治疗可获缓解，伴内脏损伤者预后较差。《疡科心得集》指出误用寒凉易致"挛曲偏枯"，《医宗金鉴》认为晚期属"外证中之败证"。

（2）**传变规律**　膝痹失治可内传肝肾，出现腰脊疼痛、足跟痛等症。《张氏医通》记载"膝痛无有不因肝肾虚者"，提示病位由表入里的演变趋势。

（3）**调护要点**　急性期制动休息，慢性期适度活动防肌肉萎缩。避居湿地，膝部保暖。《养老奉亲书》提倡药膳调理，用牛膝大豆酒温通经脉。情绪疏导防止肝郁气滞加重病情，配合导引功法增强股四头肌力量。

6. 学术传承

（1）**病机拓展**　金元医家补充"痰湿流注"理论，《医学入门》提出鹤膝风"夹湿热者"用苍龟丸。清代重视"络病"学说，《杂病源流犀烛》创牛菟丸通络止痛。

（2）**诊断细化**　《儒门事亲》描述"屈膝有声"的骨摩擦音，《证治准绳》记载膝痛"昼轻夜重"的时间特征，完善了辨证依据。

7. 临证精要

（1）**分期论治**　急性期重在祛邪，慢性期攻补兼施。外治采用中药熏洗缓解僵硬，膏药贴敷（回阳玉龙膏）温通寒痹。

（2）**用药特色**　善用引经药：上肢加羌活，下肢用牛膝。久痛入络加虫类药。

膝痹诊疗需把握"本虚标实"核心病机，早期祛邪通络，晚期补虚固本。古籍理论结合现代研究，形成辨病与辨证结合、内治与外治协同的综合体系。重视"治未病"理念，在肌肉萎缩前干预，可显著改善预后。

参考文献

［1］未著撰人. 黄帝内经素问［M］. 北京：人民卫生出版社，2012.

［2］未著撰人. 灵枢经［M］. 北京：人民卫生出版社，1994.

［3］王旭东，陈丽云，梁尚华. 中国针灸大成（经典卷）·阴阳十一脉灸经［M］. 长沙：湖南科学技术出版社，2020.

［4］李志庸. 张景岳医学全书·类经［M］. 北京：中国中医药出版社，1999.

［5］（晋）皇甫谧. 针灸甲乙经［M］. 北京：学苑出版社，2007.

［6］（隋）巢元方著；高文柱，沈澍农校注. 中医必读百部名著·诸病源候论［M］. 北京：华夏出版社，2008.

［7］（唐）孙思邈著；李景荣，苏礼，任娟莉，等校释. 备急千金要方校释［M］. 北京：人民卫生出版社，1998.

［8］（宋）王执中. 针灸资生经［M］. 北京：中国医药科技出版社，2021.

［9］（明）朱橚. 普济方［M］. 北京：人民卫生出版社，1959.

［10］（宋）陈自明. 妇人大全良方［M］. 北京：人民卫生出版社，1992.

［11］李世华，王育学．龚廷贤医学全书·古今医鉴［M］．北京：中国中医药出版社，1999.

［12］陆拯．王肯堂医学全书·证治准绳［M］．北京：中国中医药出版社，1999.

［13］（清）李用梓．证治汇补［M］．上海：上海卫生出版社，1958.

［14］（汉）华佗．中藏经［M］．北京：学苑出版社，2007.

［15］（宋）王兖．博济方［M］．北京：商务印书馆，1959.

［16］（宋）赵佶．圣济总录［M］．北京：人民卫生出版社，1982.

［17］（宋）太平惠民和剂局．太平惠民和剂局方［M］．北京：中国中医药出版社，1996.

［18］（宋）窦材．扁鹊心书［M］．北京：中医古籍出版社，1992.

［19］（宋）陈无择．三因极一病证方论［M］．北京：中国中医药出版社，2007.

［20］（宋）杨倓．杨氏家藏方［M］．北京：人民卫生出版社，1988.

［21］（宋）严用和．重辑严氏济生方［M］．北京：中国中医药出版社，2007.

［22］（金）李东垣．东垣医集·东垣试效方［M］．北京：人民卫生出版社，1993.

［23］田思胜，高巧林，刘建青．朱丹溪医学全书·丹溪心法［M］．北京：中国中医药出版社，2006.

［24］盛维忠．薛立斋医学全书［M］．北京：中国中医药出版社，1999.

［25］（明）沈之问．解围元薮［M］．上海：上海科学技术出版社，1959.

［26］（明）徐春甫．古今医统大全［M］．北京：人民卫生出版社，1991.

［27］（明）申拱宸．外科启玄［M］．北京：人民卫生出版社，1955.

［28］李世华，王育学．龚廷贤医学全书·万病回春［M］．北京：中国中医药出版社，1999.

［29］李志庸．张景岳医学全书·景岳全书［M］．北京：中国中医药出版社，1999.

［30］（明）孙志宏．简明医彀［M］．北京：人民卫生出版社，1984.

［31］柳长华．陈士铎医学全书·辨证录［M］．北京：中国中医药出版社，1999.

［32］陈熠．喻嘉言医学全书·医门法律［M］．北京：中国中医药出版社，1999.

［33］张民庆，王兴华，刘华东．张璐医学全书·张氏医通［M］．北京：中国中医药出版社，1999.

［34］（清）吴谦．御纂医宗金鉴（武英殿版排印本）［M］．北京：人民卫生出版社，1963.

［35］林慧光．陈修园医学全书［M］．北京：中国中医药出版社，1999.

［36］田代华．中医必读百部名著（外科卷）·疡科心得集［M］．北京：华夏出版社，2007.

［37］（清）顾世澄．疡医大全［M］．北京：人民卫生出版社，1987.

［38］（宋）王怀隐．太平圣惠方校注［M］．郑州：河南科学技术出版社，2015.

［39］（清）傅山．傅青主男科［M］．福州：福建科学技术出版社，1984.

［40］（明）虞抟．医学正传［M］．北京：人民卫生出版社，1965.

［41］田思胜．沈金鳌医学全书·杂病源流犀烛［M］．北京：中国中医药出版社，1999.

［42］（唐）孙思邈著；李景荣，苏礼，任娟莉，等校释．千金翼方校释［M］．北京：人民卫生出版社，1998.

［43］（唐）王焘著；高文柱，孙中堂，黄龙祥，等校注．中医必读百部名著·外台秘要方［M］．北京：华夏出版社，2009.

［44］（宋）王璆．是斋百一选方［M］．上海：上海科学技术出版社，2003.

［45］（明）董宿．奇效良方［M］．天津：天津科学技术出版社，2003.

［46］（明）李梴．医学入门［M］．上海：上海科学技术文献出版社，1997.

［47］郭君双．吴昆医学全书·医方考［M］．北京：中国中医药出版社，1999.

［48］田代华．中医必读百部名著（外科卷）·外科正宗［M］．北京：华夏出版社，2007.

［49］（清）程国彭．医学心悟［M］．北京：人民卫生出版社，2006.

［50］（清）吴澄．不居集［M］．北京：人民卫生出版社，1998.

［51］（宋）张锐．鸡峰普济方［M］．北京：中医古籍出版社，1988.

［52］李俊德，高文柱. 中医必读百部名著（临床通用卷）·儒门事亲［M］. 北京：华夏出版社，2007.

［53］（金）李杲. 脾胃论［M］. 北京：中国中医药出版社，2007.

［54］（宋）朱佐. 类编朱氏集验医方［M］. 北京：人民卫生出版社，1983.

［55］（元）许国桢. 御药院方［M］. 北京：人民卫生出版社，1992.

［56］（明）陈会. 神应经［M］. 北京：中医古籍出版社，1990.

［57］（清）魏之琇. 续名医类案［M］. 北京：人民卫生出版社，1997.

［58］（明）皇甫中. 明医指掌［M］. 北京：人民卫生出版社，1982.

［59］（明）杨继洲. 针灸大成［M］. 北京：中医古籍出版社，1998.

［60］田思胜. 冯兆张医学全书·冯氏锦囊秘录［M］. 北京：中国中医药出版社，1999.

［61］胡晓峰. 中医必读百部名著（伤科卷）·伤科补要［M］. 北京：华夏出版社，2008.

［62］（清）何书田. 医学妙谛［M］. 太原：山西科学技术出版社，2012.

［63］（清）林珮琴. 类证治裁［M］. 北京：人民卫生出版社，1988.

［64］（清）吴世昌. 奇方类编［M］. 北京：中医古籍出版社，1986.

［65］单书健，陈子华. 古今名医临证金鉴·痹证卷（下）［M］. 北京：中国中医药出版社，1999.

［66］（清）顾观光. 神农本草经［M］. 北京：人民卫生出版社，1956.

［67］（金）刘完素. 黄帝素问宣明论方［M］. 北京：中国中医药出版社，2007.

［68］（明）李时珍著；夏魁周，张向群，王国辰，等校注. 李时珍医学全书·本草纲目［M］. 北京：中国中医药出版社，1996.

［69］（宋）陈直. 养老奉亲书［M］. 上海：上海科学技术出版社，1988.

［70］（明）万明. 万氏家抄方［M］. 北京：中医古籍出版社，1996.

［71］（清）陶承熹. 惠直堂经验方［M］. 北京：中医古籍出版社，1994.

［72］（清）祁坤. 外科大成［M］. 上海：科技卫生出版社，1958.

［73］（宋）许叔微. 普济本事方［M］. 北京：中国中医药出版社，2007.

［74］（元）王国瑞. 扁鹊神应针灸玉龙经［M］. 长沙：湖南科学技术出版社，2014.

［75］（明）张时彻. 摄生众妙方［M］. 北京：中医古籍出版社，1994.

［76］韩学杰. 孙一奎医学全书·孙文垣医案［M］. 北京：中国中医药出版社，1999.

［77］（清）俞震. 古今医案按［M］. 沈阳：辽宁科学技术出版社，1997.

［78］（清）程文囿. 程杏轩医案［M］. 北京：中国中医药出版社，1997.

第二十九章　足痹

　　足痹是肾肝脾亏虚、风寒湿热之邪侵袭，跌打积劳损伤等，致足部肌肉、筋骨、关节失养，或气血凝滞，经脉闭阻而引起的以足部疼痛、重着、肿胀、麻木、活动功能障碍为特征的一种病证。西医学最常见的是跟骨骨刺、跟骨滑囊炎、跟骨脂肪垫炎、跗管综合征、痛风等足部病症。

【经典原文】

　　《素问·痹论》　岐伯对曰：风寒湿三气杂至，合而为痹也。其风气胜者为行痹，寒气胜者为痛痹，湿气胜者为着痹也[1]164。

　　《素问·脏气法时论》　脾病者，身重，善肌肉萎，足不收，行善瘛，脚下痛。虚则腹满肠鸣，飧泄食不化[1]100。

　　《素问·气交变大论》　甚则肌肉萎，足痿不收，行善瘛，脚下痛，饮发中满食减，四肢不举……民病腹满身重，濡泄，寒疡流水，腰股痛发，腘腨股膝不便，烦冤，足痿清厥，脚下痛，甚则跗肿，藏气不政，肾气不衡，上应辰星，其谷秬[1]275-279。

　　《素问·至真要大论》　太阴在泉，客胜则足痿下重，便溲不时，湿客下焦，发而濡泄，及为肿隐曲之疾[1]355。

　　《灵枢·经筋》　其病小趾支跟肿痛，腘挛，脊反折，项筋急，肩不举，腋支缺盆中纽痛，不可左右摇。治在燔针劫刺，以知为数，以痛为输，名曰仲春痹也[2]42。

　　《灵枢·五邪》　寒中，恶血在内，行善掣，节时脚肿[2]53。

　　《灵枢·厥病》　足如履冰，时如入汤中[2]60。

　　《灵枢·阴阳二十五人》　黄帝曰：夫子之言脉之上下，血气之候，以知形气，奈何？岐伯曰：足阳明之上血气盛则髯美长，血少气多则髯短，故气少血多则髯少，血气皆少则无髯，两吻多画。足阳明之下，血气盛则下毛美长至胸，血多气少则下毛美短至脐，行则善高举足，足指少肉足善寒，血少气多则肉而善瘃，血气皆少则无毛，有则稀枯悴，善痿厥足痹[2]110。

　　《灵枢·阳明二十五人》　足太阳之上，血气盛则美眉，眉有毫毛；血多气少则恶眉，面多少理；血少气多则面多肉；血气和则美色。足太阳之下，血气盛则肉满，踵坚；气少血多则瘦，跟空；血气皆少则善转筋，踵下痛[2]110。

　　《金匮要略·痰饮咳嗽病脉证并治》　青龙汤下已，多唾口燥，寸脉沉，尺脉微，手足厥逆，气从小腹上冲胸咽，手足痹，其面翕热如醉状，因复下流阴股，小便难，时复冒者；与茯苓桂枝五味甘草汤，治其气冲[3]73。

　　《金匮要略·中风历节病脉证并治》　荣气不通，卫不独行，荣卫俱微，三焦无所御，四属断绝，身体羸瘦，独足肿大[3]29-30。

【钩玄提要】

1. 病名 "足痹"病名首见于《内经》，在《灵枢·阴阳二十五》云："足阳明之下……血气皆少则无毛，有则稀枯悴，善痿厥足痹[2]110。"

2. 病因病机 《足臂十一脉灸经》《阴阳十一脉灸经》《内经》都有关于本病的论述，如《灵枢》阐明了足太阳、足太阴、足少阴、足厥阴等经筋病变可引起足痛，《灵枢》和《金匮要略》还认为足痹是日久病邪深入，脏腑气血亏虚，足部筋骨失养，甚则涉及脏腑，多为虚证，或虚实夹杂之证为主。如《灵枢·阴阳二十五》云："血气皆少则无毛，有则稀枯悴，善痿厥足痹[2]110。"《金匮要略》曰："荣气不通，卫不独行，荣卫俱微，三焦无所御，四属断绝，身体羸瘦，独足肿大[3]29-30。"《灵枢》和《金匮要略》都认为本病与气血不足有关，后世医家继承其说，如《太平圣惠方》曰："夫肾主于脚，若体虚之人，腠理开疏，风邪之气，搏于肌肉，入于足少阴之经，流注于脚，则令缓弱也，此皆气血不足，风湿所攻，肾衰髓虚，行立无力，久而不差，故成脚膝风软也[4]24。"《丹溪治法心要》曰："痢后脚软，骨疼或膝肿痛者，此亡阴也[5]372。"《古今医鉴》曰："凡足疼痛，皮不肿赤，筋不拘急，遇夜则痛甚，此是气虚，而血不荣也[6]1297。"《辨证录》曰："脚膝无力，人以为痿怯之症也[7]871。"《普济方》曰："夫脚气痹弱者，荣卫俱虚也。内经云荣气虚则不仁，卫气虚则不用，荣卫俱虚，故不仁不用。其状令人痹不知痛，弱不能举，本由肾虚而得[8]2463。"

《灵枢》还认为足痹与瘀血有关。如《灵枢·五邪》曰："寒中，恶血在内，行善掣，节时脚肿[2]53。"

3. 症状与诊断 《灵枢·厥病》曰："足如履冰，时如入汤中[2]60。"《针灸甲乙经》中也有相同描述。《内经》中描述足痹的症状还有脚下痛、跟肿、脚肿等表现。

【传承发展】

1. 病名 《备急千金要方》论有"足痹""脚病"[9]659。《针灸资生经》列有"足杂病"[10]206 "脚弱（脚痹）"[10]208 "脚肿"[10]209 等。《普济方》专门列有"脚痹"[8]2463 "腰脚冷痹"[8]2466 等。《张氏医通》列有"足跟痛、足心痛"[11]179。《仁斋直指方论》论有"足跟痛"[12]166。《针灸资生经》《崔氏脉诀》《普济方》《张氏医通》《杂病广要》等论有"足心痛"[10]205。《神应经》《针灸大成》等论有"足心疼"[13]63。《证治要诀》《证治准绳》《辨证录》等论有"脚心痛"[14]55。

2. 病因病机 后世医家对此进行阐释和发挥，具体包括以下几个方面：

（1）气血亏虚 《张氏医通》曰："肾脏阴虚者，则足胫时热而足跟痛……阳虚者，则不能久立而足跟痛……足心及踝骨热疼者，为肾虚湿着，命门火不归经[11]179。"《临证指南医案》曰："夫腿足痛……内伤则不外肝脾肾三者之虚[15]253。"

（2）感受外邪 久居寒湿阴冷之地，或足部受寒湿侵袭，寒湿之邪稽留筋骨，痹阻经脉而致；或溽暑熏蒸，湿热侵袭；或寒湿之邪郁久化热，而致足痹。如《诸病源候论》曰："言脚下有结物，牢硬如石，痛如锥刀所刺。此由肾经虚，风毒之气伤之，与血气相击，故痛而结硬不散[16]199。"《太平惠民和剂局方》曰："寒湿所伤，身重腰冷，如坐水中……两脚痛[17]75。"《扁鹊心书》曰："久立湿地，致寒湿之气，客于经脉，则双足肿痛，行步少力[18]60。"《儒门事亲》曰："两脚麻木，恶寒喜暖者，《内经》曰：风寒湿合而为痹[19]129。"《仁斋直指方论》曰："脚痛缓弱，患在风湿[12]161。"《医学正传》曰："湿热下流，两脚麻木，或如火烙之热[20]227。"《医学入门》曰："盖麻犹痹也……在足多兼寒湿[21]679。"《古今医鉴》曰："两足湿痹疼痛，或如火燎，从足跗热起，渐至腰胯，或麻痹痿软，皆是湿热为病[6]1301。"《冯氏锦囊秘录》曰："湿之伤人也，先从足始，此则自下而之上[22]270。"《临证指南医案》曰："夫腿足痛，外感者，惟寒湿热风湿之流经入络。经云：伤于湿者，下先受之[15]253。"

（3）痰瘀气滞　《丹溪心法》曰："足跟痛，有痰，有血热[23]165。"《奇效良方》曰："风寒湿停于腿膝，使经络凝而不行，变成脚痹，故发疼痛[24]675。"《医学入门》曰："跟痛转筋皆血热，亦有痰火及风寒[21]705。"《百代医宗》曰："夫痰饮之源，各有所自……或四肢游风肿硬，似痛非痛……或足腕酸疼，状如闪挫……皆痰之所致也[25]51。"《张氏医通》曰："肥人多湿痰流注，足心作痛，但久坐卧，起则痛甚，行动则缓[11]179。"

综上所述，足痹的病因较多，但概括起来不外"虚邪瘀"。本病的病位在足部，与肾肝脾等脏腑关系密切。基本病机是足部经脉痹阻，筋骨失养。病性有虚有实，或虚实夹杂；虚为气血不足，肝肾亏虚；实为寒湿、湿热、痰湿、血瘀。如《类证治裁》总结了足痹的病因证候，指出："腿足为足六经所至，痛有阴虚、阳虚、血虚、血寒、肾虚、风袭、寒湿、风湿、湿热之症[26]356。"

3. 症状与诊断　《内经》中描述足痹的症状，主要有脚下痛、跟肿、脚肿等表现，后代医家多在此基础上进行阐述，并有所发挥。

《针灸甲乙经》《普济方》载"足大指搏伤，下车挃地，通背指端"[27]249。《诸病源候论》中载"脚跟颓者，脚跟忽痛，不得着地"[16]199"脚下有结物，牢硬如石，痛如锥刀所刺"[16]199"脚中弦痛，转筋，脚酸疼，脚痹弱"[16]162"足疼痛，痹急"[16]116等。《备急千金要方》对足痹的症状描述较多，如"两脚痹弱，或转筋"[9]168"两脚疼痛痹肿，或不仁拘急，屈不得行"[9]170"两脚下满，满而痛，不得远行，脚心如割，筋断折痛不可忍"[9]257"脚胫酸，脚急跟痛，脚筋急痛"[9]659"五指尽痛，足不践地"[9]660"恶风毒气，脚弱无力，顽痹，四肢不仁"[9]169"脚痹疼痛，挛弱不可屈伸"[9]173等。在《鸡峰普济方》《普济方》《医学纲目》《证治准绳》《张氏医通》等著作中也有类似描述。《太平圣惠方》载"腰脚疼痛，行立艰难"[4]27"腰脚骨节，酸疼不可忍"[4]27"足痹痛，屈伸难"[4]361"腰脚骨节酸痛，筋脉拘急，行立艰难，两胁抽动"[4]28"两脚转筋，挛急疼痛"[4]98等。《针灸资生经》和《普济方》中描述"足湿痹不能行"[10]203"足指尽疼，不得践地"[10]205"足跗肿，不得履地"[10]205"脚筋挛，不可屈伸"[10]215等。《杨氏家藏方》载"足下隐痛，行步艰难"[28]68。《儒门事亲》载"两脚麻木，恶寒喜暖"[19]129"外踝肿起，热痛如火"[19]103等。《鸡峰普济方》载"两脚痛不可忍"[29]21。《妇人大全良方》载"脚痛不能行"[30]132"足痛拘挛，不能屈伸"[30]133等。《仁斋直指方论》载"脚转筋，疼痛挛急"[12]166"脚踝上赤肿痛"[12]164等。《类编朱氏集验医方》载"脚足疼痛，步履艰难"[31]24。《丹溪手镜》载"脚骨热痛，或赤肿行步难"[32]295。《普济方》载"寒湿走注，脚痹腰膝疼痛"[8]2463"脚痹大痛者，不能转侧，或肿或细，痛重筋挛"[8]2465等。《神应经》载"脚筋短急，足沉重"[13]63"脚转筋，发时不可忍"[13]64"脚筋挛急不得屈伸"[13]63等。《医学正传》载"两脚麻木，或如火烙之热"[20]227。《针灸聚英》载"两脚红肿更疼痛"[33]309"脚筋短急足重沉"[33]309等。《古今医鉴》载"足疼痛，皮不肿赤，筋不拘急，遇夜则痛甚"[6]1297"两足湿痹疼痛，或如火燎，从足跗热起"[6]1301等。《百代医宗》载"足腕酸疼，状如闪挫"[25]51。《寿世保元》载"两足痛如刀剜，不可忍"[34]651"脚底被石块垫肿，不能行步，痛不可忍"[34]651等。《辨证录》载"两足牵连作痛，腹又微溏，人不能寐，卧则足缩而不能伸，伸则愈痛"[7]731。《张氏医通》载"足心及踝骨热疼"[11]179"脚痹冷痛，或时烘热，不可屈伸"[11]192等。《临证指南医案》载"两足骨骱皆痛"[15]253。《类证治裁》载"足心及股胫热痛"[26]356"足心及踝骨热痛"[26]356等。《傅青主男科》载"腰痛足亦痛"[35]94"手足痛"[35]96"胸背手足颈项腰膝痛"[35]96等。

历代医家对足痹的表现进行了丰富而形象的描述。综合文献所述，足痹的主要症状：足部疼痛、重着、肿胀、麻木，如火烙之热，甚者功能障碍；可见尺脉虚弱，缓涩而紧等。

该病当与以下疾病进行鉴别：

（1）**腿痹** 两者都可出现下肢关节、肌肉、筋脉疼痛，活动不利。足痹是以足部疼痛、肿胀、麻木，甚则活动不利、畸形为主要表现，病位主要在足部，可为单足或双足疼痛、肿胀、活动不利等，而无其他部位不适，而腿痹乃为整个腿部下肢疼痛肿胀、酸困麻木，甚则肌肉萎缩，故两者明显不同。但在部位上，足与腿相连，功能相关，联系密切，因而病变时易合并出现。有时部分足痹可进一步发展为腿痹。因此，两者应注意区分。

（2）**经筋痹** 两者都可表现为足部疼痛。足部经筋痹疼痛多发生在关节周围，经筋走行之上，疼痛范围局限，病变部位有明确的压痛点，多固定不移，按压可有明显经筋痹阳性体征，如压痛、结节、条索、团块及局部弹响声；足痹为整个足部病变，可表现为疼痛、肿胀、麻木，甚则活动不利、畸形等，但可伴发足部经筋痹。两者不难鉴别。

（3）**脚气** 脚气之名出现于汉末魏晋时期，《诸病源候论》对其有详细论述。脚气与足痹都可表现为足部关节肌肉筋骨疼痛、肿胀、麻木等。脚气则以足胫软弱，麻木，肿或不肿，两足软弱无力，缓纵不收，行动不便为特征，甚者出现心胸悸动、浮肿、喘促等一系列全身症状，病变广泛；病因多为湿邪。而足痹病位较为局限，两足并不缓纵，一般无或较少全身症状，病因广泛，不局限于湿邪。脚气在某一阶段可有足痹表现，如《医方考》曰："寒湿脚气，疼痛不仁，两尺脉来沉细者，此方主之。此痹证也[36]132。"但脚气或香港脚还有更多其他症状，如《圣济总录》曰："或髀腿顽痹，或缓纵不遂，或肿或不肿，或百节挛急。凡是之类，皆脚气候也[37]1414。"《景岳全书》在"脚气"中论"香港脚"曰："其肿痛麻顽，即经之所谓痹也；其纵缓不收，即经之所谓痿也；其甚而上冲，即经之所谓厥逆也[38]1275。"因此不难鉴别。

4. 治法方药 《普济方》根据病因病机收录有"肝风毒流注入脚膝筋脉疼痛、肾脏风毒流注腰脚、伤寒后腰脚疼痛、时气毒气攻手足[8]"等足痹相关方剂数百首。后世医家对足痹的治法中分清虚实。虚证根据脏腑亏虚的不同，当分别施以补肾壮骨、养肝补脾、益气补血等法；实证则据邪气之异，分别采用温经散寒、清热除湿、活血化瘀、燥湿涤痰等法。虚实夹杂者，宜扶正兼祛邪，辨证治疗。同时，可配合经络脏腑辨证，运用针灸、理疗及中医外治法。主要体现在以下几个方面：

（1）**益气养血，通络止痛** 气血亏虚，筋骨失养，足部酸痛，可用方剂有十全大补汤加味、大圣散、六味汤加减等。如《古今医鉴》治疗气虚足部疼痛用十全大补汤加牛膝、木瓜、槟榔、石南藤、五加皮、没药、川乌之类。《证治汇补》强调"脚心痛多属虚劳，不可用克药，宜大圣散补养气血[39]408"。《张氏医通》辨证论治足跟痛：虚人用补中益气，十全大补汤，并少加附子为引[11]179。《类证治裁》曰："血虚者六味汤加续断、鹿茸、杜仲[26]356。"

（2）**温补肾阳，生髓健骨** 肾阳虚衰，机体失于温煦，见足部凉痛，隐痛，需温补肾阳，常用方有独活寄生汤、补虚防风汤、健步丸、八味丸等。如《备急千金要方》用独活寄生汤治疗因肾虚寒湿流入脚膝，而致脚重痹急等。《千金翼方》用补虚防风汤治"脚中痛酸"[40]260，黄芪酒治"脚肿满"[40]245。《外台秘要》用独活续断汤治"脚重急痛"[41]344。《杨氏家藏方》用健步丸治足下隐痛[28]68。《仁斋直指方论》对于"肾虚为病，脚弱而痛……惟安肾丸最良，以不换金正气散送下"[12]161。《证治要诀》治疗"脚转筋，用龙胶散"[14]55"脚心痛者，宜大圣散二钱，入木瓜末半钱一作一钱，豆淋酒调；仍用川椒香白芷草乌，煎汤洗"[14]55。《医学入门》用附虎四斤丸治"脚心隐痛"[21]897。《张氏医通》辨证论治足跟痛：阳虚者，八味丸；对于足心痛：肾虚湿着肾着汤，下八味丸。《类证治裁》辨证论治本病：阳虚者先用补中益气汤加炮姜，再用八味丸；肾虚湿者肾着汤下六味丸，或用二至丸、立安丸[26]356。

（3）**滋养肾阴，蠲痹止痛**　肾阴不足，足部酸痛，潮热盗汗，痛引足心，当滋肾养阴，可用方有四百散、大鳖甲汤、六味丸及四物汤等。如《妇人大全良方》用四白散治脚痛不能行[30]132。《普济方》有大鳖甲汤、风引汤、温浴脚痹治法等"脚痹"[8]2463方，牛膝汤治脚痹冷痛等。《寿世保元》曰："两足发热，或脚跟作痛，用六味丸及四物汤，加麦冬、五味、元参治之愈。后因劳役，发热恶寒，作渴烦躁，用当归补血汤而安[34]651。"《张氏医通》辨证论治足跟痛：阴虚六味丸加龟甲、肉桂；《医学传灯》用滋筋养荣汤治"足痛不能行也"[42]61。《类证治裁》承《张氏医通》辨证论治本病：阴虚者用虎潜丸去陈皮，加肉桂；阳虚者先用补中益气汤加炮姜，再用八味丸；血虚者六味汤加续断、鹿茸、杜仲；血寒者，舒筋三圣散；肾虚湿者，肾着汤下六味丸，或用二至丸、立安丸[26]356。

（4）**温经散寒，除湿通络**　寒湿痹阻足部经脉，足部冷痛，喜温。湿盛则肿而酸重，故须祛寒除湿通络，可用方有防风汤、独活汤、乌头汤、渗湿汤等。如《备急千金要方》用防风汤、独活汤治脚痹；"乌头汤治风冷脚痹疼痛，挛弱不可屈伸"[9]173；石斛酒治"脚痛痹挛，若不能行"[9]176；钟乳酒治"脚疼冷痹，羸瘦挛弱不能行"[9]176；黄芪酒治"脚疼痿弱"[9]177；茵芋酒治"足不得屈伸"[9]177；两脚挛肿方以蜀椒熏蒸治疗[9]174；"第一竹沥汤治两脚痹弱，或转筋皮肉不仁"[9]168；"风引汤治两脚疼痹肿，或不仁拘急，屈不得行"[9]170。《太平惠民和剂局方》用渗湿汤治寒湿所伤而致的两脚痛；秘方换腿丸、四斤丸治脚心隐痛等。《儒门事亲》治疗"两脚麻木，恶寒喜暖者"[19]129，先服除湿丹七八十丸，次以禹功散投之；后以长流水同生姜、枣煎五苓散服之。《仁斋直指方论》曰："脚痛缓弱，患在风湿，风证以乌药顺气散加麻黄、白芷主之；湿证以不换金正气散加茯苓、生干姜主之[12]161。"《普济方》用杜仲酒治腰脚寒湿冷痹。《张氏医通》用千金独活汤治脚痹冷痛；千金乌头汤治风冷脚痹疼痛。《张氏医通》辨证论治足跟痛：夹湿者，换骨丹、史国公药酒。《冯氏锦囊秘录》用加味四斤丸治"风寒湿气脚痛"[22]246。《临证指南医案》用苓姜术桂汤治"两足骨骱皆痛者"[15]253。《类证治裁》曰：血寒者，舒筋三圣散。

（5）**清热除湿，通络止痛**　湿热之邪蕴积于足部肌肉关节，可见足部红肿热痛，当清热除湿，可用方剂有薏苡仁酒、三妙丸、四物汤加清热活血类等。《丹溪心法》用"四物加黄柏、知母、牛膝之类"[23]165治疗足跟痛血热者。《医学正传》用三妙丸"治湿热下流，两脚麻木，或如火烙之热"[20]227。《医学入门》曰："脚转筋，有血热者，四物汤加酒芩、红花[21]705。"

（6）**健脾燥湿，化痰通络**　痰湿痹阻，气血凝滞，足部肿胀、酸痛、麻木，久坐卧起则痛甚，需健脾燥湿，化痰通络，可用方有槟榔散、开结导饮丸、加味二妙丸、六君子汤、导痰汤等。如《医学纲目》曰："治脚肿者，槟榔散主之[43]644。"《医学入门》承丹溪治疗脚跟痛"有痰者，五积散加木瓜，或开结导饮丸"[21]705。《古今医鉴》用加味二妙丸治两足湿痹疼痛[6]1301。《辨证录》用逐痹丹、薏仁苓术汤治"两足牵连作痛"[7]731；六君子汤加减、温胃消湿丹治"两足亦痛"[7]731；《张氏医通》辨证论治足跟痛：湿痰者，导痰汤加木瓜、萆薢、防己；肥人湿痰者，宜肾着汤合二妙散。

（7）**活血化瘀，通络止痛**　瘀血痹阻，足部刺痛，痛有定处。治宜活血化瘀通络，可用方有丹参牛膝煮散、鸡舌香散、当归拈痛汤等。如《备急千金要方》用"丹参牛膝煮散治脚痹弱"[9]174。《太平圣惠方》用鸡舌香散治"两脚转筋"[4]98；松脂松节酒治"脚痹疼痛"[4]182等。《仁斋直指方论》用松节、乳香"治脚转筋，疼痛挛急"[12]166。《医学入门》曰："两足痛，当归拈痛汤[21]676。"

（8）**针灸外治**　《针灸甲乙经》载具体论治："足大指搏伤，下车挃地，通背指端，伤为筋痹，解溪主之[27]249。"《备急千金要方》承《针灸甲乙经》载有"承山、承筋主脚胫酸，脚急跟痛，脚筋急痛兢兢"[9]659"涌泉、然谷主五指尽痛，足不践地"[9]660"阴陵泉主足痹痛"[9]659"仆参主足跟中踝后痛"[9]659 "京骨、然谷、肾俞主足痛"[9]659，丘墟主"髀枢脚痛"[9]659 等。《千金翼方》灸法治疗"脚疼，三阴交三百壮"[40]413。《针灸资生经》载有"中都主足湿痹不能行"[10]203 "仆参治足跟痛，不得履地"[10]205 "飞扬治足趾不屈伸"[10]205 "经渠治足心痛"[10]205 "涌泉疗足趾尽疼，不得践地"[10]205 "然谷治足跗肿，不得履地"[10]205 等。

（9）**其他治疗**　《诸病源候论》主张用汤熨针石、补养宣导治疗本病;《圣济总录》用麦皮膏治脚跟痛[37]1479。《寿世保元》曰："两足痛如刀剜，不可忍者，先用生姜一片，蘸香油擦痛处，随用生姜，火烧熟，捣烂敷患处[34]651。"

5. 预防调护　《诸病源候论》曰："覆卧，旁视，立两踵，伸腰，以鼻纳气，自极七息。除脚中弦痛、转筋，脚酸疼，脚痹弱[16]162。" 开辟了合理治疗足痹的自我保健疗法。

6. 转归预后　足痹病程较长，易反复发作。病之初多以实证为主，寒湿、湿热、痰阻、血瘀相互影响，病程较短，若及时正确治疗，则预后较好;在足痹发展过程中，迁延反复，若失治或调摄不当，易形成虚实夹杂之证，病情缠绵，治疗缓慢，标本兼顾，亦可好转;若出现足部畸形和严重骨质破坏者，或脏腑器质性病变，则预后较差。

【应用示例】

1. 肝肾不足　《临证指南医案》：吴（氏），脉虚身热，腰髀皆痛，少腹有形攻触。脏阴奇脉交伤，不可作外感治。当归、炒白芍、桂枝、茯苓、炙草、煨姜、大枣[15]252。

《临证指南医案》　汪（妪），老年腰膝久痛，牵引少腹两足，不堪步履。奇经之脉，隶于肝肾为多。归身、桂枝木、生杜仲、木防己、沙苑、牛膝、萆薢、小茴[15]252。

《程杏轩医案》　吴秀森翁干脚气。秀翁，年将五十，体虚多劳，初病足痹，医治数月不效，诊脉虚濡无力，视其腓肉枯瘪，膝盖肿大，谓曰：此干香港脚也，又名鹤膝风。病由肝肾下亏，邪乘虚伏，医者不知温补托邪，泛从标治，转致血气耗伤，无性命之虞，有终身之患。治仿大营煎，加附子、党参、河车、鹿角胶，初服十剂，其痛已减，再服十剂，足能履地，续服丸药，枯回槁泽，行动如常[44]277。

2. 风湿热痛　《丁甘仁医案》：手足痹痛微肿，按之则痛更剧，手不能招举，足不能步履，已延两月余。脉弦小而数，舌边红，苔腻黄，小溲短少，大便燥结。体丰之质，多湿多痰，性情躁急，多郁多火，外风引动内风，夹素蕴之湿痰入络，络热血瘀不通，不通则痛。书云：阳气多，阴气少，则为热痹，此症是也。专清络热为主，热清则风自熄，风静则痛可止。羚羊片一钱（先煎），鲜石斛三钱，嫩白薇一钱五分，生赤芍二钱，生甘草五分，苍蔚子三钱，鲜竹茹二钱，丝瓜络二钱，忍冬藤四钱，夜交藤四钱，嫩桑枝四钱，大地龙二钱（酒洗）[45]101。

附录一：文献辑录

《灵枢·阴阳二十五》　足阳明之下……血气皆少则无毛，有则稀枯悴，善痿厥足痹[2]110。

《金匮要略·中风历节病脉证并治》　荣气不通，卫不独行，荣卫俱微，三焦无所御，四属断绝，身体羸瘦，独足肿大[3]29-30。

《太平圣惠方》　夫肾主于脚，若体虚之人，腠理开疏，风邪之气，搏于肌肉，入于足少阴之经，流注于脚，则令缓弱也，此皆气血不足，风湿所攻，肾衰髓虚，行立无力，久而不差，故成脚膝风软也[4]24。

《丹溪治法心要》 痢后脚软，骨疼或膝肿痛者，此亡阴也[5]372。

《古今医鉴》 凡足疼痛，皮不肿赤，筋不拘急，遇夜则痛甚，此是气虚，而血不荣也[6]1297。

《辨证录》 脚膝无力，人以为痿怯之症也[7]871。

《普济方》 夫脚气痹弱者，荣卫俱虚也;《内经》云：荣气虚则不仁，卫气虚则不用，荣卫俱虚，故不仁不用。其状令人痹不知痛，弱不能举，本由肾虚而得[8]2463。

《灵枢·五邪》 寒中，恶血在内，行善掣，节时脚肿[2]53。

《灵枢·厥病》 足如履冰，时如入汤中[2]60。

《备急千金要方》 足痹[9]659。

《备急千金要方》 脚病[9]659。

《针灸资生经》 足杂病[10]206。

《针灸资生经》 脚弱（脚痹）[10]208。

《针灸资生经》 脚肿[10]209。

《普济方》 脚痹[8]2463。

《普济方》 腰脚冷痹[8]2466。

《张氏医通》 足跟痛、足心痛[11]179。

《仁斋直指方论》 足跟痛[12]166。

《针灸资生经》 足心痛[10]205。

《神应经》 足心疼[13]63。

《证治要诀》 脚心痛[14]55。

《张氏医通》 肾脏阴虚者，则足胫时热而足跟痛……阳虚者，则不能久立而足跟痛……足心及踝骨热疼者，为肾虚湿着，命门火不归经[11]179。

《临证指南医案》 夫腿足痛……内伤则不外肝脾肾三者之虚[15]235。

《诸病源候论》 言脚下有结物，牢硬如石，痛如锥刀所刺。此由肾经虚，风毒之气伤之，与血气相击，故痛而结硬不散[16]199。

《太平惠民和剂局方》 寒湿所伤，身重腰冷，如坐水中……两脚痛[17]75。

《扁鹊心书》 久立湿地，致寒湿之气，客于经脉，则双足肿痛，行步少力[18]60。

《儒门事亲》 两脚麻木，恶寒喜暖者，《内经》曰：风寒湿合而为痹[19]129。

《仁斋直指方论》 脚痛缓弱，患在风湿[12]161。

《医学正传》 湿热下流，两脚麻木，或如火烙之热[20]227。

《医学入门》 盖麻犹痹也……在足多兼寒湿[21]679。

《古今医鉴》 两足湿痹疼痛，或如火燎，从足跗热起，至腰胯，或麻痹痿软，皆是湿热为病[6]1301。

《冯氏锦囊秘录》 湿之伤人也，先从足始，此则自下而之上[22]270。

《临证指南医案》 夫腿足痛，外感者，惟寒湿热风湿之流经入络。经云：伤于湿者，下先受之[15]253。

《丹溪心法》 足跟痛，有痰，有血热[23]165。

《奇效良方》 风寒湿停于腿膝，使经络凝而不行，变成脚痹，故发疼痛[24]675。

《医学入门》 跟痛转筋皆血热，亦有痰火及风寒[21]705。

《百代医宗》 夫痰饮之源，各有所自……或四肢游风肿硬，似痛非痛……或足腕酸疼，状如闪挫……皆痰之所致也[25]51。

《张氏医通》 肥人多湿痰流注，足心作痛，但久坐卧，起则痛甚，行动则缓[11]179。

《类证治裁》 腿足为足六经所至，痛有阴虚、阳虚、血虚、血寒、肾虚、风袭、寒湿、风湿、湿热之症[26]356。

《针灸甲乙经》 足大指搏伤，下车挃地，通背指端[27]249。

《诸病源候论》 脚跟颓者，脚跟忽痛，不得着地[16]199。

《诸病源候论》 足疼痛，痹急[16]116。

《备急千金要方》 两脚痹弱，或转筋[9]168。

《备急千金要方》 两脚疼痛痹肿，或不仁拘急，屈不得行[9]170。

《备急千金要方》 两脚下满，满而痛，不得远行，脚心如割，筋断折痛不可忍[9]257。

《备急千金要方》 脚胫酸，脚急跟痛，脚筋急痛[9]659。

《备急千金要方》 五指尽痛，足不践地[9]660。

《备急千金要方》 脚筋冷缩顽痹[9]169。

《备急千金要方》 脚痹疼痛，挛弱不可屈伸[9]173。

《太平圣惠方》 腰脚疼痛，行立艰难[4]27。

《太平圣惠方》 腰脚骨节，酸疼不可忍[4]27。

《太平圣惠方》 腰脚骨节酸痛，筋脉拘急，行立艰难，两胁抽动[4]28。

《太平圣惠方》 足痹痛，屈伸难[4]361。

《太平圣惠方》 两脚转筋，挛急疼痛[4]98。

《针灸资生经》 足湿痹不能行[10]203。

《针灸资生经》 足趾尽疼，不得践地[10]205。

《针灸资生经》 足跗肿，不得履地[10]205。

《针灸资生经》 脚筋挛，不可屈伸[10]215。

《杨氏家藏方》 足下隐痛，行步艰难[28]68。

《儒门事亲》 外踝肿起，热痛如火[19]103。

《鸡峰普济方》 两脚痛不可忍[29]21。

《妇人大全良方》 脚痛不能行[30]132。

《妇人大全良方》 足痛拘挛，不能屈伸[30]133。

《仁斋直指方论》 脚转筋，疼痛挛急[12]166。

《仁斋直指方论》 脚踝上赤肿痛[12]164。

《类编朱氏集验医方》 脚足疼痛，步履艰难[31]24。

《丹溪手镜》 脚骨热痛，或赤肿行步难[32]295。

《普济方》 寒湿走注，脚痹腰膝疼痛[8]2463。

《普济方》 脚痹大痛者，不能转侧，或肿或细，痛重筋挛[8]2465。

《神应经》 脚筋短急，足沉重[13]63。

《神应经》 脚转筋，发时不可忍[13]64。

《神应经》 脚筋挛急不得屈伸[13]63。

《针灸聚英》 两脚红肿更疼痛[33]309。

《针灸聚英》 脚筋短急足重沉[33]309。

《寿世保元》 两足痛如刀剜，不可忍[34]651。

《寿世保元》 脚底被石块垫肿，不能行步，痛不可忍[34]651。

《辨证录》 两足牵连作痛，腹又微溏，人不能寐，卧则足缩而不能伸，伸则愈痛[7]731。

《张氏医通》 脚痹冷痛，或时烘热，不可屈伸[11]192。

《临证指南医案》 两足骨骺皆痛[15]253。

《类证治裁》 足心及股胫热痛[26]356。

《类证治裁》 足心及踝骨热痛[26]356。

《傅青主男科》 腰痛足亦痛[35]94。

《傅青主男科》 手足痛[35]96。

《傅青主男科》 胸背手足颈项腰膝痛[35]96。

《医方考》 寒湿脚气，疼痛不仁，两尺脉来沉细者，此方主之。此痹证也[36]132。

《圣济总录》 或髀腿顽痹，或缓纵不遂，或肿或不肿，或百节挛急。凡是之类，皆脚气候也[37]1414。

《景岳全书》 其肿痛麻顽，即经之所谓痹也；其纵缓不收，即经之所谓痿也；其甚而上冲，即经之所谓厥逆也[38]1275。

《普济方》 时气毒气攻手足[8]1。

《证治汇补》 脚心痛多属虚劳，不可用克药，宜大圣散补养气血[39]408。

《张氏医通》 虚人用补中益气，十全大补汤，并少加附子为引[11]179。

《千金翼方》 脚中痛酸[40]260。

《千金翼方》 脚弱肿满[40]245。

《外台秘要》 脚重急痛[41]344。

《仁斋直指方论》 肾虚为病，脚弱而痛……惟安肾丸最良，以不换金正气散送下[12]161。

《秘传证治要诀及类方·秘传证治要诀》 脚转筋，用龙胶散[14]55。

《秘传证治要诀及类方·秘传证治要诀》 脚心痛者，宜大圣散二钱，入木瓜末半钱（一作一钱），豆淋酒调；仍用川椒香白芷草乌，煎汤洗[14]55。

《医学入门》 脚心隐痛[21]897。

《类证治裁》 肾虚湿者，肾着汤下六味丸，或用二至丸、立安丸[26]356。

《寿世保元》 两足发热，或脚跟作痛，用六味丸及四物汤，加麦冬、五味、元参治之愈。后因劳役，发热恶寒，作渴烦躁，用当归补血汤而安[34]651。

《医学传灯》 足痛不能行也[42]61。

《备急千金要方》 乌头汤治风冷脚痹疼痛，挛弱不可屈伸[9]173。

《备急千金要方》 脚痛痹挛，若不能行[9]176。

《备急千金要方》 脚疼冷痹，羸瘦挛弱不能行[9]176。

《备急千金要方》 脚疼痿弱[9]177。

《备急千金要方》 足不得屈伸[9]177。

《备急千金要方》 第一竹沥汤治两脚痹弱，或转筋皮肉不仁[9]168。

《备急千金要方》 风引汤治两脚疼痹肿，或不仁拘急，屈不得行[9]170。

《仁斋直指方论》 脚痛缓弱，患在风湿，风证以乌药顺气散加麻黄、白芷主之；湿证以不换金正气散加茯苓、生干姜主之[12]161。

《冯氏锦囊秘录》 风寒湿气脚痛[22]246。

《丹溪心法》 四物加黄柏、知母、牛膝之类[23]165。

《医学入门》 脚转筋，有血热者，四物汤加酒芩、红花[21]705。

《医学纲目》 治脚肿者，槟榔散主之[43]644。

《医学入门》 有痰者，五积散加木瓜，或开结导饮丸[21]705。

《辨证录》 两足亦痛[7]731。

《备急千金要方》 丹参牛膝煮散治脚痹弱[9]174。

《太平圣惠方》 脚痹疼痛[4]182。

《医学入门》 两足痛，当归拈痛汤[21]676。

《针灸甲乙经》 足大指搏伤，下车挃地，通背指端，伤为筋痹，解溪主之[27]249。

《备急千金要方》 承山、承筋主脚胫酸，脚急跟痛，脚筋急痛兢兢[9]659。

《备急千金要方》 涌泉、然谷主五指尽痛，足不践地[9]660。

《备急千金要方》 阴陵泉主足痹痛[9]659。

《备急千金要方》 仆参主足跟中踝后痛[9]659。

《备急千金要方》 京骨、然谷、肾俞主足痛[9]659。

《备急千金要方》 髀枢脚痛[9]659。

《千金翼方》 脚疼，三阴交三百壮[40]413。

《针灸资生经》 中都主足湿痹不能行[10]203。

《针灸资生经》 仆参治足跟痛，不得履地[10]205。

《针灸资生经》 飞扬治足趾不屈伸[10]205。

《针灸资生经》 经渠治足心痛[10]205。

《针灸资生经》 涌泉疗足趾尽疼，不得践地[10]205。

《针灸资生经》 然谷治足跗肿，不得履地[10]205。

《圣济总录》 脚跟痛[37]1479。

《寿世保元》 两足痛如刀剜，不可忍者，先用生姜一片，蘸香油擦痛处，随用生姜，火烧熟，捣烂敷患处[34]651。

《诸病源候论》 覆卧，旁视，立两踵，伸腰，以鼻纳气，自极七息。除脚中弦痛、转筋，脚酸疼，脚痹弱[16]162。

附录二：常用方药

二至丸：桂、附、杜仲、骨脂、鹿茸、鹿角胶、麋茸、青盐、糊丸。(《类证治裁》)[26]358

二妙散：大补丸改用姜汁制数次，净加茅山苍术去皮，切，麻油拌炒，净等分为散，姜汁调，每日空心温酒送二钱。本方加肉桂名三妙散。(《张氏医通》)[11]547

十全大补汤：八物汤加肉桂一钱，黄芪一钱。姜、枣水煎服。(《古今医鉴》)[6]1239

十全大补汤：保元汤加白术、茯苓、熟地黄、当归、川芎、白芍、肉桂、姜、枣。按：和剂十全大补，虽本保元，而实四君、四物、黄芪建中三方合成。因饮食劳倦，而致烦热，肌肉消瘦者宜之；若房劳伤精，思虑伤神，阴虚火旺，咳嗽失血者误用，反致阴火上乘，转增其剧也。又古方十全大补无黄芪、肉桂，多沉香、木香，此则专开脾胃之郁尔。(《张氏医通》)[11]535

八味丸：六味地黄丸加桂心一两，名七味地黄丸，此再加附子一两。（《类证治裁》）[26]357

八味丸：熟地黄八两，山萸肉、干山药（微焙）各四两，牡丹皮、白茯苓（去皮）、白泽泻（去毛）各三两，附子（童便浸煮，去皮脐，切）、肉桂（去粗皮，勿见火）各一两。上八味，为末，炼白蜜丸，梧子大，每服五七十丸，空心淡盐汤，临卧时温酒下，以美膳压之。（《张氏医通》）[11]527

三妙丸：黄柏四两（切片，酒拌略炒），苍术六两（米泔浸一二宿，粗切，焙干），川牛膝二两（去芦）。上为细末，面糊为丸，如梧桐子大，每服五七十丸，空心姜、盐汤下，忌鱼腥、荞麦、热面、煎炒等物。（《医学正传》）[20]227

大圣散：人参、黄芪、茯苓、甘草、川芎、当归、麦门冬、木香，加姜，水煎服。（《秘传证治要诀及类方·证治要诀类方》）[14]188

大圣散：川芎、当归、人参、黄芪、麦冬、炙甘草、茯苓、木香，入木瓜末一钱。酒调服。仍用草乌、川椒、白芷煎汤洗。（《证治汇补》）[39]408

大鳖甲汤：鳖甲二两，防风、麻黄、白术、石膏、知母、当归、茯苓、橘皮、川芎、杏仁、人参、半夏、芍药、葳蕤、甘草、麦门冬各一两，羚羊角六铢，大黄一两半，犀角、青木香、雄黄各二两，大枣、贝齿、乌头各七枚，生姜三两，薤白十四茎，沉香三铢，赤豆三合，吴茱萸三合。上㕮咀，以水二斗，煮取四升，分六服，相去十里久，得下止。一方用大黄半两煨，下止可用六铢。一方用羚羊角半两，毒盛可用十八铢。胡洽方有山茱萸半升，为三十二味。《千金翼方》无知母、人参、当归、葳蕤。（《普济方》）[8]2463

千金乌头汤：乌头、细辛、蜀椒各三钱，甘草、秦艽、附子、桂心、芍药各六钱半，干姜、茯苓、防风、当归各一两，独活一两三钱，大枣二十枚。上十四味，以水一斗二升，煮取四升，分五服。（《张氏医通》）[11]461

千金独活汤：独活三钱，当归、防风、茯苓、芍药、黄芪、葛根、人参、甘草各钱半，干姜（炮）、附子（炮）各一钱，黑豆一合。上十二味，以水五升，清酒一升，煮取三升，分温三服。（《张氏医通》）[11]461

开结导饮丸：白术、陈皮、泽泻、茯苓、神曲、麦芽、半夏各一两，枳实、巴豆霜各一钱半，青皮、干姜各五钱。为末，蒸饼为糊丸梧子大。每四五十丸，温水下。治脚因食积流注，心下痞闷。（《医学入门》）[21]898

五苓散：官桂、泽泻、猪苓（去黑皮）、茯苓（去皮）、白术各半两。上为细末，每服二钱，热汤或新水调下。（《儒门事亲》）[19]137

不换金正气散：苍术（炒）、橘红、半夏曲、厚朴（制）、藿香叶各一两，甘草三分（炒）。上锉散，每服三钱，姜五片，枣二枚，煎服。（《仁斋直指方论》）[12]106

牛膝汤：牛膝（酒浸，切，焙）、独活（去芦）、防风（去叉）、当归（切，炒）、桂（去粗皮）、白茯苓（去黑皮）、羚羊角屑、酸枣仁（炒）各一两，附子（炮，去皮脐）。右锉如麻豆大，每服二钱，水一盏，煎至七分，去滓温服，不拘时候。（《普济方》）[8]2467

风引汤：治两脚疼痹肿，或不仁拘急，屈不得行方。麻黄、石膏、独活、茯苓各二两，吴茱萸、秦艽、细辛、桂心、人参、防风、川芎、防己、甘草各一两，干姜一两半，白术三两，杏仁六十枚，附子一两。上十七味，㕮咀，以水一斗六升，煮取二升，分三服，取汗佳。（《备急千金要方》）[9]170

风引汤：麻黄、石膏、独活、茯苓各二两，吴茱萸、附子、秦艽、细辛、桂心、人参、防风、川芎、防己、甘草各一两，干姜一两半，白术三两，杏仁六十枚。上㕮咀，以水一斗六升，煮取三升，分三服。（《普济方》）[8]2463

丹参牛膝煮散：治脚痹弱，气满，身微肿方。丹参、牛膝、桑白皮、杏仁、升麻、猪苓、茯苓各四两，犀角、黄芩、橘皮、防己、白前、泽泻、桂心、秦艽各三两，生姜、李根白皮各二两，大麻仁一升。上十八味捣粗筛，以水一升半，纳散方寸匕，煮取七合，轻绢滤去滓，顿服，日再。夏月热不得服丸散，此煮散顷年常用，大验。治腰髋不随，两脚挛肿方：川椒四升，以水四斗，煮取二斗半，瓮盛，下着火暖之，悬板为桥，去汤二寸许，以脚踏板柱脚坐，以棉絮密塞，勿令泄气。若疲即出，入被，以粉摩之，一食久更入瓮，常令瓮下火不绝，勿使汤冷。如此消息，不过七日得伸展，并肿亦消。（《备急千金要方》）[9]174

乌头汤：乌头、细辛、蜀椒各一两，甘草、秦艽、附子、桂心、芍药各二两，干姜、茯苓、防风、当归各三两，独活四两，大枣二十枚。上十四味，哎咀，以水一斗二升，煮取四升，分五服，若热毒多服益佳。（《备急千金要方》）[9]173

乌药顺气散：乌药（去心）、麻黄（去节）、陈皮各二两，川芎、枳壳（炒）、北梗、白芷、直僵蚕（炒，去丝）、甘草（炒）各一两，白姜半两（炮）。上为末，每二钱，姜枣煎服。（《仁斋直指方论》）[12]74

六君子汤加减：人参三钱，白术五钱，生姜五片，陈皮五分，甘草五分，肉桂五分，荆芥三钱，茯苓三钱，半夏一钱。水煎服。一剂轻，二剂又轻，三剂更轻，连服十剂而饱闷酸痛之证尽去。此方开胃而又善分消，加之生姜、荆芥，尤善祛散风寒，以离散党羽，故奏功特神也。（《辨证录》）[7]731

六味丸：八味丸去桂、附。方中熟地黄用缩砂蜜八钱制。按：《金匮》八味肾气地黄本无缩砂之制，以中有附子之雄，肉桂之窜也。钱氏裁去二味，治小儿解颅等证，虽曰素禀肾虚，而纯阳未动，地黄不制可也。后世借治真阴不足，乃用缩砂制地黄，不特无减食作泻之虞，服后连暖数声，气转食运，脾肾安和，其阳生阴长之妙，世都莫知，兹特表而出之。（《张氏医通》）[11]527

六味丸：怀生地黄八两（要真怀庆生干地黄，酒洗净，入砂锅内，蒸黑为度；如病胃弱，食滞，再加生姜汁，拌匀，再蒸半晌，取出，用手掐断，入后药，同捣成饼；今市卖熟地黄，皆是用铁锅煮者，则不可用者），山茱萸四两（酒蒸，剥去核，取肉，晒干），怀山药四两，白茯苓二两（去皮），牡丹皮三两（去筋），泽泻三两（去毛）。上忌铁器，将药精制，秤为一处，入石臼内，捣成饼，晒干，或微火焙干，或碓杵，或石磨，为细末，炼熟蜜一斤，加水一碗，和为丸，如梧桐子大，晒干，用瓷器收贮，每服三钱，空心盐汤、酒任下。忌三白。肾水不能摄养脾土，多吐痰唾，姜汤下。加麦冬、五味，名八仙长寿丸。腰痛，加鹿茸、木瓜、续断。消渴，加五味子。诸淋沥，倍茯苓、泽泻。老人夜多小便，加益智仁，去泽泻，茯苓减半。老人下元虚冷，胞转不得小便，膨急切痛，四五日，困笃垂危者，倍泽泻。遗精，去泽泻。虚火耳聋，加黄柏、知母、远志、石菖蒲。小儿遗尿，加破故纸、益智仁、人参、肉桂。小儿鹤节，加鹿茸、牛膝、人参。小儿解颅，头缝开解不合，亦加人参。小儿禀赋肾经虚热，耳内生疮，或肌肉消瘦，骨节皆露，名节疳，加鹿茸、牛膝各一两，五味子四两。若颅解不合，牙齿不生，眼睛不黑，腿软难行，最宜此药。（《寿世保元》）[34]594

六味地黄汤：熟地黄八两（酒蒸，晒），萸肉、山药各四两，茯苓、牡丹皮、泽泻各三两。蜜丸。（《类证治裁》）[26]356

石斛酒：石斛、丹参、五加皮各五两，侧子、秦艽、杜仲、山茱萸、牛膝各四两，桂心、干姜、羌活、川椒、橘皮、黄芪、白前、蜀椒、茵芋、当归各三两，薏苡仁一升，防风二两，钟乳八两（捣碎，别绢袋盛，系大药袋内）。上二十一味，哎咀，以清酒四斗渍三日，初服三合，日再，稍稍加，以知为度。（《备急千金要方》）[9]176

龙胶散：阙。（《秘传证治要诀类方·证治要诀类方》）[14]188

史国公药酒：换骨丹去龟板、苍术，加鳖甲、苍耳子。（《张氏医通》）[11]456

四斤丸：宣州木瓜（去瓤）、牛膝（去芦，锉）、天麻（去芦，细锉）、苁蓉（洗净，切）。各焙干，称以上四味，如前修事了，用无灰酒五升浸，春秋各五日，夏三日，冬十日足，取出焙干，再入附子（炮，去皮、脐）、虎骨（涂酥，炙）各二两，上同为细末，用浸前药酒打面糊为丸，如梧桐子大。每服三五十丸，空心，煎木瓜酒下，或盐汤吞下亦得。此药常服，补虚除湿，大壮筋骨。（《太平惠民和剂局方》）[17]30

四白散：黄芪、厚朴、益智仁、藿香、白术、白扁豆、陈皮各一两，半夏、白茯苓、人参、白豆蔻仁、天台乌药、甘草各半两，京南芍药两半，檀香、沉香各一分。右为细末，每服三钱。水一盏，姜三片，枣子一个，煎至七分，温服。自后诸证退，只有脚挛痛不能行，以苍术丸治之效。此药大治干湿香港脚，筋脉拘挛，疼痛不能行履，兼补下部。（《妇人大全良方》）[30]132

四物汤：当归、川芎、芍药、熟地等分。上以水煎服，加减于后。若经候微少，渐渐不通，手足烦疼，渐瘦，生潮热，脉微数，本方去地黄、芎，加泽兰叶三倍，甘草半分；经候过多，本方去熟地黄，加生地黄，或只加黄芩、白术。经行身热，脉数，头昏，本方加柴胡、芩；经行微少，或胀或疼，四肢疼痛，加延胡、没药、白芷与本方等，淡醋汤调下末子。经候不调，心腹疼痛，只用芎、归二味，名君臣散。气冲经脉，故月事频并，脐下多痛，加芍药。经欲行，脐腹绞痛，加玄胡、槟榔、苦楝，炒木香减半。经水涩少，加葵花、红花。经水适来适断，或有往来寒热，先宜服小柴胡汤，后以四物和之。经候过而作痛，血气俱虚也，宜本方对四君子汤服之。（《丹溪心法》）[23]165

四物汤：当归（酒洗）、怀熟地黄各三钱，白芍二钱（酒炒），川芎一钱。上锉一剂，水煎温服。（《寿世保元》）[34]594

立安丸：牛膝、杜仲、故纸各四两，黄柏、茴香各二两。蜜丸，每服五钱，空心盐酒汤下。（《类证治裁》）[26]358

加味二妙丸：苍术四两（米泔浸），黄柏二两（酒浸，晒干），川牛膝一两（去芦），当归尾一两（酒洗），防己一两，川草薢一两，龟板一两（酥炙，龟板难得败者，市货者多不效，不若以熟地黄代之，庶几可也）。上为末，酒煮面糊为丸，如梧子大。每服百丸，空心盐汤下。（《古今医鉴》）[6]1301

加味四斤丸：虎胫骨（酥炙）、天麻、宣木瓜（一个，去瓜瓤）、肉苁蓉（酒浸，焙）各一两，没药、乳香各五钱，川乌一两（炮去皮），川牛膝一两五钱（酒浸）。为末，入木瓜膏，和酒杵捣为丸，如桐子大。每服七十丸，空心温酒、淡盐汤送下。（《冯氏锦囊秘录》）[22]246

当归补血汤：嫩黄芪一两（蜜水炒），当归二钱（酒洗）。上锉一剂，水煎温服。（《寿世保元》）[34]611

安肾丸：川乌（炮，去皮脐）、辣桂各四两，茯苓、白术、石斛（酒炒）、白蒺藜（炒，去刺）、巴戟、苁蓉（酒浸，焙）、桃仁（去皮尖，微炒）、草薢、山药、破故纸（炒）各十二两。上末，炼蜜丸如桐子大。每五七十丸，盐汤空心服。（《仁斋直指方论》）[12]258

导痰汤：二陈汤加南星、枳实。（《张氏医通》）[11]530

防风汤：防风、麻黄、川芎、人参、芍药、当归、茯苓、半夏、甘草各一两，鳖甲、生姜、桂心各二两，杏仁一两半，赤小豆一升，贝子五枚，乌梅五枚，大枣二十枚，吴茱萸五合，犀角、羚羊角各半两，薤白十四枚。上二十二味，㕮咀，以水一斗，煮取三升，分三服，一日令尽。一方用水一斗二升，间食糜。一方云半夏三两，随时用。（《备急千金要方》）[9]169

麦皮膏：麦皮、熊白。右二味，各等分，以微火炒，更入甲煎口脂少许，调匀如膏，旋旋取摩痛处，即差。（《圣济总录》）[37]1479

杜仲酒：杜仲（去粗皮，切，炒）、干姜（炮）、草薢、羌活（去芦）、天雄（去皮脐）、蜀椒（去目并闭口，出汗）、桂（去皮）、川芎、防风（去叉）、秦艽（去苗）、甘草（炙）各三两，细辛（去苗叶）、石斛（去根）、续断、五加皮、地骨皮（洗）各三分，桔梗一两半。右各细锉，用酒一斗，瓷瓶内浸密封，以重汤煮二时辰取出，候冷开封，每温一盏服，不拘时，常合如醉。（《普济方》）[8] 2466

补中益气汤：保元汤本方参、芪、甘草减半，加白术一钱，当归、橘皮、柴胡各八分，升麻五分。劳力感寒，加羌活、姜、枣。冬，加桂枝；春，加香豉、葱白。（《张氏医通》）[11] 536

补中益气汤：黄芪钱半，人参、甘草各一钱，白术、陈皮、当归各五分，升麻、柴胡各三分，姜、枣。（《类证治裁》）[26] 356

补虚防风汤：防风、石斛、杜仲（炙）、前胡各四分，薏苡仁半斤，秦艽、丹参、五加皮、附子炮，去皮、橘皮、白术、白前各三分，防己二分，麻仁一升，熬取脂。上一十四味，㕮咀，以水一斗二升，煮取三升，分三服。（《千金翼方》）[40] 260

附虎四斤丸：牛膝一斤（用酒五升浸透，晒干），乳香、没药各五钱，木瓜、天麻、肉苁蓉各一斤，附子、虎胫骨各二两。为末，用前浸药酒打糊丸梧子大。每五十丸，空心木瓜煎汤或盐汤下。（《医学入门》）[21] 897

鸡舌香散：鸡舌香一两，白豆蔻半两（去皮），木香半两，木瓜一两，吴茱萸一分（汤浸七遍，焙干，微炒），青橘皮半两（汤浸，去白瓤）。上药，捣筛为散。每服四钱，以水一中盏，入生姜半分，煎至六分，去滓，不计时候热服。（《太平圣惠方》）[4] 98

青龙汤：麻黄三两（去节），芍药三两，五味子半升，干姜三两，甘草三两（炙），细辛三两，桂枝三两（去皮），半夏半升（洗）。上八味，以水一斗，先煮麻黄，减二升，去上沫，内诸药，煮取三升，去滓，温服一升。（《金匮要略·痰饮咳嗽病脉证并治》）[3] 69

苓姜术桂汤：只此四味。（《临证指南医案》）[15] 330

松脂松节酒：松节十斤（槌碎，以水一石，煮取汁五斗，去滓），糯米五斗（炊熟），细曲五斤（捣碎）。上三味，拌和，入瓮密封，三七日，开取酒，可温饮一盏，日三。（《太平圣惠方》）[4] 182

虎潜丸：黄柏、知母、熟地黄、龟板、虎胫骨、锁阳、当归、牛膝、白芍、陈皮、羯羊肉。捣丸。（《类证治裁》）[26] 356

肾着汤：炮姜、茯苓、白术、甘草。如溺赤便溏，加苍术、陈皮、丁香。（《类证治裁》）[26] 356

肾着汤：理中汤去人参加茯苓。肾着者，肾受湿着而重痛，故以燥湿为务，非肾虚腰痛可混用也。（《张氏医通》）[11] 525

茵芋酒：茵芋、乌头、石南、防风、蜀椒、女萎、附子、细辛、独活、卷柏、桂心、天雄、秦艽、防己各一两，踯躅二两。上十五味，㕮咀。少壮人无所熬炼，虚老人薄熬之，清酒二斗渍之：冬七日，夏三日，春秋五日。初服一合，不知，加至二合；宁从少起，日再，以微痹为度。胡洽无蜀椒、独活、卷柏，为十二味。（《备急千金要方》）[9] 177

茯苓桂枝五味甘草汤：茯苓四两，桂枝四两（去皮），甘草三两（炙），五味子半升。上四味，以水八升，煮取三升，去滓，分温三服。冲气即低，而反更咳、胸满者，用桂苓五味甘草汤去桂加干姜、细辛，以治其咳满。（《金匮要略·痰饮咳嗽病脉证并治》）[3] 73

钟乳酒：钟乳八两，丹参六两，石斛、杜仲、天门冬各五两，牛膝、防风、黄芪、川芎、当归各四两，附子、桂心、秦艽、干姜各三两，山茱萸、薏苡仁各一升。上十六味，㕮咀，以清酒三斗渍之三日，初服三合，日再，稍稍加之，以知为度。（《备急千金要方》）[9] 176

禹功散：黑牵牛头末四两，茴香一两（炒），或加木香一两。上为细末，以生姜自然汁调一二钱，

临卧服。（《儒门事亲》）[19]134

独活汤：独活四两，当归、防风、茯苓、芍药、大黄、葛根、人参、甘草各二两，大豆二升，附子一枚，干姜三两。上十二味，㕮咀，以水一斗，清酒二升合，煮取三升，分三服。（《备急千金要方》）[9]169

独活寄生汤：独活三两，寄生（《古今录验》用续断）、杜仲、牛膝、细辛、秦艽、茯苓、桂心、防风、川芎、干地黄、人参、甘草、当归、芍药各二两。上十五味，㕮咀，以水一斗，煮取三升，分三服，温身勿冷也。喜虚下利者，除干地黄服汤，取蒴藋叶火燎，厚安席上及热眠上。冷复燎之。冬月取根，春取茎熬，卧之佳。其余薄熨不及蒴藋蒸为愈也，诸处风湿亦用此法。新产竟便患腹痛不得转动，及腰脚挛痛，不得屈伸，痹弱者，宜服此汤，除风消血也。《肘后》有附子一枚，无寄生人参甘草当归。（《备急千金要方》）[9]198

独活续断汤：独活三两，续断二两，杜仲二两，桂心二两，防风二两，川芎三两，牛膝二两，细辛二两，秦艽三两，茯苓二两，人参二两，当归二两，芍药二两（白者），干地黄三两，甘草三两（炙）。上十五味切，以水一斗，煮取三升，分三服，温将息，勿取冷，宜用蒴藋叶火燎，厚安床上，及热卧上，冷即易之。冬月取根捣用，事须熬之。忌芜荑、生葱、生菜、海藻、菘菜、酢物。（《外台秘要》）[41]344

除湿丹：槟榔、甘遂、威灵仙、赤芍药、泽泻、葶苈各二两，乳香（另研）、没药（另研）各一两，黑牵牛末半两，大戟三两（炒），陈皮四两（去白）。上为细末，面糊和丸如桐子大，每服三五十丸，水送下。（《儒门事亲》）[19]135

换骨丹：当归一两，虎胫并掌骨一具（酥炙），羌活、独活、防风、川草薢各二两，秦艽四两，龟板酥炙一两，牛膝、晚蚕沙（炒）、枸杞子、油松节各五两，白茄根八两（饭上蒸），苍术四两（泔浸去皮，炒，净）。上用无灰酒一大坛，将绢囊盛药，悬于酒内封固，候十四日开坛取酒，不可以面对坛口，恐药气冲人面目。每饮盏许，勿令药力断绝，饮尽病痊。将药晒干为末，米饮糊丸，梧子大，每服七八十丸。空心温酒下，忌食动风辛热之物。此药可以常服，但焮赤肿痛，甚于春夏者，多属湿热，非其所宜。（《张氏医通》）[11]456

逐痹丹：人参一钱，茯苓五钱，肉桂三分，升麻五分，甘草一钱，薏仁一两，神曲五分，白术五钱。水煎服。一剂而湿去，二剂而风寒亦散也。（《辨证录》）[7]731

秘方换腿丸：薏苡仁、石南叶、天南星（洗，姜制，炒）、川牛膝（酒浸，焙）、肉桂（去粗皮）、当归（去芦）、天麻（去苗）、附子（炮，去皮脐）、羌活、防风（去叉）、石斛（去根）、萆薢（微炙）、黄芪（蜜炙）、续断各一两，苍术一两半（米泔浸），槟榔半两，干木瓜四两。上为细末，面糊为丸，如梧桐子大。每服三十丸至五十丸，空心，温酒或木瓜汤吞下，日进二三服。常服舒筋轻足，永无香港脚之患。（《太平惠民和剂局方》）[17]45

健步丸：石南叶、天南星（炮裂）、羌活（去芦头）、天麻（去苗）、薏苡仁、防风（去芦头）、续断、萆薢、黄芪（去芦头）、当归（去芦头，洗，焙）、石斛（去苗）、牛膝（切碎，酒浸一宿，焙干）各二两，干木瓜四两，威灵仙一两，自然铜一两（烧红，醋淬，碎研）。上药为细末，酒煮面糊为丸如梧桐子大。每服五十丸，温酒或木瓜汤下，空心、食前。（《杨氏家藏方》）[28]68

黄芪酒：黄芪、乌头、附子、干姜、秦艽、蜀椒、川芎、独活、白术、牛膝、苁蓉、细辛、甘草各三两，葛根、当归、菖蒲各二两半，山茱萸、桂心、钟乳、柏子仁、天雄、石斛、防风各二两，大黄、石南各一两。上二十五味，㕮咀，清酒三斗渍之。先食服一合，不知可至五合，日三。以攻痹为佳，大虚加苁蓉，下利加女萎，多忘加菖蒲，各三两。胡洽有泽泻三两，茯苓二两，人参、茵芋、半夏、瓜蕤、芍药各一两，无秦艽、川芎、牛膝、苁蓉、甘草、葛根、当归、菖蒲、钟乳、大黄，为二十二味，名大黄芪汤。(《备急千金要方》)[9]177

黄芪酒：黄芪、独活、山茱萸、桂心、蜀椒（去目闭口者，汗）、白术、牛膝、葛根、防风、川芎、细辛、附子（去皮）、甘草（炙）各三两，大黄一两，干姜二两半，秦艽、当归、乌头（去皮）各二两。上一十八味，切，以酒三斗渍十日，一服一合，日三，稍加至五合，夜二，服无所忌。大虚，加苁蓉二两，葳蕤二两，石斛二两；多忘加菖蒲二两，紫石英二两；心下水加茯苓二两，人参二两，薯蓣三两，服尽。复更以酒三斗渍滓。不尔，可曝干作散，酒服方寸匕，日三。(《千金翼方》)[40]245

第一竹沥汤：麻黄、防己、细辛、桂心、干姜各一两，防风、升麻各一两半，茯苓二两，附子二枚，杏仁五十枚。上十五味，㕮咀，以水七升，合竹沥煮取三升，分二服，取汗。《千金翼》无茯苓杏仁，有白术一两。(《备急千金要方》)[9]168

渗湿汤：苍术、白术、甘草（炙）各一两，茯苓（去皮）、干姜（炮）各二两，橘红、丁香各一分。上药㕮咀，每服四钱，水一盏半，枣一枚，姜三片，煎七分，食前温服。(《太平惠民和剂局方》)[17]75

舒筋三圣散：当归、肉桂、延胡为末，每服五钱。(《类证治裁》)[26]358

温胃消湿丹：人参、黄芪、茯神、巴戟天各三钱，远志一钱，肉桂三分，肉豆蔻一枚，益智仁、甘草、防风各五分。水煎服。(《辨证录》)[7]731

滋筋养荣汤：当归、川芎、白芍、熟地黄、续断、杜仲、牛膝、木瓜、薏苡仁、车前、五加皮、麦冬、石斛、独活、秦皮。(《医学传灯》)[42]61

槟榔散：陈皮一大握，苍术一握（炒）。酒半盏，同以上药煎，上煎数沸，调槟榔末二钱，食后服。(《医学纲目》)[43]644

薏仁苓术汤：茯苓、白术各五钱，薏仁一两，肉桂三分，炒荆芥三钱。水煎服。(《辨证录》)[7]731

本章学术精要

1. 病名与概述

（1）**病名源流** "足痹"病名首见于《内经》，属肢体痹范畴，对应西医学跟骨骨刺、痛风等足部疾病。后世《备急千金要方》《张氏医通》等进一步细化分类，提出"足心痛""足跟痛"等亚型。本病需与腿痹、经筋痹鉴别：腿痹范围涉及整条下肢；经筋痹以固定压痛点为主；足痹则局限于足部，伴肿胀、麻木、活动受限。

（2）**疾病特点** 以足部疼痛、重着、肿胀、麻木为四大核心症状，轻者局部僵硬，重者累及踝膝，甚至出现足心灼热、足跟如锥刺。病程分虚实两端：实证多见寒湿凝滞、湿热蕴结；虚证以肝肾亏虚、气血不足为主，常虚实夹杂。

2. 病因病机

（1）**外邪侵袭** 风寒湿三气杂至为主要诱因，《内经》强调"秋伤于湿"致足痹高发。雾露阴湿环境易使邪气滞留足部经络，阻滞气血运行。后世补充湿热之邪与气候地域相关性，如《儒门事亲》指出两广湿热地带多见足部红肿热痛。

（2）**营卫气血失调** 营卫失和则腠理不固，外邪乘虚而入。《金匮要略》提出"营卫俱微"致足部独肿；《灵枢》阐发"血气皆少"引发足痿痹痛。血瘀作为关键病理产物，《灵枢·五邪》首次提出"恶血在内"致足部肿胀的机制。

（3）**脏腑虚损** 肾肝脾三脏虚损为本病根基。肾虚髓空则跟骨失养；肝血不足致筋脉挛急；脾虚湿聚加重肿胀。有医家强调"肾衰髓虚"与"脾失健运"互为因果，形成足部顽痹。

（4）**痰瘀互结**　痰湿流注与瘀血阻络并见，多见于肥胖、久坐人群。《丹溪心法》提出"痰瘀胶着"理论，解释足跟刺痛、夜间加重的临床特征，成为后世治疗难点。

3. 临床表现与鉴别

（1）**核心症状**　初期足底酸胀，行走加重；进展期出现固定痛点（如跟骨、跖趾关节），遇寒痛剧；晚期足部变形，皮肤甲错。特征性表现包括：晨起足僵、入夜刺痛、足心发热如烙、足跟空虚感。

（2）**辨证要点**　寒湿证见足冷重着，舌淡，苔白腻；湿热证足部红肿，苔黄厚；血瘀证痛如锥刺，夜间尤甚；气血两虚证肌肉萎缩，劳则加重。需通过足部触诊（跟骨压痛、足背动脉搏动）辅助判断病位深浅。

（3）**鉴别诊断**　与脚气病鉴别：后者伴心悸浮肿，呈缓纵不收；与脉痹鉴别：以血脉瘀阻、肤色紫暗为主，较少见足部畸形。

4. 治法与方药

（1）**祛邪通络**　寒湿用乌头汤合独活寄生汤，重用附子、细辛；湿热选加味二妙丸，配合土茯苓、忍冬藤。外治法推荐《圣济总录》麦皮膏局部外敷。

（2）**调补气血**　十全大补汤为基础方，足跟痛甚加鹿角胶、龟甲；足心热佐地骨皮、黄柏。针灸取太溪、三阴交，配合隔姜灸足跟。

（3）**化痰活血**　痰瘀交阻用导痰汤合桃红四物汤，足部结节加白芥子、牡蛎；久痛入络配全蝎、地龙。

（4）**脏腑调补**　肾虚选健步丸；肝血虚用芍药甘草汤；脾虚湿盛予参苓白术散加牛膝。《临证指南医案》创滋筋养荣汤治疗足痿。

5. 转归与调护

（1）**预后因素**　单纯足跟骨刺预后良好，系统性病变（如痛风性关节炎）易反复。关键指标：尿酸水平、跟骨X线骨质改变程度。古籍强调"邪留筋膜易治，伤及骨髓难瘥"，提示早期干预的重要性。

（2）**传变规律**　足痹可上行累及膝髋，形成尪痹；内传脏腑多见脾肾阳虚，出现泄泻、水肿。有医家主张"治下焦如权，非重不沉"。

（3）**调护要点**　急性期制动休息，慢性期渐进式足部功能锻炼（如足趾抓物训练）。避忌涉水淋雨，鞋履选择足弓支撑型。食疗方：杜仲牛膝炖猪蹄（肾虚型）、薏苡仁赤小豆粥（湿热型）。情志方面需疏导焦虑情绪，避免肝郁加重气血瘀滞。

6. 学术传承

（1）**病机拓展**　清代医家补充"命门火衰"理论，解释足冷如冰、时如入汤的寒热错杂证，创桂附地黄丸加味法。现代研究揭示足部微循环障碍与血液流变学异常的物质基础。

（2）**诊断细化**　"足心热痛"的辨证要点：肾阴虚者伴潮热，湿浊下注者见苔腻。脉诊经验：尺脉弱主肾虚，滑脉多痰湿，涩脉示血瘀。

7. 临证精要

（1）**分期论治**　急性发作期重在祛邪，慢性期攻补兼施。夜间痛甚加夜交藤、合欢皮；足跟空虚感用骨碎补、补骨脂。外治推荐川芎、威灵仙醋调外敷。

（2）**特色疗法**　采用"足三针"（太溪、昆仑、涌泉）电针疗法，配合微波透热。药浴方：艾叶、透骨草、海桐皮煎汤熏洗，改善足部血液循环。

本病呈现本虚标实、痰瘀互结的复杂病机，治疗需标本兼顾，外治与内服协同。古籍奠定的脏腑辨证体系结合现代病理研究，形成"辨病－辨证－辨体质"三维诊疗模式。重点在于早期阻断"足痹－骨痹－肾痹"传变链，综合运用药针械结合方案，显著提升临床疗效。

参考文献

［1］未著撰人. 黄帝内经素问［M］. 北京：人民卫生出版社，2012.

［2］未著撰人. 灵枢经［M］. 北京：人民卫生出版社，1994.

［3］（汉）张仲景. 金匮要略［M］. 北京：学苑出版社，2007.

［4］（宋）王怀隐，郑彦，陈昭遇，等. 太平圣惠方［M］. 北京：人民卫生出版社，1958.

［5］田思胜，高巧林，刘建青. 朱丹溪医学全书·丹溪治法心要［M］. 北京：中国中医药出版社，2006.

［6］李世华，王育学. 龚廷贤医学全书·古今医鉴［M］. 北京：中国中医药出版社，1999.

［7］柳长华. 陈士铎医学全书·辨证录［M］. 北京：中国中医药出版社，1999.

［8］（明）朱橚. 普济方［M］. 北京：人民卫生出版社，1959.

［9］（唐）孙思邈著；李景荣，苏礼，任娟莉，等校释. 备急千金要方校释［M］. 北京：人民卫生出版社，1998.

［10］（宋）王执中. 针灸资生经［M］. 上海：上海科学技术出版社，1959.

［11］张民庆，王兴华，刘华东. 张璐医学全书·张氏医通［M］. 北京：中国中医药出版社，1999.

［12］（宋）杨士瀛. 仁斋直指方论［M］. 福州：福建科学技术出版社，1989.

［13］（明）陈会. 神应经［M］. 北京：中医古籍出版社，1990.

［14］（明）戴原礼. 秘传证治要诀及类方［M］. 北京：中国中医药出版社，1998.

［15］黄英志. 叶天士医学全书·临证指南医案［M］. 北京：中国中医药出版社，1999.

［16］（隋）巢元方著；高文柱，沈澍农校注. 中医必读百部名著·诸病源候论［M］. 北京：华夏出版社，2008.

［17］（宋）太平惠民和剂局. 太平惠民和剂局方［M］. 北京：中国中医药出版社，1996.

［18］（宋）窦材. 扁鹊心书［M］. 北京：中医古籍出版社，1992.

［19］李俊德，高文柱. 中医必读百部名著（临床通用卷）·儒门事亲［M］. 北京：华夏出版社，2007.

［20］（明）虞抟. 医学正传［M］. 北京：人民卫生出版社，1965.

［21］（明）李梴. 医学入门［M］. 上海：上海科学技术文献出版社，1997.

［22］田思胜. 冯兆张医学全书·冯氏锦囊秘录［M］. 北京：中国中医药出版社，1999.

［23］田思胜，高巧林，刘建青. 朱丹溪医学全书·丹溪心法［M］. 北京：中国中医药出版社，2006.

［24］（明）董宿. 奇效良方［M］. 天津：天津科学技术出版社，2003.

［25］（明）涂绅. 百代医宗［M］. 北京：中医古籍出版社，1993.

［26］（清）林珮琴. 类证治裁［M］. 北京：人民卫生出版社，1988.

［27］（晋）皇甫谧. 针灸甲乙经［M］. 北京：学苑出版社，2007.

［28］（宋）杨倓. 杨氏家藏方［M］. 北京：人民卫生出版社，1988.

［29］（宋）张锐. 鸡峰普济方［M］. 北京：中医古籍出版社，1988.

［30］（宋）陈自明. 妇人大全良方［M］. 北京：人民卫生出版社，1992.

［31］（宋）朱佐. 类编朱氏集验医方［M］. 北京：人民卫生出版社，1983.

［32］田思胜，高巧林，刘建青. 朱丹溪医学全书·丹溪手镜［M］. 北京：中国中医药出版社，2006.

［33］（明）高武. 针灸聚英［M］. 北京：中国中医药出版社，1997.

［34］李世华，王育学. 龚廷贤医学全书·寿世保元［M］. 北京：中国中医药出版社，1999.

［35］（清）傅山．傅青主男科［M］.福州：福建科学技术出版社，1984.

［36］郭君双．吴昆医学全书·医方考［M］.北京：中国中医药出版社，1999.

［37］（宋）赵佶．圣济总录［M］.北京：人民卫生出版社，1982.

［38］李志庸．张景岳医学全书·景岳全书［M］.北京：中国中医药出版社，1999.

［39］（清）李用梓．证治汇补［M］.上海：上海卫生出版社，1958.

［40］（唐）孙思邈著；李景荣，苏礼，任娟莉，等校释．千金翼方校释［M］.北京：人民卫生出版社，1998.

［41］（唐）王焘著；高文柱，孙中堂，黄龙祥，等校注．中医必读百部名著·外台秘要方［M］.北京：华夏出版社，2009.

［42］（清）陈歧．医学传灯［M］.广州：广州出版社，2004.

［43］（明）楼英．医学纲目［M］.北京：中国中医药出版社，1996.

［44］（清）程文圃．程杏轩医案［M］.北京：中国中医药出版社，1997.

［45］（清）丁甘仁．丁甘仁医案［M］.北京：人民卫生出版社，2007.